U0803882

内容提要

本丛书共6集，第1、2集主要收录第一批国家名老中医146位的1850例医案，第3、4集主要收录第二批国家名老中医142位的1884例医案，第5、6集主要收录第三批国家名老中医和部分前两批国家名老中医及中医博士生导师共146位的1438例医案。6集共收录434位名中医的5172例医案。

本丛书特点：①所选名中医在全国有广泛影响，极具权威性。②各集内对名中医均按行政区划和军队分类编排。③每一医案均由名老中医自己亲自选定，真实、可靠。其中一部分名老中医现已作古，因此所收医案尤为珍贵。④每一医案后均有按语，或为名医自己所撰，或由后人、门徒所加。⑤每位名中医的医案后都有编者评注。该评注均系本丛书主编、副主编所撰，因他们长期从事中医临床工作，具有较高的学术水平。评注以简洁的语言，高屋建瓴地概括了该名中医的学术思想和诊疗特点，结合所选医案予以剖析，每能抓住名中医的学术精髓，突出要点，对读者有所启迪。⑥每集正文后附有该集的病名病证索引，第6集书末附有丛书总病名病证索引，以便读者查阅。

本丛书对提高中医各科各级临床医生诊疗水平有较大的参考价值，如能细心品读，反复钻研，掌握精髓，那他距离名医的目标也就不远了。应该肯定，这套丛书的出版，对名老中医诊疗特色的继承和诊疗经验的抢救有特殊意义。

中国现代名中医医案精粹

第2集

主　编　董建华

副主编　王永炎　杜怀堂
　　　　马朋人　陶广正

统　编　马朋人

编　委　董建华　王永炎
　　　　杜怀堂　马朋人
　　　　陶广正　崔京艳
　　　　李　琴

人民卫生出版社

图书在版编目（CIP）数据

中国现代名中医医案精粹．第2集/董建华主编.
—北京：人民卫生出版社，2010.12
ISBN 978-7-117-12547-5

Ⅰ.①中…　Ⅱ.①董…　Ⅲ.①医案—汇编—中国—现代　Ⅳ.①R249.7

中国版本图书馆CIP数据核字（2010）第022378号

中国现代名中医医案精粹
第2集

主　　编： 董建华
出版发行： 人民卫生出版社（中继线 010-59780011）
地　　址： 北京市朝阳区潘家园南里19号
邮　　编： 100021
E - mail： pmph@pmph.com
购书热线： 010-67605754　010-65264830
印　　刷： 三河市宏达印刷有限公司
经　　销： 新华书店
开　　本： 787×1092　1/16　**印张：** 44
字　　数： 1126千字
版　　次： 2010年12月第1版　2025年12月第1版第11次印刷
标准书号： ISBN 978-7-117-12547-5/R·12548
定　　价： 92.00元

出版者的话

继承和发扬我国古代医药学遗产，是当今中医发展的主要方向；传承当今名老中医鲜活的临证经验，是发展中医的坚实基础。中医几千年的发展史，从某种意义上讲也是众多中医名家的成才史，而众多的中医名家的学术思想与临床经验，在中医发展中又起着举足轻重的作用。

历代中医医家都非常重视医案的整理和编撰工作，这些医案是历代中医学家灵活运用中医理法方药治病救人的真实记录，其中蕴藏着许多新发现、新创造、新见解。因此，学习名家医案是中医师提高临床诊疗水平的重要途径之一。

我社历来重视名老中医经验的整理出版工作，建社57年以来，我社出版了大量的中医名家的学术著作和医案、医论、医话等。自上个世纪70、80年代，我社先后出版了《蒲辅周经验集》、《蒲辅周医案》、《岳美中医案》、《岳美中医话》等老一辈名老中医的临床经验，其中《蒲辅周医案》、《蒲辅周经验集》还是在周恩来总理的亲自关心下整理出版的。90年代至本世纪初的这10年，我社规划出版了大量的著名老中医经验集，尤其是国家三批名老中医的著作是我社策划组织出版的重点。如："十五"国家科技攻关计划"名老中医学术思想、经验传承研究"课题结题后，我们策划出版了《当代名老中医典型医案集》系列，分内科（上、中、下）、外伤科、妇科、儿科、五官科、针灸推拿等8册出版。此外还有《全国著名中医经验集丛书》、《现代名医证治丛书》等。这些名老中医经验著作的出版，对传承名老中医经验发挥了积极的作用，在读者中产生了很好的影响。

当代中医名家辈出，而由卫生部、人事部、国家中医药管理局评选的全国三批名老中医，是众多名医中的佼佼者。他们分布在全国不同地区，倾心为患者服务，成就了现代中医的辉煌。

本丛书6集共收录434位全国三批名老中医的5172则医案，按行政区划和军队分类排序。本丛书的编写由著名中医大家董建华、王永炎两位院士发起，先后向全国第一、二、三批名老中医发出征文，请他们将在临床中看病最拿手的医案整理出来，将医案中蕴含的诊疗思路和治疗方法总结出来，为当代医生提供借鉴。这些受邀的名老中医遂将其毕生积累的临证精粹予以总结，不少人亲自整理了自己的诊疗医案，分析其机理，探讨用方用药奥秘。

与其他同类名医医案、经验集不同的是，本丛书的医案多出自名医本人之手，为第一手资料，可信度高。这些医案就像一个个鲜活的患者呈现在我们面前，名老中医带领着读者一步一步诊治患者，思考分析，判定实践。年轻的中医医生能沿着这条被名医引领的路不断走下去，潜心研究，用心实践，那他距离成长为名医的目标也就不远了。

整理与出版名老中医经验是中医发展的必由之路，在中医发展中起着助推器的作用。我社将一如既往地做好名老中医经验传承的出版工作，为中医学术的进一步发展，为中医临床水平进一步提高，为培养造就更多的中医名家，出版更好更多的作品。

人民卫生出版社

2010年8月

编者说明

中国医药学是一个伟大的宝库，中医医案则是这个宝库的重要组成部分。据不完全统计，深具影响的中医医案著作载于《中医联合图书目录》者约有360多种，未经收入《中医联合图书目录》的近现代名家医案著作更是难以计数。无疑，这些医案著作都是研究中医学的宝贵财富，也是研究中医学的真凭实据。

在著名中医专家、教授董建华院士倡导下，由王永炎院士等中医专家群体编纂的《中国现代名中医医案精华》连续出版了1～6册之后，深受广大中医工作者青睐，并在海内外产生了较大影响，因此又精心编写了第7～9册。但由于北京出版社改制，不再出版医学书籍，却又难以割舍这部由高层次中医专家群体编纂的、在社会上颇有影响的长销书，几次请作者耐心等待其出版社"研究"，以致一拖再拖延误了两年。最后还是忍痛割爱出具证明放弃版权。

本丛书转由人民卫生出版社继续出版后，出于全面考虑，将该书书名改为《中国现代名中医医案精粹》，并将已经出版的前6册重新厘订、整理，交由人民卫生出版社统一规划刊印发行。将原来的32开本换成16开本，改原计划的共9册为6集，将原第1～6册合并为新丛书的前4集，新编的第7～9册改为新丛书的第5、6集，所有医家的肖像分别放置在每位医家生平传略的右上角，使读者在研读名医医案之前既可以了解医家的生平传略，又可以一睹著名医家的风采。

编　者

2010年6月26日

崔序

（《中国现代名中医医案精华》序）

中国医药学是一个伟大的宝库，是一门具有独特理论体系和丰富临床经验的科学。几千年来，中医药学对中华民族的繁衍昌盛，作出了重大贡献。早在唐代，中国已经成为亚洲医药学的中心，对亚洲和世界医学的发展曾经产生过深远的影响。新中国成立以来，在继承的基础上，中医药学又取得了许多重要的科研成果，对世界医药学的发展起到了积极的促进作用。近年来，中医药学在国际上的影响越来越大，不少国家出现了“中医热”；世界上一些知名的科学家认为，中医中药可能给生命科学带来新的突破。欧美和东南亚的许多国家，都加强了对中医中药的研究，某些课题已经取得一定的成果。对于中医中药发源地的中国来说，振兴中医中药事业，造福全人类，更是一项义不容辞的历史使命。

具有高深的中医理论、独到的学术思想、丰富的临床经验的名中医，是中华民族的宝贵财富。整理、继承、发扬他们的学术思想和实践经验，是振兴中医的重要内容之一。董建华教授率北京中医学院的几位门人，致力于振兴中医事业，将23个省、市、自治区的和人民解放军系统的共146位著名中医专家的医案精华汇集在一起，编辑成《中国现代名中医医案精华》一书，这对继承我国传统医药学的丰富遗产，整理和发扬现代名中医的诊治经验，无疑是一种有益的贡献。

我期望中医界能有更多的医案精华问世，更希望中医界的同志们团结一致，艰苦奋斗，不断探索，不断创新，为振兴中医作出更多更大的贡献。

中华人民共和国卫生部部长　崔月犁

1986年8月

第1、2集前言

历代名老中医医案，是中医药学伟大宝库中的重要瑰宝之一。其所以重要，就在于这些医案是历代名老中医灵活运用中医传统的理、法、方、药治病活人的真实记录，是中医理论与临床实践紧密结合的生动范例，是人们学习中医理论和临床实践的最好借鉴；尤其重要的是，中医理、法、方、药各方面许多的新发展、新发现和新创造，往往是一点一滴地渗透在一些医案之中，成为继承、发扬和发展中医药学取之不尽、用之不竭的源泉。因此，历代医家都十分重视医案的整理和编纂工作。

我国的中医医案，最早的是见于汉代司马迁《史记》的"仓公诊籍"，它记载了淳于意的治病验案。此后，中医医案的整理和编纂工作，随着历史的发展、科学技术的进步，形式更加多样，内容日益丰富，既有名医个人的医案，又有名医群体中小型医案和名医群体大型医案专著。名医个人医案流传较广的有：元代(1281年)罗天益的《罗谦甫治验案》，元代(1358年)朱震亨的《怪疴单》，明代(1519年)汪机的《石山医案》，明代(1529年)薛己的《薛氏医案》，明代(1644年)王肯堂的《王肯堂先生医案》，明代(1644年)肖京的《伤寒门医案》和《杂病门医案》，明代(1662年)李中梓的《李中梓医案》，清代(1729年)尤怡的《静香楼医案》，清代(1746年)叶桂的《临证指南医案》，清代(1759年)徐大椿的《洄溪医案》，清代(1764年)薛雪的《薛生白医案》，清代吴瑭的《吴鞠通先生医案》，清代(1813年)王九峰的《王九峰临证医案》，清代(1843年)王士雄的《王孟英医案》，清代(1897年)张聿青的《张聿青医案》，近代的有1921年董韵笙辑的《陈莲舫医案秘抄》，1925年金子久的《金子久医案》，1927年丁甘仁的《丁甘仁医案》，1940年祝谌予编的《祝选施今墨医案》，1941年汪逢春的《泊庐医案》，等等。名医群体中小型医案中有代表性的，有明代(1639年)陆嶽等编的《陆氏三世医验》，清代(1831年)吴金寿纂辑的《三家医案合刻》，清代(1889年)姜成之编录的《龙砂八家医案》，清代(1900年)柳宝诒选评的《柳选四家医案》，近代1918年陆锦燧等选辑的《重古三何医案》等等。名医群体大型医案影响比较大的，有明代(1549年)江瓘编的《名医类案》，清代(1770年)魏之琇编的《续名医类案》，清代(1778年)俞震编的《古今医案按》，清代(1786年)沈源编的《奇症汇》，清代(1795年)吴畹庵编的《前贤医案》，清代(1882年)罗茂亭编的《医案类录》；近代则有1916年张寿颐编的《湿温病古今医案评议》，1927年何廉臣编的《全国名医验案类编》，1928年秦伯未编的《清代名医医案精华》，1930年叶劲秋编的《现代名医验案》，1934年徐衡之、姚若琴编的《宋元明清名医类案》和《清代名医医案大全》，1935年陈景岐编的《奇病治法三百种》，1937年冯伯贤编的《医案选粹》等等。据中医研究院、北京图书馆1961年出版的《中医图书联合目录》记载，到1959年底止，我国出版的历代名中医医案共有280多种。可见，名中医医案是深受读者欢迎的书籍之一。

现代名中医，是我国的宝贵财富；现代名中医的医案，则是中医药学宝库中的瑰宝。为了系统地整理、继承和发扬现代名中医的临床经验，以促进中医事业的繁荣和发展，我们特请天津、山东、安徽、江苏、浙江、江西、福建、广东、贵州、山西、上海、四川、湖北、湖南、河南、陕西、北京、黑龙江、吉林、辽宁、云南、广西、甘肃等23个省、市、自治区和中国人民解放军系统的146位中医教授、主任中医师和中医研究员等著名的中医专家，提供他们临床中积累、整理的部分疑难病、危重病以及罕见奇病的医案，选其精华，编纂成《中国现代名中医医案精华》1～3册，以作为前人编纂的名医群体大型医案的继续，供广大中医工作者借鉴和参考。

中华人民共和国卫生部原部长、中华全国中医学会会长崔月犁，百忙中为本书作序，对编纂、整理、出版名中医医案的工作给予高度评价，这也说明整理现代名中医医案确是一项极为重要的工作。

由于时间仓促和某些其他原因，还有一些省、自治区没有选送名中医医案，已经有医案入选的省、市、自治区，肯定还会遗漏一些名中医的医案。为此，特向这些名中医和广大读者致以歉意。

江扬清、姜良铎、陈光新、赵志付等中医博士，麻仲学和郝瑞福中医博士研究生以及杨晋翔中医硕士研究生，参加了部分医案的编选工作，在此一并表示感谢。

《中国现代名中医医案精华》编委会

1988年6月

第1、2集凡例

一、本书第一、二册收录的23个省、市、自治区和人民解放军系统的146位名中医医案，先以地区(或系统)为单位，按照其完稿的先后顺序排列；每一个地区(或系统)的个人医案，按照医者的出生年份先后排列次序，其出生年份相同者则按姓氏笔画排列次序。

二、本书收有医案的名中医，均在其医案之前刊有生平传略，于其生平传略右上角附有照片，以期既传术又传人。

三、本书所收录的1850多例医案，出自146位名医之手，其风格和体例少有相同者；即使是一个医者的医案，也往往有体例、格式不尽相同者。为了方便读者，在保证存真的条件下，编者将绝大部分医案统一按主诉及病史、诊查、辨证、治法、处方设项。

四、本书收录的绝大多数医案均有按语。凡医案和按语均为医者本人撰写者，一律不再署名；凡由他人撰写之按语，均于按语之后的括号内署名。少数医案，因医者在辨证和治法项下对于辨证、立法、处方、用药的过程和特点叙述甚详，故不再加按语。

五、每位名医的全部医案之后均有一则“编者评注”，系本书编委会所加，一律不署名。

六、本书收录的医案，绝大部分采用中医病名；其中需要中西医病名对照者，则将西医病名附丁中医病名之后；少数医案难于确定中医病名者，仍沿用原案所用的西医病名。

七、本书收录的医案所用的药物计量单位，不论原稿采用的是公制还是市制，一律保持不变。

八、每集之后，附有病名病证索引，以便读者查阅。

目 录

四川名医医案

熊寥笙医案……1
一、桂枝麻黄各半汤治疗产后发热三十日不解一例……1
二、大承气汤治疗燥实咳嗽一例……2
三、小柴胡汤治疗呕吐不止一例……2
四、桂枝汤治愈产后误服银翘汗出不止一例……3
五、麻杏甘石汤治疗寒邪包热壅肺咳嗽一例……3
六、更衣丸治疗老年精血不足便秘一例……4
七、六味地黄汤合四物汤加味治疗头风痛重证一例……4
八、从脾肾着手治疗小便失禁二例……5
九、杏苓汤加味治疗湿痰咳嗽一例……6
十、五味异功散加味治疗肺金失养脾虚久咳一例……6
十一、逍遥散合半夏厚朴汤治疗肝郁气滞咳嗽一例……7
十二、越鞠丸治疗肝胃气痛证一例……7
十三、大补阴丸加味治疗牙痛证一例……8
十四、滋肾丸治疗小便不通一例……8
十五、栀豉汤加味治疗失眠重证一例……9
十六、香薷饮加味治疗暑月发热不解一例……9
十七、小柴胡汤治疗神经性呕吐一例……10
龚志贤医案……11
一、异病同治六例……11
二、扶正为主治愈臌胀一例……14
三、疏肝清热、健脾益肾法治愈臌胀呕血一例……15
四、先标后本法治愈血淋一例……16
五、鹿角霜治愈遗尿一例……17
六、甘麦大枣汤加味治愈遗尿一例……18
七、辨证施治治愈眩晕三例……18
宦世安医案……20
一、补肺健脾、清解肌热法治愈痨瘵一例……20
二、祛寒除湿、补益气血法治愈痹证一例……21
三、涤暑和中、益气养阴法治愈伤暑一例……22
四、清热利湿解毒法治愈湿毒一例……22
五、消积和胃健脾法治愈婴儿腹泻一例……23

六、祛风除湿、清热和胃法治愈发热一例 …… 23
七、补心固肾法治愈遗精一例 …… 23
八、清热利湿、止血升陷法治愈血淋一例 …… 24
九、补气养血法治愈癥积一例 …… 24
十、疏肝养血、和胃醒脾、通络止痛法治愈胁痛一例 …… 25
倪宣化医案 …… 26
一、小柴胡汤合桂枝汤加味治愈夜半抽搐一例 …… 26
二、清热解毒、活血疏风法治愈外阴肿痒一例 …… 27
三、涤痰汤合止痉散加减治愈羊羔风一例 …… 27
四、生铁落饮加减治愈痴呆一例 …… 27
五、辨证治愈牙宣两例 …… 28
六、暖肝煎加减治愈肾囊硬痛及腹痛各一例 …… 29
七、五淋散合导赤散治愈产后尿潴留一例 …… 29
八、羚角钩藤汤加减治愈湿温致痉一例 …… 30
九、导赤散加味治愈紫斑一例 …… 31
十、阳和汤加味治愈脱疽一例 …… 31
十一、通腑泄热、育阴活血法治愈暑瘵(吐血)一例 …… 31
十二、归脾汤加味治愈孕妇流乳一例 …… 32
谢任甫医案 …… 33
一、辨证治愈百日咳两例 …… 33
二、涤痰活血、调补肝肾法治愈中风一例 …… 34
三、平补镇心丹治愈噩梦一例 …… 35
四、平补潜镇法治愈阴虚梦交一例 …… 36
五、化瘀通腑法治愈瘀血发热一例 …… 36
六、加味消毒汤治愈气瘤一例 …… 37
七、辨证治愈肠痈两例 …… 38
八、宣肺化痰、温补脾肾、内外合治治愈哮喘一例 …… 39
熊梦周医案 …… 41
一、通经活络散结法治愈乳大一例 …… 41
二、益气养血、滋补脾肾法治愈斑秃一例 …… 42
三、健脾燥湿法治愈频吐大量唾液一例 …… 42
四、健脾渗湿、固涩止带法治愈带下症一例 …… 43
五、清热祛暑、淡渗利湿法治愈暑温一例 …… 43
六、镇肝熄风、安神定志法治愈肝风内动一例 …… 44
七、龙胆柴胡汤治愈新生儿胆道闭锁两例 …… 45
张锡君医案 …… 48
一、清热化湿、平肝熄风法治愈春温夹湿一例 …… 48
二、清心开窍、平肝熄风法治愈伏暑一例 …… 49
三、清热利湿、行气化水法治愈癃闭一例 …… 50

四、祛痰化瘀、散结利水法治愈噎膈悬饮一例 …… 51
五、气血双补、疏肝通络法治愈心悸兼癥块一例 …… 51
六、扶正培本、行气化瘀软坚法治愈胃脘痛伴癥块一例 …… 53
七、滋肾养肝化瘀法治愈云雾移睛一例 …… 54
八、导痰汤加味治愈癫狂一例 …… 55
九、疏肝化瘀导滞法治愈婴儿臌胀一例 …… 55
十、疏肝理气、活血化瘀法治愈无脉症两例 …… 56
郑惠伯医案 …… 59
一、茵陈蒿汤加味治愈急黄一例 …… 59
二、通腑降浊、凉血清肝法治愈中风一例 …… 60
三、清热通腑、凉血泄火法治疗肝阳上亢头痛一例 …… 61
四、气营两清法治愈风温入营一例 …… 62
五、达原饮合麻黄汤治愈湿温一例 …… 63
六、清暑通腑法治愈暑温动风一例 …… 63
七、达原饮治愈寒湿困脾一例 …… 64
八、青蒿鳖甲汤加味治愈伏暑入营一例 …… 65
九、脾肾双补、疏肝活血法治愈癥瘕出血一例 …… 65
十、温阳利水、宣肺补肾法治愈阴水一例 …… 66
十一、温补脾肾、化气行水法治愈虚劳一例 …… 67
十二、阳和汤合当归补血汤加虎挣散治愈截瘫一例 …… 68
王希知医案 …… 70
一、清心导赤法治愈高热神昏一例 …… 70
二、白虎汤治愈头痛高热昏迷一例 …… 71
三、滋阴潜阳止血法治愈咯血一例 …… 71
四、二至丸合化肝煎治愈呕血一例 …… 72
五、越婢汤合葶苈大枣泻肺汤治愈喘咳、水肿一例 …… 72
六、琼玉膏合百合固金汤治愈痨嗽喉痞一例 …… 73
七、益阴养胃法治愈呃逆一例 …… 73
八、叶氏养胃汤治疗噎膈呕吐一例 …… 73
九、吴茱萸汤治愈顽固性呕吐一例 …… 74
十、茵陈蒿汤合胃苓汤治愈黄疸、水臌一例 …… 74
十一、血府逐瘀汤加减治愈臌胀一例 …… 75
十二、桂枝茯苓丸加味治愈痃瘕一例 …… 76
王建孚医案 …… 77
一、柔肝解郁、宁心安神法治愈头风一例 …… 77
二、滋阴固摄法治愈膏淋一例 …… 78
三、附子理中汤加味治愈肠澼一例 …… 78
四、龙胆泻肝汤治愈不射精一例 …… 79
五、黄龙汤治愈肠结一例 …… 79

六、益气透邪法治愈麻疹内陷一例 …… 80
七、柔肝熄风和络法治愈破伤风一例 …… 80
八、身痛逐瘀汤加味治愈痹痛一例 …… 81
九、益气养血、调肝通络法治愈瘰疬一例 …… 82
十、祛风活血法治愈疣子一例 …… 82
十一、疏肝解郁、利湿健脾法治愈臌胀一例 …… 83
十二、平肝熄风、化秽利窍法治愈温热痉厥一例 …… 84
傅灿冰医案 …… 85
一、养血柔肝、化痰开窍法治愈中风一例 …… 85
二、疏肝解郁法治愈顽固性便秘一例 …… 86
三、化痰软坚法治愈瘿瘤一例 …… 86
四、封髓丹合地黄丸重加芡实治愈消渴一例 …… 87
五、平肝健脾法治愈不寐一例 …… 87
六、清心泻火、养阴凉血法治愈舌疔一例 …… 88
七、滋阴养血法治愈脱发一例 …… 89
八、祛风活血、清热解毒法治愈白疕一例 …… 89
九、温阳补肾法治愈牙痛一例 …… 90
十、养阴清热、活血祛瘀法治愈肌痹一例 …… 91
徐有玲医案 …… 92
一、圣愈汤加味治愈久病无脉一例 …… 92
二、代赭石为主治愈呕吐顽症一例 …… 93
三、化斑汤治愈烂喉痧一例 …… 93
四、黄连解毒汤合五味消毒饮加味治愈痈肿重症一例 …… 93

湖北名医医案

朱师墨医案 …… 95
一、扶阳解表、温脾利水法治愈水肿一例 …… 95
二、三方合璧治疗血崩一例 …… 96
三、黄连阿胶汤治疗狂躁一例 …… 97
四、左归饮合一贯煎治疗消渴兼掉眩一例 …… 97
五、祛风化湿、散寒通络为主治疗痹证一例 …… 98
六、三方合璧治疗肝风内动一例 …… 98
七、疏肝健脾为主治愈胁痛两例 …… 99
八、抵当汤合桃仁承气汤加减治愈闭经发狂一例 …… 100
刘云鹏医案 …… 101
一、辨证治愈痛经两例 …… 101
二、平胃散合二陈汤治愈闭经一例 …… 102
三、自拟活血化瘀方治愈崩漏一例 …… 103
四、生化汤加味治愈恶露不净一例 …… 104

五、自拟芩连半夏枳实汤治愈产后发热一例 …… 105
六、仙方活命饮治愈乳痈一例 …… 105
七、生化汤加味治愈不孕一例 …… 106
八、知柏地黄汤合封髓丹治愈不射精一例 …… 106
九、黄芩滑石汤治愈带下一例 …… 107
十、疏肝理气、健脾清热法治愈经前胸乳胀痛一例 …… 108
十一、黄连温胆汤合瓦片饮治愈妊娠恶阻并胎漏一例 …… 108
十二、茵陈四苓汤加减治愈妊娠黄疸一例 …… 109
黄绳武医案 …… 111
一、滋肾清热止血治愈经行吐衄一例 …… 111
二、滋肾清心治愈经行口糜一例 …… 112
三、滋水涵木、平肝熄风法治愈经行头痛一例 …… 113
四、健脾补肾、调和气血法治愈痛经一例 …… 114
五、内外合治治愈阴痒一例 …… 114
六、滋肾养肝、补水泻火法治愈更年期综合征一例 …… 115
七、滋肾清脬治愈产后膀胱湿热一例 …… 116
八、毓麟珠治愈不孕一例 …… 116
九、滋养肺肾、调和气血法治愈消渴合并闭经一例 …… 117
十、滋肾养肝、交通心肾法治愈梦交一例 …… 118
十一、补肾化痰软坚治愈闭经一例 …… 118
十二、清利肝胆治愈经行口糜阴溃一例 …… 119
熊魁梧医案 …… 121
一、当归四逆加吴茱萸生姜汤治疗腹痛一例 …… 121
二、清热软坚治愈瘰疬一例 …… 122
三、内外合治治愈瘿瘤一例 …… 122
四、清热养阴为主治愈低热郁久一例 …… 123
五、巧用半夏泻心汤治疗异病四例 …… 124
章真如医案 …… 127
一、化瘀通络为主治愈跌仆而狂一例 …… 127
二、地黄饮子治愈风痱一例 …… 128
三、补心汤加减治愈胸痹一例 …… 128
四、资生清阳汤治愈肝阳上亢一例 …… 129
五、培土抑木法治愈风泻一例 …… 129
六、化痰定痫法治愈羊痫风一例 …… 130
七、调和肝脾法治愈胁痛一例 …… 130
八、内外治相合治愈口腔糜烂一例 …… 131
九、针药并施治愈肝胆湿热一例 …… 132
十、养阴敛汗法治愈阴虚盗汗一例 …… 132
十一、益气养阴法治愈重症消渴一例 …… 133

李今庸医案 135
一、越婢加半夏汤治愈风水浮肿一例 135
二、真武汤治愈正水浮肿一例 136
三、二陈汤加味治愈痰壅喘咳一例 136
四、白头翁汤加减治愈痢疾虚极一例 137
五、桃花汤加减治愈虚滑痢疾一例 137
六、温胆汤加味治疗惊风一例 138
七、柴胡加龙骨牡蛎汤为主治愈狂证一例 139
八、当归散加减治愈产后暴癥一例 139
九、麻黄汤加减治愈寒束失音一例 140
十、真武汤加减治愈少阴伤寒一例 140
十一、五苓散治愈湿滞发热一例 141
十二、温胆汤加味治愈痰厥齿痛一例 141
十三、内外治相合治愈脱肛欲溃一例 142

湖南名医医案

李聪甫医案 143
一、导滞利枢法治疗伤寒夹食一例 143
二、清暑培元复阴法治愈伏暑一例 144
三、导化湿浊、散解郁热法治愈湿温一例 145
四、化痰开闭、滋补肝肾法治愈中风一例 146
五、脾肾双治、气阴两培法治愈肺痨咳血一例 146
六、通阳宣痹法治愈胸痛一例 147
七、肝脾双补法治愈血崩一例 148
八、健脾消肿、调气安胎法治愈妊娠子肿一例 148
九、急下存阴法治愈痉证一例 149
十、扶脾利胆、导滞厚肠法治愈痱疾一例 149
十一、养肺气输津液治愈癃秘一例 150
十二、疏肝理脾、行气活血法治愈臌胀一例 150
谭日强医案 152
一、芳化痰湿、清宣肺热法治愈肺痈一例 152
二、消痰散结法治愈结聚一例 153
三、健脾化痰、升清降浊法治愈眩晕一例 154
四、涤痰开窍、镇痉熄风法治愈舌强不语一例 154
五、清肝泻火、劫痰宁神法治愈狂证一例 155
六、豁痰开窍、镇痉熄风法治愈痫证一例 155
七、豁痰开窍、疏肝解郁法治愈癫证一例 155
八、温阳利水、潜镇纳气法治愈肿满一例 156
九、温卫阳固腠理法治愈卫阳不振一例 156

十、脾肾双补法治愈习惯性流产一例 …………………………………… 157
十一、小柴胡合桂枝加龙牡汤治愈更年期综合征一例 ……………………… 157
十二、清热化湿、解毒开窍法治愈肝昏迷一例 ……………………………… 158
张怀安医案 ……………………………………………………………………… 159
一、疏风清热、滋阴降火等法治愈瞳神紧小症三例 ………………………… 159
二、搜肝清热、清肝泻火等法治愈绿风内障两例 …………………………… 161
三、疏肝解郁、滋阴降火等法治愈视瞻昏渺四例 …………………………… 162
四、辨证治愈青盲四例 ………………………………………………………… 164
五、平肝潜阳、清肝泻火等法治愈暴盲四例 ………………………………… 165
欧阳琦医案 ……………………………………………………………………… 168
一、清热降肺法治疗息贲一例 ………………………………………………… 168
二、先清后温法治愈舌肿一例 ………………………………………………… 168
三、疏肝活血健脾法治愈癥瘕一例 …………………………………………… 169
四、搜风壮骨、活血止痛法治愈骨痹一例 …………………………………… 169
五、柔润熄风法治愈顽痹一例 ………………………………………………… 170
六、分利湿热法治愈膏淋一例 ………………………………………………… 170
七、小陷胸汤治愈胃脘痛一例 ………………………………………………… 170
八、疏肝活血法治愈腰背冷痛一例 …………………………………………… 171
九、祛痰健脾法治愈下肢弛痿一例 …………………………………………… 171
十、清热理气止痛法治愈蛔厥一例 …………………………………………… 171
十一、玉枢丹治愈鱼胆中毒一例 ……………………………………………… 172
十二、冷涎丹治疗关格一例 …………………………………………………… 172

河南名医医案

李振华医案 ……………………………………………………………………… 173
一、滋阴活血、祛湿清热法治愈肥胖病一例 ………………………………… 173
二、豁痰透窍、理气清热法治愈脏躁一例 …………………………………… 174
三、益气通络、活血化瘀法治愈瘀血流注一例 ……………………………… 174
四、清热养阴、活血通络法治愈气血瘀滞食管一例 ………………………… 175
五、豁痰透窍、育阴清热法治愈狂乱一例 …………………………………… 176
六、调理肝脾、利湿化瘀法治愈臌胀一例 …………………………………… 177
七、滋阴润燥、化饮清热法治愈悬饮一例 …………………………………… 178
八、育阴潜阳、平肝熄风法治愈眩晕一例 …………………………………… 179
九、健脾和胃、理气化瘀法治愈胃脘痛一例 ………………………………… 180
十、透窍化瘀、理气活血法治愈外伤头痛一例 ……………………………… 180
十一、滋阴清热、润肺平喘法治愈肺痨一例 ………………………………… 181
十二、芳香化浊、温中通络法治愈疰夏一例 ………………………………… 182
郭维淮医案 ……………………………………………………………………… 183
一、清上瘀血汤合接骨止痛膏治愈左侧多发肋骨骨折合并皮下气肿一例 ……… 183

二、手法复位为主治愈陈旧性左肘关节后外脱位一例 …… 184
三、手法治愈双髋关节后上脱位一例 …… 184
四、手法治愈陈旧性双肩关节喙突下脱位一例 …… 185
五、手法为主治愈左距骨外侧全脱位一例 …… 185
六、手法治愈右肱骨外髁翻转骨折一例 …… 186
七、手法为主治愈右髋关节上脱位合并右股骨中上段骨折一例 …… 186
八、手法为主治愈肱骨内上髁三度骨折合并尺神经损伤一例 …… 187
九、手法为主治愈右肩关节脱位合并肱骨外科颈骨折一例 …… 187
十、手法复位配合地龙接骨膏治愈股骨下段短斜骨折一例 …… 188
十一、手法为主治愈右髋关节前下脱位、左髋关节后上脱位一例 …… 188
十二、清心化痰开窍法治愈颅底骨折、脑损伤一例 …… 189

陕西名医医案

方云鹏医案 …… 191
一、头皮针治愈痿证两例 …… 191
二、头皮针治愈胸痹两例 …… 192
三、头皮针治愈眩晕一例 …… 193
四、头皮针治愈震颤一例 …… 193
五、体环针治愈腰痛、寒痹、后颈部抽痛、目赤肿痛五例 …… 194
六、子午流注按时取穴法治愈荨麻疹一例 …… 195
七、子午流注按时取穴法治愈风湿痹证一例 …… 196
八、子午流注按时取穴法治愈咽喉肿痛一例 …… 197
九、子午流注按时取穴配灵龟八法治愈颤抖一例 …… 197
张鹏举医案 …… 199
一、香砂六君子汤加味治愈胃脘痛一例 …… 199
二、胃苓汤加味治愈泄泻一例 …… 200
三、生脉散加味治愈真心痛一例 …… 200
四、桃红四物汤加减治疗胸痹一例 …… 201
五、养胃汤加减治愈肺痨一例 …… 202
六、肺脾分治法治愈水肿一例 …… 202
七、清肝泄热、涤痰开窍法治愈癫痫一例 …… 203
八、养心清肺、镇惊熄风法治愈狂证一例 …… 203
九、清燥救肺汤为主治疗肠癌术后腹胀便秘一例 …… 204
十、清热利湿、解毒止痒法为主治愈龟头溃烂一例 …… 204
十一、通阳利水法治愈克山病一例 …… 205
十二、汤丸合用治疗噎膈一例 …… 205
米伯让医案 …… 207
一、汤丸合用治愈秋温时疫一例 …… 207
二、中药为主治愈温毒发斑夹肾虚寒厥一例 …… 208

三、当归四逆汤加味治疗伤寒血虚寒厥一例 …… 209
四、调理脾肾肝治愈臌胀一例 …… 210
五、黄土汤加味治愈吐血便血一例 …… 210
六、甘露饮为主治愈虚劳一例 …… 211
七、清泄热毒、疏利肝胆法治愈砒中毒一例 …… 212
八、清瘟败毒饮为主治愈急黄发斑一例 …… 212
九、阳和汤治愈阴疽流注一例 …… 213
十、肾气丸治愈胞系了戾一例 …… 214

北京名医医案

肖龙友医案 …… 215
一、宁肺金调肝肾法治愈肺痨一例 …… 215
二、清降法治愈风热喘咳一例 …… 216
三、和胃导滞法治愈胃痛呃逆一例 …… 216
四、补气行气并用治愈胃痛肝旺一例 …… 217
五、气血双补、活血理气为主治愈关节痛一例 …… 218
六、健脾固肾治本为主治愈腹泻伴肝风内动一例 …… 218
七、标本兼顾、随机活变治愈痞块一例 …… 219
赵文魁医案 …… 222
一、疏解清热止衄法治愈鼻衄一例 …… 222
二、和胃分利法治疗下痢一例 …… 222
三、清肝调胃法治疗食后作呕一例 …… 223
四、调气和胃法治痰食积滞一例 …… 224
五、清凉解散法为主治中焦风热一例 …… 224
六、和肝养荣止痛法治腹痛腰酸腿痛一例 …… 225
七、清热和肝止衄法治鼻衄肢烧一例 …… 226
八、清热和肝法治上焦浮热一例 …… 226
九、清热和肝调中法治肝热一例 …… 227
十、清肝调气化饮法治胸膈堵满一例 …… 227
十一、通络逐瘀法治胁痛一例 …… 228
十二、养心阴护心阳补气固表法治气阴双虚一例 …… 228
十三、养真阴潜虚阳法治瘈疭一例 …… 229
十四、疏卫清化法治恶寒灼热一例 …… 230
施今墨医案 …… 231
一、表里双解法治愈真中风一例 …… 231
二、辛通清热为主治愈鼻渊一例 …… 232
三、排脓解毒、涤痰清热法治愈肺痈一例 …… 232
四、攻补并施、肺脾兼顾法治愈肺虚久嗽一例 …… 233
五、化痰解郁、调理气血法治愈噎膈一例 …… 234

六、补养脾胃为主治愈气阴两虚肠痨一例 …… 234
七、理气活血、养心和肝法治愈胸痹一例 …… 235
八、分段治疗法治愈血淋一例 …… 236
九、升阳利尿、调和水火法治愈癃闭一例 …… 237
十、益气养阴为主治愈膏淋一例 …… 238
十一、通筋活络法治愈心脑受损神志失常一例 …… 238
十二、疏肝理血法治愈暴怒伤肝崩下一例 …… 239
十三、祛瘀生新为主治愈阴中生息肉一例 …… 239
十四、补气血、壮筋骨为主治愈骨疽一例 …… 240
十五、先滋阴清热、后补中益气法治愈肾阴亏损热伤血络一例 …… 241
汪逢春医案 …… 243
一、分消走泄、离散湿热为主治愈湿温一例 …… 243
二、辨证治愈妇科病六例 …… 245
孔伯华医案 …… 250
一、涤热透邪、通降败毒法治愈大头瘟一例 …… 250
二、清滋摄化安胎法治愈子烦一例 …… 251
三、清热凉血、柔肝散瘀法治愈恶露不已一例 …… 252
四、疏肝解郁、行气散瘀、清利湿热法治愈痛经一例 …… 252
五、清摄利湿、散瘀解毒法治愈崩漏一例 …… 253
六、镇肝熄风法治愈肝风头痛一例 …… 254
七、清热豁痰法治愈痰厥一例 …… 254
八、解郁疏肝、豁痰达络法治愈神志病一例 …… 255
九、标本兼治法治愈消渴一例 …… 255
十、清化降热法治疗尿血一例 …… 256
十一、化积攻坚法治愈痞积一例 …… 256
十二、清凉透化、开窍醒神法治愈冬温一例 …… 257
钱伯煊医案 …… 258
一、补心脾益肝肾法治愈崩漏一例 …… 258
二、平肝凉血、养血清热法为主治愈经行吐衄一例 …… 259
三、益气健脾化湿法治愈妊娠水肿一例 …… 260
四、平肝熄风、清热宁心法治愈先兆子痫一例 …… 260
五、镇肝熄风、清心利水、豁痰化湿法治愈子痫浮肿一例 …… 261
六、扶正祛邪、清心镇肝为主治愈产后肝厥一例 …… 262
七、疏理三焦、温通膀胱法治愈产后癃闭一例 …… 263
八、疏肝益肾、温经散寒为主治愈不孕症一例 …… 263
九、固摄冲任法治疗癥瘕积聚一例 …… 264
十、养血平肝、调气解郁、益气养阴法治愈经行昏厥一例 …… 265
赵炳南医案 …… 267
一、清热解毒为主治愈疔疮七例 …… 267

二、破瘀软坚、活血消癥法治愈癥瘕一例 …… 272
三、清热活血消肿为主治愈子痈两例 …… 273
四、分段辨证治愈脱疽重症一例 …… 274
五、内外合治法治愈肋疽一例 …… 276
岳美中医案 …… 278
一、大柴胡汤加味治胁痛一例 …… 278
二、温胆汤加减治疗急性癃闭一例 …… 279
三、补中益气汤治疗脾虚气陷长期尿血一例 …… 279
四、大柴胡汤合小陷胸汤治黄疸痞满一例 …… 280
五、三痹汤治偏枯一例 …… 280
六、滋养肝肾法治疗颤抖证一例 …… 281
七、千金苇茎汤治肺痈一例 …… 281
八、生水蛭生山药末治瘀血成积证一例 …… 282
九、一味茯苓饮治发秃一例 …… 282
十、燥湿化痰法治疗咬牙症一例 …… 283
十一、猪苓汤合石韦散治疗石淋三例 …… 283
十二、用温热药治疗石淋一例 …… 284
沈仲圭医案 …… 286
一、六味地黄汤治愈阴虚一例 …… 286
二、泄水和中法治愈胃脘痛一例 …… 286
三、外散风邪、内清伏热法治愈痄腮一例 …… 287
四、芳香化浊、和肝降逆法治愈呕吐一例 …… 287
五、芳香化浊、通阳利水、和中利湿法治愈水肿一例 …… 288
六、和胃降逆、滋阴养液法合用治愈噫气一例 …… 288
七、清热利湿、滋阴活血法治愈黄疸一例 …… 288
秦伯未医案 …… 290
一、败毒散加味治愈湿热兼感一例 …… 290
二、桂枝汤加黄芪治愈虚人外感一例 …… 291
三、乌梅丸加味治愈久泻经闭一例 …… 291
四、辨证治愈真心痛五例 …… 292
五、辨证治愈白血病发热五例 …… 293
六、防己茯苓汤化裁治愈皮水一例 …… 294
七、越婢汤加减治愈风水一例 …… 295
八、真武汤加味治愈水肿心悸一例 …… 295
九、益胃生津为主治愈脾胃阴虚水肿一例 …… 296
赵锡武医案 …… 297
一、养阴清热、解毒通阳为主治愈心悸一例 …… 297
二、真武合越婢汤加减治愈水气凌心两例 …… 298
三、滋阴清热、益气生津法治愈消渴一例 …… 299

四、麻杏石甘汤加味治愈小儿风温两例 …… 299
五、先芳香化浊、后清热解毒法治愈小儿中风一例 …… 300
六、辨证治愈百合病三例 …… 301
七、地黄饮子治愈中风后遗症一例 …… 302
八、温阳填精益气法治愈不育证一例 …… 303
九、越婢合真武汤加减治愈肺胀一例 …… 303
章次公医案 …… 305
一、泻肺消痰为主治愈风温一例 …… 305
二、扶正养阴、振奋阳气法治愈湿温一例 …… 306
三、甘寒养阴、润燥宁咳法治愈咳血一例 …… 307
四、温阳健脾化痰法治胸痹一例 …… 307
五、疏肝理气、散结降逆法治愈唠极昏厥一例 …… 307
六、清热利湿退黄法治愈黄疸一例 …… 308
七、补气升陷、疏肝理气止痛法治愈寒疝一例 …… 309
八、益气养血、通瘀行经为主治愈月经不调一例 …… 309
九、温潜法治惊厥一例 …… 310
十、自拟方治愈长期胃病一例 …… 310
朱仁康医案 …… 311
一、补正托毒、清解郁火法治愈对口疮一例 …… 311
二、清热解毒、补正托毒法治愈脱疽一例 …… 312
三、燥湿清热、解毒和营法治愈发际疮一例 …… 313
四、利湿清热解毒法治愈流火顽证一例 …… 313
五、温阳通络、活血和营法治愈皮痹一例 …… 314
六、清热解毒、凉血消风法治愈风毒肿一例 …… 315
七、凉血利湿清热法治愈浸淫疮一例 …… 315
八、凉血清热、祛风胜湿法治愈粟疮一例 …… 316
九、滋阴养血除湿法治愈四弯风一例 …… 316
十、凉血清热、养血熄风法治愈血风疮一例 …… 317
十一、利湿清热、凉血解毒法治愈猫眼疮一例 …… 317
十二、活血化瘀法治愈油风(全秃)一例 …… 318
十三、清暑利湿、凉血撤热法治愈日晒疮一例 …… 318
十四、凉血清热、消肿散结法治愈面皰一例 …… 319
十五、滋阴润燥法治愈唇疳一例 …… 319
十六、滋阴降火法治愈黧黑皯黯一例 …… 320
十七、凉血清热、消风止痒法治愈风癣一例 …… 320
十八、通络行痹、理气活血法治愈瓜藤缠一例 …… 321
十九、祛湿清热、解毒止痒法治愈天疱疮一例 …… 321
二十、滋阴凉血、清热解毒法治愈白疕一例 …… 322
关幼波医案 …… 324

一、清热利湿、凉血祛暑法治愈阳黄一例 …… 324
二、祛邪为主,扶正为辅治疗阴黄一例 …… 325
三、清热化湿、凉血解毒法治疗湿热困脾一例 …… 326
四、养阴清热、疏肝健脾法治愈阴虚低热一例 …… 327
五、益气养血、柔肝健脾、养阴凉血法治疗痞块一例 …… 327
六、益气养阴、凉血活血法治愈癥积一例 …… 328
七、清热利湿、芳香开窍、调补气血法治愈急黄一例 …… 329
八、养阴清热、平肝潜阳、化痰通络治愈癫痫一例 …… 329
九、疏肝理气、活血化瘀、调和脾胃治愈胃脘痛一例 …… 330
十、补气养血、理气活血利水法治愈臌胀一例 …… 331
任应秋医案 …… 333
一、温胆汤加味为主治愈哮喘一例 …… 333
二、驱寇饮加减治愈胃脘痛一例 …… 335
三、脾肾双补法治愈虚劳一例 …… 335
四、自制双解散治愈胁痛一例 …… 336
五、益血滋肝熄风法治愈眩晕一例 …… 337
六、益肺强心法治愈肺痹并发心痹一例 …… 338
七、化湿浊疏经脉法治愈顽固性头痛一例 …… 339
八、温补心阳法治愈胸痹一例 …… 340
九、豨莶至阳汤和豨莶至阴汤分别治愈中风两例 …… 340
耿鉴庭医案 …… 343
一、辨证治愈白喉四例 …… 343
二、辨证治愈喉痧四例 …… 346
赵绍琴医案 …… 350
一、阴阳并补治疗心悸一例 …… 350
二、白虎汤治愈大实若羸状一例 …… 351
二、先泄木热后调木土法治愈久泄久汗一例 …… 352
四、填补下元、甘寒育阴法治疗牙疳一例 …… 353
五、温命火益阳气治水肿痿躄一例 …… 354
六、清化湿热法治愈阳痿一例 …… 355
七、益气化瘀法治疗胃癌术后转移肝癌一例 …… 355
八、辛开苦降、芳香淡渗法治疗湿温一例 …… 357
刘渡舟医案 …… 358
一、桂枝汤治疗异病验案三例 …… 358
二、桂枝加芍药汤治愈慢性菌痢一例 …… 359
三、辨证治愈奔豚证两例 …… 359
四、桂枝人参汤治愈协热利一例 …… 360
五、大青龙汤治愈溢饮证一例 …… 360
六、茯苓甘草汤治愈水悸一例 …… 361

七、生姜泻心汤治愈水饮气痞一例 …… 361
八、柴胡加龙骨牡蛎汤治愈精神分裂症一例 …… 361
九、白虎汤治验二例 …… 362
十、竹叶石膏汤治验二例 …… 362
十一、麻子仁丸治愈脾约证一例 …… 363
十二、干姜黄芩黄连人参汤治愈火逆呕吐一例 …… 363
十三、芍药甘草汤治愈转筋一例 …… 364
十四、五苓散治疗水痫一例 …… 364
董建华医案 …… 365
一、辛凉解表、宣肺透疹法治愈风温发疹一例 …… 365
二、芳香化浊、清热利湿法治愈暑温一例 …… 366
三、清热导滞、化湿和中法治愈暑痢一例 …… 367
四、清热化湿、消积运脾法治愈伏暑一例 …… 367
五、白虎汤加桂枝治愈温疟一例 …… 368
六、乌梅丸加减治愈蛔厥一例 …… 368
七、开胸散结、和胃化痰法治愈梅核气一例 …… 369
八、脾肾双补法治愈遗尿一例 …… 370
九、通窍活血汤治愈头痛一例 …… 370
十、滋阴潜阳熄风法治愈摇头风一例 …… 371
十一、泻肝清肺法治愈咯血一例 …… 371
十二、清气化湿法治愈冬温夹湿一例 …… 372
十三、清热滋阴法治愈冬温肺肾阴伤一例 …… 373
十四、回阳救逆法治愈热极阳衰一例 …… 374
十五、竹叶石膏汤加减治愈阴伤热炽一例 …… 375
十六、疏肝理气、化瘀止痛法治愈胃脘痛一例 …… 376
步玉如医案 …… 378
一、健脾和胃、疏肝理气法治愈胃痛吞酸一例 …… 378
二、辨证治愈嘈杂两例 …… 379
三、辨证治愈痞满两例 …… 380
四、疏肝理气法为主治愈胁痛两例 …… 381
五、消食杀虫、理气止痛法治愈腹痛一例 …… 382
六、健脾理气活血法治愈脐腹胀痛一例 …… 383
七、辨证治愈泄泻两例 …… 383
八、温胆汤加减治愈眩晕一例 …… 384
九、辨证治愈脏躁两例 …… 385
十、清化理气、健脾和胃法治愈胃脘痛一例 …… 386
十一、清化理气、疏肝和胃法治愈胃脘痛一例 …… 386
颜正华医案 …… 388
一、辨证治愈眩晕两例 …… 388

二、辨证治愈咳喘四例 …… 389
三、疏肝理肺、化痰清热、利湿活血法治愈胸痛一例 …… 391
四、宣肺解表为主治愈风寒犯肺两例 …… 391
五、调和营卫、健脾益气法治疗脾胃虚弱一例 …… 392
六、疏肝理气、和胃排石法治疗胆胀一例 …… 393
七、养血舒筋、祛风除湿法治疗肢麻抽搐一例 …… 393
八、辨证治愈泄泻两例 …… 394
九、益气补中化滞法治疗痢疾一例 …… 394
十、益气止血利湿法治疗经行不止一例 …… 395
十一、清热利湿、补阴益肾法治疗小便不利一例 …… 396
十二、清泄下焦湿毒治疗睾丸肿痛一例 …… 396
十三、补肝益筋法治疗爪甲菲薄一例 …… 396
十四、益气安神为主治愈心悸两例 …… 397
方药中医案 …… 398
一、参芪地黄汤加味治疗气阴两竭一例 …… 398
二、参芪地黄汤合生脉散为主治疗癃闭一例 …… 400
三、知柏桃红棱术地黄汤合六一散加味治疗气淋一例 …… 400
四、参芪丹鸡黄精汤加消胀散为主治疗肝癌一例 …… 401
五、加味一贯煎合竹叶石膏汤治疗肝癌一例 …… 402
六、滋阴清热化痰法治疗肺癌一例 …… 403
七、益气助脾、温中健运、滋阴养液法治气虚一例 …… 404
八、辨证分析五步法治愈肌痹三例 …… 405
刘志明医案 …… 409
一、白虎汤加减治疗暑温一例 …… 409
二、参附汤合三生饮治疗中风脱证一例 …… 410
三、天麻钩藤饮加减治疗中风一例 …… 410
四、辨证治愈眩晕两例 …… 411
五、滋肾通阳、调理气血法治疗胸痹一例 …… 412
六、降肺化痰、止逆平喘法治疗哮证一例 …… 413
七、定喘汤加减治疗咳喘一例 …… 413
八、消补并施法治疗胃痛一例 …… 414
九、清利湿热、疏肝利胆法治疗胁痛一例 …… 415
十、清利湿热、健脾滋肾法治疗水肿一例 …… 415
十一、调理气血、祛风除湿法治疗产后痹证一例 …… 416
十二、填精补髓、充养筋骨法治疗痿躄一例 …… 417
十三、调和阴阳、益气固肾法治疗遗尿一例 …… 417
十四、清肝泻火、凉血解毒法治疗缠腰火丹一例 …… 418
十五、辛凉宣肺、清营解毒法治愈风温一例 …… 418
刘弼臣医案 …… 420

一、辛温宣肺、开泄肌腠法治愈小儿高热一例 …… 420
二、辛温宣化法治厥热胜复一例 …… 421
三、芳香宣化、清利湿热法治疗湿遏热伏一例 …… 422
四、通腑泻热法治疗肺炎喘嗽一例 …… 423
五、温振胃阳、蠲饮定喘法治疗肺炎痰喘一例 …… 424
六、清宣肺胃、涤痰宁心法治疗痰热扰心一例 …… 425
七、生脉散加味治心悸汗多一例 …… 426
八、血府逐瘀汤加减治疗血瘀心悸一例 …… 426
九、温振心阳、益气定悸法治疗心阳虚脱一例 …… 427
十、温肾纳气、肃肺止咳法治疗小儿哮喘一例 …… 428
王永炎医案 …… 430
一、清肝熄风、活血通络法治愈口僻一例 …… 430
二、辨证治愈颤证两例 …… 431
三、清化湿热、益肾助阳法治疗痿证一例 …… 432
四、辨证治愈头痛三例 …… 432
五、小柴胡汤加味治疗热病验案三例 …… 434
六、化痰通腑饮治愈中风两例 …… 435

黑龙江名医医案

高式国医案 …… 439
一、凉被外敷、清热解毒法治愈疹后滞热一例 …… 439
二、移情易性法治愈顽固不寐一例 …… 440
三、局方清心丸治愈头痛二例 …… 440
四、四物汤加清解剂治愈白血病一例 …… 440
五、麻黄汤加味治愈皮下虫症一例 …… 441
六、针刺会阳治愈腹泻危症一例 …… 441
七、四物汤加味治愈腹胀重症一例 …… 442
八、消风散治愈奇痒一例 …… 442
九、五苓散加味治愈阴痒一例 …… 443
十、退热活血补气法治愈午后灼热一例 …… 443
十一、大剂参赭镇气汤治愈胎气上冲一例 …… 443
十二、童便炒红花治愈血崩经验 …… 444
高仲山医案 …… 445
一、急救回阳汤治愈霍乱两例 …… 445
二、普济消毒饮合安宫牛黄丸治愈大头瘟一例 …… 446
三、牛黄承气汤治愈瘟黄一例 …… 447
四、清热解毒导滞法治愈奇恒痢一例 …… 449
五、前后分消、峻下逐水法治愈水肿一例 …… 450
六、扶正固脱、清热凉血法治愈呕血一例 …… 451

七、疏肝利胆通腑法治愈自身胁痛一例 …… 452
八、复脉饮治愈心悸一例 …… 452
九、攻下导滞法治愈腹痛一例 …… 453
十、清肺化痰饮治愈哮喘一例 …… 454
十一、自制药膏治愈酒渣鼻一例 …… 454
十二、大剂养阴清肺汤治愈白喉一例 …… 455
钟育衡医案 …… 457
一、峻补真阳治愈痼寒一例 …… 457
二、涤痰法治愈癫狂一例 …… 458
三、泻心汤治愈衄血一例 …… 458
四、酸以安蛔法治愈蛔厥一例 …… 459
五、辛甘化阳法治愈心悸一例 …… 459
六、甘温除热法治愈内伤发热一例 …… 460
七、辨证治愈黄疸两例 …… 460
八、黄连汤治愈胃脘痛一例 …… 461
九、调和营卫兼扶正法治愈产后感冒一例 …… 462
十、大补阴丸治愈胎滑骨蒸一例 …… 462
韩百灵医案 …… 464
一、滋水涵木、助水行舟法治愈经闭一例 …… 464
二、黄连温胆汤治愈妊娠恶阻一例 …… 465
三、温阳益肾法治愈滑胎一例 …… 465
四、补益肝肾法治愈产后身痛一例 …… 466
五、清热解毒化瘀法治愈胞宫内痈一例 …… 467
六、辨证治愈不孕两例 …… 467
七、辨证治愈因狂致痉两例 …… 468
八、清热滋阴、凉血止血法治愈虚劳血证一例 …… 469
九、清肝熄风化痰法治愈癫痫一例 …… 470
十、育阴止崩汤治愈崩漏一例 …… 470
马骥医案 …… 472
一、大剂葛根加石膏汤治愈伤寒发衄一例 …… 472
二、柴胡桂枝汤治愈寒热不解一例 …… 473
三、重剂白虎合大承气汤治愈伤寒发厥一例 …… 473
四、清热熄风、攻下破瘀法治愈热病发狂一例 …… 474
五、大柴胡加芒硝汤治愈蓄血发狂一例 …… 474
六、黄龙汤治愈热病伤胎一例 …… 475
七、大柴胡加石膏汤治愈颐毒睾肿一例 …… 475
八、重剂白虎泻心汤治愈热哮昏冒一例 …… 476
九、乌头汤加味治愈股膝痛痹一例 …… 477
十、清热育阴、补虚宁神法治愈神强失寐一例 …… 477

十一、通脉四逆合参术汤治愈误药变证一例 …… 478
十二、安神解郁、清热涤痰法治愈气郁发癫一例 …… 478
郑侨医案 …… 480
一、散表寒清里热法治愈咳喘一例 …… 480
二、首用宣肺化痰、继用壮水益肾法治愈哮喘一例 …… 481
三、滋阴抑阳、凉血止血法治愈咳血一例 …… 481
四、清热凉血、滋阴复络法治愈大衄一例 …… 482
五、增液汤加味治愈温病误汗竭阴一例 …… 483
六、凉血解毒、清热养阴法治愈温病误汗热入营血一例 …… 484
七、扶正固本、化瘀削坚法治愈癥瘕一例 …… 484
八、逐瘀血生新血法治愈产后败血发狂一例 …… 485
九、大补气血、益阳固表法治愈产后痉证一例 …… 486
十、逐瘀生新、清热解毒法治愈产后发热一例 …… 487
十一、辨证治愈视瞻昏渺两例 …… 488
十二、温阳固表、益阴和营法治愈温病误汗亡阳一例 …… 489
杨书章医案 …… 491
一、乌梅丸加减治愈厥阴证一例 …… 491
二、辨证治愈湿温两例 …… 492
三、柔肝运脾、温肾化水法治愈臌胀一例 …… 493
四、补肾纳气、止咳定喘法治愈哮喘一例 …… 494
五、自拟五苓连贝饮治愈顿咳一例 …… 495
六、滋肾补肺法治愈失音一例 …… 496
七、甘寒生津、养阴润燥法治愈消渴一例 …… 496
八、温肾补土、淡渗利湿法治愈水肿一例 …… 497
九、补益脾气肝血、佐以清热安胎治愈滑胎一例 …… 498
十、滋阴潜阳、活血通络法治愈厥心痛一例 …… 498
十一、清热熄风、凉血解毒法治愈小儿风痉一例 …… 499
十二、自拟返春丹治愈阳痿一例 …… 500
十三、和解少阳法治愈伤寒一例 …… 501
柯利民医案 …… 502
一、辨证治疗水肿二例 …… 502
二、壮水制火法治愈中风后遗症一例 …… 504
三、宣中清热化湿法治愈湿遏热伏一例 …… 504
四、六神汤为主治愈小儿低热一例 …… 505
五、辨证治愈低热四例 …… 505
张琪医案 …… 508
一、乌药顺气汤治愈麻木一例 …… 508
二、礞石滚痰丸加味治愈狂证一例 …… 509
三、黄连阿胶鸡子黄汤加味治愈不寐一例 …… 509

四、补肾宁心摄纳法治愈夜游症一例 …… 510
五、百合地黄汤加味治愈百合病一例 …… 511
六、地黄饮子加味治愈痿证一例 …… 512
七、清热利湿、活血解毒法治愈呕吐一例 …… 513
八、益气温阳通络法治愈心悸一例 …… 514
九、燥湿化痰、温中降逆法治愈眩晕一例 …… 514
十、疏肝泄热、化痰熄风法治愈抽搐一例 …… 515
十一、地黄饮子治愈中风一例 …… 516
十二、以虫类药为主搜剔风邪治愈真中风一例 …… 517
十三、生脉饮加味治愈胸痹一例 …… 517
十四、重用伏龙肝配合他药治愈滑泻一例 …… 518
王德光医案 …… 520
一、一味甘遂治愈顽痰一例 …… 520
二、健脾和胃、行气化瘀法治愈胃脘痛一例 …… 521
三、重剂葛根汤加味治愈长期腹痛一例 …… 522
四、清热除蒸、益气养阴法治愈骨蒸潮热一例 …… 522
五、一味鲜人参救治阳脱证一例 …… 523
六、小半夏汤加味治愈妊娠恶阻一例 …… 524
七、益肾精固冲任法治愈滑胎一例 …… 524
八、针药并施、扶正祛邪法治愈劳淋一例 …… 525
九、针药并施、疏肝解郁法治愈经期头痛一例 …… 526

吉林名医医案

段英廉医案 …… 527
一、辨证治愈水肿四例 …… 527
二、调补肝肾法治愈虚损一例 …… 529
三、干姜知母合剂治愈顽固胃脘痛 例 …… 529
四、生地汁为主治愈婴儿便血一例 …… 530
五、张氏急救回阳汤治愈小儿吐泻垂危症一例 …… 530
六、自拟攻补兼施方治愈臌胀两例 …… 530
七、瓜蒂散治愈胸痞一例 …… 531
胡黎生医案 …… 532
一、手法治愈右肱骨外科颈外展型骨折一例 …… 532
二、手法治愈右侧肩锁关节全脱位一例 …… 533
三、手法治愈右侧多发性肋骨骨折一例 …… 534
四、手法治愈左侧胫腓骨螺旋型骨折一例 …… 534
五、手法治愈右侧三踝骨折合并胫距关节半脱位一例 …… 535
六、手法治愈左桡骨下段骨折并下桡尺关节脱位一例 …… 535
七、手法治愈左手第1掌骨基底部骨折并掌腕关节脱位一例 …… 536

八、手法治愈跟骨骨折一例 …… 537
九、手法治愈左尺骨上段骨折并桡骨头脱位一例 …… 538
十、手法治愈右肘关节后脱位合并肱骨内上髁粉碎性骨折一例 …… 538
高宜民医案 …… 540
一、和解表里为主治愈太少合病一例 …… 540
二、三方合裁治愈温病一例 …… 541
三、清热凉血、益气育阴法治愈热入血室一例 …… 541
四、辨证治愈产后发热合并癃闭一例 …… 542
五、补气活血、疏风通络法治愈风中经络一例 …… 543
六、疏利肝胆法为主治愈黄疸一例 …… 543
七、养阴清肺、解毒排脓法治愈肺痈一例 …… 544
八、滋阴降火、养肺培元法治愈肺痨一例 …… 545
九、益气生津润燥、滋肾润肺顾胃治愈消渴一例 …… 545
十、辨证治愈历节风两例 …… 546
十一、通淋化浊法为主治愈膏石淋一例 …… 548
十二、辨证治愈癫狂两例 …… 548
十三、葛根芩连汤加味治愈疫毒痢一例 …… 549
任继学医案 …… 551
一、宣肺通腑法治愈感冒误治一例 …… 551
二、疏肝利胆法治愈胆胀病一例 …… 552
三、辛开苦降法治愈痞满一例 …… 552
四、温肾壮阳法治愈劳淋一例 …… 553
五、辨证治愈肝积两例 …… 553
六、清肠饮加减治愈狐惑并发肠痈一例 …… 554
七、凉血清热法治愈血分实热一例 …… 555
八、引火归原法治愈真寒假热一例 …… 555
九、滋阴益肾、升清降浊法治愈水毒证一例 …… 555
十、理气通闭泻实法治愈产后乳痈并发肠结一例 …… 556
十一、泻心通腑法治愈狐惑一例 …… 557

辽宁名医医案

孙允中医案 …… 559
一、大青龙汤治愈表实里热证一例 …… 559
二、和解表里法治愈少阳证一例 …… 560
三、温阳解表法治愈少阴兼表证一例 …… 560
四、白通汤加减治愈阴盛格阳一例 …… 561
五、白虎汤加味治愈温热证一例 …… 561
六、白虎加人参汤治愈温热误表一例 …… 562
七、先下热结、后救阴液法治愈热结于里一例 …… 562

八、达原饮治愈湿温一例 …… 563
九、射干麻黄汤加减治愈寒饮表邪一例 …… 563
十、解毒清肺、祛腐生新法治愈肺痈一例 …… 564
十一、玉女煎治愈齿衄一例 …… 564
十二、急下存阴法治愈血厥一例 …… 565
十三、健脾益气、补肾固摄法治愈溺血一例 …… 565
十四、清骨散治愈风温犯肺证一例 …… 566

云南名医医案

吴佩衡医案 …… 567
一、桂枝汤治愈小儿急惊风一例 …… 567
二、逐寒荡惊汤治愈小儿慢惊风一例 …… 568
三、辨证治愈瘟疫病误治阳极似阴证两例 …… 569
四、桂葛汤治愈小儿时疫痢一例 …… 570
五、扶阳温化法治愈伤寒病少阴寒化证一例 …… 571
六、扶阳抑阴法治愈小儿伤寒病并肠出血危证一例 …… 572
七、回阳饮治愈厥阴证一例 …… 573
八、四逆茵陈五苓散为主治愈阴瘅证一例 …… 574
九、温阳解表化饮法治愈童子痨一例 …… 575
十、温阳通络法治愈乳痈两例 …… 576
十一、用肉桂急救寒闭(误服蚕沙酒引发危证)一例 …… 577
十二、白通汤加肉桂治愈伤寒病少阴阴极似阳证一例 …… 578
廖浚泉医案 …… 579
一、分段辨证治愈水肿一例 …… 579
二、温阳益肾健脾法治愈久泻一例 …… 581
三、温阳救逆法治愈小儿慢脾风重症一例 …… 582
四、健脾燥湿、活络通痹法治愈小儿痿证一例 …… 582
五、辨证治愈婴儿黄疸臌胀一例 …… 583
六、宣肺清热法治愈风温一例 …… 584
七、辨证治愈暑温神昏一例 …… 584
八、润燥养阴法为主治愈湿温下血一例 …… 585
九、寒热并用法治愈婴儿胎黄腹泻鹅口疮一例 …… 587
十、表里标本兼顾法治愈胸痹心痛一例 …… 588
十一、通利三焦法治愈癃闭一例 …… 589
十二、益气养阴为主治愈虚羸痰喘一例 …… 590
张沛霖医案 …… 592
一、达邪清痰法治愈哮喘一例 …… 592
二、补脾益心法治愈胸痹一例 …… 593
三、滋肾潜阳、理气化瘀法治愈真心痛一例 …… 593

四、泻法针刺为主治愈眩晕耳聋一例 …… 594
五、泻阳明湿热法治愈腹痛长期不愈一例 …… 595
六、泻阳补阴法治愈阳强一例 …… 595
七、泻阳明冲脉之热法治愈不孕症一例 …… 595
八、泻阳补阴法治愈长期盗汗一例 …… 596
九、泻热法治愈肠痈一例 …… 596
张震医案 …… 598
一、益气养血、调补肝肾法治愈长期低热一例 …… 598
二、益气养血、滋肾柔肝法治愈右眉独落一例 …… 599
三、疏达气血、理脾益肾法治愈跌仆痿躄一例 …… 599
四、滋肾养心、宁神固精法治愈惊梦自遗一例 …… 600
五、宣清湿热法治愈风温一例 …… 601
六、辨证治愈湿热证两例 …… 601
七、渗湿清热法治愈湿温一例 …… 602
八、利湿清热法治愈癃闭一例 …… 603
九、宣肺祛风、活血化瘀法治愈鼻渊一例 …… 603
十、活血化瘀、理气通络法治愈腰腿痛一例 …… 604
十一、活血理气安神法治愈外伤头痛一例 …… 604
十二、温阳通脉、养血化瘀法治愈痿躄一例 …… 605

广西名医医案

陈伯勤医案 …… 607
一、滋养肝肾为主治愈暴盲一例 …… 607
二、养阴清肺为主治愈咳喘一例 …… 608
三、养阴补肾法治愈骨痹一例 …… 609
四、滋阴降火法治愈咽痛一例 …… 609
五、养阴益胃为主治愈胃脘痛一例 …… 609
六、小活络丹为主治愈小儿中风一例 …… 610
七、自拟贯众散治愈崩漏一例 …… 610
八、大补元气为主治愈昏厥一例 …… 611
九、先化顽痰、后调脾胃法治愈痫证一例 …… 612
十、疏风宣肺为主治愈失音一例 …… 612
十一、疏肝理气解郁法治愈经前头痛一例 …… 613
十二、益气养阴法治愈肺痨大汗一例 …… 613
十三、疏肝解郁为主治愈黄疸一例 …… 614
十四、斑龙丸加减治愈不育症一例 …… 614
十五、补中益气为主治愈石淋一例 …… 615
蒋日兴医案 …… 616
一、温经通阳法治愈胸痹一例 …… 616

二、针药并施治愈多骨疽一例 …… 617
三、五苓散加味治愈水逆一例 …… 618
四、犀角地黄汤加味治愈逆经一例 …… 618
五、小柴胡汤加味治愈瘰疬一例 …… 619
六、仙方活命饮加减治愈多发性疖肿一例 …… 619
七、清热利湿通淋法治愈膀胱湿热一例 …… 620
八、疏肝养阴法治愈阴枯一例 …… 620
九、十枣汤为主治愈臌胀一例 …… 621
十、疏肝和脾法为主治愈经行夜游一例 …… 621
十一、活血化瘀法治愈肠痈一例 …… 622
十二、丹栀逍遥散加减治愈经前乳房胀痛一例 …… 623
十三、泻肺化痰为主治愈哮喘一例 …… 623

甘肃名医医案

张之亮医案 …… 625
一、制酸止痛法治愈胃脘痛一例 …… 625
二、苓桂术甘汤合二陈汤治愈寒咳一例 …… 626
三、清燥救肺汤治愈燥咳一例 …… 626
四、逍遥散加味治愈肝气郁滞一例 …… 627
五、厚朴三物汤为主治愈呕吐胁痛一例 …… 627
六、牵正散治愈口眼歪斜一例 …… 628
七、天麻钩藤汤治愈癫痫一例 …… 628
八、四物汤加减治愈不孕症三例 …… 629

人民解放军系统名医医案

张志雄医案 …… 631
一、凉营清热法治愈鼻衄一例 …… 631
二、芋艿丸合夏枯草膏治愈瘰疬一例 …… 632
三、攻补兼施法治愈臌胀一例 …… 632
四、宣痹化瘀法治愈胸痹一例 …… 633
五、宣肺利湿健脾法治愈水肿一例 …… 634
六、清热健脾益胃法治愈热淋一例 …… 635
七、清热利湿、化石通淋法治愈石淋一例 …… 635
八、塞因塞用治愈气淋一例 …… 636
九、益肾化浊法治愈膏淋一例 …… 636
十、益气养血补髓法治愈虚损证一例 …… 637
十一、滋肾养胃、益气生津法治愈消渴一例 …… 637
十二、灌肠与内服中药相结合治愈慢性腹泻一例 …… 638
陈树森医案 …… 640

一、涤痰开窍、平肝化瘀法治愈癫痫一例 …… 640
二、温中理气法治愈单腹胀一例 …… 641
三、利胆通腑法治愈蛔厥一例 …… 642
四、养阴清热、化痰熄风法治愈暑痫一例 …… 643
五、温中益气、健脾降逆法治愈反胃一例 …… 644
六、益气健脾、清热利胆法治愈胁痛一例 …… 645
七、补肾益精法治愈痿证一例 …… 646
八、平肝泻火、化痰祛瘀法治愈头风一例 …… 647
九、消积导滞法治愈果积一例 …… 648
十、清热解毒、活血化瘀法治愈消渴并发脱疽一例 …… 648
十一、犀角散、清宫汤合安宫牛黄丸治愈黄疸重症一例 …… 649

靳士英医案 …… 651
一、宣肺化痰、益气健脾法佐以捏脊治愈咳嗽一例 …… 651
二、辨证治愈虚损汗证两例 …… 653
三、分利湿热法治愈泄泻一例 …… 654
四、半夏白术天麻汤加减治愈眩晕一例 …… 655
五、归脾汤加减治愈高年不寐一例 …… 655
六、清热利湿、双补脾肾法治愈淋证一例 …… 656
七、益气养血、活血消积法治愈腹癥一例 …… 657
八、玉女煎治愈足跟痛二例 …… 658
九、温补脾肾法治愈肢端冰冷一例 …… 660
十、半夏白术天麻汤加味治愈偏头风一例 …… 660

病名病证索引 …… 662

四川名医医案

熊寥笙医案

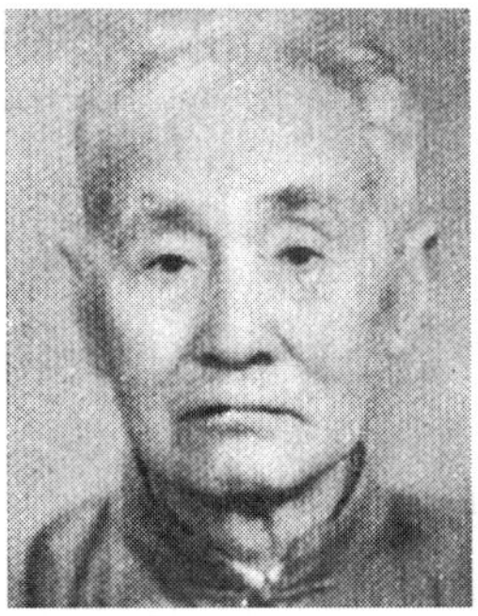

【生平传略】

熊寥笙，名寂，字以行，1905年生。四川省巴县人。中医研究员。弱冠之年，学医于同乡马祖培先生。1930年到重庆行医，曾主编《国医月刊》，同汪精卫政权取消中医相对抗，积极宣传中医事业对保障人民健康的重要性。新中国成立后，即参加西南军政委员会卫生部中医科工作，志在振兴中医。后任重庆市卫生局中医科科长，先后创办该市第一、第二中医院。曾任重庆市中医研究所副所长。

熊氏从事中医工作60余年，医识渊博，治验丰富。曾著《中草药常用七百味歌括》、《伤寒名案选新注》等书。

一、桂枝麻黄各半汤治疗产后发热三十日不解一例

刘某，女，30岁。

主诉及病史：患者产后感冒，一直发热不解，已延30余日，迭经用中西药治疗无效。

诊查：头痛恶风，厌油纳呆，精神倦怠，四肢乏力。每热退之前面出微汗，汗后热退身适。二便正常，夜寐较差。舌质淡，苔薄白。脉微而缓。

辨证：此产后体虚外感延久失治，风邪怫郁于表不解之故。

治法：宜调和营卫，解肌祛邪为治。桂枝麻黄各半汤主之。

处方：桂枝4.5g　白芍4.5g　生姜3g　炙甘草3g　麻黄3g　大枣4枚　杏仁3g

2剂，每日1剂，水煎服，日3次。

本方药连进2剂，1剂后发热顿解，2剂后诸恙悉瘳。后未进补气补血之品，而起居饮食一如常人。

【按语】妇人产后气血两亏，百脉空虚，最易感受外邪，故俗有产妇最怕"月后寒"之说。产后感冒，治无常法，或宜温，或宜清，或宜补，总须辨证施治，不可拘泥。本案原曾服用银翘、荆

防败毒、逍遥、当归补血、四君诸方，俱罔效。实以银翘凉散、荆防温散徒损正气，逍遥补血、四君补气治又过深，均无益于解肌祛邪之故。桂麻各半汤出自《伤寒论·太阳篇》第23条，原文云："太阳病，得之八九日，如疟状，发热恶寒，热多寒少，其人不呕，清便欲自可，一日二三度发，脉微缓者，为欲愈也；脉微而恶寒者，此阴阳俱虚，不可更发汗、更下、更吐也；面色反有热色者，未欲解也，以其不能得小汗出，身必痒，宜桂枝麻黄各半汤。"本案虽非太阳病之桂枝麻黄各半汤变证，但其病机相通，故借用此方以扶正达邪，小发其汗而取得满意疗效。

二、大承气汤治疗燥实咳嗽一例

张某，男，3岁。

主诉及病史：患儿受凉伤食，发热汗出，气逆咳嗽，病已7日。曾服疏表宣肺之剂多付，病有增无减，每日午后壮热尤甚，彻夜咳嗽不休，不能合目。

诊查：小便黄少，大便秘结3日。舌苔微黄而燥，指纹色紫，脉滑数。

辨证：此表邪不解，外感夹滞，入里化热而成阳明燥实之候。

治法：当上病下取，釜底抽薪，急下存阴，以拯救津液。宜大承气汤急下之。

处方：大黄6g　炒枳实6g　厚朴6g　芒硝6g　玄参3g　甘草3g

1剂，水煎，分3次服。

上方药服1剂，当晚咳嗽大减，能食且入睡。翌晨得大便，下燥屎1次。午后咳嗽、高热亦平，竟1剂收功。

【按语】《素问·咳论》："五脏六腑皆令人咳，非独肺也。"然其病变皆主于肺，以肺主气而声由此出，故咳嗽之病，无不及于肺。本案患儿因外感夹滞合病咳嗽，为表里俱病之候。病在里而求之于表，非但治之不效，且辛温伤津，后患无穷。肺与大肠相表里，肺已移热于大肠，热与积滞搏结，则其治不可重肺而遗肠。大承气汤本不治咳，但因其病本在肠，故一下而壮热、咳逆、便秘悉解。经方之妙用不可以迹象求，而在医者之心悟。此可与知者道，难与一般言也。

三、小柴胡汤治疗呕吐不止一例

刘某，女，60岁。

主诉及病史：患者曾患脑溢血，住院治疗3个月余，西医误用冬眠灵过量，而致全昏迷，全瘫痪，大小便自遗，不能言语，亦不能进食。每日进流质食物和服药均用鼻饲。一日感冒，发热汗出，呕吐不止，服西药热不解，呕益剧。家属要求中医会诊。

辨证、治法：初投桑菊饮1剂，汗止热解，唯呕吐仍不止，延至第4日，鼻饲任何流质物均不受，入胃后即刻喷涌而出。复诊沉思良久，计无所出，忽忆及《伤寒论》原文第101条云："伤寒中风，有柴胡证，但见一证便是，不必悉具。"又96条有"心烦喜呕"之文，喜呕尤为少阳病之特征，姑予小柴胡汤1剂以观后效。

处方：柴胡6g　党参9g　姜半夏9g　黄芩9g　生姜3片　炙甘草6g　大枣3枚

1剂，水煎，分3次鼻饲。

药由饲管入胃，未立即喷出，呕吐遂止，二、三次药鼻饲毕，能照常鼻饲一切流质食物及药水。

【按语】本案为少阳胆热犯胃，胃气上逆呕吐证，故用小柴胡汤1剂而呕吐止，经方之奇效，叹为观止矣。本方适应证极为广泛，日本汉医家亦称此方为万病良方，治疗呕吐，此其一端耳。

四、桂枝汤治愈产后误服银翘汗出不止一例

白某，女，23岁。

主诉及病史：体素弱，产后十余日，衣着单薄，感受风邪，头痛发热，汗出恶风，厌油食减。先经某中医用银翘散辛凉轻剂以疏表，一二剂病无进退，某医认为病重药轻，第三剂遂加重剂量投之，至夜汗出不止，内衣湿透，病益加剧，心悸难耐。夜半邀予往救。

诊查：舌质淡，苔薄白，脉浮缓。

辨证：诊毕，谓曰：此本桂枝证，非银翘证也，产后得此，亦可用桂枝汤解肌发汗，幸勿拘于产后禁用桂枝！须知桂枝汤乃调和营卫之剂，有桂枝之宣通心阳，即有白芍之益阴敛汗，何用禁为？

治法：以桂枝汤原方治之。

处方：桂枝9g　白芍9g　炙甘草6g　生姜3片　大枣6枚

2剂，每日1剂，水煎，分3次服。

药进1剂，即热解汗止；2剂则外感痊愈。

【按语】本案发热汗出恶风为桂枝证，不要与温病之发热汗出而渴相混。王清任在《医林改错》中说："发热有汗之证，从未见桂枝汤治愈一人。"杨素园大不以为然，驳之曰："常治风伤卫证，半剂辄愈。"王孟英说："《改错》所云者，乃温热证也。若风寒伤卫，岂可不遵仲景之法而不用桂枝汤。"余亦谓然也。银翘为治温病之辛凉平剂，误用以治风寒表虚证，轻用则怫郁阳气，风寒无由外泄；重用则伤卫气而汗出不止。本案幸卫阳未亡，桂枝证仍在，故用桂枝汤治之而愈。近人有谓：近世无桂枝证，或谓古方不可治今病。道听途说，人云亦云，凡此种种，都是未精研《伤寒论》之旨。桂枝汤为太阳中风、发热汗出恶风对证真方，但自清末以来，医者多习用辛凉方剂，桂枝汤则医者既不敢用，病家亦不敢服，良以辛温之剂，用之病剧。其实桂枝汤对证则见效速，误用亦反应快，不似辛凉之品，服之平平，不见功过。医者最易藏拙，病人遂多乐用，反谓某医用药平稳，不会误事。积重难返，可慨也矣。

五、麻杏甘石汤治疗寒邪包热壅肺咳嗽一例

周某，男，35岁。

主诉及病史：病者患咳嗽有年，时作时止，近届秋凉，因起居不慎，外感风寒，咳嗽大发。曾去某西医院检查，诊断为慢性支气管炎急性发作，服止咳剂1周，效不显，特转中医院治疗。

诊查：予曰：咳嗽有年，新感复发，难以速愈，希耐心服药。症见气喘咳嗽，痰多而稠，难以咯出。心烦，口渴欲饮。苔薄白微黄，六脉浮数。

辨证：病系外感咳嗽，初因凉风外袭，现已伏热内蒸，寒邪包热，壅阻肺经，故喘而咳嗽，虽外无大热，而里热甚炽。

治法：法宜外散寒邪，内清郁热，表里两解。拟麻杏甘石汤加味。

处方：麻黄6g　生石膏24g　杏仁9g　甘草3g　竹茹3g　毛化红6g　川贝粉(分3次

吞服)6g

3 剂,每日 1 剂,水煎,分 3 次服。

服药 3 剂,喘咳大减。继以清肺豁痰之剂,调理旬日而愈。

【按语】本案系寒包热咳嗽。用麻黄散肺邪,杏仁降肺气,甘草缓肺急,石膏清肺热;以里热甚于表寒,故石膏四倍于麻黄而用之,药简力专,所以效速,实为解表清里定喘之辛凉良剂。加竹茹、毛化红、川贝母,则清热化痰更为有力。麻杏甘石汤本非治咳之剂,但其药理甚合本案咳嗽病机,故加味用之而病得愈。

六、更衣丸治疗老年精血不足便秘一例

孔某,男,60 岁。

主诉及病史:患者为一外科痔疮住院病人,手术后不大便已 6 日,曾多次服泻下药无效,继又灌肠 2 次,大便仍不通,甚以为苦。西医亦感棘手。乃商于予,用中药通便。

诊查:诊视病人大腹胀硬,面红气粗,欲大便不得。舌红少津,六脉沉涩。

辨证:病为精血不足,燥结便秘。

治法:法宜清热润燥为治,更衣丸主之。

处方:芦荟 9g　朱砂 4.5g(研细末)

滴好酒为丸。每丸重 3g,每服 1 丸,日 3 次。

服药 2 次,翌晨即下硬结大便一小盆,腹胀硬消失,药未服完而病愈。

【按语】本案为老年血枯火秘证,故泻下、灌肠便不通。更衣丸系成药,今药房少有出售,须自制备用。芦荟苦寒,治肠胃燥结便秘极为有效,服之无腹痛等副作用,大人小孩解便硬结者均宜之。徐灵胎谓此药极苦,难以入口,不可内服。予治大便硬结不下,常用芦荟 3g 入汤剂中,服后无不应手而下,病人毫无服药困难及泻下腹痛感,此为予 60 年之临床实践经验,屡用屡效,故录之以告来者;灵胎之言,不足信也。

七、六味地黄汤合四物汤加味治疗头风痛重证一例

尹某,男,41 岁。

主诉及病史:患者头痛年余,病初起仅感后枕部麻木,继而上延至头顶疼痛,剧痛时头如火灼,如刀割锥刺,知觉丧失,苦楚莫名。走路迷失方向,白日站着做梦,耳闻声响则头痛加剧。胃纳呆,难入寐,手足心热。迭经各医院诊治,均无效,初步诊断为神经性头痛。

诊查:形容憔悴,精神恍惚。舌质红,脉沉数略弦。

辨证:病属肝肾亏损,上实下虚,血虚失养,气乱于上之候。

治法:宜上病下取,滋肾养肝,益气生血,佐以熄风,使血得养而风自除。拟六味地黄汤合四物加味主之。

处方:生地 18g　枣皮 12g　山药 12g　丹皮 9g　茯神 9g　泽泻 12g　白芍 15g　川芎 6g　当归 9g　天麻 15g　菊花 9g　龙齿 24g　黄芪 18g

7 剂,每日 1 剂,水煎,分 3 次服。

本方药连服 7 剂,头痛缓解,痴呆渐轻,夜可入寐,饮食每餐可进一两。

复诊效不更方,继以上方合甘麦大枣汤随证加减化裁,用药 2 个月余,头风痼疾告愈,未

复发。

【按语】头风一证，外感内伤均有之，浅而近者名头痛，深而远者名头风。《经》云：“头痛巅疾，下虚上实，过在足少阴、巨阳，甚则入肾。”又谓：“肝病者，气逆则头痛。”中医学认为，头为诸阳之会，六腑清阳之气，五脏精华之血，皆朝会于巅顶。天气所发，六淫之邪，人气所发，五贼之运，皆能犯上而为患。古人治头风，每喜用风药，以高巅（头）之上，唯风可到。但脉证仍须详辨，不能一概而论。本案为下虚上实，气乱于上之候，非一般风药所宜，故以上病下取，滋肾养肝，益气生血为治，药证合拍，顽痼之疾，2个月余渐次痊愈。予平生治头痛以此案为最剧而又难治，故录之以供参考。

八、从脾肾着手治疗小便失禁二例

例一 宋某，女，26岁。

主诉及病史：患者小便失禁，不能行动，动则尿流。小腹坠胀，腰痛，白带时下，头晕，嗳气，胃纳不佳。

诊查：舌质淡，苔薄白，舌体胖，两侧有齿痕，六脉沉细尺弱。

辨证：病属脾肾两虚，以肾虚为主，而肾虚膀胱失约，中气不足是其病机。

治法：宜补肾固涩，益气升陷，以六味地黄汤化裁为治，兼进补中益气丸为佐。

处方：熟地18g　山药50g　山茱萸12g　茯苓12g　丹皮9g　益智仁9g　炒杜仲24g　桑螵蛸12g　太子参24g

4剂，每日1剂，水煎，分3次服。

补中益气丸150g，每服6g，日3次。

药后小便失禁明显减轻，除活动剧烈时有少量尿液失控溢出外，余症均消失。效不更方，继进药6剂，病痊愈。随访半年未发。

【按语】《经》云：“淫气遗溺，痹聚在肾。”又云：“水泉不止，是膀胱不藏也。”肾与膀胱，一表一里，膀胱不藏，源于肾气之虚。本案肾虚，又兼脾气不足，补肾兼顾脾土，治病必求于本也。

例二 陈某，女，30岁。

主诉及病史：小便失禁已5日，时时流出，不敢行动，动则流甚，尿频，阴部坠胀难忍。气短乏力，咳嗽，纳差。

诊查：面色㿠白，精神不振。舌质淡，苔薄白，脉细弱。

辨证：西医诊断为“神经性尿频”。中医辨证为肺脾俱虚，肾失摄纳。

治法：当肺脾肾三脏同治，以补脾肺为主，滋肾次之。拟补中益气汤合生脉散加减。

处方：太子参50g　怀山药50g　五味子6g　麦冬12g　炒知母9g　甘草3g　桔梗12g　升麻3g　柴胡3g　京半夏9g　茯苓9g　黄芪50g

3剂，每日1剂，水煎，分3次服。

药后尿失禁、阴部坠胀大减。效不改辙，上方药续进6剂，兼服六味地黄丸250g，每次6g，日3次。

三诊：诸症悉除，终以补中益气丸早服、六味地黄丸晚服，调理善后。

【按语】本案小便失禁，与上案宋某同，而治法各异。盖小便失禁原因不一，前案以肾虚为主，本案以肺脾两虚为主。《金匮翼》云：“水虽主于肾，而肾上连于肺，若肺气无权，则肾水终不能摄。”《仁斋直指方》云：“肾与膀胱俱虚，内气不充，故脬中自滑。”是以肺气失权，则脬气不固，脾肺俱虚，故溲便为之变，肾失摄纳，故小便失禁。昔贤论治，多以治肾为主，以肾司二便之故。但临证必求其本，若徒治肾，亦难收效。此两案治法有如下特点：前案治肾为主，以六味地黄汤加味；本案以治脾肺为主，以补中益气合生脉散加减，此为同病异治法。而两案均于先后不同阶段用补中益气丸（宋案）与六味地黄丸（陈案），此又有异病同治之意，辨证主次不同，治法先后各殊。

九、杏苓汤加味治疗湿痰咳嗽一例

李某，男，52岁。

主诉及病史：患者体丰腴，嗜茶成癖，每晨起必喝浓茶一大杯，数十年如一日，尝有咳嗽，自恃体健，不以为意。

诊查：诉1周来精神困乏，不思饮食，但既未伤食，亦未受凉，不知何以致此。近3日来，更加胸膈闷满，倦怠嗜卧，委靡不振，四肢软弱无力。阵阵咳嗽，痰涎多，滑而易出。切其脉沉濡。视其舌，苔白而腻。

辨证：予曰：病系湿痰为患。君嗜茶成饮，体胖阳虚，脾失健运，最易生痰。夫脾为生痰之源，痰阻中宫，脾阳不振，故困乏而不思食，何奇之有？

治法：健脾燥湿，豁痰快膈。以自拟经验方杏苓汤主之。

处方：杏仁12g　茯苓12g　法半夏12g　陈皮9g　甘草3g　厚朴9g　苍术9g　广藿梗6g　生姜3片

3剂，每日1剂，水煎，分3次服。

药后精神渐佳，饮食知味，咳嗽减轻。上方药续服4剂，早晚兼服陈夏六君丸以调理善后。

【按语】本案湿痰咳嗽，系脾失健运，湿郁生痰致咳，病由内发，为不足之证。此种咳嗽较为多见，凡脾胃阳虚，平素贪生冷之物过多者常患之。病不在表，非辛温发散之剂所能治；又非肺燥，亦非清润之剂所能疗。病为湿痰内阻，宜理脾和胃，燥湿化痰为治。湿痰咳嗽，病虽平常，若认证不清，妄投苦寒、甘润之剂，损伤脾胃生化之源，亦可致轻病转重而难治。脾胃为后天之本，五脏六腑之主。中医治病，以有胃气则生，无胃气则危，故胃气之盛衰，对病变之预后极为重要。《内经》论咳，谓"关于肺，聚于胃"，既重视治肺，也重视治胃，是很有现实意义的。古人论痰饮，以痰属热为阳，饮属寒为阴，此亦非定论。如本案湿痰之用杏苓汤，乃湿则燥之，并非清化热痰。又如饮证之悬饮用仲景之十枣汤，乃逐水之下剂，实非温阳。任何病都有常有变，我们既要知其常，又要知其变，方能取得较好的疗效。

十、五味异功散加味治疗肺金失养脾虚久咳一例

夏某，女，3岁。

主诉及病史：咳嗽已月余，曾服中西药治疗，咳嗽迄今未愈。

诊查：面色不华，精神倦怠，神情不活跃。其母代诉曰：阵阵咳嗽，咳时汗出，头上虚汗尤多。不爱吃东西，每顿只吃半小碗。大解日2次，量少便溏。触诊：腹软不胀，手心发热。切诊：脉弱，指纹不显。

辨证：咳久脾虚，肺金失养。

治法：宜补脾土以生肺金，母健则子强，不治咳而咳可自愈。方用五味异功散加味。

处方：党参 9g　焦白术 9g　茯苓 9g　炙甘草 3g　陈皮 4.5g　桔梗 3g　浮小麦 15g　大枣 3 枚

3 剂，每日 1 剂，水煎，分 3 次服。

药后饮食稍好，大便转半干，日 1 次，咳嗽略减。续服上方 5 剂，后随访，汗止咳愈。

【按语】本案为咳久脾虚，肺失所养，转化为内伤咳嗽，属不足之证。久咳肺气先虚，导致中气不足，脾失健运而无以养金，故咳嗽迁延不愈。五味异功散健脾理气，为补益之剂，似与治咳无关，但本案咳嗽正由于脾虚，肺金失养，虚则补之，扶正即所以治咳，故服之而愈。

十一、逍遥散合半夏厚朴汤治疗肝郁气滞咳嗽一例

易某，女，30 岁。

主诉及病史：患者咳嗽已月余，服中西药至今病仍未愈。出示病历：中药已服过祛风、散寒、清热、润燥之剂；西药曾内服镇静止咳药。

诊查：症见咳嗽吐痰，早晚为甚。气上逆则咳剧，时作寒热，头晕胁痛，胸闷不舒，疲乏少食。口苦咽干，痰涎壅塞，咽喉间如物梗阻。面色欠华，神情抑郁。苔薄白，脉微弦。

辨证：证属病久情志不舒，七情郁结，气郁生痰，肺道不利而咳，肝亦病也。

治法：宜疏肝解郁，理气化痰为治。拟逍遥散合半夏厚朴汤加味。

处方：柴胡 9g　当归 9g　白芍 9g　茯苓 9g　白术 9g　薄荷 9g　苏叶 6g　厚朴 9g　法半夏 9g　金钱橘 9g　川贝母 6g　甘草 3g

6 剂，每日 1 剂，水煎，分 3 次服。

药后咳嗽气逆减，喉间如物梗感消失，饮食渐增，不作寒热。续服上方药 4 剂，嘱煎剂服毕，用逍遥丸五两，早晚吞服以调理善后。

【按语】本案为肝郁气滞致咳，病由内发，为不足之证。咳久气虚，肺失清肃，金不制木，肝气上逆，故生痰致咳。木郁则达之，气滞则利之，故以逍遥散合半夏厚朴汤并进。二方功用，前者重在疏肝，后者重在理气，均非治咳之剂。本案咳嗽为肝郁气滞，二方疏肝理气实为对证之方，故服之病愈。凡治咳嗽，最要分清内外所因，及新病久病之异，若久而有郁，务要开郁。若不详细辨证，因循前医治法而不别寻蹊径，以板法治活病，无怪乎医家病家均有咳嗽难医之叹也！

十二、越鞠丸治疗肝胃气痛证一例

刘某，女，55 岁。

主诉及病史：患者有肝胃气痛病史。素体虚弱，经常感冒，饮食稍一不慎，即引发胃痛旧疾。1 个月以来，因气痛发作，曾延中医诊治，内服高良姜汤、理中汤，并吞服蒙桂末、沉香末均无效。继改就西医诊疗，服胃舒平而痛益加剧，乃邀予治之。

诊查：诊得六脉沉涩微弦，舌苔薄白。胸脘痛，拒按，腹胀，嗳腐吞酸，恶心呕吐，不能饮食，日轻夜重，阵阵发作。

辨证：脉证合参，为食积郁久化热，非胃寒虚证。

治法：痛非虚证，古无补法，故用理中非宜。其为热痛而非寒痛，故用高良姜汤温寒理气亦非其治。详询其病因，病起于食糯米团，复与邻家吵架生气，证属气郁食滞所致。拟越鞠加味

治之。

处方：制香附 12g　苍术 9g　川芎 9g　焦栀 9g　炒建曲 9g　山楂 9g　广木香 6g　小酒曲 3g

3 剂，每日 1 剂，水煎，分 3 次服。

药后胃痛大减，能进稀粥一碗。复诊嘱吞服越鞠丸成药五两以善后，不另处方。

【按语】本案为气郁食滞，肝胃气痛证。越鞠丸者，发越鞠郁也，重在理气，气顺则郁解，故以香附开气郁为主，佐广木香以行气镇痛。气郁则生湿，故以苍术燥湿。湿郁久则化热，故以焦栀清热。气滞血亦滞，故以川芎调血。血凝则食亦滞，故以建曲化滞。复佐以山楂、小酒曲，则消食化滞之力更强，而小酒曲一味，更为消糯米食之专药，故 3 剂服尽，其痛顿除。

十三、大补阴丸加味治疗牙痛证一例

范某，女，30 岁。

主诉及病史：患牙痛已七日，去市口腔医院诊治，内服西药痛不减，建议拔牙，病者因上下大牙均疼痛，恐不胜其术，更怕拔时痛不可支，遂求中医诊治。

诊查：症见满口上下牙热痛，漱冷水痛稍缓，入夜尤痛不可忍，脑如针刺，连续三夜未能入睡。舌质红，脉洪数。

辨证：证属虚火牙痛。

治法：宜滋阴补肾。拟大补阴丸加味。

处方：生地黄 24g　炒知母 12g　盐水炒黄柏 12g　炙龟甲 24g　怀牛膝 12g　地骨皮 12g

3 剂，每日 1 剂，水煎，分 3 次服。

药后痛止病愈，牙坠如故。复诊嘱服知柏地黄丸以巩固善后。

【按语】本案为肾虚阴火上炎牙痛。齿者骨之余，髓之所养，故齿属肾。牙痛宜治肾，大补阴丸重用生地黄滋肾以补阴：补阴必先泻火，故用黄柏、知母以泻火而保阴液。龟甲咸寒，佐地黄则滋阴补肾之力倍强，使以怀牛膝引诸药下行，则其效更速。此方治阴火牙痛，屡用屡验，确为奇效良方。予用本方治牙痛病人之属阴火上炎者不下数十人，均效。

十四、滋肾丸治疗小便不通一例

周某，男，40 岁。

主诉及病史：病者患肾炎已 2 个月余，住厂职工医院治疗。3 日来忽小便不通，故邀余会诊。

诊查：症见小腹胀，大腹肿；小便涩痛，色赤，有时点滴而出，至今 4 日，未正式解过一次小便，恐转为尿毒症。舌红少津，口干，不敢喝水。六脉沉数。

辨证：热结下焦，肾与膀胱俱热，无阴则阳无以化，故小便不通。

治法：宜滋肾泻火，滋肾丸主之。

处方：黄柏 12g　炒知母 12g　蒙桂末 1.5g（冲服）

3 剂，每日 1 剂，水煎，分 3 次服。

外治法：用活田螺肉 1 个，捣为泥，入麝香末（研细）少许，敷脐上，外包药棉、纱布，以胶布固定，24 小时内小便即通。每日换一次药。

药后小便通利，病脱险境，仍用西药治疗肾炎。

【按语】本案小便不通，为热结下焦，肾与膀胱俱热之候。膀胱者州都之官，津液藏焉，气化则能出矣。小便出于气化，下焦之气不化，一为火衰不能化水，是无阳则阴无以化；一为热结肾与膀胱，是无阴则阳无以化。本案小便不通为无阴而阳不化，故用大苦寒之黄柏、知母以滋阴泻火，肉桂为引以化气，对病真方，故三剂尽而小便即通。兼配合外治穿经透络，鼓动肾气，通利小便，可操胜算。

十五、栀豉汤加味治疗失眠重证一例

白某，男，40岁。

主诉及病史：患失眠已7个月，曾服各种中西安神药剂，均未获效。

诊查：患者诉一身困倦无力，食欲不振，口腻乏味，总觉胸脘痞闷不适，小便黄而短。入夜心烦意乱，辗转床第，难以入睡，每夜只能睡二三小时，有时竟彻夜不能入睡。切其脉濡数，视其舌苔白腻。

辨证：病属湿热阻于中宫，心肾不交之候，宜先治其病，病去则神安入睡，失眠不治而治，若单以宁心安神为治，则劳而无功矣。

治法：宜导湿热下行，引水液上升，水火济，阴阳和，病必能愈。拟栀豉汤加味治之。

处方：淡豆豉12g　炒栀子12g　苡仁15g　杏仁9g　京半夏9g　带皮茯苓18g　川朴9g　藿香9g　酒芩9g　大豆卷50g　佩兰9g　鲜荷叶半张

3剂，每日1剂，水煎，分3次服。

药尽3剂，诸恙皆除，能正常入睡。嘱忌食黄酒及醪糟，免再生湿热。

【按语】本案为湿热壅阻中宫，心肾不交失眠证。栀豉汤本不治失眠，为治余热留恋胸中之剂。白某失眠证，与栀豉汤证病机相符，故用之化裁而病愈。栀子苦寒能泻热，主治心中上下一切诸症。黑豆制而为豉，轻浮上行，化浊为清，其性味咸平，和胃，治湿热诸症。王孟英谓栀豉汤为宣解秽浊之圣药，本案用以治湿热壅阻中宫之失眠，亦赖其宣解秽浊之力。

十六、香薷饮加味治疗暑月发热不解一例

郑某，男，1岁。

主诉及病史：暑月外感，发热不解已逾旬。其父谙西医，身为主治大夫，自用各种消炎药治疗，烧热持久不退。

辨证：时予在中医院辅导西医临床实习，因询予以中医解热法。予问其孩受病系何缘由。曰：因暑热盛，置小床于窗下，临风熟睡，翌晨即发病，高热无汗，小便色黄，体温高达39℃。指纹色紫。予曰：此外有表寒，因当风而卧也，内蕴暑热，受盛夏炎热之气也。治之甚易，得汗出，病即解。

治法：宜表里两解，外散表邪，内清里热为治，拟香薷饮加味微辛轻解之。

处方：花香薷3g　扁豆6g　川朴3g　川连1.5g　飞滑石3g　甘草1.5g　银花3g　连翘3g　焦栀子1.5g

1剂，水煎，分3次微温服。

药后汗出热解，不烦余药。

【按语】本案为伤暑发热证，此表有寒、里有热，西药消炎，未能两顾，故服之无效。香薷饮为治暑专剂，但亦当辨证而用，本方加焦栀子、黄连以清暑热，是为表里双解法，较西药徒事消炎更胜一筹，故服之而病愈。

十七、小柴胡汤治疗神经性呕吐一例

胡某，女，15岁。

主诉及病史：患者1年多来，每月必发呕吐1次，先吐水，后吐食物，曾服中西药，均无效。近半年来，病发加勤，1个月二三次，发则粒米不进，惟卧床休息2～3日，慢慢缓解。去某医院检查，诊断为神经性呕吐，服药半月效不显，远道就诊于予。

诊查：当时适值病发后5日，精神困乏，胃纳甚差，胸胁苦满，时欲呕逆，口苦，苔薄白，舌质边微红，六脉弦细。

辨证：诊毕细问其每当发病前有何预兆？曰：病发前均出现外感症状，冷热阵阵发作，似疟非疟。予曰：得之矣，此病乃足少阳胆经之证，证属半表半里，少阳中风，枢机被郁，不能上冲，故下克脾胃而呕吐，饮食难进。病前发寒热者，以少阳经行半表半里，少阳受邪，邪并于阳则热，邪并于阴则寒故也。

治法：但得少阳之枢机利，则病发可止，胃气和而能食矣。拟小柴胡汤加味和解表里，输转少阳枢机，止呕降逆为治。

处方：柴胡9g　党参12g　姜半夏9g　酒炒黄芩9g　炙甘草3g　生姜3片　大枣5枚　炒黄连3g　吴萸1.5g

3剂，每日1剂，水煎，分3次服。

医嘱：此方无论病已发或未发，均可服用。后随访：药服3剂，病发稀疏，呕吐减轻，连服药1个月，两年之病，一月而愈，后未复发。

【按语】本案为少阳气郁而不伸，故用小柴胡汤加味以转输气机。柴胡解半表半里之邪为主药，其气轻清，外达胆气，胆气条达，则肠胃结气皆能疏散。凡饮食入胃，散精于肝，而肝之疏散又赖胆为生发之主，柴胡升达胆气，则肝能散精，而饮食可入，呕吐可止矣。黄芩退热清里，用之使半里之邪内彻。半夏、生姜，降逆和胃止呕。党参补虚为生发之气。甘草佐柴、芩以调和内外，姜、枣佐参、夏以通营卫而止寒热之预发，加吴萸、黄连者，因口苦舌红，肝胆郁结已有化火之势，用之以清肝也。

（以上由王锦蓉整理）

【编者评注】熊老先生从事中医临床60余年，医识渊博，治验丰富。本例患者呕吐每月必发1次，病已1年多，熊老先生根据其起病时冷热阵阵发作，似疟非疟，诊为少阳气郁不伸用小柴胡汤加减，转输少阳枢机，通达表里，疗效甚佳。对于呕吐，多从胃失和降论治，但胃失和降的原因多种多样，临床必须详察病机，治病求本。对于呕吐日久的患者，虚者多从脾虚论治，实者多从肝胆论治。熊老先生从肝胆论治本病，实可为来者借鉴。

龚志贤医案

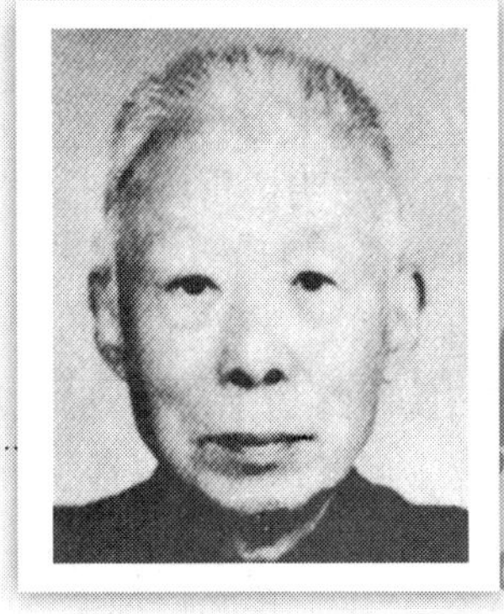

【生平传略】

龚志贤，1907年生，重庆市人。中医研究员。13岁时跟李寿昌先生学习中医，3年后在家乡开业行医。1932年考入重庆针灸讲习所学习针灸6个月。1935年到重庆国医药馆行医。1951年参加西南卫生部工作，任中医科副科长。1954年调卫生部中医司任管理科科长兼北京医院中医科主任。以后又调回重庆工作，任重庆市中医研究所所长，评为中医研究员职称。还先后担任中华全国中医学会理事、四川省和重庆市中医学会副理事长。

龚氏从事中医事业60余年，对《伤寒论》、《金匮要略》体会较深，临床善用经方，每取佳效。

主要著作有《四诊概要》、《临床经验集》等。

一、异病同治六例

例一　乌梅丸加减治愈蛔厥一例

刘某，女，50岁。

初诊：1983年3月18日。

主诉及病史：患者曾有“蛔厥及吐蛔史”，每因多食油腻之物则突发右上腹部疼痛。此次因食奶油夹心饼干发病，食后约十余分钟突发右上腹部剧烈疼痛，且痛往右肩背部放散，伴恶心呕吐。痛剧时腹部拒按，痛缓时触诊腹部平软。入院后经禁食、电针、阿托品、654-2、普鲁本辛、度冷丁等解痉镇痛法治疗48小时，疼痛仍昼夜不减，痛发作更剧频。

诊查：痛发剧时诊脉乍大乍小，手足冷，冷汗出，舌质淡，黄薄润苔。

辨证：诊为“蛔厥”（胆道蛔虫病）。

治法：拟温脏安蛔法。方用乌梅汤。

处方：乌梅15g　桂枝10g　细辛5g　炒川椒5g　黄连10g　黄柏10g　干姜10g　党参12g　当归10g　制附片12g（先煎1小时）　川楝12g　槟榔片12g　使君子9g

急煎，日2剂，分4次温服。

服药后第二日疼痛已缓，仍日2剂，服依前法。第三日上午，大便解出死虫一条，疼痛完全缓解。继以疏肝理气,健脾和胃之剂善后。

【按语】本案为胃热肠寒,蛔虫上窜胆道所致之蛔厥证。治以温脏安蛔之剂,以乌梅汤加杀虫之川楝、槟榔、使君肉等品,虫退出胆道则疼痛立即缓解,厥遂自回。龚老常用此方加味治蛔厥,每投多效。龚老用川椒10粒、乌梅3枚、细辛1g泡水饮,治妊娠恶阻;用川椒、乌梅、细辛、川楝、黄连、广木香,治小儿肠蛔虫引起的腹痛呃逆亦奇效,仍为宗乌梅丸化裁之剂。

例二　乌梅丸加减治愈胃脘痛一例

龚某,男,62岁。

初诊:1973年2月。

主诉及病史:脘腹疼痛十余年,时发时止,疼痛多于饭前发作,喜温喜按,伴嗳气泛酸,纳差,大便时溏时秘。经某医院钡餐透视,诊断为"十二指肠球部溃疡",服用黄芪建中汤,症状时轻时重。1个月前于食后突然腹部疼痛,恶心呕吐,发热恶寒,四肢厥冷;住某医院,经胃肠钡餐摄片,再次确诊为"十二指肠球部溃疡并憩室"(如黄豆大),欲施行手术。患者因年老体弱惧怕手术,遂求龚老诊治。

诊查:诊时见其面色苍白,形体消瘦,语声低微,上腹偏右压痛明显,口苦而干,心烦失眠,形寒畏冷,短气乏力,胃纳不佳,脉弦细而弱,尺候不足,舌苔白腻。

辨证:证属肝胃不和,寒热虚实并见。

治法:以温清补消并行之剂,方宗乌梅丸化裁。

处方:乌梅12g　黄连6g　黄芩12g　细辛3g　当归9g　良姜9g　党参15g　肉桂6g　干姜6g　制附片12g(先煎1小时)　泽兰30g　三棱6g　莪术6g　炮穿山甲9g

水煎服,每日1剂。

服药5剂疼痛大减,泛酸消失,饮食增进。效不更方,守方服50剂,诸症状消失。再经某医院胃肠钡餐复查,十二指肠球部溃疡及憩室均消失。数年来,纳食正常;食不易消化食物或食过多过饱时,仍有脘腹不适之感,但从未发生脘腹剧烈疼痛之症。

【按语】此为肝强胃弱,肝胃不和,寒热夹杂之证。章虚谷曰:"木邪肆横,中土必困,故以辛热甘温助脾胃之阳,而重用酸以平肝,佐苦寒泻火,因肝木中有相火故也。"以乌梅丸加味甚为恰当。方中乌梅味酸入肝,以养肝阴;黄连、黄芩清泄肝胆之热;细辛、良姜、肉桂、干姜、附片温运脾阳;党参、当归补气血;泽兰叶、三棱、莪术、炮山甲活血祛瘀通络。酸苦辛甘温补合而用之,可和胃补虚,以收扶土抑木之功,佐以活血通络祛瘀之品,以其病久必有瘀滞故也。

例三　乌梅丸加减治愈持续低热一例

杨某,男,62岁。

初诊:1978年8月。

主诉及病史:患者夙有"风心病"、"慢性支气管炎"。1个月前因洗澡受凉,恶寒发热,鼻流清涕,咳嗽,在某联合诊所按"气管炎"给庆大霉素治疗4天,热势减退,转为低热(38℃左右),此后持续月余不退。入暮先热后寒,始觉肌热,如火如燎,热退而寒,肉上粟起,四末不温,历时1时许,无汗而寒热自退。改服中药,更医数人,皆以少阳病论治,投以小柴胡汤、蒿芩清胆汤等方,病如故,并述头昏心悸,神疲乏力,腹中饥饿,口淡无味,不欲饮食,矢气频作,日大便四五次,便软不溏,无脓血粘液。

诊查:其面色萎黄,精神不振,唇绀无华,舌质胖淡而暗,苔白腐,中根部苔浮灰,脉细弦数,尺候弱。

辨证:此证发热厥逆交替,定时发作,乃为厥阴中风证。

治法：投以乌梅丸加减（去川椒，加首乌）。

处方：乌梅 15g　细辛 6g　桂枝 6g　干姜 6g　黄柏 9g　黄连 6g　当归 12g　党参 15g　制附片 6g（先煎 1 小时）　制首乌 18g

1 剂病减，2 剂热厥未再作，纳谷转香，便次减为日一行。再予 3 剂，低热退尽。

【按语】此病用乌梅丸温运中阳，寒热并调，以治厥阴之热厥证。此方去川椒加首乌，以养肝血，托邪外透，故效如桴鼓。

例四　乌梅丸加味治愈久痢一例

白某，男，40 岁。

初诊：1964 年 7 月。

主诉及病史：患者慢性腹泻多年，每日大便少则四五次，多则 10 余次，便时肛门坠重，努挣大便始出，便稀溏，夹有白冻，甚则赤白相混。左少腹隐痛，喜温喜按。饮食不佳，餐不及两，嗳气时作，矢气频出。心烦口苦，倦怠乏力，脉沉而涩，舌苔薄白。西医诊断为“慢性菌痢”，经用中西药治疗，腹泻间作，苦不能愈。

辨证：寒湿滞留肠中，气机阻滞，脾胃伤损，久病及肾之病。

治法：以乌梅丸加味治之。

处方：炒乌梅 12g　黄连 6g　黄柏炭 6g　党参 15g　当归 9g　炮姜 9g　炒川椒 6g　细辛 3g　肉桂 6g　制附片 12g（先煎 1 小时）　广木香 9g

水煎服，日 1 剂，连服 5 剂。

二诊：5 剂药后，大便成形，便无白冻，饮食增进，口苦心烦等症状均减。守方隔日 1 剂，服药 10 余剂后，病痊愈，未再复发。

【按语】喻嘉言论乌梅丸云：“久痢而便脓血亦主此者，能解阴阳错杂之邪故也。”阐述了乌梅丸适用于阴阳错杂、寒热并见、虚实相兼之证。慢性菌痢正与前证同，故以乌梅丸加味治之。龚老每遇慢性消化不良，证为上热下寒、脾肾阳虚、气血不足之候，投乌梅汤治之，屡获良效。此病不专在脾胃，与异功散、理中汤、参苓白术散等证有异。

例五　乌梅丸加减治愈花翳白陷一例

秦某，男，32 岁。

初诊：1960 年 4 月。

主诉及病史：目力减退，视物模糊 3 年。目睛刺痛，头昏额痛，烦躁失眠，口干且苦，胃纳不佳，饥不欲食，大便溏。

诊查：诊其脉弦细而数、迟候微弱不足，舌尖红边有瘀斑、苔白腻。视其两目：乌珠混浊，上有云翳，细粒如星点，或如碎米，或如鱼鳞等形状。中间低陷色白，间呈微黄。病后经北京某医院诊为“慢性角膜炎、角膜溃疡”，治疗乏效。

辨证：此属中医“花翳白陷”之病也。

治法：初遵眼科所论，予清热养阴、退翳明目之剂，服药 10 余剂，病情未减。忽悟病在乌珠，风轮之疾，内与厥阴肝经相关，且其证寒热错杂，不妨以乌梅汤试之。

处方：党参 12g　黄连 6g　干姜 6g　乌梅（去核）12g　桂枝 6g　炒川椒 6g　炒黄柏 6g　当归 9g　细辛 3g　制附片 12g（先煎 1 小时）

服上方药 5 剂后，口干苦、烦躁稍减，食欲增加。查其舌质有瘀斑，复于上方加三棱、莪术各 6g、炮穿山甲 9g，以活血祛瘀，溃坚破结。又服药 5 剂后，目疼减轻，视力稍增，其余诸症亦悉减轻。细审其目，乌珠星翳有拨云消散之势。再予守方，前后服药共 25 剂，云翳消散，视物清晰，诸症悉除，多年痼疾，遂得根除。

【按语】花翳白陷，病在乌珠，按五轮分野，内属于肝。考眼科专书，本病初期因于肝经风热；继则热化为火，郁于肝胆；进而火热伤阴。分别予以疏风散热、清泻肝火、养阴清热为治，此言其常也。本案提示，若病久不愈，或治不如法，可阴损及阳，非独阴血不足，阳气亦虚，且久病入络，肝血瘀阻，云翳生焉，亦为虚实并见，阴阳错杂之证。治以乌梅汤加活血溃坚之品而获著效者，原因即在于此。龚老以乌梅丸加味治花翳白陷，审证为阴阳错杂，寒热不调者数人，均收到较好疗效。

例六　济生乌梅丸加味治愈直肠息肉一例

张某，男，58岁。

主诉及病史：患者于1977年3月始大便时有鲜血，血附于大便之表面，排便时肛门无疼痛和下坠感，大便每天1次，不结燥，若便结则血较多。今年元月始大便出血量较多，每次约1小汤匙。

诊查：肛门外观无畸形，无瘘管及疤痕，无红肿炎变。窥肛镜检：距肛门口约5cm处3点、5点、9点有葡萄状紫红色的息肉短蒂紧附于肠壁，触之易出血，3点及5点之息肉似黄豆大，9点之息肉如胡豆大，约0.5cm×0.6cm。诊断为“多发性直肠息肉”。

治法：入院后经服“济生乌梅丸”每次1粒，日3服，便血逐渐消失，共服药24天，检查：各点之息肉已脱落，基底部仅有少许残根，无出血。出院时带“济生乌梅丸”15日量，3个月后复查息肉全部消失。

【按语】直肠腺瘤分良性和恶性两类。良性者于直肠或结肠长多个腺瘤叫直肠息肉，又分单发性和多发性两种。单发性者多见于儿童，多发性者多见于青壮年，极个别者有恶变的可能。中医认为是因湿热毒邪下迫大肠，气机不利，脉络瘀阻，气血凝滞所致。多按“肠风便血”、“痔疮”论治。龚老用“济生乌梅丸”（或汤）治疗。恶变者则非“济生乌梅丸”所宜。

“济生乌梅丸”系龚老常用之方，除用治直肠息肉外，还用治声带息肉和宫颈息肉。其组成和制法如下：乌梅1500g，酒醋浸泡1宿，去核，焙焦存性；僵蚕500g，米拌炒微黄为度；人指甲15g，用碱水或皂水洗净，晒干，入滑石粉于锅内同炒至指甲色变黄、形鼓起为度，取出筛去滑石粉，放凉碾粉，若无人指甲，可用炮穿山甲30g代替；象牙屑30g；共研细末，炼蜜为丸，每丸重9g。

考乌梅性味酸平，可敛肺涩肠、入肝止血、蚀恶肉、化痔消息肉。《本经》云：“去死肌，青黑痣，蚀恶肉”。僵蚕性味咸辛平，有消风、化痰、散结之力，二药合具收敛、止血、散结、化恶肉之功。直肠息肉、声带息肉、宫颈息肉皆恶肉之属也，用之可起异病同治之效，故均可获得显著效果。

二、扶正为主治愈臌胀一例

柴某，男，54岁。

初诊：1969年3月。

主诉及病史：患肝硬化腹水。

诊查：患者身体消瘦，神倦，两胁疼痛，大腹臌胀绷急，伴有腹壁静脉怒张，明显腹水，气息稍促，食少，得食则胀甚，小便赤少，大便溏稀，面颈部各有蜘蛛痣1个，经常齿衄，下肢浮肿。肝脾未能触及，脉细弦而数，舌淡苔白腻。化验：锌浊度试验24单位，麝浊度试验20单位，高田氏试验(＋＋＋＋)，谷丙转氨酶250单位，白蛋白2.80g%，球蛋白4.20g%。西医诊断为肝硬化腹水。

辨证：久患肝病，正气受损，肝郁脾虚，气血两亏，气、血、水互相搏结，致成臌胀也。证属大虚大实。

治法：若按急则治其标法，用舟车丸、十枣汤之类峻逐泻水剂，不但不能取效，反而会加重病情，以其更伤正气故也。惟以香臭去积、甘平导水之法，稳扎稳打，攻邪而不损其正较为妥当。

处方：鱼腥草30g　茵陈15g　广木香10g　佛手片12g　通花根30g　水灯心30g　石菖蒲20g　炒小茴香12g　茯苓20g　猪苓12g　泽泻25g　鱼鳅串(马兰)30g

上方药连服30余剂。初服药20剂左右，尿量增多，腹胀和腹水有所减轻，胸脘舒畅，胃纳好转，每餐能进食一两；但仍大便溏稀，两胁疼痛，倦怠无力，舌脉如前。再服药10余剂，症状无大好转，更觉肢体软弱无力。药虽平和，因正气大伤，气血两虚，正不胜邪，无力行水，愈利愈衰，故参照前方加入补气益血之品。

处方：黄芪30g　党参25g　当归10g　焦白术12g　鱼腥草30g　通花根30g　茵陈15g　水灯心30g　石菖蒲20g　广木香10g　茯苓20g　泽泻25g　鱼鳅串30g

上方为基础，临床随症加减连续服药1年左右，小便逐渐畅利，尿色由深黄转为浅黄，腹水基本消失，肝肋下2cm、质硬，脾肋下4cm，两胁仍感疼痛，胃纳差，大便溏稀，脉弦细无力，舌苔薄白。其加减法：胃纳差加炒草果仁、白蔻仁、麦芽；大便稀溏去白术加苍术、广藿香、肉桂。

经上述治疗后，胃纳渐增，由每餐一两增至每日能食六两，大便逐渐成形，两胁疼痛基本消失，肝未触及，脾肋下1cm，肝功化验正常。后用补中益气丸和香砂六君子丸调理3个月左右，有时兼服上二方化裁之汤药，以保肝健脾，巩固疗效。

【按语】本案患者肝病日久，正气大损，第一次处方采用理气行水的药物，虽有一定疗效，但不能令人满意。第二次处方以扶正为主，理气行水为辅，疗效颇佳，达到腹水逐渐消失，肝功基本恢复正常的目的。

三、疏肝清热、健脾益肾法治愈臌胀呕血一例

曲某，男，47岁。

初诊：1960年6月。

主诉及病史：患者于1960年3月经北京某医院检查为食管静脉曲张，肝功异常，确诊为肝硬化伴食管静脉曲张。1960年6月由龚老诊治。

诊查：患者10多年来常泛酸、嗳气、上腹胀痛，肝区隐痛，精神疲乏，面色略赤，四肢无力，胃纳不佳，每餐进食不足一两，入眠艰难，噩梦纷纭，忧郁寡欢，鼻常衄血，齿亦常衄，在北京某医院住院期间曾呕血二次，大便溏泄，小便色黄。检查：腹壁青筋暴怒，肝于肋下能触及，中等硬度，脾肋下3cm，脉弦缓，舌质红苔白滑。

辨证：此为肝病已久，肝郁脾虚，致脾运失常，子病及母，肾亦受损。辨为肝脏郁热，脾肾两虚之候。

治法：宜“肝虚实脾”、“劳者温之”，采用疏肝清热、健脾温肾大法。疏肝郁、清积热、健运中焦、增进食欲为当务之急，温补之法宜后用之。

处方：吴萸1.5g　黄连3g　京半夏10g　丹参12g　南沙参12g　建曲12g　鸡内金

12g　广藿香 10g　苍术 6g　炒川楝 10g　陈皮 10g

上方药连服 5 剂后，嗳气吞酸减，胃纳转佳，惟睡眠仍不安，精神仍感疲倦乏力。因其食管静脉曲张，虑其再度出血，宗“气为血之帅”说，故拟益气活血之剂。

处方：黄芪 12g　党参 10g　白术 10g　茯苓 12g　陈皮 6g　炒枣仁 15g　川芎 6g　当归 10g　白芍 10g　乌贼骨 12g　茜草根 10g　甘草 3g

上方药连服 10 剂后，嗳气吞酸大减，胃部舒适，睡眠亦有好转，左关脉弦而有力，舌质偏红。故知肝尚有郁热，拟散剂以疏肝清热，汤剂以活血养肝，并培补脾肾。

散剂：人工牛黄粉 0.15g，熊胆 0.3g，枯白矾 0.15g，共研细末，装入胶囊内，每晚 1 次，温开水送下。

汤剂：黄芪 12g　党参 10g　于潜术 10g　茯苓 12g　当归 10g　川芎 6g　白芍 10g　炒枣仁 15g　陈皮 10g　乌贼骨 15g　益智仁 10g

水煎，每日 1 剂。

散剂、汤剂各连服 10 天后，郁热得解，肝区痛减，精神转佳，惟睡眠仍欠安。治宜扶正为主，佐以安神之剂，仍散剂、汤剂并行。

散剂：琥珀粉 0.6g，合欢花粉 0.9g，晚睡前 1 次冲服。

汤剂：干地黄 10g　肉桂 3g　黄芪 20g　党参 12g　白术 10g　茯苓 12g　京半夏 10g　生牡蛎 15g　当归 10g　白芍 10g

散剂、汤剂各连服 14 天后，精神及睡眠好转，稍有嗳气吞酸，胃纳大增，每餐进食二两许，肝区疼痛不显，小便浅黄，大便已成形，病势日有起色。治宜柔肝益气，健脾补肾为主，辅以疏肝清热之剂。汤剂用补中益气汤加减。

处方：黄芪 25g　党参 15g　当归 10g　焦白术 10g　升麻 3g　柴胡 6g　陈皮 10g　熟地 12g　肉桂 3g　麦冬 12g　枸杞子 12g　菟丝子 10g　茯苓 12g　砂仁 6g　甘草 6g

水煎服，每日 1 剂。

丸剂：五灵脂 30g　蒲黄 15g　黄连 10g　木通 30g　焦山栀 15g　诃子 25g　青陈皮各 15g　当归 15g　白芍 15g　姜黄 15g　郁金 25g　广木香 15g　红花 15g

上药共为细末，水泛为丸，如绿豆大。

丸剂每日早晚各服 1.5g，温开水送下。晚睡前仍服琥珀粉 0.6g、合欢花粉 0.9g，以照顾睡眠。

上方各药连服 3 个月余，肝区疼痛、疲乏、吞酸、嗳气诸症均消失，眠食均好。经北京某医院检查：食管静脉曲张不明显，肝功恢复正常。嘱患者早服补中益气丸 6g，晚服麦味地黄丸 6g，以巩固疗效。经服丸药 4 个月，身体健康恢复较好，已能上班工作。

【按语】此例肝硬化，龚老认为长期过度疲劳、饮食不节或情志不舒为其内因，天行时邪为其外因。肝脏受邪，没有及时治疗，迁延日久，伤及脾肾二脏，以致出现肝郁克脾、中气受损、脾肾两虚之证。治宜疏肝清热、健脾益肾。疏肝清热以祛邪，健脾益肾以扶正。因肝病经久不愈，必成正虚邪实之候，故应健脾益肾。

四、先标后本法治愈血淋一例

焦某，女，41 岁。

初诊：1967 年 2 月 19 日。

主诉及病史：患者于昨天下午感恶寒发热无汗，尿频、尿急、尿痛，约十多分钟解小便1次，肉眼可见尿液中有血丝，甚则呈纯紫红色血尿，少腹坠胀，排尿时有中断现象，无明显腰痛，伴心烦口苦，干呕不欲食，今晨呕吐少许苦水。查：体温37.9℃，白细胞9300/mm^3，中性82%，尿色红，混浊，蛋白(+)，红细胞(+++)，以急性尿路感染收住院。

诊查：形胖、舌质淡，苔白腻，脉弦数。

辨证：六淫之邪入犯人体，引动内之湿热而发为血淋之证。

治法：治疗当以肾虚为本，外证与膀胱湿热为标。标急当先治其标，后培其本。

处方：柴胡30g　黄芩12g　法半夏10g　猪苓12g　茯苓12g　泽泻15g　滑石25g　甘草3g　银花藤30g　车前草30g　白茅根30g　黄柏12g　黄连3g

急煎，日2剂，日夜分6次温服。

服药第三日，体温36.8℃，尿道症状已减，尚余食欲欠佳。上方去黄连、黄柏，加泡参25g，炒二芽各12g，以复胃气增食欲。住院1星期，食纳佳，精神好，尿道症状完全消失，白细胞计数分类及尿常规检查均正常。改用知柏地黄汤，服药5日痊愈出院。

出院时给知柏地黄丸、补中益气丸各2瓶(每瓶二两)，嘱其每天早服补中益气丸9g，晚服知柏地黄丸9g。随访1年，未复发。

【按语】本例血淋，起因于内素有湿，加之邪犯少阳，湿热蕴结膀胱，损及膀胱血络，血溢于尿液中而发为血淋之证，正如《诸病源候论》所说“血淋者，热淋之甚者”是也。

其证之治，首当分清标本。《素问·标本病传论》云：“知标本者，万举万当，不知标本，是谓妄行。”此案肾虚为本，膀胱湿热为标，标急当先治其标，方用柴芩汤加味，解少阳之郁邪，疏化三焦气机，清利膀胱湿热。使其气机利、外邪解，湿热清，小便通畅，血淋诸般症状可除矣。标证已解，则当求其本，本为脾肾虚内有湿，故后以补中益气丸益气健脾除湿，知柏地黄丸滋阴清热补肾，培固其本而收全功。

五、鹿角霜治愈遗尿一例

杜某，女，14岁。

初诊：1973年夏。

主诉及病史：不足月产，素体瘦弱，易感时病，食量小，腰酸腿软，月经未潮，尿床已多年。

诊查：舌质淡，白薄润苔，脉沉细弱。

辨证：为肾气不足，“膀胱虚冷，不能约于水”而致遗尿。

治法：以温补肾阳为法。

处方：鹿角霜250g。

研极细末。每夜淡盐开水送服6g，服半个月，休息1星期，续服半个月，巩固疗效。

后随访，服药旬日遗尿即止，服药至月，食量大增，形体渐壮，月事已潮，遗尿证愈。

【按语】《诸病源候论》曰：“遗尿者，此由膀胱有冷，不能约于水也。”膀胱与肾互为表里，肾为先天之本，主水，主二阴，司二便。肾阳亏虚，肾气不足，则膀胱气化失常，不能约束小便致发遗尿，故曰膀胱有冷者，实为肾阳虚也。

考鹿角霜乃鹿角熬胶后所遗之残渣，其性味咸温，咸能入肾，温能补虚助阳。《医学入门》曰：“治五劳七伤羸瘦，补肾益气，固精壮阳，强骨髓”。此乃血肉有情之品，能添精养血，补脾益肾助阳，用治肾虚遗尿之疾，可取简、便、廉、验之效。

六、甘麦大枣汤加味治愈遗尿一例

欧某，男，10岁。

初诊：1965年冬月。

主诉及病史：患遗尿已7年，每夜1～2次。伴见烦渴思饮，食欲不佳，尿频短不畅，日十数行，常不到下课即须小解，强忍不尿则小腹坠胀作痛。

诊查：形体瘦弱，舌苔白腻，脉濡数。

辨证：为脾虚中阳不运，膀胱气化失常，致日间小便短频，夜则遗尿。

治法：拟健脾除湿，和中利水之甘麦大枣汤加天花粉、瞿麦治之。

处方：淮小麦50g　炙甘草6g　大枣10g　天花粉18g　瞿麦12g　车前草30g

水煎服，每日1剂，上下午各1次服。5剂。

二诊：服药1剂后，每次尿量增多，尿次减少，夜仍尿床1次。服药2剂，夜不遗尿，至今已连续3天未再遗尿，此数年来未有之幸事也。更方拟补中益气汤加减5剂善其后，隔日1剂。半年后随访，遗尿之证已愈，心情舒畅，食欲大增，形渐壮，学业长进。

【按语】甘麦大枣汤，本为仲景治脏躁证而设。方用甘草为主药，养五脏，和中缓急；辅小麦养心益脾，清热止渴，利小便；佐用大枣甘平质润，补益中气，生津除烦，通九窍；更加天花粉降虚火，生津润燥止渴；瞿麦清热利湿，逐膀胱之邪逆，通利小便。全方共奏健脾、除湿、生津、止渴、利尿、安神之功。

七、辨证施治治愈眩晕三例

例一　刘某，男，45岁。

初诊：1976年5月16日。

主诉及病史：患内痔10余年，继发贫血，入院后第3天经内痔注射坏死法，痔已脱落。

诊查：现症头眩晕，心悸，失眠，气短，自汗，乏力，食少，便结脉芤，唇色及舌质淡，面黄肿，苔白滑。血红蛋白3.1g%，红细胞194万/mm^3。

辨证：气血两虚，血不上荣于脑而致眩晕。

治法：拟八珍汤化裁。

处方：炙黄芪30g　党参15g　白术10g　当归10g　熟地12g　白芍10g　茯苓12g　酸枣仁12g　制首乌12g　砂仁10g　炙甘草5g

水煎，每日1剂，日服3次。

上方药连续服用26剂，诸症若失，血红蛋白7.6g%，红细胞364万/mm^3，出院。

【按语】本例眩晕因气血两虚所致。治用八珍汤加减，方中以四君补益中气，再加黄芪以增强补气的作用；用四物补血，再加制首乌以滋润肝肾，养血补血；用酸枣仁以养心润血。不用川芎是防其辛香走窜之性，以免耗伤阴血，代之以砂仁，可制熟地、首乌之滋腻，达到补而不滞的目的，故可以长期服用本方药而不致滞积。全方具有气血双补的功效，气血两虚之眩晕者服之效佳。

例二　杜某，男，35岁。

初诊：1969年10月14日。

主诉及病史：一年前因车祸头部受伤，留下头痛眩晕之疾。发作时眩晕欲倒地，头痛欲裂，伴恶心呕吐，心悸失眠等症，多方求治不效。

诊查：形体消瘦，痛苦面容，舌质紫暗、苔白润，脉弦。

辨证：为风湿之邪郁阻三阳之络，兼夹瘀血停着于头部。

治法：拟通络疏风，除湿化痰兼以逐瘀。

处方一：酒制大黄 15g　白芷 10g　粉葛根 25g　竹茹 10g　滑石 18g　桃仁 12g　羌活 10g　甘草 5g

处方二：川芎 12g　菊花 18g　防风 12g　蔓荆子 15g　羌活 10g　白芷 12g　藁本 12g　北细辛 3g　麻黄 3g

上二方药各 5 剂，每日 1 剂，冷水浸泡透，用武火煎沸后 3～5 分钟即可，两方药交替服用，上、下午各热服 1 次，晚上不宜服。

自述服药后症减大半，夜能安卧，甚喜之。仍守方各 5 剂，隔日 1 剂，缓缓图之。半年后随访，眩晕、头痛未再发，身体健康。

【按语】方一　取白芷、羌活、葛根辛温表散之性，上贯巅顶，以通经络；酒军、桃仁散血祛瘀；佐竹茹、滑石、甘草清化湿浊，因久病气血瘀滞者每多夹湿之故。

方二　乃宗《和剂局方》川芎茶调散加味而来。方用羌活通太阳经络，川芎通少阳经络，白芷通阳明经络，细辛、藁本、蔓荆子、菊花、防风、麻黄等诸多辛散之品，以疏风、通络、祛瘀、活血，使阳络通，瘀血散，眩晕头痛之症可瘥。上二方药皆为辛香走散之品，服后令人兴奋，故夜不可服。

例三　张某，男，46 岁。

初诊：1964 年 3 月。

主诉及病史：患者眩晕多年，反复发作。病常突然而发，发则头晕目眩，视物旋转，平卧床上亦觉身体荡漾，如坐舟于风浪之中，紧握床缘始觉有靠，坐立则眩晕更剧，可致跌仆，恶心呕吐，耳如蝉鸣，烦躁失眠，喜暗畏光，恶闻声响。

诊查：口干口苦，畏寒怯冷，大便稀溏，舌尖红，苔白润，脉象寸关弦尺弱。

辨证：为上热下寒，肝风上扰。

治法：以温阳泻火，养血平肝之剂，方宜仲景乌梅丸。

处方：乌梅 9g　细辛 3g　黄连 6g　炒川椒 3g　当归 9g　桂枝 6g　干姜 6g　党参 12g　制附片 12g(先煎 1 小时)　黄柏 10g(或以黄芩代之)

服药 1 剂病减，2 剂痊愈。当年又复发 3 次，皆用上方药两三剂即控制。

【按语】本例眩晕，病久经年，尺脉不足，耳鸣如蝉，显属下元亏损；头目眩晕，如坐舟车，寸关脉弦，乃肝风上扰也；畏寒怯冷，大便溏稀，为脾肾阳虚之证；烦躁失眠，恶光好静，乃热扰心肝之兆。一言以蔽之，总属阴阳错杂之证。遵《内经》“诸风掉眩，皆属于肝”之旨，借用仲景《伤寒论》厥阴篇之主方乌梅丸而获效。

（以上由龚志仪整理）

【编者评注】临床许多长期不愈的疾病多表现为上热下寒证。其病机多与心、肝、脾、肾四脏相关。心居上焦为火脏，肾居下焦为水脏，肝内藏相火，脾阳亦多为不足。因此情志不调，饮食失节，初则肝胃不和，肝脾不和，日久可致肝郁化火及心，脾虚生寒及肾，形成上热下寒之证。本例眩晕患者，病已多年，反复发作。龚老先生辨证为热扰心肝，肝肾阳虚，治以温阳泻火，养血平肝之法，用仲景乌梅丸治愈，是抓住了根本病机。可见对于一切复杂的疾病，必须详细分析其病机演变，才能取得好的疗效。

宦世安医案

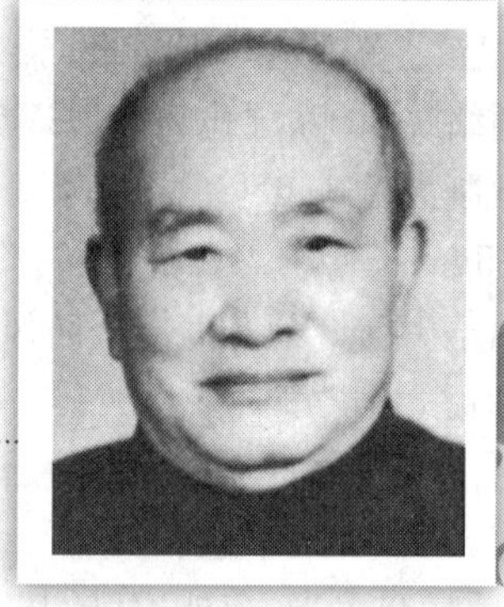

【生平传略】

宦世安，1908 年生，贵州省遵义市人。主任中医师。从小在祖父的严教下，攻读四书五经，为学习中医奠定了扎实的基础。14 岁拜名医冉雪峰为师，16 岁考入冉老创办的湖北省私立中医专门学校，学习 3 年后，即在汉口开业行医。抗日战争时避难到重庆行医，曾任重庆市中医师公会筹备会主任、中央国医馆医务人员训练班主任等职。重庆解放后，曾先后担任重庆市卫生局副局长兼市第一中医院院长、重庆市中医学会会长、四川省中医学会副会长，《四川中医》编委会主任，并被选为重庆市和四川省人民代表，1983 年定为主任中医师职称，曾任重庆市政协副主席。

宦氏行医 50 余年，临床擅长妇、儿科和肝脏疾病的治疗。

一、补肺健脾、清解肌热法治愈痨瘵一例

唐某，男，47 岁。

初诊：1963 年 7 月 9 日。

主诉及病史：近 3 个月来，头晕肢倦，神志不安，纳差，腹胀，便溏，时而低烧、入暮较剧。

诊查：经检查透视，两肺尖有结核病灶。脉虚数、舌质红少苔。

辨证：乃肺弱脾虚，痨瘵之兆也。

治法：宜补肺健脾，并解肌热。秦艽扶羸汤加减。

处方：竹柴胡 9g　秦艽 12g　炙鳖甲 18g　地骨皮 18g　北沙参 12g　茯神 15g　炒白术 9g　生苡仁 24g　法半夏 9g　陈皮 9g　5 剂

二诊：7 月 18 日。神志稍安，腹胀便溏略有好转。脉虚稍数，苔薄质红。脾土虚弱，不能生金，拟培脾土而肺金自强也。四君秦艽扶羸汤加减。

处方：竹柴胡 9g　秦艽 12g　炒白术 9g　炒二芽各 12g　炙鳖甲 18g　地骨皮 12g　炙鸡金 9g　潞党参 9g　茯苓神各 2g　甘草 6g

三诊：7 月 26 日。低热已好大半，食欲渐增，精神转佳。脉缓弱，苔薄微白。脾土渐趋旺盛，拟乘胜前进。归脾汤与秦艽扶羸汤化裁。

处方：生黄芪 9g　潞党参 9g　秦艽 9g　茯苓神各 9g　炙鳖甲 15g　地骨皮 9g　当归 9g　炒白术 9g　木香 3g　炒二芽各 9g　炙鸡金 12g

服 10 剂。有效续服 10 剂。

四诊：8 月 28 日。低热全退，食欲渐趋正常，腹不胀，但大便不成形。脉缓弱，苔薄白。良由脾阳不健，运化失司，旨在温健中脏，脾为后天之本，气血生化之源，脾胃健强，肺金自易恢复。理中汤与归脾汤合参。

处方：生黄芪 9g　潞党参 9g　炒白术 9g　淡干姜 9g　漂苍术 6g　木香 3g　炒二芽各 9g　茯苓 15g　炙鸡金 12g　甘草 6g

先服 5 剂。有效续服 5 剂。

五诊：9 月 15 日。大便已成形，饮食恢复正常，精神亦佳。服药近 60 剂，要求用丸剂或膏剂巩固疗效。

处方：归脾丸、香砂六君交替服用。将近 5 个月后复查，两肺尖结核病灶趋于愈合。

【按语】结核，属中医痨瘵之范畴。患者神疲纳差，便溏低热，均由土不生金，肺气虚损所致。先以参、术、苡仁健脾补肺，再以柴、艽、鳖甲、地骨清解肌热。服药 5 剂后，仅神志稍安，病延四五月，非 5 剂药能奏效，故加四君重在培土健脾，使脾土强而金自生。三诊时果不出所料，低热已好大半，再加归脾乘胜前进，连服药 20 余剂，低热全退，但大便不成形，舍温补脾胃，促进运化，别无他图，故以理中与归脾合参。药证相合，效如桴鼓。

二、祛寒除湿、补益气血法治愈痹证一例

王某，女，26 岁。

初诊：1963 年 7 月 20 日。

主诉及病史：适逢行经期间挑重担趟水过河，以致腰以下脊椎骨作痛，将近两载。半年来，经来量少，净后复来，3 年前曾流产。

诊查：脉沉细，舌正常。

辨证：寒湿阻滞，经隧不利。

治法：宜祛寒除湿，通络散结。

处方：川乌 12g　草乌 12g（均先煎 3 小时）　羌活 9g　独活 9g　桂枝 9g　秦艽 9g　防风 9g　威灵仙 12g　杜仲 12g　续断 12g　6 剂

再诊：8 月 2 日。腰以下脊椎骨有热感，仍痛，因病已两载，非短期可愈。仍拟祛寒除湿、补肾通络，汤剂丸剂并进。

汤剂：川乌 12g　草乌 12g（均先煎 3 小时）　羌活 9g　独活 9g　防风 9g　桂枝 9g　秦艽 9g　威灵仙 12g　杜仲 12g　续断 12g　菟丝子 12g　当归 12g　刺蒺藜 12g

20 剂。隔日服 1 剂，经期时不服。

丸剂：上方加桃仁 12g，红花 12g，乌梢蛇 12g，赤芍 12g，研末蜜丸，每服 3g，日服 2 次，间日与汤药交替。服 3 个月。

三诊：10 月 5 日。疼痛似觉减轻，腰部热感增加，经来量稍多。脉缓细，舌本红。寒湿凝结虽有活动之象，但病久根深蒂固，非一朝一夕可图功。仍宗前法，乘胜前进。

处方：川乌 9g　草乌 9g（先煎 3 小时）　桂枝 9g　羌活 9g　独活 9g　防风 9g　毛狗脊 2g　苍术 12g　杜仲 12g　续断 12g

与丸剂交替服用30剂。

四诊:12月15日。疼痛已愈一半,腰部已不怕冷,经来正常,精神亦佳。脉缓有力,舌质淡红。仍拟祛风除湿,通络散结,并补气血法。

处方:黄芪12g　党参12g　茯苓12g　白术12g　当归9g　桂枝9g　独活9g　防风9g　杜仲9g　续断12g

仍与丸剂交替服用。可服二三十剂。

【按语】腰为肾府,肾主骨藏精,正值天癸来潮,肾气自虚,肩负过重,更使筋骨受损,又步涉水湿,则气血循环阻滞,寒湿之邪乘虚侵袭,致腰以下脊椎冷痛,非大剂川草乌、羌独活等祛风除湿不为功。再以杜仲、续断等作引经固肾药。再诊时腰以下觉有热感,三诊时疼痛似有缓和,四诊时疼痛已愈一半,后加参芪等以补气血。

三、涤暑和中、益气养阴法治愈伤暑一例

梅某,女,36岁。

初诊:1961年8月19日。

主诉及病史:头晕心烦,腹痛。

诊查:面微赤,手足心发热,脉濡数,苔薄白质红。

辨证、治法:长夏酷热,盛暑逼人,因事劳累,又食瓜果,既感暑邪,又伤脾胃,涤暑和中,标本并治。

处方:藿香9g　香薷9g　佩兰9g　陈皮9g　草果9g　木香9g　厚朴9g　六一散12g

再诊:8月23日。2剂后腹痛及手足心热已愈,仅觉头晕神疲气短。盖暑伤气,邪去而正未复也。拟清暑益气法。

处方:藿香9g　佩兰9g　陈皮9g　法夏9g　沙参12g　麦冬9g　地黄9g　西瓜翠衣12g

【按语】暑伤气、气阴虚,故手足心发热,头晕心烦;过食瓜果,脾胃受伤,消化少权,以致气滞腹痛;盛暑逼人,兼之过劳,因气虚而伤暑。以藿香、香薷、佩兰、六一散等芳香药涤暑解秽,以草果、陈皮、厚朴、木香温中和胃,顺气消积,而腹痛自止。再诊时,仅觉头晕神疲,气短不及,就原方加沙参、麦冬、地黄、西瓜翠衣等,益气涤暑,2剂而愈。

四、清热利湿解毒法治愈湿毒一例

杨某,女,32岁。

初诊:1962年3月14日。

主诉及病史:遇气候变迁,则周身起红斑发痒,甚至昏厥,头晕欲呕、冷汗出,迁延两载。

诊查:脉缓小数,舌本红少苔。

辨证:湿热郁结,窜走皮肤。

治法:急则治标,清热利湿解毒法。

处方:忍冬藤24g　防风9g　蝉蜕6g　土茯苓24g　连翘9g　炒山栀9g　地肤子12g　五加皮12g　茵陈12g　甘草9g　6剂

再诊:3 月 28 日。红斑退而复起,仍拟前法加重其剂。

处方:生石膏 24g　知母 9g　土茯苓 24g　忍冬藤 24g　防风 9g　蝉蜕 6g　地肤子 12g　五加皮 12g　连翘 9g　炒山栀 9g　甘草 9g　4 剂

在红斑未发时,嘱其服归脾丸。

【按语】湿热郁而生毒,窜走皮肤,遇气候变迁,气机不利,湿毒欲出不得,故发红斑而奇痒甚至昏厥。急则治其标,清热利湿解毒。

五、消积和胃健脾法治愈婴儿腹泻一例

张某,女,7 个月。

初诊:1960 年 5 月 20 日。

主诉及病史:4 个月断乳吃牛奶,已 2 个月余,近因喂奶无定时,大便有时稀水,有时成块状,其他正常。

诊查:指纹淡红,苔中白腻。

辨证、治法:脾胃消化少权,拟消积和胃健脾法。

处方:茯苓 6g　苡仁 12g　白术 6g　苍术 3g　法夏 3g　陈皮 9g　炒二芽各 9g　甘草 3g

【按语】半岁幼婴之体,脾胃功能尚属薄弱,喂养有节,方能适应,若无定时定量,即能引起消化功能紊乱,是以大便稀水或呈块状,治宜甘淡理脾,分利清浊,一二剂即能奏效。

六、祛风除湿、清热和胃法治愈发热一例

毕某,女,10 岁。

初诊:1963 年 5 月 10 日。

主诉及病史:近 2 个月来,胃纳呆滞,神疲肢倦,随时发热,夜间较重。

诊查:面色萎黄,脉浮数,苔白。

辨证:湿热胶结,留连不去。

治法:宜祛风除湿,清热和胃。

处方:藿香 6g　青蒿 9g　竹柴胡 6g　地骨皮 9g　连翘 9g　炒山栀 9g　法夏 6g　陈皮 9g　蔻仁 3g　炒六曲 9g　4 剂

二诊:5 月 18 日。发热大减,食欲亦增,但有时精神不振,脉缓数,苔淡白。邪去而正未复也。拟和解扶正,缓调善后。原方去藿香,加沙参 9g。

【按语】风湿之邪,胶结不去,致发热多日,夜间较重。由表来者仍由表出,故以青蒿、柴胡、藿香先解其表,而以法夏、陈皮、蔻仁、六曲和胃除湿,效果显著。但因病已多日,邪去而正未复,仍将原方去藿香加沙参,只服药 2 剂,以善其后。

七、补心固肾法治愈遗精一例

陈某,男,35 岁。

初诊:1963 年 4 月 2 日。

主诉及病史：同房后翌日下午腰背脊一带疼痛，将近1周始能痊愈，已历3年。素患梦遗，有时失眠、神疲、头晕、目眩、乏力。幸胃纳尚好。二便正常。

诊查：脉虚弱无力，苔淡白。

辨证、治法：心肾两亏，补心固肾法。

处方：黄芪 12g 党参 12g 当归 9g 茯苓神各 9g 麦冬 9g 地黄 12g 杜仲 12g 续断 12g 益智 12g 金樱子 12g 莲须 9g 菟丝 12g

服药10剂；有效续服10剂。

【按语】真阴不足，相火有余，因而精关不固，乃病遗泄。肾生精，精生髓，髓生脑，房事后肾气更虚，故腰背脊作痛；心肾不交，水火不济，故失眠头晕目眩乏力相继而来，皆由于心肾两亏所致。治当养心安神，再以固肾摄精，纵药对证，平时应注意饮食，多食血肉有情之品，并适当节欲，方能消除病根。

八、清热利湿、止血升陷法治愈血淋一例

陈某，男，14岁。

初诊：1962年3月14日。

主诉及病史：小便有血、刺痛1周左右，左胁隐痛，因去农村劳动后引起。

诊查：脉数，苔白腻。

辨证：湿热下注膀胱，迫血妄行。

治法：清热利湿，止血升陷。

处方：萆薢 12g 黄柏 12g 旱莲草 12g 炒山栀 9g 金钱草 15g 满天星 15g 茵陈 12g 升麻 3g 甘草梢 9g 4剂

二诊：3月20日。小便血已止，刺痛亦愈，左胁痛消失，惟小便化验时有结晶。湿热余邪未尽，仍拟除湿清热，解毒务尽。

处方：土茯苓 15g 黄柏 12g 炒山栀 9g 茵陈 12g 车前草 9g 金银花 9g 甘草 6g 3剂

【按语】湿热蕴结，下迫膀胱，逼血下行，小便带血刺痛，理当除湿清热，解毒升陷。此与肾阴不足、君相之火下移小肠、溲血而不刺痛者有所不同，治当滋补肾阴，以清离明之相火。故再诊病势大减，再轻其剂，病获痊愈。

九、补气养血法治愈癥积一例

王某，女，38岁。

初诊：1962年7月10日。

主诉及病史：营养不良。引起肝大面肿；经事到期未至，已历5个月。

诊查：面色㿠白，神疲嗜睡，脉虚弱无力，舌淡白。

辨证、治法：气血两虚之象，宜先补气血，再饮食调养，使气充血旺，则经自行，肝大自消。当归补血加味。

处方：黄芪 12g 党参 12g 当归 12g 地黄 12g 桂枝 9g 茯苓 12g 白术 9g 麦冬 9g 白芍 9g 川芎 9g 甘草 6g 10剂

【按语】脾为后天之本，运化水谷精微，以资生气血。因营养不良，致气血亏损，无多余气血以作天癸，气滞血瘀，肝大面肿，相继发生。参芪补气，地归补血，再加桂枝辛温通化，诸症自减；根治之法，应从饮食营养方面着手，方能彻底解决问题。

十、疏肝养血、和胃醒脾、通络止痛法治愈胁痛一例

余某，男，44岁。

初诊：1961年8月17日。

主诉及病史：右胁肋间作痛，已历多年，精神不爽，疲劳过度时则痛加剧，胃纳欠佳。

诊查：面色萎黄，大便有时稍结，诊脉左弦右弱，舌淡红少苔。

辨证：乃肝失条达，脾胃少权，致木克土。

治法：拟疏肝和胃。

处方：竹柴胡6g　白芍15g　白蔻仁3g　鸡内金9g　香附12g　皂角刺9g　牡蛎15g　茵陈12g

二诊：9月4日。服疏肝和胃10剂，痛平八九，胃纳稍增。因服煎剂不便，改用粉剂，每服3g，日服3次，连服3个月。

处方：丹参9g　当归9g　白芍15g　白蔻3g　鸡金9g　香附9g　皂角刺9g　桃仁9g　桂枝3g

三诊：2月10日。服养血润肝、和胃通阳之剂，胁痛更减，稍劳或精神忧郁时痛胀亦未增加。脉左稍弦右平缓，舌质淡红。药既应手，仍宗前法，蜜丸。每服6g，日服2～3次。连服3个月。

处方：丹参9g　当归9g　白芍15g　桂枝3g　白蔻3g　陈皮9g　鸡内金9g　金铃子9g

【按语】患者平素性情急躁，工作繁重，未能劳逸结合，以致血虚肝失所养，肝气横逆，经隧不利，胁肋作痛。脾为后大之本，资生气血之源。先以柴胡、白芍疏肝养肝，再以蔻仁、鸡金和胃醒脾，佐以香附、皂刺、茵陈、牡蛎通络止痛，效果尚佳。但久服煎药，影响消化，病已多年，又非一蹴可收全效，改用粉剂、丸剂效果较好。

【编者评注】治疗胁痛，多从肝胆脾胃入手，但效果有时并不理想。究其原因，一为辨证不确，一为用药不妥。因此治疗必须抓住病机，治病求本。胁痛多为久病，不能速去，必须守法守方，才能治愈。本例胁痛患者病程已长，肝胃同病，而病本在肝，宦老先生治以疏肝和胃，效果良好，后改以养血润肝、和胃通阳之剂，粉剂连服3个月，胁痛更减，终以蜜丸连服3个月而病除。肝体阴而用阳，人值中年，工作繁重，操劳过度致肝体不足，肝失血养，肝气横逆，经脉受阻而发为胁痛；木强克土，则肝胃不和。本案治疗初以疏肝是以理肝用，后重用养肝柔肝之药长达半年之久，可见胁痛日久之疾，治疗要以养肝为主，不能一概用疏肝理气，以防气耗阴伤。

倪宣化医案

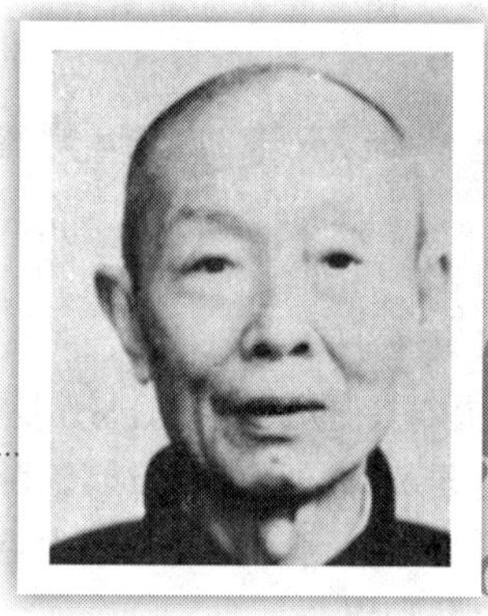

【生平传略】

倪宣化，1908年生，四川省威远县人。主任中医师。1929年考入成都国医学院，1930年转入上海中国医学院，1933年结业后，返川开业行医，1945年应自贡市永年药号之聘，坐堂行医。1952年应聘到自贡市工人医院，负责中医工作。1978年晋升为主任中医师，1980年任自贡市中医院院长，1984年改任顾问。

倪老先生临证数十年，治学严谨，经验丰富，对内、妇科疾病用药精当，疗效卓著，尤其擅长于疑难病症的治疗。

一、小柴胡汤合桂枝汤加味治愈夜半抽搐一例

张某，女，10岁。

初诊：1982年7月9日。

主诉(其母代诉)及病史：患儿夜半抽风，已历2年之久，抽后吐清口水甚多，但神志清楚，不似痫证，平时常吐稠痰，食欲正常，二便自调，睡眠亦佳。

诊查：苔根黄，舌尖红，脉弦细数。

辨证：营卫失调，血不濡筋。

治法：调和营卫，输转少阳，潜镇熄风。小柴胡汤合桂枝汤加味。

处方：柴胡 10g　黄芩 10g　党参 30g　半夏 15g　炙草 10g　桂枝 10g　白芍 30g　大枣 15g　龙骨 30g　牡蛎 30g　地龙 10g

上方药连服3剂，追踪访问，迄今未发。

【按语】夜半属丑、寅、卯，即厥阴病欲解，阴尽阳生，阴阳更替之时。《素问·阴阳离合论》曰："厥阴之表，名曰少阳。"又曰："少阳为枢。"《伤寒论·厥阴篇》337条云："凡厥者，阴阳气不相顺接，便为厥，厥者手足逆冷是也。"患儿稚阴稚阳，易虚易实，不能适应阴阳交替，以致清阳不升，精血不能濡养筋膜而发生抽搐，浊阴不降而呕吐清水，其症状虽不同于手足逆冷，而抽搐之病机则与"阴阳气不相顺接"相同。故用输转少阳、调和营卫之小柴胡汤合桂枝汤加潜阳熄风之品，而获得满意疗效。

二、清热解毒、活血疏风法治愈外阴肿痒一例

朱某，女，45岁。

初诊：1981年5月1日。

主诉及病史：外阴红肿，奇痒剧痛，夜深人静尤觉难堪，举动操劳，非常痛苦。

诊查：面黄，口臭，苔黄腻，舌质红，口渴饮冷，小便灼热，脉沉数。

辨证：此属湿热下注。

治法：宜清热解毒，活血疏风。方用断下渗湿汤加味。

处方：黄柏15g　地榆15g　苍术10g　银花15g　土茯苓30g　茵陈15g　苦参10g　大青叶15g　红花10g　僵蚕10g　蛇床子10g　百部15g

外用：苦参30g，生甘草30g。早晚煎洗。

上方药内服外洗，6剂而安，随访未发。

【按语】“诸痛痒疮，皆属于心”。心主血脉，与小肠相表里；外阴为小便输出要道，心火偏盛，由血脉循小肠渗注外阴而成红肿痛痒之症。故采用清热解毒、活血疏风之法，而收定痛消肿止痒之功，余治多例，效俱满意。

三、涤痰汤合止痉散加减治愈羊羔风一例

杨某，男，4岁。

初诊：1981年4月27日。

主诉(其父代诉)及病史：去年12月18日，今年4月12日，先后发痫，作羊叫声，神识昏迷，口吐泡沫，历时数分钟。

诊查：现在四肢软乏，手足振颤，嗜睡。查其面白无华，眉目不开，苔白，脉细弱。

辨证：属气虚血弱，血不濡筋，痰湿内蕴，清窍失灵。

治法：先宜豁痰熄风，宁心安神。方用涤痰汤合止痉散加减。

处方：姜半夏10g　胆星10g　陈皮10g　枳实10g　茯苓15g　菖蒲5g　竹茹10g　蜈蚣1条　僵虫10g　全蝎10g　地龙10g　琥珀10g　远志10g

守方服药5剂，振颤、吐涎、嗜睡等症状消失，转用王清任《医林改错》之黄芪赤风汤。“使周身之气通而不滞，血活而不凝。”

处方：黄芪30g　赤芍5g　防风5g

上方药共服20剂，迄今数年，病从未复发，已入小学念书。

【按语】本案患儿禀赋不足，神气怯弱，痰浊内蕴，闭塞心窍而致病。正如《景岳全书·癫狂痴呆》篇云：小儿痫证“有从胎气而得者，有从生后受惊而得者。盖小儿神气尚弱，惊则肝胆奇气而神不守舍，舍空则正气不能主而痰邪足以乱之。”治疗时，当分标本虚实，遵“急则治标，缓则治本”之原则，先用豁痰熄风安神之法以定痫，后投益气活血之剂而固本。

四、生铁落饮加减治愈痴呆一例

曾某，女，18岁。

初诊：1981年6月10日。

主诉及病史：口水长流，牙缝出血，停经2个月，失眠。

诊查：答非所问，表情痴呆，苔白，舌边见瘀点，脉弦数。

辨证：属脾虚湿滞，湿郁化痰，浊阴不降，故口水长流；经行不畅，痰瘀阻络，清窍失灵，故表情痴呆，答非所问。

治法：宜豁痰开窍，祛瘀安神。方用生铁落饮加减。

处方：茯苓 15g　半夏 10g　赭石 30g　石菖蒲 5g　远志 10g　竺黄 10g　红花 10g　泽漆 10g　琥珀 10g　磁石 30g　珍珠母 30g　生铁落 50g　紫雪丹 2 瓶(冲服)

上方药共服3剂，诸恙霍然。

【按语】本例属中医“癫证”范畴。表情痴呆、口涎而经闭，乃痰瘀互阻、清窍闭蒙之象，故以生铁落饮加味豁痰开窍，祛瘀安神，药证相合，虽3剂而病除。

五、辨证治愈牙宣两例

例一　赵某，女，46岁。

初诊：1981年3月25日。

主诉及病史：牙缝出血已年余，月经来潮或情绪不好则出血更多，西药止血无效。

诊查：现症头昏眼花，四肢软弱，心烦易怒，失眠，满口牙龈血迹斑斑，苔薄白，舌质红，脉弦数。

辨证：此水不涵木，阴虚阳亢。

治法：治宜滋肾柔肝，育阴潜阳。归芍补阴丸加味治之。

处方：当归 10g　炒白芍 15g　乌梅 15g　盐黄柏 10g　知母 10g　龟板 15g　熟地 10g　茜草 10g　香附 10g　麦芽 10g　生牡蛎 30g

服药3剂血止。

例二　单某，女，55岁。

初诊：1981年3月7日。

主诉及病史：长期牙缝出血、口干，心烦，失眠多梦，小便灼热。

诊查：舌质红苔黄，脉数。

辨证：此虚阳上亢，火不归元。

治法：治宜清心泻火，凉血止血。导赤散加味治之。

处方：生地 15g　木通 10g　淡竹 10g　甘草 10g　蒲黄 5g(包煎)　地骨皮 10g　石膏 80g　肉桂 5g　茅根 30g

一剂知，二剂愈。

【按语】例一为阴虚阳亢、水不涵木，故用归芍、乌梅养肝敛肝；香附、麦芽疏肝解郁；知母清水云上源；黄柏泻肾之相火；熟地、乌梅补血止血；龟板、牡蛎滋阴潜阳。例二为心火过旺、火不归原，故用生地凉心血，淡竹清心火，木通泻心火。茜草一名血见愁，色赤入心肝血分，功能破血行血，祛瘀生新，蒲黄止血，地骨皮大泻伏火，石膏大清胃热，茅根导火下行，稍佐肉桂入心，引火归原。二例症状同而病机异，故立法处方迥然不同，一则育阴潜阳，一则清心泻火。《经》云：“必伏其所主，而先其所因”，此之谓也。

六、暖肝煎加减治愈肾囊硬痛及腹痛各一例

例一 张某,男,37岁。

初诊:1981年6月26日。

主诉及病史:患者肾囊左侧坠胀硬痛,皮色正常,历时数月,曾服止痛片无效。

诊查:现症面色无华,表情痛苦,畏寒肢冷,重裘不暖,行动需弯腰屈背以减疼痛之势,食欲不振,二便正常。苔薄白,舌胖嫩,脉沉弦。

辨证:此肝肾阴寒。

治法:治宜温养下焦,行气软坚。治以暖肝煎加减。

处方:当归10g 肉桂10g 茯苓15g 台乌药15g 荔核15g 赤芍10g 昆布10g 乳香5g 没药5g 黄柏5g

守方服药3剂,腹痛未发。

例二 邓某,男,42岁。

初诊:1975年3月。

主诉及病史:左少腹剧烈疼痛,西医诊断为肠粘连,嘱其手术治疗,患者不愿手术,遂来中医就诊。

诊查:颜面苍白,表情痛苦,畏寒,纳呆,大便溏泄,小便清长,匍匐而行以缓急迫。扪之腹软,无包块索状物。苔白薄,舌质淡嫩,脉沉弱。

辨证:证属寒滞肝脉。

治法:治以温经散寒,行气通络。治以暖肝煎加味。

处方:当归10g 灵枸杞10g 小茴香15g 台乌药10g 茯苓10g 肉桂10g 沉香5g(吞) 花椒30粒(去汗)

服药2剂而愈。

【按语】厥阴之脉循阴器,寒滞肝脉,则形寒腹痛,因寒主收引,故拘急而痛;用法须温肝散寒,行气镇痛。方中当归、枸杞温养肝肾;肉桂、茴香温经散寒;乌药、沉香温经行气;茯苓甘淡通阳。无论囊肿或肠粘连,只要是寒滞肝脉,寒凝气滞所引起之少腹拘急挛痛者,均可采用此方加减而获满意疗效。例一为肾囊硬痛,则加荔核、昆布、赤芍、乳香、没药以行气软坚、活血镇痛;例二痛而腹软,纯属寒凝气滞,故加花椒以散寒行气、温通肝脉。药证合拍,如鼓应桴。

七、五淋散合导赤散治愈产后尿潴留一例

李某,女,29岁。

初诊:1980年1月10日。

主诉及病史:于1979年1月2日生产头胎婴儿,产程长达83小时。从待产期至产后第六天(1月10日)均不能自解小便,先后采取导尿、小腹热敷、耻骨上奴弗卡因倒"T"形封闭、作胸膝卧式等措施,尿潴留仍不缓解。1月10日请中医科会诊。

诊查:口苦,口干思饮,大便两天未解,小便不能自行解出,小腹胀痛。症见口唇樱红,舌红,苔白微干,脉滑数。

辨证:此为湿热伤阴之癃闭。

治法：宜养阴清热。以五淋散合导赤散治之。

处方：山栀仁 10g　当归 5g　赤茯苓 10g　赤芍 15g　甘草 10g　生地 15g　木通 10g　淡竹叶 10g

二诊：1 月 12 日。服药后，于当晚 9 时左右即自行解出小便。尿已解出，口苦口干好转，苔薄白而润，舌质淡红，脉仍滑数。再守原方治之，后痊愈出院。

【按语】尿潴留相当于中医学之"癃闭"证。《内经》云："膀胱不利为癃，不约为遗溺。"癃闭为实，遗溺为虚。李东垣云："小便不通，皆邪热为病，分在气在血而治之。渴而不利，热在上焦气分，宜清肺而滋化源，须茯苓、泽泻、车前子、木通淡渗之品；不渴而小便不利者，热在下焦血分，宜知母、黄柏苦寒气味俱阴之药；阴虚血热之小便不通者，宜导赤散。"

此例产后之小便不通，由于阴血骤虚，阳气易浮，且产程长，又兼湿热内蕴，化燥伤阴，以致出现大便干燥、小便癃闭至十天之久，故以五淋散合导赤散养阴和血、清热利水，一剂而效，再剂而愈。

八、羚角钩藤汤加减治愈湿温致痉一例

王某，女，30 岁。

初诊：1979 年 11 月 20 日。

诊查：患者高烧 40℃，口噤断齿，神志不清，右手足强直，指屈不伸，二目旋转，大小便自遗，呼之不应，常常哈欠，喉中痰声，口腔烂。苔白腐，脉弦而滑。

辨证：此属湿温，痉症。为湿郁化热，热极生风。

治法：宜宣湿清热，开窍熄风。以羚角钩藤汤加减。

处方：菊花 10g　钩藤 10g　羚羊角粉 10g(冲)　桑叶 10g　尖贝母 10g　菖蒲 10g　佩兰 10g　板蓝根 20g　生地 10g　白芍 10g　甘草 10g　安宫牛黄丸 1 粒(化冲)

二诊：11 月 22 日。右手足已和软而不强直，手指屈伸自如，仍哈欠不语。舌脉同前。转用资寿解语汤去桂附。

处方：羌活 5g　钩藤 10g　羚角粉 10g(冲)　枣仁 10g　天麻 10g　菖蒲 10g　佩兰 10g　竹茹 30g

三诊：11 月 24 日。患者神志半清楚，有时能正确对答。苔粗白，舌尖红，脉滑。此风虽熄而窍未开，似宗开窍醒脑，芳香化浊。

处方：麝香 3g(冲)　菖蒲 5g　佩兰 10g　白蔻 10g　郁金 10g　连翘 15g　竹茹 15g

四诊：11 月 26 日。患者神志清楚，已能用汤匙舀饭，应对自然，二便已不自遗。守方 4 剂。

五诊：12 月 2 日。神情开朗，食欲甚佳，惟口渴多饮，大便几天未解。苔白，舌边尖红，脉缓。此热燥阴伤，无水行舟也。转用滋阴润燥，清心化湿。治以增液汤加味。

处方：生地 10g　玄参 10g　麦冬 10g　肉苁蓉 10g　佩兰 10g　郁金 5g　连翘心 15g　郁李仁 10g　莲子心 10g

上方药随证加减服至 1979 年 12 月 14 日，患者症状消失，恢复工作。

【按语】"诸痉项强，皆属于湿"，"诸暴强直，皆属于风。"此例湿温重证，热极生风，扰乱神明；始终"谨守病机"，采用清热宣湿，开窍熄风，随证增损，而获全功。

九、导赤散加味治愈紫斑一例

汤某,女,7 岁。

初诊:1979 年 10 月 13 日。

诊查:患儿双下肢紫斑,成块成片,足肿,小便黄,口干,心烦。苔白,舌质红,脉细数。

辨证:此湿热伤血。

治法:宜宣湿清热,凉血解毒。治以三妙散加味。

处方:苍术 5g　黄柏 10g　苦参 10g　紫草 10g　茜草 10g　银花 10g　栀子 10g　萆薢 10g　苡仁 10g　木瓜 10g　2 剂

二诊:10 月 19 日。下肢紫斑全部消失,尚足肿,足底发痒。苔白,舌尖红。转清心泄热,凉血熄风。以导赤散加味治之。

处方:生地 15g　通草 5g　淡竹 10g　栀子 10g　当归 5g　赤芍 10g　苓皮 10g　苡仁 10g　萆薢 10g　紫草 10g　地龙 10g

前后服药 5 剂而愈。

【按语】此例之下肢紫斑,是湿热下注、热伤血络之皮下出血,用清宣湿热、凉血解毒熄风而取得满意疗效。

十、阳和汤加味治愈脱疽一例

陈某,男,47 岁。

初诊:1980 年 12 月 15 日。

诊查:患者自 1975 年起,出现心悸怔忡,左足趾皮色污黑萎缩,极度怕冷,脉沉弱无力。

辨证:此血虚寒凝之脱疽症。

治法:治以温阳益气,沽血散寒。治以阳和汤加味。

处方:熟地 30g　附片 15g　麻黄 10g　当归 10g　白芥子 10g　红花 10g　丹参 15g　赤芍 15g　木通 15g　鸡血藤 30g　炮姜 5g

效不更方,服药 20 剂,足趾已呈红润。心悸畏寒亦霍然而愈。

【按语】脱疽之症,多属素体阳虚,阴寒之邪乘虚侵袭,凝结于经络气血之中。治须温其阳而补其血,散其结而驱其寒,阳和汤具有"益火之源,以消阴翳"之功,故疗效显著。

十一、通腑泄热、育阴活血法治愈暑瘵(吐血)一例

李某,男,36 岁。

初诊:1981 年 4 月 19 日。

主诉及病史:患者近年来常觉头昏头痛,口干舌燥,四肢乏力。操劳过度即有昏倒现象。前天突然头痛如破,吐血衄血,经乡医院注射止血药无效,转地区医院抢救,亦未能止其倾注之势。遂来求治。

诊查:症见头痛,面肿,色赤,鼻塞棉球,仰卧病床。苔黄厚腻,舌质红,口渴饮冷,小便黄赤,大便结燥,几天未解,全身皮肤灼手,干燥失润,脉洪大数。

辨证：暑瘵。证属暑湿化热，阻滞气机，热伤阳络，腑气不通。

治法：宜通腑泄热，育阴活血。以犀角地黄汤合增液承气汤化裁。

处方：犀角粉10g（吞） 生地20g 丹皮10g 赤芍10g 玄参15g 麦冬10g 石膏80g 茜草10g 茅根30g 大黄10g（泡冲）

二诊：4月20日。衄吐减少，腑气通而不畅，又兼咳嗽。苔黄腻不化。转用育阴潜阳，降逆止咳。以大补阴丸加味治之。

处方：黄柏10g 知母10g 龟板15g 生地10g 熟地10g 茯苓15g 苏子10g 降香10g 茅根30g

外用：附片5g研细，用灰面调醋贴双足涌泉穴。

三诊：4月21日。药后解奇臭黑大便甚多，衄吐已止，而阴茎肿痛，小便不畅。苔转白滑，津液已生，头已不痛，口已不渴，食欲略增。转清火腑。治以导赤散加味。

处方：生地10g 通草10g 淡竹叶10g 甘草梢10g 黄柏10g 知母10g 桃仁10g 栀子10g 茅根30g

药后诸症消失，于1981年4月23日出院。

【按语】此例为暑湿郁遏中焦，气机不畅，腑气不通，热蒸于上，损伤阳络，迫血上溢而为吐衄，故急用通腑泄热、育阴活血之品，以挫其上扰之势；次用育阴潜阳、降逆止咳而获效。上损阳络之热虽减，下注膀胱之热未清，以致阴茎红肿灼痛，急用导赤散清泄火腑而奏全功。

十二、归脾汤加味治愈孕妇流乳一例

刘某，女，26岁。

初诊：1981年3月16日。

主诉及病史：怀孕5个月，近来两乳乳汁长流，衣襟湿透，精神困倦，余无异常。

诊查：见其体态丰盛，舌胖苔淡，六脉滑弱，入冬四末冻疮，畏寒喜暖。

治法：采用疏肝运脾，益气摄血，治以归脾汤加味。

处方：黄芪30g 党参30g 当归15g 白术15g 桂圆肉20g 木香10g 远志10g 柏仁15g 乌梅10g 木瓜10g 炙甘草15g 大枣15g

连服药10剂，乳已不流。以后顺产一男孩。

【按语】乳房属脾，乳头属肝，乳汁为后天水谷精微所生，孕时化赤为血以营养胞胎，产后则哺育婴儿，乳即血，血即乳也；其权统于肝脾，肝主疏泄，脾主运化，一旦肝脾不调，则肝擅疏泄之权，脾失统摄之职，而乳汁长流矣。古云："孕期流乳，生儿不育"，殆不尽然，此例验案，足以辨之。

【编者评注】孕妇流乳为少见疾患，倪老先生根据中医理论辨证为肝脾不调，脾失统摄，治以疏肝运脾，益气摄血之法，仅服药10剂，病即痊愈，可见对于罕见病的治疗，必须按照中医的脏腑经络理论，进行辨证论治，才可能收到治疗效果。作为临床医生，要深入研究基础理论，要用理论指导临床实践，这样才能做到临证左右逢源。

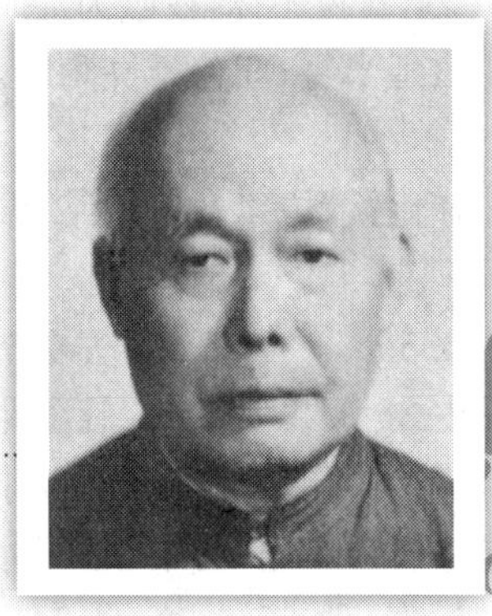

谢任甫医案

【生平传略】

谢任甫，1911 年生，四川省仁寿县人。主任中医师。20 世纪 30 年代初，曾在仁寿、重庆等地当职员、中学文史教员，后因病投师，业余学习中医。40 年代拜重庆名医朴晓岚为师，并在重庆开业行医。50 年代调重庆市第一中医院工作，曾任重庆市中医研究所主任医师。

行医数十年，擅长内科杂症。

一、辨证治愈百日咳两例

例一 吕某，男孩，2 岁零 3 个月。

初诊：1974 年 4 月。

主诉（患儿父亲代诉）及病史：已咳嗽 20 多日，加重半个月。近则每次连续咳 10～20 声不等，末后发出吸气性鸡鸣声，咳时面红流泪，俯首弯腰，满身大汗。经某西医院诊断为百日咳，治疗多次，每夜给适量镇静剂也无法镇咳，故转求中医诊治。

诊查：咳嗽兼旬，咳久伤络，火郁于肺，咳声连续不歇，面红流泪，舌干燥无津，脉来细数。

辨证、治法：此顿咳之候。治拟清肺化痰，活血降逆。

处方：炙百部 6g 光杏仁 6g 天冬 6g 六曲 6g 矮茶风 9g 红花 3g 糯稻根（洗净）15g 吉祥草 15g 益母草 15g

水煎，2 次，每 3 小时服 40ml。5 剂。

再诊：服药第三日，咳减小半，饮食略佳。5 剂服毕，咳嗽显著减轻，不出汗，不流泪。苔少，舌质红，脉细数。原方化裁。

处方：炙百部 6g 光杏仁 6g 天冬 6g 六曲 6g 炒谷芽 6g 竹茹 3g 冬瓜仁 15g 吉祥草 15g 冰糖（化兑）10g

三诊：药尽 5 剂，咳已基本痊愈。因病久体弱，饮食尚未复元，给予补肺健脾之剂。

处方：北沙参 9g 山药 9g 麦冬 6g 茯苓 6g 红枣 15g 冬瓜仁 15g 炙草 3g

水煎，5 剂。

随访 10 个月，未再咳嗽。

例二 杨某，女，1 岁零 9 个月。

初诊:1976年10月。

主诉(患儿父亲代诉)及病史:咳嗽半个月。每咳十多声,涕泪交流,直到呕吐痰涎或吐出食物才暂可止咳片刻,日夜不休,夜咳为甚。曾经某儿童医院治疗,多日服药无效。转请中医治疗。

诊查:患儿咳延半月,面色浮亮晦暗,苔白腻,脉来滑数,指纹青而粗。均主水饮内停,已成顿咳之候。

治法:拟温肺化饮,佐以益气散结,温清并用。海藏五饮汤加味,外贴膏药。综合治疗,较为合拍。

处方:苍术4.5g　白术6g　法夏6g　茯苓6g　川朴6g　猪苓6g　前胡6g　泡参6g　桑白皮6g　陈皮3g　枳实3g　旋覆花(布包煎)6g　泽泻9g　桂枝1.5g　甘草1.5g

水煎二次,药汁混匀,每次30ml,3小时后再进。4剂。

处方:伤湿止痛膏2张,剪半张外贴大椎、肺俞、风门穴,每次轮换贴二穴,严格控制外贴时间(冬季48小时,春、秋36小时,夏24小时),取下膏药后,用浸煤油或汽油的纸徐擦贴膏药处。冬、春、秋季隔6小时贴一次,夏季隔8～10小时贴一次。不可贴时间过久或间隔时间太近,否则会引起皮肤瘙痒。

再诊:患儿服毕第二剂药,呕吐减轻大半;4剂后,仅干呕2次,阵咳略减,面色由浮亮而晦渐转红色。守上方去桑皮,加益母草15g,续进3剂,水煎如前,每次40ml,4小时再进。

三诊:药后呕吐停止,咳嗽减轻大半,饮食尚可。家长不便煎药,要求停服煎剂。

处方:黄药子9g　冰糖(化水兑)10g　7剂

先用冷水浸泡黄药子20分钟,武火煎10分钟,取汁兑入冰糖水,分2次服。余药汁用凉开水冲兑,适当兑冰糖水代茶服,日服5次。

健脾膏片1盒,照服药说明服用。

随访8个月,未再咳嗽。

【按语】百日咳又名"顿咳"、"鹭鸶咳"、"疫咳"。因其咳时为阵发性连续咳嗽,故名为顿咳;每阵咳后,伴有鸡鸣样深吸气声,且颈项伸引,形如鹭鸶,故名为鹭鸶咳;疫咳,则说明本病具有传染性。本病经过一般分为初、中、末三期。其治法,初期一般宜于宣发肺气,使邪从外达;中期宜清燥润肺,以减轻病势;末期宜养阴清肺,以促进恢复。

本案二例均为百日咳中期阶段。例一,阵发性痉挛性咳嗽3周余,曾服西药治疗无效,转求中医诊治。其病机为痰浊瘀血阻滞上焦,郁遏气道,肺气不能通达,以致咳嗽阵作。舌干燥无津,乃郁火伤津之象。故在化痰祛瘀降逆止咳基础上佐以润肺生津之品。例二,患儿咳嗽半个月,迁延难愈。因小儿脾胃易为乳食所伤,失于健运,生湿成痰,痰浊饮邪阻遏气道,肺脾同病。治以健脾燥湿、化痰止咳,药用二陈汤合五苓散加减,疗效颇佳。

二、涤痰活血、调补肝肾法治愈中风一例

孙某,男,64岁。

初诊:1981年10月。

主诉及病史:左下身瘫痪加重3个月。起病2年,曾两次住院,治疗共10余月,诊断脑栓塞后遗症。给予复降片、川芎嗪等药。近3个月来双下肢无力,左脚更甚,坐下不能起立,需人背扶,二便不能自理,语言不清。饮食中等,睡眠欠佳,平素不咳而痰多,嗜酒约40年。

诊查:身高体胖,苔白腻,语謇,脉濡细,血压170/102mmHg。

辨证：此湿痰内蕴，络脉瘀阻。

治法：议涤痰活血为先，然后兼资肝肾。选用苍白二陈汤加味。

处方：苍术 9g　胆南星 9g　白术 15g　法夏 15g　茯苓 15g　陈皮 6g　桃仁 6g　红花 6g　怀牛膝 24g　炙草 4.5g　生姜 4.5g

再诊：药尽 6 剂后可自己策杖挪动一两步，余症如前。拟苁蓉散加味徐图之。

处方：肉苁蓉(酒洗)15g　川断 15g　茯苓 15g　赤芍 15g　炙远志 9g　石菖蒲 24g　党参 24g　田三七 6g

6 剂，低温焙干，研细末。每日 3 次，每次 6g，蜂蜜水调服。

三诊：散剂于 7 周内服毕，症情大有好转，可策杖在室内步行 20 米；语言稍清楚，能连说两三句话；隔日更衣，尿偶失禁。血压 156/92mmHg。下元虚损，集灵膏加味。

处方：生地 30g　熟地 30g　北沙参 30g　天冬 24g　麦冬 24g　五味 24g　怀牛膝 45g　枸杞 45g　山楂 60g　仙灵脾 60g　蜂蜜 90g

9 剂，收膏，每日 3 次，每次 10ml，开水调服。

四诊：服膏已 1 个月，症状续见好转，惟连连咳嗽，咯白稠痰，鼻塞。苔薄白，脉微浮。血压 156/88mmHg。

处方：熟地 15g　法夏 15g　茯苓 15g　紫苏 6g　防风 6g　陈皮 6g　当归 9g　建曲 9g　炙草 3g　生姜 3g

水煎，3 剂。嘱外症解后，膏方药继进。

五诊：已能策杖慢步 70 米，说话尚清楚，能阅读书报半小时。血压 152/88mmHg。以龙马自来丹加入膏方巩固之。

处方一：膏方同上。

处方二：苏地龙 45g　马钱子(去毛)54g

上二味放烤箱内，恒温 85℃放置 3.5 小时，取出研细末，加入膏内混极匀。服法同上。马钱子粉如未和极匀，易中毒！

随访 2 年，血压基本正常，生活自理，策杖能行 100 米。

【按语】中风的发生，主要在于患者平素阴阳失调、气血亏虚，加之失于调养、忧思恼怒等，以致气血运行受阻，肌肤筋脉失于润养引起肝阳暴张、阳化风动、气血逆乱、夹痰夹瘀、窜扰经脉，而见突然昏仆、半身不遂等症。其病因主要有风、火、痰、气、血。其病位以肝为主，与心脾肾相关。论其证候属本虚标实，而急性期侧重在标实，常以腑实、痰热、瘀血的症状表现为主，至后遗症期则常遗有半身不遂、语言障碍、肢体麻木等症，此余邪未尽、气血未和、脉络未通，为虚实夹杂之候，治宜标本兼顾，扶正祛邪。本案为中风后遗症，不仅痰湿内蕴、络脉瘀阻，而且肝肾亏虚，为虚实夹杂之候。谢老先以治标，后固其本，故先用二陈汤加活血之品以化痰湿、祛瘀血、通经络；再用补养肝肾、益气活血调理善后，经过适当护理，能收到较好疗效。

三、平补镇心丹治愈噩梦一例

宋某，男，49 岁。

初诊：1955 年 6 月。

主诉及病史：因受炮火轰击刺激过强，每晚午夜梦见炮战，心惊而醒，周身大汗，湿透内衣，已历 7 年余，迭经京、津、沪、汉、蓉等地各医院神经科检查诊治，均未好转，特由蓉来渝求治。

诊查：体形瘦长。面无华，唇发绀，鼻尖红，面有疹子色白。苔薄白，舌质淡。脉来沉细。

辨证：病由惊恐得之。《经》云："精气并于肾则惊，心虚而肾气并之则为恐。"每晚梦中惊醒，大汗；汗为心液，唇发绀，脉沉细，皆心肾两虚之候。法宜养心肾，益营卫。方用平补镇心丹，重用龙齿。

处方：归脾合剂200ml，每服20ml，日服3次。琥珀粉20g，每服1g，日服3次。

处方：熟地60g　茯苓45g　茯神45g　麦冬45g　怀山药45g　天冬45g　龙齿75g　车前仁30g　上肉桂30g　炒枣仁24g　高丽参24g　北五味15g　炙远志15g　家蜂蜜适量　漂朱砂(穿衣用)12g

上药焙研细末，炼蜜为丸，梧桐子大。每服6g，日3次，空腹嚼服。

服合剂与琥珀粉3日，病情无变化。赶制药丸，接连服丸药5日，噩梦大减，汗亦减少，午夜2时仍醒一次，约半小时后仍可入睡。带丸药返蓉照服，20日后噩梦全无，汗止。患者为巩固疗效，要求继服丸药。原方减龙齿为45g，继服2料。随访3年，未再发生噩梦。

【按语】本案患者暴受惊恐、多虑善惊、胆怯心虚，而惊恐伤神，心气更虚，神无所附，致心神不安而不寐。《沈氏尊生》谓："心胆惧怯，触事易惊，梦多不详，虚烦不眠。"本病病位在心，与胆肾有关，治宜益气镇惊、安神定志，用平补镇心丹加减，重用龙齿，疗效较好。

四、平补潜镇法治愈阴虚梦交一例

陈某，女，42岁。

初诊：1978年冬初。

主诉及病史：一周之内梦中房事4次，深以为苦。上周经期量多，口干咽燥，饮食减少，精神委靡，黎明微汗发热，近半个月来加班工作较劳累。

诊查：形体中等，面色皖白。苔少，舌质红，脉虚微紧。

辨证：经量多而致阴虚，又复加班劳累，致肾阴虚而相火动，阳不秘而阴不平；微热发汗为血痹虚劳之候。

治法：拟平补潜镇，选方二加龙骨牡蛎汤加减。

处方：白薇15g　生龙骨24g(先下)　生牡蛎24g(先下)　白芍15g　北五味15g　大枣15g　当归9g　炙甘草9g　生姜2g

水煎，3剂。

先用水浸药20分钟，武火煮开，文火熬30分钟，煎3次，所得药汁混匀。每日3次，每次150ml。

复诊：上药服后有8夜睡眠安稳无异状，轮换中夜班后，复发一次。舌苔薄白，质淡红而滋润，脉虚而迟。守上方，去北五味，改黑附片(打碎，先下)9g，加生姜(切片)6g。水煎，3剂。

半年后患者因他病就诊，自述服药后未再发生怪梦。

【按语】初诊时苔少，舌质红，用二加龙骨汤加减，以五味子代附子，法张石顽《张氏医通》；复诊因舌质改变，脉又虚迟，故用《外台秘要》转引《小品》原方，阴阳平补得效。

五、化痰通腑法治愈瘀血发热一例

韩某，女，50岁。

初诊:1978 年冬。

主诉及病史:半夜后发热汗出已两年,自测体温 39～40℃,黎明热渐退,汗亦止。两年前作子宫全切除手术,出院不久便发生上述症状。现症更衣难,3～5 日一次。尿无异常,口干不饮,纳食尚可。

诊查:身长体胖,面色暗黑。苔白腻,舌质淡,脉细涩。

辨证:证属本体阳虚,腑气不畅。

治法:逐瘀和血,温阳通腑。桃核承气汤加味。

处方:当归 15g　桃仁 15g　酒军 9g　桂枝 6g　炙甘草 6g　玄明粉 12g(单包)

3 剂。水煎 3 次,药汁混合后分 3 次服。玄明粉化水一次顿服,服后再饮开水 120ml。

再诊:药服 2 剂,腑气始通;服药 3 剂后,更衣两次,发热大减,且不出汗,发热时间缩短为 1 小时左右。

处方:桃仁 9g　酒军 3g　桂枝 6g　当归 15g　生白术 24g　炙甘草 6g

水煎,3 剂。

三诊:上方药连服 4 剂,已不发热,日便一次,饮食渐佳。苔薄白,脉象细弦。治拟和中理脾。

处方:柴胡 15g　黄芩 9g　法夏 9g　泡参 24g　生白术 24g　厚朴 9g　陈皮 6g　生姜 6g　炙草 6g　大红枣 15g

随访 1 年,午夜发热汗出基本治愈。虽有轻度发热,瞬息即止。

【按语】本案为瘀血阻滞、气血不通壅而为热。《灵枢·痈疽》指出:"营卫稽留于经脉之中,则血涩而不行,不行则卫气从之而不通,壅遏不得行,故热。"说明血涩不行、壅遏而热的机制。瘀血病在血分,属阴,故多在下午或晚间发热;瘀血阻滞,气血运行不畅,水津不能上承以致口干,但欲漱水不欲咽;经络阻滞,气血瘀结故有胞宫肿块;瘀血阻络,肌肤失于濡养,故见面色晦暗。此为瘀血发热,治以化瘀通腑,药用桃核承气汤加减,疗效较为显著。

六、加味消毒汤治愈气瘤一例

彭某,女,72 岁。

初诊:1970 年冬。

主诉及病史:右臀部包块半个月,2 个月前臀部不适,不以为意,近渐至坐卧困难,上月曾赴成都市某医院普外科检查,嘱住院手术,家属顾虑其年老,故就诊于中医。现症臀部包块日大,坐下疼痛加重,纳少,睡眠欠佳,二便正常。素患胃下垂 18 年。西医诊断:臀部囊肿(右)。

诊查:臀部肿块如鸭蛋大,红活高肿,小按则痛,但以手掩上不热。形长体瘦,面色皖白。苔薄,舌质红,舌心裂纹。语声低怯。脉微涩。

辨证:湿热壅滞,气血凝涩,"热伤皮毛则痛,湿伤肌肉则肿",老年体弱患此,而胃阴又虚,纳谷差,将成恶证。

治法:张仲景有"手掩上不热者为无脓"。应调脏腑致其疏通,和营卫无使壅滞,尚可内消以图之,治外顾内,泻实补虚。拟软坚化痰,解毒和血,除湿散风,兼养胃阴,以加味消毒汤为治。

处方:生牡蛎 24g　大黄 4.5g　当归 9g　僵蚕(酒炒)9g　醋香附 9g　山药 15g　陈皮 6g　赤芍 15g　红饭豆 24g　红花 6g　炙甘草 15g　5 剂

用水先浸泡药 30 分钟，武火煎开，文火煎 40 分钟，煎 3 次，取汁混匀，每日 4 次，每次 120ml。

再诊：药后肿痛稍减，纳谷尚差。苔脉如前。守上方，去红花，加浙贝、谷芽各 15g。5 剂。

三诊：囊肿逐渐回缩，肿痛续减，纳差。守复诊方，减大黄 1.5g，继进药 10 剂，每 3 日服 2 剂。

四诊：囊肿已回缩如中指头大。虽舌裂纹略减，而舌质尚红。纳谷仍差。再拟养阴益胃，佐以软坚、化痰、散风之剂。

处方：党参 24g　山药 24g　熟地 9g　当归 9g　赤芍 15g　升麻 4.5g　柴胡 4.5g　陈皮 6g　谷芽 15g　牡蛎 24g　大黄 3g　僵蚕（酒炒）9g　醋香附 9g　浙贝 15g　炙甘草 9g

药后肿块消失，1971 年春复查，无异常发现。

1971 年底来诊，诉左臀部又发生包块，不便坐卧。视之肿块如鸽蛋大，微肿压痛，以手掩上不热。再用消毒汤治之，两诊共服药 12 剂，囊肿完全消失。

随访迄今，14 年未发，健康状况良好。

【按语】 本症似属气瘤、臀痈（部分与疽的症状相似）、积聚、恶疮等范畴。消毒汤方药出自《丹溪心法》。原方：大黄、牡蛎、僵蚕等份，蜜丸。因患者年老纳差，胃阴虚，故改丸为汤，较易吸收。并注意大黄剂量，勿使泄泻。《本草纲目》谓牡蛎化痰软坚，清热除湿，并谓以大黄引之，能消腰以下肿；《神农本草经》记录大黄有破癥瘕积聚之功。《本草从新》谓僵蚕治风化痰，散结行经；近人则谓其有干扰素作用。加入香附开郁理气止痛，前人用醋浸炒，更能协同消积聚。浙贝母祛痰消块；当归、赤芍、红花活血；山药、陈皮养胃；清水炙甘草、红饭豆均能消肿解毒，用量虽较重，但不损气血，不动脏腑，其功尤捷。

七、辨证治愈肠痈两例

例一　王某，女，58 岁。

初诊：1982 年 12 月。

主诉及病史：阑尾炎术后伤口不愈合已 2 个月。现症：未愈合伤口长 4.5cm，不断流出分泌物。饮食尚可，二便正常，睡眠中等，口干不欲饮。

诊查：精神疲乏，苔薄白，脉细弱。

辨证：年近花甲，素体虚弱，阴精已枯，阳气复弱，气血两虚之体，肠痈稽延之证。

治法：当气血双补，托里解毒，可冀转机。

处方：黄芪 24g　党参 15g　茯苓 15g　白芍 15g　当归 15g　银花 15g　连翘 15g　白术 9g　白芷 9g　苦桔梗 9g　炙甘草 6g　6 剂

清洁伤口，油纱布包扎，隔日换药。

再诊：未愈合伤口已缩小至 1.6cm，只有少许清水样分泌物。守上方，加重黄芪量至 30g。续进药 6 剂。

三诊：伤口愈合，自觉无不适，拟保元汤加味，巩固疗效。

处方：黄芪 24g　党参 15g　当归 9g　上肉桂 4.5g（分吞）　炙甘草 6g　大红枣 24g　3 剂

随访 2 年，健康如常。

例二　王某，男，57岁。

初诊：1958年10月。

主诉及病史：1周前上腹偏左持续性痛，不向他处放射，不恶心，不呕吐，2天前右下腹痛，不发烧，食欲差。昨日大便2～3次，黄色溏便，无粘液。经某院诊断为阑尾周围脓肿，需手术治疗，因不愿手术，故转中医治疗。

诊查：急性病容，右下腹腹肌紧张，触及包块稍软，约8cm×7cm，压痛明显，无反跳痛。苔薄白，脉来沉涩，体温36.7℃，白细胞15400/mm^3，淋巴16%，中性82%，大单核2%。

辨证：此寒凝气滞血瘀，内痈已成。

治法：拟温以通之。

处方：广木香9g　枳实9g　香附9g　丹皮9g　酒军9g　生军6g　川朴15g　红藤30g　地丁30g　芦菖蒲30g

水煎1剂，日三、夜一服。

外用方：食盐0.54g，陈皮30g，共炒热，4层布包熨患部，日2次，熨5分钟后去一层布，熨20～30分钟，以病人不感觉太烫为准。

再诊：药后痛减近半，包块缩小至5cm×4cm，饮食量加。白细胞9400/mm^3，淋巴18%，中性80%，大单核2%，体温36.9℃。

守前方，减酒军3g，生军2g，水煎，2剂。外用方同前。

三诊：药后痛止，包块缩小至2cm×1.5cm。食量续增。

处方：红藤24g　地丁24g　银花24g　白芍15g　柴胡15g　枳实9g　生甘草6g　2剂

随访半年，未再复发。

【按语】肠痈是热毒内聚，瘀结肠中而生痈脓的一种病证。临床以发热恶寒、少腹肿痞、疼痛拘急为特征。张仲景总结前人的有关理论和经验，对本病论述甚详。如"肠痈之为病，其身甲错，腹皮急，按之濡，如肿状，腹无积聚，身无热，脉数，此为肠内有痈脓。"《圣济总录》有"肠痈由喜怒不节，忧思过甚，肠胃虚弱，寒温不调……故营卫相干，血为败浊，流渗入肠，不能传导，蕴结成痈"的记载，特别提出"肠胃虚弱"这一内因，对肠痈发病提示了新的认识。

本案例一为阑尾炎手术后2个月，伤口不愈合。患者年近花甲，素体虚弱，且手术大伤气血，是气血两虚之体，热毒之邪未尽，故治宜气血双补、托里解毒。例二为阑尾周围脓肿。气血瘀滞、郁瘀化热、腐肉蒸脓而致痈脓已成之证，治宜通里攻下、清热解毒、活血排脓。实本"通因通用"、"留者攻之"之旨，故疗效显著。

八、宣肺化痰、温补脾肾、内外合治治愈哮喘一例

杨某，男，53岁。

初诊：1957年秋。

主诉及病史：哮喘加重3日。呼吸气促，稍动则心累喘甚，喉中哮鸣如拉锯声，口干喜冷饮，浊痰色黄胶粘，纳差。连续夏秋复发已14年，冬春尚好。

诊查：苔黄腻，舌质红，面赤，微汗出，脉象滑数。

辨证：证系热痰交阻，热哮之候。

治法：拟泻肺降逆，清化热痰，内服外贴法。

处方:半夏 15g　麻黄(先下)9g　生石膏(先下)24g　建曲 15g　大枣 15g　桑皮 9g　甘草 6g　生姜 3g　葶苈子 15g　马兜铃 15g　侧耳根 24g

水煎,3 剂,日夜分 5 次服。

外用白芥子敷贴方(《张氏医通》):先用凤仙花(指甲花)全株二茎,煎浓汁涂肺俞、膏肓穴,揉几下再涂,待穴位皮肤发热后,外用下药敷 4 小时左右。贴敷时间最长不得超过 14 小时。

组成:白芥子 24g　延胡索 24g　甘遂 15g　北细辛 15g

2 剂量,共细末,瓶装备用。每次用药粉 4.5g,面粉 15g 混匀,以开水 12ml、白干酒 6ml 调和,作 2 个小饼,每只小饼中心撒麝香粉 0.075g,乘穴位处皮肤揉热时,贴在穴位上。10 日左右敷一次,选晴朗天气敷贴为佳。若皮肤因贴药起水疱或化脓时,用空针抽取水液或脓,清洁后用油纱布包扎。

再诊:内服外敷后,咳嗽减半,哮喘减轻,仍有粘痰,饮食略增。

处方:杏仁 9g　黄芩 9g　桑皮 9g　麻黄(去节)6g　苏子 9g　京半夏 9g　油厚朴 6g　银杏(打)9g　冬花 6g　甘草 6g　建曲 15g　侧耳根 24g

三诊:服上药 4 剂及第 2 次外敷后,哮喘减去大半,饮食尚未复原。苔薄白,舌质淡,脉细弦。

处方:党参 15g　茯苓 15g　大枣 15g　焦白术 9g　苏子 9g　桑皮 9g　当归 9g　白芍 9g　陈皮 6g　广木香 6g　炙甘草 6g　生姜 3g　沉香粉(分 3 次冲服)1.8g

四诊:上方药连服 10 剂、外贴 3 次后,哮喘未发,饮食复原。苔薄白,脉平。拟丸药常服。

处方:熟地 30g　川断 15g　地龙 15g　天冬 15g　茯苓 15g　紫河车 15g　北五味 24g　泽泻 9g　枳壳 9g　仙灵脾 40g　黄荆子 40g　家蜂蜜适量

10 剂量,低温烘焙,研细末,炼蜜为丸,梧桐子大。每日 2 次,每次 9g,白开水下。

嘱若外感或腹泻时需停药。第 2 年伏中,再用上外治法贴 3 次。

4 年后来信说:病未复发,多年沉疴得愈。

【按语】此案属于"哮证"范畴,是一种发作性的,以喉中鸣响、呼吸急促为特征之疾病。哮证发作的病机为内伏之宿痰遇诱因引触,痰随气升,气因痰阻,相互搏结,壅塞气道,肺管狭窄,气道通畅不利,肺气宣降失常而致痰鸣如吼、气息喘促。此案为热哮之候,痰热壅肺,肺气上逆,内服清化痰热、泻肺降逆之剂,外用《张氏医通》白芥子敷贴方,症状缓解,哮喘平息。

(以上由门人整理)

【编者评注】哮喘为临床常见的疑难病症,一般较难治愈。此例年过半百,连续发作 14 年,胶痰内阻于肺,亦为顽症。谢老先生采用内服清热宣肺降气之汤剂,外敷白芥子膏,收到明显效果,再用补益脾肾之剂,及第 2 年伏天继续外敷膏药,4 年病未复发。对疑难病症,往往需要两种以上的方法互相配合使用,而且在剂量上要加大,方能收到良效。另外,本例初期服汤剂,日服 5 次。可见特殊病要用特殊服药法,这也是取得佳效的原因之一。

熊梦周医案

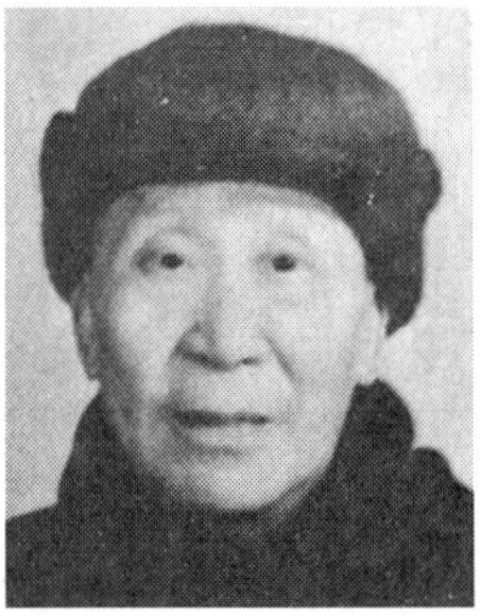

【生平传略】

熊梦周,1912年生,四川省岳安县人。中医儿科主任医师。其父熊汝源先生终身事医,尤擅儿科。熊氏承袭家学,进入杏林。遵循父意,先苦读三年经文,尔后又拜成都著名"隐医"曾子正先生为师,专攻医理,并侧重儿科,精读《幼科释迷》等书,为后来临证中左右逢源、灵活变通奠定了良好基础。

1929年正式行医,而立之年就成为一方名医,中年以后更悟医学真谛,有意识地攻克一些疑难重症,效果颇佳。

历任四川省人民医院副院长、四川省中医学会副会长、四川省人民医院儿科主任医师。

一、通经活络散结法治愈乳大一例

林某,男,4岁。

诊查:两侧乳房大如鸡卵,扪之有核,按之疼痛。乳头罩有黑色,若硬币大小。舌脉如常。

辨证:乳房处期门穴部位,期门乃经脉运行气血、联系脏腑、沟通表里上下的通路。湿郁期门,郁久化热,炼液成痰,阻滞脉络,气血不通,而为乳大。

治法:拟当通经活络,清热散结。

处方:王不留行 15g　柴胡 4.5g　抚芎 9g　穿心莲 6g　苇茎 12g　生栀 10g　丝瓜络 12g　重楼 6g　胆草 6g　浙贝 10g

二诊:上方药服9剂,疼痛减轻,乳房缩小一半。双乳核变软。舌脉同前。原方去重楼,加入红藤、夏枯草以助清热散法之功。

处方:王不留行 15g　穿心莲 6g　丝瓜络 12g　竹柴胡 4.5g　生栀子 10g　抚芎 9g　龙胆草 6g　浙贝母 10g　红藤 10g　夏枯草 10g　苇茎 12g

三诊:上方药服6剂,疼痛消失,乳房进一步变小。原方加重化痰软坚散结之品。

处方:王不留行 15g　丝瓜络 9g　龙胆草 6g　生栀子 9g　生牡蛎 10g　川郁金 9g　昆布 9g　海藻 12g　浙贝母 10g　竹柴胡 6g　路路通 10g

上方药服4剂痊愈。

【按语】通过脉证合参，确定本病病因为湿郁期门，久则化热，炼液成痰，阻滞经络，气血不通。故选方用药始终遵通经活络之法，加入化痰软坚散结与行气和血之品，遂无“关门逐贼之虑”。如见乳房肿大就盲目使用“肿者消之”、“积者散之”之药物，而不通经络、行气血，则消散无路，滞涩必生。

二、益气养血、滋补脾肾法治愈斑秃一例

叶某，男，53岁。

主诉及病史：于1983年3月间，突然头发从前左侧开始，自左至右、自前至后成片脱落，而成斑秃。

诊查：脱发处皮肤变薄，瘙痒，扪之即有头发脱落。伴头痛头晕，心悸气短，夜寐不安。胃纳差，面色无华。舌质淡，苔薄白，脉沉细。

辨证：此为气血不足，肝肾亏虚之证。

治法：治当滋养肝肾，养血益气。

处方：阿胶珠15g　熟地黄20g　鸡血藤20g　炙甘草5g　炙首乌15g　桑椹果30g　枸杞子20g　墨旱莲20g　广角参15g　炒白术15g　怀山药15g

二诊：服药8剂，脱发完全停止。头痛头晕、心悸气短、夜卧不安、食欲不振均有好转。生精化血，全赖水谷精微转化，当加重健脾益气之品。

处方：太子参20g　焦白术15g　怀山药15g　炙甘草6g　阿胶珠15g　熟地黄20g　桑椹果30g　枸杞子20g　广角参15g　鸡血藤15g　炙首乌15g

三诊：上方药服10剂，头部脱发部位开始有极柔细的新发生出。仍守方继服。

上方药服30剂，头发长势良好，浓密如常。

【按语】斑秃一症，多发生在重病体弱之后。此患者虽未患重病，但长期紧张劳累，眠差纳少，气血大伤，肝肾亏虚之证显见。发乃血之余，为肾所主，肝为血之腑库，故滋养肝肾、益气生血为其大法。但滋不宜腻，腻则碍脾，伐生化之源；养血不宜燥，燥则动血生风，于治疗脱发不利。

三、健脾燥湿法治愈频吐大量唾液一例

曾某，男，12岁。

主诉及病史：吐唾液2年多，量逐渐增多，近几个月来，整日不停，尤以晨起时为重，量不少于300～400ml。

诊查：纳差，形体消瘦，面色苍白有虫斑，白睛处有蓝色虫点，腹部脐周间歇性疼痛，夜磨牙。舌略红，脉滑微数。

辨证：蛔虫内扰，脾虚生湿，湿泛中州，胃气不降，水湿上犯而频吐唾液。

治法：当安虫开胃、燥脾除湿以恢复脾胃运化受纳功能，淡渗利湿给已成湿浊以出路。

处方：花槟榔10g　苦芥头10g　白茯苓10g　青木香10g　川椒目3g　车前草10g　杭白芍10g　大乌梅10g　泽泻10g　隔山橇10g　六曲10g　枯黄芩10g

二诊：服药2剂，唾沫已减少一半。胃纳稍增，腹已不痛。余症同前。守方继服药2剂。

三诊：吐唾液明显减少，昨日只是晨起吐少许唾液，今晨未吐。小便明显增多，胃纳正常。

舌尖红，苔微黄，脉略滑。上方加入生栀，清泄三焦之湿热。

处方：花槟榔 10g　炒二芽各 10g　白茯苓 10g　川椒目 3g　杭白芍 10g　泽泻 10g　黄芩 10g　车前草 10g　生栀子 10g　六曲 10g　大乌梅 10g

上方药服 2 剂，症状完全消失。嘱家长待患儿体质稍强壮时，驱虫以绝其病根。

【按语】此例虫证症状明显，诊断不难。但曾多次驱虫无效，症状反而加重。因其患病日久，正气已衰，驱虫不下，正气更伤。熊老采用安虫之法，抑邪而不伤正，开胃以健身，祛湿给出路，故在短期内收到奇效。

四、健脾渗湿、固涩止带法治愈带下症一例

周某，女，10 岁。

诊查：阴道排浊，色黄而稠，量多有块，内裤一日不换则脏不堪言。面色发黄，精神不振，四肢乏力，纳差。舌略红，苔厚腻微黄，脉弦滑。

辨证：素因脾虚纳差而身体较弱。脾虚则水反为湿，谷反为滞，致湿浊流注下焦。年幼体弱，肾气未盛，不能温煦脾阳；脾阳不运，不能化精为血，反化精为水而成本病。

治法：当益气健脾，固涩止带。

处方：太子参 12g　苍术 9g　焦白术 9g　白茯苓 18g　竹柴胡 6g　乌贼骨 9g　茺蔚子 9g　紫丹参 9g　炙甘草 3g　苡仁 15g　升麻 6g　银杏 6g　芡实 6g

二诊：服药 4 剂，诸症减轻。阴道排浊量明显减少，色不黄，质亦不稠，无块状。精神好转，舌苔白腻，脉滑。前方去丹参，加扁豆 9g，金樱子 9g，以增强健脾止带作用。

三诊：服药 4 剂，仅有少量白色浊物，偶感头昏，四肢关节痛。治疗仍照原方意，加入补中益气之黄芪 15g，补肾助阳之菟丝子 9g。

四诊：服药 4 剂，浊带已止，精神食欲已转正常，舌苔薄白。于上方稍有加减，意在善后调理。

处方：太子参 12g　生黄芪 15g　怀山药 10g　焦白术 10g　鸡内金 6g　竹柴胡 6g　乌贼骨 12g　毛狗脊 12g　炙甘草 3g　升麻 9g

上方药服 2 剂，诸症皆愈。嘱继服前方药 2 剂以巩固疗效。

【按语】本病是儿科临床少见之病，其症状表现与妇科带症相似。根据儿童的生理病理特点，结合该患儿的具体症状辨证施治，取得满意的效果。

五、清热祛暑、淡渗利湿法治愈暑温一例

敬某，男，8 个月。

主诉及病史：发热已 68 天，体温持续 39℃，最高达 40.5℃。曾在某职工医院住院 45 天，某县医院住院 7 天及某省医院住院 11 天，烧始终不退。

诊查：汗出高热，烦躁啼哭。面苍兼晦，微咳，大便二日未解。舌质红、苔黄腻，指纹紫而沉。

辨证：此乃暑湿郁于阳明之腑。

治法：张凤逵《伤寒全书》说：“暑病首用辛凉，继用甘寒，终用甘酸敛津，不必用下。”治以清热祛暑，淡渗利湿。

处方：大青叶 9g　板蓝根 9g　生栀子 6g　苦杏仁 9g　枯黄芩 9g　槟榔 9g　干地龙 6g　干芦根 9g　大豆卷 6g　丝瓜叶 10g　淡竹叶 6g　西瓜皮 9g

二诊：服前方药 2 剂，大便日行 2 次，热臭难闻，呈酱瓣色。腹微胀，体温 38.5℃，夜卧不宁。苔厚腻。仍守前方，略为加减再服。

处方：大青叶 10g　板蓝根 9g　龙胆草 6g　川藿香 10g　干地龙 6g　枯黄芩 9g　干芦根 6g　淡竹叶 6g　生栀子 6g　西瓜皮 10g　白薇 6g

三诊：服上方药 2 剂，午后体温波动在 37.5～38℃范围内。大便酱色，日行 2 次。腹软，舌苔黄腻，指纹正常，胃纳显著增加。暑湿已去大半，湿热郁滞未尽，仍清暑除湿为治。

处方：大青叶 9g　牡丹皮 9g　生栀子 6g　白僵蚕 6g　板蓝根 9g　白茯苓 9g　干地龙 6g　南青蒿 6g　白蒺藜 6g　生甘草 3g　白薇 6g

四诊：服前方药 2 剂，体温正常。大便日行 4 次，食欲渐增，腹软。舌红，苔转薄，指纹左沉紫，右鱼刺形，宗守前方。

前方药服 2 剂，病遂痊愈。

【按语】发病时值暑夏，初感暑热失治，由表及里，湿与热结，病势缠绵。温病方书载：暑温夹湿便溏，为湿邪未解，不可分利。熊老宗其说，清暑除湿，佐以芳化，四诊而告痊愈。

六、镇肝熄风、安神定志法治愈肝风内动一例

郭某，男，14 岁。

主诉及病史：全身抽动，不自主发声，时时口吐秽言浊语 4 年，加重 2 日。曾服氟哌啶醇片及中药、针灸等治疗，效果不佳。

诊查：形体消瘦，面色少华，语声低微。性情孤僻暴躁，走路歪斜不稳，四肢振颤，摇肩耸背，张口歪嘴，挤眉弄眼，约每隔 4～5 分钟出现一次惊骇状犬样叫声，时不自主，口吐秽语。诸症晨起较轻，午后加重，睡前最甚，入睡后诸症消失。在整个发病过程中无意识障碍。舌红苔白腻，脉弦细微数。

辨证：自幼性情孤僻，肝气郁结，久郁化火；小儿为纯阳之体，肝木最旺，火盛风行，风痰内扰，气机逆乱，遂成此证。

治法：泻肝熄风，安神镇惊。

处方：琥珀末 9g(冲服)　龙胆草 6g　白僵蚕 12g　白蒺藜 12g　炒白芍 15g　生栀子 9g　白茯苓 10g　槟榔 10g　净钩藤 10g　蚤休 9g

二诊：服药 2 剂，四肢振颤、不自主叫声、挤眉弄眼等症明显控制。舌脉同前，嘱继服 8 剂。

三诊：偶有叫声，肢体轻微摆动，自觉胸闷不爽，心烦少寐。肝风内动之势已减，而患病日久气阴两伤，风痰内扰之证相对突出。治以益气养阴，清热化痰，佐以定惊安神。

处方：潞党参 30g　生地黄 12g　杭白芍 12g　净百合 30g　川陈皮 10g　法半夏 9g　白茯苓 12g　慈竹茹 12g　胆南星 6g　石菖蒲 6g　净钩藤 12g　琥珀末 9g(冲服)

四诊：前日起叫声又作，似有旧疾复发之势。为防止大发作，给服小量氟哌啶醇片。仍宗初诊方。

五诊：服药 2 剂，摇肩耸背、叫声等症止。夜卧不安，偶尔挤眉弄眼，易发怒。前方加入平肝熄风，镇惊安神之品。

处方：琥珀末 9g　珍珠母 12g　朱茯神 24g　石决明 30g　明天麻 12g　蛇蜕 1.4g

龙胆草 6g　龙齿 9g　白蒺藜 12g　炒白芍 12g　净钩藤 12g　槟榔 10g

六诊:服药 2 剂,诸症消失,唯睡前及做作业时身体有僵硬现象。苔白厚腻,脉弦。因时值暑湿当令,“湿伤则痉”,新感引动旧疾,在上法基础上佐以芳香化湿。

处方:川藿香 12g　鲜佩兰 12g　白茯苓 12g　川厚朴 9g　枯黄芩 12g　大豆卷 12g　琥珀末 12g　珍珠母 12g　龙胆草 9g　白蒺藜 9g　露蜂房 12g

七诊:服上方药 3 剂,僵硬现象消失。后用滋阴平肝、镇肝熄风、健脾开胃之法调理善后,巩固疗效。随访 4 年,病未复发。

【按语】抽动秽语综合征病因不明,治疗困难。中医虽无此病名,但根据中医基本理论,按照辨证施治原则,可以取得较为满意的临床疗效。

“诸风掉眩,皆属于肝”,“肝病声呼多狂叫”,据此症则病位在肝。其症顽固,久治不愈,正气渐损,为本虚标实之候。治按“急则治其标,缓则治其本”的原则,先以泻肝熄风、镇惊安神挫邪之锐气,控制抽搐、吼叫之主症,防其继续伤津劫液,使肝木不得濡养,加重病情。后以益气养阴、清热化痰为主而收功。因其病位在肝,故平肝熄风、镇惊安神之法贯穿治疗始终。

七、龙胆柴胡汤治愈新生儿胆道闭锁两例

例一　刘某,女,3 个半月。

主诉及病史:生后 3 天,出现白色大便,1 周后全身皮肤及巩膜发黄,小便如浓茶。由于病情加重,黄染加深于 1978 年元月 24 日收入某医院治疗。

入院后经多方检查诊断为“完全性胆道闭锁”,劝其手术。患儿家长不同意手术,故转请中医治疗。

诊查:患儿面目及周身黄如橘皮,小便如浓茶,大便白如陶土,腹胀如鼓并见青筋显露,烦躁不安,口渴引饮,指纹沉紫滞涩,左手直射三关。

辨证:其症由于湿热之邪郁滞肝胆,日久化火,蕴结不解,病势危重。

治法:当疏肝利胆,清热除湿。用龙胆柴胡汤加减治之。

处方:龙胆草 6g　茵陈蒿 10g　生栀子 10g　枯黄芩 10g　竹柴胡 10g　车前草 9g　花斑竹 10g　田基黄 10g　干油菜 10g　鲜泽泻 10g　莱菔子 10g

二诊:服前方药 4 剂后,大便略转黄,小便赤黄稍淡,腹胀减轻。应不失时机再捣病所,大苦大寒,不可过剂,以防过苦化燥伤阴,过寒伤脾败胃。前方去黄芩,加茯苓、藿香以化湿健脾和中,加郁金、山楂以助肝胆通利。

三诊:服上方药 8 剂,大便日泻 4～5 次,排出深黄及绿色粘液便,全身情况及黄疸明显好转,大便偶带白色,面色已转红活。苔白少,上腹青筋隐约。宗前方继续荡涤肝胆余热,疏肝胆之阻滞,兼用健脾和胃,以防邪去正虚,产生他变,佐以淡渗清利,导余邪下达膀胱,是谓清湿热而不伤正,健运中州而防留邪。

处方:龙胆草 6g　茵陈蒿 10g　生栀子 6g　田基黄 10g　竹柴胡 6g　川郁金 6g　怀山药 10g　炒扁豆 10g　鸡内金 1 个　滑石粉 6g　白茯苓 10g

四诊:服上方药 10 剂,黄疸尽退,精神、食欲恢复,尿清,便黄,腹不胀,青筋不显,指纹红活。随访半年,一切良好,生长发育正常。

例二　王某,男,48 天。

主诉及病史:患儿自出生 1 个月之后,开始全身发黄,呈进行性加深。大便白色,小便黄,

呕吐，腹胀满，伴有低烧。经某医院检查诊断为：先天性胆道阻塞；胆汁性肝硬化。建议手术治疗。因病儿家长对手术有顾虑，故经人介绍到我科就诊。

诊查：全身皮肤及巩膜发黄，色暗不鲜，精神呆滞。大便白色而溏薄，日行数次。食少呕吐，腹胀满。小便深黄短少，吵闹不安但声不高。舌苔厚腻微黄，发烧，肝脾肿大。

辨证：本病为湿热蕴结，湿重于热，肝胆郁滞，气血瘀阻，病情危重。

治法：急以疏肝利胆，清热除湿，化浊祛积，淡渗利尿，既解肝胆之郁，又除中州之滞，湿从溺去，积从便解。方用龙胆柴胡汤加减。

处方：龙胆草 6g　茵陈蒿 10g　竹柴胡 6g　莱菔子 9g　花槟榔 9g　金钱草 10g　满天星 9g　干油菜 10g　田基黄 10g　白茯苓 10g

二诊：服前方药 2 剂，病情变化不明显，唯精神、食欲似有好转。因病重日久，难以立即奏效，审视原方，方药对症，故嘱其继服前方药 4 剂。

三诊：上方药共服 6 剂，大便色转为蛋黄色，全身发黄减轻，腹胀好转，烧全退。上方根据酌加健脾和胃之品，选用白术、法夏、白蔻、鸡内金、茯苓、化橘红等继服。

前后共治疗 44 天、14 诊，服药 31 剂而获全功。经检查患儿身体恢复正常。曾在患儿 2 岁多时追访过一次，生长发育正常。

【按语】新生儿胆道闭锁，目前主要依靠手术治疗。而其中“不能手术型”占 95%。即使手术，存活率也不高，故治愈率较低。多数人认为本病是先天性畸形，药物甚难奏效，是公认的小儿疑难重证之一。

近 10 余年来，熊老运用中医理论，探索新生儿胆道闭锁的病因、病理，曾治疗经西医确诊为新生儿胆道闭锁的患儿 30 多例，取得初步成效。

新生儿胆道闭锁，属中医黄疸范畴。“湿热相搏”是其总的病因。究其根源，本病之湿热受自母腹中，《证治准绳·幼科》谓：“此胎黄之候，皆由乳母受湿热而传于胎也。”

本病患者之所以遍体发黄，在于邪气不得泄越，新生儿脏腑尤为娇嫩，形气未充，功能不全，脾气尚弱，不能输泄胎毒湿热之邪，因而蕴结于里。正气幼弱，邪易深入，脾胃升降失其常度，脾气不升，则肝气郁结失于疏泄；胃气不降，则胆汁排泄失常。

胎中受邪，祸植其中；肝气郁结，气滞不通；更兼湿热之邪胶固难解，三者结合，互为因果，由气入血，瘀热阻络，血脉不通，胆汁排泄受阻，而为胆道阻塞。瘀血凝结成块，日渐增大，则形成瘀块痞结(肝脾肿大)。

由此可知，新生儿胆道闭锁的发病机理比一般黄疸更为复杂，病情更为深重。

新生儿胆道闭锁，除有一般黄疸的临床表现外，还有以下几个特点。

1. 时间　新生儿胆道闭锁，多在其出生后 2～3 周开始出现症状，常在出生月余后症状加重、明显。

2. 症状　新生儿胆道闭锁有目黄、身黄、小便黄等黄疸所共有的症状，其特点是发黄呈进行性加深，大便呈陶土色。迁延日久，瘀血成块，则可见肝大腹胀，腹壁青筋暴露等危重症。

3. 以阳黄为主　小儿为纯阳之体，具有六淫易于火化的特点。除见以上症状外，多兼见黄色鲜明，烦躁不安，口渴喜饮，大便秘结之阳黄诸症。虽亦有黄色晦暗、神疲乏力、四肢不温之阴黄证见，但毕竟为数较少，多为患病日久、失治误治或治疗无效转变而来。

一切黄疸，湿邪是主要病因之一，除湿通利，给湿邪以出路，是治疗黄疸的大法。新生儿胆道闭锁病因复杂，病势危重，牵气涉血，成瘀阻络，故用一般治黄常法收效不显。根据临床实践体会，常以清热除湿利胆为主，辅以疏肝活血。

因湿热为此病的主要病因，故只有湿热分消，才有利于胆汁排泄。肝气郁结，瘀血阻络，是本病的重要环节，故疏肝可使郁结的气机畅通，活血可使瘀滞的脉络无阻。抓住本病的主要矛盾之后，再随证变化，结合泻下通腑、补虚扶正、温化寒湿等法，因人制宜。

基于上述认识，熊老自拟龙胆柴胡汤为治疗本病的基础方。

组成：龙胆草 6g　茵陈蒿 10g　竹柴胡 6g　生栀子 6g　宣泽泻 6g　川郁金 10g　姜黄片 6g　金钱草 10g　田基黄 10g　花斑竹 10g　满天星 10g

水煎服，1 日 1 剂。2 小时 1 次，1 日 6 次。

方中以胆草清泻肝胆实火，茵陈除湿利胆为主药。生栀助胆草清热，田基黄、花斑竹助茵陈利湿退黄。泽泻、金钱草淡渗利湿，给湿邪以出路，并使湿热分消。用柴胡疏肝胆气机之郁滞，郁金、姜黄活血使已阻的脉络畅通。本方中一药多能。如郁金主为活血化瘀，又行气解郁，除湿退黄；生栀子长于泻肝胆火热，又除湿利胆。值得强调的是龙胆草、田基黄、满天星。小儿稚阳之体，而胆草大苦大寒，儿科一般畏用。而此病邪盛症重，如不立扑炽火、分解胶固之湿热，待邪进正衰、不胜药力时，治疗更为棘手。故反常法而行之，取胆草苦寒直折，其力专一强大，趁正气尚旺之时挫其邪势，以收速效。但必须掌握中病即止的原则，否则稚阳易伤而生他变。另外，田基黄、满天星经临床验证，是退黄利胆的良药。

新生儿胆道闭锁兼症极多。故运用本方还当随症加减。若发热口渴、大便秘结者，加黄芩、酒军、风化硝，泻肺而通腑，便秘而喘者，加生瓜壳宣肺通便；黄疸不甚鲜明，热象不明显，大便稀溏者，加木通、金钱草；若患病日久，或禀赋尚弱，或失治误治而见黄色晦暗、四肢不温、神疲乏力之阴黄变证者，原方去胆草、生栀，加桂枝、炮姜温阳化气、温振脾阳，加白蔻，砂仁燥湿运脾；气虚汗多者加太子参；气虚兼有外邪者加泡参；肝脾肿大、腹壁青筋暴露者加蒲公英、丹参以活血化瘀、清热解毒。在治疗过程中，还当顾护脾胃，随证选用鸡内金、鸡矢藤、苦荞头、隔山橇、怀山药、扁豆等。

新生儿胆道闭锁，凡属阳黄者，又经及时治疗，一般预后较好。见其变证，属阴黄者，一般预后极差，用药尤当谨慎，不可因祛邪而伐正。病情较重的患儿，应嘱家长细心护理，复感外邪往往使病情迅速恶化。

【编者评注】新生儿胆道闭锁症，是目前中西医界公认的儿科疑难重症之一。近 10 年来，熊老先生运用中医理论，探索新生儿胆道闭锁的病因、病理及治疗措施，进行了许多艰苦的工作，先后治疗了 30 多例，取得了可喜的成果，他总结的新生儿胆道闭锁的病因、病理以及治疗的基本方，为后学者提供了重要的参考数据，显然具有重要的指导意义。

张锡君医案

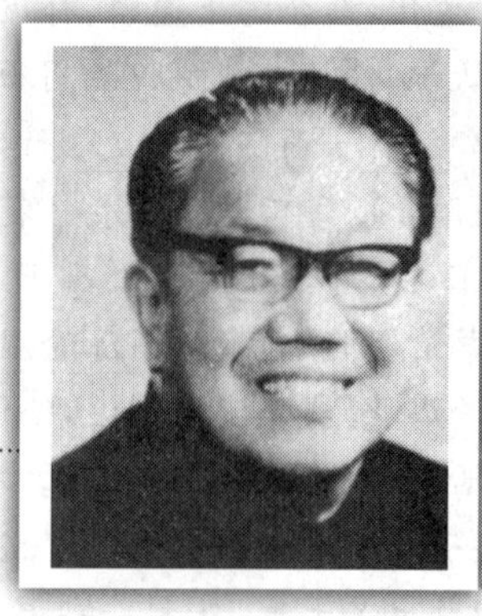

【生平传略】

张锡君，1913年生，江苏省无锡市人。主任中医师。出身于三世中医世家。1930年毕业于无锡国医专门学院，该年正式开业行医。后又入江苏省立医政学院学习，1936年毕业后，曾与承淡安先生一起在无锡创办中国针灸学社和无锡针灸专门学校，担任教务长；与丁仲英、丁济民、邹云翔、任应秋、董德懋、耿鉴庭等共同创办《上海光华医学杂志》，任总编辑；与冉雪峰等联合创办南京中医救护医院，担任副院长；与胡文澜等开办重庆中医施诊所，任副所长。新中国成立后，历任重庆市第一、二中医院院长，重庆市人大常委、重庆市和四川省政协委员、第六届全国人民代表大会代表等职。

张氏从事中医工作50余年，学识渊博，治验丰富，尤其对急重症和疑难症的治疗有独到经验，每起沉疴。曾在中外杂志上发表学术论文30余篇，是国内著名的中医专家之一。

一、清热化湿、平肝熄风法治愈春温夹湿一例

李某，女，4岁半。

初诊：1984年2月27日。

主诉及病史：患儿于1983年11月2日始发热，伴小便频数，短涩疼痛。某医院诊为急性肾炎、急性尿路感染，经中西药治疗，症状稍缓，但未痊愈。1984年2月23日夜间，突发神昏，失语，摇头等症状，经中西药治疗无效，于2月27日请张老会诊。

诊查：身热不退，朝轻暮重，神识昏蒙，时清时昧，失语，摇头，呵欠频作，肢体萎软，呕恶厌食，二便失禁。舌淡红、苔白腻脉细弦。

辨证：湿热内蕴，上蒙心包，下流膀胱，弥漫三焦，引动肝风。为春温夹湿。

治法：清热除湿，化浊开窍，镇痉熄风。

处方：青蒿10g　茯苓10g　陈皮6g　半夏6g　石菖蒲6g　郁金6g　远志6g　蝉衣6g　僵蚕9g　竹叶菜20g　牛筋草15g　1剂

另予牛黄至宝丹1丸，用太子参15g煎汤，分3次化服。

二诊:2月28日。服药后体温降至37.7℃,诸症稍减。舌淡苔白腻,脉濡。此乃湿重热轻,宜予清热利湿之剂。

处方:杏仁6g　川朴6g　法半夏6g　木通6g　石菖蒲6g　郁金6g　苡仁10g　玉竹10g　南沙参10g　麦芽10g　谷芽10g　白蔻3g

另予石斛露1瓶,每次1匙,日3次。

三诊:3月5日。药后神志清楚,能断续吐字,可站立,咳嗽痰鸣,纳呆。苔腻,脉滑。仍予第一方加减出入8剂。另予蛇胆川贝散3支,每次半支,日3次。

四诊:3月13日。服药后诸症继续好转,但于3月12日夜间病情突然加重,患儿吵闹烦躁,下肢瘫痪。西医诊断为"脑炎后遗症"、"小儿麻痹证"、"精神异常症"。此乃湿热久羁,损伤肝阴,虚火内扰心神所致,治宜养血安神,清热除烦,予酸枣仁汤加减。

处方:炒枣仁10g　知母10g　莲子心10g　栀子10g　郁金10g　川芎9g　茯苓12g　琥珀粉3g(冲)

五诊:3月18日。4剂药后神志清楚,能正确回答问题,但稍迟缓,口腔内有少许溃疡点,纳差。舌红苔黄腻,脉滑数。

处方:杏仁9g　川朴9g　法半夏9g　石菖蒲9g　郁金9g　僵蚕9g　白蔻3g　苡仁15g　木通9g　枣仁9g　葎草24g　3剂

另予薄荷10g,月石5g煎汤漱口。3月29日,神志正常,食纳增加,诸症悉除,予健脾和胃之剂善后。

【按语】本例从发病到治愈历时5个月。张老认为本案有如下特点:①病初有发热、鼻流清涕、咳嗽等表证之象;②发热夜甚,体温长期波动在38.5~39.2℃之间,此乃湿热内蕴,稽留不退之征;③神识昏蒙、失语、摇头、小便频数短涩,此属湿热蒙蔽心窍,下流膀胱,弥漫三焦,引动肝风;④下肢萎软,呕恶纳呆,苔腻脉缓,为湿热留恋气分,病变在脾胃之征象。综上所述,本案属中医温病范畴,治疗时应先以豁痰开窍、清热利湿、化浊熄风之法以治其标,再予分清湿热、养血安神、清热镇惊之法以治其本,最后以益气健脾之法收功。

二、清心开窍、平肝熄风法治愈伏暑一例

黄某,男,4岁。

主诉及病史:因高热(39.8℃)、不自主舞蹈样动作、神志不清、二便失禁1周余,于1983年10月16日以病毒性脑炎收入某医院。经予青霉素、氯霉素、激素及能量合剂等药物治疗,疗效不佳,遂请张老会诊。

诊查:患儿高热,神志不清,烦躁不宁,左侧面颊及手指抽动,左侧肢体瘫痪,二便失禁。舌红苔黄,脉细数。

辨证:邪陷心包,肝风内动。证为伏暑。

治法:清心开窍,平肝熄风。

处方:僵蚕10g　蝉衣10g　钩藤(后下)10g　全蝎(冲)2g　天麻6g　甘草4g　石决明30g　石菖蒲9g　蜈蚣1条　白芍20g　1剂

另予羚羊角粉0.6g,2次分冲;神效紫雪丹1瓶,一日分3次服完。

二诊:11月17日。药后热势稍退,烦躁减轻,抽搐减少,余症同前。

处方:菊花9g　钩藤9g　银花9g　连翘6g　天麻6g　地龙5g　白芍10g　龙胆草

3g　蜂房 3g　3 剂

另予蜈蚣 3 条，全蝎 3g，僵蚕、蝉衣各 10g，人工牛黄 1g，共研细末，分 9 包，每次 1 包，日 3 次；神效紫雪丹 3 瓶。

三诊：11 月 20 日。药后患儿热退神清，已能讲话，二便正常，但口角频抽，左侧肢体活动受限。舌红绛，苔薄黄，脉弦数。仍以前方加减。

处方：天麻 6g　菊花 10g　玄参 10g　白芍 15g　钩藤 15g　生地 20g　僵蚕 9g　蝉衣 9g　石决明(先下)30g

另予清开灵，安宫牛黄片，蛇胆川贝精片。

四诊：12 月 20 日。服上方药 1 个月，患儿基本恢复正常，仅行走时不太稳定。

处方：天麻 9g　川芎 9g　白芷 9g　石菖蒲 9g　法半夏 9g　远志 6g　虎杖 30g　陈皮 30g　茯苓 12g　枸杞子 12g　路路通 15g　舒筋草 15g

另予灵芝蜂王浆，每日早晨空腹口服 10ml。

药后患儿病愈，再予滋补肝肾之剂善后。

【按语】本案系因感受温邪所致。邪热炽盛，内陷心包，则高热神昏，烦躁不宁；邪热内陷厥阴，引动肝风，则面颊、手指抽动；热伤肝阴，筋失濡养，血脉瘀阻，故肢体瘫痪。治宜清心开窍，凉肝熄风，活血化瘀，祛风通络。

三、清热利湿、行气化水法治愈癃闭一例

唐某，女，4 岁。

初诊：1979 年 10 月 20 日。

主诉及病史：小便频数(40～120 次/日)、短涩、小腹胀痛 2 个月余，经用抗生素等治疗无效，于 1979 年 10 月 20 日就诊。

诊查：患儿小便点滴短少，小腹胀痛难忍，下肢浮肿，烦躁不安，口苦纳呆。舌红苔薄黄，脉弦数。

辨证：肾气不足，气化不利，水湿内停，瘀阻膀胱。证属癃闭。

治法：补益肾气，化气行水，通瘀利尿。

处方：桂枝 5g　白术 9g　黄芩 9g　金樱子 9g　泽泻 10g　猪苓 10g　茯苓 10g　车前草 20g　夜关门 20g　琥珀粉(冲服)1.5g　20 剂

二诊：11 月 20 日。药后每日小便减至 8 次，下肢浮肿消退，小腹胀满消失，仍口苦纳呆，心烦失眠。舌红苔黄腻，脉弦数。肝胆湿热下注，宜以疏肝利胆，清热利湿为治，予龙胆泻肝汤加减。

处方：龙胆草 9g　柴胡 9g　黄芩 9g　栀子 9g　苦参 9g　六一散(包)15g　夏枯草 30g　茅根 30g　葎草 30g　琥珀粉(冲服)1.5g　2 剂

另予千里光片 2 瓶，每次 3 片，每日 3 次。

药后诸症消失。1980 年 11 月 3 日患儿因旧病复发再次前来求治，仍予上方加金钱草 30g，服药 1 剂，诸症若失，随访 2 年未复发。

【按语】《素问·灵兰秘典论》篇云："膀胱者，州都之官，津液藏焉，气化则能出矣。"《素问·宣明五气》篇曰："膀胱不利为癃，不约为遗溺。"可见癃闭之病变主要在膀胱气化不利。故张老用金樱子、夜关门摄纳肾气，五苓散化气行水，车前草利尿消肿，又虑其水停日久，瘀阻气血，特选用琥珀粉化瘀利尿，诸药共奏补肾化瘀、行水化气之效。由于药中病机故疗效显著。

四、祛痰化瘀、散结利水法治愈噎膈悬饮一例

蒋某，女，59岁。

初诊：1982年4月19日。

主诉及病史：进行性吞咽困难、呼吸困难半年，伴血性胸水3个月，于1982年4月19日就诊。

诊查：危重病容，瘦弱无力，双睑下垂，吞咽梗阻，饮食量少，呼吸困难，呛咳喘促，心累心慌，声低气微，右胸疼痛不能卧，大便燥结3日未行，小便短黄。舌暗红少苔、舌下静脉曲张，脉沉涩。经多次胸片、钡餐造影检查，拟诊为右下纵隔肿瘤，性质待定；右侧胸腔积液；3次胸水检查均为血性，但未找到癌细胞。

辨证：痰瘀凝结，水邪凌胸。证属噎膈，悬饮。

治法：除痰化瘀，散结利水。

处方：全瓜蒌15g　泽泻15g　猪苓12g　薤白头12g　桑皮9g　法半夏9g　郁金9g　九香虫6g　地鳖虫5g　南沙参30g　白花蛇舌草30g　琥珀粉(冲服)3g　7剂

另予核葵针，肌注，每次4ml；六神丸，肿节风片。

二诊：4月27日。药后大便通畅，胸闷、咳喘减轻，仍感吞咽困难，倦怠乏力。

处方：急性子12g　威灵仙12g　山豆根9g　乌梅10g　僵蚕10g　全瓜蒌15g　麦冬15g　昆布20g　海藻20g　玄参20g　甘草5g

癌痛片，六神丸。

三诊：5月25日。服上方药24剂后，吞咽梗阻明显减轻，每日可进食3两，胸水减少，唯咳痰较多，色白粘稠，双睑下垂，神倦乏力。舌淡红，苔薄黄腻，脉涩。

处方：芦根30g　茅根30g　杏仁30g　苡仁30g　冬瓜仁30g　白花蛇舌草30g　仙鹤草30g　葎草30g　车前草30g　泽泻15g　茯苓15g　麦冬15g

癌痛片，肿节风片。

四诊：8月19日。服上方药至1982年8月18月，患者精神好转，吞咽正常，纳食增加，胸胁不痛，眼睑恢复正常，复查胸片示胸腔积液消失，肿瘤大小同前，超声波检查肝波异常。患者正气渐复，噎膈已平，应以治疗痰瘀凝结之积聚为主。

处方：南沙参30g　苡仁30g　芦根30g　鱼腥草30g　蛇舌草30g　瓜蒌皮15g　丹参15g　莪术15g　枳壳12g　砂仁(研冲)6g　川贝粉(冲服)5g

猴头菌片，蛇胆川贝片，核葵针。

五诊：10月15日。服药至1982年10月14日，临床症状全部消失，精神转佳，面色转红，每日进食6～8两，能进行家务劳动。再予上方出入以巩固疗效，现已随访近2年，病未复发。

【按语】本案系由气滞血瘀、脏气失和、痰瘀交阻所致。阳气衰微，水液内停胸胁则喘促咳痛，不能平卧；痰瘀交阻于食管，故吞咽梗噎不顺。急则当治其标，故先予理气化痰，开胸利水，解郁散结之法，待梗阻减轻，胸水减少，正气稍复，再予活血化瘀，软坚散结之法。

五、气血双补、疏肝通络法治愈心悸兼癥块一例

张某，女，7岁。

初诊:1973年7月7日。

主诉及病史:1973年2月开始心累心跳,精神委靡,面色苍白,同时伴关节疼痛。7月后自觉胁痛,心悸加重,右胁下有一包块,约鸽蛋大,压痛不移。经几处医院检查,诊断为"肝脏肿瘤",故请张老会诊。

诊查:肝右叶鸽蛋大包块、疼痛拒按,心悸气短,精神委靡,面色无华,倦怠乏力。舌质淡,舌下静脉曲张,舌苔白,脉细。

辨证:此为风湿内侵,搏于血脉,日久不愈,复感于邪,内舍于心,心肺痹阻,心气被抑,心阳不振,而发心悸。邪郁于内,脏腑失和,气血亏虚,肝气郁结,气结血瘀,日渐成积,而发肝癥。为心悸兼癥块。

治法:气血双补,养心通痹,疏肝通络,消癥散结。

处方:菌灵芝30g(先下2小时) 黄芪30g 太子参30g 白术10g 当归10g 丹参15g 桑枝30g 青皮10g 老鹳草15g 排风藤30g 30剂

三七粉15g,琥珀粉15g,共研细末,分成30包,每次1包,每日3次开水送服;珍珠层粉60g,每次1g,每日3次;豨桐片2瓶,照说明服。

四诊:8月5日。服药后心悸、关节痛减轻,故遵上方之意续服。

处方:党参30g 黄芪30g 大枣15g 当归10g 生地15g 远志6g 桑枝30g 佛手10g 三棱8g 莪术8g 丹参15g 排风藤30g

胚宝片每次3片,每日3次;风湿骨痛丸,照说明服。

八诊:9月8日。上方为基础,略有加减,连续服药30剂,包块显著减小,精神亦好转。辨证同前。

处方:菌灵芝15g(先下2小时) 太子参30g 黄芪30g 麦冬15g 玉竹15g 当归15g 丹参15g 海藻15g 昆布15g(洗) 生牡蛎18g(先煎) 柴胡10g 陈皮10g 排风藤30g

五香丸,蜂乳。

十二诊:10月13日。包块基本消失,精神进一步好转。守上方再进药30剂。

另予三七粉15g,琥珀粉15g,二味共研细末,分成30包,1日2次,每次1包,冲服;补中益气丸、归脾丸,二药交替服。

十三诊:11月24日。包块完全消失,肝区不痛,心累心慌明显好转,纳食增加,二便如常。

复查:肝右叶腋前包块消失,肝仍能触及。超声波:肝肋下1.5cm,剑突下3cm。血沉:16mm/h。应继续补益心脾,佐以理气活血,巩固疗效,宜以蜜丸缓图收功。

处方:菌灵芝60g 黄芪60g 党参60g 白术40g 茯苓40g 炙甘草10g 桂圆肉60g 枸杞120g 黄精60g 丹参60g 熟地120g 女贞子120g 黄荆子120g

共研细末,加蜜为丸,每丸重9g,1次1丸,每日3次。

1976年5月随访,诸症未见复发,自觉无异常。1978年再次随访,身体健康如常。1980年9月20日第3次随访,患者已14岁,上初中三年级,学习生活正常,参加运动会长跑比赛亦无心累心慌。

【按语】此案心悸兼肝癥,先由风湿痹证迁延不愈,沿肌肤经络内入脏腑,脏腑失和,气血亏虚,气血运行不畅,络脉痹阻,瘀血凝滞而成。肺主气,心主血脉,气血不畅,凝滞于心胸则出现心悸短气。肝主疏泄而藏血,气血不畅,凝滞于肝,日渐成积,则成肝癥。此案虽有肝癥之重症,但张师认为是气血亏虚之心悸发展而成,治疗应抓住气血亏虚这个主要矛盾,双补气血,使气血畅通,再佐以疏肝通络、消癥散结之品,运用煎剂、散剂配合治疗,病告痊愈。

六、扶正培本、行气化瘀软坚法治愈胃脘痛伴癥块一例

高某，男，60岁。

初诊：1978年2月5日。

主诉及病史：患者40年前开始胃脘痛，常在稍多食或饥饿时胃脘疼痛，嗳腐吞酸。20年前因饮酒过量，曾胃大出血一次，量约一碗，其色暗红，当时送医院治疗1周后渐渐恢复，近7年来因工作关系，与酸、碱等药品接触，胃脘痛加剧，呕吐纳呆，曾服多种中西药，其效不显。1977年底病加重，精神委靡，四肢倦怠，胃脘疼痛加剧，且在上腹部摸到一包块约3cm×4cm大小，人渐消瘦，体重下降。两次X光照片，诊为"溃疡性胃癌"。医院嘱立即手术切除，但患者不愿手术，特请张师诊治。

诊查：上腹部有3cm×4cm包块、质硬压痛，精神委靡，四肢倦怠，形体消瘦，胸脘部及腹部常胀痛较甚，时有刺痛。自觉胃中有恶臭液体上冲于喉，其势难忍，纳食呆滞，食后痛甚，大便色黑量少。舌质紫暗，舌下静脉曲张，舌苔白腻带黄，脉弦细。

辨证：气血亏虚，脏腑功能失调，气滞血瘀，痰湿凝结，日渐成积所致。为胃脘痛伴癥块。

治法：扶正培本，行气化瘀，活血消癥，软坚散结。

处方：太子参30g　大枣15g　核桃枝30g　甘草6g　苡仁30g　白花蛇舌草30g　半枝莲30g　石打穿30g　土茯苓30g　炒二芽各10g　煅瓦楞18g　乌贼骨18g　7剂

癌痛宁；六神丸；人参针，肌注；阳和膏药加麝香外敷肿块处。

二诊：2月12日。服上方药后胃脘痛大减，呕吐消失，亦未出现恶液上冲。故上方去煅瓦楞、乌贼骨、土茯苓，加鱼秋串15g，鸡屎藤30g，续服药24剂。

人参针注射完后改核葵针，量同人参针；癌痛宁服完后改服云南白药；六神丸服完后改服上海肿节风片，外敷药不变。

三诊：3月3日。病情好转，胃脘痛已止，纳食增加，但大便黑，包块未变。

处方：黄药子15g(先下1小时)　党参30g　大枣15g　苡仁30g　龙葵30g　蛇泡草30g　排风藤30g　三棱9g　莪术9g　海藻25g(洗)

上海肿节风注射液5盒，每次4ml，每日2次，肌注；血见愁30g，三七粉30g，共研细末，分成60包，每日3次，每次1包；夏枯草膏5瓶，每次1匙，每日3次；阳和膏药加麝香外敷肿块。

服上方药20剂后，包块消退一半，大便色转正。但仍觉十分疲乏无力，纳食减少。上方去三棱、莪术、黄药子，加鸡屎藤30g，隔山撬30g，地鳖虫9g，续服药10剂。同时开始注射人参针每日1次，每次4ml；血见愁、三七粉服完后换服云南白药；仍外敷阳和膏加麝香。

九诊：4月7日。包块基本消失，但仍倦怠乏力，纳食较差。

处方：党参30g　太子参30g　核桃10个　大枣15g　甘草6g　海藻25g(洗)　昆布15g(洗)　半枝莲30g　石打穿30g　白花蛇舌草30g

化癥回生丹，夏枯草膏。

十二诊：4月27日。上方药续服21剂，包块全部消失，精神很好，胃脘不痛，纳食增加，二便正常。去重庆某医院X光照片复查："癌病灶消失"。嘱续服中药，3个月后再复查。

处方：太子参30g　白术15g　茯苓15g　甘草6g　乌贼骨18g　煅瓦楞18g　鸡屎藤30g　鱼秋串30g　龙葵30g

上海肿节风片5瓶，每次4片，每日3次；健脾膏片5瓶，每次4片，每日3次；蜂乳2瓶，

每次 5ml，每日 2 次；乌梢蛇 60g，僵蚕 60g，共研细末，加蜂蜜为丸，常含化。

以上中成药须每日必服，而中药煎剂可 2～3 天服 1 剂。

1984 年 3 月 15 日随访，自述胃脘痛已愈，于 1978 年 5 月开始上班，已 6 年未见复发。多次去医院检查，未见异常。

【按语】此案胃癌属中医胃脘痛、癥块范畴。其病机多由气滞血瘀、痰湿凝结、火毒内蕴和脏腑功能失调等所致。治疗可采用活血化瘀、化痰散结、清热解毒和扶正培本等法。对于疑难重症，张师常说临床上不能死搬硬套，要辨证与辨病相结合，中西结合，要采用多个途径、多种药物进行抢救。张师对此案采取扶正培本、清热解毒、软坚散结、活血化瘀等攻补兼施之法。灵活运用煎剂、针剂、丸剂以及外敷散剂，交替配合治疗，同时还给病人做思想工作，故效甚速。这样既体现中医理、法、方、药的一致性，又证明精神因素对治疗疾病的促进作用。

七、滋肾养肝化瘀法治愈云雾移睛一例

李某，男，42 岁。

初诊：1976 年 8 月 3 日。

主诉及病史：患者自幼近视。1975 年 9 月 30 日晚，突然感觉右眼球剧痛，视物模糊，右眼前云雾样幻象如蚊蝇飞动，急去南充某医院眼科检查，诊断为“玻璃体混浊，眼底发炎，视网膜有剥离现象。”经治疗几个月未见好转。患者素体较差，加之此次眼病发生，心情恐惧，精神压力极大，故体重下降较快，悲观失望。经成都某医院检查，确诊为玻璃体混浊，接近失明。

诊查：患者精神欠佳，面色无华，形体消瘦。自述右眼前如云雾幻象，蚊蝇飞动，头晕目眩，时而耳鸣，失眠多梦，纳谷不香。舌质暗红、舌边有瘀点，舌苔薄少，脉弦细。

辨证：肝肾不足，兼有瘀滞。为云雾移睛。

治法：滋肾养肝，佐以化瘀。

处方：枸杞 10g　菊花 9g　生地 20g　熟地 20g　山药 16g　泽泻 12g　枣皮 12g　丹皮 10g　女贞子 30g　旱莲草 30g　茺蔚子 9g　决明子 9g　红花 9g　赤芍 9g　7 剂

明目地黄丸 2 盒，每次 1 丸，每日 3 次，红参 30g，三七粉 15g，琥珀 15g，共研细末，分成 60 包，每日 2 次，每次 1 包，冲服。

二诊：8 月 11 日。药后头昏耳鸣及右眼前云雾感均减轻。守上方煎剂，再进 7 剂。明目地黄丸改为石斛夜光丸继服。

以上方为基础略有加减，共诊 5 次，服药 40 余剂，右眼“飞蚊症”全部消失，头昏、睡眠、纳食均有好转，体重增加 3.5kg，心情舒畅，返回单位上班。

1980 年 9 月信访，患者身体健康，眼病未复发。

【按语】玻璃体是透明的胶体状组织，具有维持眼睛的球形状态以及屈光等功能。玻璃体浑浊，轻者眼前有黑影晃动，似如飞蚊，重者对视力有不同程度障碍，严重者仅存光感。中医眼科称此病为“云雾移睛”。其病变多与肝、胆、肾三脏有关。肾为肝之母，肾元不足，精血亏损，水不涵木则阴精亏；胆附于肝，随肝为病，或阴血亏损、虚火上炎，或情志过伤、郁久化热、热入血分、迫血妄行、溢于络外而形成瘀滞。治疗一般以滋养肝肾为主，或益气养血，或除湿化痰，或凉血散瘀。此病患者既有肝肾不足之本，又有脉络瘀滞之标，治疗则标本兼顾，以杞菊地黄汤养肝肾之阴，用三七粉、琥珀粉、茺蔚子、红花、赤芍等消络脉之瘀，共奏补肝益肾、化瘀消滞之功。

八、导痰汤加味治愈癫狂一例

闵某，女，37岁。

初诊：1976年12月25日。

主诉及病史：患者从1963年起开始患神经衰弱，常心烦耳鸣，失眠多梦，长期服安眠药。1974年后病情加重，情志易波动，喜悲伤欲哭。1976年2月26日因与他人争执，病情恶化，精神失常，狂躁不安，急送某精神病院，诊为"精神分裂症"，住院治疗半年。

诊查：近半个月来出现精神抑郁、表情淡漠、语无伦次、沉默痴呆、哭笑无常等症状；胸胁胀满不舒，不思饮食，平素多痰。舌质淡、苔白腻，脉弦滑。

辨证：痰气郁结，上扰清窍，蒙蔽心神，神志逆乱。证为癫狂。

治法：理气解郁，化痰开窍。予导痰汤加味。

处方：陈皮9g　半夏9g　茯苓10g　甘草4g　枳实12g　胆星9g　郁金9g　白矾3g(烊化)　蚤休9g　石菖蒲9g　香附9g　10剂

珍珠层粉60g，每次2g，每日3次；朱砂安神丸2瓶，照说明服。

医嘱：禁一切辛香燥辣发物等。

二诊：1977年2月6日。自述服上方药10剂后，心中豁然开朗，心情舒畅。于是又服药10剂，睡眠较前好，神志清楚，纳食增加。但仍感痰多，因脾为生痰之源，故上方加开胃健脾药，再进药20剂。

处方：陈皮9g　半夏9g　茯苓10g　甘草4g　枳实12g　胆星12g　郁金9g　白矾3g(烊化)　蚤休9g　石菖蒲9g　香附9g　侧耳根30g　隔山撬30g　鸡屎藤30g　鱼秋串30g

三诊：3月3日。服上方药后，神志如常人。为巩固其疗效，又处以补肺健脾，理气化痰，养心安神之剂。

处方：沙参15g　麦冬15g　玉竹24g　百合15g　山药15g　茯苓12g　夜交藤30g　川贝粉3g(冲服)　合欢皮30g　木香6g　20剂

珍珠层粉60g，每次2g，每日3次；竹沥丸；健脾膏片；灵芝精3瓶，照说明服。

1980年9月随访，患者已于1977年7月痊愈，1978年3月正式上班，精神正常。

【按语】此案先为狂证，经精神病院治疗后转为癫证。张师根据其痰气郁结、上扰清窍、蒙蔽心神之病机，采用理气解郁、化痰开窍之法，使用中药煎剂与中成药配合，仅诊病2次而获显效，说明中医辨证施治的长处所在。

九、疏肝化瘀导滞法治愈婴儿臌胀一例

黄某，男，1个月。

初诊：1981年7月21日。

主诉及病史：患儿系剖腹产，生后第2天发热，第13天发现脐部有化脓性分泌物，20天后即开始腹部胀满，绷急如鼓，进行性加重。便溏日3～4次，日夜哭啼不安。曾在某医院治疗效果不显，特请张师诊治。

诊查：诊见面色萎黄，形体消瘦，腹部膨隆，腹壁青筋显露，叩诊鼓音，听诊肠鸣音减退。舌

质红，苔薄，指纹浮紫。

辨证：气血郁滞。为臌胀。

治法：疏肝化瘀导滞。予四逆散加味。

处方：柴胡 2g　枳实 2g　赤芍 3g　甘草 1g　丹参 3g　山楂 3g　制大黄（后下）3g　2 剂

另：开胸顺气丸 1 瓶，每次 15 丸，日服 3 次，开水化服。

二诊：7 月 23 日。药后腹胀、打呃减轻，仍夜啼烦躁不安。口唇发绀，肠鸣音活跃（24 次/分）。一诊方去丹参、山楂、制大黄，加沉香粉（分冲）1g，香附、郁金、陈皮各 3g，炒谷芽 9g。4 剂。

三诊：7 月 27 日。腹胀大减，哺乳可，精神好，无惊哭，夜能安睡，腹部膨隆消失，肠鸣音减弱。一诊方去大黄，加大腹皮、谷芽各 5g，白芍、九香虫（炒研冲）各 3g。6 剂。

四诊：8 月 6 日。腹部臌胀消失，腹软。一诊方赤芍改为白芍，去大黄，加莪术、大腹皮、僵蚕、九香虫（炒研冲）、炒谷芽各 5g。6 剂。

大黄䗪虫丸 3 瓶，每次 6 丸，日服 3 次，开水化服。

五诊：8 月 13 日。饮食睡眠尚可，便溏。服三诊方药去丹参、山楂、甘草。7 剂。

另：化癥回生片 2 支，每次半支，早晚各服 1 次；木香槟榔丸 2 瓶，每次服 10 丸，日 3 次，开水化服。

六诊：8 月 20 日。吮乳及精神均好，体重增加 1kg。一诊方去丹参、山楂，加大腹皮、莪术、九香虫（炒研冲）各 5g。7 剂。

8 月 31 日至 10 月 4 日共 4 诊，都因患儿感冒夹湿腹泻而予解表除湿、导滞和中法，用楂曲平胃散加减进行治疗。

1981 年 10 月 7 日作钡剂灌肠摄片复查，X 片见：除直肠尚有 1cm 狭窄区外，原扩张之肠管有明显缩小，痉挛段缓解，22 小时后透视，钡剂全部排空。

【按语】西医对新生儿先天性巨结肠症，目前尚无特效疗法，手术失败及死亡率较高；其发病原因及病理机制目前也尚不十分清楚。张老根据中医学理论和临床体会，认为本病属于“臌胀”范畴，主要由于肝脾肾三脏受病，气血水郁积于腹内，至腹部胀大而成。前人有气臌、血臌、水臌之分，多由肝脾不和、气滞湿郁、升降失司、瘀浊充塞所致。治则主要是疏肝理气、化瘀导滞，采用四逆散，配合丸散膏丹及虫药、草药，取得近期疗效。新生儿及幼婴巨结肠者，由于抵抗力低弱，容易发生感染和呕吐窒息、吸入性肺炎和小肠结肠炎等极为常见而严重的并发症，并由此导致死亡。张老认为可先试行中医药治疗，比姑息等待为好。

十、疏肝理气、活血化瘀法治愈无脉症两例

例一　刘某，女，29 岁。

初诊：1963 年 3 月 21 日。

主诉及病史：4 年前曾在工作中突然昏倒，经抢救后苏醒，但高热达 40℃，摸不到脉搏，经某医院诊断为“无脉症”。此后曾多次复发，常感头目眩晕，甚则昏厥，1 年前开始腹部胀痛，服中药治疗 3 个月，效不显。

诊查：形体消瘦，眩晕频作，时有晕厥，腹胀痛，按之有包块，不思食，口渴喜热饮，舌淡胖，苔薄白腻，两手无脉。

辨证:阳虚寒凝,气滞血瘀,脉道不通。眩晕,无脉症。

治法:温阳散寒,扶正固本,理气活血,通脉开窍。予真武汤加味。

处方:制附片 12g(先煎 2 小时) 白芍 15g 茅术 9g 茯苓 12g 生姜 12g 当归 12g 丹参 12g 广木香 5g 佛手 9g 大腹皮 9g 延胡索 9g 鸡屎藤 30g 4 剂

通脉丸,每日 2 次,每次服 2 片或 1 丸,饭后开水吞服;定坤丹,每日化服 1 丸,早晚各半丸。

二诊:4 月 11 日。患者服上方药及通脉丸、定坤丹后,眩晕减轻,胃纳及精神好转,腹仍胀痛且有包块,又增鼻衄。舌脉如前。处以理气活血、化癥逐瘀之剂,四逆散加减。

处方:柴胡 9g 枳壳 9g 白芍 15g 赤芍 15g 甘草 6g 五灵脂 12g 川楝子 9g 制乳没各 9g 小蓟 15g 煅鳖甲 21g 7 剂

续服通脉丸,服法同上;化癥回生丸,每日 1 丸,早晚各化服半丸。

三诊:4 月 25 日。腹胀痛及眩晕好转,饮食见增。仍守前方,加丹参 15g,7 剂。并续服通脉丸。

四诊:5 月 9 日。服上方药后,精神好,饮食大增,但睡眠欠佳,已恢复工作,但易疲乏,工作久则腹胀。今日开始摸到脉搏,左脉细、右脉弱。患者因无脉 3 年,陡然发现有脉非常高兴。续服上方药加合欢花 15g,葱白 5g,7 剂。

五诊:5 月 16 日。患者开始上班工作,但连续工作后腹胀满不舒,胃纳差。苔垢腻,脉濡数。当时辨为湿阻脾胃,处以醒脾和胃之剂,方以平胃散加减。

处方:鸡屎藤 24g 苏梗 9g 砂仁 5g 厚朴 9g 茅术 9g 陈皮 9g 广木香 5g 香附 9g 大腹皮 9g 炒三仙 30g 葱白 9g 生姜 12g 6 剂

六诊:6 月 6 日。自感体力日渐复原,腹胀痛等症消失,两手脉搏搏动清楚。再处以疏通气血之剂。

处方:柴胡 12g 枳壳 9g 赤白芍各 9g 甘草 3g 吴茱萸 5g 丹参 24g 佛手 9g 陈皮 9g 木香 3g 茅术 9g 大腹皮 9g 炒三仙 30g 10 剂

化癥回生丸 4 丸,每日早晚各服半丸。

停药 1 年后随访,患者体重增加,并生一子,母子均健,无脉证未复发,亦未再发生昏厥。

例二 韩某,女,25 岁。

初诊:1982 年 4 月 19 日。

主诉及病史:患者 7 年前左前臂麻木冷痛,遇风及冷水加重,渐发展至右臂及双下肢。1 年后出现头晕、眼花、目黑、气急、腿软,甚则昏厥,后反复发作,无一定规律及明显诱因,夏季较冬季为频。1979 年上述症状加重,上肢血压脉搏消失,晕厥时常发生。经某医院诊为“大动脉炎”,住院后用青链霉素、潘生丁、脉通、罂粟碱、低分子右旋糖酐等药物治疗,症状有所改善,血压及脉搏亦有出现但尚不稳定,脉压维持在 16～20mmHg。出院后病情又有所加重,血压及脉搏消失,常突然昏倒,故求治于张师。

诊查:形体稍胖,面色红润,双目有神,肢体倦怠,头目晕眩,心悸,心前区疼痛,视物昏花。舌淡苔薄,无脉。双上肢无血压,左下肢腘窝血压 120/60mmHg,右下肢腘窝血压 120/50mmHg,颈动脉、肘动脉、桡动脉均未扪及搏动。

辨证:气血不足,气滞血瘀,脉络痹阻。为无脉症(大动脉炎)。

治法:气血双补,行气活血,化瘀通脉。四逆散加减。

处方:柴胡 10g 赤芍 15g 枳实 9g 甘草 6g 土鳖虫 5g 蜂房 10g 僵蚕 9g 蝉

衣 10g　楂肉 10g　虎杖 30g　草决明 30g　7 剂

大黄䗪虫丸、乌鸡白凤丸，早晚各服 1 丸。丹参针。

二诊：4 月 26 日。服上方药后，头昏、心前区痛消除，可扪及右桡动脉微弱搏动，血压：右上肢 80/50mmHg，左上肢 70/50mmHg，右下肢 100/70mmHg，左下肢 120/60mmHg，辨证同前。

处方：当归 12g　赤芍 12g　川芎 9g　郁金 9g　丹参 15g　制附片 15g(先煎 2 小时)　白术 9g　桂枝 9g　茯苓 10g　黄芪 30g　鸡血藤 30g　对月草 15g　10～30 剂

鹿尾巴精；大黄䗪虫丸；丹参针。

五诊：6 月 16 日。自述情况较好，能坚持上班，血压脉搏均正常。

处方：当归 12g　白芍 15g　川芎 9g　丹参 15g　香附 9g　山楂 30g　土鳖虫 5g(炒研冲)　黄芪 30g　黄精 30g　虎杖 30g　10～30 剂

定坤丹。

六诊：8 月 14 日。服上方药 50 余剂，精神较好，血压及脉搏较正常，但时有头晕，血压：左 88/68mmHg，右 86/70mmHg。

处方：当归 12g　柴胡 9g　茯苓 12g　白术 15g　炙甘草 6g　红花 9g　桂枝 9g　山楂 30g　土鳖虫 5g(炒研冲)　九香虫 9g(炒研冲)　肉苁蓉 15g　黄精 30g　黄芪 30g　淫羊藿 30g

定坤丹；丹参针，当归针。

【按语】对于"无脉症"，中医有两种认识，一种认为无脉症即《内经》所指的"脉不往来"或"脉绝不至。"如《素问·三部九候论》说："脉不往来者死"，《素问·平人气象论》说："脉绝不至曰死"。都说明无脉症病情极重，预后极差；另一种认为无脉症即所谓"伏脉"。如《难经·十八难》说："伏者，脉行筋之下也"，《脉经》说："伏脉，极重按之，著骨乃得。"《难经》以伏脉主积聚，《诊家枢要》以伏脉主营卫气闭而厥逆等，也说明无脉症病情疑难，预后不良。张师根据 50 余年体会，认为无脉症是伏脉的认识较为妥当，其病机主要是正气不足，气机郁伏，闭塞不通，脉隧潜伏不显。根据辨证求因、审因论治的原则，治以扶补正气，理气活血，开闭通脉，正如《脉诀汇辨》所云：伏脉"其主病多在沉沦之分，隐深之地，非轻浅之剂能破其潘恒也，诸病莫非气血结滞。""气血结滞"四字，堪称画龙点睛，一语道破。张师的理气活血、通脉开窍法则恰到好处。

无脉症系疑难病之一，此二案无脉症，前案辨证为阳虚寒凝，气滞血瘀，脉道不通，治以温阳散寒，扶正固本，理气活血，开闭通脉，选真武汤，通脉丸，定坤丹，化癥回生丸等，收效颇著。后案辨证为气血不足，气滞血瘀，脉络痹阻，治以补益气血，理气活血，化瘀通络，选四逆散、大黄䗪虫丸、乌鸡白凤丸、丹参针、定坤丹等，亦效如桴鼓。

（以上由余朋千整理）

【编者评注】在古代文献中没有无脉症这一病名的记载。从其临床表现看，似属脉痹、心痹一类。《素问·痹论》云："心痹者，脉不通，烦则心下鼓，暴上气而喘，嗌干善噫，厥气上逆则恐。"又说："脉痹不已，复感于邪，内舍于心。"有些无脉症患者，初起无其他临床症状，仅无脉而已，似属脉痹，渐见心悸、眩晕、腹胀纳少等症，发展为心痹，治疗一般以温通血脉为主。张老先生所治无脉症两案均从疏肝理气入手，兼以活血化瘀，取"气为血之帅，气行则血行"之意，收到良好效果。体现了中医辨证的五脏相关以及气血相关理论的独到之处。

郑惠伯医案

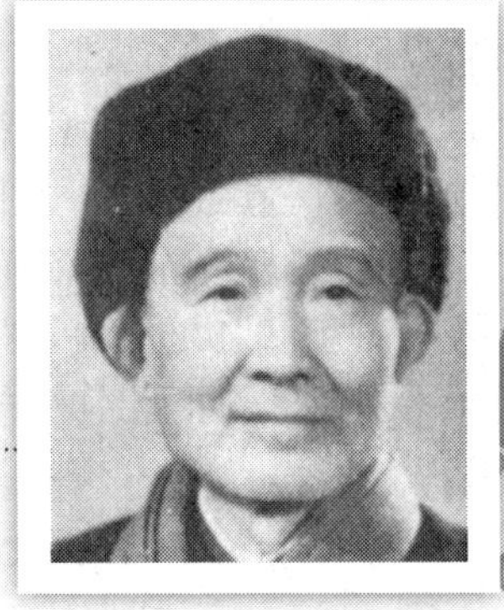

【生平传略】

郑惠伯，1914年生，四川省夔门县人。主任中医师。自幼随父学文学医。1931年在重庆针灸医院学习1年，同时由江苏承淡安先生函授针灸。1932年参加慈善机构义诊，当时时疫流行，用温病法诊治颇效，深得社会嘉许。解放前后，一直以医为业。1956年调万县地区医院任中医科主任。

从事中医临床、科研和教学工作50余年，临床擅长温热病防治，曾在全国及地方期刊杂志上发表论文10余篇。曾任四川万县地区医院主任中医师，四川省中医学会理事、《四川中医》编委。

一、茵陈蒿汤加味治愈急黄一例

石某，男，52岁。

初诊：1981年4月30日。

主诉及病史：患者恶寒、发热、纳差、恶心、尿黄已12天。经各科检查会诊，诊断为重症肝炎。决定以中医为主医治。

诊查：舌质绛，苔黄腻，脉弦滑而数，腹部胀满，胁痛。

辨证：此由湿热蕴结，内陷营分，瘀阻肝胆，胆毒内陷。须防继续恶化，神志昏迷。

治法：宜清热凉血解毒，活血化瘀，通里攻下，开窍醒脑。

处方：茵陈20g　栀子10g　黄芩15g　大黄10g　蛇舌草15g　六月雪15g　银花15g　连翘15g　丹参15g　郁金10g　赤芍15g　桃仁10g　丹皮10g　田七3g(为末兑服)

另用鲜垂盆草30g、鲜满天星30g，煎汤代水。羚羊角3g为末，煎成乳白色浓汁另服。抗热牛黄散日服2支。

二诊：5月8日。服上方药2剂后，头痛明显减轻，精神好转，大便日3次，呕吐减。药已中病，乘胜再进原方2剂。

三诊：5月10日。体温正常，腹水减，腹围缩小5cm。脉不数，舌绛减，苔仍黄白腻。食欲增加，呕吐已止。肝功检查：黄疸指数52单位，转氨酶184单位。热毒已退，胃气来复。肝功出现好转佳兆，击鼓再进2剂。

四诊：5 月 12 日。身目黄减，腹围缩小 5cm，头痛消失，精神转佳，食欲增进。苔黄少津。肝功检查：黄疸指数 28 单位，转氨酶 28 单位。

毒火侵犯肝胆之势大减，但津液亏损，宜去苦寒之品，加入养阴活血之药。上方去黄连、银花、大黄、羚羊角，停服抗热牛黄散，加红花 6g，虎杖 15g、生地 15g，2 剂。

五诊：5 月 14 日。肝功检查：黄疸指数 28 单位，麝浊 9 单位，锌浊 12 单位，转氨酶 28 单位。尿常规：白细胞少许，蛋白(±)。腹围 86cm，超声波检查证明无腹水。神志清楚，仍有胁痛。苔腻已化。改用清热解毒养阴、活血化瘀法。

处方：茵陈 10g　栀子 10g　黄芩 10g　白花蛇舌草 15g　满天星 15g　垂盆草 20g　当归 10g　生地 10g　丹参 15g　赤芍 15g　郁金 10g　红花 10g　连翘 15g　虎杖 10g　甘草 4g　田七 3g(兑服)

六诊：5 月 16 日。身目微黄，食欲大增，但感腹胀(近日食肉过量)。舌质微淡，面色晦暗。证属正虚，脾气不运，气滞血瘀，拟用扶正除邪法。

处方：黄芪 20g　防己 10g　苡米 20g　苍术 10g　猪苓 10g　泽泻 15g　当归 10g　丹参 15g　郁金 10g　赤芍 10g　田七 3g　茵陈 15g　柴胡 10g　枳实 10g　栀子 10g　黄芩 10g　垂盆草 20g　满天星 15g

七诊：5 月 29 日。服上方药腹胀好转，惟觉四肢乏力，心悸自汗。脉弱舌淡。心脾之气亏损，用益气补心脾，活血化瘀，疏肝清利湿热法。

处方：黄芪 20g　当归 10g　五味子 10g　丹参 15g　赤芍 12g　郁金 10g　柴胡 10g　白术 15g　枳实 10g　茵陈 15g　山楂 15g　泽泻 10g　垂盆草 15g　10 剂

红参 4g、田七 2g 研末，每服 3g，日 2 次，连服 2 个月，以益气活血、恢复肝功能。1981 年 8 月 1 日检查一切正常，痊愈出院。

【按语】此病善后治疗，最为重要，因肝实质损伤可影响脾的运化，减弱脂肪代谢，易继发肝硬化。善后治疗大法是：气虚脾虚者，以益气健脾为主，如黄芪、红参、黄精、白术、山药，辅以疏肝和胃之四逆散、二陈汤、砂仁、焦三仙，活血化瘀用田七、当归、川芎、丹参、赤芍(其中田七是首选药)，清利湿热用田基黄、垂盆草、白花蛇舌草、草河车、茵陈、黄芩等；若肝肾阴亏者，当以滋水养肝为主，用一贯煎，辅以活血化瘀、清利湿热。总之，应根据病情变化，辨证论治。

二、通腑降浊、凉血清肝法治愈中风一例

王某，男，65 岁。

初诊：1981 年 7 月 18 日。

主诉及病史：近 5 年来时常头晕头痛，曾到某医院检查，诊断为“高血压病”。4 天前到亲友处赴宴，饮酒较多，次日晨起自觉头痛眩晕，随即出现左半身不遂，而住入我院。入院检查，脑脊液压力增高，呈血性，血压 150/100mmHg。诊断为脑出血。

诊查：目前症状为低热，汗出如油，头痛，神识不清，嗜睡，鼻鼾，痰多，言语謇涩，左半身不遂，腹部膨胀拒按，大便 3 日未解，小便少。舌质红少津，苔黄厚中灰黑而干。六脉弦大鼓指。

辨证：痰火食滞，引动肝风，上蒙清窍，络破自溢，气血瘀阻。

治法：治拟凉血清肝，活血止血，通腑降浊。

处方：水牛角 20g　生地 15g　丹皮 10g　白芍 20g　丹参 15g　槐米 15g　地榆 10g　大黄 10g　夏枯草 15g　牛膝 10g　钩藤 10g　代赭石 15g　3 剂

二诊:7月21日。药后下黑色臭溏大便半痰盂。黑苔渐退,脉弦好转。腑气已通,药已中病,仍用前法。

前方去牛膝、钩藤、代赭石,加野菊花15g,黄芩10g,栀子10g。4剂。

三诊:7月25日。头痛明显好转,神志较清,知饥,每餐能食1～2两米饭。脉亦较前缓和,但二便艰难。舌苔黄中央灰黑。仍用前法。

四诊:7月28日。嗜睡、鼾声均减,大便通,小便仍不畅。苔黄腻,痰涎仍多,脉弦滑。治拟涤痰开窍,活血化瘀,通利二便。黄连温胆汤加味。

处方:黄连3g　陈皮10g　半夏10g　茯苓15g　枳壳10g　天竺黄6g　石菖蒲10g　郁金10g　大黄10g　丹皮10g　丹参15g　白花蛇舌草20g　白茅根20g　4剂

抗热牛黄散4支,每日吞服1支。

五诊:8月4日。精神日渐好转,白天已不嗜睡,左侧肢体已能自行活动,但不灵活,食欲转佳,二便畅通。苔薄黄。血压130/90mmHg。仍用前法。

上方去白花蛇舌草,加红花10g。3剂。

随访:1981年8月25日。患者回家后服上方药15剂,自觉病证逐渐好转,特别是头不晕痛,饮食二便正常,但左侧肢体仍不太灵活。瘀血未尽,脉络不通,改用补阳还五汤,益气活血化瘀。

处方:黄芪30g　当归10g　川芎10g　赤芍15g　桃仁10g　红花10g　丹参15g　葛根30g　地龙10g　槐米10g　首乌15g

另大活络丸,每服1粒,日2次。

经用上方药治疗3个月,左侧肢体逐渐灵活,半年后恢复正常。

【按语】本案属于中风之闭证。患者素体丰盛,嗜好烟酒,经常头痛头晕,痰热湿浊内阻,肝阳偏亢显然。发病前过食肥甘醇酒,助其痰热,痰火引动肝风,蒙蔽清窍,络破瘀阻,故前三诊采用清热平肝、凉血止血、通腑降浊之法,从而使其神志清,腑气通,血压降。后三诊涤痰开窍、通腑化瘀,舌謇、嗜睡、半身不遂得以逐渐好转。终以益气活血化瘀收功。

按:大黄具有清热通下、化瘀止血的作用,西医认为能降低颅内压,故笔者对于中风之闭证常常使用,疗效较佳。

三、清热通腑、凉血泄火法治疗肝阳上亢头痛一例

周某,女,25岁。

初诊:1978年8月14日。

主诉及病史:患者剧烈头痛、呕吐,腰穿为血性脑脊液,诊断为蛛网膜下腔出血。入院后用降压、止血及对症诸疗法,病情加重,于1978年8月14日邀我会诊治疗。

诊查:患者神昏谵语。舌质红绛,苔干黄,脉弦数。

辨证:证属肝阳上亢化火,上扰清空,损伤络脉,扰乱神明。

治法:拟清热泻火,凉血止血,釜底抽薪,以平上亢之肝阳。仿犀角(牛角代)地黄汤、三黄泻心汤意加味主之。

处方:水牛角20g　生地20g　丹皮12g　赤芍20g　黄连10g　黄芩15g　栀子15g　大黄10g(后下)　连翘15g　槐米15g　地榆15g　地锦15g　甘草6g

二诊:8月16日。患者服上方药2剂,神时清,狂叫头痛,大便仍未通。脉弦数未减。肝阳上亢,肝火化风,仍然鸱张。仿上法加平肝熄风药。

处方：水牛角20g　生地20g　丹皮12g　赤芍20g　大黄10g　钩藤15g　僵虫10g　蝉蜕10g　茅根30g　羚羊角3g(为末，另煎成乳白汁兑服)　田七5g(为末兑服)

三诊：8月18日。服上方药2剂，大便通，先结后溏；神志有好转，头痛呕吐减。舌红苔黄干，脉弦数。仍用上法，清热凉血止血。

处方：水牛角20g　生地20g　丹皮12g　白芍20g　女贞子20g　旱莲草20g　槐米15g　地榆15g　生石膏30g　连翘15g　野菊花15g　地龙10g

四诊：8月28日。近十日来，病情日益明显好转，神志清楚，食欲增加，大小便正常，能下床到室外活动。病人因病情好转，过度兴奋，昨终夜失眠，今日又感头痛，时有恶心。舌红苔灰黄，脉细数。肝阳又有兴风作浪之势。仍拟凉血止血，平熄肝风法。

处方：水牛角20g　生地20g　丹皮10g　白芍30g　茵陈10g　栀子12g　黄芩15g　半夏10g　葛根20g　野菊花15g　女贞子20g　旱莲草20g

五诊：8月30日。头痛、呕吐止。舌红浮，苔薄白黄，脉细稍数。活动自如，精神好转，病人要求出院。拟滋阴养血，消瘀镇静。

处方：生地15g　山药15g　枣皮10g　丹皮10g　女贞子15g　旱莲草15g　丹参15g　田七3g(为末兑服)　首乌15g　菊花12g　槐米12g　龟板15g

后患者因精神兴奋，失眠又作，8月31日晨到市区游览约3小时，到上午10点半感觉全身不适，返回医院突发头痛如劈，呕吐，颅压升高，引起蛛网膜下腔再度出血。12点剧烈呕吐、面色苍白，出现休克，抢救无效，于下午2点钟心跳停止。

【按语】此案在治疗上，中西医结合的疗效是满意的。但病员下床活动太早，以致复发而亡。此病复发率很高，不能认为症状初步得到控制即是痊愈，应当预见后果，劝病人巩固治疗。

中医学认为：七情太过能损伤神明。喜，本对人有好处，然太过亦可导致疾病，古人有“喜伤心”之说。此患者经中西医结合抢救很快好转，喜出望外，过度兴奋，引起失眠，阴液受损，肝阳上亢，再度损伤脉络，以致血溢脉外而亡。这是一个血的教训，提示我们治疗本病时，一定要防止患者过喜过悲，并预见到潜在的危险性。

四、气营两清法治愈风温入营一例

向某，男，3岁。

初诊：1978年1月19日。

主诉及病史：发热6天不退，咳嗽气粗，病情日益加重，于1978年1月19日入院。

诊查：患儿上午嗜睡，午后烦躁，咳嗽气喘，痰声辘辘。舌质绛薄黄苔，脉数纹紫。查体：呼吸52次/分钟，体温39.9℃，心率140次/分钟，白细胞8000/mm^3，中性60%，胸透两肺均有斑片状阴影。

辨证：风温邪入气营，肺气郁闭，肃降失调。

治法：气营两清，宣通肺气。入院即用银黄注射液肌注，口服“清瘟败毒合剂”，煎剂用麻杏甘石汤加味。

处方：麻黄3g　杏仁6g　甘草3g　生石膏30g　生地15g　玄参15g　麦冬10g　银花12g　连翘12g　黄连3g　知母10g　丹皮10g　草河车5g　天竺黄3g

二诊：当夜发热烦躁，急服紫雪丹，肌注柴胡注射液及物理降温，患儿安静入睡。

三诊：1月20日。病情稳定，舌仍红绛。营分热未减，加服抗热牛黄散。

四诊:1月21日。患儿咳喘、烦躁大减,体温38℃,食欲增加。舌质红绛渐退。仍用上方,减其剂量,停用抗热牛黄散。

五诊:1月23日。患儿体温37.8℃。舌红无苔,脉微数,纹紫减。喘止,仍干咳。拟清宣肺气,润燥养阴法。

处方:麻黄2g　杏仁5g　石膏20g　甘草3g　沙参10g　麦冬10g　天冬10g　百合10g　百部10g　玉竹10g　知母10g　黄芩10g

共住院9天,诸症痊愈,透视肺部阴影亦吸收。病愈出院。

【按语】本案属于风温入气营,肺气郁闭,肃降失调。拟用气营两清方药,取得效果。

"清瘟败毒合剂"为我院协定处方,由清瘟败毒饮化裁而成,制成糖浆,以备急用。

组成:青蒿20g　柴胡15g　黄芩15g　黄连5g　生地20g　野菊花15g　水牛角15g　板蓝根15g　赤芍15g　丹皮12g　银花15g　玄参15g　连翘20g　地龙10g　知母15g　石膏30g　草河车10g

成人一日量,小儿酌减。

五、达原饮合麻黄汤治愈湿温一例

张某,男,3岁。

主诉及病史:患病毒性肺炎,高热、咳嗽10日,西医诊断为"病毒性肺炎"。经中西医治疗无效,于1977年4月11日入院。

诊查:患儿发热10天,午后体温40℃,但不渴饮,喘咳胸满,不饥不食,腹胀拒按。小溲黄赤。入暮烦躁。舌红苔白厚腻,脉浮滑数。胸透右肺下部有片状阴影。

辨证:上焦肺失肃降,浊湿阻滞中焦。治以辟秽化浊,宣肺平喘。

治法:拟达原饮、麻杏甘石汤合方加减。

处方:草果仁3g　槟榔片9g　厚朴6g　知母10g　黄芩10g　赤芍10g　柴胡10g　麻黄3g　杏仁6g　石膏30g　甘草3g　虎杖12g　草河车6g

上方药服1剂,热渐减。药已中病,继进两剂,脉静身凉,腻苔渐退,咳喘大减,腹胀亦减,知饥思食,继用甘露消毒丹加减,宣通三焦湿热。

处方:白豆蔻5g　藿香5g　茵陈6g　滑石10g　木通5g　石菖蒲3g　黄芩6g　连翘10g　射干5g　尖贝母3g　杏仁6g

服上方药3剂,食欲增,腹不胀,咳亦减。继用宣肺止咳,除湿健脾收功。

【按语】肺炎多属风温,但有少数属湿温。本案即属浊湿阻滞中焦。上焦浊湿不化,以致肺失肃降而发病,故以达原饮为主,宣通募原之邪及中焦湿浊;用麻杏甘石汤宣肺清热平喘。两方合用,使肺得以宣肃,中焦得以运化,故三剂收到显效。无论肺炎,或其他发热证,凡属湿温而见舌红苔白厚腻等舌象者,用达原饮加减,均可收到良好效果。

临床观察,成人及小儿肺炎发热缠绵,倦怠肢酸,胸闷腹胀,尿赤,舌苔黄白或薄腻为主的湿热并重证候,常以甘露消毒丹加减收效。

六、清暑通腑法治愈暑温动风一例

陈某,女,3岁。

初诊：1967年8月。

主诉及病史：患儿3天前起病，发热，头剧痛，呕吐，病情逐渐加重。登门求治于余。

诊查：正值8月，气候炎热，患儿高烧40.5℃，无汗，抽风，烦躁，神志不清，目赤直视。舌质红，苔黄腻。腹胀3日未大便，溺赤，纹紫，脉滑数。

辨证：证属暑温动风。

治法：当清透暑邪、利湿通腑定风。仿黄连香薷饮、白虎汤、升降散之意加减主之。但因患儿家居农村，一时无法购药，即嘱患儿家长先就地挖鲜地龙10余条，洗净加白糖100g，一刻钟后，地龙逐渐化成水，加入冰片少许(如粟米大)兑冷开水服。

处方：香薷3g　黄连3g　青蒿10g　大青叶10g　生石膏30g　知母10g　银花10g　连翘10g　蝉蜕6g　僵虫10g　大黄3g　滑石15g　石菖蒲6g　郁金6g

先用鲜荷叶1张，鲜芦根60g煎汤代水。

服地龙汁1小时后，抽风逐渐缓解；二次地龙汁加有冰片，烦躁亦减。继服中药1剂，体温下降至39℃，偶见抽风。药已中病，再进2剂。2日后来诊，得知服2剂药后大便即通，全身濈濈汗出。服第3剂药后，神志清，抽风止，尿转微黄，尚有头痛，低热37.5℃，患儿知饥索食。此余邪未尽，仿上法，减其剂量。

处方：香薷3g　黄芩10g　青蒿10g　大青叶10g　知母10g　生石膏20g　银花10g　连翘10g　滑石10g　藿香6g　佩兰10g

用鲜荷叶半张，鲜芦根30g，煎汤代水。

服上方药3剂诸症痊愈。

【按语】本案属暑温。暑温邪气，弥漫三焦，腑气不通，营卫闭塞，因而高热、抽风。方用香薷、青蒿、银花、连翘以透暑邪；白虎、大黄、滑石以清里邪；升降散既能升清降浊，又能止痉，使里通表和，故濈濈汗出，因势利导，邪有出路，因而取得显效。

七、达原饮治愈寒湿困脾一例

周某，女，2岁。

主诉及病史：患儿发热月余，经用各种抗生素、激素及输液治疗均无效。儿科确诊为“传染性单核细胞增多症”。约余会诊。

诊查：患儿面容消瘦，精神委靡，腹胀纳呆。舌红，舌边有紫气，苔白厚腻如积粉，指纹紫滞，肝脾肿大，每日午后体温40℃左右。

辨证：证属寒湿困脾，湿浊内蕴化热，肝郁血瘀。

治法：辟秽化浊，解毒活血。

处方：草果仁3g　槟榔10g　厚朴6g　知母10g　黄芩10g　赤芍10g　柴胡10g　青蒿10g　鳖甲10g　丹皮6g　草河车6g　僵虫6g

服上方药1剂，体温降至38℃，3剂后体温正常，白厚腻苔全消，饮食增加，精神好转，诸症大减。仿上法，减其剂量再进药2剂，病基本治愈。后以疏肝活血健脾，拟香砂六君、逍遥散法，加减出入收功。

当时同住病房另一患儿，亦患“传染性单核细胞增多症”将近1个月，中医辨证相同，用上方亦取得显效。

【按语】舌诊在外感发热病证的诊断上具有较高的实用价值。如使用达原饮的舌象指征是舌红苔白厚腻如积粉。此种舌苔为湿遏热伏、挟秽浊内阻之象。本案即是掌握达原饮舌象特征辨证，因而收到显著的效果。

达原饮是吴又可治湿疫的创新方，在临床用于湿疫发热确实有效。我常用于治疗具有相同证候而属不同病种的疾病。这就是所谓的“异病同治”法。如用达原饮治疗疟疾、流感、传染性单核细胞增多症、结核性胸膜炎、急性肾盂肾炎、病毒性肺炎、伤寒、霉菌性肠炎等，都取得较好的疗效。这主要是因为它们的“证”相同，病况一致(如出现寒热，或憎寒壮热，胸胁满痛，腹胀呕恶，便滞不畅，苔白厚腻，舌红等。同属湿热秽浊疫毒内蕴，或寒湿阻滞、湿浊化热之证)。这说明“证”是中医学辨证论治的中心，是疾病的病理、生理、诊断的高度概括，是治疗的着眼点。

八、青蒿鳖甲汤加味治愈伏暑入营一例

付某，男，50岁。

初诊：1983年11月23日。

主诉及病史：患者发热18天，中西药无效。于1983年11月23日来我处就诊。

诊查：面色皖白，倦怠无力，语音低微，动则心慌气喘，举步艰难。夜间10点发热，体温38.8～39.2℃，暮热早凉，热退无汗，发热时头项痛，心烦不寐，食欲不振。二便尚调。舌质红而嫩，舌尖赤无苔，脉细数无力(110次/分)。

辨证：此乃伏暑入营，气阴两亏。

治法：当清热透邪，益气养阴。仿青蒿鳖甲汤加味。

处方：青蒿15g　鳖甲15g　生地15g　丹皮10g　天冬15g　知母12g　太子参20g　麦冬15g　五味子10g　柴胡10g　黄芩10g　大青叶12g　白薇15g　地骨皮10g　3剂

二诊：11月25日。病人精神好转，心慌气喘减轻，言谈时气能接续，体温已减，昨夜体温37.6℃。发热时间缩短。舌无变化，脉搏有神微数(94次/分)，胃纳好转。药已中病，乘胜再进原方。

三诊：11月28日。发热退(体温36.8℃)，睡眠好，食欲大增，项仍强痛。仿上法去解热药，加葛根、秦艽以解项背强痛。

四诊：12月5日。病情日渐好转，仍有气阴两亏症状，以心气虚明显，动则气急。舌红脉细数。拟用益气育阴法。

处方：太子参20g　麦冬15g　五味子10g　天冬15g　玉竹15g　杞子12g　当归10g　玄参15g　银花12g　甘草10g　生地15g　丹参12g

最后以补中益气汤加味收功，病未复发。

【按语】本案属伏暑后期、邪热未尽、气阴两伤，故见暮热早凉、热退无汗。病程日久，正气大亏，故心悸气喘。治以益气养阴退热，仿青蒿鳖甲汤意，加柴胡、黄芩、白薇、大青叶以增透邪之力，生脉、天冬益气养阴。此乃温病后期邪热未尽，深伏阴分之常法。

九、脾肾双补、疏肝活血法治愈癥瘕出血一例

汪某，男，36岁。

主诉及病史：患者于1961年因“肝病、心衰”住院。

诊查：肝大四指，脾肿大与脐平，下肢紫癍，齿衄，鼻衄，血小板计数5～7万/mm^3，浮肿便溏，动则气喘，面色㿠白，脉细舌淡。

治法：拟用脾肾双补法。

处方：黄芪30g　党参15g　白术15g　附片10g　干姜10g　当归10g　砂仁5g　鹿角胶10g　巴戟10g　补骨脂12g　龙骨20g　牡蛎20g　荷叶10g

药后浮肿便溏、动则气喘好转。继服药后，脾肾两亏症状亦好转，正气渐复，但肝脾肿大未消，紫癍色暗，血小板计数仍在7万/mm^3左右。改用活血化瘀法，拟方疏肝活血，兼用鳖甲煎丸化癥瘕。

处方：当归15g　赤芍15g　柴胡12g　丹参20g　茜草12g　郁金12g　鳖甲15g　红花10g　青皮10g　桂枝10g　牡蛎20g　丹皮10g

经半年治疗，诸症好转，肝脾稍有缩小，血小板数未增加，但出血症状有好转。后病员外出治疗，外地某医院诊为脾功能亢进，并劝其作脾脏切除。因病员不愿手术，乃返里仍求治于我。以疏肝活血化瘀、益气养血为法。

处方：黄芪20g　当归15g　川芎12g　赤芍15g　鳖甲15g　柴胡12g　桂枝10g　土鳖6g　熟军6g　桃仁10g　丹参15g　郁金10g　甘草5g

另用红参5g，田七4g，为1日量，为末吞服。

长期坚持服鳖甲煎丸约2年，基本治愈。

1984年，病员因其他病来门诊治疗，检查肝正常，脾大1cm、质中，超声波检查相同。复查血小板13.6万/mm^3，病员今年已60岁，精神旺盛，尚在工作。

【按语】本案属血瘀所致之癥瘕（肝脾肿大），通过长期用活血化瘀、化癥散结方药，不仅癥瘕消失，且能增加血小板达到止血效果。

回忆先父治咯血、咳血、出血量不多但久不愈者，只要断为瘀血，他常于方中用丹皮、郁金、茜草、田七，每获良效。这说明消瘀即能止血。

但临床必须掌握瘀血证的特征，如痛有定处，癥积包块，面色晦滞，眼睑乌黑，紫斑血缕，舌质紫斑或紫暗，脉细涩等等，方能有的放矢，正确使用消瘀止血之法。

十、温阳利水、宣肺补肾法治愈阴水一例

陈某，男，52岁。

初诊：1977年8月。

主诉及病史：患者病已6年，全身浮肿，腹水，面黄晦滞，尿少便溏，纳呆，咳嗽、气喘，痰涎清冷，时而呕恶。

诊查：舌苔白滑厚腻，脉沉细。尿检：蛋白（＋＋＋），颗粒管型（＋＋）。非蛋白氮120mg%。西医拟诊为：1. 慢性肾炎；2. 尿毒症。服西药无效，转中医科治疗。

辨证：肺脾肾阳亏，寒湿内蕴。

治法：宜宣肺温阳化湿法，选用麻黄汤、真武汤加味。

处方：麻黄10g　桂枝10g　杏仁10g　附片10g　带皮茯苓20g　白芍10g　苍术15g　陈皮15g　半夏10g　厚朴10g　生姜10g　5剂

二诊：服上方药5剂后，全身肿、咳喘均好转，尿量增多，腹水未大减。苔仍白腻，口涎减少。上方加黄芪30g，防己10g，再进药10剂。

三诊：服上方药后，咳喘、全身浮肿均大减，腹水未消。苔仍白腻。大便仍溏，食欲不振。太阴寒湿为患，投实脾饮加减守方治疗。

处方：附片 10g　干姜 10g　苍术 15g　草果仁 8g　槟榔 15g　厚朴 12g　木香 10g　陈皮 12g　半夏 10g　茯苓 15g　苡仁 20g　桂枝 10g

四诊：1 个月后病员步行来门诊，神气好转；面虽黄，晦暗之色已减，且有神采。苔白腻已退，质为淡嫩，脉转有神，腹水已消。自云服上方约 20 剂，咳喘时，曾交替服二诊方药八九剂，尿量逐渐增多。目前夜尿多，食欲好转，便已不溏。尿检：蛋白(＋)、非蛋白氮 46mg%。浊湿已消，脾肾两亏，用脾肾双补法。

处方：黄芪 20g　党参 15g　白术 15g　黄精 15g　附片 10g　茯苓 10g　枸杞 12g　淫羊藿 12g　甘草 6g　大枣 15g

病员经半年治疗观察，虽曾因劳累或感冒有几次小反复，但经对症处理，并根据上法配用右归丸、金匮肾气丸等，均收到显著疗效。

【按语】此案是肺脾肾为寒湿所困，重点在脾，脾为湿困，运化失职，转输无力，寒湿凝聚，以致三焦水道失司，故用实脾饮，温太阴独盛之寒湿，消除腹水取得疗效。

至于风寒袭肺所致之水肿，麻黄有特殊功效。麻黄三大功用：发汗、平喘、利尿。《内经》治水肿有“开鬼门”、“洁净府”之法。麻黄不仅能发汗消肿，而且能利尿消肿。凡全身水肿皆可用麻黄，风热用麻黄连翘赤小豆汤；风寒用麻黄汤。

本案始用麻黄汤辛温发汗消肿，真武汤温阳利水，故取得消退全身水肿之效。中期用实脾饮，温太阴寒湿，使腹水消。曾交替服二诊方药，以温宣肺气，温化肾水，亦可助消腹水之力。恢复期用脾肾双补法，调整阴阳，用右归丸、金匮肾气丸，使肾阳恢复，从而巩固效果。

十一、温补脾肾、化气行水法治愈虚劳一例

王某，女，40 岁。

初诊：1963 年 4 月。

主诉及病史：患肾病十余年，反复发病。查血：胆固醇 560mg%，血色素 3g%，红细胞 160 万/mm^3，白细胞 3200/mm^3，非蛋白氮 112mg%。尿检：蛋白(＋＋＋)，红细胞少许，颗粒管型(＋＋)，蜡状管型(＋)。西医诊断：①肾病；②尿毒症。曾用激素、苯丙酸诺龙、环磷酰胺、利尿剂等。经治几月效果不明显，邀余会诊治疗。

诊查：颜面灰白晦滞，全身浮肿，畏寒，眩晕耳聋，经闭，脱发，便溏，尿少，时而恶心，食欲不振，舌质淡，脉沉细。

辨证：属于脾肾阳虚，精血亏损。

治法：宜温补脾肾，益气利水。仿金匮肾气丸加味。

处方：熟地 15g　山药 15g　枣皮 10g　丹皮 6g　茯苓 10g　泽泻 10g　附片 10g　肉桂 4g　黄芪 20g　白术 12g　干姜 10g　大枣 20g

二诊：服上方药 10 剂，各症均有好转；但因近日感冒，低热、汗多、身痛、咳嗽。改用益气固表，调和营卫。拟玉屏风散、桂枝汤合方。

处方：黄芪 20g　防风 10g　白术 15g　桂枝 10g　白芍 10g　生姜 3 片　大枣 20g

另服桑菊片。

三诊：患者感冒好后，脾肾阳虚症状又较突出，仍用金匮肾气丸与玉屏风散合方。

处方：黄芪 20g　防风 10g　白术 15g　大枣 20g　熟地 12g　山药 15g　枣皮 10g　丹皮 6g　茯苓 10g　泽泻 10g　肉桂 5g　附片 10g

另用：红参 30g、鹿茸 20g、胎盘 2 具研末，早晚服 3g。配合输血多次。

四诊：坚持上法治疗，病情大有起色，感冒次数亦减少。仿右归丸加味，以温肾阳，补精血，补火生土。

处方：熟地 30g　山药 30g　枣皮 30g　菟丝 30g　鹿角胶 30g　仙茅 30g　淫羊藿 30g　肉桂 15g　附片 20g　肉豆蔻 15g　五味子 30g　红参 30g　鹿茸粉 30g　胎盘 3 具

上药为末蜜丸，每服 5g，日 3 次。另服龟鹿二仙胶丸。

患者经过 8 个月治疗，病情小反复十余次，均经中西医结合处理，症状基本消失，精神好转，返家调理。出院时化验：红细胞 360 万/mm^3，血色素 6g%，胆固醇 220mg%，尿素氮 46mg%。尿检：蛋白（+），管型少许。

患者于 4 年后来我院复查，证实肾功能基本恢复，恢复工作已 2 年。

【按语】本案属于脾肾两虚，精血亏损，火不生土，阴阳两亏。肾藏精生髓，主人体生长发育。精血互生，肾精不足，故患者出现一派血亏之症，如贫血、经闭、脱发、耳聋等症；又因命门火衰，火不生土，故出现便溏、恶心、食欲不振。此病已属肾病后期，非用大补阴阳及血肉有情药物不能奏效（如龟鹿二仙胶、鹿茸、胎盘等），又结合西医输血及各种支持疗法，侥幸成功，亦云险矣。

十二、阳和汤合当归补血汤加虎挣散治愈截瘫一例

杨某，男，30 岁。

主诉及病史：参加抗美援朝住石洞年余。回国后，于 1955 年自觉腰背痛，时而缓解，按风湿医治，效果不佳。次年日益严重，疼痛加剧，劳动更甚，身体日益消瘦。经地区医院拍 X 光片，胸五椎骨质病变，诊断为骨结核，服抗痨药 3 个月不效，且病情日益加重，下肢麻木，腰背痛更剧。采用石膏床治疗不到 1 个月，两下肢麻痹，不能行动，继而排尿困难，必须用导尿管排尿，大便 10 余日不行，需经灌肠排便。延至 1957 年，病人求治于余。

诊查：症见消瘦，下肢寒冷无知觉，肌肉有萎缩征象，食欲不振。舌质淡，脉细无力。

辨证：一派寒湿凝滞，气血脾肾亏损证候。

治法：选用阳和汤、补阳还五汤加减，效果初不明显。遂广泛查阅资料，见《外科证治全生集》有祛风除湿散，专治手足不仁，骨骱麻木。药用制马钱子、附子、甲珠。同时《中医杂志》报道虎挣散治骨结核，遂将此二方加味用之。

处方一：制马钱子 30g　附片（炒炮）30g　甲珠 30g　蕲蛇 40g　虎骨 20g　蜈蚣 15 条

共为末，分为 90 包。一日 3 包，早中晚各服 1 包。

处方二：黄芪 30g　当归 15g　麻黄 6g　鹿角胶 10g　白芥子 10g　肉苁蓉 30g　淫羊藿 15g　桂枝 10g　白术 15g　炙甘草 6g　干姜 10g

本方仿阳和汤加当归补血汤，温通经络补气血。重用肉苁蓉，既能补肾，又能润肠通便。白术益脾气，可治脾虚便秘。

上二方药服至半月，病人自觉有尿意时，能用力排尿，初仅点滴淋漓，后逐渐通畅，大便时亦有感觉。服药至 1 个月，大小便能自己控制，不用导尿灌肠。

从增加虎挣散半月后，自觉下肢逐渐有感觉，至 1 个月即能起立于床旁，沿床边活动。服

药2个月，能借助双杖行走。3个月后，只需用单杖稍加助力即可行走。后期内服药还用过补阳还五汤，右归饮等方。半年后痊愈出院。

1958年因过劳，病人又感腰背痛，下肢微麻木，来信求治。仍用前法，月余治愈。经几年观察，病未复发。

【按语】骨结核属于中医“流痰”、“骨疽”、“骨痨”等范畴。由于气血失调，筋骨不坚，病邪乘虚而入，督脉损伤，引起截瘫，故又以症状命名为“截瘫”。本案属骨痨引起截瘫，采用虎挣散加味治疗。该方以马钱子为主，此药通经络，强筋骨，治风湿痹，古方治瘫痪痿废多用之。西医认为马钱子含番木鳖碱，对神经系统作用较强，故对因神经损伤而致截瘫者有一定疗效。

阳和汤是治一切阴疽之主方，能温阳补血，散寒通滞，能化阴凝而布阳和。

用补阳还五汤，意在补气活血化瘀，以恢复气血功能。

后期用温补肾精之右归饮，因肾主骨，骨质损伤者用之，能补肾以恢复骨之功能。

【编者评注】本例久罹痹证，内舍于肾而成骨痨，以致下肢痿躄不行，麻木肉削，二便不知，为临床之疑难重症。病虽属难治，并非无法无方。郑老先生根据中医辨证，确定久病劳损，脾肾双虚为本，风湿阻络为标，采用标本兼顾，汤散并进，收效显著。但虎挣散中马钱子为大毒之品，用量以0.5～1g为宜，久服要注意防止中毒。

王希知医案

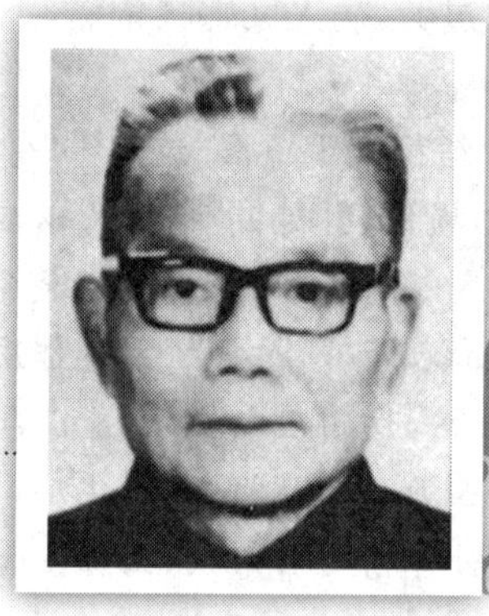

【生平传略】

王希知，1915年生，湖北省武昌县人。主任中医师。1931年受业于清代官医周惠奄先生，1935年悬壶于武昌。1939年来四川重庆市开业行医。1953年调重庆市新渝医院工作，曾任重庆市中医研究所内科主任医师。

从事中医临床50余年，善治温热病及内科杂症。

一、清心导赤法治愈高热神昏一例

唐女，32岁。

主诉及病史：高热神昏谵语1天，体温39.8℃(腋窝)。其夫仅谓其妻两天前诉及天热烦渴甚，喉间干燥，仍照常操持家务及在炼铁炉旁协助制作铁器。前日见其精神不振，但未发现有其他情况。至今日黎明忽闻其说胡话，初以为梦语，喊之不应，起而视之，面红汗出，扪其额及皮肤灼手。夜间曾解小便3次。乃急至卫生所求治。

诊查：症见全身汗出，面唇红赤，用开口器强张其口，舌红苔黄燥，靠近根部舌边有糜烂点3个，咽喉粘膜充血。脉数。

辨证：火热炽盛，扰及心神并移热于小肠之候。

治法：以清热泻火之法。

处方一：安宫牛黄丸每次服1粒，日服3次，暂服1日。

处方二：牛黄上清丸每次服9g，日服3次，暂服2日。

处方三：汤剂选用《医宗金鉴》泻心导赤散加味。

处方：生地15g　黄连9g　木通6g　甘草9g　鲜竹叶心30根　栀子10g　连翘心30g　玄参30g　银花20g

24小时内急服药2剂。

服药3剂后，身热退减，体温降至37.5℃，神志已清，惟有尿道热痛，小腹胀，腰痛。嘱急送小便至区医院检查：脓球(++)、红细胞(+)，蛋白少许。停服牛黄上清丸，于原方汤剂中加滑石25g，黄柏12g，麦冬15g。服上方药3剂而愈。

【按语】本例主诉高热神昏谵语，为心被邪干之患也。盖时值酷暑，复劳作于火炉之旁，

《内经》云："火热受邪，心病生焉。"《望诊遵经》谓："舌者心之外候也，是以而可测其脏腑经络寒热虚实也。"综观本例症情，良由阳热内盛而高热，火热内扰心神而神昏谵语，心火上炎则舌红糜烂，心移热于小肠则尿频，尿时呻吟，必有热痛。

本例之病情势急且重，上述之病机及其辨证施治简而不繁。惟难在临床伊始能迅速求得其病因，抓住其首要证候。耐心细致而准确运用四诊，诚为迅速治愈本病之关键也。

二、白虎汤治愈头痛高热昏迷一例

刘男，19岁。

主诉及病史：病者于2天前头痛，次日上午头痛转剧，身发热，并呕吐1次，家人给服陈艾水，至下午身热如焚，昏睡，问之答话不清。经区医院作腰椎穿刺，脑脊液：压力较高，色清，细胞200个，蛋白试验阳性，糖及氯化物均正常。诊为流行性乙型脑炎。

诊查：体温39.5℃，神昏，面红唇赤，脉大而数。强张其口，舌红，苔黄欠润，身热灼手，大汗出，颈项强直，腹壁、提睾反射均消失，抬腿、划足跖试验均为阳性，膝反射增强。

辨证：为暑温邪热入于阳明。

治法：急用辛凉重剂白虎汤加味。

处方：石膏25g　知母15g　甘草10g　粳米30g　连翘30g　银花30g　板蓝根30g　滑石30g

急煎2剂，一昼夜服完。24小时后体温下降至37.6℃，神志清醒，脉仍小数。改用竹叶石膏汤以清余热。服药2天病愈，且无任何后遗症。此例未用任何西药。

【按语】"乙脑"属中医温热疫病范畴，发病快，传变迅速。临床以热毒燔灼于气营之间为多见。若治不及时，易内闭外脱或留下严重后遗症。本例依中医辨证施治，迅即病愈且无任何后遗症，临床以余所见，属罕见之例。

三、滋阴潜阳止血法治愈咯血一例

刘男，28岁。

主诉及病史：患者于入院前约40天开始咯鲜红血，咯血量少时日仅数口，多则每次能咯血小半茶杯。不咳嗽，不呕吐。曾经几个医院作胸透、摄片检查，胸部心肺以及查痰与血检，均无异常发现。并曾用青、链霉素治疗约10余日未获效。起病迄今，每于午后精神不振，自感面部微热，手足心热，纳呆食少。结婚4年无育，常梦遗，心烦失眠。

诊查：形体瘦弱，唇舌红，无苔，脉弦细数。

辨证：诊为劳伤肾阴，虚火上炎伤及肺络之证。

治法：以滋阴潜阳、宁络止血法治之。疏方二至合百合固金汤化裁。

处方：女贞子25g　旱莲草25g　百合30g　盐生地12g　玄参20g　麦冬15g　白芍12g　川贝粉6g(冲服)　甘草9g　龟板30g　知母9g　盐黄柏9g

服药3剂咯血止，余症亦减。后以左归饮合参苓白术散、叶氏养胃汤化裁，滋肾益脾养胃法，调理3周，诸症消失，精神食欲佳良出院。

【按语】丹溪谓："阴常不足，阳常有余"。王汝言发丹溪之说，倡"补左制右"之法。盖补左者，滋肾水也；制右者，补水以制命门之火也。本例患者，婚后4年未育，常患梦遗，恣情纵欲，暗耗真阴，阴虚不能制阳，相火妄动，虚火上炎，伤及肺络而咯血。治以滋阴潜阳宁络止血法，血止后益以益脾养胃者，乃宗上下交病治取其中之旨与夫陈氏所云："脾为太阴，乃三阴之长，故治阴虚者，当以滋脾为主，脾阴足，自能灌溉诸脏腑也"之意耳。

四、二至丸合化肝煎治愈呕血一例

孙男，48岁。

主诉及病史：患者于6天前，突然呕血，约20余口，呈鲜红带少许瘀块，后不时零星呕出鲜瘀相杂之血，口苦心烦，脘胁隐作胀痛。近年余前曾呕血，经某院治疗血止后作胃镜检查，诊为"十二指肠憩室"。

诊查：患者形体瘦弱，面红唇赤，舌红苔黄，脉弦细而数。

辨证：诊为肾阴亏虚，肝火上腾，犯胃伤络之证。

治法：以滋水泻肝清胃，凉血止血法治之。疏二至丸合景岳化肝煎加减。

处方：旱莲草20g　女贞子15g　生地12g　玄参15g　赤白芍各12g　丹皮10g　栀子10g　青皮10g　浙贝10g　侧柏叶12g　茜草根10g

服药3剂血止，因余症未全消失，舌脉无变化，守方继1周，上述诸症消失，但出现神疲倦怠，少气懒言，时有失眠，咽干不欲饮，舌红苔洁，脉弱细数。诊为失血后气阴两伤之候。用二至合圣愈汤加减调理3周，诸症悉退出院。

【按语】《经》云："年四十而阴气自半也"。患者年近五旬，肾水亏损，水不涵木，致肝火上腾犯胃伤络，随胃气上逆而呕血。陈士铎云："火之有余，水之不足也"。不补水以镇阳光，又安能去火以消其烈焰哉。呕血后气阴两伤，改用滋阴益气调理者，此本欲降其火，必先滋其阴，欲养其血，必先调其气之旨也。

五、越婢汤合葶苈大枣泻肺汤治愈喘咳、水肿一例

刘男，58岁。

主诉及病史：因喘咳复发已3个月，加重10天，水肿1周。门诊以慢性支气管炎、肺气肿、肺心病收入住院。病员咳嗽约10余年，咳而喘约5年，常于冬春季节发作。近10天来咳嗽咯白黄稠痰，量多，气喘，1周来，全身出现水肿，尿少。

诊查：半卧位，呼吸气喘，喉间痰声辘辘，唇舌暗红微紫，苔白微黄而厚腻，脉濡滑小数，下肢膝以下凹陷水肿。

辨证：诊为肺气失宣，痰水壅肺，继发水肿。

治法：以宣肺涤饮行水法。方疏越婢加半夏汤合葶苈大枣泻肺汤加味。

处方：麻黄9g　石膏30g　法半夏12g　甘草9g　生姜6g　大枣12g　葶苈子12g　白术12g　杏仁9g　茯苓30g　陈皮10g　桑白皮9g

服药3剂，喘咳平，水肿全消。后用人参胡桃汤合香砂六君子汤调理半个月，诸症悉退，精神饮食均佳出院。

【按语】本例证候，正如明医王纶氏所云："先喘而后胀者，主于肺"之属也，亦即《内经》"病始于上而盛于下者，先治其上"之意也。盖肺主气，主敷布津液，通调水道，肺受邪则肺气不宣，失肃降不能通调水道以下输膀胱，水道被阻，壅阻于肺，气逆不降，遂为喘咳；肺失下降之令，膀胱气化不利，水气内停，外溢皮肤，则生水肿矣。本例先喘后肿，宗"主于肺"、"治其上"之旨，故

用宣肺涤饮行水之法。越婢者，治水肿之因肺气失宣当从肺治之方也。

六、琼玉膏合百合固金汤治愈痨嗽喉瘖一例

钱男，30岁。

主诉及病史：喉燥声嘶、干咳咯血2个月余，经某院胸片检查诊为“肺结核”，给抗结核药治疗，针药并进，因声嘶咯血久不愈，复因注射链霉素半月后有反应而停用，该院嘱服中药乃来门诊求治。

诊查：患者半年来干咳无痰，近2个月来，咯鲜红血，喉燥声嘶，纳呆食少，疲乏无力，形体瘦弱，舌红无苔，脉细数。

辨证：诊为痨嗽喉瘖，肺肾阴虚，虚火上炎之证。

治法：以滋补肺肾，清火开音法治之。处方琼玉膏、百合固金汤加减。

处方：生地12g　太子参30g　玄参15g　茯苓10g　百合30g　川贝粉9g(冲服)　麦冬15g　甜杏仁9g　百部10g　煨诃子6g　藏青果10g　木蝴蝶9g　蜂糖30g

服药半个月，干咳、咯血明显减轻，喉燥声嘶亦有好转。守方继服药半个月。第三次来诊时，咯血止，喉燥声嘶消失。后以麦味地黄丸、参苓白术散加减调理。

【按语】痨嗽失音，楼英谓“喉瘖”。杨登父云：“肺为声音之门，肾为声音之根”。景岳发登父之说云：“声由气而发，肺病则气夺，此气为声音之户也；肾藏精，精化气，阴虚则无气，此肾为声音之根也。”又曰：“为咳为嗽而瘖者，肺之病也……至于酒色过份，欲火燔灼……精竭而移槁于肺，肺燥而嗽，嗽久而瘖者，此肾水枯涸之病也。”是以用上方滋肾水，养肺阴，取金水相生、两顾肺肾之法而获效。后以麦味地黄丸，亦本此法也。益以参苓白术散者，取其培土生金，与夫上下交病治其中之意也。

七、益阴养胃法治愈呃逆一例

梁女，55岁。

诊查：时值暑季，呃逆气促，呻吟不已，甚以为苦。详询病史知患温热病已三候余，口舌干燥，烦渴不安。舌质红绛苔洁，但四肢发凉，手指微作蠕动，脉象细弦数劲。

辨证：证属温热久羁，热伤胃阴而失和降，胃气上逆而呃逆。

处方：西洋参100g，煎汤代茶频服。另用白米30g开水泡汤，煎生谷芽、鲜莲米、鲜石斛各30g，鲜荷叶1大张，红枣20枚，西瓜翠衣手掌大1块(切片)，麦冬15g，陈皮、鲜竹茹各10g，频服，日1剂。

二日后呃逆止，诸症亦见减退。后以叶氏养胃汤调理2周而愈。

【按语】此证属温热久羁，消烁肝肾阴液，既厥且哕，热扰阳明，损伤胃阴，胃失和降，胃气上逆，阴亏液虚，肝阳横逆，有肝风内动之势。原应滋液熄风用小定风珠为主施治，惟虑久病呃逆，胃阴亏损，亟顾胃气，诚为当务之急，且久病胃弱至此境地，而定风珠腥秽腻浊之品，胃弱难消，反生他故。是以改用上方，取救后天以补先天，充谷气以生精之意耳。

八、叶氏养胃汤治疗噎膈呕吐一例

刘男，65岁。

主诉及病史：因呕吐不能饮食经检查确诊为胃癌。仅以输液及其他支持疗法维持生命，历时 2 个多月呕吐未稍减。因患者年老体弱且属晚期胃癌，无法手术及化疗或放疗，故转我院请求中药治疗。

诊查：干呕呃逆频作，口干渴思冷饮，饮入即吐，数日不更衣。形体消瘦，舌红有裂纹、无苔少津，脉细数。

辨证：胃阴亏损。

治法：方用叶氏养胃汤加减。

处方：白干参 30g　北沙参 15g　麦冬 30g　玉竹 15g　扁豆 12g　甘草 10g　花粉 15g　淮山 30g　生谷芽 30g　乌梅 9g

煎水频频呷服，服药 1 周，呕吐呃逆止，能进流质饮食，偶能进半流质饮食，大便 1～2 日 1 次。后宗原方略事加减，兼以银耳、淡菜煨鸭汤等作食疗，历时 3 个月呕吐不复见。但终因消化道出血而死亡。

【按语】本例系老年晚期癌肿患者，虽终至死亡，但按胃阴亏损、津枯肠燥、润降失司，以甘凉濡润合酸甘化阴法治之，而能令长期呕吐得止，能进食，维持 3 个月，亦云匪易矣。

九、吴茱萸汤治愈顽固性呕吐一例

梁女，35 岁。

主诉及病史：年余来间断发作性呕吐，呕吐痰涎兼有食物残渣或酸水，多在食后、情绪不佳或发怒时发作。发时伴有头痛。初起时自以为受凉，服生姜汤，有时似可止吐。近半年来，竟每日发作 1～2 次，甚以为苦。曾经数医院检查作胃镜、胃肠透、B 超、肝功及神经内科检查等，均未得出明确诊断，治疗亦无效，因此特来我院要求住院诊治。

诊查：患者神清，表情愁闷，频作太息，形体较瘦。苔白润，脉沉弱。腹壁薄软，未扪及包块，上腹中部轻度压痛，加热及稍重按则有舒适感。患者家处农村山区地带，气候较寒冷，当地缺乏柴煤，饮食之燃料取之于数十里之遥，因此常饮食生冷。

辨证：为脾胃虚寒，肝气乘之，肝胃不和。

治法：以温中补虚，降逆止呕治之。方用吴茱萸汤加味。

处方：吴茱萸 6g　党参 15g　生姜 12g　红枣 12g　法半夏 10g　青皮 9g　橘红 10g　白蔻仁 10g

每日水煎 1 剂，频频呷服，服药前用鲜生姜片搽舌面。服药 3 日诸症消失。改用柴芍香砂六君子汤调理 3 周，饮食精神良好出院。半年后复查病未再发。

【按语】本例寒邪内犯，久病胃虚，肝气乘之，胃失和降则上逆呕吐，浊阴上扰清阳则头痛。吴茱萸汤为温中补虚、降逆止呕之剂也，能愈其疾固不待言，而其常因情绪不佳或发怒诱发亦不可忽视，否则，势难杜其再发。据余临床所见，凡类似之疾，作适当之精神疗法，极为重要，常能促进药疗之功也。本例顽疾获愈，是一例耳。

十、茵陈蒿汤合胃苓汤治愈黄疸、水臌一例

王男，52 岁。

主诉及病史：因黄疸、水臌住本市南岸某市立医院。该院邀请某医学院教授与余会诊。患

者起病半个月余，起初感脘腹作胀满，厌油，食少纳呆，时有恶心欲呕，大便微溏，以后腹胀日渐加重，目睛发黄，迅即蔓延全身呈重度黄染。近几日来腹大如鼓，腹水明显，呈蛙腹式。

诊查：舌苔白厚腻，脉濡软。血清胆红质13.8mg%，黄疸指数220单位，谷丙转氨酶850单位。

辨证：某教授诊为重症病毒性肝炎。余从中医辨证为肝胆湿热，湿重于热，胆汁溢泄，发为黄疸，湿阻中焦，气滞水停，发为水臌。

治法：利湿清热、行气利水治之。方用茵陈蒿汤合胃苓汤。

处方：茵陈30g　栀子9g　制大黄9g　苍术10g　厚朴9g　陈皮10g　白术12g　茯苓30g　猪苓15g　泽泻30g　桂枝9g　广藿香15g　法半夏10g

服药3剂，腹胀大明显减退，周身黄染减轻，不呕恶，复查血清胆红质降至4.2mg%，主管医生疑有误，当日复查仍为4mg%。守原方继服药3剂，血清胆红质又降至2.4mg%，黄疸指数降为58单位，全身黄染明显减退。守原方再进药3剂，全身黄染极轻微。谷丙转氨酶68单位，胆红质1.8mg%，黄疸指数12单位。原方大黄减量为6g，栀子减量为6g，茵陈减量为15g。继服药5剂，全身黄染退净，诸症悉明显减退，腹不大而软，无腹水征，饮食明显好转，肝功全部正常。改用柴芍香砂六君子汤调理2周而愈。

【按语】本例黄疸系湿重于热，而用茵陈蒿汤者，以余临床所见，如此重症黄疸，不用大黄直入，鲜能斩关取胜，况配胃苓汤、除湿汤，则祛湿之力足矣。

十一、血府逐瘀汤加减治愈臌胀一例

巩男，53岁。

主诉及病史：因腹胀日渐增大已3个月余，门诊以肝硬化腹水收入住院。患者于半年来常在食后脘腹胀满不适，嗳气、矢气后腹胀可稍缓。近3个月来，腹胀不消，食后益甚，且逐渐增大，经医院检查诊为肝硬化失代偿期，服药腹胀不减，嘱服中药而来我院求治。

诊查：患者颈胸部皮肤血丝缕缕，腹胀大如鼓，腹硬满呈球形、腹筋起，仰卧位腹前壁鼓之有声，脐旁两侧以下鼓之成实，移动其卧位时，则浊音亦随之移动，冲击腹部，左上部可触及癥块。舌质暗红，苔薄白，脉弦沉涩。

辨证：诊为臌胀，证属肝脾血瘀。

治法：以活血化瘀之法。方用血府逐瘀汤加减。

处方：柴胡10g　枳壳10g　赤芍15g　当归尾12g　川芎9g　桃仁9g　红花9g　川牛膝12g　桔梗6g　丹参15g　鳖甲30g　益母草30g　车前草30g

水煎服36剂，臌胀渐次消退。后用柴芍香砂六君子汤加活血化瘀药服40余剂，诸症悉退，胃纳增加，二便正常，精神良好，体重增加。

【按语】臌胀一证，从余之临床所见，凡腹坚满呈球形者，乃为瘀阻甚所致（门静脉高压重），此时不仅水停，而且气聚亦甚，消退此类腹水，较难而缓慢；若腹形胀大如蛙腹式者，则瘀阻较前者为轻，消退腹水亦较前者稍易。二者均应以活血化瘀为主。前者（腹如球形）虽气聚甚，病者腹胀甚难忍，若徒用行气药亦难收效，必加重活血化瘀药始可收效。余用血府逐瘀汤，意在取其四逆散之疏肝，俾利气血之疏泄，合桃红四物重在活血化瘀。余用此方为基本方治肝硬化门静脉高压之腹水，常获满意之疗效。

十二、桂枝茯苓丸加味治愈痃瘕一例

钱女，28岁。

主诉及病史：左少腹胀而隐痛已半年余，经妇科检查诊为“左卵巢囊肿”。患者因不愿手术而来我院求治。

诊查：病者婚后3年未育，月经愆期，经期小腹胀痛较甚，经水暗紫有瘀块，乳房作胀，左侧少腹胀甚隐痛，有时仍可扪及包块。近半年来小腹渐有胀大之势。诊其舌暗红，薄苔，脉弦，小腹轻度膨大，腹壁软，左侧少腹隐约可扪及一长形块状物。

辨证：诊为痃瘕，乃肝失疏泄，肝经气滞血瘀，水湿内结为患。

治法：治以活血化瘀、利水湿以消散癥块法。方用桂枝茯苓丸加味。

处方：桂枝9g　茯苓30g　赤芍12g　丹皮10g　桃仁10g　丹参10g　延胡10g　川楝子9g　制香附9g　川芎9g　地鳖虫9g

水煎服，日1剂。服药3个月，痛经明显好转。服药4个月，小腹胀痛基本消失。妇科检查，囊肿显著缩小。带原方出院继服药1个月，再经妇科检查，囊肿消失。给服当归补血汤合少腹逐瘀汤（每月经期服7剂）。服药2个月后，月经正常无痛经。半年后，经妇科检查已怀孕2个月。

【按语】“痃”者，《神农本草经》有云：“去腹内冷滞心膈，痰水久积，癥瘕痃癖气块”。后世以痃乃少腹内呈索状之块状物，由气滞血瘀与水湿互结所成。治之以桂枝茯苓丸为主者，盖桂枝通血脉以消瘀，赤芍活血以消癥，桃仁、丹皮破血以祛瘀，茯苓利水渗湿，与前药共奏祛瘀消癥之效。

【编者评注】气郁、血瘀、水结为患而成痃瘕。王老先生针对病机用桂枝茯苓丸为主，从气血水三方面调治，守法守方治疗仅三四个月，痃瘕缩小消失，痛经、腹痛亦都好转，效果显著。可见气血水为病日久，治疗不宜操之过急，只要辨证精当，守方守法，必见卓效。

王建孚医案

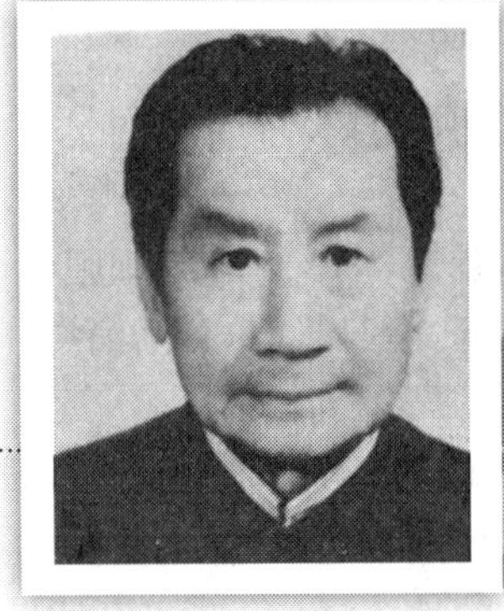

【生平传略】

王建孚，1916年生，江苏省南京市人。主任中医师。早年就读于南京国医传习所，随名医张简斋先生学医。后抗日战争爆发，跟张氏离宁赴渝避难，在重庆张简斋先生诊所，一面侍诊于侧，一面继续学习，深得师承。于1941年独立开业行医。1956年参加重庆市第三人民医院工作，曾任该院中医科主任医师。

王氏行医40余年，擅长内科杂症。

主要著作有《张简斋夫子医案》、《王建孚医案》，还有论文多篇。

一、柔肝解郁、宁心安神法治愈头风一例

欧某，女，37岁。

主诉及病史：素患偏右头痛，日久不愈。近因丧偶，刺激太过，致使头痛加剧，并发右半身肢体不遂，曾一度神志恍惚。在某医院神经科治疗1个月余，出院后诸症如旧，仍不能入寐。

诊查：脉形弦小而数，舌质红，苔薄白。

辨证：证系肝郁气滞，心神失养。

治法：当柔肝解郁，宁心安神。拟天王补心丹合温胆汤加味治之。

处方：地黄12g　当归12g　节菖蒲9g　白芍12g　丹参15g　龙牡各15g　远志9g　枣仁12g　朱茯神15g　枳壳9g　竹茹15g　陈皮9g

二诊：前方药服3剂后，头痛大减，睡眠稍好，右半身肢亦稍灵活。再以前方加减。

处方：地黄18g　当归12g　茯苓神各12g　白芍12g　白芷9g　川芎6g　龙牡各15g　珍珠母30g　生草6g　枣仁12g　远志9g　丹参15g

三诊：药服3剂后，诸候若失，头痛痊愈，寐已较安。再以前方5剂以巩固之。

【按语】天王补心丹，本手少阴心经之药，用于此例者，盖因患者丧偶，气滞伤肝，肝木抑郁化火伤及心神，系母病及子之象。心者君主之官，神明出焉，故患者曾一度神志恍惚，不能入寐，先用此方以宁心养血，后配温胆汤涤痰解郁以安神，使其安卧入寐，则血归于经，魂舍于肝，抑郁之气必能条达，郁既解而心火平、神自安，头风痛随之迎刃而解。此所谓隔二隔三之治法也。

二、滋阴固摄法治愈膏淋一例

李某,男,30岁。

初诊:1970年4月10日。

主诉及病史:1964年曾得乳糜尿,原因不明,反复发作,小便呈牛乳样,查尿常规(清洁尿检查):乳白色,蛋白(+++),红细胞(+)。查血未找到血丝虫,无象皮腿。经常排尿困难,尿如米泔,腰部酸痛,全身乏力,日渐消瘦,时常梦遗,每食油荤厚腻之食物即发,反复6年之久,累治无效。

诊查:脉象虚弦小数、两尺极弱,舌质淡红、苔薄微黄、微燥。

辨证:证属肾阴不足,下虚失摄。

治法:拟文蛤地黄汤、五子衍宗、水陆二仙合方加减。

处方:文蛤15g　生地18g　山药31g　丹皮12g　白术12g　石莲子15g　金樱子18g　生芪31g　芡实15g　菟丝子18g　车前子12g　覆盆子15g　龙牡各18g

另:金樱子膏2瓶,早晚冲服1调羹。

二诊:6月26日。上方药服7剂,药后尚应,尿浑浊稍清,遗精稍好。再以前法加减。

处方:文蛤15g　生地15g　山药31g　云苓9g　丹皮9g　甘草9g　金樱子31g　生芪15g　莲子12g　石榴皮15g　乌贼骨24g　白术12g　龙牡各18g

以后数诊,均以前方加减。事隔8年,于1978年11月间因感冒又来就诊,据云8年来乳糜尿未曾发作,精神已佳,遗滑基本痊愈。

【按语】本例患者瘦长之体,木火之形,况有腰痛遗滑之症,腰为肾之府,肾者受五脏六腑之精而藏之,藏不能固,故而遗滑频繁,肾虚不能制下,固摄无权,加之肾水虚而不能涵养肝木,肝主疏泄,疏泄太过,致令小便肥膏漏下。故在治疗上着眼于滋阴固摄法获得显效。

三、附子理中汤加味治愈肠澼一例

吴某,女,65岁。

主诉及病史:病经半个月有余,下利赤白夹见,解时腹痛坠胀,四肢厥逆不温,形气羸弱,奄奄一息,今增气喘,大非所宜。

诊查:大便检查,脓球(++),红细胞(+),吞噬细胞0～2。脉来沉细而小,舌质淡、苔薄白。

辨证:年高体弱,下利多日,脾阳大伤,太阴之气下陷,防其突变。

治法:急拟附子理中汤加味主治。

处方:熟附片15g　纹党参15g　白术12g　甘草9g　黑姜9g　白芍12g　云苓12g　肉蔻6g　荷叶15g

二诊:前进温中回阳药3剂,症情尚应,四肢转温,下利稍好,喘亦见平,仍觉气短不及。脉形弦小,较前之沉细稍有起色,已能进稀饭一碗,病者自觉病已好转十之七八。再以前法增减进治。大便检查:脓球(+),红细胞0～2/HP。

处方:西洋参6g　白术12g　云苓12g　甘草9g　白芍12g　扁豆12g　肉蔻6g　红枣12g　荷叶15g　升麻6g　粉葛12g

三诊：服上方药3剂后病情好转，并无自觉症状，已能步行就诊。大便检查完全正常。再以健脾开胃为法，以善其后。

处方：泡参15g　白术12g　茯苓12g　甘草6g　白芍12g　扁豆12g　怀山药15g　大枣9g　荷叶15g　二芽各9g　腊梅花9g　3剂

【按语】本案患者初诊时病情十分危笃，奄奄一息，四肢厥逆，又增气喘，已入阴阳欲脱之险境，故当时顾不及下利之症，完全着眼于回阳固脱，救人为要，遂选用附子理中汤以回阳救逆。一剂阳回肢温，二剂转危为安。二诊时病去十之七八，三诊时已能步行就诊，向愈之速，令人满意。此案共诊三次，自始至终均未被菌痢二字所困，一直以辨证论治为法，未用苦寒清热之品，而痢疾随之迎刃而解。

四、龙胆泻肝汤治愈不射精一例

熊某，男，31岁。

主诉及病史：婚后5年不育，爱人健康无病，据述数年来，每次性交均不能射精，但无阳痿现象。平素身体状况颇佳，发育良好。因不能射精，故无法取标本检查。

诊查：脉来弦劲，舌质暗红，苔薄而黄。

辨证：证属厥阴络闭，肝之疏泄失职，作强之官不利，此乃有余之证，而非不足之患也。

治法：拟龙胆泻肝汤加减治之。

处方：柴胡12g　牛膝18g　生草6g　枳实9g　生地15g　木通12g　降香9g　赤苓15g　泽泻18g　白芍9g　车前子15g　归须9g

二诊：药尽5剂，症情平稳，仍不射精，并无自觉症状。再以前法，增以通窍活络之品。

处方：柴胡12g　白芍9g　木通12g　归须12g　胆草9g　牛膝18g　赤苓12g　泽泻18g　生地15g　车前子15g　竹茹12g　麝香0.3g(布包入煎)　5剂

三诊：服上方药5剂，前从肝肾并治兼以通窍活络之品，药后尚应，性交时已能射精。再守前法续服药5剂以巩固疗效。

处方：柴胡12g　胆草9g　牛膝18g　木通12g　麝香0.15g(布包入煎)　黑山栀9g　生草6g　云苓12g　生地15g　泽泻18g　车前子15g　白芍12g　枳实9g

【按语】本例患者，身体强壮，发育良好，其不射精者，正如《巢氏病源》所说："精不射出，但聚于阴头亦无子"。思之再三，此厥阴络闭也。《内经》云："肝足厥阴之脉……循股阴入毛中，过阴器，抵小腹……"盖厥阴肝木主疏泄，此系肝失疏泄之象，乙癸同源，致令肾之关门不利，但藏而不泄也。乃从疏泄肝肾之气着眼，遂选用龙胆泻肝汤，且重用车前、泽泻，木通等泄利之品。一诊药后平平；二诊原方加用麝香0.3g同煎，连进5剂，见效甚速，已能正常射精。一二诊之方药出入不大，而二诊之方见效者，恐系麝香之作用也。考麝香辛香走窜，通诸窍，开经络，透肌骨，有开关利窍之功；加之龙胆泻肝汤之泻肝利导，助以疏泄之力，相辅相成，取得令人满意之显效。一年后随访，其爱人已产一男孩。

五、黄龙汤治愈肠结一例

程某，男，82岁。

主诉及病史：年高体弱，曾因肠梗阻2次手术，体质更为虚弱，近7日又未解大便。

诊查：腹部胀痛拒按，恶心呕吐，矢气全无，无寒热及口干渴。血压 180/100mmHg，脉象弦动，苔黄厚燥少津，舌质暗红。

辨证：证属阳明腑实，热结肠阻。

治法：拟张氏医通之黄龙汤主之。

处方：党参 24g　当归 12g　枳实 12g　厚朴 12g　大黄 9g(后下)　玄明粉 9g(冲泡不煎)

二诊：1 剂药后大便即解，自觉症状完全消失。再以和中导化法调理善后。拟增液汤合保和丸化裁。

处方：沙参 15g　寸冬 9g　玄参 15g　生地 15g　枳壳 9g　莱菔子 9g　楂曲各 9g　茯苓 12g　法夏 9g　瓜蒌根 12g　3 剂

【按语】患者年逾八旬，曾因肠梗阻 2 次手术，此次复发，故取黄龙汤，即大承气汤加党参、当归二味；盖党参补气健脾且能振奋肠胃功能，当归补血活血润肠，一助气，一补血，气血双补寓于大承气之扫荡攻坚之中，因而既有无坚不摧之效，又适于年高体弱者服用。张子和曾说："有实邪当攻邪，邪去则复正"。又说："攻邪当就其近而驱之"。此乃张老之卓见。如墨守老年便秘只可润、不可攻之成规，安能取得事半功倍之效。

六、益气透邪法治愈麻疹内陷一例

张某，男，3 岁。

主诉及病史：麻疹已透 2 日，突然麻疹收没，颗粒全无。

诊查：一身皖白，四肢厥冷不温，呼吸急促，喘息鼻煽。脉来沉伏不显，指纹紫中兼黑已透命关，舌质暗淡，血压不能测出。

辨证、治法：系麻疹内陷之险证，急拟参附汤救之。

处方：西洋参 9g　熟附片 30g

二味同煎 1 小时，每隔半小时喂服 10ml。

二诊：药后获效，麻疹从新外透，色泽尚欠红活。四肢转温，呼吸稍平。血压已能测出，脉伏已起，指纹亦不似前之紫黑，已由命关退至气关。病症化险为夷，拟益气透邪为法。

处方：升麻 3g　粉葛 6g　西洋参 6g　寸冬 6g　甘草 3g　赤芍 6g　紫背浮萍 15g　红花 6g

三四诊病情续见好转，均以养阴清透为法，1 周后痊愈出院。

【按语】此患儿疹出第 2 日突然麻疹收没，西医诊为心力衰竭。此乃麻疹之变，而非麻疹之常也，清透之法是治其常，温补之法是治其变，故选用参附汤以救其阳气暴脱之急。1 剂转危为安，化险为夷。二诊鉴于阳回逆转，改用升麻葛根汤升清达邪之法，更加生脉散之洋参、麦冬益气生津，并佐以红花、紫背浮萍之活血透络，以透达麻疹之余邪，不使留后患也。三四诊均为调理善后之法，亦即养阴清透之常法。

七、柔肝熄风和络法治愈破伤风一例

林某，男，4 岁。

主诉及病史：患儿牙关紧闭 1 天，于入院前七八天用手挖鼻孔而致鼻出血，病程中不发热，入院后翌日即抽搐，初步诊断为"破伤风"，给予破伤风抗毒血清及隔天 1 次腰封（腰眼处用普鲁卡因与强的松龙封闭）以及青霉素、鲁米那等治疗10余日未见显效，乃请中医会诊。

诊查：小儿痉厥抽搐，时发时止，发时口唇青紫，呼吸困难，不发时神志尚清，惟神气迟钝，极不灵活，颊车发紧，口张不开，颈项强硬不和，每次发作均与外界刺激有关。口臭十数日，大便3日未解。脉形弦劲欠和，指纹紫暗，舌苔因口噤难开未能详诊。

辨证：此系肝风内动，筋络不和。

治法：当以柔肝熄风和络为法。

处方：炒僵蚕9g　菊花12g　白芍12g　竹茹12g　全蝎9g　九节菖蒲6g　炙南星9g　茯苓神各12g　钩藤9g　远志9g　炒枳实9g　染灯心6g

3剂。另用小儿回春丹1粒，分2次开水化服。

二诊：前方药连服3剂之后，痉厥完全停止，口张较开，患儿神态已趋正常。惟指纹与鼻梁仍见青紫之色，皆因余风未尽，肝络未和也。

处方：钩藤9g　炒僵蚕9g　生草6g　九节菖蒲6g　白蒺藜9g　生地12g　白芍12g　炙远志9g　黑山栀9g　石决明18g　茯苓神各9g　竹茹12g

三诊：进上方药3剂后，病情好转出院，继来门诊复诊，抽搐痊愈，神态恢复正常，口张自如。治再柔肝和络为法，以善其后。

处方：沙参15g　白薇12g　甘草6g　桑叶6g　寸冬9g　生地15g　石决明15g　菊花9g　白芍12g　石斛9g　白蒺藜9g

【按语】本例结合四诊、八纲辨证，脉象弦劲欠和，肝木之旺可知；口臭十几日，鼻孔干痒、挖破出血，兼之大便秘结，明明内有伏热、热极生风之象。故一诊选用驱风散与钩藤饮合方，并加枳实、胆南星、灯心等药，起到熄风和络、涤痰开窍之作用。二诊痉厥已停，肝木仍旺，余风未净，加以白蒺藜、黑山栀、石决明、生地等药，着重于柔肝镇逆、滋水涵木之法，因而获得显效。

八、身痛逐瘀汤加味治愈痹痛一例

朱某，女，60岁。

初诊：1970年9月。

主诉及病史：素体虚弱，气血两亏，经常头昏、乏力、腰痛腿酸。3天来，突然腰部剧烈疼痛，久不能忍，伛偻不能站立，起坐须人搬动，经详细检查并X线摄片，诊断为“转移性脊椎癌”，但未查出原发病灶。患者邀余诊治。

诊查：脉沉弦小涩，舌质淡嫩、有瘀点，苔薄白润。

辨证：病系风湿素盛，气血瘀滞，督脉不通，所谓痛则不通也。

治法：当以风胜疏化、活血化瘀、通络和督为法，拟王清任之身痛逐瘀汤酌加抗癌之品治之。

处方：羌独活各12g　秦艽12g　当归12g　川芎9g　桃仁9g　红花9g　牛膝15g　地龙18g　没药9g　灵脂15g　白花蛇舌草30g　半枝莲30g　5剂

二诊：药后痛势轻减，但仍呻吟不已，活动极为困难。守前方服药5剂，另用麝香3g泡白酒半斤，每服15ml，早晚各服1次，并用少许揉擦剧痛之处。

三诊：腰痛已好大半，可站立并移动数步，但仍不能持久，神气较前稍好，胃纳增加，惟痛时仍作呻吟。脉涩象好转，苔薄白、舌质淡嫩，稍有瘀点。再以前法加减。

处方：二活各12g　寄生15g　秦艽15g　灵仙15g　当归12g　川芎9g　红花12g　桃仁12g　桂枝9g　生芪30g　蚤休24g　白花蛇舌草30g　半枝莲30g　香附15g　5剂

除用麝香酒外，加国公酒内服外搽，无国公酒则改用风湿药酒，如此交替使用10瓶左右，诊治十几次，病程历1个月有余，痛即完全消失，活动恢复正常，已能做家务劳动。随访至今已10年，现仍健在。

【按语】患者系余之家嫂，其所住之房，潮湿甚重，脉象沉小而涩，显系风湿夹瘀、痹痛之象。《素问·痹论》曰："肾痹者，善胀，尻以代踵，脊以代头"。清代王清任有痹证因于瘀血之说，颇为高见，主张逐瘀活血，通络止痛，创身痛逐瘀汤，着眼于活血化瘀而治痹痛。但身痛逐瘀汤中单用羌活，因患者痛在腰部以下，故加用独活、秦艽以祛风胜湿；用灵脂、香附以活血理气止痛；地龙、牛膝之祛瘀活络，没药之破血通瘀，合白花蛇舌草、半枝莲、蚤休之清热和络以制癌；更加用麝香酒善通关窍，活血散结；国公酒、风湿药酒等有通络止痛、祛风除湿之功，相辅相成，取效甚速。

九、益气养血、调肝通络法治愈瘰疬一例

卢某，女，27岁。

主诉及病史：左腋下有鸡蛋大包块1枚，质硬不动，压之作痛，经检查诊断为"淋巴结核"，3个月未消。

诊查：本质素弱，面色无华，月经失调，脉来弦细而小，舌质淡红而嫩。

辨证：此系气血两虚，肝郁络阻。

治法：当益气养血，调肝通络为法。

处方：鹿角霜30g　首乌30g　生芪30g　当归12g　桂枝木9g　玄参12g　浙贝15g　炙乳没各9g　牡蛎30g　昆布12g　皂刺9g　夏枯草30g　丝瓜络12g

每日煎服1剂，连服1个月。

外用：阳和解凝膏1张贴患处，5日一换。

另用：硇砂丸内服。

硇砂丸配法：红硇砂6g(细研)，皂角子100个，米醋0.5kg，同浸3日后，入沙锅内熬至将干，将锅底硇砂拌于皂角子上，以微火焙干，共研细末，水泛为丸，如梧桐子大，每日早晚各服20粒，开水送下。

经过2个月治疗，病情逐渐好转，瘰疬已缩小一半。仍守前方，不增不减，服至4个月后瘰疬完全消散，面色已转红润，月经亦基本正常。嘱其服用党参养营丸以理善后，1年后随访，身体健康情况良好，瘰疬愈后未发，并已生一男孩。

【按语】鉴于患者体弱，气血两亏，且兼有妇科疾病，故着重于气血并补，兼以调肝通络为法，故方中以当归、黄芪、首乌、鹿角霜等为主药，并配用硇砂丸。

考硇砂丸系李时珍《本草纲目》皂子一药中附方："年久瘰疬，阮氏经验方，用不蛀皂子一百粒，米醋一升，硇砂二钱同煮干，炒全酥，看疬子多少，如一个服一粒，十个服十粒，细嚼米汤下，酒浸煮服亦可"。然此丸于临床应用，需结合辨证。若男女不别，体质不分，虚实不明，病因不察，笼统应用，则疗效不会令人满意。

十、祛风活血法治愈疣子一例

张某，男，26岁。

主诉及病史:1个月前发现颈部有一粒疣子,抓破流血后复发,逐渐增多,继之蔓延全身,大者如豌豆,小者如绿豆。

诊查:脉弦小而涩,舌质暗红苔薄白。

辨证:此系风邪入络,气血壅滞不和之象。

治法:拟疏化和络,祛风活血为法。

处方:羌活 9g　防风 9g　白蒺藜 15g　白芷 9g　归须 12g　白鲜皮 12g　川芎 9g　赤芍 12g　地肤子 12g　红花 12g　桃仁 12g　千里光 30g　桑枝 30g　5剂

服药4剂全身疣子即完全脱落,一粒不存,并无瘢痕。嘱其将余药1剂继服,以巩固疗效。随访10余年,一直未见复发。

【按语】此例疣子密麻满布全身,实属罕见,余行医40余年从未见过如此之多者,诊视之下实令人毛发悚然。余思之再三,如少数几颗,可外用药敷,或用灸法即能取效,但遍及全身实难外治,只有内服药物治疗,但对此经验实少,勉为处方,嘱其服若干剂,以观动静,并告之恐难速效,宜缓图之。殊不知服药仅4剂,全身疣子完全脱落,一粒不存,又无瘢痕,如此奇效,颇令人惬意。此方之意,寓祛风散邪于活血通络之中,正如《巢氏病源》所云"人有附皮肉生与肉色无异,如麦豆大,谓之疣子,即疣目也。亦有三数相聚生者,割破里状,如筋而强,亦微有血,而亦复生,此多由风邪客于皮肤、血气变化所在……"余所用之方,是受巢氏之启发,病因病机均着眼于"风邪与血气",如方中用羌活、防风之祛风通络,白芷之香窜通络,归须、川芎、赤芍、桃仁、红花之活血通络,更入桑枝以行四末,白蒺藜平肝祛风以疗疮。地肤子、白鲜皮、千里光可治皮肤之瘙痒与疮疹诸疾,相辅相成,获效神速。

十一、疏肝解郁、利湿健脾法治愈臌胀一例

汪某,女,50岁。

主诉及病史:曾患肝炎多年,近半个月出现黄疸,腹胀如鼓,肝脾大而作痛,肝功能异常。

诊查:脉弦滑数,舌质红,苔白厚。

辨证:肝脾不和,湿热熏蒸,三焦不化,为黄为胀。

处方:柴胡 9g　枳实 9g　赤芍 9g　茵陈 31g　茅术 12g　云苓 12g　广香 6g　虎杖 31g　田基黄 31g　金钱草 31g　满天星 31g　大腹皮 12g　过路黄 31g

二诊:自觉各症均有好转,黄疸腹水仍重。前方加滑石 15g,车前草 24g,求其湿与热下趋为顺。

三诊:药后诸候均有好转,腹水渐消,黄疸渐退,惟小溲仍不畅利,脘闷纳差。脉弦滑,舌苔白厚,较前稍薄。湿热未净,肝脾未和,再以前法加减。

处方:柴胡 9g　茵陈 31g　枳实 9g　滑石 15g　木通 9g　生草 6g　猪苓 15g　泽泻 15g　大腹皮 15g　青藤香 24g　金钱草 31g　满天星 31g　冬葵子 31g

四诊:腹水已消,黄疸亦退,精神稍好,二便已畅,惟中脘痞闷,脉来濡滑,舌苔白厚已退。肝脾未和,肝郁则气滞,脾虚则湿阻。拟四逆散合平胃散加减。

处方:柴胡 9g　枳实 9g　甘草 6g　白芍 12g　广香 6g　法夏 9g　陈皮 9g　茯苓 12g　茵陈 31g　茅术 9g　厚朴 9g　莱菔子 9g　虎杖 31g

五诊:诸候已愈,腹水全消,黄疸全退,胃纳增加,二便已调,查肝功与火箭电泳均恢复正常。再拟疏肝理气,健脾渗湿以善其后。

处方：柴胡 12g　枳实 9g　生草 6g　白芍 12g　泡参 15g　白术 9g　云苓 12g　广香 9g　藿香 12g　降香 9g　虎杖 31g　金钱草 31g　茵陈 31g　川楝子 12g

随访 1 年，患者状况良好。

【按语】此例患者在初诊时，病情较重，腹胀如鼓，黄疸很深，精神委靡不振，舌苔白厚而腻。抓住黄疸色鲜明如桔与苔白厚而腻，故自始至终均以渗湿利胆、清热疏肝为法，方用柴胡舒肝汤与茵陈五苓散加减，并加入金钱草、满天星、过路黄等清肝利胆之品，收效甚速，且维持疗效 1 年有余。

十二、平肝熄风、化秽利窍法治愈温热痉厥一例

王某，男，18 岁。

主诉及病史：因挖土时不慎塌方被埋而致昏迷，经急救处理后由外地送我院外科治疗。其胸、腰椎均有骨折，下肢截瘫，经治稍好，复于 20 余日后突然寒战高烧，头痛呕吐，颈项强直，脑脊液培养为“绿脓杆菌生长”，曾用大剂量抗生素，高烧仍不下降，且上述症状逐渐加重，嗜睡神迷，呻吟不已，西医诊断为“绿脓杆菌化脓性脑膜炎”，请中医会诊。

诊查：高烧(41～43℃)，午后尤甚，头痛异常，呕吐项强，角弓反张，脉来弦劲不和，舌质红赤少苔。

辨证：始由外伤，伤及脊椎，下肢瘫痪，督脑亦为之损，继之热毒乘虚内侵，热极生风，肝风内动，致令痉厥抽搐，病情危笃，突变堪虞。

治法：当平肝熄风兼以化秽利窍之品，拟羚羊钩藤饮加味。

处方：熟明天麻 12g　钩藤 12g　白菊花 15g　银花 30g　全蝎 12g　连翘 15g　炒僵蚕 9g　子芩 12g　川连 9g　羚羊角粉 0.15g(兑服)　2 剂

另用：①紫雪丹 6g，每 4 小时服 0.15g；②安宫牛黄丸每 6 小时服 1 粒。

二诊：高烧渐退，神志稍清，头痛轻减，项强稍和。再以前法进治。前方去芩连，加蜈蚣 3g，胆南星 6g。安宫牛黄丸，如前服用。

三诊：头痛更减，项强更松，抽搐已止，惟仍午后高烧，口渴思饮，汗泄甚多。肝风虽熄而气营两燔，拟清瘟败毒饮加味主治。

处方：生地 15g　玄参 12g　寸冬 9g　泡参 15g　生石膏 30g　知母 9g　子芩 9g　川连 9g　银花 18g　连翘 12g　钩藤 12g　生草 9g　犀角粉 0.24g(兑服)　2 剂

四诊：病情已逐渐好转，高烧已退，有时因输血反应发烧，不久即行退净，脑脊液培养无细菌生长。鉴于病员久病之后，气血大虚，形气羸弱，故以后数诊均以气血并补，用八珍、十全大补等。以调理善后，后病愈出院。

【按语】此例病情十分危笃，中药认为属温热病范畴，数诊均按温病治法，迅速见效。此病变化最速，正如吴鞠通所说：“邪之来也，势如奔马，其传变也，急如掣电”。故治之必须胆大心细，认证准确，敢于用药，方保无虞。

（以上由王宗凤整理）

【编者评注】本例痉厥，病情笃重，虽用大量抗生素，仍高热不退，抽搐不止。经王老先生诊治，辨证为热极生风，治以平肝熄风为主，药仅 2 剂，高烧渐退，神志稍清，头痛减轻。肝风平熄后，气营两燔，续进清瘟败毒饮两清气营，故获效颇捷。可见，中医不但能治疑难重症，亦能治急症。

傅灿冰医案

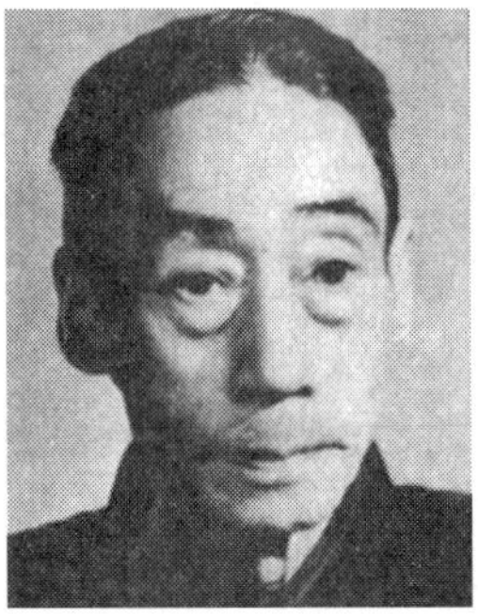

【生平传略】

傅灿冰,1917年生,四川省江津县人。主任中医师。少年专攻文学,兼读中医书籍,曾毕业于江津私立培英国学专修学校,后随其父老中医傅松涛先生半日临诊,半日读书,深得家传。

傅氏从事中医工作50余年,具有丰富的临床经验,擅长内科,对某些疑难病症有独特的治疗经验。

曾任四川省中医研究所所长、顾问,主任中医师。

一、养血柔肝、化痰开窍法治愈中风一例

姚某,男,67岁。

初诊:1963年4月6日。

主诉及病史:经常头昏、心烦,7天前因恼怒伤气,突感头晕,猝然昏仆,出现左半身不遂。

诊查:舌强、言謇,神情呆滞,胸懑,脉来弦劲而滑,舌质红绛、苔白滑。

辨证:血虚生风,肝阳上亢夹痰热为患,此乃中腑络之象。

治法:拟养血平肝熄风,化痰开窍。

处方:当归15g　钩藤30g　玉竹30g　建菖蒲6g　白芍30g　川芎9g　生地10g　竹茹10g　胆星15g　茯苓12g　京半夏9g　4剂

二诊:4月14日。头昏、胸懑减,余症及舌脉同前。上方加陈皮10g,生姜汁7滴兑服。8剂。

三诊:4月22日。服上方药8剂后,左半身有痛痒感。在原方基础上加活络之品。

处方:鲜桑枝24g　丝瓜络9g　橘络5g　竹茹10g　陈皮10g　玉竹30g　钩藤30g　当归5g　川芎6g　白芍15g　生地6g　胆星10g　茯苓12g　京半夏9g　姜汁7滴　天竹黄6g　10剂

四诊:5月3日。左半身活动日渐好转,能下床扶壁行走,言语亦渐清楚。脉现柔和之象,苔微黄腻。嘱原方续进10剂。

五诊:5月13日。守原方服药10剂后,左半身肢体已能活动,下床缓走,步履艰难,神志语言清楚。脉弦缓,舌质红,苔薄白。风熄痰热已除,正虚精血未复,更拟归脾丸加味为丸剂,

补养心脾以培其本，善其后。

处方：玉竹120g　黄精120g　高丽参24g　黄芪24g　当归24g　白芍24g　茯神24g　远志24g　枣仁24g　圆肉24g　木香5g　甘草9g　白术24g

后经追访，药后步履自如，精神饮食佳。

【按语】本病当责之于肝。肝藏血，在志为怒，体阴用阳。年老精血衰少则呈升发太过而阳亢，复加烦恼盛怒，遂致血之与气并走于上，又木旺土衰、湿聚痰生、木火灼津、痰热内蕴，以致血虚生风，肝阳上亢，痰湿痹阻脉络而见半身不遂、言謇、精神呆滞。正如《灵枢·刺节真邪》说“营卫稍衰，则真气去，邪气独留，发为偏枯。”方拟四物合钩藤以养血熄风，竹茹、胆星、茯苓、京半夏、建菖蒲、姜汁、天竹黄、桑枝、丝瓜络、橘络化痰开窍活络。慎守病机候症改善，拟归脾丸加味补养心脾，补气补血，遂竟全功。方中重用玉竹、黄精，取其性味甘平，润泽多脂，正所谓“精不足者，补之以味”也。

二、疏肝解郁法治愈顽固性便秘一例

周某，女，50岁。

初诊：1983年7月23日。

主诉及病史：大便秘结，坚如羊矢14年。患者自述，在1968年胆囊切除术前后，注射及口服氯霉素制剂较多，以后就出现大便秘结，五六天或七八天解一次，大便坚燥。十数年来，依靠服蜂蜜、大黄水、当归芦荟丸等维持，殊不知越服大便越秘，甚为所苦。胆囊切除后仍上脘隐痛，阵发性剧痛，大发作时须肌注冬眠宁、杜冷丁方能缓解。

诊查：腕、肘、膝、踝诸关节酸痛，食少，大便后饮食稍增，不易入睡，性情急躁，口苦喜热饮，五心烦热，脘痛巅眩。舌质红淡紫，苔薄黄，脉弦略数。

辨证：证属肝胆湿热郁滞，气血失和。

治法：主以疏肝利胆，理气活血。

处方：当归15g　白芍15g　金钱草24g　金铃炭12g　茵陈12g　郁金9g　胡黄连6g　枯芩9g　木香9g　枳壳9g　酒军6g　荷叶12g　甘草6g

二诊：8月30日。服上方药10余剂，除关节酸痛如前外，余症均有明显减轻。特别是缠身14年之久之便秘痼症，霍然若失。

【按语】本例因肝气郁滞，少阳枢机不利，出入升降之机停废而导致大便秘结，艰涩不通。治疗紧扣肝胆功能与胃肠传导的关系，下病取上，使传化正常，则便通而愈。

三、化痰软坚法治愈瘿瘤一例

吴某，女，67岁。

初诊：1981年6月12日。

诊查：颈部左侧甲状腺区有一椭圆形包块，约2cm×3cm大，皮色不变，质地柔软，无压痛，表面光滑，边缘清楚，随吞咽上下移动。伴烦躁口苦，动则心悸。双手麻木，咽中有痰阻。胃纳欠佳，大便不实。舌质红，津少，舌边现紫，苔微黄腻，脉细弦滑。西医诊断为“甲状腺腺瘤”。

辨证：证属痰火凝结，气血阻滞。

治法：治以清热化痰，软坚散结，佐以行气活血。

处方：牡蛎 24g　玄参 15g　川贝粉 6g(冲服)

海藻 24g　银花藤 24g　连翘 15g　牛蒡 15g　香附 9g　丹参 15g　赤芍 15g　苡仁 24g　夏枯草 24g

二诊：8 月 28 日。上方或加瓜蒌清热化痰，或配郁金、柴胡疏肝解郁，共服药 56 剂，腺瘤缩小至 0.7cm×1.2cm，心悸、口苦、烦躁、双手麻木均消失，食欲增进，大便正常。惟因感冒出现头昏、鼻塞、流清涕、气紧，上方去香附、苡仁，加荆芥 9g，防风 9g 以祛风解表，加桔梗、芦根清热祛痰利咽。

三诊：9 月 4 日。服上方药 6 剂，感冒已解，腺瘤进一步缩小，仅 0.5cm×0.8cm，余无不适。舌质红、苔黄腻，脉弦滑，仍守前法。

处方：牡蛎 24g　玄参 15g　川贝粉 6g(冲服)　连翘 12g　银花藤 24g　海藻 30g(洗去盐)　桔梗 9g　芦根 24g　夏枯草 30g

服上方药 18 剂后，甲状腺腺瘤已消尽。后继续服用上方药以巩固效果，至今未复发。

【按语】本例系痰、热、气郁凝结肝经、气血阻滞而致。以清化痰热为主，辅佐行气开郁活血为治，首用消瘰丸加夏枯草、海藻、银花藤、连翘、牛蒡子、瓜蒌、苡仁清化痰热，软坚化结；丹参、赤芍、香附、郁金、柴胡行气开郁活血。痰热清，气血和，瘿瘤消其大半后，原方去行气活血之品以免耗伤正气，仍守清化痰热之法，配以芦根、桔梗轻淡之品以宣发上焦，使痰热从二便降，腺瘤得以消散。

四、封髓丹合地黄丸重加芡实治愈消渴一例

张某，男，30 岁。

初诊：1955 年 11 月 9 日。

主诉及病史：素有梦遗症，久治未愈，近来无梦亦遗，不分昼夜，滴出白色粘液甚多，经常浸湿内裤，并现口渴异常，饮虽多而渴如故，小便多至每日 40 余次，消食善饥，精神疲困。

诊查：脉两寸微浮而关尺细数、两寸尤甚，舌红苔薄白乏津。

辨证：脉症合参，乃三消中之精亏下消证。

治法：以封髓丹合六味地黄丸重加芡实为剂。

处方：砂仁 4g　黄柏 15g　甘草 3g　生地 31g　枣皮 15g　怀山药 15g　丹皮 9g　泽泻 9g　茯苓 12g　芡实 62g

复诊：11 月 11 日。服前方药 2 剂，小便多、遗精、口渴等症均有所减轻。为便于观察，乃收入住院治疗，检查尿糖阳性。仍守原方继服药至 11 月 21 日，症状完全消失，复查尿糖阴性。痊愈出院。

【按语】本例起于遗精，继发消渴，显系肾水先亏而龙相火浮，观其脉象尤为是征。封髓丹乃固精要药，六味地黄丸治肾精不足、虚火上炎之消渴证有殊功；重加芡实者，以其味甘涩而气平，入足太阴、少阴二经，能益脾固精，治小便不禁等症，尤与本病相宜。方与证合，故投之而获捷效。

五、平肝健脾法治愈不寐一例

高某，男，42 岁。

初诊：1963 年 4 月 8 日。

主诉及病史：病起于7年前，因工作常常熬夜，甚至通宵达旦，继因工作不顺心，日夜思考，逐渐形成失眠。即便能睡，但合目即梦，头昏不清，神疲肢软。

诊查：形体消瘦，食少纳差，胸痞肠鸣，大便稀溏。舌边红绛，舌心苔薄乏津，脉弦细。

辨证：此病当责之肝脾，证属肝旺脾弱。

治法：拟平肝舒郁健脾。

处方：明天麻 9g　石决明 30g　夜交藤 30g　刺蒺藜 15g　香附 9g　川芎 9g　茯神 15g　建曲 15g　栀子 9g　谷芽 24g　怀山药 24g　甘草 6g

二诊：服上方药8剂，睡眠好转，头昏减轻，胸痞肠鸣缓解。因病程日久，非数剂能愈，乃改汤为丸。

处方：天麻 30g　刺蒺藜 45g　香附 30g　茯神 45g　建曲 45g　川芎 30g　栀子 30g　夜交藤 25g

称3剂研细，另以夜交藤300g熬水滴为丸，如梧桐子大，每日3次，每次6g。

服丸药3料，病愈。

【按语】本例患者昼日劳倦必伤脾，脾伤则精血来源不足，复加劳心思虑，暗耗营阴。精血阴津俱亏，遂致肝旺。阴虚肝旺，卫阳浮游于外，不得内入交会于阴，故不得寐。肝旺则伤脾，脾虚则食少、胸痞、肠鸣、便溏诸症作矣。“胃不和则不安”，进而使失眠加重，如是恶性循环，未有终时。综合脉症，显属阴虚、肝郁、脾虚，阴虚则阳亢。拟平肝舒郁以潜阳，培土运中以健脾。因病程较长，故改汤为丸，汤者荡也，丸者缓也，缓缓治之，是从本也。

六、清心泻火、养阴凉血法治愈舌疔一例

钟某，男，40岁。

初诊：1978年8月10日。

主诉及病史：患者于1978年5月发现舌面长小红点，逐渐长大，并感舌体发梗，活动受阻，进食、吞咽、语言均感不适。后到某医学院诊为“舌部血管瘤”。

诊查：舌两侧及舌面数处凸起包块，形如菌状，大者如蚕豆，其色紫暗；舌痛，触之痛甚，舌体紫胀，难以转动，粥食吞咽困难，语言吃力；心烦，口苦，咽痛，难以入睡，小便短少而黄。苔黄，脉细弦而数。

辨证：此乃心经热毒炽盛，气血壅滞，其证属实。

治法：拟泻火解毒、养阴凉血、化瘀散结为治。

处方：菊花 31g　银花 31g　红花 6g　黄连 3g　生地 15g　淮通草 15g　玄参 15g　麦冬 12g　桔梗 9g　丹皮 9g　赤芍 15g　牡蛎 24g　夜交藤 24g　夏枯草 31g　枳壳 9g　甘草 9g

二诊：守方服药10剂后，舌痛大减；舌上包块大者渐缩，小者消散；舌体紫胀好转；余症缓解，纳增，眠可，口干思饮，大便正常，小便黄。舌红尖红绛，脉弦细。药证合拍，但有热势伤阴之象。原方重用生地至24g以滋肾水之源，制所胜之火；加鲜慈竹心30根以滋阴清心除烦。

在上方基础上加减，服药近2个月，舌上包块已不明显，舌体活动自如，舌苔正常，诸症悉除。经随访未复发。

【按语】舌部血管瘤，类似中医学“舌疔”、“舌核”、“舌瘰”等证。正如余师愚云：“舌上发疔，或红或紫，大如马乳，小如樱桃，三五不等。”《外科证治全书》云：“舌核，舌上生核，强硬作

痛。”又云：“紫胀舌，舌肿，色如猪肝，胀塞满口，坚硬疼痛，不能转动，粥药不入。”其因多由心脾郁火而成。本例患者证属心经热毒炽盛、气血壅滞。本“实者泄之”，拟泻火解毒、滋阴凉血、化瘀散结治之，2个月余病除。“苦寒化燥伤阴”之言，实为临证经验之谈，首方稍偏苦寒，尔后即现口干思饮、舌红尖红绛、伤津耗液之证，重用生地养阴护阴，虽一药量之变，收防治伤阴之弊而获显效。

七、滋阴养血法治愈脱发一例

陈某，男，26岁。

初诊：1978年6月20日。

主诉及病史：2周前，一夜之间头发突然大片脱落，原因不明，经某部队医院诊断为“斑秃”。患者精神紧张、忧虑，近1个月来经常头昏头痛，记忆力减退，心悸，失眠多梦，疲乏无力，食差。

诊查：脱发面积约占总面积的1/3，脱发分布不均，面积大小不等，脱发处皮肤光滑。舌质红，苔少。脉细弱略数，二便正常。

辨证：四诊合参，证属肾阴偏虚，肝血不足。

治法：治以滋养肾阴，调补肝血。

处方：制首乌31g　黄芪24g　当归10g　枸杞15g　菟丝子15g　熟地24g　女贞子15g　旱莲草15g　黑芝麻15g　黑豆31g

另嘱患者每日早晚用热水洗头1次，并用生姜切成薄片擦涂脱发处之皮肤，直至局部有发热感，每日擦2～3次。在治疗中配合热水洗头和局部生姜擦涂，均可起到促进局部血液循环，以改善毛囊球部之血液供应，促进头发再生的作用。同时生姜还有祛风及局部杀菌作用。

经以上治疗2周，患者脱发处已长出新发，其他症状亦有改善。嘱患者继续上述治疗2周再来复诊。2周后患者头发全部长出，恢复正常，其他症状明显好转。

【按语】笔者以后又遇到2例脱发病人，其证候与本病例类似，仍按此法治疗，均获满意效果。据观察，此法对长期慢性脱发者亦有效。

本例根据中医理论：肾之华在发，发为血之余；由于血虚、肾虚，故头发脱落，因此在治疗上针对病因，以滋养肾阴，调补肝血常获满意疗效。

八、祛风活血、清热解毒法治愈白疕一例

张某，女，15岁。

初诊：1982年8月9日。

主诉及病史：1981年1月，全身泛发大小不等之红点，形如疹疥，瘙痒难耐，抓之则翻起白色皮屑。经当地医院予青、链霉素、维丁胶性钙等治疗，后改服激素至今，其间曾服藏药，但治均无效。

诊查：症见颜面红赤，形如满月，右脸颊尤胖大。躯干、四肢浮肿，皮损发红如朵朵丹云，高出皮肤，扪之碍手，奇痒。红色褪处，皮肤屑起。如是反复发作，无休无止。头上脱屑最多，如片片雪花纷纷落下，每晚落屑一合手之多。患者两手震颤，时发痉挛，几致不能握管，膝以下肤色紫红，小腿常牵引掣痛。肘、膝关节部因用力搔痒而抓伤，以致影响关节屈伸。兼见头昏心

烦，性急易怒，饮食减少。舌质红，中后部苔黄，脉象沉细。

辨证：舌脉从症，按血分热毒论治。

治法：予祛风活血、清热解毒法。

处方：菊花 30g　银花 30g　红花 5g　蒲公英 30g　防风 12g　白芷 9g　地肤子 30g　泽泻 15g　酒军 9g　楂炭 9g　夜交藤 24g　珍珠母 24g

外用方：地肤子 30g　蛇床子 30g　防风 15g　白芷 15g　丹皮 15g　赤芍 15g　黄柏 15g　花椒 10g

煎水外洗。忌食肥甘腥燥之品。

二诊：头面、胸背皮屑显著减少，瘙痒顿止，腰以上疹疥基本消失。颜面及全身浮肿消退，皮肤色泽渐趋正常。手颤、痉挛、小腿拘急、关节屈伸不利诸恙告平，心中烦躁亦减，但腕关节至指端皮肤干红，迭起白屑，伴有枯痛。上方加黄柏 9g 再进 4 剂。

三诊：肢端枯痛消失，皮屑减少，唯膝下肤色未变，背部尚有少量散在皮损点。原方药再进 4 剂。

四诊：诸症痊愈，与初诊时判若两人。患者自述：于就诊前一天曾吃青椒炒肉，致下肢出现皮损点，屑起，瘙痒。本除邪务尽原则，增大养血活血，凉血散血之剂以巩固疗效。

处方：丹皮 9g　栀子 9g　当归 15g　冬瓜皮 24g　白芍 15g　豆卷 24g　茯苓皮 24g　菊花 9g　银花藤 60g　红花 5g　防风 9g　白芷 9g　黄柏 9g　泽泻 9g　楂炭 9g　甘草 10g　香附 9g　佩兰 9g　4 剂

【按语】本例予祛风活血、清热解毒药上下同治，表里分消，所以疗效显著。其中酒军一味，用之以降泄亢盛之阳，应手取效。酒军清解血分流毒，古人有“亢盛之阳，非此莫抑”之誉，信甚。患者长期服用激素，心烦性急而躁，用夜交藤、珍珠母养之平之。夜交藤甘平养心安神，煎水洗疥癣及皮肤瘙痒有效；珍珠母咸寒平肝潜阳，其体富含碳酸钙，有抗敏抗痉的功用。于此可见病员能在短期内获效，与选药精当亦不无关系。

九、温阳补肾法治愈牙痛一例

陈某，女，56 岁。

初诊：1948 年 10 月 7 日。

主诉及病史：牙痛时作时止，入夜则痛尤盛，服药未效，漱水冷热入口俱痛。

诊查：脉象虚浮，舌白苔微滑。

辨证：此虚火上升，不归其源。

治法：予八味丸重加怀牛膝，微用蜂房以祛风，微用辽细辛以镇痛。

处方：制附片 9g　肉桂 6g　枣皮 12g　山药 12g　泽泻 6g　茯苓 9g　丹皮 9g　怀牛膝 24g　熟地 24g　辽细辛 1.5g　蜂房 4.5g　2 剂

二诊：火归其源，牙痛顿减，昨夜憩卧达旦，脉较有力。上方去辽细辛、蜂房，守方服药 3 剂。

三诊：牙痛已愈，脉微细，精神不振。拟方为丸以善其后。

处方：制附片 24g　玉桂 12g　枣皮 24g　怀山药 24g　怀牛膝 30g　车前仁 15g　骨碎补 31g　泽泻 15g　粉丹皮 15g　熟地 62g

研细炼蜜为丸，早晚空腹盐汤吞服 9g。

【按语】喻嘉言曰："导龙入海，据其窟宅而治之。"本例系肾虚，虚火上炎，火不安位所致。八味丸重加怀牛膝，以达温阳补肾和阴，引火归元之效。故二诊牙痛愈，改方为丸调固之。

十、养阴清热、活血祛瘀法治愈肌痹一例

袁某，男，34岁。

初诊：1975年8月27日。

主诉及病史：1973年11月自觉身软无力，睡眠差，有时低烧，皮肤发痒，肌肉疼痛，走路不灵活；在某医院就诊疑为风湿性关节炎，给予抗风湿治疗，服药（西药）数月未见好转。1974年5月，又发现四肢及面部皮肤发黑，四肢肌肉萎缩、疼痛、触痛明显，双下肢行走困难，蹲下起不来，双手无力，不能拿东西。四肢及肩背部出现很多淡红色疹子，皮肤瘙痒难忍，后到某医学院作全面检查，确诊为皮肌炎。给予强的松、油剂青霉素、环磷酰胺和丙酸睾丸酮等治疗数月，自觉稍有缓解。1975年3月上述症状再次加重。

诊查：目前皮肤瘙痒更剧，肌肉疼痛难忍，全身无力，活动困难。

辨证：为阴虚内热，气滞血瘀。

治法：以养阴清热，活血祛瘀，兼顾肝脾肾为治则（停用西药）。

处方：生地15g　玄参12g　麦冬9g　丹皮9g　黄柏9g　赤白芍各9g　女贞子9g　旱莲草9g　茯苓9g　丹参24g　红花3g　姜黄9g　鸡血藤24g　甘草6g

二诊：上方药共服1个月余，自觉肌肉疼痛减轻，体力有一定恢复。皮肤仍瘙痒，睡眠仍差，但皮肤无新疹出现。调整处方如下。

处方：生地15g　玄参15g　麦冬15g　丹皮15g　赤白芍各15g　丹参24g　鸡血藤24g　姜黄9g　黄柏9g　红花3g　地肤子31g　银花藤24g　苡仁24g

外洗方：蛇床子31g　苦参62g　芒硝12g　白矾31g　地肤子31g　千里光31g

三诊：以上方药治疗共2个月余，皮肤逐渐变润，色素沉着及皮疹明显减退。仅双肩还有散在皮疹。患者自觉皮肤瘙痒明显好转，肌肉仅在作较剧烈活动时感轻微疼痛，体重增加。为进一步巩固疗效，在原方中加制首乌31g，黄精31g，玉竹31g继续治疗。

患者共住院治疗7个月余，查体外观无特殊。自觉无明显不适，体重由入院时48kg增加至52kg，体温正常。于1976年4月10日基本痊愈出院，并带原方出院继续巩固治疗，现已随访3年病无复发。

【按语】本例即属本虚（血虚）标实之证，因久病不愈必损及脾肾，根据治病必求其本的原则，故以养阴清热、活血化瘀兼顾肝脾肾之治法，获得较好疗效。

【编者评注】《素问·痹论》云："风寒湿三气杂至，合而为痹也"。肌痹虽有肌肉疼痛，但有时常兼见皮疹、变色、肌肉无力，甚至大肉削陷，与一般痹证有所不同。此例临床表现以皮疹、肉削为主。傅老先生抓住主证及"脾痹者，四肢解堕"这一病机，辨证为阴虚血热，肝脾肾双虚，甚为精当。经用清热凉血、滋补肝肾而取得良好效果，肌肉疼痛亦随之而解。推而广之，凡肌痹（皮肌炎）出现类似病证者，用此法治之常可获得较好的效果。

徐有玲医案

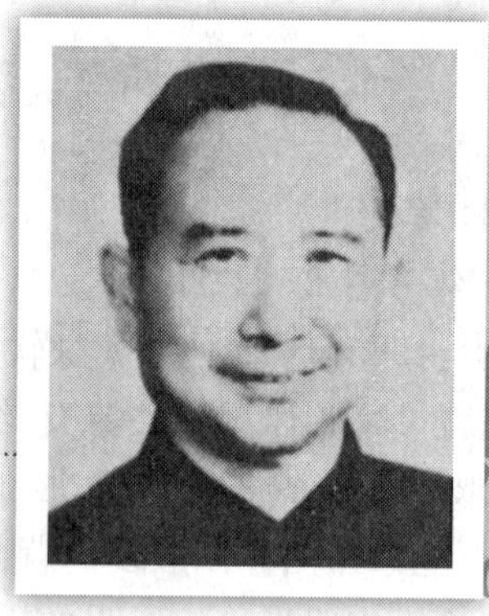

【生平传略】

徐有玲，1920年生，四川省重庆市人。主任中医师。上海新中国医学院毕业。新中国成立后又考入北京中医学院研究班学习至毕业。

行医40余年，擅长内科杂症。历任中华医学会理事、四川省中医学会理事、重庆市中医学会常务理事、重庆市中医内科学会主任委员，任重庆市中医研究所主任中医师。

除参加《中医内科急症学》的编撰工作外，还在学术刊物上发表论文十余篇。

一、圣愈汤加味治愈久病无脉一例

某某。

初诊：1976年。

诊查、辨证、治法：一例无脉症病者求诊，双手无脉，已历年余。西医院诊断为“肾动脉狭窄合并无脉症”。此病者知医，问曰：“中医望闻问切四诊，是诊断病情之重要依据，我双手无脉，君何能平脉辨证耶？”我说：“古人云：‘久病无脉，气绝者死，暴病无脉，气厥可治’。君虽久病，精神倦怠，面色皖白无华，正气虚衰；但语言有力，行动如常，并非气绝。且舌性紫暗，舌尖边有瘀点，畏寒肢冷，乃寒凝血滞，脉络闭阻。治拟补益正气，活血祛瘀，温寒通络，可乎？”病者首肯。乃书圣愈汤加味。

处方：党参30g　黄芪30g　熟地15g　当归12g　赤芍12g　川芎12g　桃仁12g　红花12g　丹参30g　桂枝15g　菌灵芝30g　首乌30g

上方药服30剂后，双手脉出。乃以上药加减研为细末，加蜜为丸，每丸重9g，每日3次，每次1丸，温开水吞服，连续服用半年。最近追访，脉搏恢复正常已多年，自觉无不适，已全日参加工作。

【按语】“无脉症”，中医学并无此病名，通过多例的临床探索，我认为：诊治此病以望、问为审察病机的关键，病史是审因求治的依据，辨病与辨证相结合，乃立方遣药的准则。

二、代赭石为主治愈呕吐顽症一例

李某，男，34岁。

主诉及病史：因全身浮肿，呕吐纳减，神倦腰痛，小便短少而住我院。

诊查、辨证、治法：入院后，经用健脾化湿、温补肾阳、行气利水之剂，浮肿消退，诸症悉减。惟呕吐不止，自觉气上逆而呕吐饮食痰涎，每次约一茶盅，次数频繁。脉沉弦，舌淡，苔白。化验：非蛋白氮80mg/dl，肌酐6.5mg/dl，血压：180～160/100～90mmHg。经连续应用温中散寒、平肝和胃、降逆止呕之剂，以及纠正电解质平衡失调，纠正酸中毒等中西药物综合治疗，见效不显，延续月余。窃思所用诸药何以罔效，心甚歉疚。一日阅《医学衷中参西录》有云："冲脉为肾之辅弼，气化相通，肾虚之人，冲气多不能收敛，致上冲胃府，失其下行之常而上逆。"乃宗张锡纯氏经验，重用生赭石重坠之品，以镇冲降逆。

处方：生赭石50g　生怀山药30g　炒白术12g　干姜12g　生鸡内金10g　炙甘草6g

上方药甫进1剂，呕吐大减，续服数剂后，呕吐全止。嗣后根据中医辨证施治，继续治疗，病情好转出院。

【按语】呕吐一证，一般皆责之肝脾失调，或胃火上冲，或痰饮水气。张锡纯氏提示冲气致呕重用生赭石，使呕吐顽症得以霍然而愈。后经重复验证，亦多获效，确具有临床指导意义。

三、化斑汤治愈烂喉痧一例

某妇。

主诉及病史：产后第二日恶寒，发热，头痛。前医用辛温解表法不应，更医认为血虚外感，投以养血疏风散寒，病情不减。壮热，烦躁，口渴，咽喉肿痛，全身出现鲜红色皮疹，乃来我院求治。

诊查：脉洪数，舌质红绛苔黄。化验：血白细胞18000/mm^3，中性87%，淋巴13%。

辨证：为"烂喉痧"，属气营两燔。

治法：用化斑汤加减。

处方：生石膏30g　知母15g　生甘草6g　玄参24g　犀角10g(切片先煎)　银花15g　连翘30g　黄芩25g　丹皮12g　赤芍15g

日服2剂，分6次服，4小时1次。

上方药服2剂后，热势顿挫，续用原方加减，疹消热退。愈后全身有糠状脱屑，手掌足底有大片脱皮。至今身体健康。

【按语】笔者认为：产后高热，当运用四诊详审病因，掌握其主要矛盾以确定治疗原则，不可拘泥"产后宜温"之说，才能收到预期的效果。如本例即在产后应用大量清热解毒凉血药而获愈。

四、黄连解毒汤合五味消毒饮加味治愈痈肿重症一例

曹某，女，16岁。

主诉及病史：寒战壮热(体温40℃)，一日数发，心烦口渴，神志朦胧，全身多发性脓肿，局

部红肿热痛，大便秘结。发病2天后住某医院，经血培养为“金黄色葡萄球菌生长”，血白细胞28000/mm^3，中性90％，淋巴10％。诊断为金黄色葡萄球菌败血症；多发性脓肿。入院后未加用抗生素治疗，转请中医诊治。

诊查：脉数有力，舌质红苔黄。

辨证：脉证合参，辨证为热毒炽盛，深入营血。

治法：治以清热解毒，凉血散血。方选黄连解毒汤和五味消毒饮加减。

处方：银花 30g　连翘 30g　黄芩 25g　黄连 9g　黄柏 12g　丹皮 15g　生甘草 10g　夏枯草 30g　生地 20g　赤芍 15g　紫花地丁 30g　野菊花 30g　黄芪 30g

日服药2剂，分6次服，4小时1次。

上方药连服2剂后，体温逐渐下降，后续用上方加减，血培养转阴，血白细胞正常，症状消失而痊愈出院。

【按语】根据《素问·至真要大论》“诸禁鼓慄，如丧神守，皆属于火”以及温热病“热深厥深”之说，对本例以大苦大寒直折，泻火解毒，佐以凉血散血法。方中加黄芪一味，取其托毒排脓生肌。同时加大剂量和增加服药次数，因而在未应用抗生素的情况下，单用中草药取得较好的疗效。

【编者评注】单纯用中医中药治疗热毒深入营血之痈肿重症，且能取得良好效果。徐老先生用药特点有三：一是用药量重，重症重剂，清热解毒之品均用达30g。如银花、连翘、紫花地丁、野菊花等。黄芩、黄连、黄柏等苦燥之品也较一般病症用量大。二是每日服2剂，分成6次服，使药物作用接续不断以达到控制病情的效果。三是在一派苦寒清气及凉血之品中加入一味黄芪，用量亦达到30g，既起到托里消痈的作用，又以其性温而防止一派苦寒药的寒凉凝滞之性。

湖北名医医案

朱师墨医案

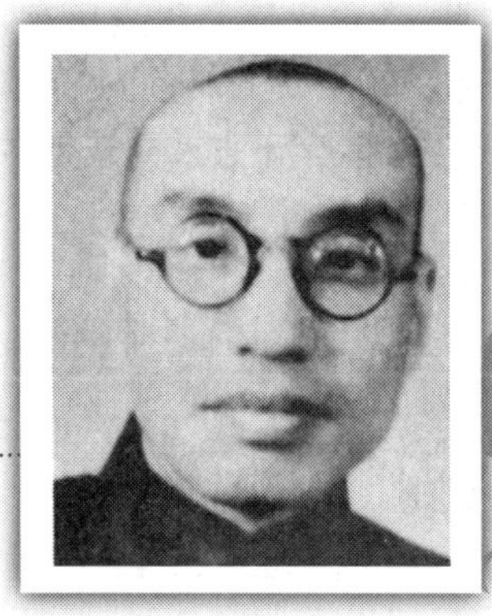

【生平传略】

朱师墨，原名朱清源，1908 年生，浙江省镇海人。中医教授。1925 年毕业于浙江鄞县斐迪学院高中部。1928 年 8 月拜著名中医施今墨为师学中医，从此改名师墨。1932 年 8 月毕业，成绩优异，留在施师诊所当助医 2 年。1934 年起独立开业行医于上海、武汉等地。

新中国成立后，响应人民政府号召，于 1955 年 2 月至同济医科大学附属协和医院中医科工作，次年任科主任。历任中华全国中医学会常务理事，湖北省中医学会理事长，中华医学会武汉分会中医组主任委员，同济医科大学学术委员会委员，湖北省医药管理局顾问委员会委员等职，对湖北地区中医事业的发展作出了努力，取得了成绩。

朱教授行医 50 多年，擅长内、妇、儿科，经验丰富。曾在全国杂志上发表学术论文 20 多篇。对中医的教学和临床作出了一定的贡献。

一、扶阳解表、温脾利水法治愈水肿一例

女，25 岁。

主诉及病史：5 天前外感风寒后，慢性肾炎复发，服西药治疗无效，浮肿继续加重，即住院治疗。

诊查：入院时恶风怯寒，肢冷，喘咳气促，胸闷腹胀，食欲减退，小便短少。脉象沉缓，舌质淡嫩，苔白腻。体检：全身中度浮肿，有胸水腹水征，血压 166/110mmHg。尿液检查：蛋白(＋＋＋＋)，颗粒管型少许，酚红排泄试验仅 25％。

辨证：风寒外袭，肺气不宣，不能通调水道，下输膀胱；更因肾阴本亏，气化失司，脾阳不足，水湿停留，以致风水相搏，水邪泛滥，而成水肿。

治法：扶阳解表，温脾利水。方用麻黄附子细辛汤合五苓散、五皮饮加减。

处方：麻黄 4.5g　细辛 2.5g　附块 12g　连皮茯苓 30g　砂仁 6g(研末分冲)　葫芦瓢 15g　桂枝 9g　苦杏仁 9g　炒白术 9g　猪苓 9g　泽泻 9g　陈皮 9g　连皮生姜 9g

上方药服 3 剂后，恶风怯寒、肢冷、喘咳稍瘥。就原方略作加减，服药至 9 剂，小便明显增多，浮肿逐渐消退，喘咳、胸腹胀满等症好转。服药至 18 剂时，全身浮肿和胸腹水俱消失，血压降至正常，尿蛋白、管型均转为阴性而出院。

【按语】水肿，多由于脾肾阳虚所致，故治宜温补脾肾，重用附子、白术等；对浮肿明显者，则在温补脾肾为主的基础上，加用利水消肿之药，才能见效；对于大量腹水的病人，法当急则治其标，但也必须在温补脾肾为本的原则下，使用逐水之品，如牵茴丸等；对蛋白尿者，使用济生肾气丸合防己黄芪汤加减，常能见效。

二、三方合璧治疗血崩一例

女，27 岁，已婚。

主诉及病史：1956 年上半年起，经量特多，经期紊乱，每次净经后 7～8 天又来潮，行经数天后停止，如此反复无常。经色红，有时紫黑夹有血块；头晕，心慌，神疲，下肢浮肿。妇科诊断为"功能性子宫出血"，"子宫内膜增殖症"。患病半年有余，经妇科用周期性内分泌法及输血等治疗，均未收效，拟行子宫全切。后考虑患者年轻，乃介绍中医医治。

诊查：脉象细数而弱，舌质胖淡，苔少，面色萎黄苍白。

辨证：《内经》云："阴虚阳搏谓之崩。"患者脉象细数，乃阴虚肾亏之征，阴虚则收敛失职，肾亏则冲任不固，故经血沸溢，暴下如崩。脉弱无力，舌质胖淡，面色苍萎，下肢浮肿，此为脾虚血亏之候，脾虚不能统血，亦为病因之一。总其病机，证属肾亏阴虚，冲任失固，脾失统摄。

治法：滋阴补肾，固敛冲任，健脾统血。方用胶艾汤、赤石脂禹余粮汤、归脾汤三方配合化裁。

处方：阿胶 12g(烊化冲服)　艾炭 1.5g　仙鹤草 24g　生地炭 24g　莲房炭 24g　棕榈炭 24g　禹余粮 24g　酸枣仁 9g　当归炭 9g　生白芍 12g　大小蓟炭各 6g　赤石脂 18g(研末分 2 次冲服)　炙黄芪 18g　山药 18g　桑寄生 18g　炒党参 15g　煅龙骨 45g

上方药服后，病情逐渐好转，经量、经色、经期均渐趋正常。不久怀孕，妊期 2 个月流产，月经又现紊乱，经量多。仍按原方加减治疗，月经又恢复正常。不久，第二次怀孕。患者先后服中药约 130 剂。妊娠期间以保胎为重，固益脾肾，用胶艾汤和归脾汤融合化裁。

处方：阿胶 9g(烊化冲服)　当归炭 9g　生白芍 9g　生熟地炭 9g　炒白术 9g　杜仲 15g　桑寄生 18g　仙鹤草 18g　山药 18g　煅龙骨 24g　炙黄芪 15g　菟丝子 15g　炒党参 15g　枸杞子 12g

于 1959 年正常生育第一胎。

1979 年 3 月随访，患者 20 年来月经正常，今仍按月来潮，行止准确。

【按语】血崩一症，临床以肾阴亏虚、冲任失调、脾不统血者为多见。其形成机理，正如《内经》所云"阴虚阳搏谓之崩"。本例患者病已半年，血从下亏，脾肾两伤，冲任受损，故治疗上以滋阴补肾、固敛冲任、健脾统血之法，用三方合治之法，融补肾、健脾、固涩及养气养血为一方，共奏固崩止血之功。

三、黄连阿胶汤治疗狂躁一例

湛某，男，70岁。

主诉及病史：性情急躁善怒，近因家事纠纷，情绪更加激动，日夜不寐，烦躁不安。逐渐发展为指战目鼓，狂言乱骂，日夜不休。

诊查：面赤目红，口干喜饮，尿色深黄，脉弦数，寸关大，舌绛，苔少。

辨证：此因肝阳素旺，更因情志郁结化火，冲逆无制，故呈狂躁不寐之症。脉弦数而寸关特大，舌绛目赤，颜红口干，狂躁难制，乃肝肾阴虚致心肝阳亢，郁火炽盛之证。

治法：滋阴凉肝，清心宁神。方用黄连阿胶汤加减。

处方：黄连 8g　黄芩 12g　阿胶(蛤粉炒珠)9g　赤白芍各 9g　龙胆草 9g　珍珠母 30g　酸枣仁 9g　朱麦冬 12g　大生地 24g

服药3剂，能入睡2～3小时，目鼓指战、狂言乱骂较减，舌绛、目赤、面红渐退，但仍狂躁。脉舌如前。原方加菖蒲 6g，郁金 6g，以开心气而解肝郁。

服完4剂药，脉转缓和，舌绛、目赤之症大减，夜眠可达4～5小时。原方去龙胆草，加青龙齿 20g，煅磁石 24g，以加强镇摄心神之力。再服药4剂，诸症悉除，脉舌基本恢复正常。

【按语】狂躁属精神失常疾患，成因以情志所伤、痰气上扰为主要因素。刘河间在《河间六书·狂越》中认为"心火旺、肾阴衰，乃失志而狂越。"本患者素为肝阳偏亢之体，复因情志所伤，气郁化火，心阴亏耗，心火暴张，而见狂躁不寐之候。治疗时以滋阴平肝，清心安神之法，以黄连阿胶汤滋阴而清心，龙胆草、赤白芍凉肝柔肝，珍珠母、龙齿、磁石以镇心安神。药证相合，病情虽重，见效迅速。

四、左归饮合一贯煎治疗消渴兼掉眩一例

余某，男，58岁。

主诉及病史：患高血压病和神经官能症多年，常有眩晕、烦躁失眠等症。近4个月来发现尿糖阳性，血糖偏高，并有多饮、多尿等症，服西药D860疗效不够理想，要求中医治疗。

诊查：患者精神尚好，面颊现红色。脉象弦细数，舌质干红，苔净。

辨证：患者脉弦细数、舌质干红，此为肾阴亏虚之证。肾水不涵肝木，阴虚阳亢，故常有眩晕，正如《内经》所云："诸风掉眩，皆属于肝"。肾水不能上济，心火不能下潜，虚火上炎，因而烦躁失眠。肾阴耗损，开合失度，故尿频。火炎灼肺而耗津，故口渴引饮。

治法：补肾滋阴，润肺生津。方用左归饮合一贯煎加减。

处方：南北沙参各 15g　天麦冬各 15g　生地 24g　山萸肉 8g　山药 24g　玉竹 18g　石斛 12g　枸杞 12g　花粉 12g　覆盆子 12g　五味子 6g

嘱其将西药用量逐渐减少而至停用。

患者服上方药20余剂后，多饮、多尿、烦躁、眩晕等症均改善，血压下降。再服药20剂，尿糖转为阴性，血糖降为正常，其后多次检验，血糖和尿糖均未见异常。

【按语】消渴有上、中、下三消之别，但《临证指南医案》认为："三消一证，虽有上、中、下之分，其实不越阴亏阳亢、津涸热淫而已"，可谓一语中的。在临证时，往往三消症状同时并见，只是各有偏重。综看本案，以多饮、多尿为主，可见肺燥津伤、肾阴耗损是其病本。因而治疗时，

肺肾双补，上下并治，配以调肝之品，而使消渴止、眩晕除，久病获愈。

五、祛风化湿、散寒通络为主治疗痹证一例

黄某，女，29岁。

主诉及病史：四肢和腰背关节疼痛多年，天气变化则痛增剧。近因天气转冷，关节疼痛复发，游走不定，步履困难，活动后气短、心悸，不思饮食，精神疲乏，且时觉小腹疼痛。

诊查：脉浮而濡缓，舌质淡红，苔薄白。

辨证：患者素体虚弱，风寒湿三邪乘虚而入，肌腠骨节受其侵袭，遂致痹塞不通。风邪偏胜，故呈游走性疼痛；寒邪内侵关节，故痹痛较重，遇冷加剧，步行艰苦；三邪内侵肝经，累及中、下二焦，所以不思饮食，常有小腹作痛；病久影响气血生化，故气短、心悸、神疲之症比较显著。

治法：祛风化湿，散寒通络，兼以温中疏肝，养血健脾。

处方：炒防风6g　独活6g　秦艽9g　桂枝5g　炒白芍6g　炒白术6g　桑寄生12g　当归9g　广木香4.5g　炙甘草4.5g　小茴香4.5g　香附9g　荔梗9g　橘梗9g

二诊：上方药服3剂后，关节、少腹疼痛均大为减轻，原方药继服5剂。

三诊：服上方药5剂，痹痛已止。但神疲、心悸、肢软、气血亏虚之症未瘥，乃改予归脾汤加减，补益气血为主，辅以祛风宣痹，调养善后而收全功。

【按语】《素问·痹论》云："风寒湿三气杂至，合而为痹也"。又云"邪之所凑，其气必虚。"本案患者素体虚弱，风寒湿邪留注肌骨，络脉不和，乃本虚标实之证。故治疗则用祛风化湿，散寒通络之法，以除邪气，又以疏肝养血健脾，而扶正气，标本兼顾，而获全功。

六、三方合璧治疗肝风内动一例

谢某，女，50岁。

初诊：1979年4月。

主诉及病史：素有高血压病史，常感头昏头痛，心悸烦躁。

诊查：某日午后突然昏倒，神识昏瞀，两拳紧握，剧烈抽搐，面唇色红，双目睛有赤丝，牙关紧闭，喉中痰声辘辘，大便通而不畅，小便短赤如浓茶，舌质绛干，脉弦大滑数，血压280/130mmHg。

辨证：素体肾阴亏虚，肝阳偏旺，日久阴虚益甚，内火炽盛，故见舌质绛干、脉弦数、面唇红等。水不涵木，肝阳上亢，肝火上冲、挟血上涌，《内经》所谓"血之与气并走于上，则为大厥"，故清窍蒙蔽，突然昏厥。

治法：泻肝潜阳，育阴熄风。方用龙胆泻肝汤、羚羊钩藤汤合玳瑁郁金汤化裁。

处方：羚角尖4.5g(分二次冲服)　玳瑁片15g(先煎)　石决明30g(先煎)　生牡蛎30g(先煎)　黄芩15g　夏枯草20g　生地20g　玄参15g　钩藤15g　龙胆草9g　鲜竹沥60滴(冲入汤药内)

二诊：服上方药1剂后，神志稍清，抽搐减少，其他症象亦见轻，脉舌如上。至宝丹1颗冲服，原方继服。

三诊：上方药服3剂后，神志稍清，抽搐继续好转，其他症状亦见改善，血压渐降，舌质绛干亦改善。原方羚角尖减为3g，龙胆草减为6g。

四诊：上方药连服3剂，患者神识清楚，抽搐停止，脉转弦细稍数，舌质红润，血压降至正常。拟天麻钩藤汤合镇肝熄风汤加减，以巩固疗效。最后用杞菊地黄汤、左归饮、三甲复脉汤化裁，滋肾柔肝为主，以资巩固。

【按语】本例患者为肝肾阴虚之体，水不涵木，肝阳偏亢，挟血、挟痰上冲而致昏厥抽搐之候。治疗依“急则治标、缓则治本”的原则，先投泻肝潜阳、熄风开窍之剂，待神清抽止，而改进滋阴柔肝之品，以固护其本。

七、疏肝健脾为主治愈胁痛两例

例一 邹某，男，55岁。

初诊：1980年3月14日。

主诉及病史：于1958年患无黄疸性肝炎，肝功差，经治疗好转，但劳累后右侧胁肋仍胀痛。1979年7月因喝酒后肝区及上腹胀痛，纳食差，不喜油腻，头昏神疲，性情急躁，大便稀一天3～4次。1979年12月胃肠钡餐检查有十二指肠球部溃疡、胃窦炎。在内科治疗效不显，要求中医治疗。

诊查：两睑部、颈项及前胸毛细血管扩散，血痣2个，肝掌。超声波检查：肝在肋弓下2cm。肝区有压痛。肝功化验：麝香草酚混浊度8单位，血清总蛋白6.6g%，A/G 1∶1。脉弦细，苔薄白、中根部稍腻，舌质暗红。

辨证：肝郁脾虚，瘀血内阻。

治法：疏肝健脾，活血化瘀。

处方：软柴胡10g　枳壳10g　赤芍10g　白芍10g　当归12g　白术10g　茯苓15g　蔻仁6g　香附10g　郁金10g　红花8g　土鳖虫10g　鳖甲片30g　山药15g　青陈皮各8g

上方药服5剂后，肝痛腹胀减轻。继服药15剂，肝已不痛，纳食尚差，脉弦缓，苔薄白，质暗红。上方去赤芍、赤茯苓、红花，加炒内金10g，炒神曲20g，陈皮10g。服后纳食渐增，连用20剂后，肝功复查正常，超声波复查肝在肋下0.5cm，病情好转出院。

例二 李某，女，33岁。

初诊：1984年2月9日。

主诉及病史：自1977年以来，右上腹部及右胁肋经常胀痛，食欲减退，厌油腻，伴恶心，有时呕吐。诊断为慢性活动性肝炎。近3个月来上述症状加重，经内科护肝治疗，收效不显。乃转入中医病房治疗。

诊查：脉弦数，苔薄黄，质暗红津少。

辨证：肝郁化热，瘀血内阻，脾胃虚弱。

治法：健脾和胃，疏肝止痛。

处方：党参15g　山药15g　茯苓15g　当归12g　白芍10g　丹参15g　青陈皮各8g　炒内金10g　郁金10g　炒川楝子12g　炒山栀10g　丹皮10g　生牡蛎30g　酸枣仁10g

上方药服后尚适，肝痛、腹胀、五心烦热等症渐见好转，连用药18剂后，继以疏肝清热、化瘀止痛法。

处方：软柴胡10g　当归12g　赤芍10g　白芍10g　枳壳10g　丹参20g　鳖甲片30g　土鳖虫10g　炒川连6g　丹皮10g　炒五灵脂15g　玄胡10g　知母10g　生牡蛎30g

上方药连用15剂，诸症好转。超声波复查：肝大3.5cm，肝功复查：黄疸指数2单位，胆红质定量0.2mg%。血常规复查：血红蛋白由9.6g%增至12.4g%，红细胞由326万/mm^3增至406万/mm^3。病情好转出院。

【按语】慢性活动性肝炎，属于中医的胁痛范畴，多责之于湿热蕴结，肝郁脾虚，气滞血瘀。证候复杂，治疗棘手。朱教授根据证、脉、舌特点，分为肝郁脾虚，肝脾不和、湿热蕴结、肝郁化热，气阴不足、肝阳偏旺，瘀血内阻等证型。根据不同证型，分别选用疏肝、清肝、养肝，调理脾胃，活血化瘀，补益气血等治疗方法，全面考虑，主次配合，攻补兼施，全身情况与肝脏病变相结合，确实收效较著。

八、抵当汤合桃仁承气汤加减治愈闭经发狂一例

文某，女，20岁。

主诉及病史：婚后数年未怀孕，但月经一直正常，病人自认为是身体虚弱而致不孕。因求子心切，乃长期服温补中药，并注射各种西药补针，后忽然停经不行，误认为受孕，更多服补药，多打补针以求保胎。停经3个月后，病人常觉烦躁不安，面赤舌燥，通宵失眠，精神兴奋异常，自言自语，滔滔不绝。某日外出路上突然发狂，后日夜狂闹，啼笑无常，高歌大叫，不辨亲疏。

诊查：察其面红目赤，舌质紫暗，大便秘结，下腹痞硬拒按。

辨证：诊断为瘀热闭经导致“蓄血发狂”之证。

治法：方用抵当汤合桃仁承气汤加减。

处方：虻虫9g　水蛭9g　桃仁9g　红花9g　大黄12g　䗪虫9g　芒硝12g(分二次冲)

上方药连服7剂，每日泻下秽臭棕色粪便多次，狂势渐得抑制，不再胡闹哭骂，但仍精神异常，不辨亲疏。乃改用血癥方加减。

处方：大黄9g　桃仁9g　红花9g　当归9g　赤芍9g　川芎9g　三棱9g　莪术9g　五灵脂9g　生蒲黄9g　丹参15g

服上方药7剂后，月经始通，但量少色黑。继服原方药(大黄减至为6g)8剂后，经量增多，色泽较红，腹痞好转，但神志仍恍惚。改用活血通络，豁痰开窍之剂。先用汤药，后改膏方，约经半年，方得月经正常，神志恢复。

【按语】患者年轻气壮，常进温补，而致热入血室，与血相搏，蓄积于下，扰动于上，终成经闭发狂之疾。治疗则非逐瘀破血而莫属。抵当汤、桃仁承气汤均为攻逐瘀血之剂，为治“蓄血”之主方。两方合用，相得益彰。服药虽少，但起效神速，足见用药准确、迅速，是治疗危重病症的关键所在。

（以上由陈泽民、沈士芳整理）

【编者评注】抵当汤是《伤寒论》中为治“热在下焦”，“其人发狂”而设，桃仁承气汤则是《伤寒论》为“太阳病不解，热结膀胱，其人如狂”而制。喻昌在注释这一条文时指出：“蓄血而至于发狂，则热势攻心，桃核承气不足以动其血，桂枝不足以散其邪，非用单刀直入之将，必不能斩关取胜也”，非抵当汤不足以逐血下瘀。本例闭经发狂，亦属蓄血所致，朱老先生合抵当桃仁承气之攻下于一役以攻其邪，动其血，故药仅七剂，狂势渐减，再进八剂瘀血自下，以后再加调理，神志恢复正常。从本例治验中，也可以体会到“用药如用兵”的深刻哲理。

刘云鹏医案

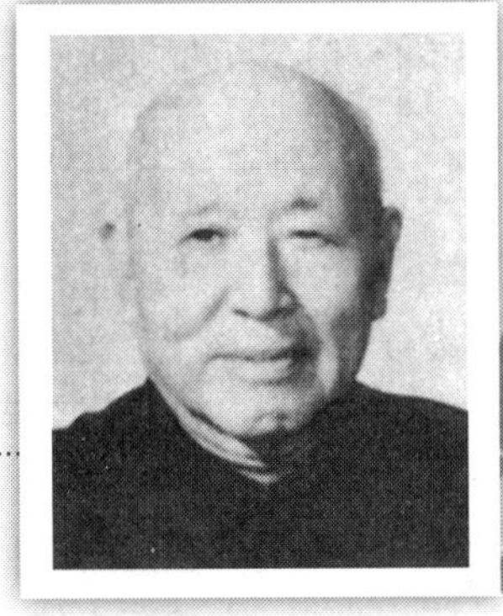

【生平传略】

刘云鹏，1910年生，湖北省长阳县人。主任中医师。出身于五代中医世家，幼时在私塾上学7年。1923年随父至沙市，求学于大赛卷江陵二小和宜昌第四中学。18岁从父刘哲人学医，4年学成应诊。抗战时期，避难乡间，行医为业，即有医名。解放初历任联合诊所副所长、所长。1954年赴北京中医学校深造，1956年2月，主持创建沙市中医院，首任院长，同年加入中国共产党。坚持带徒，先后培养中医药人才70余名。1960年被委任为沙市卫生局副局长。历任省、市人民代表，市政协委员，市人大常委，市卫协会主席，市科协副主席，多次被评为市劳动模范、优秀共产党员，1983年被评为全国卫生系统先进工作者，曾任沙市市中医院名誉院长。

刘氏有50多年的临床经验，早年以治疗急性热病闻名荆沙。20世纪50年代以后，又着意研究妇科，造诣尤深。主要著作有《妇科治验》一书。

一、辨证治愈痛经两例

例一 吴某，女，20岁，未婚。

初诊：1983年6月24日。

主诉及病史：自月经初潮至今，每于经期腹痛甚剧，已达7年，平时经常头昏倦怠，纳差浮肿，腰酸痛，白带多。14岁月经初潮，周期为26至60天，经期7天，量多，开始呈淡红色，以后呈咖啡色，有瘀块，经前2天胸乳腰腹胀痛。上月用逍遥散加味数剂，经前诸症得解。

诊查：就诊时正值经期，此次月经提前5天于6月22日来潮，量多色暗有血块，腹痛腰痛，下肢酸痛，伴头昏倦怠、心慌气短、恶心欲吐，纳差心烦，渴不欲饮。舌红苔白厚腻，脉软滑数(100次/分)。

辨证：证属脾虚血瘀，痰热中阻。

治法：治宜活血祛瘀，清热化痰益气。方用生化汤加味。

处方：当归15g　川芎9g　桃仁9g　炙甘草6g　姜炭6g　益母草15g　牛膝9g　艾

炭 9g　丹皮 9g　炒栀子 9g　竹茹 9g　半夏 9g　陈皮 9g　茯苓 15g　太子参 15g　3 剂

二诊：6 月 27 日。服前方药后，经血减少，色转淡红，腹痛呕吐已止，仍头昏倦怠胸闷，腰痛腿软，口干心慌。口唇苍白，舌红苔转薄黄，脉沉软。继守上方加减。

处方：当归 15g　川芎 9g　桃仁 9g　甘草 6g　姜炭 6g　牛膝 9g　续断 9g　杜仲 9g　藿香 9g　郁金 9g　3 剂

三诊：7 月 6 日。月经已净 1 周，纳食转佳，仍头昏倦怠，目眩耳鸣，心悸气短，嗜睡多梦，渴不欲饮，眼睑及下肢轻度浮肿，腰酸痛，带下色白量多。舌红苔薄，脉沉软，尺弱(90 次/分)。

此属脾肾两虚，水湿不化。治宜健脾除湿，补肾止带。

处方：党参 12g　白术 12g　茯苓皮 15g　甘草 3g　陈皮 9g　大腹皮 9g　生姜皮 9g　桑白皮 9g　杜仲 12g　续断 9g　寄生 15g　煅牡蛎 30g　5 剂

四诊：7 月 20 日。服上方药后，浮肿近愈，头昏气短，目眩耳鸣均未作；月经提前 3 天于 7 月 19 日来潮，量较前为少，色红有小块，腰腹仅有微痛，小腹略有坠胀，伴倦怠心慌。舌红苔薄，脉沉弦。

治宜益气升阳，活血调经。

处方：当归 15g　川芎 9g　桃仁 9g　姜炭 6g　炙甘草 6g　党参 15g　黄芪 24g　白术 9g　陈皮 6g　升麻 9g　柴胡 9g　地黄炭 9g

1 年后随访，自述服药后未请他医诊治，7 年痛经未再复发。

【按语】痛经有虚有实。既有痛证，则必见瘀滞，通则不痛，痛则不通，经期宜活血，故以活血通瘀为要。

本例是脾虚导致血瘀的痛经，本着经期宜活血、经后宜扶正的原则，遣方用药恰当，使 7 年沉疴 2 个月而愈。

例二　张某，女，24 岁，未婚。

初诊：1985 年 7 月 2 日。

主诉及病史：18 岁月经初潮，每次经期小腹疼痛，恶冷，喜热敷，痛甚则呕，经潮 2 天后则痛渐缓，量少色暗红；每当经潮疼痛不能上班。平素腰酸耳鸣，倦怠无力，纳少便秘。月经周期为 28 天至 40 天，经期 3 天，末次月经 6 月 26 日。脉沉弦软(80 次/分)，舌红苔灰。

辨证：证属阳虚胞寒，血虚血瘀。

治法：治宜温经散寒，养血祛瘀。方用《金匮》温经汤加味。

处方：当归 9g　白芍 9g　肉桂 6g　党参 15g　干姜 2g　吴萸 9g　川芎 9g　甘草 3g　麦冬 9g　丹皮 9g　柴胡 9g　益母草 15g　阿胶 9g　半夏 9g　5 剂

3 个月后随访，患者服上方药 5 剂后，7 月 27 日经潮时，无任何感觉，精神好转。后又来潮 2 次，只退后 1 天，仅轻度不适而已。

【按语】痛经夹虚者多，全实者少，尤其是原发性痛经，往往虚中夹实，实中有虚。本例患者胞脉失于温煦，寒凝血瘀，脉络拘急，故经量少，色暗红，小腹剧痛，恶寒而喜热敷。寒阻冲任，冲气上逆，故痛甚而呕。均属肾阳不足，血虚血瘀之候。《金匮》温经汤温经散寒，养血活血，为对证良方，又选加柴胡、益母草开郁调经，故疗效显著。

二、平胃散合二陈汤治愈闭经一例

付某，女，38 岁，已婚。

初诊：1985年6月20日。

主诉及病史：17岁初潮，周期为25天，经期3至4天。1983年曾经闭5个月，末次月经1985年1月4日，至今未潮，白带多。妇科检查未见异常。

诊查：患者近1年多来，经常胃疼，现感胃脘胀痛连及背部，喜暖喜按，胸闷纳差，嘈杂泛酸，恶心欲呕，倦怠肢软，二便尚可。舌暗红，苔灰黄，脉软弦(76次/分)。

辨证：证属湿热中阻，气滞血瘀。

治法：治宜燥湿清热，理气行血。方用平胃散合二陈汤加味。

处方：苍术9g　厚朴9g　陈皮9g　甘草3g　神曲9g　炒麦芽9g　山楂炭12g　黄芩9g　半夏9g　茯苓9g　煅瓦楞30g　毕澄茄9g　5剂

二诊：7月10日。胃痛明显好转，纳食渐增；已于7月1日来潮，量少色暗；小腹略痛，4天净，但仍感头昏腰胀痛，舌暗红，苔黄，脉沉弦缓(84次/分)。

守方加乌药9g，续进药5剂。

三诊：8月7日。此次月经于8月2日来潮，量较少，色暗，一天净，小腹不痛，腰痛，胃脘偶有轻度胀痛。舌红苔黄，脉沉弦(74次/分)。仍守前法化裁5剂。

随访：月经正常，仅感轻度胃胀。

【按语】妇女因病而月经不调者，当先治病。本例患者胃脘胀痛年余，湿热郁阻中焦，脾胃失于运化，气滞血瘀导致经闭。经闭是由胃病引起的，故先宜从治胃着手。方用平胃散合二陈汤加瓦楞子制酸散瘀，毕澄茄下气止痛，全方清热燥湿，调理气机，俾脾胃运化正常，气血运行流畅，则血海及时盈泄矣。故5剂而经潮，再5剂而周期正常。这是中医整体观念在临床辨证上的运用。

三、自拟活血化瘀方治愈崩漏一例

王某，女，34岁，已婚。

初诊：1984年8月9日。

主诉及病史：1984年6月2日月经来潮后，至今2个月余未净，曾在某医院住院治疗，诊断为“子宫内膜炎”，用止血药及抗炎药治疗好转出院；出院后阴道仍出血不止，于1984年7月28日住入我院。妇科检查：子宫后倾，略大于正常，双侧附件增厚，压痛(＋)。

诊查：现阴道仍有少量出血，色暗、无血块；小腹疼痛坠胀，拒按；腹痛甚则出血多，痛缓则血少；有时腰痛；口唇发麻，睡眠多梦易惊。舌淡暗少苔，脉弦软滑(70次/分)。

辨证：证属瘀血阻络。

治法：治宜活血化瘀。药用活血化瘀方加味(自拟方)。

处方：蒲黄炭9g　五灵脂9g　泽兰9g　桃仁9g　红花9g　莪术9g　甘草3g　卷柏9g　赤芍15g　川芎9g　续断9g　枳壳9g　阿胶12g　4剂

二诊：8月13日。服上方药2剂，阴道出血即止；现仍感少腹疼痛，坠胀拒按，唇麻腰痛。睡眠好转，纳食二便尚好。舌淡暗少苔，脉软滑(70次/分)。

继守上方，去阿胶、红花，加玄胡12g，柴胡12g，7剂。

三诊：8月20日。服前方药后腰腹疼痛减轻，余无明显不适。舌暗苔薄白，脉弦软(70次/分)。

继守上方服药7剂。

四诊：8 月 27 日。昨晨月经来潮，量中等，色暗红，有血块；腰腹不疼不胀。舌淡暗苔少，脉弦软(70 次/分)。

仍守原方服药 5 剂。

此次月经色量均属正常，5 天净，无何不适，于 1984 年 9 月 1 日带药 3 剂出院。

【按语】崩漏日久，常见血瘀，其特征为少腹疼痛拒按，块出痛减；舌质紫暗或淡暗，舌边有瘀点。但患者体质强弱不同，病之新久有异，或虚中夹瘀，或瘀中有虚；瘀而实者易治，虚实夹杂者难医。尤以久崩久漏患者，虚象易见，而瘀象隐约难明，细心抓住病机，庶几可起沉疴。

本例患者小腹疼痛，坠胀拒按，腹痛甚则出血多，痛缓则出血少，为瘀血阻滞胞脉、正邪奋争而瘀血难下之典型症状。其唇麻腰痛，仍属血液循行不畅之征。患者虽经漏 2 个月有余，然年龄尚轻，体格尚盛，此时治宜攻逐瘀血，酌加养血理气之品，勿虑伤正，邪去则正自安。故一鼓而下，23 剂而愈。

四、生化汤加味治愈恶露不净一例

魏某，女，34 岁，已婚。

初诊：1983 年 3 月 4 日。

主诉及病史：1983 年 2 月 8 日作人工流产，术后 4 天阴道开始出血，量少色黑有块，至今 20 余日未净，经其他医院用青霉素、庆大霉素、益母草膏等治疗未效，因自感体弱拒绝作清宫术，就诊于余。

诊查：诊时阴道出血如上所述，伴小腹疼痛拒按，腰胀痛，大便秘结。舌红苔灰黄，脉沉弦软(80 次/分)。

辨证：证属冲任受损，胞脉瘀阻。

治法：治宜祛瘀止痛，理气消胀。方用生化汤加味。

处方：当归 24g　川芎 9g　桃仁 9g　甘草 6g　姜炭 6g　蒲黄炭 9g　五灵脂 9g　益母草 15g　丹皮 9g　乌药 9g　牛膝 9g　槟榔 12g

二诊：3 月 7 日。服上方药 3 剂后，阴道出血减少，色转淡；腹痛减轻，但腰痛较甚。舌红苔淡黄，脉弦软(72 次/分)。效不更方，原方药再服 3 剂。

三诊：3 月 11 日。药后于 3 月 9 日阴道血止。现感倦怠乏力，腰痛背胀，小腹正中及右侧胀痛，呃逆频作，胃纳仍差，口苦多梦。舌红苔薄，脉弦软(80 次/分)。证属瘀血渐化，肝气未疏，郁久化热。治宜疏肝理气，清热活血。更以四逆散加味治之。

处方：柴胡 9g　枳壳 9g　白芍 24g　甘草 6g　乌药 9g　木香 9g　香附 12g　牛膝 9g　败酱草 30g　红藤 15g　蒲公英 30g　6 剂

上药服完诸症减轻，于 3 月 18 日月经来潮，量多，6 天净。后进疏肝清热之剂调理半个月，月经恢复正常。

【按语】本例患者作人工流产后阴道出血 20 余天不净，属于冲任受损、瘀血阻络之候。其血黑有块，小腹疼痛拒按，乃为瘀血辨证要点；腰胀痛、便秘，属气滞之象；舌红，苔灰黄，为化热征兆。故用生化汤以祛瘀生新，引血归经，加失笑散、益母草、牛膝以加强活血化瘀、止血止痛之力。丹皮活血清热，乌药理气治腰胀痛及便秘。服药 3 剂后出血减少，腹疼减轻，守方服药 3 剂而血止。三诊时，血已止 2 天，但腰背小腹仍胀痛，并见口苦呃逆等，证属肝郁气滞、热邪犯胃所致，更以四逆散，加香附、乌药、木香、牛膝、红藤、败酱草、蒲公英等，理气活血，清热止痛；服药 6 剂，诸症减轻，月经来潮，6 天净；再继用疏肝清热法调理，月经复常。

五、自拟芩连半夏枳实汤治愈产后发热一例

刘某，女，38 岁，已婚。

初诊：1979 年 1 月 14 日。

主诉及病史：1 周前足月顺产一男婴，昨天下午开始发热，体温在 39～39.5℃之间，不恶寒，但胸闷恶心，昨天呕吐一次，小腹胀，时有疼痛，恶露未净，色暗量少，大便秘结。

诊查：舌质红，苔黄腻，脉弦滑数（100 次/分）。询知患者居处低洼，喜食辛辣厚味。查血象：白细胞计数：18000/mm^3，中性粒细胞 82%。

辨证：证属湿热中阻，气血失调。

治法：治当清热除湿，调和气血，方用自拟芩连半夏枳实汤化裁。

处方：半夏 9g　黄芩 9g　黄连 6g　枳实 9g　厚朴 9g　陈皮 9g　杏仁 9g　郁金 9g　当归 15g　白芍 15g　荆芥 9g　益母草 15g

2 剂 1 日服完。

二诊：1 月 15 日。服上方药 2 剂后，体温降至 38℃左右（腋下），胸闷渐开，呕恶渐平，小腹胀痛亦减轻，恶露减少。舌淡红苔黄，脉弦滑（86 次/分）。效不更方，再进药 2 剂，一日服完。

药后体温正常，恶露干净，小腹已不胀痛，仅觉四肢酸软。脉弦软（76 次/分），舌质红苔薄黄。继用苦辛淡渗法，服药 3 剂后复查血象：白细胞计数 7000/mm^3，中性粒细胞 72%。住院 5 天，痊愈出院。

【按语】本例患者久居湿地，素嗜辛辣，以致湿热内蕴、中焦升降失司，故胸闷呕吐；产后气血失调，故小腹胀痛，恶露不净；治宜清热除湿，调和气血；方用自拟芩连半夏枳实汤化裁。方中黄连、黄芩苦寒清热燥湿，半夏、陈皮和胃降逆止呕，枳壳、厚朴、郁金调理气机，杏仁宣肺利气，润肠通便加当归、白芍，益母草养血活血，并佐荆芥以辛散透表，全方取苦辛寒法、湿热两解、气血并调。因病势急，故日投 2 剂，湿热渐得清解，气血渐得调治，体温亦随之下降，胸闷恶心等症均减。二诊时，仍守前方服药 2 剂，一日服完，药后体温降至正常，继续以苦辛淡法收功。

六、仙方活命饮治愈乳痈一例

刘某，女，27 岁，已婚。

初诊：1982 年 7 月 26 日。

主诉及病史：产后已 40 天，于 1 个月前开始右侧乳房红肿疼痛，反复发作 5 次。

诊查：现右侧乳房内上方红肿，有一 4.5cm×5cm 硬块，疼痛拒按，伴恶寒发热、腰痛，恶露尚未干净。舌红苔黄，脉沉弱（80 次/分）。

辨证：证属乳腺瘀阻，胃热壅滞。

治法：治宜化瘀通络，清热解毒。方用仙方活命饮加味。

处方：炮甲 9g　归尾 9g　甘草 3g　金银花 9g　赤芍 9g　乳没 12g　花粉 9g　防风 9g　贝母 9g　白芷 9g　陈皮 9g　留行子 9g　皂角刺 9g　蒲公英 30g　4 剂

二诊：8 月 2 日。服上方药后，发热已退，但仍感右侧乳房如针刺样疼痛，遇寒则加剧（有

关节痛史)。恶露已净。舌淡红,稍胖大,有齿痕;苔薄微黄,脉沉弱(82 次/分)。已见效机,再以原方加黄芪 15g,路路通 9g。4 剂。

1 个月后患者因腰痛就诊,告知前药服完乳痈痊愈,未再复发。

【按语】产后乳汁不畅,胃热壅滞乳房或复感风热毒邪,与乳汁搏结于乳管之间,以致乳房结块,红肿焮痛,若日久失治,易变生溃疡。本例乳痈患者,失于治疗,产后 40 天反复发生 5 次不愈,势将化脓溃疡,故用仙方活命饮清热解毒,活血止痛,消肿溃坚,并加留行子、蒲公英等以加强活血通络、清热解毒的作用。二诊时寒热已退,乳房疼痛未除,乃正气不能运药逐邪也,故加黄芪益气,助其血液之流通,为扶正祛邪法。本例初诊时脉弱,虚象已露,着意先攻后补,防其病邪羁留。二诊寒热已去,舌转淡红,乳痛未除,故加黄芪扶正以助药力之运行,4 剂而安。

七、生化汤加味治愈不孕一例

彭某,女,29 岁,已婚。

初诊:1984 年 3 月 2 日。

主诉及病史:已婚 3 年未孕,曾检查有附件炎。月经初潮为 14 岁,周期 28 天至 30 天,经期 5 至 7 天,量少,色黑有块;经期小腹坠胀,纳差多梦,每于经前 10 至 15 天胸乳胀痛,右侧为甚,经至则逐渐消失;平素急躁易怒。末次月经 2 月 5 日,从 2 月 22 日开始胸乳小腹即胀痛,且伴恶寒,口干喜热饮,纳减多梦,二便尚可,白带一般。

诊查:舌红边有齿痕,苔黄厚腻,脉沉软(68 次/分)。

辨证:证属肝郁气滞,湿热内阻。

治法:经前治宜疏肝理气,清热化湿;经期治宜活血理气,清热利湿。方用生化汤加味,经净之日辅以温通络脉法。

处方(经前方):柴胡 12g　当归 9g　白芍 9g　甘草 3g　郁金 9g　香附 12g　川芎 9g　益母草 15g　炒栀子 9g　丹皮 9g　黄芩 9g　滑石 18g　藿香 9g　砂仁 9g　薄荷 9g　5 剂。

处方(经期方):当归 24g　川芎 9g　桃仁 9g　甘草 3g　姜炭 9g　益母草 15g　香附 12g　黄芩 9g　滑石 18g　6 剂

另:妇科丸 4 瓶,于经净之日男女各服 1 瓶,分 3 次服完,连服 2 个月。

1985 年 10 月患者信告:诊后如法服药 2 个月(经前 10 剂,经期 6 剂,经净之日男女各服妇科丸 1 瓶)即受孕,于 1985 年 1 月 10 日顺产一女。

【按语】本例患者初诊时值经前,以疏肝开郁理气活血为法,经期宜活血为主,故用生化汤加益母草、香附以活血理气调经。患者内有湿热,故佐黄芩、滑石以清利湿热,再辅以妇科丸之温通络脉,故仅服药 2 个月而孕。

本证是肝郁血瘀而夹有湿热之邪者,治宜疏肝祛瘀与清利湿热并举,方能解其搏结之邪。邪去则正常孕育矣。

八、知柏地黄汤合封髓丹治愈不射精一例

李某,男,27 岁,已婚。

初诊:1985 年 6 月 20 日。

主诉及病史：1982 年结婚以来，夫妻感情和睦，女方无生理缺陷；男方性欲较强，每次性生活阴茎勃起坚而不衰，但不能射精，性交后 1～2 小时精液自流体外。平素性情偏急，有梦遗，小便后偶有生殖器疼痛，口干咽燥，腹略胀，二便调。

诊查：脉弦（78 次/分），舌质红、苔薄黄而干。

辨证：证属阴虚火旺，藏泻失司。

治法：治宜滋阴泻火，调燮阴阳，方用知柏地黄汤合封髓丹加味。

处方：知母 9g　黄柏 9g　干地黄 15g　茯苓 12g　山药 15g　枣皮 12g　泽泻 12g　丹皮 9g　败酱草 30g　车前子 9g　砂仁 9g　甘草 3g

患者因工作忙，服完 6 剂药后，即在本单位医务室抄上方连服药 10 剂，7 月底电话随访时，患者告知病已痊愈。

【按语】此证为肝肾阴虚、相火妄动，性交时火迫血液过度充盈，脉络膨满，挤压精道而精难射出，用知柏地黄汤合封髓丹加味，以滋阴泻火，调燮阴阳而使藏泻正常，仅服药 16 剂而效。

九、黄芩滑石汤治愈带下一例

余某，女，35 岁，已婚。

初诊：1985 年 6 月 24 日。

主诉及病史：近 1 年来，带下量多，色黄，有臭气；自觉逐渐消瘦，胸闷心慌，腹胀，纳谷不馨，肢软无力。月经周期基本正常，经前四五天腰及小腹两侧胀痛，经量中等，色略暗，末次月经 6 月 18 日来潮，现已净。妇科检查提示患有"双侧附件炎"。

诊查：脉滑数而急（124 次/分），舌红，苔黄腻。

辨证：证属湿热郁阻三焦。

治法：治宜苦辛淡法，除湿清热止带。方用黄芩滑石汤加味。

处方：黄芩 9g　滑石 24g　猪苓 9g　茯苓皮 12g　大腹皮 9g　白蔻仁 9g　通草 6g　竹叶 9g　厚朴 9g　黄柏 9g　苍术 9g　4 剂

二诊：7 月 2 日。服上方药 4 剂后，白带稍少，胸闷腹胀稍轻；仍肢软，脉弦数（102 次/分），舌淡红，苔黄腻。守上方，继进药。5 剂。

三诊：7 月 12 日。服上方药 5 剂后，精神好转，白带减少，胸闷腹胀大减。又见少腹两侧隐痛，偶有身上跳痛。脉弦数（92 次/分），舌红，有瘀点，苔薄黄。证属湿热渐清，惟现肝脾不和，此为经前症状。治宜疏肝理脾，活血化瘀。方用四逆散加味。

处方：柴胡 9g　枳实 9g　赤白芍各 15g　甘草 6g　太子参 30g　败酱草 30g　鸡血藤 15g　泽兰 9g　益母草 15g　6 剂

随访：8 月底患者来诊他病时，反映白带减少，不作臭气，腰腹疼痛较前好转。

【按语】本例患者就诊时正值盛夏，感受时令湿热之气，其邪郁阻三焦。在上则胸闷心慌，在中则腹胀纳差，在下则带黄气臭。湿困经络则肢软乏力，舌红苔黄腻，脉急数均为湿热之象。证由湿热为患，清利湿热是治其本，澄源而流自清，选用黄芩滑石汤为主方，取其苦辛淡渗清利三焦湿热。加竹叶、厚朴利湿散满，苍术、黄柏清热燥湿，着重治其湿热带下。三焦湿去热清，带下自止。

十、疏肝理气、健脾清热法治愈经前胸乳胀痛一例

杨某，女，38岁，已婚。

初诊：1984年3月23日。

主诉及病史：半年来每于月经净后即见胸乳胀痛，逐渐加重，直至经潮方消。

诊查：此次经期亦胀痛，就诊时已经净3天，胸乳仍现胀痛，且伴轻度小腹胀、腰痛，口渴纳差。舌红苔黄，脉沉弦软。

辨证：证属肝郁脾虚，气滞火郁。

治法：治宜疏肝理气，健脾清热。方用自拟调经一号方加减。

处方：柴胡9g　当归9g　白芍9g　甘草3g　香附12g　郁金9g　白术9g　茯苓9g　丹皮9g　炒栀子9g　乌药9g　牛膝9g　5剂

二诊：3月28日。服上方药胸乳胀痛大减，余症均已减轻。效不更方，上方药再进5剂。

1985年4月随访，病未再发。

【按语】乳头司于厥阴，乳房属于阳明。肝脉“上贯膈，布胁肋”，是病则胸乳胁胀痛。又冲脉隶属于肝而旺于阳明，主血海之盈泄。故本例发病以肝为主，涉及于脾胃，关联乎冲脉。患者肝郁气滞，经脉不利，故胸乳胀痛连及腰腹。经前经血充盈血海，经脉愈显不利而症加重，经期血海得泄，气机暂舒，故症状消失。方取丹栀逍遥散疏肝健脾清热；经前宜理气，故用乌药、香附等疏理气机，辅以郁金、牛膝行气活血，脾健热清。气顺血行，故仅服10剂而愈。

十一、黄连温胆汤合瓦片饮治愈妊娠恶阻并胎漏一例

杜某，女，27岁，已婚。

初诊：1984年12月28日。

主诉及病史：1984年12月6日，因停经39天阴道间断出血8天，门诊以“胎漏”收住院。入院后经健脾补肾，清热止血，固冲安胎治疗后，阴道出血逐渐停止，但恶心呕吐甚剧，数次查尿酮体为(＋)，hCG(＋)，稀释试验(－)。经用健脾和胃、清热降逆之香砂六君子汤、温胆汤、连苏饮等方加减，并配合输液治疗，呕吐时轻时重。近几天略有减轻，精神渐转好。

诊查：现已孕2个月，唇红微干，心烦口渴，阴道复见少许出血。舌质红，苔薄黄，脉弦滑。

辨证：证属热郁冲任，胃失和降。

治法：治宜清热降逆固冲。方用黄连温胆汤加味，加服瓦片饮。

处方：黄连9g　黄芩9g　半夏9g　陈皮9g　竹茹1团　枳实6g　太子参15g　续断12g　寄生15g　阿胶(兑)9g　大枣12g　生姜3片　3剂

另：瓦片饮300ml，频频呷服。

二诊：12月31日。服上方药后，呕吐明显减轻；昨日下午次数复增多，伴头昏神倦，阴道分泌物呈淡黄色。舌脉如上。停服中药，专用瓦片饮频服以观察疗效。

三诊：1985年1月7日。自服瓦片饮后，呕吐逐渐缓解，近2天来呕吐次数大减，能进少量饮食，精神明显好转。昨日未服此药，呕吐复剧，口干便秘，阴道有少量鲜红血液流出，今日色较淡。现已孕72天。舌红苔黄腻，脉弦滑。妇科检查：子宫底在耻骨联合上2指处，无宫缩。

继续清热降逆、止血固冲。方用半夏泻心汤加味。

处方：党参 15g　半夏 9g　黄连 9g　黄芩 9g　甘草 6g　姜炭 3g　大枣 12g　生姜 3 片　枳壳 6g　杏仁 9g　竹茹 1 团　续断 12g　寄生 15g　地黄炭 9g　地榆炭 15g　3 剂

另：瓦片饮频服。

药后呕吐明显减轻，能进饮食，精神、睡眠、二便均可，阴道无出血。继以半夏泻心汤化裁，服至 1 月 28 日诸症消失，胎孕正常而出院，足月顺产一女。

【按语】本例患者孕后阴血聚以养胎，阳气偏盛，热郁冲任而胎漏；热郁中焦，胃失和降而呕吐，肝胃热甚而呕吐频剧。证属恶阻、胎漏，均由邪热郁阻肝胃所致，故用黄连温胆汤加减，以清热降逆，兼固冲任，配瓦片饮以专止呕吐。药后呕吐明显减轻，但略有反复，于是停服汤药，单用瓦片饮清淡可口以和胃止呕，服后呕吐逐渐减轻，能少量进食，精神亦见好转，但停服药又吐，阴道复见出血。此时内热未除，正气渐虚，因而用半夏泻心汤扶正清热和胃，加枳壳、杏仁、竹茹、生姜降逆止呕，续断、寄生、地黄炭、地榆炭固冲止血，仍配合瓦片饮呷服。药仅三剂而收到呕减血止之功，后再以此法化裁，服药 20 剂，呕吐全止，胎孕正常而出院。

瓦片饮即以屋上多年青瓦一块，洗净后，用木炭火煅红，再用冷开水浸淬，水澄清后频频呷服。青瓦片经多年雨露，温燥之性已去，适用于恶阻、胎漏患者。《雷公炮炙论》载伏龙肝治妊娠恶阻，止呕止血，本方引申而用之，多效。

十二、茵陈四苓汤加减治愈妊娠黄疸一例

张某，女，27 岁。

初诊：1983 年 8 月 1 日。

主诉及病史：1981 年孕 8 月时，出现全身黄疸，黄疸指数高达 60 单位，谷丙转氨酶达 200 单位。于传染病医院治疗月余未见效果，至分娩后黄疸方渐减退（娩出死婴）。现复孕 8 个月，再度发生黄疸，患者拒绝检查和住院，求诊于余。

诊查：就诊时巩膜及皮肤发黄 1 周，小便短黄，纳差呃逆，3 天前有恶心（服药后已止），渴喜冷饮；大便稀溏，色灰白，日 2 行；腰痛，手指缝发生小水疱而痒。舌暗红，苔灰腻，脉滑数（108 次/分）。

辨证：证属湿热内阻，蕴蒸发黄。

治法：治宜清热利湿，退黄保胎。方用茵陈四苓汤加减。

处方：茵陈 30g　猪苓 9g　茯苓 9g　泽泻 9g　白术 9g　黄柏 9g　桑寄生 15g　续断 9g　金钱草 30g　海金沙 12g　4 剂

另用：茵陈蒿 500g，每日用 100g，煎水代茶饮。

二诊：8 月 5 日。服上方药后，黄疸渐退；大便渐正常，便色渐转黄；指缝水疱亦渐消，痒亦渐止；腹不痛不胀，胎动正常。舌暗红，苔灰厚滑腻，脉滑数（113 次/分）。继用前法，加炒栀子 9g，太子参 24g，7 剂。

三诊：8 月 22 日。眼黄见退，小便短频，黄色较前为淡；大便日 3～4 行，色深黄，但行走时气坠；感头晕失眠，不思食，身痒，胸部自汗，手足心发热。舌红苔灰，脉数（90 次/分）。证属湿热渐退，正虚未复。治宜清利湿热，健脾益气。方用四君子汤合茵陈四苓汤加减。

处方：党参 15g　白术 15g　茯苓 9g　甘草 6g　茵陈 30g　猪苓 9g　泽泻 9g　黄柏

9g　金钱草 30g　海金沙 15g　板蓝根 15g　炒僵蚕 12g　砂仁 9g　杜仲 12g　寄生 15g　4 剂

另用:茵陈 500g,每日用 100g 煎水代茶饮。

四诊:8 月 26 日。服上方药后纳食稍增,失眠、心烦、身痒减轻;手足心热,夜间为甚;咽干目涩,小便黄,大便稀日 2～3 行;便前腹部不适,有黄色带下;阴痒。舌红,苔灰黄,脉弦滑数(102 次/分)。证属正气渐复,湿热未清。宜继续清利湿热,退黄保胎。继以茵陈四苓汤加减为治。守一诊方加杜仲 12g,炒栀子 9g,夜交藤 30g,郁金 6g。3 剂。

五诊:8 月 28 日。服上方药后身痒及睡眠较前好转,黄疸递减,脐周有时隐隐作痛,便后减轻,大便日 2～3 行,小便短黄,口渴喜热饮,阴道内干涩不适。舌红苔灰黄,脉弦滑数(96 次/分)。证属湿去而热偏盛。治宜清热解毒退黄。方用栀子柏皮汤合五淋散加味。

处方:茵陈 30g　黄柏 12g　炒栀子 9g　金钱草 30g　海金沙 15g　杜仲 12g　寄生 15g　当归 9g　白芍 9g　甘草 3g　车前子 15g　茯苓 9g　金银花 15g　连翘 15g　郁金 9g　4 剂

另用:茵陈 500g,每日用 100g 煎水代茶饮。

随访:患者药服完后,黄疸接近消失,于 9 月 7 日足月顺产一女。

【按语】患者为湿热体质,湿热郁阻中焦,在孕育 8 月后,湿热蕴蒸,溢于肌表而发为黄疸。病在肝胆脾胃。肝胆之气横乘脾胃,胃失和降而恶心呃逆,脾失健运则纳差便溏,湿热蕴阻于中则小便短黄,胆汁难入肠道而大便灰白,胆汁与湿热泛溢肌表而发黄发痒,甚至指缝亦起水疱。其脉滑数,苔灰腻,渴喜冷饮,均为湿热之征。惟腰痛属肾虚,直接关乎孕育。其治法重在清热利湿退黄,兼顾胎孕。茵陈四苓汤为首选方剂,再视其湿与热之偏盛而侧重遣药。

初诊以茵陈四苓汤加黄柏、金钱草、海金沙利湿清热退黄,再加寄生、续断补肾安胎,并以茵陈蒿长服代茶清热止渴、利湿退黄。药仅 4 剂而大便即呈黄色,胆汁能循常道,黄疸亦减退,然胆汁通而非畅通也,湿热减而一时难尽除也。故仍守方加减,或着重除湿,或着重清热,或加党参、蔻仁以益气健脾,或加归芍、郁金以养血活血利湿,或加金银花、连翘、板蓝根以清热败毒,务使湿去热减,黄疸退而孕育安。

(以上由胡时彬　冯宗文　官建英整理)

【编者评注】本例之治疗,既要退黄又要保胎,有一定难度。刘老慧眼识证,果断以茵陈辈退黄,寄生辈安胎,正合《内经》"有故无殒,亦无殒也"之训。妙在以茵陈蒿长服代茶,既助汤剂退黄之力,又俾湿热余邪不断排出。

黄绳武医案

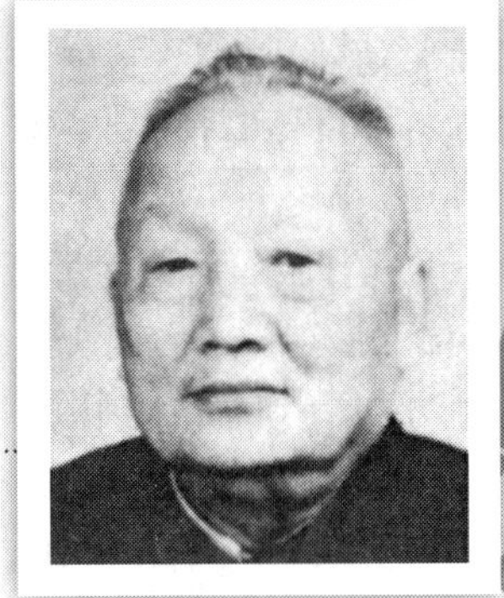

【生平传略】

黄绳武，字武嗣，1914年生，湖北黄陂县人。教授。出生于世代业医门第，髫龄即读医书，1935年毕业于湖北国医专科学校，以优异成绩名列全班之冠，深得老师青睐，毕业后留校任教并担任国医医药校刊编辑，后返乡悬壶，屡起沉疴，于是医名远播，求治者踵趾相接。

新中国成立后，先任教于湖北中医进修学校，1958年转湖北中医学院及附属医院，历任诊断教研组组长、内科病房总负责医生、妇科主任、副院长等职。曾讲授中医诊断学、医古文、内科学、《内经》、妇科学、药物学等课。1979年被授予中医教授职称，并当选为湖北省五届人大代表，省政协委员，省中医妇科学会主任委员，中华全国中医学会湖北省分会副理事长、中华全国中西医结合会湖北省分会名誉理事等职。

黄氏从事中医临床及教学50余年，学识渊博，精于《素问》，旁及金、元、明、清诸家之学，既善读书，尤重临床，勇于创新，不落前人窠臼，辨证精当，处方灵活，自成风格，擅于内、外、妇、儿、皮肤等科，特别是内、妇二科，造诣尤深，在妇科方面尤有独到之处。

主要著作和论文有：1979年主编《中医妇科学》(全国高等院校教材)，1980年主编《中国医学百科全书·中医妇科学》分卷，1985年撰著《傅青主女科评注》。

一、滋肾清热止血治愈经行吐衄一例

王某，女，39岁。

初诊：1983年10月28日。

主诉及病史：近2年来，鼻腔、牙龈经常出血，或交错出现，或同时发生。经期则衄血加重，几乎每天都有，色鲜红，量多。平时经量一贯偏多，自觉衄血后月经量更多，每次用纸3刀余，经行7～8天干净，色红，有小血块。查血小板6万mm^3，血红蛋白6.2g%，红细胞216万/mm^3。两年来曾先后在耳、鼻、喉、口腔、内科治疗，均无明显效果，且病情愈益加重。

诊查：面部虚浮，四肢乏力，面色㿠白，腰酸，口干苦，尿黄，饮食一般，有时烦躁，舌质红、苔薄黄欠润，脉细稍数。

辨证：此乃阴虚火旺，迫血妄行。

治法：治拟滋肾清热止血。

处方：生熟地各 30g　青盐 1g　玄参 15g　阿胶 15g　旱莲草 30g　制首乌 15g　炒栀子 10g　丹皮 10g　骨碎补 10g

二诊：11 月 11 日。服药后诸症悉减，月经于 11 月 4 日来潮，此次经期仅衄血一次，量少，但经量仍较多，用纸 2 刀余，经后两少腹作胀。非经期衄血次数亦明显减少。舌质略红，苔薄微黄，脉细数。上方加白芍 15g 继服。

三诊：12 月 20 日。服上方药 20 余剂，月经于 12 月 6 日来潮，经量中等，用纸近 2 刀，未再发生鼻衄、齿衄，但仍感口干，纳食不香，小便微黄。舌略红，苔薄，脉细。复查血小板 9.6 万 mm^3，血红蛋白 10g%，继服上方药，加黄芩炭 10g 善后。

【按语】丹溪云："血无火不升。"世人治吐衄者皆以清热降火为法。此患者西医诊断为血小板减少，中医症见舌红、苔黄、口干、尿黄，乃一派热象。然火非实火，乃虚火也。衄血起于肾水不足，一则肾虚失于潜藏，经量多；一则水亏，龙雷无制火性炎上，血亦随之上溢而衄，此例只宜清火止血，不宜引之下行，否则必致月经更多。结合脉证治宜滋肾为主，清热止血为辅。方中生熟地、首乌、阿胶滋养肾精，取其大补精血治本。旱莲草、玄参养阴清热，青盐降肾火止齿衄，栀子、丹皮清三焦之热，除血分伏火。不用川牛膝，因其经量多，若降火引血下行与此不利。妙在用骨碎补一味，本品苦温治骨病，齿乃骨之余，借此配青盐止齿衄，又制栀子、丹皮之苦寒；肾乃水火之脏，滋水须兼补火，才不致死水一潭。药后衄血明显减轻，因两少腹胀痛，故加白芍柔肝止痛，又敛阴止血，再进药 20 余剂而衄血止。

二、滋肾清心治愈经行口糜一例

周某，女，29 岁。

初诊：1983 年 12 月 6 日。

主诉及病史：自 1981 年流产后，每逢经期即发口腔溃烂疼痛。平时每于操劳后易发，发作时常伴口渴、心烦、多梦；月经周期尚准，经量偏多，经色正常，经期腰痛明显，无腹痛。每次经潮后溃面慢慢开始愈合。曾多次就医，服中西药效果不显。

诊查：末次月经于今日来潮，开始量少，观舌上有散在大小不等的溃面，口腔充血，小便黄，咽红、喉痛，大便正常。舌红，苔薄，脉细稍数。

辨证：此乃水亏火旺。

治法：治宜滋肾水、清心火。

处方：生地 20g　玄参 15g　麦冬 15g　青盐 1g　白芍 12g　甘草 4.5g　乌梅 4 个　丹参 15g　桑椹子 15g　地龙 15g

二诊：12 月 13 日。服上方药 5 剂，口腔糜烂明显好转，经行 4 天，口腔溃烂已基本愈合，月经量亦较前减少。舌红，苔薄，脉细。

继服上方药。

三诊：1984 年 1 月 10 日。末次月经 1 月 5 日来潮，现已干净，这次经期未再发生口腔糜烂，但仍感心烦，口渴，咽痛。舌脉同前。嘱其继服上方药。以后随访几个周期，再未发生口糜,余症亦均痊可。

【按语】舌乃心之苗,经期阴血下注,肾水即亏,不能上济心火,心火偏亢,火性上炎,遂发口糜。肾水不足,其府失养,故腰酸痛;虚火在上,故心烦,口渴多梦;每于操劳复发,劳则伤肾耗精,思虑耗及心阴,阴虚火旺亦发口糜。可见此患者口糜一证,每耗血伤阴而发,虽为有火,乃虚火也;本在肾水大亏,标在心火过旺,治宜滋肾水,清心火,引火下行。方中重用生地配玄参、桑椹滋肾壮水,白芍养血敛阴,麦冬养心阴,水足而火自灭。丹参苦微寒,能活血,清血热除烦满,入心经,补心气,于大队养阴药中辅以丹参,补中有行,而行不伤正。青盐咸寒,本草谓其治齿舌出血,助水脏而益精气。乌梅酸温平涩,明代缪希雍谓其"味酸能敛浮热……治虚火上炎,津液不足,酸能敛虚火,化津液。"生甘草清热解毒,又有降火止痛之功,配合治疗口腔糜烂,屡治屡效。地龙咸寒无毒,本草记有治喉痹;缪希雍谓其大寒能祛热邪,除大热,咸能主下走,对口糜兼有咽红喉痛者用之神妙。服上方药两个周期,经行口糜痊愈。

三、滋水涵木、平肝熄风法治愈经行头痛一例

杨某,女,48岁。

初诊:1985年4月5日。

主诉及病史:经期、经后头痛复发3个月。患者7年前曾患经行头痛,痛甚时不能起床,曾到我院就诊,服黄老中药5剂,至今7年未发。近几个月因家务劳累,又复发经期、经后头痛,以巅顶为甚,胀痛为主,痛甚时头昏目眩,伴经期提前,有时半个月一潮,有时20天一潮;经行7～8天干净,量多,色红,用纸2刀余;经期经后左上下肢筋骨酸痛;素带下量多,色淡黄,质稠;口干口苦喜饮,小便黄,纳可。

诊查:形体消瘦,颜面潮红,血压100/70mmHg。末次月经3月22日。舌尖红,苔薄白欠润,脉弦细数。

辨证:此乃精血不足,肝阳上扰。

治法:治拟滋水涵木,平肝熄风。

处方:生熟地各30g　白芍15g　枸杞15g　钩藤10g　石决明30g　丹参15g　莲须10g　黄柏10g　丹皮10g　木瓜10g　麦冬15g　桑叶10g

二诊:5月10日。服上方药10余剂,这次月经4月18日来潮,头痛明显减轻;月经量稍多,用纸2刀;白带量减少,余症均较前减轻。舌尖稍红,苔薄,脉细数。

继服上方药善后。

【按语】头为诸阳之会,厥阴肝经会于巅顶。头痛一症,非外来之邪即肝胆之风阳上扰。肝内寄相火,得真水以涵濡。患者近绝经之年,肝肾虚馁,木少滋荣,每经行经后经血外泄,肝肾精血骤虚,肝木失濡养,复夹相火上踞高巅而致头痛。肝肾阴亏则相火妄动,迫血妄行则月经提前、量多、色红。生熟地同用,既补肾精壮肾水,又泻水中之火,以治其本。钩藤平肝熄风,石决明潜阳熄风、清热明目,为凉肝镇肝之要药;白芍柔肝,枸杞养肝肾,丹皮清血分伏火,木瓜柔筋,莲须、黄柏清下焦湿热治带下;妙在用桑叶一味,高巅之上唯风可到,取桑叶味轻去巅顶之风,又有凉肝之功。观全方用药可谓平淡无奇,重在滋肾阴之不足,潜浮阳之有余,处方结构严谨,选药精当,故收效甚捷。

四、健脾补肾、调和气血法治愈痛经一例

陈某，女，18岁。

初诊：1984年6月7日。

主诉及病史：12岁月经初潮，每次月经提前5～8天。平时大便稀，每日3～4次，下腹部有冷感。每经行腹痛，腹坠胀，以坠胀为主。经行第一天痛甚，手脚发冷，全身出冷汗，有时呈休克状，不能站立，但不呕吐；痛时欲解大便且稀溏，经期时次数增多，每日4～5次。每次行经7天，用纸不到1刀，痛甚时经色淡红。平时纳可，但食后有不消化感。

诊查：观其面色萎黄，形体消瘦，舌淡，苔薄，脉细关软。

辨证：此乃脾肾不足，气血不和。

治法：治拟健脾补肾，调和气血。

处方：党参15g　土炒白术15g　炙甘草6g　陈皮10g　砂仁6g　巴戟12g　枸杞15g　川芎6g

二诊：7月12日。服上方药10余剂，大便成形，每日2次；末次月经6月25日来潮，经期坠胀感消失，仅感小腹隐隐作痛，但能忍受；经期大便较平时稍溏，但次数明显减少；经期无明显畏寒感，亦无冷汗出等症状。继服上方药以巩固疗效。

【按语】本例脾肾气虚之象昭然若揭，然脾肾之中又以脾气虚为主。故用四君子去茯苓加陈皮、砂仁健脾和胃祛湿，其中重用党参、土炒白术。党参益气补中与白术健脾除湿配伍，乃是益气健脾法之关键。茯苓淡渗下行，因患者本以坠痛为主，用此必助其坠故舍而不用。陈皮燥湿和中，砂仁芳香化湿、行气畅中，都能达到调畅气机、祛湿止泻的目的。用巴戟、枸杞益肾。用一味辛温之川芎，乃血中气药，能化瘀滞、升阳气、开血郁，上行头目，下达血海，既行气又活血。《沈氏尊生书》指出："凡痛必温散，切不可补气，以气旺则不通，则反甚之。"

五、内外合治治愈阴痒一例

张某，女，32岁，已婚。

初诊：1975年8月16日。

主诉及病史：自1975年8月4日起感觉外阴瘙痒，两天后肿痛、破溃、渗液。伴头晕耳鸣，腰酸痛，口干喜饮，手足心热，大便正常，小便黄。经用制霉内服方无效而收入住院治疗。

诊查：症状同前。舌质淡红，苔薄白，脉弦细。

辨证：此属湿热内困、损伤任带之脉，致使秽浊之液下流，湿则生虫，虫蚀阴痒；热蕴于内，故口干喜饮，小便黄。

治法：治拟清热利湿，杀虫止痒。内外同治。

内服方：生地30g　车前草15g　赤芍10g　丹皮10g　甘草6g　泽泻10g　木通6g　茵陈15g　柴胡6g　土茯苓30g

外洗方：黄柏15g　蛇床子15g　寻骨风15g　野菊花15g　土茯苓30g　明矾15g

外擦方：冰片15g　蛤粉30g　雄黄6g　青蒿6g　加香油调搽

二诊：9月3日。经以上治疗后，外阴肿痛、破溃、流水明显好转，但外阴仍痒，余症同前。苔薄白，脉细。

内服方:生地 30g　木通 6g　茵陈 15g　柴胡 6g　土茯苓 30g　蛇床子 10g　车前子 15g　赤芍 10g　丹皮 10g　泽兰 10g　苦参 12g

外洗方:黄柏 15g　野菊花 15g　白鲜皮 15g　地肤子 15g　寻骨风 15g　狼毒 12g　生明矾 15g

外擦方:同前。

三诊:9 月 20 日。月经于 9 月 7 日来潮,量中等,色暗红。经期停用内服药,仍用外洗方。9 月 11 日月经干净,继服上方内服药。

四诊:9 月 26 日。外阴痒消失,已无红肿及疼痛感。白带不多。头晕耳鸣、口干喜饮等症基本消失。检查外阴正常,出院。

【按语】足厥阴肝经循少腹绕阴器,肝经湿热,循经下注,故外阴瘙痒,肿痛破溃,虽非重笃,但奇痒难忍。热盛则口干便结,湿盛则溃面渗液,虽阴痒属湿热所致,而湿热之所以内蕴与本身虚弱亦有关系。《女科经纶》曰:"妇女有阴痒生虫之证也。厥阴属风木之脏,木朽则生虫,肝经血少,津液枯竭,致气血不能荣运,则壅郁生湿,湿生热,热生虫。"又肾主前后二阴,开窍于耳,生髓充脑,其府在腰,故患者有头昏、耳鸣、腰酸痛、手足心热等肝肾不足之象。当此之时,患者以肝经湿热为急,首当祛邪,对症以龙胆泻肝汤化裁。龙胆草过于苦寒,该患者舌淡红、脉弦细兼见肝肾不足之见证,故易龙胆草为茵陈,为清利湿热之要药。并重用生地配丹皮、赤芍,生地养血,赤芍、丹皮泻血分之火,以达到养血清热、消肿止痒之目的。再加车前、木通、泽泻助茵陈清利湿热。重用土茯苓解毒,柴胡疏肝,共奏清热利湿、杀虫止痒之功,同时配合外洗、外搽之药,燥湿解毒,增强疗效。

六、滋肾养肝、补水泻火法治愈更年期综合征一例

李某,女,54 岁。

初诊:1985 年 6 月 25 日。

主诉及病史:1981 年作盆腔包块切除术后,术后感染,经用抗炎治疗感染好转,先仅感下腹部发热,继而全身发热发躁,有热自里向外蒸腾感,遇火或晒太阳后热更甚,平时不敢近火,夏天不敢在太阳下行走,夏重冬轻;伴有烘热汗出,手足心发热似火烧,溃烂、红赤、不肿、不渗液,只有热痛感;头晕胀痛,大便干结,小便黄,口中发麻,颜面浮肿,口干苦喜冷饮;绝经已近 3 年。

诊查:观其形体消瘦,两手心杯口大溃疡面,表皮已脱落,红赤、不肿、无渗液。舌尖红,苔白腻,脉细数。

辨证:此肝肾不足,君相火旺。

治法:治宜滋肾养肝,补水泻火。

处方:地骨皮 15g　丹皮 10g　生地 24g　白芍 15g　黄柏 10g　知母 12g　麦冬 15g　五味子 4.5g　炒栀 10g　通草 6g

二诊:7 月 11 日。服药后下腹部及全身烧灼感明显减轻,已能做饭,并能在太阳下行走;头痛亦明显减轻,睡眠好转,颜面已不肿,手足心红赤,溃烂已结痂,余症均明显减轻。舌质淡,苔薄欠润,脉细。继服上方药增损善后。

【按语】经曰:"……七七任脉虚,太冲脉衰少,天癸竭,地道不通……"由于肾气衰退,精血不足,阴阳失调,脏腑功能失常,又加之手术损伤冲任,长期劳累,精神紧张,内损五脏,五

脏之伤，穷必及肾，肾阴不足，阳失潜藏，故全身灼热烘热汗出，夏重冬轻，手足心溃烂。故治宜滋肾养肝、补水泻火。方中重用生地大壮肾水，白芍养肝血敛阴，麦冬柔润多汁养心阴，此壮水之主以制阳光。用炒栀、丹皮泻肝火，丹皮泻血分伏火。知母、黄柏苦寒沉降泻肾火，通草下行而泻心火。不用黄连清心火，因年老体弱恐伐正气。又用五味收敛降火、生津止渴；地骨皮甘寒入肾，清至里之热。全方用药丝丝入扣，配伍有制，其效甚速。临床治火不惧热炽火燔，最忌伏火缠绵，故有“明火易扑，伏火难尽”之诫。黄老治此火，不尽用苦寒之品直折其火，而是补、清、泻、消并举，因势利导，使火泻正复，又无因寒凉太过、冰伏其邪、使郁火深伏之患。

七、滋肾清脬治愈产后膀胱湿热一例

左某，女，30岁。

初诊：1983年6月28日。

主诉及病史：今年4月正常分娩后并发泌尿道感染，开始腰酸胀，随即尿频、尿急、尿痛，排尿时有灼热感，小便黄。产后月余月经来潮，每于经期上述症状加重。月经周期尚准，量中等，色红，经行7天干净。无明显口干苦，无手足心发热，小便镜检：红细胞少许，脓球(++)，曾先后服中西药均无明显疗效。

诊查：舌质暗红，苔薄白，脉细数。末次月经6月10日。

辨证：此肾虚膀胱湿热。

治法：治宜滋肾兼清膀胱。

处方：生熟地30g　山药15g　茯苓12g　黄柏10g　白芍15g　白薇10g　知母12g　桑椹15g　甘草6g　玉竹12g　车前草12g　寄生12g

二诊：7月20日。服上方药后，尿频、尿急、尿痛症状消失，腰酸胀明显好转，末次月经7月8日来潮，无明显不适感，劳累后经期仍有轻微腰痛。舌质淡红，苔薄，脉细。

继服上方药，去车前草，加川断12g以善后。

【按语】考之《内经》淋证之因有二，曰热，曰湿，然又不止此。《丹溪心法》曰：“诸淋所发，皆肾虚而膀胱生热也。”此肾虚是本，湿热是标，每逢经期精血外泄之时，肾虚越盛，湿热越重，故经期尤甚，宜滋肾壮水以治本，利湿泻火以治标，壮水才能利尿，犹如增液行舟也。故方用生地壮肾水，熟地、桑椹子滋肾精，寄生治腰痛，黄柏、知母凉肾而不伤阴，然性寒不泄，只能制热不能泄实，故资以茯苓、车前泄水夹热从小便而解。生甘草泻火解毒，止其阴中疼痛，配以白芍则止痛之力更强。白薇清肝热利小便直达下焦，用玉竹养阴清热。山药入肺、脾、肾三脏，肺主治节，脾主转输，肾主收藏而行津液，山药能补此三脏而使脏气平调，水气自利。全方滋肾壮水为主，清热利尿为辅，滋不碍邪，祛邪而不伤正，其效甚捷。

八、毓麟珠治愈不孕一例

来某，女，24岁。

初诊：1983年9月11日。

主诉及病史：结婚近3年未孕，以往月经周期、量、色均正常，唯夏季月经常推后。近几个月来月经推后10余天，量少，色红，有小血块，无腹痛，每经前一天头面浮肿，见红后浮肿消退，素头昏、纳差，较一般人怕冷，带下正常，二便尚可。妇科检查：子宫核桃大小，附件（一）。末次月经8月15日。曾到处求医治疗年余无效。

诊查：舌质淡，苔薄白，脉沉细两尺迟弱。

处方：党参12g　白术15g　当归10g　熟地20g　枸杞10g　菟丝子10g　鹿角霜15g　龟甲20g　仙灵脾10g　川椒4.5g　香附10g　白芍12g

二诊：10月6日。服上方药近20剂，一般感觉尚好，上次月经9月22日来潮，推后近1周，这次月经还未潮，怕冷感明显减轻。舌质淡红，苔薄白，脉细。继服上方药，加紫河车30g。

三诊：12月12日。末次月经10月25日，现停经48天，无不适，唯晨起稍感恶心，嗜睡。妇科检查：子宫近鸭蛋大，质软，妊娠试验（＋），诊断：早孕。停止服药。随访：1984年7月顺产一男婴。

【按语】肾主生殖。肾气盛，任通冲盛，月经如期，两精相搏，方能受孕。不孕的机理，关键在肾虚；或肾阳不足，命门火衰，造成宫寒不孕；或肾阴不足，精亏血少，不能摄精成孕。从辨证看月经后期量少，无腹痛之苦，并非瘀血所致，乃精亏血少之象，病在肝肾；经行浮肿、纳差，乃脾虚血之化源不足。又素畏寒怕冷，下肢尤甚，可见肾阳不足，命门火衰。傅青主云："天寒水之地不生草木，重阴之渊不长鱼龙，胞胎寒冷，又何能受孕哉？"拟温润添精之法，以毓麟珠加减。方中用熟地、枸杞、菟丝子补肾养精，熟地大补精血。用鹿角霜、龟甲养任督，鹿角霜咸温通督脉之气舍，补督脉即补一身之阳；龟甲咸平，得阴气最足，峻补阴血，善补任脉，补任脉即补一身之阴，龟鹿相配，一阴一阳，均为血肉有情之品。经曰："精不足者补之以味"是也。又加仙灵脾温肾助阳。在补肾精同时注意养肝血，以四物汤去川芎易香附。又加党参、白术健脾益气，补后天以养先天。后再加紫河车，俗称人胞，禀受精血结孕之余液，得母之气居多，故能从其类以补之，峻补营血。黄老认为人胞本人血气所生，用此精血所化之物，以补精血所亏之证，则精血足而诸症除。综观全方重在养精血，温肾益气，俟阳回阴生，有如春风化雨，万物资生，故毓麟可期。

九、滋养肺肾、调和气血法治愈消渴合并闭经一例

王某，女，18岁。

初诊：1984年11月12日。

主诉及病史：14岁月经初潮，每2～3个月一潮，近一二年来，有时4～5个月一潮，有时须用西药黄体酮始潮。每经行第一天小腹正中绞痛，疼痛难忍，全身发冷甚至出冷汗，月经量不多，色暗红有块，经行4～6天，用纸半刀。素口干喜饮，饮水多，小便频数，纳食一般，白带量多，阴痒甚。末次月经7月12日，不用药月经不潮。15岁偶然发现有糖尿病，现尿糖（＋＋）。曾多次求医，效果不明显。

诊查：舌质红，苔少欠润，脉细。

辨证：此肺肾阴虚，气血不和。

治法：治宜滋养肺肾，调和气血。

处方：熟地20g　山药20g　麦冬15g　白芍20g　鸡血藤15g　当归10g　生蒲黄10g　五味子4.5g　黄芪15g

二诊：11月29日。服上方药20余剂，月经于11月27日来潮，色暗有块，量少；腰腹疼痛未作，白带减少，阴痒明显减轻，口干、饮水量多较前好转，小便次数仍多。舌红、苔薄，脉细。

继服上方药，加桑叶10g。

三诊：12月30日。服上方药近30剂，月经于昨日来潮，量增多，无腹痛，仅感腹部作胀，阴痒程度明显减轻，带下正常，口干喜饮、小便量多均明显减轻。查尿糖微量。舌质正常，苔薄，脉细。继服上方药加鸡内金10g。

【按语】患者因闭经就诊，追问有糖尿病史，病属消渴范畴。患者以口渴多饮、小便频数为其特征，其病变部位重在肺肾，二脏之中又以肾为主。多种病并见，然主因在消渴，故治宜滋阴润燥、养血活血而取效。

十、滋肾养肝、交通心肾法治愈梦交一例

熊某，女，32岁。

初诊：1984年11月15日。

主诉及病史：近3个月来屡发梦交，伴上半身烘热、汗多、口干心烦、咽痛等。自1982年10月结婚以来，先后于1983年3月、11月分别孕30$^+$天、40$^+$天时自然流产。今年9月份停经3个月余，阴道先有少许咖啡色分泌物，后出血超过月经量，即行刮宫术，术中出血偏多，此后便出现入睡多梦，甚则梦交，少则1周1次，多则1周2～3次。每次梦交后，头昏、腰痛特别明显，近来脱发多，大便干，小便黄。刮宫术后，10月7日月经来潮，经量中等，无不适。

诊查：自结婚后，因无子家庭不和，心中不快。舌略红，苔薄欠润，脉细。

辨证：此属肝肾不足，心火偏旺。

治法：治宜滋肾养肝，交通心肾。

处方：熟地20g　山药15g　枸杞12g　白芍15g　川断12g　丹皮10g　百合24g　龟胶15g　麦冬15g　五味子4.5g　莲心4.5g　丹参12g

二诊：12月27日。服上方药20余剂，梦交仅出现一次；末次月经11月22日来潮，量少，用纸大半刀；口不干，睡眠好，但仍感心烦。舌淡红，苔薄，脉细。上方去龟胶易龟甲15g。

以后数月再未出现梦交，月经亦正常，嘱患者过1年后再孕，继服药调理善后。

【按语】梦交伴心烦、上半身汗出、口干咽痛、头昏、脱发、腰痛等症。坠胎刮宫必伤冲任，又加梦交频频耗伤精血，婚后无子，家庭不和，心中诸事烦扰，心阴必耗，心阳独旺，此乃精败于下，神伤于上。心血肾精俱虚，以致阴不敛阳，阳不固阴，神不守舍。治宜以心肾为主，兼治五脏。方中重用熟地配枸杞厚味滋养肾精；莲心清心火，但又不似黄连苦寒伐正气；五味子酸收降浮越之阳以敛心神；麦冬养心阴配龟胶沉潜之品以制亢阳；山药养脾胃之阴；白芍养血柔肝藏魂；百合养肺润燥，又能清心安神定志；配川断治肾虚腰痛；观全方厚味添精，介类潜阳、泻火、养阴、固涩熔于一炉，重在滋真阴之不足，潜浮阳之有余。

十一、补肾化痰软坚治愈闭经一例

康某，女，16岁。

初诊：1985年6月13日。

主诉及病史：11岁月经初潮；既往月经后期，每40～50天一潮，量少，伴有痛经，后经治疗痛经好转，但月经后期越来越严重。1984年春节回北京探亲时，因闭经做腹腔镜检查，诊断为多囊卵巢综合征。自去年8月份开始至今近1年，月经一直未潮，其间曾求医服中药近200余

剂，大便干结，腹部胀气有所好转，但月经终未来潮。

诊查：观其形体消瘦，面色暗，情志抑郁；多毛，以双下肢尤甚。小便次数多，口不甚干。舌偏红，苔白，脉细数。

处方：鹿角霜 15g　香附 12g　鸡血藤 15g　鳖甲 30g　菟丝子 15g　薏仁 15g　鸡内金 10g　柏子仁 10g　泽兰 10g　川牛膝 10g　益母草 12g

二诊：1985 年 7 月 4 日。月经仍未来潮，夜晚发躁热，口干喜饮，二便调，纳可。舌红，苔薄黄、脉细。继服上方药，加浙贝母 15g。

三诊：7 月 21 日。服上方药后月经于 7 月 16 日来潮，始色黑如渣，后转红，量少，3 天干净，经后躁热感消失。舌红、苔薄，脉细弱。继服上方药。

四诊：8 月 16 日。服药后月经于 8 月 9 日来潮，已干净，量较前增多，月经颜色亦转红，无腰腹痛，精神较佳。舌红，苔薄，脉细。继服上方药以巩固疗效。

【按语】现代一些报道多囊卵巢综合征的中医治疗，多采用补肾养血、化痰软坚法，黄老根据多囊卵巢综合征的主要表现，以补肾、化痰、软坚治疗，并根据患者具体情况辨证与辨病相结合，治疗上抓住重点在肾，方用鹿角霜温补强壮，又配以菟丝子补肾精。闭经之病，虚寒者多而实热者少，即使有火，多属虚火。用柏子仁养心血且可润肠通便，牛膝、泽兰活血调经引血下行，又助以鸡血藤养血活血。多囊卵巢综合征属中医学癥瘕范畴，故用鳖甲、浙贝母配鹿角霜软坚散结，用生薏仁利湿以解下焦之毒。香附行气开郁治其心情抑郁，又治闭经，鸡内金消腹胀又活血化滞；其用多途。全方辨证抓住重点，辨病符合情理，故取效迅速。

十二、清利肝胆治愈经行口糜阴溃一例

吴某，女，35 岁。

初诊：1984 年 4 月 9 日。

主诉及病史：经行口腔溃疡 3 年，并发外阴溃疡年余，每于经前 4～5 天口腔、外阴开始出现溃疡，溃面大小不一，口腔溃疡以舌面为主，阴部溃疡渗液，疼痛难忍，行动不便，曾内服龙胆泻肝丸，外擦黄连素等无效。月经时期，经行 6 天，量多，用纸 2 刀余，经色暗红，带下量多色黄，有腥臭味，每经前乳房胀痛。素性急躁，二目干涩，视物发花；口中无味，口干不甚饮；小便黄赤。

诊查：舌质淡红，苔薄黄，脉细。

辨证、治法：此肝胆湿热，治宜清利肝胆。

处方：地骨皮 12g　生熟地 30g　白芍 15g　丹皮 10g　玄参 15g　乌梅 10g　白薇 10g　茵陈 10g　莲心 6g

二诊：4 月 30 日。服上方药后月经于 4 月 23 日来潮，外阴溃疡未发，口舌虽未溃烂但仍有不适感，经前乳胀好转，白带量减少，仍口干，二目干涩作胀。舌淡，苔薄，脉细。继服上方药，加麦冬 15g。

三诊：6 月 18 日。服上方药后月经于 5 月 21 日来潮，口腔、外阴溃疡未作，但此次月经持续时间稍长，7～8 天干净；二便正常。舌淡、苔薄，脉细。继服上方，加桑叶 10g。

【按语】患者口腔外阴溃疡，类似西医学白塞病，即慢性复发性眼—口—生殖器三联综合征。本病由七情郁火、湿热上熏下渗所致。正如《医学准绳六要》曰："妇人阴蚀疮，湿热客于肝经而然。"带下量多、色黄、气臭，亦肝经湿热所致。二目干涩、眼花、经前乳胀、烦躁，均为阴虚

肝火上炎之兆。故治宜清利肝胆湿热，兼养阴精、固护正气而病愈。

（以上由梅乾茵整理）

【编者评注】本例属于中医“狐惑”病，系难顽之症。黄老之治法可谓独具匠心。所用之方，仿龙胆泻肝汤而不用龙胆草，易之以茵陈，能清利胆肝湿热又不似龙胆草苦寒伤阳。不用柴胡，易之以白薇，疏肝气又不似柴胡升散伤阴，且有利尿养阴之功。不用利尿之茯苓、泽泻、木通等味，恐其渗利伤阴，而以生熟地、白芍、玄参养阴血。又清心火不用黄连而易以莲心，意在清心火而不似黄连苦寒伤阴。这些，反映出黄老慎用大苦大寒药，处处照顾精血的观点。

熊魁梧医案

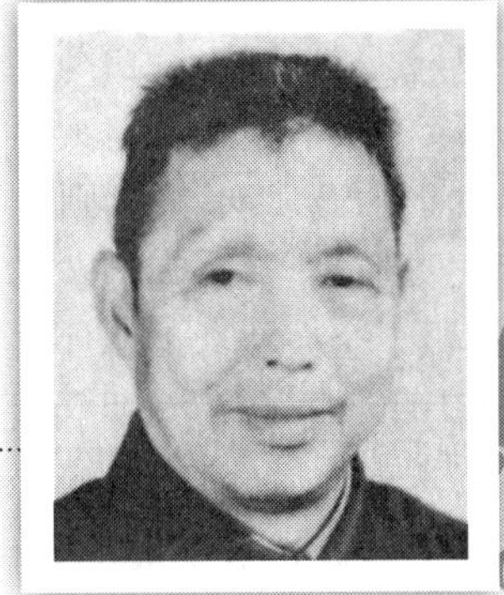

【生平传略】

熊魁梧，1919年生，湖北通城人。中医教授。曾读私塾多年，立志学医。年甫十五，即别境立雪于蒲圻名老中医谢仁哉先生之门，几经寒暑，刻苦自学，感动谢师，关怀备至，循循善诱，受益良深，颇得真传。年方十八，又回乡参师通城妇科名医黎躬厚、儿科名医熊继崇、外科名医刘月庭等先生门下。以业可自信，即悬壶问世，既医且药，业务兴隆。

新中国成立后，历任区、县中医工作者协会与卫生协会主任，县人民医院中医科主任。1957年，应试取录于湖北省中医进修学校学习，结业后留校工作，继而又在湖北中医学院任教。历任湖北中医学院中药与内科教研室主任，湖北省名老中医咨询服务中心副理事长，武汉市名老中医咨询服务中心副董事长，湖北省函授大学中医专业顾问，并被选为武昌区第七届人民代表。

在临床方面，内、外、妇、儿各科皆卓有疗效，尤其在热性病、急性病、疑难病等方面颇创佳绩，故遐迩慕名求治者日众。

主要著作有《中医热病论》等。

一、当归四逆加吴茱萸生姜汤治疗腹痛一例

杨某，男，45岁。

初诊：1982年5月15日。

主诉及病史：1978年9月14日，突发小腹少腹胀痛，经西医治疗，疼痛消失。旬日后，腹痛再作，此后反复发作近4年之久。痛剧时，小腹、少腹散见核桃大小团状包块，伴恶心欲吐，手指尖有凉感，需注射度冷丁方可缓解。其间虽经中西医多方治疗(曾作虫证治疗过)，病情仍每况愈下，近3个月来发作频繁，甚则5～7日一作，病势急迫，几不欲生，经人介绍，于1982年5月15日前来就诊。

诊查：患者形容清癯，面色苍白，双手压腹，口中呻吟，恶心欲吐，四末厥冷；腹部喜暖，按之柔软；小腹及少腹胀痛，痛区散见核桃大小包块，触之质软，揉按则可行消散，少顷，包块兀自又

起;二便自调。舌质稍淡,苔薄白,脉沉细弦。详询病史,其妻谓其素体质弱,1978年9月13日晚曾因暑天炎热露宿至鸡鸣,次日即发腹痛。

治法:治宜养血和营,温中散寒,行气止痛。拟当归四逆合吴茱萸生姜汤加味。

处方:当归15g　桂枝9g　白芍15g　细辛4g　木通9g　吴茱萸6g　乌药10g　香附10g　生姜15g　炙甘草10g　大枣12枚　5剂

服法:每4小时服药1次,痛解则1日服3次。

翌日,患者之妻欣喜若狂,奔走来告:昨日饮酒,须臾痛减,至今已服药5次,其痛顿失。余嘱:尽服余药,续服十全大补膏1个月以资巩固;切勿过劳,严禁生、冷、贪凉,以防复发。1983年5月、1985年7月2次随访,未见再发。

【按语】本例患者素体虚弱,阴血不足于先;江城9月,天虽炎热,然序属交秋,贪凉露宿,因热伤冷,感寒于后。血虚寒凝则气血运行涩滞,经脉肢体失于温养,故症见腹痛起核,喜温喜按,四末厥冷,脉沉细弦;寒邪上逆则欲作呕吐。此疾累作,治失中的,虚虚实实,故发作日见频繁,病势日益增剧,此血虚寒凝胶固之际,非补不能益其虚,非温不能散其寒。仲景《伤寒论》云:"手足厥寒,脉细欲绝者,当归四逆汤主之。若其人内有久寒者,宜当归四逆加吴茱萸生姜汤。"经义昭昭,何不用焉!遂效其法,取诸方,更加香附、乌药行气散寒止痛,众药协力则虚损得济,凝阴骤散,营卫通畅,病何有哉!痛止之后,当气血双补以收全功。

二、清热软坚治愈瘰疬一例

涂某,男,57岁。

初诊:1982年3月21日。

主诉及病史:1981年9月份出现四肢乏力、烦躁易怒、头昏心慌、汗出量多等症,自觉颈前增粗增大(以右侧为甚)。于1982年2月10日查碘^{131}试验,提示为甲状腺凉结节。经住院作甲状腺穿刺及各项检查,诊断为甲状腺炎。曾服地塞米松等药,效果不显而出院,求医于余。

诊查:诊见动而多怒,神疲乏力,头昏心慌,声音嘶哑,纳食一般,无吞咽困难,眼不突出;甲状腺明显肿大,触之疼痛。舌质淡,脉缓。

治法:用自拟基本方加味主之。

处方:丹皮9g　山栀6g　柴胡9g　贝母12g　当归12g　白芍12g　玄参15g　牡蛎15g　夏枯草15g　海藻15g　昆布15g　生石膏15g　枳实10g

守方服药,每日1剂,达3个月余(4月21日因咽部不适曾加用射干9g,服10剂;6月23日因精神好转去归芍),诸症悉除,甲状腺不肿大,至今无恙。

【按语】甲状腺炎临床远比甲亢少见,二者临床见症却多有相似之处,如急躁易怒,恶热汗出,心悸神疲(局部疼痛和压痛又为甲状腺炎的常见症状)。甲状腺炎的病机多由肝热炽盛、灼伤津液、炼液成痰为患,清肝泻火、软坚散结仍为治疗之首务。本来虽属炎症,但临证施治不可囿于西医病名之说,仍当本着有是证用是药的原则,否则专事清解,忽略软坚散结,则热虽去而结不消,徒劳而已。

三、内外合治治愈瘿瘤一例

马某,男,45岁。

初诊：1977年9月20日。

主诉及病史：1970年11月因甲状腺乳头状瘤作手术切除。1978年又发现甲状腺乳头状癌，同年8月先后2次进行右甲状腺全切，左甲状腺部分切除以及右颈淋巴清除术。术后病理检查切除物，证实为甲状腺乳头状腺癌及颈淋巴结转移。由于手术部位大，造成严重声哑，颈部极度肿胀且质地坚硬，功能受碍。鉴于患者体质极为虚弱，某医院建议中医诊治，故前来我处就诊。

诊查：诊见颈部肿胀不能转侧，情绪不稳，性急且思想负担甚重，面容清癯，形体消瘦，时感心悸，声嘶力弱；手术疤痕坚硬，触之疼痛加剧。舌红少津，苔薄黄，脉虚弱。

治法：宜内外合治。

处方一（内服药）：丹皮9g　山栀6g　柴胡9g　贝母12g（研末冲服）　当归12g　白芍12g　玄参15g　牡蛎15g　夏枯草15g　海藻15g　昆布15g　乳香9g　没药9g　半枝莲30g　白花蛇舌草30g

处方二（外用药）：红花6g　桃仁15g　大黄30g　花粉18g　乳没各12g　黄芩12g　山栀15g　姜黄26g　樟脑12g　三七6g

上方药研末，酒、醋各半调敷颈部。

外用药连续运用，内服药每日1剂，进50剂后，精神好转，情绪稳定，食欲正常，体力日益恢复，伤口肿胀消退，声音仍然嘶哑。内服药不变，外用药方中去姜黄，加丹皮15g，改天花粉24g。另嘱每日以黑豆半斤磨浆内服，持续1个月。如此巩固治疗70余日，停药观察，半年后，经北京5个医院检查，无癌复发，精神佳，预后良好，患者欣喜信告。

【按语】本案患者正气甚亏，热毒亦重。虽值正虚邪实之际，然毒热不除，正何以复，故率先祛邪，祛邪以扶正，内外同治，清热解毒，软坚散结，活血祛瘀，候热毒势衰，即以黑豆磨浆，一扶其正，二清余邪。《本草汇言》云："黑大豆，解百毒，下热气之药也……水浸，生捣食之解毒，敷之肉上散痈肿。"凡体弱邪衰之人，常服本品，对促进患体康复，功效卓著。

四、清热养阴为主治愈低热郁久一例

何某，男，1.5岁。

初诊：1981年8月29日。

主诉及病史：发烧4个月，皮肤逐渐苍白，加重2个月。患儿出生时哭声低微，两三个月后全身皮肤发白，精神差，不喜哭笑，发育缓慢。4个月前因反复发烧，皮肤苍白，曾于当地医院查血红蛋白为4.5g%，经治2个月无效，转湖南长沙某附属医院住院，查体温37.3℃，心率104次/分，呼吸30次/分，心尖区可闻及Ⅰ～Ⅱ级收缩期杂音，肝肋下2.5cm，脾肋下4cm，血红蛋白5g%，红细胞345万/mm^3，白细胞1000/mm^3，红细胞脆性下降，黄疸指数9单位，胆红质1.28mg%，血红蛋白电泳及血红蛋白碱变性试验以及颅骨平片检查均符合"β地中海贫血"，经抗感染、输血100ml等治疗，症状略有改善。出院诊断为"β型地中海贫血"。

1981年8月3日，又因持续发烧、体温波动在38.5℃左右、皮肤苍白，在武汉某附属医院住院，经骨穿诊为溶血性贫血，Coomb's试验阴性，查血红蛋白6.8g%，网织红细胞4%，红细胞脆性下降，醋酸薄膜血红蛋白电泳Am带较正常人增宽，血红蛋白碱变性试验8.36%，高铁血红蛋白还原率78%，异丙醇试验（－），胸片及颅骨拍片（－），心尖区可闻及Ⅰ～Ⅱ级收缩期杂音，胸骨左缘Ⅱ～Ⅲ级收缩期杂音，以"β地中海贫血"、"佝偻病"收入院，经输血100ml，抗感染，对症治疗，住院 25 天，出院诊断β地中海贫血、佝偻病、败血症。但患儿精神差，诸症无甚好转而于 8 月 29 日出院前来就诊。

诊查：症见低热不退(体温 37.5℃)，精神疲乏，面色无华，指甲淡白，肌肉消瘦，食纳不佳，眼闭嗜睡，大便干，小便黄，肝肋下 1cm，脾肋下 3cm。舌质淡红，少津，苔薄黄，脉细数。

辨证：证属低热郁久，伤及营血，耗损阴液。

治法：拟清热养阴、凉血生津为法。

处方：沙参 9g　麦冬 9g　生地 9g　白芍 9g　山药 12g　扁豆 10g　莲肉 10g　五味子 6g　地骨皮 6g　白薇 6g　炙甘草 5g　大枣 5 枚　8 剂

二诊：9 月 15 日。热已退净，食纳转佳，精神好转，大便正常，小便黄。舌质淡红，津液较前增多，脉细数。拟健脾益气，调肝养阴法。

处方：党参 9g　白术 9g　山药 9g　茯苓 9g　白芍 9g　丹参 9g　银柴胡 6g　陈皮 6g　炙甘草 6g　枳实 7g　鳖甲 15g　大枣 7 枚　8 剂

三诊：12 月 6 日。患儿精神好，能下地到处活动，肌肉丰满，面色红润，查血红蛋白 10g%。脉舌同前。拟健脾益气，调理中州法。

处方：党参 9g　茯苓 9g　丹参 9g　鳖甲 10g　扁豆 10g　生冬楂 10g　山药 12g　白术 8g　陈皮 6g　大枣 5 枚　炙草 4g　10 剂

四诊：1982 年 3 月 6 日。上方药连服 10 剂后，又持续服用，现食纳、精神、睡眠较安，唯肝脾肿大，仍以原方加三棱、莪术直入肝脾，祛瘀行气，借攻补兼施之法，以奏驱邪扶正之功。

处方：当归 9g　党参 9g　白术 9g　丹参 9g　山药 12g　茯苓 12g　莪术 3g　三棱 3g　鳖甲 15g　陈皮 7g　炙草 6g　大枣 7 枚　10 剂

药后患儿情况均好，半年后随访无恙。

【按语】此案经几个医院均诊断为β地中海贫血。此病初诊时，因低热久久不退，伤及营血，损耗阴液，故以地骨皮、白薇入血分、清虚热；辅以生地、白芍养营血；又以沙参、麦冬、五味子仿生脉散之意以益气生津；辅以山药、扁豆、莲肉、甘草、大枣以助中焦传化之功。二诊因初战告捷，热已退净，乃直补中州，辅以调肝养阴，候脾胃功能健全，化源自足，何虑血不自生，故以五味异功合理肝之品并投，三四诊仍在原方基础上稍佐活血行气之品，以消除肝脾肿大，使之切合病情达到扶正驱邪之目的。

古往今来，凡治血虚，多以补血为首务，但对小儿患者，首在补益脾胃，不可认为血虚补血、阴亏滋阴，凡补血滋阴之品，均有滋腻留邪之弊，既影响胃之受纳，又不利于脾之运化，故补益脾胃乃为当务之急，俾“气旺足以生血”。以营血生成于水谷，而水谷转输于脾胃，脾胃一振，则生化有源，阴血自复。《内经》云：“中焦受气取汁，变化而赤是为血”，就是这个道理。

五、巧用半夏泻心汤治疗异病四例

例一　治愈便血一例

郑某，男，41 岁。

初诊：1977 年 12 月 17 日。

主诉及病史：10 月下旬出现大便带血，时作时止，原因不明。近来胸闷刺痛，嗳气则减轻；纳可；大便每日 1～2 次，色黑，潜血阳性。

诊查：面色萎黄，形体消瘦，唇淡；继往无胃痛腹痛及便血史。舌苔黄白相兼，脉弦细而数。

治法：治宜理气健脾，补中扶正，佐以清热，拟半夏泻心汤加减。

处方：法半夏 9g　黄连 6g　干姜 4.5g　党参 15g　大枣 15g　陈皮 9g　茯苓 15g　枳实 10g　生山楂 15g　甘草 6g

二诊：12 月 31 日。药后嗳气矢气均减，食纳转佳；现胸闷胀痛，似觉咽中有痰。舌苔黄白相兼，脉弦细且数。

处方：法半夏 9g　黄连 6g　干姜 3g　党参 15g　大枣 15g　茯苓 15g　陈皮 9g　枳实 10g　生山楂 15g　代赭石 15g　甘草 6g　旋覆花(布包)9g

三诊：1978 年 6 月 28 日。自二诊至今已半年，服药后诸症消失；近因劳作，又现头晕，胃脘部疼痛，大便黑，咽中如有异物。苔薄白，脉虚弱。

处方：党参 15g　黄连 5g　炮姜 3g　法半夏 6g　白术 12g　茯苓 15g　山药 15g　陈皮 9g　枳实 10g　生山楂 15g　当归 12g　炙甘草 6g

四诊：7 月 1 日。症状减轻，已无黑便，大便化验潜血阳性。以原方加香附善后。

2 年后随访，未复发。

【按语】便血一证，后人多以寒热虚实分型论治。但此患者寒热虚实偏颇均不明显，唯舌苔黄白相兼为重要指征，故以半夏泻心汤顺脾胃升降，合二陈理气宽中，用山楂以杜有形之瘀，配枳实以防无形之郁。凡胸腹刺痛之症，多加用此二药，相得益彰。

戴北山曰："寒热并用之谓和，补泻合剂之谓和……"半夏泻心汤集寒热补泻升降于一方，立意于一个"和"字。方中芩、连苦降泄热以和阳，姜、夏辛开消痞以和阴，参、草、枣补益以求和。观余所治，凡中焦寒热错杂而致失和者，均与上虚无力斡旋有关，故参、草、枣非可有可无之品。此方尤以寒热为要，寒热孰重孰轻，药量孰多孰少，均需详证权衡。黄连配干姜，或连重，或姜重，皆断于寒热何者偏重。曾诊一病家，患泄泻多日，腹胀不能食，医治鲜效，求治于余。顾前医处方，乃半夏泻心汤是也；观其舌、症，适其脉候，仍投半夏泻心汤 3 剂，唯黄连加 2g，干姜减 2g(嘱药房精量付)，使方中之味寒重热轻，患者初不以为然，及 3 剂之后，诸症若失，食纳亦佳，其惊曰："同是一方，何有霄壤之别？"细玩微赜，唯审证配伍法度之别耳。

例二　治愈顽固性呃逆一例

田某，女，53 岁。

初诊：1984 年 4 月 4 日。

主诉及病史：原患十二指肠球部溃疡、慢性萎缩浅表性胃炎。1979 年 12 月 10 日在某医院因拔牙后感腹部胀痛、呃逆，其声高亢，不能自主，于第三日始服中西药，历时 4 月罔效。

诊查：现感口苦，胸脘胀闷，有堵塞感，每日进食约半两稀饭。两目浮肿。就诊之时，呃声频频，起病至今体重已下降 4 斤。舌质淡，苔薄黄，脉虚数。

辨证：病属寒热失调，久郁痰聚。

治法：治宜寒热平调，降逆和胃，理气化痰，拟半夏泻心汤加味。

处方：法半夏 9g　黄连 6g　黄芩 9g　干姜 6g　党参 15g　大枣 15g　代赭石 15g　旋覆花(布包)9g　陈皮 9g　竹茹 15g　茯苓 15g　生山楂 15g　甘草 6g

后守此方加减(曾使用过香附、枳实、厚朴等)，经治 2 个月余，呃逆止，食纳佳，体重增加 30 斤。

【按语】前贤张景岳云："然致呃之由，总由气逆。"《素问·宣明五气》曰："胃为气逆，为哕为恐。"临床见证大抵分虚实两类。实者，有寒、有火、有痰；虚者，阴虚、阳虚是也。此案系寒热失调而兼久郁痰聚，故以半夏泻心汤合旋覆代赭汤加味收功。

例三　治愈胃痛一例

李某，女，40岁。

初诊：1980年4月15日。

主诉及病史：胃病1年，现胃脘部胀满疼痛，以胀为主，间或减轻；食少纳差，每日约进食5两；呕吐清水，呃逆，口干口苦，不欲饮水；大便干，小便黄。

诊查：舌质淡；苔黄白相兼，以黄为主；脉微弱。西医诊断为"十二指肠球部溃疡"、"慢性萎缩浅表性胃炎"、"慢性食管下段炎"。

辨证：此乃脾虚胃弱。

治法：治宜健脾益胃，调其寒热，拟半夏泻心汤加味。

处方：党参15g　法半夏9g　黄连6g　黄芩9g　干姜9g　陈皮9g　茯苓15g　砂仁6g　大枣15g　枳实10g　炒三仙各9g　甘草6g

以此方加减（曾加用过厚朴、白术），服药12剂，胃痛告愈。随访2年胃痛未发。

【按语】胃痛之病多见食停、寒凝、热郁、血滞、气郁、阴虚、阳虚之类证候。萎缩性胃炎以脾胃虚寒者多见，不宜峻补，不宜燥烈辛温，否则欲速则不达。反复出现胃脘部疼痛，且以胀闷为甚，时有减轻，为脾胃虚弱所致；大便干、小便黄为热；呕吐清水为寒；苔黄白相兼亦为寒热错杂指征。仲景有言："呕而肠鸣，心下痞者，半夏泻心汤主之。"故投半夏泻心汤加味而瘥。

例四　治愈黄疸一例

夏某，女，41岁。

初诊：1980年6月13日。

主诉及病史：3个月前因高烧出现黄疸，巩膜、皮肤、小便皆黄，黄疸指数26单位；大便白，故疑为阻塞性黄疸，住院80天，因惧手术出院。

诊查：现感头昏口苦，恶心呕吐，胸闷，纳差，胃脘部有痞塞感，右胁痛，不能右侧卧；大便每日1次，色白。舌质红，苔黄，脉缓弱。

辨证：此乃肝气郁结、胆汁淤滞而成黄疸。

治法：治宜辛升苦降，疏肝解郁，佐以护正。

处方：法半夏9g　黄连6g　干姜6g　黄芩9g　柴胡9g　杭芍9g　枳实10g　炒三仙各9g　鸡内金9g　郁金9g　甘草6g　党参15g

守方加减（曾加用过香附、山楂、丹参等利胆祛瘀之品），服药半年，大便逐渐由白变黄，胁痛消失，黄疸指数6单位，病基本告愈。

【按语】此案西医诊断为慢性胆囊炎，疑为胰腺癌。胆囊炎湿热为患者固多，然迁延日久虚寒见证者亦不少，多由过于清利所致。仲景虽有"诸病黄家，但利其小便"之说，终为常法，临床审证需通常达变，方可万全。本案乃由脾胃失降失其常度，脾气不升，致肝气郁结不得疏泄；胃气不降，致胆汁淤滞不能排泄，外溢发黄，关键在于脾胃肝胆气机郁滞，故以半夏泻心汤合四逆散加味疏肝利胆，调其脾胃升降功能，则不治黄而黄自退。

【编者评注】半夏泻心汤原主治误下伤中而形成之痞证，然今之临床举凡中虚寒热错杂诸疾，均可加减用之，疗效每捷。观熊老所治便血、呃逆、胃痛、黄疸四病，皆取半夏泻心汤化裁，要在紧扣中虚寒热错杂这一病机。对于如何准确地使用半夏泻心汤，熊老提出一条重要的经验：即舌苔黄白相兼是使用本方的重要指征，根据黄白相兼孰多孰少，进一步变化姜、连用量，此于临床颇有价值，值得后学深究借鉴。

章真如医案

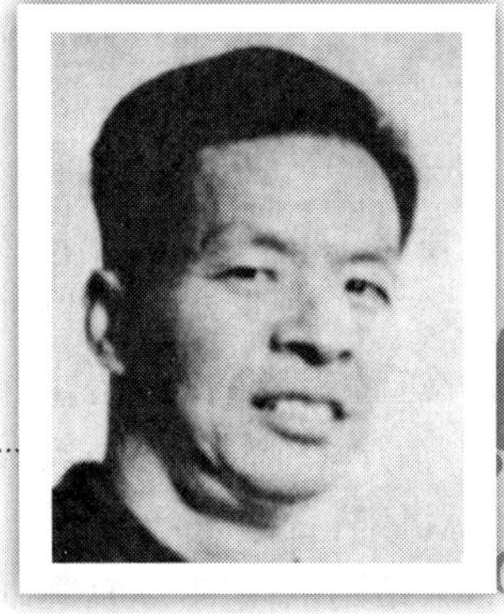

【生平传略】

章真如，1924年生，江西省南昌县人。主任中医师。弱冠之年，从师于江西名医许寿人先生，3年后学成，悬壶于南昌市。1952年参加中南区针灸师资训练班学习，调至武汉工作，曾任武汉市中医医院内科主任、副院长，中华全国中医学会第一、二届理事，湖北省中医学会副理事长、武汉市中医学会理事长，历任武汉市中医医院主任中医师、名誉院长。

临床擅长内科杂病，近年来临床研究肝胆病，创制“消石利胆丸”治疗胆石病及慢性胆道感染，疗效颇佳。

主要著作有《滋阴论》、《调气论》、《中医养老论》等书；主编过《中医急症》一书。此外，还在《中医杂志》等刊物上发表过学术论文多篇。

一、化瘀通络为主治愈跌仆而狂一例

郭某，男，52岁。

主诉及病史：患者平时思想开朗，无任何精神异常表现。一天与家人共抬重物，力不能任，突然跌倒，摔伤下颌骨，摔倒后家人扶至医务所敷药，入夜则心烦不能安寐，坐卧不安，继而出现精神异常，自言自语，不食不饥，不知秽洁，语无伦次，甚至狂躁打人，经某精神病院检查，诊断为“精神分裂症狂躁型”。经用氯丙嗪、泰尔登等镇静剂，效果不显，乃转中医治疗。

诊查：脉沉细、舌红，苔薄黄微腻。问病时答非所问，自言自语。家人恐其闹事，紧缚其手，检查时亦不合作，颌下及头部并无伤痕。

辨证：初步辨证认为：摔跌而致脑部震荡，故神志紊乱，发作癫狂。瘀血内阻，引动痰涎，迷阻心窍，亦是发病之由。

治法：治宜行瘀开窍，化痰安神。

处方：桃仁8g　红花8g　当归10g　赤芍10g　川芎8g　陈皮10g　茯苓10g　生铁落30g　竹茹10g　远志8g　郁金10g

嘱服5剂后复诊。1周后复诊，神志略有清醒，自述大便燥结难解。照原方去川芎、远志，加熟军15g、麦冬10g、天竺黄10g，再服药10剂。三诊后，患者逐步清醒，大便已解，语言清楚，谈笑自如，询及往事，若不自知；但精神不振，不欲多语，睡仍不佳。最后以益气养阴药，以善其后。

【按语】本例患者，因发病时间短，治疗及时，而收效甚速，关键是抓住脉络瘀阻这一重要环节，使瘀开窍通，故神志很快恢复正常。

二、地黄饮子治愈风痱一例

王某，男，45岁。

主诉及病史：2个月前于外出路上，突然下肢无力，跌倒在地，当时未予注意，但自觉数天来腰背酸软，下肢乏力，多走数步则肢体下沉，容易跌倒，以后又连续跌倒两次，乃去某医学院附属医院神经科检查，脊髓腔造影显示：4、5腰椎管狭窄，脊髓神经及下行纤维受到压迫，诊断为"椎管狭窄症"，治疗1个月未见好转，乃转求中医治疗。

诊查：患者脉沉细，舌暗淡，苔薄黄。腰椎部有酸胀感及压痛，下肢表面无异常，触觉亦正常，但不敢久站，久站则欲倾倒，饮食睡眠尚好。

辨证：本病为肾亏所致。腰为肾之府，脊椎为督脉所在，督脉属肾，肾气不足则督脉亦亏；下肢为少阴通络，督脉统辖下肢，督脉空虚，下肢无主，则易跌倒。古称"风痱"，盖血虚生风，痱者废也，故下肢废软无力。

治法：治拟补肾益髓，养血祛风，仿河间地黄饮子意。

处方：桂枝8g　附片8g　淡大云10g　巴戟天10g　远志6g　萸肉10g　石斛10g　天冬10g　五味子8g　生菖蒲10g　云苓10g　地龙10g

此后，以本方为基础，略有加减，连服药60余剂，患者肢体由麻木不仁、行动不稳，逐步转为腰部酸痛，但行动较前稳健，能活动1小时，但超过1小时仍有无故自倒之象。再按前方加鹿筋10g。3个月后，患者腰部基本不痛，能活动2小时以上，半年后全部恢复正常。

【按语】风痱为肢体不用之症，系因下元虚衰，虚阳上浮，痰浊随之上泛，堵塞窍道，以致下厥上冒，肢体不用，历代医家多有论述，如《金匮要略》说："……中风痱，身体不能自收持，口不能言，冒昧不知痛处，或拘急不能转侧。"尤在泾说："痱者厥也，精神不持，筋骨不用，非特邪气之扰，亦真气之衰也。"《黄帝素问宣明论方》云"地黄饮子治喑痱，肾虚厥逆，语声不出，足废不用。"根据上述论述，可以看出古人对于风痱已确立了一定的理论基础和治疗方法。通过本例治疗，说明脊髓病变按风痱治疗是会取得效果的。

三、补心汤加减治愈胸痹一例

吕某，女，56岁。

主诉及病史：有十余年高血压病史，经常头痛、眩晕、心慌、心悸。近一年来心前区阵阵作痛，睡眠不安，多梦，心烦易怒，口苦咽干，汗多，气短，动则气喘。

诊查：血压160/100mmHg，心率106次/分，有期前收缩。心电图：左侧束支传导阻滞，心肌轻度受损，偶发室性早搏。脉弦细，舌暗红少津，身体较胖，已往有崩漏史。

辨证：冲任不调，血损阴虚，肾水不足，肝阴亦虚，肝阳上越，水不足不能涵育心火，火动扰心，心神不宁，心悸过久，必损心气，心气虚弱必致血瘀，故气短而有隐痛。

治法：滋肾水以涵肝木，养心阴以安神明。用补心汤加减。

处方：柏子仁9g　五味子6g　朱茯神9g　生地12g　当归9g　桔梗9g　沙参15g　丹参9g　二冬各9g　枣仁9g　远志6g　琥珀6g(末吞)

嘱服3剂。并建议早睡早起，清晨适当作轻微活动，以加快血液循环。

二诊：服前方药后，头昏减轻，睡眠略有好转，心中较舒，心率100次/分，偶有早搏，血压150/100mmHg。药已中病，不拟更方，仍嘱服原方药5剂。

三诊：近几日来，心前区痛显著减轻，头昏痛已消失，劳累时气喘偶有发生，睡眠亦易成寐。但近日感冒，咳嗽、咽痛。先给予辛凉解表之银翘散3剂，嘱在感冒痊愈后再服原方药5剂。

四诊：1个月后来诊，自述服药加上早起活动，病情稳定，饮食睡眠均好，心前区基本不痛，心胸宽畅，头昏痛亦未发作，血压在140～150/80～90mmHg，心率80次/分，律齐。心电图检查：心肌受损现象消失。脉弦细，舌红润，苔薄黄。患者要求开膏滋方，便于服用，乃按原方10倍剂量，加糖1500g熬膏，嘱坚持早起活动，以巩固效果。

【按语】本病由于冲任空虚，肝肾不足，始则虚阳上越，继则火动扰心，心气不足，心气虚则血瘀于内，阻滞心脉，不通则痛，故用养肝肾、补心气、通心脉之法，很快获效；但因病程过久，必须坚持服药，故将煎剂改成膏剂，以缓图之。

四、资生清阳汤治愈肝阳上亢一例

刘某，男，59岁。

主诉及病史：患高血压病已3年，每于紧张或疲劳时发作。发作时头痛如裂，心烦，面赤，烘热，耳赤，口苦、咽干，睡眠不安，多梦，大便秘结。

诊查：就诊时，患者呈极度兴奋状态，自述全身如火灼，状甚痛苦。诊其脉弦数有力，舌赤、苔黄燥，血压200/110mmHg。

辨证：患者一派热象。由于操劳伤肾，肾水不足，不能濡养肝木，肝阳上亢，实由水亏太甚，火热过猛，乃呈燎原之势。古人“壮水之主，以制阳光”之说，此案用之恰当。

治法：育阴清阳。用资生清阳汤加减。

处方：桑叶9g　丹皮9g　竹柴胡9g　玄参12g　白芍9g　白蒺藜9g　钩藤9g　石斛9g　薄荷3g　杭菊3g　石草决明各60g

二诊：服前方药3剂后，有如浇水灭火之势，觉上半身凉爽。按原方增服药3剂，头已不痛，心烦减轻，大便已解。脉仍弦数，舌红，苔薄黄。血压170/100mmHg。原方去薄荷、竹柴胡，加青葙子15g，沙苑子15g。5剂。

三诊：面红耳赤现象消除，心不烦，口苦咽干消失，睡眠亦好转。脉弦细，舌红，苔薄黄。血压140/80mmHg。仍按原方服药5剂，病情基本稳定，停止服药。

【按语】本病为肾水不足、肝阳上亢导致的高血压病，故在工作疲劳或情绪不佳时易引起阳亢症状，所谓“水亏火旺”也。治宜滋肾水以涵肝木，本院自制之“资生清阳汤”对此颇有效果，但不适用于其他原因引起的高血压病。

五、培土抑木法治愈风泻一例

汪某，男，36岁。

主诉及病史：近1年来反复腹泻，痛泻交作，特别在进食某些辛腥食物如辣椒、鱼类之后，未及半天即可发生腹泻，有时连续泻数天。曾到几个大医院检查，大便常规未发现异常。诊断为过敏性结肠炎。就诊前一日，在亲属家做客，未慎口腹，今日痛泻多次。

诊查：脉沉弦，舌暗红，苔薄黄腻。

辨证：肝木乘土、运化失职，病属风泻。

治法：宜培土抑木。

处方：陈皮10g　白芍10g　白术10g　防风10g　炒二芽各10g　焦楂肉10g　藿香10g　广木香8g　砂仁6g　肉蔻4g　苡仁20g　山药12g

二诊：近几天腹痛腹泻未作，精神饮食均好。舌脉无变化。原方药再用5剂，并嘱在治疗中注意饮食，暂时禁食某些致泻食物，以配合治疗。

三诊：一周来不痛不泻，大便正常。患者反映，以往也有这种情况，只要饮食注意，可以很长时间不痛不泻。抓住这些规律，劝令患者坚持服药，节制饮食，久之可望痊愈。为了方便服药，改用逍遥丸、健脾膏长期服用。

本例患者节制饮食、进服成药约半年，痛泻证候未再复发，即或吃辛腥食物，亦不再痛泻，病乃告愈。

【按语】风泻即肝泻，因肝失条达、横逆乘脾，则气机失调、脾失健运、清气不升，故腹痛泄泻。张景岳说："凡遇怒气而作泄泻者，必先怒时挟食，致伤脾胃，故有所犯，即随触而发，此肝脾二脏之病也，盖以肝木克土，脾气受伤而然。"吴鹤皋说："泻责之脾，痛责之肝，肝责之实，脾责之虚，脾虚肝实，故令痛泻。"用培土抑木法调理肝脾，一般可收到良好疗效。

六、化痰定痫法治愈羊痫风一例

祁某，男，15岁。

主诉及病史：10年前误落水中，经家长救起后，惊骇号叫，随即全身抽搐，良久方止，此后经常发作，每发必惊叫抽搐，人事不省，手足蜷缩，口吐白沫，少顷喉间发出尖叫声方清醒过来。曾至某精神病院检查，诊断为癫痫，用抗癫痫药物，如苯妥英钠，亦少效果。

诊查：脉沉细，舌暗淡，苔灰腻。身材矮小，发育不良，头发枯黄。

辨证：脾虚生湿，湿生痰，痰热生风，痰气上逆，内扰神明。

治法：仿程钟龄化痰定痫法，作丸药服之。

处方：天麻30g　川贝30g　胆南星15g　法夏30g　陈皮20g　茯苓30g　茯神30g　丹参60g　麦冬60g　石菖蒲15g　远志20g　全蝎15g　僵蚕15g　琥珀15g　辰砂9g　薄荷6g

制服法：上药研末，用竹沥1小碗，姜汁1杯，再用甘草4两熬膏和药为丸如梧子大，辰砂为衣，每服2g，每日3次。

2个月内服完1料，发作次数减少，症状亦减轻。嘱照原方再进药1料。半年后告知，患者数月来未发病。

【按语】本病主要责之肝脾肾三经。肾虚则肝失濡养，体弱用强；脾虚则精微不布，痰涎内结，偶因情志失调，饮食失节，劳累过度，肝风夹痰随气上逆，清窍被蒙而突然发作。对此病用化痰定痫法，每每能收到疗效，但由于此病是慢证顽疾，故只宜用丸方缓图，切勿急躁。

七、调和肝脾法治愈胁痛一例

李某，女，37岁。

初诊：1979年6月6日。

主诉及病史：右胁痛半年，近半个月加甚，脘腹胀满，不思饮食，恶心欲吐，甚厌荤腥。在某医院作肝功能检查：GPT400单位，VDB双相弱阳性，HBsAg阳性，诊断为“乙型肝炎”，收入住院，给予支持疗法和中西药治疗，症状缓解不显，前来我院诊治。

诊查：就诊时胸腹胀满，肝区痛，食纳呆滞，甚至毫无食欲，时欲翻胃作吐，情怀郁拂，善太息；四肢乏力，有时腹泻。脉濡细，舌质暗淡，苔黄腻。面色不华，巩膜轻度黄染，心肺无异常；肝上界位于第6肋间，下界肋缘下1.5cm，莫菲氏征阳性。

辨证：肝气久郁，克伐脾土，土壅湿滞，加以霉雨季节，湿邪困脾。

治法：芳香醒脾，佐以疏肝理气，是亦“治肝先治脾”之意。

处方：茵陈20g　厚朴10g　猪苓10g　泽泻10g　云苓10g　白术10g　藿香10g　腹皮10g　法夏10g　柴胡10g　枳壳10g　苡仁30g

二诊：服前方药5剂，自觉胸腹开朗，能进少量饮食，稍有呕恶现象；腹泻已止，精神好转；肝区仍痛。脉濡细，苔转薄腻。观其脉证，湿邪逐步得化，脾气初醒，肝气得疏，病机一转，邪去正安矣。仍拟疏肝理脾、行气化湿之法。

处方：当归10g　白芍10g　白术10g　茯苓10g　柴胡8g　苡仁30g　藿香10g　郁金10g　厚朴10g　山楂10g　炒二芽10g　茵陈20g

三诊：服前方药10剂，病情大有进步，腹已不胀，肝区痛减轻，知饥思食，四肢有力，精神已恢复。脉沉细，舌质暗红，苔薄黄腻。此湿邪渐去，脾气已复，肝气得疏，饮食自然增进。再循原法以祛余邪。

处方：当归10g　白芍10g　白术10g　柴胡8g　郁金10g　川楝子10g　炒二芽10g　山楂10g　山药10g　苡仁20g　茵陈20g　鲜石斛10g

四诊：服前方药15剂后，诸症基本消失；复查肝功能正常，HBsAg阴性。再给疏肝理脾之剂，以善其后。

【按语】临床上多将胁痛归属肝气发病，《内经》曰：“邪在肝，则两胁中痛。”加之梅雨季节，雨湿弥漫，湿从外来困脾，脾失运化，湿从内生，二湿相合，以致土壅木郁。《内经》曰：“客者除之，结者散之。”一般而论，法当以疏肝扶脾无疑，但所服方剂，先以化湿醒脾为主，再以疏肝理气，以图湿邪得除，再调和肝脾功能。实践证明，效果甚佳，体现了因人、因时制宜，人与自然相参的整体观念。

八、内外治相合治愈口腔糜烂一例

郭某，女，40岁。

初诊：1978年12月30日。

主诉及病史：满口糜烂，龈肿舌痛，唇烂咽痛，反复发作，饮食困难，心烦易怒已半年余。内服维生素等效果不显。曾在某医院就诊，诊断为复发性口腔炎，每遇消化不良、胃肠不适、睡眠不安则病情加重。

诊查：来诊时患者苦楚难以名状。舌尖、舌边可见红色疮面，上下唇肉及双侧颊粘膜有散在小溃疡，咽红，舌质赤发裂，苔薄黄，脉细数。

辨证：舌属心，口属脾，咽喉属肺，此病为心肺脾(胃)积热，加以素体阴虚火旺，而致疮痛纠缠不已。

治法：养阴泻火、清热解毒。

处方：生石膏 60g　生地 10g　牛膝 10g　知母 10g　麦冬 10g　黄连 10g　莲心 10g　玄参 15g　石斛 10g　白芍 10g　丹皮 10g　银花 10g　菊花 10g

另用冰硼散吹撒患处，每日数次。

二诊：患者家住外地，不能经常复诊，自按上方服药 60 剂，每天涂撒冰硼散。目前舌尖、舌边溃疡已愈，双侧颊粘膜溃疡偶有复发，咽痛、口干减轻，大便常结，尿赤。再以原方出入。

处方：生地 12g　玄参 15g　麦冬 10g　知母 10g　黄柏 10g　丹皮 10g　石斛 10g　山栀 10g　生石膏 30g　莲心 10g　牛膝 10g　灯心 3 扎

另用石斛 10g，莲子心 6g，每日泡水当茶饮。冰硼散在必要时吹用。

又经 3 个月治疗，溃疡消失。愈后远期追访，口疮未见复发。

【按语】口疮为病，有虚火、实火之分。根据临床所见，阴虚火旺者居多。《内经》云："火气内发，上为口糜。"《医学心悟》云："内伤之火，虚火也。"联系经络、脏腑所属关系：舌为心之苗，咽为肺之门户，口为脾之窍，脾与胃燥湿相济，升降相因，脾虚不能散津，胃失滋养，虚火上炎，故龈痛、口腔生疮；肾水不能上承，心火独亢，则舌边、舌尖溃疡疼痛；火热刑里，门户受烁，则咽痛咽燥；诸症互参，为阴虚火旺，心肺胃之火上炎，热毒内蕴，缠绵不已，拟予养阴泻火、清热解毒，仿玉女煎化裁。方中生石膏、生地、丹皮、栀子清热泻火；知母、麦冬、石斛、玄参、白芍养阴生津；黄连、莲心、灯心清心泻火；银花、连翘清热解毒；牛膝引火下行。诸药合用有"壮水之主，以制阳光"之作用。结合外用冰硼散清火消炎，使宿恙随之而愈。

九、针药并施治愈肝胆湿热一例

张某，女，26 岁。

主诉及病史：患者于 1975 年发生 1 次胃脘部剧痛，当时至市某医院经 X 线钡餐、胆道造影检查，确诊为胆石症，伴胆囊炎。数年来饮食偶有不慎，胆痛反复发作，发作时必须注射杜冷丁、阿妥品才能缓解。前天因饮食不慎，突然胆绞痛发作，辗转床第，坐立不安，恶心呕吐，寒战发热，体温 39.8℃，出汗，急来医院要求止痛。

诊查：脉弦数，舌赤，苔黄腻。痛苦面容，未出现黄疸，大便二日未解，白细胞 $13000/mm^3$，中性 90%。西医诊断：急性胆道感染。

辨证：肝郁胆热，湿热内蕴，肝胆之气横逆而致疼痛突作。

治法：治以疏肝利胆。

处方：柴胡 10g　枳实 10g　赤芍 19g　甘草 8g　广木香 10g　黄芩 10g　黄连 10g　大黄 10g　元明粉 10g　玄胡 10g　川楝子 10g　郁金 10g

另针刺阳陵泉（双），强刺激，留针 15 分钟。

针刺 10 分钟后，胁痛缓解。服上方药 2 剂后，连续大便 2 次，胁痛已止，发热、呕吐现象已消失，仅右上腹仍有不舒适感。按原方再进药 2 剂善后，并嘱继续治疗胆结石。

【按语】急性胆道感染，属中医胁痛、胆热范畴，因肝郁化火生热所致，针刺可以缓解疼痛，中药疏肝利胆可达到辛开苦降作用，但本例治疗尽管收效颇捷，毕竟属于治标，本病根本问题是"胆石症"，因此溶石、排石，是其后期治疗的重点。

十、养阴敛汗法治愈阴虚盗汗一例

张某，男，65 岁。

主诉及病史：患者平素逸多劳少，体弱而肥，动则喘气，善太息，心慌，心悸不安，稍事劳动即感体力不支，尤以汗出为甚，稍动则汗出淋漓，虽在冬月，头项亦汗出蒸蒸，额鼻冒出汗珠，常导致感冒。近3个月来，症状转化，由白天出汗转为晚间出汗，寐则汗出，寤则汗收，衣被常湿，形寒畏冷，弱不禁风，伴之以胸闷心痛，四肢厥冷，气短不足以息。西医诊断：冠状动脉供血不足，伴自主性神经功能紊乱。

诊查：脉沉细，舌质暗淡、苔淡黄。体胖而皮肤反枯，衣物内冒出汗臭气，口唇带紫而干。

辨证：阴虚素质，心肾两亏。汗为心液，心阳虚则自汗，心阴虚则盗汗。肾主五液，肾气虚则津液失固。心肺同居上焦，心虚必损及肺，肺气虚则腠理不固，则虚汗自出；阳虚必然及阴，故先有自汗而后转为盗汗。本案患者原属阳虚型，因生活较优越，体肥多痰湿，食饮肥甘，容易生热，药物温补，热从中来，热灼阴液，阴气失固，故睡中濈然而汗出也。

治法：阳虚自汗，治宜补气以卫外；阴虚盗汗，治宜滋阴以营内。固卫则表气实而腠理不疏，填营则阴气固而阴液不泄。本案自宜填营固阴，使阴液敛藏。

处方：凤凰衣4.5g　浮小麦20g　黄芪20g　生龙骨30g　生牡蛎30g　山萸肉15g　糯稻根10g　生熟地各15g　黄柏10g　金樱子15g　芡实10g

服上方药5剂后，盗汗若失，自汗现象亦未复作，复来医院就诊，要求巩固。再疏原方，嘱节制饮食，谨慎风寒，注意身体锻炼。

经远期追访，未再复发。

【按语】自汗阳虚，盗汗阴虚，此是临证常见规律。阳虚必然犯阴，阴虚亦必及阳，阴阳相互转化，本案即由阳虚转为阴虚。收效之速，主要是救阴顾阳，如凤凰衣即孵鸡子蛋壳里面之厚皮，亦即小鸡之胎盘，为血肉有情之品，能补真阴、敛汗固窍，生龙牡、山萸肉、糯稻根、金樱子、芡实等养阴固摄，生熟地滋肾养阴，黄芪益气固表，黄柏苦寒坚阴，共奏养阴敛汗之功。

十一、益气养阴法治愈重症消渴一例

陈某，女，50岁。

主诉及病史：近年以来工作劳心，家务劳形，起居失常，平素喜食肥甘炙煿之品，最近半年时觉口燥咽干，渴而欲饮，食欲旺盛，食已辄饥，及晚则饥火中烧，食饮并进，不解饥渴，始则饮一溲一，继而饮一溲二，大便反硬，数日一行，身体逐渐消瘦。精神疲惫，五心躁热，睡不安寐，头昏目眩，心悸不安。曾至某医院检查：血糖280mg%，尿糖(+++)，诊断为"糖尿病"，经服降糖灵、D860等，效果不显，乃由二人搀扶来本院就医。

诊查：脉沉数无力，舌质暗淡、苔薄黄。口唇干裂，爪甲枯槁，面无华色，皮肤皱揭，神态黯然，语声低微。

辨证：食饮不节，胃热内蓄，心形劳伤，肾火易炽，火热上熏，肺经受邪，热犯三焦，病成三消。

治法：本病乃三焦俱病，始则阳盛，继之阴虚，再而气阴两虚，故施治应以益气养阴，扶正培本为主。

处方：黄芪20g　山药20g　生地15g　熟地15g　苍术10g　白术10g　云苓10g　生牡蛎20g　五倍子10g　乌梅10g　玉竹15g　石斛10g　葛根10g

以本方为基础，每诊略有加减，更方10余次，服药约60余剂，诸症霍然若失，精神倍增，食饮恢复正常。

【按语】本案治疗是以益气养阴法为主，黄芪补肺益脾，山药补脾养胃，苍白术敛脾和胃，生熟地养阴滋肾，乌梅、葛根、玉竹、石斛生津润燥，云苓、生牡蛎、五倍子名玉锁丹，能摄精固液。笔者命名为“气阴固本汤”，以其能益气养阴固本也。

【编者评注】消渴的病理，主要在于燥热偏盛，阴津亏耗，而以阴虚为本，燥热为标。病变的脏腑主要在于肺、胃、肾，三者虽常有所侧重，但往往又互相影响，故《临证指南医案·三消》指出：“三消一证，虽有上、中、下之分，其实不越阴亏阳亢，津涸热淫而已。”章老所治本例，即属三消合病，在治疗上，针对始则阳盛、继则阴虚、再而气阴两虚的具体病机，运用益气养阴法，药虽平常，切中机枢，故起沉疴。

李今庸医案

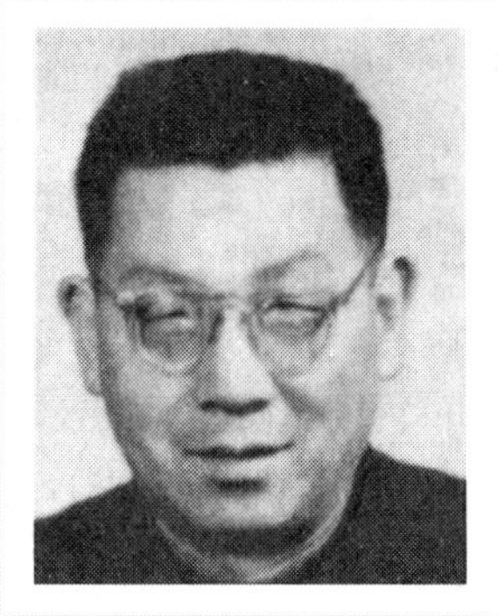

【生平传略】

李今庸，1925年生，湖北省枣阳县人。湖北中医学院教授。幼承家业，13岁开始随父学习中医，后在家乡开业行医，通晓中医内、外、妇、儿各科，尤以内科为长。1957年春，调至湖北省中医进修学校任教，后转为湖北中医学院继续任教，先后讲授过《金匮要略》、《黄帝内经》、《中医学基础》和《难经》等课程。

主要著作有《读医心得》、《读古医书随笔》、《金匮讲义》、《金匮要略函授讲义》等；主编的书籍有《金匮要略讲义》、《中医学辩证法简论》、《新编黄帝内经纲目》、《内经选读》、《黄帝内经索引》等。

一、越婢加半夏汤治愈风水浮肿一例

某，女，57岁。

初诊：1971年12月。

主诉及病史：发病10余日就诊。

诊查：面部浮肿，目下微肿如卧蚕，小便黄赤，微恶风寒，发热，头痛，腰疼，鼻塞，流清涕，口渴欲饮冷，心下硬满，按之不舒，然不碍饮食，心悸，微咳，脉浮。

治法：拟越婢加半夏汤主之。

处方：麻黄10g　石膏20g　炙甘草10g　红枣3枚(劈)　生姜10g　法半夏12g

服药2剂后，恶寒、鼻塞、流清涕及咳嗽等症均消失，浮肿、小便黄赤亦好转，惟昨天出现大便带黄色粘液。守原方加减续进。

处方：麻黄10g　石膏20g　炙甘草10g　红枣3枚(劈)　生姜10g　白术6g　炒枳实10g　黄芩10g

服上方药3剂后，诸症悉退，其病即愈。

【按语】风寒侵袭于肌肤，则症见微恶风寒、发热、头痛、腰疼、鼻塞、流清涕，脉呈浮象。风邪扰动内水而上泛于头面，故面目浮肿。水邪滞结心下且上犯于心、肺，故心下痞硬而按之不舒，并伴见心悸、微咳等症。阳气受阻，内郁化热，则小便黄赤而口渴欲饮冷。其病外有表邪，内有郁热，属风水为患。《金匮要略·水气病脉证治篇》说："腰以上肿，当发汗乃愈。"用发汗清热之越婢加半夏汤，麻黄发汗散邪，生姜、红枣、炙甘草和胃补中以助之，石膏清里热，加半夏蠲饮降逆。服药2剂后，恶寒、鼻塞、清涕、咳嗽等症悉退，口渴尿赤亦减轻，然面目浮肿未去而大便忽带黄色粘液；是内结之湿热欲去而不能。遂于原方中去半夏而合枳术汤为方，发汗清热，燥湿磨痞，服药后肿消而病愈。

二、真武汤治愈正水浮肿一例

某，女，7岁。

初诊：1970年11月10日。

主诉及病史：发病1个月余，近日加剧。

诊查：全身浮肿，腹满按之软；大便时溏，小便短少色黄；手足冷，不渴，偶欲饮热，食欲差。舌苔白润，脉沉小迟。昨晚微咳，流清涕。

治法：拟以真武汤加减。

处方：附片6g　茯苓8g　白术8g　生姜6g　甘草6g(炙)

服药2剂后，病好转；服药4剂，病即痊愈。

【按语】患儿水湿内阻，阳气抑遏而不得伸。水湿浸于外而全身浮肿，水湿渍于内而大便时溏。阳气郁遏而不化膀胱之气，则小便短少色黄；不能达于四肢，则手足为之冷；不能正常运行血气，则脉沉小迟；不能温暖于脾胃，则食欲较差。舌苔白润，亦为湿盛阳郁之象。其湿邪内盛于中焦，故症见腹部膨满；然腹满究为湿气内滞所致，终非燥热实邪，故腹部虽满而按之仍软。阳气被抑，失其主外之能，稍遇风寒即感而加病，后增微咳且流清涕者，乃微感外寒使然。治用真武汤以温阳化气，利水去湿。因其病中虚便溏，故去动胃之芍药而加补中之甘草。服后水利湿去，阳通正复，而肿病旋愈，其外感之微寒亦自散。

三、二陈汤加味治愈痰壅喘咳一例

某，男，1岁。

初诊：1985年8月15日。

主诉及病史：2个月前发病，呼吸喘促，咳嗽有痰，发热，口渴，烦躁不安，哭叫不已，数夜未眠，不食，形体消瘦，大便泄利，小便次数多而量少色黄。

诊查：舌苔白，指纹粗大紫黑伸出命关。

治法：拟二陈汤加味。

处方：法半夏6g　陈皮6g　茯苓6g　炙甘草5g　厚朴5g　杏仁5g(打)　前胡5g　花粉6g

服药3剂，喘平就睡，大小便亦正常，指纹色转浅淡；尚微有咳嗽、发热、食欲不振。遂于方中去厚朴、杏仁而加白术继服。

处方：法半夏6g　陈皮6g　茯苓6g　炙甘草5g　前胡5g　花粉6g　炒白术5g

服药3剂，诸症悉退，其病痊愈。

【按语】痰浊壅遏，肺失肃降之令，则见呼吸喘促、咳嗽有痰。惟其喘促之重，不能平卧。故烦躁不安，数夜未眠而哭叫不已。肺与大肠相表里，肺气逆上而不能统摄大肠，则大便泄利。肺失其通调水道之用，则小便次数多而量少色黄。痰壅热郁，故其不食、发热、口渴、指纹粗大紫黑。指纹伸出命关，为病情危重之征。二陈汤化痰降逆，加厚朴、杏仁利气平喘，加前胡、花粉清化热痰，且以生津止渴。服后喘平利止而仍不食，故于方中减去利气平喘之厚朴、杏仁，而加入培土健脾之白术，方虽简单，但药中病机，故药仅6剂而愈。

四、白头翁汤加减治愈痢疾虚极一例

某，女，35岁。

初诊：1969年8月9日。

主诉及病史：1969年8月5日发病，发热，下痢红白粘冻，且时伴以鲜血，一日夜达二三十次，里急后重，痛苦不堪，口渴欲饮水，恶心欲吐，食欲不振。经他医治疗未效而于8月9日就诊于余。

诊查：形体消瘦，精神困惫，舌苔黄，脉细数。

治法：投以白头翁汤加味。

处方：白头翁12g　黄连10g　黄檗10g　秦皮10g　当归12g　广木香6g　桔梗10g　枳壳10g

服药2剂后，未见效果。拟原方稍事加减。

处方：白头翁12g　黄连10g　黄檗10g　秦皮10g　当归12g　广木香6g　槐花12g　地榆15g

服药一剂，发热、口渴、恶心等症消失，食欲好转，并始吃东西。然下痢红白粘冻不见减轻，一日夜仍为二三十次，里急后重，困惫异常。仍以原方加减。

处方：白头翁12g　黄连10g　黄檗10g　秦皮10g　当归12g　广木香6g　地榆30g　阿胶12g(烊化)　炙甘草10g

服药1剂，大便转为正常，红白粘冻全无，里急后重消失，痢疾已愈。再以其方1剂巩固疗效。

【按语】湿热郁遏，熏蒸于肠胃，腐败气血，奔迫于后阴，而为下痢红白粘冻，且时伴以鲜血。血气瘀滞，气机不畅，故里急后重，下痢一日夜达数十次。胃气失降，故恶心欲呕，且食欲不振。热盛于身则发热，口渴欲饮水，舌苔黄、脉细数。其病为湿热痢而热重于湿，治本《伤寒论·厥阴病篇》“热利下重者，白头翁汤主之”，“下利欲饮水者，以有热故也，白头翁汤主之”之法，以白头翁汤泄热燥湿、凉血解毒为主，加当归行血以愈便脓，加广木香调气，枳壳、桔梗疏利气机以除后重。服药二剂未见稍效，遂以其邪热过甚而减去疏利气机之桔梗、枳壳，加入槐花、地榆以增强凉血泄热之力。服药后，发热、口渴、恶心等症消失，食欲亦好转；但下痢红白粘冻伴鲜血之症不减轻，一日夜仍为数十次，里急后重，困惫不堪；舌苔黄，脉细数。此乃劳累体弱之故，遂本《金匮要略·妇人产后病篇》“产后下利虚极，白头翁加甘草阿胶汤主之”之法，于上方减去凉血之槐花，加入阿胶以养阴止血，炙甘草资汁补中，助正气以除湿热。患者虽非产后，但其痢前身体衰弱，与“下利虚极”实为相似，故服药一剂，即正复邪退，大便转为正常，红白粘冻全无，里急后重消失，痢疾告愈。

五、桃花汤加减治愈虚滑痢疾一例

某，女，48岁。

初诊：1974年12月6日。

主诉及病史：1954年8月患痢疾，时缓时剧，绵延20年，经武汉、北京等地医院治疗未效。后剖腹探查，诊断为“结肠溃疡”。1974年12月6日就诊于余。

诊查：患者形体消瘦，精神疲乏，食欲不振，面色少华，常畏寒；大便时下脓血，便色乌黑，下血前常有多汗、小腹急痛，但无后重感，大便无血时则稀溏而色如果酱，或带白色粘液。近来发生上腹部满胀，每于饥饿时刺痛，得食则减，遇寒则剧，口泛酸水。月经时断时潮；潮前小腹刺痛，经色乌黑。脉沉迟细弱。

治法：治以桃花汤加味。

处方：赤石脂30g　干姜6g　炒粳米15g　党参12g　白术12g　炙甘草9g　当归24g　川芎9g　白芍15g　桂枝6g　红花9g　延胡索12g　蒲黄炭9g

服药5剂，大便基本成形，下血停止，便色转正常，汗出之症消失，畏寒减轻，精神、食欲、面色均好转，惟稍劳则小便遗出。仍拟原方去红花，加炙黄芪12g。

又服药6剂，至12月28日，诸症悉退，劳则小便遗出亦好转，大便尚有时稍稀。再以原方去桂枝、蒲黄炭，加山药12g、广木香4g以善其后。

又服药11剂，大便完全恢复正常，食欲转佳，体重增加，形体渐盛，诸症减退，其病告愈。

【按语】患者脾肾虚寒，肠滑不固，故久久下痢以至20年不愈，虽病痢而无后重感。气虚阳弱，则精神疲乏、食欲不振、面色少华、畏寒、痢前多汗或大便带白色粘液以及腹部饥饿则痛、遇寒则剧、口泛酸水，脉沉迟细弱。络伤血瘀，则大便色黑或如果酱、上腹部刺痛。月经前小腹刺痛、经色乌黑，亦为血瘀之征。病久则精血亏损，故形容消瘦。遂本《金匮要略·呕吐哕下利病篇》“下利便脓血者，桃花汤主之”之法，以桃花汤涩肠固滑以止下痢，加党参、白术、炙甘草补脾益气，加当归、川芎、白芍、红花、延胡索、蒲黄炭养血活血、止痛止血，加桂枝通阳温经，以助血行。服后精神、食欲、畏寒、大便均好转，下血及汗出亦止，唯劳则小便遗出，故于方中减去破血之红花，加炙黄芪益气补虚以固摄，继之再去温通止血之桂枝、蒲黄炭，加山药以益脾固涩，广木香利气以防补药之壅。

六、温胆汤加味治疗惊风一例

某，男，3岁。

初诊：1969年9月。

诊查：发病已数月，目珠青蓝，频发手足抽搐而两目上窜，舌謇不能语，口干，舌苔黄厚，指纹色青。

治法：与温胆汤加味。

处方：竹茹10g　枳实6g　法半夏6g(打)　茯苓6g　陈皮6g　炙甘草6g　僵蚕5g　天竺黄6g　石菖蒲5g

服药2剂抽搐即停止，病告痊愈。

【按语】肝胆相表里而属风木，其色青，开窍于目，主筋，在变动为握，其病发惊骇。痰热内阻，木郁生风，则目珠青蓝、手足抽搐而两目上窜、舌謇不能语、指纹色青。痰热郁结于内，故舌苔黄厚；阻遏津液不能上布于口舌，故口干。温胆汤加僵蚕、天竺黄、石菖蒲，化痰开窍，清热祛风。药中病故应手而愈。

七、柴胡加龙骨牡蛎汤为主治愈狂证一例

某,男,20岁。

初诊:1966年12月5日。

主诉及病史:数年前曾发狂证多日。1966年11月其病复发,狂走妄行,善怒,甚则欲持刀行凶。同年12月5日就诊于余。

诊查:哭笑无常,时发呆痴,伴头昏、耳鸣、失眠、多梦、心悸、两鬓有掣动感,两手振颤,淅然畏寒,四肢冷,面部热,口渴喜饮,大便秘结。唇红,苔白,脉弦细数。

治法:投以柴胡加龙骨牡蛎汤去铅丹。

处方:柴胡12g 黄芩10g 法半夏10g 党参10g 生姜10g 红枣3枚(擘) 桂枝10g 茯苓12g 龙骨12g 牡蛎12g 大黄8g

服药4剂,狂止症退,改以温胆汤加味。

处方:竹茹15g 枳实10g 法半夏10g(打) 茯苓10g 陈皮10g 炙甘草8g 龙骨12g 牡蛎12g 枣仁10g(炒打) 石菖蒲8g 龟板10g

服药数剂,其病痊愈,至今未复发。

【按语】《素问·灵兰秘典论》说:"胆者,中正之官,决断出焉。"《灵枢·九针十二原》说:"胆为怒"。胆实痰郁,失其中正之用,无以正常决断,则善怒,甚则欲持刀行凶。胆主筋,司运动,其脉行于头面两侧,绕耳前后,故其狂走妄行、两手振颤、两鬓有掣动感而头昏、耳鸣。肝藏魂,胆为肝之府而为肝用,故失眠、多梦。胆气通于心,心神失守,故其哭笑无常、时发呆痴而心悸。胆气郁而不伸,其阳郁结于内,则面部热、口渴、大便结、唇红、脉弦细数。其阳不达于外,则四肢冷而淅然恶寒。柴胡加龙骨牡蛎汤升发胆气、化痰、定神明。服药后怒止证退,再以温胆汤加龙骨、牡蛎、石菖蒲利窍化痰安神而收功。

八、当归散加减治愈产后暴癥一例

某,女,23岁。

初诊:1970年10月16日。

主诉及病史:患者为经产妇。1970年7月发生小腹疼痛,治疗未效,至10月1日因行走劳累而小产,10月3日在某卫生院行刮宫术后,腹部逐渐胀大,经检查子宫正常,又行刮宫术一次,未见好转。10月16日就诊于余。

诊查:其小腹胀满至脐,如怀子之状,按之微痛而坚硬,腰部不能直起而卧床,小便正常,大便稀溏色黑,口燥不欲饮水,两胁疼痛,夜间盗汗,食欲不振,面色皖白。舌部左前方有一青色斑块。脉涩。

治法:投以当归散方加减。

处方:当归24g 川芎12g 白芍12g 白术12g 青皮10g 香附10g(制) 白酒1杯 延胡索12g 桃仁10g(打)

服药2剂,胁痛减轻,食欲好转。于方中加红花10g继服。

又服药2剂,至10月24日,小腹硬块变软,缩小到手掌大;舌上青斑亦缩小;腰能直起,精神好转。再服药2剂,病情无变化,遂于方中去青皮、延胡索,加制三棱9g、制莪术9g。

服上方药2剂后，至11月1日，食欲增加，惟上腹时有气痛，嗳之则舒。于方中加陈皮9g。

服上方药1剂后，至11月3日，小腹硬块缩小到鸡蛋大，脐上时有痛感，于方中去陈皮，加枳实9g、桂枝9g。

服上方药2剂，小腹硬块全消，诸症亦退，惟腹有微痛。

【按语】产后恶露未尽，瘀血结而成癥，数日内小腹胀满至脐，如怀子之状。病为有形之瘀血凝结，故按之微痛而坚硬。肝藏血，其脉循胁里而支别结于腰髁，血瘀结则肝脉不利，故两胁疼痛而腰不能直起。血液瘀结于内而不华于外，则见大便稀溏色黑、口燥不欲饮水、舌显青斑、脉涩而面色㿠白。血瘀而阳郁，蒸于营血，故夜间盗汗。血瘀气滞，脾不健运，则食欲不振。产后病癥，为虚中实证。当归散乃《金匮要略》中之一养胎方，此借治产后暴癥，故去其苦寒泄热之黄芩，而以当归、川芎、白芍养血活血，白术培土补中，加桃仁、延胡索、香附、青皮破瘀行气，用白酒以行药势。服后胁痛减轻、食欲好转，但癥块未动，特加红花配桃仁以增其活血破瘀之力，服二剂癥块即变软变小到掌大，舌上青斑亦缩小。继服药二剂无续效，遂于方中去行气止痛之青皮、延胡索，而加三棱、莪术以增强破血攻瘀，服药二剂食欲增加而感上腹时有气痛，故又加陈皮以行气。一剂癥块缩小到鸡蛋大，仍有痛感，遂去行气之陈皮，加磨坚之枳实、温通之桂枝，再服药二剂癥块全消，诸症悉退，步行四乡。惟腹有微痛未已，当为瘀除正虚使然，惜未注重补虚治之耳！

九、麻黄汤加减治愈寒束失音一例

某，女，35岁。

初诊：1971年12月21日。

主诉及病史：半月前因产后刮宫时受凉发病，经常恶寒，胸部满闷，咽喉疼痛发痒，频频咳嗽而无痰，每咳嗽则小便遗出，饮热则咳嗽减轻，有时喜冷饮，声音嘶哑，口咽干燥。

诊查：舌苔白而微黄，脉浮而以右脉为显。

治法：治以麻黄汤加减：

处方：麻黄10g　杏仁10g(打)　荆芥10g　防风10g　生甘草10g　桔梗10g　苏叶10g　前胡6g　服药2剂愈。

【按语】产后正气失调，稍遇风寒即感而发病。肺居胸中，外合皮毛，风寒外束皮毛而内舍于肺，肺失宣发作用，则经常恶寒、胸满、频频咳嗽、苔白而脉浮。肺主声音，其气壅实，则声音嘶哑。肺能通调水道，咳嗽气逆于上而不足于下，致使膀胱气化失常，脬气不固而遗尿。内虽有郁热，然实由寒束而郁，必待温热始能通，故饮热则咳嗽减轻，胸臆舒畅。其病外寒未衰，内热尚微，麻黄汤加减以辛温解表，开肺清热。服药后寒散邪去，郁解阳伸，肺气复常，肺金复鸣而病愈。

十、真武汤加减治愈少阴伤寒一例

某，女，62岁。

初诊：1957年1月。

主诉及病史：发病十数天，咳逆不能平卧，唾白色泡沫痰。

诊查：短气，语音低微，神识昏愦不清，时妄言语，终又复言，身有微热，手足厥冷，偶饮热一二口。脉浮细数而无力。

处方：投以真武汤加减。

附片 10g(炮)　茯苓 10g　白芍 10g　白术 10g(炒)　干姜 10g　细辛 5g　五味子 6g

服药 3 剂，诸症悉退，后调理而愈。

【按语】《伤寒论·少阴病篇》说："少阴之为病，脉微细，但欲寐也。"其少阴伤寒，阴寒内盛，不与阳气顺接，致手足厥冷。下焦阴寒之气化为寒饮，逆冲于上，支撑于胸中，阻遏息道，故短气、咳逆倚息、不得平卧而唾白色泡沫痰。阳气衰微，浮越于外，故身有微热，脉浮细数而无力，偶饮热水一二口，此内为真寒而外为假热。阳不交阴，神失内守，故神识昏愦不清、语音低微、时妄言语而终又复言，此正《素问·脉要精微论》所谓"言而微，终乃复言者，此夺气也"之例证。阴盛阳浮，两不相交，有离决之势，真武汤君以附子，助阳温肾，以逐阴寒；白术健脾培土，以制水气；茯苓、芍药利小便祛水湿，且使附子助阳逐阴之后其毒从小便而去，不留体中为患。并于方中去生姜之散，而加干姜、细辛、五味子以止咳逆。

十一、五苓散治愈湿滞发热一例

某，男，1 岁。

初诊：1969 年 9 月。

主诉及病史：发热十余天，早上发热 38.2℃，傍晚发热至 39℃；口唇干燥，小便短少色黄。当地卫生所以中西药退热数天未见效。

诊查：苔薄，指纹稍紫。

治法：主以麦冬、知母、花粉、甘草等生津清热药治疗。服药后热稍减而增泄利矢气，遂本《金匮要略》"下利气者，当利其小便"之法，投以"五苓散"。

处方：茯苓 6g　白术 5g　桂枝 3g　泽泻 5g　猪苓 5g

服药 1 剂后小便即利而热亦退。

【按语】患儿湿热壅遏，阻塞气机，膀胱气化不利，津液不能上奉，故下为小便短少色黄而上为口唇干燥。热邪为湿所恋而郁遏，故身体发热而指纹见紫色。湿热交结，湿不去则热不能退。其服生津清热药而增泄利矢气之症者，乃生津药助湿，湿盛气滞，故导致泄利而矢气。然用生津药虽为误，但其资助湿邪，却使湿病证候充分暴露，易于认识，亦属不坏之事。《金匮要略·呕吐哕下利病脉证并治》谓"下利气者，当利其小便。"以五苓散化气利小便，使湿邪从小便而去，湿去热无所恋而亦消。湿去热消，气机来复，故诸症减退而病愈。

十二、温胆汤加味治愈痰厥齿痛一例

某，女，45 岁。

主诉及病史：1954 年 4 月发病，右侧牙齿疼痛，上连头角，下及右颈，势不可忍。经针刺治疗，止痛一天而复发如故，服二乌豆腐方无效，就诊于余。

诊查：肢体恶寒，面黄无华，苔白，脉弦。

治法：投以温胆汤加味。

处方：竹茹 15g　枳实 10g　法半夏 10g　陈皮 10g　茯苓 10g　炙甘草 8g　白术 10g

服药2剂，其痛减轻，而感右半身微麻如虫行，遂于方中加党参10g、防风3g。再服药2剂，痛止病愈。

【按语】胆足少阳经脉，起于目锐眦，上抵头角，下加颊车，下颈而行身之侧。痰浊内阻，经气不利，故齿痛上连头角、下及颈部疼痛不可忍。痰湿阻滞，阳郁不伸，则肢体恶寒、面黄无华而苔白、脉弦。病乃痰阻阳郁，而非寒邪，故服二乌豆腐方药大热散寒而无效。温胆汤温化痰浊，加白术健脾燥湿以除痰湿之源。服后痛稍减而身半微麻如虫行者，乃正气不足，其方逐痰湿欲去而未得耳，故于方中加党参补正气，稍加防风祛风邪，本标兼顾之。

十三、内外治相合治愈脱肛欲溃一例

某，男，40岁。

初诊：1951年4月某日。

主诉（患者家属代述）及病史：谓患者以前时有脱肛，均轻微，以手垫纸送之即入。然昨日下午大便时肛门脱出，送之不能入，甚痛苦。

治法：余投以验方：枳壳30g，以水煎汁温服。

服上方药1剂无效，遂往诊。患者跪伏床榻，不能站立坐卧，肛门脱出约半寸，其色紫黑，干燥无津液，有欲溃之势，痛苦万状，频频叫呼。遂拟当归建中汤内服，佐以甘草洗方。

处方一：饴糖30g　桂枝10g　白芍20g　生姜10g　当归12g　红枣4枚(擘)　炙甘草6g(炙)

以水煎汁，入饴糖烊化，温分2次服。每日1剂。

处方二（外洗）：生甘草30g，以水浓煎取汁，乘热熏洗患部。每日1剂。

患者用药一日后病势转轻，二日则其病告愈。

【按语】《诸病源候论·痢病诸候·脱肛候》说："肛门为大肠之候"，而大肠隶属于中焦脾胃。脾胃不足，气虚下陷而肛门脱出，外受风寒邪气之侵袭，致血脉凝滞，气血不通，则肛肠疼痛难忍，因肛肠失其濡养遂干燥难收。病不因气滞，故初服验方"枳壳方"治之无效。中虚脱肛，一般多用补中益气法治疗，然此病例为肛肠脱出而被风袭，是中虚而兼邪风，故不用补中益气汤而借用《金匮要略·妇人产后病篇》中当归建中汤，重用饴糖30g建立中气，以方中"桂枝汤"驱风散邪，再加白芍一倍除血痹通络脉而止痛，加当归养血活血而润肠除燥以助肛门之上收；外用生甘草煎水熏洗，以增强润肠除燥之效，且"甘以缓之"，可收缓解疼痛之功，故收效迅速，肛收痛止而病除，后亦未再发。

【编者评注】单方验方确能治某些难顽之症。然验方用之临床，亦必须在辨证论治的基础上应用才能获效。李老先生治疗本例，报喜又报忧，既介绍成功的经验，也总结失败的体会，这种求实精神，堪为后学师范。

湖南名医医案

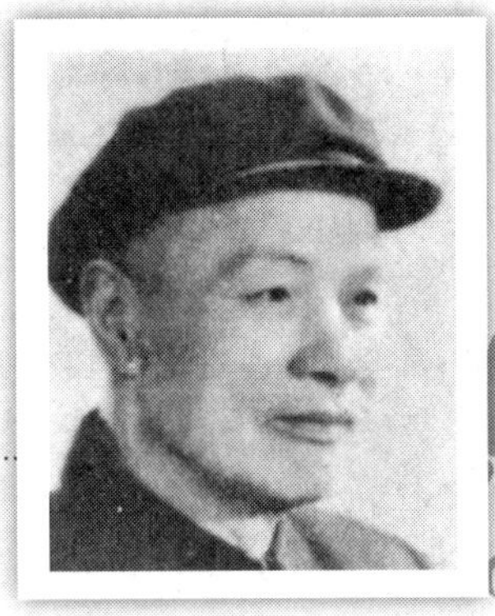

李聪甫医案

【生平传略】

李聪甫，1905年生，湖北省黄梅县人。中医研究员。幼承母训，立志学医，13岁学习中医药，随后从师于石椿山先生。1925年始独立开业行医，长于内、妇、儿科。先后悬壶于九江、湘潭、长沙等地。

业医60余年，悉心研究中医理论在临床中的应用规律，学验俱丰。早在四十年代，就有专著《麻疹专论》问世；新中国成立初期，又有《中医生理学之研究》出版；近年来则有《脾胃论注释》、《李聪甫医论》、《李聪甫医案》等书出版；此外，同刘炳凡研究员合撰出版的《金元四大医家学术思想之研究》一书，为中医界深入研究金元四大医学流派的学术思想，提供了富有价值的参考资料。

新中国成立后，曾任湖南省立中医院院长、湖南省中医进修学校校长、湖南省中医药研究所所长、湖南中医学院副院长等职，两次被聘为中央卫生部医学科学委员会委员，还被选为中华全国中医学会常务理事、名誉理事，湖南省中医学会会长、名誉会长、顾问组长等职。

一、导滞利枢法治疗伤寒夹食一例

余某，男，40岁。

主诉及病史：病人体壮形实，因感寒而发热头痛，一身尽痛，胸满咳嗽，嗳气口苦，大便欲解不畅，小溲短赤。

诊查：脉象弦滑，舌苔白腻。

辨证：断为伤寒夹食之证。“伤寒脉弦细，头痛发热者属少阳，少阳不可发汗，发汗则谵语，此属胃，胃和则愈。”因食郁于胃，寒伤于表，表里拒遏，枢机不利，上脘不通，津液不行。

治法：当导滞利枢。

处方：北柴胡 7g　香青蒿 7g　淡黄芩(酒炒)7g　青陈皮各 5g　炒六曲 8g　鲜竹茹 10g　炒枳壳 7g　赤茯苓 10g　益元散 10g　番泻叶(泡)10g

再诊：濈濈汗出，咳息牵引右肋疼痛，痰出浓粘，大便溏秽，此痰食互结于胸脘，胆气不能疏泄之故。原方加重导涤痰滞等味，去柴胡、六曲、番泻叶，加法半夏 7g、瓜蒌仁(捣)10g、南杏仁 10g、浙贝母 8g、广郁金 7g、白芥子(炒)3g。

三诊：脉象浮弦，苔白边赤。咳痰易出，身热减退，惟昏瞀不知所在，目赤妄见，汗出如浴，大便又一日未行。"阳明病，其人多汗，以津液外出，胃中燥，大便必硬，硬则谵语。"此少阳之邪将解，阳明燥热转深之征兆。

处方：连翘心 10g　鲜竹茹 10g　瓜蒌仁(捣)12g　肥知母 10g　炒山栀 7g　广郁金 6g　粉甘草 3g　杭白芍 10g　光杏仁 10g　淡黄芩 7g　炒枳实 5g　川黄连 3g　锦纹大黄(泡)10g

连服药 2 剂，大便通利，汗止神静而愈。

【按语】伤寒夹食证，是外伤于寒，内伤于食，寒郁于表而化热，食滞于里亦化热，表里皆热，相拒于少阳之枢。外有头痛身痛，固当发汗，却有谵妄昏瞀之虑；内有便闭溲赤，固当导下，却有咳嗽胸满之虑。在这种情况下，只有和解一法，运转少阳枢机。用柴、芩、青蒿以和少阳之表，番泻叶、大黄以解少阳之里，青、陈、曲、夏消痞降逆，瓜蒌、杏、芥清络导痰，竹茹、茯苓以和胃，郁金、枳壳以宣郁，或用栀、连解热，或用益元利尿，或用连翘清经，或用芍药制燥，务使枢机利而表里和，正气复而诸症解。

二、清暑培元复阴法治愈伏暑一例

俞某，男，30 岁。

主诉及病史：起病发热汗出，呕吐泄泻。前医用香薷饮加味，急转四肢厥冷，目合神昏，口噤不语，呼吸低弱，人事不省已 3 日。

诊查：脉微舌卷。

辨证：此因暑热之邪伤害元气，汗出吐泻，重损津液。"汗乃心之液"，吐泻又伤肠胃之液，津液伤则心胃之元气更竭，病势危殆。

治法：姑拟清暑培元复阴法，以冀万一。

处方：鲜生地 10g　鲜石斛 10g　麦门冬 10g　西洋参(另煎)3g　当归身 6g　连翘心 10g　淡竹叶 5g　九节蒲 3g　川贝母 6g　粉甘草 3g　生粳米 10g　紫雪丹(分冲)2g

再诊：灌药后，人事稍清，四肢仍厥，沉睡。心阳衰微，阴伤阳无以附，当于阴中复阳，固本培元。按上方当归身改为 10g，去连翘心、紫雪丹、淡竹叶，加朱茯神 7g、北枸杞 10g、熟附片 3g。

三诊：四肢转温，开眼识人，语声低微，口渴欲饮，自觉头重眩晕。元神大亏，气液待复。

处方：西洋参 3g　鲜生地 10g　鲜石斛 10g　麦门冬 10g　当归身 10g　朱茯神 10g　北枸杞 10g　鲜竹茹 10g　瓜蒌根 7g　川郁金 5g　川贝母 6g　粉甘草 3g　生粳米 10g

四诊：脉显濡缓，眩晕减轻，能自起坐，口渴亦减，但觉困倦，口中发甜。湿热余邪蕴结于脾，脾津被热迫而溢，当清化脾瘅，滋养胃阴。

处方：鲜芦根 13g　鲜石斛 10g　鲜竹茹 10g　生谷芽 10g　麦门冬 10g　朱茯神 7g　怀山药 10g　瓜蒌根 7g　佩兰叶 5g　广陈皮 5g　川贝母 5g　粉甘草 3g

【按语】患者暑伤元气，吐泻复损津液。其人脾胃素虚，故起病发热吐泻，迅转肢厥。说明气劫阴伤，声低息微，不能误认阴寒。为使津复厥回，重在甘寒，反佐附子，肢温即去，却露口甜脾瘅之机。仿王孟英清暑益气法，而不拘于其方。

三、导化湿浊、散解郁热法治愈湿温一例

王某，女，16岁。

主诉及病史：暑月暴发湿温，起病壮热无汗，胸高气喘，鼻翼煽动，面颊红赤，大渴引饮，谵妄不识人，病势急剧。

诊查：脉浮洪数疾，启齿见舌上有白点满布如珍珠状。正如《疫证条辨》所载"较之紫赤黄黑芒刺者更重"。

辨证：断为湿热闭于气分不得开泄，郁蒸肺胃，内逼营血，灼胃迫肺，逆传心包。

治法：法当导化湿浊，散解郁热，顾护津液为治。方用自定清温解营汤。

处方：生石膏 12g　鲜竹茹 10g　瓜蒌仁 10g　瓜蒌根 10g　连翘心 10g　润玄参 10g　鲜芦根 10g　生知母 10g　苦杏仁 7g　淡黄芩 10g　川贝母 7g　牛蒡子 7g　香青蒿 7g　广郁金 7g　炒山栀 10g　益元散（鲜荷叶包，刺孔）10g

再诊：满舌苔黑如煤，齿燥面垢，喘促痰鸣，涎液粘滞，表闭汗不得出，湿无外泄之机；大便欲解不解，热无下夺之路。邪热方张，津液劫夺，法当泻热存阴。原方去青蒿、牛蒡子，加锦纹大黄、元明粉各10g。

三诊：服药后，苔仍焦黑，脉仍洪数，喘促仍急，神识昏乱，循衣摸床，二便不知。热邪进犯营血，蒙蔽清阳，急须泻热解毒，增液清神。方用自定清温滋液汤。

处方：生石膏 15g　鲜生地 12g　瓜蒌仁 10g　润玄参 12g　麦门冬 12g　生知母 10g　连翘心 10g　天花粉 10g　鲜竹茹 10g　鲜芦根 12g　鲜石斛 12g　川贝母 7g　牡丹皮 7g　紫雪丹（兑服）2g

四诊：一昼夜连进药2剂，舌尖黑苔退去，舌质稍润，但语言不清，仍觉胸高鼻煽，呼吸粗促，口渴不止，入夜懊侬尤甚，胃津被灼，营热已深。方中加鲜枇杷叶（刷净）10g、安宫牛黄丸（泡兑）1粒。

五诊：服药后神志稍清，大便溏黑极臭，舌上黑苔尽退。因思黑苔始退，大便秽浊而腑气下通，神志渐清，虽然呼吸粗促，肺胃湿热余邪壅滞。细察胸膺部有白瘖透出，是湿热化而营血清。前方虽是一派甘寒滋养肺胃津液，大便转变溏黄，但夹有热结旁流现象，仍入元明粉7g润化肠燥。

六诊：余热内陷，沉困乏力，肺气已虚，难以鼓邪外出，方中去石膏、知母，加北沙参12g以益肺气；羚羊角12g以清营热。

七诊：在胸腹部出现无数白瘖后，觉皮肤漐漐潮润，这是起病以来第一次透汗。呼吸渐匀，舌质转润，脉象濡数，嗜睡懒言，委顿不堪，皆以为病情恶化。综合脉证分析，断为邪去正衰，不是败象。议用养肺气，济胃阴法。

处方：北沙参 12g　鲜石斛 10g　麦门冬 10g　枇杷叶 10g　生谷芽 10g　当归身 10g　川贝母 7g　广郁金 5g　广陈皮 3g　粉甘草 3g

连服药数剂，热退身安，食欲增进，继续扶元，调以甘药。

【按语】此例是热邪从营分进入血分的严重病变，舌苔焦黑，神志昏迷，表示热势极盛，兼

之腑气不通，必须釜底抽薪，急下存阴，故用硝黄下夺。及至发生循衣摸床等险恶症状，表现热灼津劫，气阴两竭，当以救阴为急。"救阴不在血，而在津与汗"。治当清营增液，使津复液滋，阴血渐生。可见治湿温病有卫气营血浅深传变的不同，而治则，就有达卫、转气、清营、凉血、培元、增液的主次和特点。正确识别病变的脉证反映，就能正确掌握辨证论治的规律。

四、化痰开闭、滋补肝肾法治愈中风一例

李某，男，50岁。

主诉及病史：形体消瘦，冬初，忽然仆地，左半身不遂，口眼右歪，眼角流泪，口角流涎。前医用大秦艽汤出入，服至10余剂，病势日趋沉重，全身麻木不仁，两颧发赤，唇麻舌謇，语言艰涩，目瞀咽疼，水浆不入，神志昏乱，身发潮热，小溲短涩，大便秘。更医，授以南星、半夏祛痰之剂，顷刻痰涎阻塞，滴水不能下咽，势甚危殆。

诊查：热盛神昏，脉弦细而数，舌焦色绛。

辨证：断为严重高血压中风病。此由劳伤过度，精血内损，肾水亏于下，心火亢于上，热气怫郁，心神昏瞀，筋骨不用，符合河间"五志过极"之论。

治法：先仿贝母瓜蒌散意，开启痰闭，频频呷下。

处方：川贝母7g　瓜蒌仁(捣)7g　生地黄10g　麦门冬7g　鲜竹茹10g　润玄参7g　胡麻仁7g　天花粉7g　淡竹叶3g　薄荷叶1g

再诊：喉间痰鸣低缓，略能吞咽，治得其法。继当壮水制火，滋血清痰。

处方：生地黄10g　怀山药7g　山萸肉5g　云茯苓5g　牡丹皮5g　炒泽泻3g　宣百合7g　瓜蒌仁(捣)7g　生黄芪7g　当归身7g　左秦艽7g　川贝母5g

三诊："阳气者，烦劳则张，精绝辟积，使人煎厥"。此种阴虚阳实之证，当滋阴血以制亢，治从其本。面赤渐退，水浆得入，水升则火降，火降则风熄，风熄则痰消而咽嗌无阻。

处方：生地黄10g　怀山药7g　肉苁蓉10g　胡麻仁10g　润玄参7g　当归身7g　杭白芍7g　宣百合10g　生黄芪7g　左秦艽7g　连翘壳7g　牡丹皮5g　川贝母5g

四诊：前方药连服10剂，大便解坚黑如弹丸，小溲稍长，人事较清，卧床略能自转动，舌质稍润，脉虚弦数。火降液滋，真阴微济。按三诊方去怀山药、贝母、连翘壳，加鲜石斛10g、川木瓜5g、淮木通3g。

【按语】本例在治疗过程中，曾两度发生昏厥。病家一方面准备后事，一方面坚持守方，以冀万一。经治，渐有起色，最后之方药，服至二三十剂。不但诸症全释，而半身偏枯不遂之症完全消失，步履如常。这是几十年来治疗中风唯一不存在后遗症的病例。此乃根据"壮水之主以制阳光"和"治风先治血，血行风自灭"的原理作为指导治疗所取得的效果。由此可知，中风多为阳盛阴虚、经络失营。本例确至危亡关头，接诊后，始终坚守滋养肝肾、上病治下之法而转危为安。

五、脾肾双治、气阴两培法治愈肺痨咳血一例

范某，男，30岁。

主诉及病史：深秋咳嗽吐血，痰绿如脓，喉咙燥痒，两颧泛赤，腰背疼胀，胃纳锐减，午后潮热，精神萎弱，确诊为肺结核病。

诊查：脉象虚芤而数，舌干少津。

辨证：证见真阴亏损，虚火炎亢，肺受煎熬，水津被灼，结聚成痰，咳无宁息，血随痰上。

治法：当壮水制火以滋肺阴，化痰止咳以缓肺急。

处方：生地黄 10g　明玉竹 10g　薏苡仁 10g　怀山药 10g　山萸肉 5g　枇杷叶(炙) 10g　牡丹皮 5g　川郁金 5g　川贝母 7g　川牛膝 6g　雪藕节 10g　琼玉膏(分冲)30g　川续断(盐水炒)7g

再诊：上方药数服血止，喉咙燥痒，咳嗽甚密；火灼肺阴，当续滋阴润肺。按上方去玉竹、丹皮、藕节，加北沙参 10g、炙紫菀 5g，炙冬花 5g。

三诊：咳减十分之八，喉干舌燥，怔忡不宁，烦劳则张，气阴亏损。法当益脾生肺，始克有济。

处方：炙黄芪 10g　西党参 7g　怀山药 10g　抱茯神 7g　麦门冬(米炒)7g　熟地黄 10g　山萸肉 5g　炒枣仁 7g　东阿胶(蛤粉炒)10g　川续断 7g　枇杷叶(炙)10g　川郁金 5g　川贝母 5g　琼玉膏(分冲)30g

四诊：脉虚缓，舌质润，食欲日增，精神渐振。综上方药斟酌为丸以固根本。

处方：熟地黄 100g　当归身 70g　阿胶珠 70g　肥玉竹 70g　怀山药 70g　炙黄芪 70g　西党参 70g　抱茯神 70g　薏苡仁 70g　炒枣仁 70g　麦门冬 70g　枇杷叶(炙)70g　山萸肉 50g　宣百合 70g　川贝母 60g　紫菀茸 50g　款冬花 50g　川续断 50g　炙甘草 30g　净白蜜 1000g　广冰糖 500g

以上药味熬取浓汁，过滤去渣，蜜糖收膏。每天早、中、晚餐后，各用开水冲服 1 匙。

【按语】本例"肺痨病"所表现的脉证，属于肾精亏损，肺阴被燥，金水不能相承，水亏无以制心火之亢，心火又灼肺，造成恶性循环。治则应以壮肾水为主，一是制心火之灼肺，一是助肺阴以清燥。当热清血止以后，必须考虑肺之化源及"补土生金"问题。故用药取脾肾双治、气阴两培之法。

六、通阳宣痹法治愈胸痛一例

黄某，男，30 岁。

主诉及病史：左膺乳下忽然痛不可忍，行动偻附，两昼夜卧不安枕，目不交睫，呼吸引痛，叉手冒心。

诊查：脉弦而紧，舌苔薄白。患者自诉曾就治于某医院，诊断为心包炎，服药罔效。

辨证：因思"胸痹，心中痞气，气结于胸，胸满，胁下逆抢心"，实即心阳不振、寒饮逆犯之胸痹证。

治法：宜即通阳，以瓜蒌薤白半夏法。

处方：全瓜蒌 13g　姜半夏 10g　薤白头 7g　金铃子(酒炒)7g　川郁金 7g　白蒺藜(酒炒)7g　炒枳壳 5g　旋覆花(布包)7g　酒青皮 5g　白芥子(炒)3g　白酒(入煎)1 杯

再诊：紧象转缓，痛减十分之七，仍短气，肺气不利，当续宣痹。按上方去白酒，加苦杏仁 7g、浙贝母 10g。

三诊：胸阳已开，痹痛宣除，邪去正安。仍取苦辛通降法。

处方：全瓜蒌 13g　姜半夏 7g　薤白头 5g　浙贝母 10g　川郁金 7g　白蒺藜 7g　酒白芍 10g　金铃子(酒炒)7g　炒枳壳 5g　左秦艽 5g　酒青皮 3g　白酒(入煎)1 杯

【按语】心为手少阴的阳火之脏，阴寒外盛则心阳闭于内，故用瓜蒌、薤白、半夏宣痹通阳。肾为足少阴的寒水之脏，阴寒内盛则肾阳格于外，故用四逆汤驱阴回阳。本例属于胸痹，心阳被寒饮所闭，肺气亦郁而不宣，当以薤白、半夏开痹，旋覆花、瓜蒌逐饮，枳壳、青皮理气，川楝、郁金宣郁，疾藜、白芥通络，最关重要的是白酒入煎，推动诸药以通内闭的心阳，则痹痛止而呼吸调。

七、肝脾双补法治愈血崩一例

马某，25岁。

主诉及病史：体质素弱，骤然血崩不止，唇甲俱白，目合神昏，额汗如珠，手足逆冷。

诊查：脉濡舌淡。

辨证：因思冲任之脉系于脾、血荫于肝。肝脾两虚，无以统摄冲任，血不归经，故出血不止。

治法：血脱益气，治以甘温，佐以酸温，益其肝脾，固其冲任。

处方：生黄芪 13g　潞党参 10g　炒于术 7g　抱茯神 7g　当归身 10g　川续断 7g　山萸肉 7g　炒枣仁 10g　荆芥炭 5g　广陈皮 3g　炙甘草 3g

二诊：血崩大减，惟感四肢困乏，无力以动，怔忡不宁，脾元大亏，反累心气。原方改炒于术、茯神各 10g，加阿胶珠 10g、炙远志 3g。

【按语】本例暴崩脱血，全无血热妄行之征。从脉从证，均表现脾胃中元气虚亏，脾不统血，任脉不固，肝血亦虚而不藏，血海失营。故治法重在扶益脾胃之气，其次濡养肝血，此亦治疗功能性子宫出血的范例。

八、健脾消肿、调气安胎法治愈妊娠子肿一例

杨某，33岁。

主诉及病史：妊娠7个月，头昏心悸，腹胀纳差，胸满短气，遍身浮肿，小溲短涩，便溏不畅，气下坠，腰重痛，色不荣面，困乏无力，胎动不安。检查，血压升高。

诊查：脉滑数无力，舌质色淡。

辨证：脾元不足，肾水无制，胎气被迫，发为肿满。

治法：当益脾消肿，调气安胎。

处方：西党参 7g　漂白术 7g　云茯苓 10g　炒泽泻 7g　当归身 10g　大腹皮 7g　广陈皮 5g　桑白皮(酒炒)5g　家紫苏 5g　西砂仁 3g　川续断(酒炒)10g　广木香 3g　炙甘草 2g

再诊：上方药服至10剂，尿量已长，全身浮肿减退，胸满较舒，但咳嗽上气，四肢困倦，食纳极差；脾机不运，肺失清肃。原方改炙甘草 3g，去砂仁、广木香，加南杏仁 7g、制厚朴 5g。

三诊：咳嗽上气日渐平定，腰痛减轻，仍感胎动不安。当从养血安胎立法。

处方：生黄芪 10g　西党参 7g　漂白术 6g　云茯苓 7g　当归身 10g　家紫苏 5g　南杏仁 5g　广陈皮 3g　川续断 7g　西砂仁 2g　广木香 3g　正川芎 3g　炙甘草 3g

【按语】本例“妊娠子肿”，病因脾胃原虚，胎气相逼，运化失职，肾水无制，以致水气搏结，浸渍表里，内则胞胎蓄水，致使胎儿不安；水气上迫，治节不行，因而喘咳短气，治在转运脾机。胞胎位于肾，荫于肝，系于脾。脾机一运，则能制水于肾，散精于肝，肿胀消而胎元固。这种例

子所见不鲜，都按益脾理气养血安胎的治则而获效。

九、急下存阴法治愈痉证一例

陶某，女，7岁。

主诉及病史：发热数日，忽然昏迷不醒，目闭不开，两手拘急厥冷，牙关紧闭，角弓反张，二便秘涩。

诊查：脉伏不应指，口噤，舌不易察，面色晦滞，手压其腹则反张更甚，其腹必痛。

辨证：《金匮》："痉为病，胸满口噤，卧不着席，脚挛急，必齘齿，可与大承气汤。"此为厥深热深的反映。

治法：议用急下存阴法。

处方：炒枳实5g　制厚朴5g　锦纹大黄(泡)10g　玄明粉(泡)10g

二诊：启齿连续灌服上方药后一时许，扰动不安，呻吟一声，泻下粘溏夹血的粪便极多，痉止厥回。更进一剂，热退神清。但口渴甚，腹部阵痛拒按，显然"胃家实"也。

处方：杭白芍10g　炒山栀5g　淡黄芩5g　川黄连3g　炒枳实5g　牡丹皮5g　天花粉7g　锦纹大黄(泡)7g　飞滑石10g　粉甘草3g

【按语】二诊方药服至3剂，渴止，二便畅利而痊。小儿口噤肢冷，目合面晦，脉不应指，似为阴寒所袭。通过手触其腹，反张更甚，二便秘涩，断定为"热盛于中"之征。断然用承气急下，泻热存阴，釜底抽薪，因而获救。诸如此类的病例，经历不少，寒热疑似之间，必须透过现象看到病机的实质，予以正确解决。举此一例，以概其余。

十、扶脾利胆、导滞厚肠法治愈疳疾一例

陈某，男，2个月。

主诉及病史：面目萎黄，肌肉枯瘦，腹膨胀，喉中痰声，夜啼不止，喷嚏，大便干燥，小溲较长。

诊查：指纹红浮，舌苔薄白。经询母乳欠缺，补充牛奶。病儿曾经某医院检查肝大，诊断为胆管阻塞，提出手术治疗，但亦无把握。

辨证：只有2个月的婴儿，可能先天不足，襁褓缺乳，饮食失调，脾胃俱虚，营养精微不能营运，肝胆阻滞，形成疳黄。

治法：拟扶脾利胆，导滞厚肠。

处方：西茵陈3g　云茯苓3g　京半夏2g　厚朴花2g　炒枳壳2g　广陈皮2g　南杏仁3g　炒麦芽3g　炒内金2g　川郁金2g　莱菔子(炒)2g

再诊：面黄色浅，腹胀减轻，纹红苔薄，脾气已虚，胆胃失调的病机已露。再议甘温。

处方：西党参3g　漂白术3g　云茯苓3g　炒麦芽3g　炒内金3g　炒苡仁3g　炒枳实2g　花槟榔2g　厚朴花2g　广陈皮2g　京半夏2g　炙甘草1g　莱菔子(炒)2g

三诊：舌质红淡无苔，面黄已退，腹较柔软，大便不溏，间作呕吐，囟凹发脱。水谷之精气不能上荣，仍当补益脾胃。

处方：西党参(米炒)3g　于潜术(土炒)3g　金石斛3g　当归身(土炒)3g　酒杭芍3g　炒六曲3g　云茯苓3g　厚朴花2g　广陈皮2g　炒内金3g　炙甘草1g　炒山药3g

四诊：囟平眠安，神色渐好，大便溏黄，脾胃更当健运。

处方：西党参 3g　炒于术 3g　怀山药 3g　炒六曲 3g　云茯苓 3g　厚朴花 2g　炒谷芽 3g　广陈皮 2g　鸡内金 3g　西砂仁 1g　炙甘草 1g

五诊：面容日渐丰腴，食纳增进，惟口腔糜烂，脾胃精气不足，虚火上炎。上方去砂仁，仍加金石斛 5g 入煎，续服而愈。

【按语】本例患儿出生只有 2 个月，面目皮肤均见萎黄，腹部胀大，初作黄疸论治而用茵陈，反而腹胀更甚，食物不化，且纹显红浮，又届缺乳，必为"至虚盛候"的疳黄，茵陈苦寒非其所宜。虽然肤黄而小便清长，必然营养不足而表现血虚气弱，参、术、茯苓扶益脾元，至关重要。在此治疗原则下，如麦、菔、鸡金之化积，枳、朴、槟榔之理气，半夏、陈皮之和胃，当归、白芍之调营，山药、石斛之养胃，自能得心应手，获取疗效。

十一、养肺气输津液治愈癃秘一例

杨某，男，71 岁。

主诉及病史：有肺气肿病史。突然身热胸满，腹胀迫痛，大便 1 周未行，小便闭塞不通，势甚急迫。抬至某医院急诊，诊断为"老年前列腺肥大，尿潴留"。用导尿法甚感痛苦，抽去导尿管仍然点滴不出，呻吟叫喊，极难忍受。虽饮食不入，但医院不敢输液，恐增尿压。在急诊室 2 日，病情增剧，乃出院求治。

诊查：脉象沉涩，舌质红绛少苔。

辨证：患者肺气素虚，失于"治节"，则水道下行阻滞而癃闭；肺不"清肃"，则大肠之津失于润泽而便秘。所以气津两伤，二便不利。

治法：当养肺气、输津液，"下病上取"，急则治标。

处方：当归身 9g　杭白芍 9g　火麻仁 9g　南杏仁 9g　郁李仁 9g　车前仁 9g　川楝子 9g　延胡索 6g　北柴胡 5g　炒枳壳 6g　苦桔梗 6g　生甘草 3g

二诊：二便略通，腹胀减轻，脉数舌绛。肺胃津伤，肾阴失济，上方去川楝、延胡、枳壳，加生地黄 10g、肥知母 6g，炒枳实 5g。

三诊：上方药连服数剂，二便通畅，胸腹痛胀顿解；惟小溲不禁，时污衣裤；老年肺气极虚，肾关失固。

处方：生地黄 10g　怀山药 9g　云茯苓 9g　麦门冬 9g　当归身 9g　炒白芍 9g　太子参 12g　五味子 5g　金石斛 9g　肥知母 6g　广陈皮 6g　炙甘草 5g

服上方药十余剂调理而康。

【按语】本例为老年患者，多下元亏虚，血枯津燥；加之肺气素虚，失于治节。"精血同源"，两亏又气虚失于运畅，故见二便不通，病势紧迫。所拟方药，是和阴血寓于输津液之中，润肠通便；养肺气策于治节之内，化气利尿。

十二、疏肝理脾、行气活血法治愈臌胀一例

胡某，男，45 岁。

主诉及病史：3 年前曾患黄疸型肝炎，经治疗，黄疸指数正常，右胁隐隐胀痛，剑突下亦胀痛拒按，四肢无力，精神疲乏，时好时差，迁延至今，巩膜、皮肤又出现黄疸，恶心厌油，食纳锐

减，头昏心悸，大便溏薄，小溲短赤，腹壁绷急疼胀，肩颈部可见蜘蛛痣，肝代偿功能损害，轻度腹水，诊断为早期肝硬化。西药效果不显，始来就治。

诊查：脉沉弦而数，舌边青色，苔呈黄腻，面色黧黑，肌肉消瘦。

辨证：肝血瘀阻，脾气尤伤。病起表现于“脏腑之外，排脏腑而廓胸胁”。因病迁延日久，“癥瘕积聚癖而内著，腹大而形反瘦”，反映“色苍黄，腹筋起”的肝硬化腹水的征兆，病情比较严重。

治法：当疏肝理脾，行气活血，方用自定舒肝饮。

处方：制鳖甲 16g　紫丹参 13g　云茯苓 13g　漂白术 10g　当归身 10g　酒白芍 10g　川郁金 9g　醋青皮 6g　炒泽泻 10g　炒枳壳 7g　广木香 5g　炙甘草 3g

再诊：原方药服至 40 剂，面色黝黑如扫，舌质青痕变淡而苔薄，自觉腹胁舒和，形气转佳，饮食知味，小溲增长，脉亦至数平缓。法兼健脾助化，原方增损。

处方：制鳖甲 13g　紫丹参 13g　漂白术 10g　西党参 10g　云茯苓 10g　酒白芍 10g　当归身 10g　青陈皮各 5g　炒麦芽 10g　炒六曲 10g　川郁金 6g　炒枳实 6g　炙甘草 3g

三诊：继续服药至 40 剂，面容光泽，脉来匀缓，食量日增，形体渐旺，定方协调肝脾。

处方：紫丹参 13g　西党参 10g　炒白术 10g　云茯苓 10g　当归身 10g　酒白芍 10g　谷麦芽各 10g　广陈皮 6g　鸡内金(炒)5g　炙甘草 3g

【按语】清代沈金鳌说：“臌胀但腹胀而四肢头面不肿。此类之症，又有名蜘蛛蛊胀”，亦即腹壁静脉曲张。这种症状，不仅出现于肝炎所导致的肝硬化，而且在血吸虫病等引起的肝硬化中也可发生。本例乃肝病传脾，脾气极虚，真脏已伤之证，因此应用“当先实脾”的治疗原则。故主用五味异功散以益脾气，佐木香、枳、橘、麦、曲以利脾机，辅用丹参、归，芍以和肝血，佐鳖甲、青皮、郁金以散肝瘀。“气居血中，血裹气外，气阻则结，血始不流”，故治当如此。

【编者评注】李聪甫研究员，潜心研医 60 余载，精通医理，学识渊博，对脾胃学说的研究颇有造诣，临证则长于内、妇、儿科。其师古而不泥古，创立了自己独特的学术风格，每每使疑难重症转危为安。本案证属“臌胀”，病本则为肝病及脾，肝郁脾虚之候。《金匮》言：“知肝传脾，当先实脾”。脾气健则化源足，肝气调则气血和，病虽重，但可除。可见善调脾胃，为李氏临证之一大特点。

谭日强医案

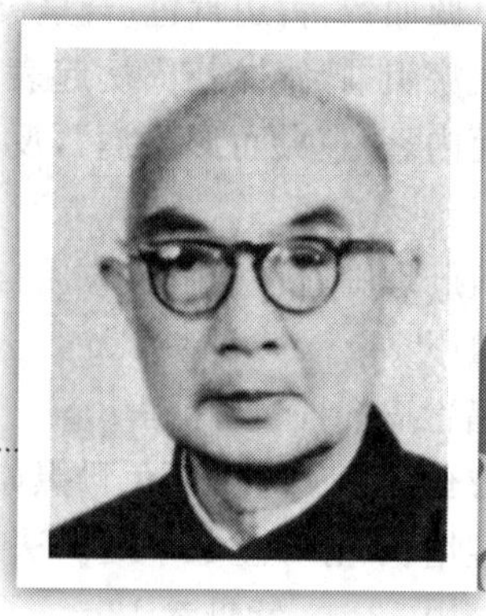

【生平传略】

谭日强，1913年生，湖南省湘乡县人。中医教授。17岁拜师学医，1934年考入湖南国医专科学校，1936年毕业后留校工作。抗日战争期间，在湘西、湘南一带行医；抗战胜利后在长沙开业。1952年到湖南省立中医院工作，1960年调湖南中医学院任教。曾任湖南中医学院副院长、湖南省中医学会副会长、湖南省第五届人大常委会委员等职。

从事中医临床、教学50余年，擅长内、妇科，对心血管病、血液病、肝脏病的防治颇有研究。

主要著作有《传染性肝炎的辨证治疗》、《金匮要略浅述》等书。

一、芳化痰湿、清宣肺热法治愈肺痈一例

陈某，男，46岁。

初诊：1976年11月25日。

主诉及病史：1976年11月10日起畏寒发热，头痛身痛，咳嗽吐稀白痰。前医认为感冒而用发散药未效，仍然畏冷寒战，咳嗽咯痰增多。11月18日晨起咯吐咖啡色脓样痰约100ml，且右胸疼痛，食欲减退，全身乏力，口干尿黄，大便结。11月22日在某医院胸透发现右侧第1前肋间有较大的厚壁透光区。11月24日又拍胸片，证实为右上肺脓疡。于1976年11月25日急诊住入我院，邀余会诊。

诊查：患者舌质红，苔白腻，脉弦数，体温38.6℃。

辨证：证属痰热壅肺，酿成肺痈。

治法：宜芳化痰湿，清宣肺热。

处方：苡仁15g　白蔻3g　杏仁10g　桑皮10g　藿香10g　厚朴10g　桔梗10g　冬瓜子12g　芦根30g　法夏10g　鱼腥草30g　甘草6g

5剂，每日1剂，水煎分2次温服。

二诊：11月30日。痰量减少，仍感畏寒发热、口干，苔薄黄，脉数。原方去藿香、白蔻、厚朴，加银花12g、连翘6g、赤小豆15g，15剂。

三诊:药后咳嗽咯痰明显减轻,畏寒发热亦止。脉沉细,苔薄白。胸透复查,右上肺脓疡缩小为2cm以下,有吸收好转之空洞,未见液平面。遂继以托毒生肌、扶正祛邪为法。

处方:生黄芪15g　杏仁10g　冬瓜仁10g　鱼腥草15g　芦根15g　甘草3g　20剂

四诊:1977年元月5日。胸透:肺脓疡基本吸收。除尚感右肩冷痛、胃脘不适、食欲不振外,余症悉除。脉细,苔白滑。此肺脾两虚,痰湿未净,治以益肺健脾,化痰去湿。

处方:沙参15g　黄芪15g　苡仁15g　法夏10g　茯苓10g　陈皮5g　桔梗6g　白蔻3g　甘草3g　片姜黄6g　20剂

五诊:再查胸透,右上肺脓疡已完全吸收,咳嗽、咯痰、胸痛诸症已除,但纳食欠佳,倦怠乏力,口干不渴,大便时溏。苔薄白,脉缓。仍属肺脾两虚,正气未复,改投参苓白术散调理而愈。

【按语】肺脓疡,中医谓之"肺痈",多为外感风热,内舍于肺,或痰热壅肺,结聚成痈所致。以咳嗽、胸痛、吐脓痰腥臭为主症。一般分表证期、酿脓期、溃脓期三阶段为治。本例初起已见表证,但诊时则以咳吐脓痰、右胸疼痛、口干脉数为主,其表证不存,惟痰热壅肺,故以芳化痰湿,清宣肺热为治,以三仁汤合苇茎汤加减,待脓去痰少,病灶吸收好转之际,便以扶正祛邪,托毒生肌之法促进吸收,以尽余邪。

二、消痰散结法治愈结聚一例

胡某,女,60岁。

初诊:1977年2月28日。

主诉及病史:15年前开始出现心悸心慌,易于激动,失眠多梦,逐渐发现两眼外突、发胀,脖子较前增粗,乏力多汗,两手颤抖,多食善饥,体反消瘦。1964年经省某医院诊断为"甲亢",行手术治疗后症状消失。1976年旧病复发,服甲基硫氧嘧啶效果不显,于1977年2月28日收入我院附一院。

诊查:患者身体消瘦,眼球外突,眼裂增大,甲状腺轻度肿大,苔薄黄,脉弦数,心率130次/分,基础代谢测定+100%。

辨证:证属肝阴亏损,痰热结聚。

治法:宜平肝养阴,消痰散结为治。

处方:玄参25g　麦冬10g　浙贝10g　海藻12g　全瓜蒌12g　浮海石10g　生牡蛎30g　柏子仁10g　生白芍12g　夏枯草10g　10剂

二诊:3月8日。食量已减,仍心悸失眠,汗出,口干口苦,舌红苔少,脉弦滑数。仍依前法加减。

处方:玄参30g　浙贝10g　夏枯草10g　大枣5枚　生牡蛎30g　生白芍12g　淮小麦15g　甘草10g　柏子仁10g　麦冬10g

连服药30剂,药后,基础代谢降至+70%,进食每餐3两,不感甚饥,双手颤抖亦减轻。舌红苔薄黄,脉弦数。仍守原方再进药30剂。尔后诸症明显好转,基础代谢降至+40%,嘱带原方出院续服,以资巩固。

【按语】本案患者系肝阴亏损、肝阳偏亢、痰热结聚之证,乃从平肝养阴、化痰散结论治,并连续守法服药达80余剂,方才获得满意疗效。

三、健脾化痰、升清降浊法治愈眩晕一例

李某，男，38 岁。

初诊：1976 年 10 月 12 日。

主诉及病史：患阵发性头晕 3 个月，无周围物体旋转感，发作时与位置的改变有关，静卧时症状减轻。经某医院作脑超声波、脑血流图、冷热水试验及前庭功能检查，诊断为位置性眩晕。曾服补肾中药百余剂罔效，于 1976 年 10 月 12 日来诊。

诊查：目前仍每日发作头晕，伴耳鸣，恶心，呕吐，食欲欠佳，大便溏薄，小便频数。舌体稍胖，舌质偏红，苔少而润，脉弦滑。

辨证：证属脾失健运，痰湿上蒙清窍。

治法：以健脾化痰，升清降浊为法，用半夏白术天麻汤加减。

处方：党参 12g　白术 10g　茯苓 10g　法夏 10g　陈皮 5g　钩藤 15g　柴胡 10g　湘曲 10g　泽泻 10g　建菖蒲 5g　甘草 3g　磁朱丸 10g(另包吞)

二诊：11 月 10 日。眩晕未再大发，大便成形，舌质红，脉弦滑。于原方去泽泻、湘曲，加竹茹 12g、生牡蛎 30g 以定风止晕。

三诊：药后头晕呕吐一直未发，仅在活动剧烈时始感头晕，大便稀溏。仍以原法出入。

处方：柴胡 10g　白芍 10g　黄芪 10g　黄连 5g　茯苓 10g　泽泻 10g　防风 10g　法夏 10g　白术 10g　党参 12g　陈皮 5g　生姜 3 片　大枣 3 枚　甘草 3g

上方药再进 10 剂，头晕已止，继以上药作成丸剂，以巩固疗效。

【按语】本案患者眩晕发作与位置改变有关，且伴恶心呕吐、纳差便溏，舌胖脉滑，实为脾虚失运、痰湿上蒙所致，因而以健脾化痰、升清降浊之法，使脾健湿运、痰除窍开而愈。

四、涤痰开窍、镇痉熄风法治愈舌强不语一例

戴某，男，59 岁。

主诉及病史：于 1974 年患中风，住湘潭某职工医院。

诊查：患者身体肥胖，痰涎壅盛，神志模糊，舌强不语，右侧手足偏瘫，舌苔黄腻，脉象弦滑。

辨证：证属风阳内扰，痰热阻窍。

治法：宜涤痰开窍、镇痉熄风，用涤痰汤加减。

处方：法半夏 9g　胆南星 9g　建菖蒲 5g　云茯苓 9g　远志肉 5g　明天麻 9g　双钩藤 15g　水竹沥 2 匙(兑)　白僵蚕 9g　生甘草 3g　生姜汁 1 匙(兑)　广陈皮 5g　水牛角 30g(刨片、先煎)

二诊：服上方药 15 剂，痰涎减少，神志渐清。后在原方基础上去水牛角、胆星、枳实、菖蒲、远志，加牛膝、地龙、杜仲、续断、桑寄生，调理年余，语言及运动功能逐渐恢复，能操持家务。

【按语】本证多见于中风初期及后遗症。卒中期痰涎壅盛，昏不识人，宜涤痰开窍，选用严氏《济生方》之涤痰汤，加入镇痉熄风之品，标本兼治，俟神清语出，进入偏枯阶段又重在治本，“气内复而机自行”，故语言及运动功能得以逐渐恢复。

五、清肝泻火、劫痰宁神法治愈狂证一例

赵某，男，25岁。

主诉及病史：患精神病（躁狂型）。

诊查：就诊时精神狂乱，手脚妄动，詈骂吵闹，口臭喷人，大便6日未解；因不合作，未诊脉、舌。

辨证：此痰蔽清窍、肝火炽盛之证。

治法：拟清肝泻火，劫痰宁神为治，先用当归芦荟丸改作汤剂。

处方：秦当归9g　龙胆草9g　川黄连5g　子黄芩9g　山栀仁9g　生大黄9g　川黄柏9g　广木香3g　青黛6g　礞石滚痰丸9g(另包吞服)

二诊：上方药尽3剂，泻下黑粪甚多，病势顿挫；继用龙胆泻肝汤送安宫牛黄丸，服5剂后神志渐清，但仍彻夜不眠；后用天王补心丹加川尖贝、鲜竹茹、莲子心、连翘心、水牛角、琥珀末等镇心宁神之品，嘱其回家调理。后随访病已痊愈。

【按语】《内经》云："阳厥怒狂……治之以生铁落饮"。许叔微认为铁落之用，在于摧抑肝邪，本例仿其意用当归芦荟丸（作汤）以泻肝胆郁火，结合礞石滚痰丸夺其中焦胶结之痰，故大便行，口臭止，再用安宫牛黄丸醒脑清神。

六、豁痰开窍、镇痉熄风法治愈痫证一例

刘某，男，4岁。

主诉及病史：患癫痫小发作，日夜数十次，每次1～2分钟，发作之时，双目紧闭，口噤龂齿，两手握拳，不省人事，旋发即止，移时复发。

诊查：舌苔白润，指纹青紫。

辨证：此痰浊上逆，风阳内扰之候。

治法：拟豁痰开窍、镇痉熄风为治。

处方：明天麻6g　双钩藤9g　白僵蚕3g　川贝母3g　云茯神5g　小枳实3g　水竹茹5g　远志肉3g　建菖蒲3g　生甘草3g　磁朱丸5g(吞)　蛇胆陈皮末1支(冲服)

二诊：服上方药10剂，发作次数减少。继服药5剂，癫痫未再发作。随防5年，小儿健康成长。

【按语】痫证属难治之病，况日夜发作数十次必然导致机体受损。本例抓住发作时风痰上逆之机，用程钟龄定痫丸（作汤），佐以磁朱丸，祛痰醒脑，镇痉熄风，方虽平淡，而收效甚速。

七、豁痰开窍、疏肝解郁法治愈癫证一例

邓某，女，34岁。

主诉及病史：患精神病（抑郁型），其人素性孤僻，遇事多疑，常疑其爱人有外遇，渐至感情低落，精神失常，独语妄言，无故哭泣。

诊查：舌苔白薄，脉象弦滑。

辨证：证属痰蒙清窍，情志抑郁。

治法：宜豁痰开窍、疏肝解郁，先用导痰汤加味。

处方：法半夏 9g　云茯苓 9g　小枳实 5g　胆南星 9g　远志肉 5g　石菖蒲 5g　广郁金 5g　制香附 9g　广橘皮 5g　生甘草 3g　磁朱丸 10g(另包吞服)

服药 10 剂，无任何反应，再服药 10 剂，妄言独语减少；继用逍遥散加半夏、陈皮、香附、郁金等味，妄言哭泣等减轻，较前安静；后用归脾丸(成药)养心安神，病情好转，上班工作。据悉两年后，除偶因情绪不好，间有小发作外，一切正常。

【按语】胸怀狭窄，遇事多疑，是导致本病的重要因素。方用导痰开窍、疏肝解郁，“伏其所主而先其所因”，法虽中肯，但必须胸怀开朗，愈后疗效才能巩固。

八、温阳利水、潜镇纳气法治愈肿满一例

顾某，女，54 岁。

主诉及病史：患“肺心病”。

诊查：面色灰暗，气喘痰多；下肢浮肿，按之没指，陷而不起；下肢欠温，小便不利，舌苔黑润，脉象沉细。前医用苏子降气汤，反增痰喘，几濒于危。

辨证：此肾虚水泛、气不摄纳之候。

治法：宜温阳利水、潜镇纳气，用金匮肾气丸加味。

处方：熟地黄 15g　怀山药 12g　粉丹皮 6g　山萸肉 9g　云茯苓 12g　建泽泻 9g　明附片 9g　上桂末 3g(冲服)　黑锡丹 6g(吞服)

服药 5 剂，痰喘大减，下肢转温，舌上黑苔已去。继用金匮肾气丸(成药)，每服 30g，每日 3 次；连服药十多天，小便通利，浮肿亦消。

【按语】肿病气喘痰鸣，其标在肺，其本在肾。前医见痰喘，径用苏子降气汤，气不降而病加重，是治标不治本之故。“肾气盛则水归于肾，肾气虚则水散于皮”，“肺主出气，肾主纳气”。本例气喘是肾不纳气，症见下肢欠温，尤属肾阳虚衰惫，故用金匮肾气丸加黑锡丹，纳气归元，喘平肿消。

九、温卫阳固腠理法治愈卫阳不振一例

徐某，女，28 岁。

主诉及病史：1978 年 8 月，因头痛服去痛片后，继而出现白细胞减少，头晕无力，食欲不振，稍有劳则汗出恶风，容易感冒，睡眠及二便尚可。经保健室给服西药(药名不详)未效，后又住院服西药治疗，白细胞维持在 2700/mm^3。

诊查：舌质正常，脉象浮缓，余症如上。

辨证：证为卫阳不振，腠理不固。

治法：宜温卫阳，固腠理以增强其机体之抗病机能，用桂枝加黄芪汤。

处方：桂枝 10g　白芍 15g　黄芪 20g　甘草 3g　生姜 5 片　大枣 5 枚

服上方药 7 剂，复查血象白细胞为 5400/mm^3。药已中病，仍守原方。再服药 7 剂，白细胞已升至 7800/mm^3，诸症霍然。随访 6 年，未见复发。

【按语】白细胞减少症，以白细胞减少、倦怠乏力，或发低烧、容易感染等为临床特点，相当于中医学中的卫气虚证。本案患者虽无低烧，但其他症状均为卫阳不振、腠理不固之表现，故

用温卫阳、固藤理之法而获显效。

十、脾肾双补法治愈习惯性流产一例

冯某，女，30岁。

主诉及病史：结婚4年，已流产3次。曾服中西药均未能保胎。此次怀孕才50天，又有流产之兆。

诊查：现症既有呕恶嗜酸、不思饮食、疲倦欲睡等恶阻现象，又有腰痛、小腹痛、阴道流血等流产先兆；查舌正常，脉缓滑，两尺无力。

辨证：此肾虚不能维系胞胎，脾虚不能承载胎儿之故。

治法：拟脾肾双补，以固胎元，用寿胎丸合所以载丸加减，嘱服药5剂，并禁房事。

处方：西党参15g　白术10g　砂仁3g　陈皮5g　熟地15g　白芍10g　当归10g　菟丝10g　杜仲12g　续断12g　阿胶12g　桑寄生15g

药后腰腹疼痛、阴道流血已止，但呕恶不食、疲倦如前。仍用原方，去熟地、阿胶，加醋炒半夏10g、生姜3片、伏龙肝30g（烧红醋淬淀水熬药）。连服药10剂，恶阻现象亦除，精神食欲正常，后足月顺产一女。

【按语】习惯性流产，民间常用保产无忧散多属无效，因其方中多系和血行气之药，用于预防难产则可，用于流产非但不能保胎，反有促其流产之弊。以我临床体会，凡欲治疗流产，除禁房事外，则需泰山磐石饮、千金保胎丸、寿胎丸、所以载丸之类，以培其本，方能奏效，此案即其一例。

十一、小柴胡合桂枝加龙牡汤治愈更年期综合征一例

陈某，女，51岁。

主诉及病史：患更年期综合征。其症头痛头昏，腰腿酸痛，翕翕发热，漐漐汗出，啬啬恶风，虽时当盛夏，尚需厚巾裹头，精神疲倦，少气乏力，食欲不振，心悸失眠，月经已绝，有时便秘，有时腹泻，小便频数，曾服西药谷维素、安定片等，中药归脾汤、玉屏风散之类无效，就诊于余。

诊查：舌质正常，脉象弦缓。

辨证：此寒热不和，营卫失调之候。

治法：拟平寒热、调营卫，用小柴胡合桂枝加龙骨牡蛎汤。

处方：西党参15g　柴胡10g　黄芩6g　法夏10g　桂枝6g　白芍15g　炙草3g　生姜3片　大枣3枚　生龙骨15g　生牡蛎15g

二诊：药尽5剂后，发热汗出恶风等症稍减，余症如前。仍依前法，改用二加龙骨牡蛎汤。

处方：白薇10g　附片6g　白芍15g　炙草3g　生姜3片　大枣3枚　生龙骨15g　生牡蛎15g　淮小麦15g　糯稻根15g

三诊：服上方药5剂，发热汗出恶风等症已去，惟头昏头痛，腰腿无力，脉变弦细。拟益气养阴，平补肝肾，用生脉散、扶桑丸、二至丸、甘麦大枣汤合为一方。

处方：西党参15g　麦冬10g　北五味3g　胡麻10g　桑椹10g　女贞10g　旱莲10g　白芍15g　淮小麦15g　大枣3枚　甘草3g

连服上方药15剂，其病渐次痊可。

【按语】更年期综合征，由于营卫不和者，则见发热汗出，恶风等症；由于肝肾失调者，则见腰腿酸痛，月经紊乱，性欲减退等。本案患者因有寒热不和之表现，故用柴胡合桂枝加龙骨牡蛎汤以平寒热、调营卫为治；后因头痛头昏，腰腿无力，脉象弦细，故用生脉散、扶桑丸、二至丸、甘麦大枣汤合为一方，以平补肝肾，得以渐痊。

十二、清热化湿、解毒开窍法治愈肝昏迷一例

王某，男，28岁。

初诊：1959年2月5日。

主诉及病史：曾因"肺结核"住某疗养院疗养，肺病灶已近钙化，1959年2月5日，其妻来舍，具述患者于元月28日突然畏冷发烧，全身不适，食欲不振，呕吐腹泻，第五天眼睛发黄，第九天即2月5日，开始烦躁不安，神志不清，已由疗养院转入某附属医院急救，要求前往会诊。据该院主治医师介绍：患者发育正常，营养中等，呈急性重病容，全身发黄，神志不清；体检，因患者躁动不宁，无法进行；输液，亦因患者不合作而停止。血常规检查：血色素14.7g%，红细胞460万/mm^3，白细胞5500/mm^3。白细胞分类：中性粒细胞68%，淋巴细胞32%。肝功能检查：黄疸指数76单位，凡登堡氏试验立即反应，高田荒氏试验（+），卢戈氏碘液试验（-），麝香草酚浊度试验7单位，麝香草酚絮状试验（++），硫酸锌浊度试验8.4单位，硫酸锌絮状试验（+），尿胆原试验（+），胆红质试验（+）。

诊查：除上述情况外，舌苔黄腻，谵妄呕吐，大便溏泄，小便赤涩，脉象滑数有力。

辨证：从脉测证，以证求因，为湿热毒邪侵扰心包所致。

治法：乃拟肝炎消毒饮。

处方：藿香9g　厚朴6g　苡仁15g　白蔻3g　银花12g　连翘6g　栀仁9g　石菖蒲5g　郁金5g　茵陈12g　木通6g

另加安宫牛黄丸2颗，日夜连服2剂。

二诊：次日神志已清，烦躁亦减，余症如前。仍用原方续进5剂，诸症减轻，惟大便仍泻。后用柴平汤、柴苓汤、逍遥散等方先后加减，调理2个多月，诸症霍然。肝功能复查：黄疸指数7单位，凡登堡氏试验（-），高田荒氏试验（-），卢戈氏碘液试验（-），麝香草酚浊度试验3.4单位，硫酸锌浊度试验6.8单位，尿胆原试验（-），胆红质试验（-），肝脏刚可触及。于1959年4月26日痊愈出院。

【按语】肝昏迷起于急性者，如治疗及时，用药得当，尚可十救一二；起于慢性者，虽按法治之，仍难十救其一。此证患者，是因湿热毒邪侵犯心包之急症，故用清热化湿之肝炎消毒饮（笔者验方），加解毒开窍之安宫牛黄丸，收到转危为安的良效。

【编者评注】昏迷，属中医危重急症，临证关键在于治疗及时、辨证准确、用药精当。稍有疏忽，则可危及生命。本案属肝性昏迷，为湿热邪毒壅阻肝胆而上犯于心所致，病势凶险，病情复杂。谭老先生抓住肝胆壅毒、湿热蒙心这个病机关键，运用自拟肝炎消毒饮合安宫牛黄丸，集清热、化湿、解毒、开窍于一方，湿热去、热毒清则窍闭自开。可见坚持中医特色，运用传统方药，对危重急症的治疗，也是中医优势所在。

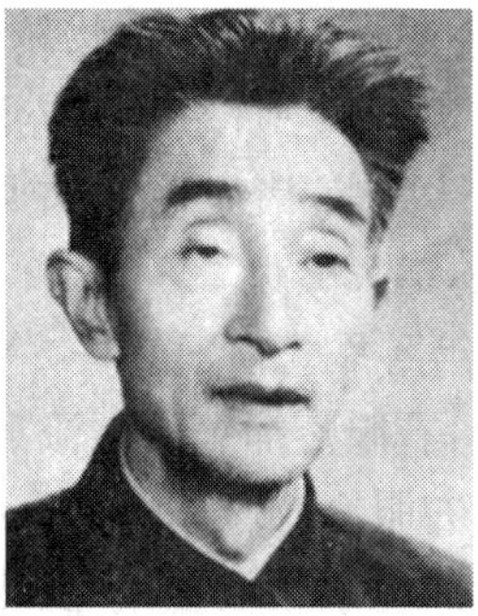

张怀安医案

【生平传略】

张怀安，1917年生，湖南省望城县人，为名老中医。1929年因家乡民多疾疫，病无长少，死亡者甚多，遂立志从医。拜名医文日新为师，日跟师临证，夜研读经典，旁及诸家，习内科、眼科4年。1933年业成后与胞兄张利人合组安乐医社，悬壶于乡。1949年参加会诊所，1950年调长沙县一区中心诊所，1951年获得中央卫生部中医师合格证书，1961年调望城县白马公社卫生院，1979年经考核、考试评为省名老中医，调湖南中医学院附属第一医院。曾任全国中医眼科学会名誉委员，中国科协自然科学技术专门学会会员。

业医50余载，精通眼、内、妇、儿诸科，近20年来专攻眼科，擅长内眼病的治疗，注重从肝论治。因忙于诊务，论著甚少。近年来在省内外期刊杂志上发表的论文有《辨证分型治疗34例视神经疾患的经验总结》、《暴盲从肝论治的体会》、《原发性青光眼从肝论治八法》等30余篇。并利用现代科学技术将治疗“中心性视网膜炎”、“视神经乳头炎”、“球后视神经炎”的经验输入微型机应用于临床，获湖南省医药卫生科技成果奖。

一、疏风清热、滋阴降火等法治愈瞳神紧小症三例

例一 彭某，男，21岁。

初诊：1979年5月26日。

主诉及病史：左眼疼痛、畏光、流泪，视力下降5天。

诊查：视力：右眼1.5，左眼0.2。左眼睫状肌充血(＋＋)，触痛明显，角膜后壁下方可见灰白色尘状沉着物，虹膜纹理不清、呈污泥样暗紫色，瞳孔缩小，光反应迟钝。患者左眼珠坠痛，连及头部，尤以夜间为甚，赤涩流泪，羞明难开；舌质红苔薄黄，脉浮数。西医诊断为急性虹膜睫状体炎(左眼)。

辨证：为瞳神紧小症(左眼)——肝经风热型。

治法：宜疏风清热。方用抑阳酒连散加减。

处方：知母 10g　黄柏 10g　蔓荆子 10g　黄连(酒炒)5g　白芷 10g　独活 6g　生地 20g　羌活 10g　防风 10g　黄芩 10g　栀子 10g　茺蔚子 10g　夏枯草 15g　甘草 5g

外用 1%阿托品及 0.5%醋酸可的松液滴患眼。

服药 5 剂，左眼疼痛消失，视物较明，瞳孔已充分开大、形圆，瞳孔领晶状体前囊有棕色色素沉着。续服上方药 7 剂，左眼红赤渐退，视力 0.6。原方减夏枯草，加青葙子，服药 15 剂。1979 年 6 月 25 日复查，诸症悉除，左眼视力 1.2。嘱服杞菊地黄丸 1 个月，巩固疗效。

例二　齐某，男，36 岁。

初诊：1978 年 8 月 6 日。

主诉及病史：右眼疼痛、羞明、流泪，视力下降 7 天。

诊查：视力：右眼 0.06，左眼 1.5。右眼呈暗紫红色混合充血(+++)，睫状区压痛明显，角膜后壁有大量的色素颗粒，房水混浊、下方积脓，虹膜纹理不清呈泥土色，瞳孔缩小，光反应消失。患者口苦咽干，大便燥结，小便黄赤；舌质红苔黄腻，脉弦数。西医诊断为急性虹膜睫状体炎(右眼)。

辨证：为瞳神紧小症(右眼)——热毒壅盛型。

治法：宜清热解毒。方用龙胆泻肝汤加减。

处方：龙胆草 10g　栀子 10g　黄芩 10g　泽泻 10g　生地 20g　赤芍 10g　柴胡 10g　蒲公英 20g　车前子 10g　连翘 10g　金银花 20g　大黄 20g(后下)　芒硝 15g(冲服)　甘草 6g

外用 1%阿托品及 0.5%醋酸可的松、0.25%氯霉素眼药水滴患眼。

服药 5 剂，便通症减，原方去芒硝，改大黄 10g。续服药 7 剂，右眼红痛渐消，前房积脓全部吸收，瞳孔已充分开大、呈梅花状，视力 0.5。续用上方，先后去大黄、胆草，加知母、黄柏、茺蔚子、青葙子、石决明，共服药 25 剂，于 1978 年 9 月 20 日复查，右眼视力 1.0，瞳孔欠圆整，余症全消。改服知柏地黄丸 2 月，调理巩固。

例三　陈某，男，42 岁。

初诊：1979 年 4 月 22 日。

主诉及病史：双眼患“虹膜睫状体炎”，反复发作已 4 年，经外院用大量激素、抗生素、维生素、扩瞳等治疗，暂时缓解。近 10 天来左眼红痛、视蒙。

诊查：视力：右眼 1.0，左眼 0.5。右眼结膜无充血，角膜透明，虹膜 3、6、8 点方位有后粘连；左眼睫状充血(+)，角膜后壁有数颗大小不一尘状沉着物，虹膜纹理不清，颜色变暗，瞳孔缩小，光反应迟钝。患者双眼内干涩不舒，口干咽燥，五心烦热，虚烦少寐；舌质红苔少，脉细数。西医诊断为双眼陈旧性虹膜睫状体炎(左眼急性发作)。

辨证：为瞳神紧小症(双眼)——肝肾阴亏、虚火上炎型。

治法：宜滋阴降火、清肝明目。方用滋阴地黄汤(经验方)。

处方：生地 20g　玄参 15g　知母 10g　黄柏 10g　丹皮 10g　茺蔚子 10g　赤芍 10g　柴胡 10g　决明子 15g　青葙子 15g

外用 1%阿托品液滴左眼。

连服药 14 剂，左眼红痛消失，视力提高到 0.9。续用原方，先后加石决明、当归、枸杞、菊花，服药 35 剂。1979 年 6 月 12 日查视力：右眼 1.2，左眼 1.0，双眼瞳孔欠圆整，余无不适。嘱服杞菊地黄丸 2 个月，巩固疗效。

【按语】瞳神紧小症，是指瞳仁缩小，失去正常的展缩功能，甚则瞳仁边缘参差不齐，呈锯齿、花瓣样等病理改变。其病因复杂，变化较多，且易反复发作。若治疗失当，往往并发他症而导致失明。病例一彭某，发病急，证属肝经风热上攻所致，故治以疏风清热为主。病例二齐某，为肝胆火炽，腑气不通，故宜泻肝通腑，清热解毒。病例三陈某，证见眼疾反复发作，久病伤阴，虚火上炎，故宜滋阴降火，清肝明目。三则病例，病到后期，邪气虽退，但肝肾亏虚，均视物欠明，故都改为滋补肝肾法固其本，以利窍明目，防止复发。三则病例在内服中药的同时，还配合必要的局部用药及时扩瞳，这样既可防止瞳神干缺，又可提高治疗效果。

二、搜肝清热、清肝泻火等法治愈绿风内障两例

例一 黄某，女，58岁。

初诊：1976年2月6日。

主诉及病史：右眼胀伴偏头痛，视力锐减3天。

诊查：视力：右眼0.1，左眼1.0。眼压：右眼53.61mmHg，左眼20.55mmHg。右眼混合充血(+++)，角膜水肿呈雾状混浊，前房浅，瞳孔散大呈椭圆形，对光反射消失。患者眼珠胀痛，牵连眼眶、头额、鼻颊作痛，视灯火有彩色圈，恶心呕吐；舌质淡红苔薄白，脉浮滑。西医诊断为急性充血性青光眼(右眼)。

辨证：为绿风内障(右眼)——肝经风热、湿痰上扰型。

治法：宜搜肝清热、利湿化痰。方用回光汤(经验方)。

处方：玄参15g　知母10g　龙胆草10g　羚羊角1g(先煎)　荆芥10g　防风10g　僵蚕6g　菊花10g　细辛3g　川芎5g　半夏10g　茯苓20g　车前子20g

外用1%毛果芸香碱液滴右眼。

二诊：2月11日。服药5剂，呕止痛减，视物较明，右眼眼压28.01mmHg。续服药10剂，右眼红肿全消，视力0.7，惟精神委靡，郁闷不乐，胸胁胀痛；舌苔薄白，脉弦细。此为病久生郁，气机不畅，当疏肝解郁。改服开郁汤(经验方)。

处方：香附10g　青皮10g　荆芥10g　防风10g　川芎5g　栀子10g　柴胡10g　车前子10g　当归10g　白芍10g　丹皮10g　夏枯草10g　甘草5g

服药15剂，1976年3月10日复查，俱症悉除，精神爽快，视力右眼1.0，左眼1.2。为巩固疗效，嘱服明目地黄丸2个月，每晚滴1%毛果芸香碱液1次，坚持半年。随访3年，未见复发。

例二 叶某，男，56岁。

初诊：1976年7月12日。

主诉及病史：左眼珠胀痛剧烈，伴同侧偏头痛，视力骤降5天。

诊查：视力：右眼1.2，左眼0.1。眼压：右眼18.86mmHg，左眼58.02mmHg。左眼混合充血(+++)，角膜呈雾状混浊，前房浅，瞳孔散大、呈卵圆形，对光反射消失，瞳孔区内淡绿色光反射。患者素有高血压病史，头痛眼胀，烦躁易怒，口苦咽干，小便黄，大便结；舌苔黄，脉弦数。西医诊断为急性充血性青光眼(左眼)。

辨证：为绿风内障(左眼)——肝火上炎型。

治法：宜清肝泻火。方用加味龙胆泻肝汤。

处方：龙胆草10g　黄芩12g　栀子10g　泽泻10g　木通10g　车前子10g　当归10g　柴胡10g　生地30g　羌活10g　防风10g　大黄(酒炒)15g　甘草5g　玄明粉10g(冲服)

外用1%毛果芸香碱滴左眼。

二诊：7月17日。服药5剂，便通症减，左眼视力提高到0.3，仍觉头晕目眩，耳鸣；舌红苔少，脉弦细数。血压170/110mmHg。证转阴虚阳亢，治当平肝潜阳。方用平肝潜阳汤（经验方）。

处方：石决明20g　磁石20g　珍珠母20g　天麻10g　钩藤10g　熟地30g　枸杞10g　菊花10g　山萸肉10g　泽泻10g

先后加槟榔、五味子、茯苓、丹参，共服药26剂，诸症悉除。左眼视力提高到1.0，双眼眼压均为17.30mmHg，血压150/100mmHg，嘱服杞菊地黄丸2个月，巩固疗效。

【按语】绿风内障是一种严重的眼病，其特征是瞳神散大，色呈淡绿，类似西医学之原发性青光眼。病例一黄某，为肝经风热，兼夹痰湿上扰清窍而成，故治以搜肝清热、利湿化痰为主。病例二叶某，为肝胆火邪亢盛，热极生风，风火攻目，故治以清肝泻火为主。本病病情复杂且多变，在治疗过程中，证型可互相转化，临床辨证必须仔细。如病例一初为肝经风热型，后转为肝气郁结型，病例二初为肝火上炎型，后转为肝阳上亢型。法随证变，方由法出，随着证型的改变而采取相应的法则，是本病取得疗效的关键。绿风内障一般来势猛，临证施治，除消除病因，治其根本外，还应注意收缩瞳神，开通玄府，尽快消除瘀滞，改善症状，以保存视力。如《证治准绳·七窍门》对瞳神散大就强调："病既急者，以收瞳神为先。瞳神但得收复，目即有生意。"故在中医辨证施治的同时，配合局部滴缩瞳剂，有助于提高疗效，特别是对早期病人及时治疗，可望达到治愈的效果。

三、疏肝解郁、滋阴降火等法治愈视瞻昏渺四例

例一　廖某，女，36岁。

初诊：1978年3月22日。

主诉及病史：右眼视力下降、视物变形（视直如曲、视大为小）5月余，曾在某医院诊为"中心性视网膜脉络膜炎"，经治疗视力曾恢复到0.9。10天前因家事未遂而怒，视力又骤降。

诊查：视力：右眼0.3，左眼1.5。双眼外观端好。右眼底黄斑部有许多黄白色点状及块状渗出物，周围轻度水肿，中心凹光反射消失。患者情志忧郁，两胁作痛，月经不调，口苦咽干；舌苔微黄，脉弦。

辨证：为视瞻昏渺（右眼）——肝气郁结、气血郁闭型。

治法：宜疏肝解郁、通经活络。方用舒肝明目汤（经验方）。

处方：柴胡10g　当归10g　白芍10g　茯苓20g　白术10g　决明子15g　桑椹20g　桑寄生10g　夜交藤10g　甘草5g

服药14剂，精神爽快，视物较明。查右眼视力0.7，黄斑部水肿已吸收，仍可见少许黄白色点状痕迹，中心凹光反射隐约可见。口干咽燥；舌质红苔薄黄，脉弦细数。证转阴虚，治宜补益肝肾。方用桑椹地黄汤（经验方）。

处方：生地20g　熟地20g　女贞子20g　桑椹20g　黄精20g　玉竹20g　决明子15g　炒麦芽10g　麦冬10g　石斛10g

先后加枸杞、菊花、丹参、石决明，共服20剂，右眼视力恢复到1.5，眼底黄斑部渗出吸收，中心凹光反射清晰。

例二　谭某，男，21岁。

初诊：1977年5月24日。

主诉及病史：左眼视力反复下降3个月余。

诊查：视力：右眼1.5，左眼0.2。左眼玻璃体内有棕黄色絮状混浊物漂动，颞下支静脉旁有白鞘，静脉行走迂曲，管径不一，其上有斑块状边缘不清的渗出物和出血斑，黄斑部被出血遮盖，中心凹反射不清。患者常感头晕目眩，失眠多梦，咽干口燥，腰酸梦遗；舌红少苔，脉弦细数。西医诊断为视网膜静脉周围炎（左眼）。

辨证：为视瞻昏渺（左眼）——肝肾阴虚、虚火上炎型。

治法：宜滋阴降火、补益肝肾。方用加减知柏地黄汤。

处方：生地30g　山萸肉10g　山药15g　茯苓20g　泽泻10g　黄柏10g　知母10g　女贞子20g　桑椹20g　旱莲草20g

服药7剂，自觉视物较明。原方先后加白及粉、白茅根、熟地、昆布、海藻、石决明，续服药60余剂，左眼底出血全部吸收，视力1.2。嘱服杞菊地黄丸2个月，以巩固疗效。

例三　唐某，男，20岁。

初诊：1976年3月28日。

主诉及病史：左眼视力下降10天。

诊查：视力：右眼1.5，左眼0.4。左眼底视网膜静脉充盈、怒张而迂曲，有白鞘伴行，颞上方网膜有火焰状出血，并有灰白色渗出物。患者2年前曾患“结核性胸膜炎”，经抗痨、消炎等多方治疗年余而愈。现仍盗汗，口燥咽干，声音嘶哑，腰酸梦遗；舌红少苔，脉细数。西医诊断为视网膜静脉周围炎（左眼）。

辨证：为视瞻昏渺（左眼）——肺肾阴虚、火郁脉络型。

治法：宜养阴清热、润补肺肾。方用加减百合固金汤。

处方：百合20g　生地20g　熟地20g　玄参15g　贝母10g　桔梗10g　麦冬15g　白芍10g　沙参30g　白及粉6g（冲服）　地榆炭15g　甘草5g

上方先后加仙鹤草、侧柏叶、石决明、枸杞子、神曲、山楂、麦芽。

共服药50余剂。自觉症状消失，左眼视力恢复到1.2，眼底出血全部吸收，颞上支静脉管径部分不匀并伴白鞘，黄斑部中心凹光反射清晰可见。改服百合固金丸2个月，调理巩固。

例四　李某，男，32岁。

初诊：1978年4月26日。

主诉及病史：眼底反复出血8个月余，左眼失明已7天。

诊查：视力：右眼0.8，左眼手动/眼前。右眼玻璃体内有较多的棕黄色点状混浊物漂动，模糊可见静脉充盈、管径粗细不匀；左眼玻璃体积血，眼底不辨。患者常虚烦失眠，心悸健忘，头晕耳鸣，腰膝酸软；舌红苔燥，脉细数。西医诊断为视网膜静脉周围炎（双眼）、玻璃体混浊——出血性（双眼）。

辨证：为视瞻昏渺（双眼），云雾移睛（双眼）——心肾不交、虚火上炎型。

治法：宜滋阴降火、交通心肾。方用加味黄连阿胶汤。

处方：黄连5g（酒炒）　黄芩10g　白芍10g　阿胶10g（烊化）　生地30g　知母10g　黄柏10g　麦冬15g　鸡子黄1枚（冲服）

上方先后减黄柏、知母，加黑栀子、桑椹、女贞子、旱莲草、枸杞、石决明、菊花、昆布、海藻。

共服药60余剂，视力恢复，右眼1.5，左眼1.2。双眼底出血吸收，静脉形态恢复正常，全身症状消失。

【按语】本病外眼无异常，但视力减退，以致视物模糊不清，故《证治准绳·七窍门》称之为视瞻昏渺。症状颇似西医学脉络膜、视网膜炎之类眼病。本症发作较缓，外无赤痛，古人认为主要是由神劳、血少、元虚、精亏等所致，故治疗强调补虚培本。但笔者经临床长期观察，认为内眼病变有多种多样，结合全身辨证，则有虚有实，或虚实夹杂，因而不可一味从虚论治。如病例一廖某，为情志不舒，气滞血郁，玄府闭塞，故以疏肝解郁、通经活络为主。病例二谭某，为肝肾阴虚，虚火上炎，灼伤脉络，血溢络外所致，故治宜滋阴降火、补益肝肾。病例三唐某，为肺肾阴虚，虚火上炎，火郁脉络，致气血逆乱，故以养阴清热、润补肺肾的百合固金汤加减调治。病例四李某，为心肾不交，虚火上炎，致血不循经而血溢于络外，故以滋阴降火、交通心肾法而治愈。

四、辨证治愈青盲四例

例一 赵某，男，16岁。

初诊：1977年3月19日。

主诉及病史：双眼视力下降4个月余。

诊查：视力：右眼远0.2，近0.3；左眼远0.1，近0.2。加镜无助。双眼外观端好。双眼底视神经乳头颜色苍白，边界清晰，筛板可见，动静脉血管大小比例正常，网膜未见出血及渗出，黄斑部中心凹光反射清晰。患者眩晕心烦，怔忡健忘，梦扰难寐；舌润，脉虚弱。西医诊断为视神经萎缩(双眼)。

辨证：为青盲(双眼)——心营亏损型。

治法：宜滋阴养血、补心宁神。方用加味补心丹。

处方：生地20g 党参10g 天冬10g 麦冬10g 当归10g 酸枣仁10g 桔梗10g 玄参15g 丹参15g 茯苓15g 黄芪15g 远志6g 五味子5g 柏子仁5g 朱砂1g

上方先后加石菖、枸杞、熟地、白术、菊花、白芍。

共服药80剂，双眼视力均恢复到1.5，眼底视神经乳头仍较淡白。随访8年，情况良好。

例二 范某，女，25岁。

初诊：1977年5月13日。

主诉及病史：双眼视力下降伴眼前红绿黑花飞舞3个月余。

诊查：视力：右眼远0.5，近0.6；左眼远0.3，近0.3。加镜无助。双眼视神经乳头颜色苍白，鼻侧边界欠清，视网膜血管大小比例正常，网膜未见出血及渗出，黄斑部中心凹光反射清晰。患者情志不舒，神疲纳差，胁痛胸闷，口苦咽干，月经不调；舌质淡红苔薄白，脉弦。西医诊断为视神经萎缩(双眼)。

辨证：为青盲(双眼)——肝气郁结型。

治法：宜疏肝解郁，通经活络。方用舒肝明目汤(经验方)。

处方：柴胡10g 当归10g 白芍10g 茯苓20g 白术10g 桑椹20g 决明子15g 桑寄生10g 夜交藤10g 甘草5g

上方先后加丹参、石菖、枸杞、女贞子、熟地、菊花。

共服药90剂，双眼视力均恢复到1.5，双眼底视神经乳头色淡白，余无不适。

例三 孙某，男，22岁。

初诊：1978年11月6日。

主诉及病史：双眼视力下降5个月。

诊查：视力：右眼0.5，左眼0.4。双眼外观端好。双眼底视神经乳头颜色苍白，筛板可见，视网膜血管略细，黄斑部有少许硬性渗出质，中心凹光反射弱。患者眼内干涩，头晕耳鸣，遗精腰酸；舌质红苔少，脉弦细数。西医诊断为视神经萎缩(双眼)。

辨证：青盲(双眼)——肝肾阴虚型。

治法：宜滋阴补肾，养肝明目。方用加味益阴肾气汤。

处方：熟地20g　生地20g　丹皮10g　怀山药10g　茯苓10g　泽泻6g　柴胡10g　当归10g　枸杞10g　菊花10g　丹参15g　五味子5g　山萸肉5g

上方先后加石斛、麦冬、肉苁蓉、锁阳、青皮、炒麦芽、山楂。

共服药105剂，双眼视力均1.2。嘱服杞菊地黄丸2个月，以巩固疗效。

例四　张某，男，7岁。

初诊：1979年8月13日。

主诉及病史：患“乙型脑炎”，经抢救脱险，但双目失明已10天。

诊查：视力：双眼均无光感，右眼瞳孔略大于左眼，双眼瞳孔对光反应均消失。双眼底视神经乳头略红，边界清晰，网膜静脉稍充盈。患儿两目偶尔上窜，心烦躁扰，口渴；舌绛苔少，脉弦细数。西医诊断为视神经炎(双眼)。

辨证：为青盲(双眼)——热邪入营型。

治法：宜清营解毒。方用清营汤加减。

处方：广角10g　生地15g　黄连3g　玄参10g　麦冬10g　银花10g　连翘10g　全蝎2g　僵蚕6g　蝉蜕5g　柴胡10g　淡竹叶3g

二诊：服药7剂，查视力：右眼指数/眼前，左眼0.1。心烦口渴已愈，舌质红、苔薄黄，脉弦细。改服舒肝明目汤(经验方)。

处方：当归10g　白芍10g　柴胡10g　茯苓20g　白术10g　桑椹20g　决明子15g　桑寄生10g　夜交藤10g　甘草5g

先后加枸杞、菊花、石菖蒲、丹参、熟地。

服药43剂，双眼视力均恢复到1.2而停药。

【按语】青盲是指眼外观端好，而视力渐降至盲的眼病。病名首见于《神农本草经》，其后文献多有记载，但以《证治准绳·七窍门》为详，类似于西医学视神经萎缩之类眼病。病例一赵某，为心营亏损，目窍失养，神光衰竭，故治以滋阴养血、补心宁神法而治愈。病例二范某，为情志抑郁，肝气不舒，玄府郁闭，致神光不得发越所致，故治以疏肝解郁、通经活络法而获全功。病例三孙某，为肝肾阴虚之典型见证，故治以滋阴补肾、养肝明目法而复明。病例四张某，为邪热入营，肝郁络阻，玄府闭塞而神光泯灭，故先以清营汤加减清除余邪，断用疏肝解郁、通经活络法调治而愈。从以上四则病例可见，青盲的病因病机较为复杂，在治疗中须详审病因，根据全身情况及眼底变化辨证施治，才能收到事半功倍的效果。

五、平肝潜阳、清肝泻火等法治愈暴盲四例

例一　邓某，女，56岁。

初诊：1978年11月17日。

主诉及病史：左眼视力突然下降20余天。

诊查：视力：右眼1.2，左眼0.6。双眼外观端好。左眼底视神经乳头充血，颞侧边界模糊，视网膜动脉变细，反光增强，静脉迂曲、怒张，沿颞上支静脉旁网膜有火焰状出血斑，黄斑部中心凹光反射欠清。患者素有高血压病，头痛眩晕，耳鸣耳聋，心烦易怒，失眠多梦；舌质红苔少，脉弦细数。西医诊断为视网膜静脉阻塞——颞上支(左眼)。

辨证：为暴盲(左眼)——肾阴不足、肝阳上亢型。

治法：宜平肝潜阳、养阴通络。方用地龙丹参通脉汤(经验方)。

处方：地龙15g　丹参15g　生地20g　钩藤15g　生石决20g　决明子20g　知母10g　黄柏10g　牛膝10g　茯苓20g　茺蔚子15g　木贼6g　夏枯草10g

二诊：服药7剂，头痛眩晕减轻，视物较明，原方先后减黄柏、知母、木贼、夏枯草，加白芍、菊花、熟地、山茱萸。

共服药50余剂，自觉症状消失。左眼底出血吸收，视力恢复到1.0。嘱服知柏地黄丸，以善其后。

例二　黄某，女，46岁。

初诊：1979年9月26日。

主诉及病史：右眼视力突然下降3天。

诊查：视力：右眼0.2，左眼1.2。双眼外观端好。右眼底视神经乳头充血，颞侧边界不清，视网膜静脉迂曲怒张，视网膜布满出血和渗出，黄斑部中心凹光反射模糊可见。患者近几个月来，情志不舒，易怒，胸闷而喜太息，少腹胀痛，月经不调；舌色紫暗、舌边有瘀点，脉涩。西医诊断为视网膜中央静脉阻塞(右眼)。

辨证：暴盲(右眼)——肝郁气滞、脉络瘀阻型。

治法：宜疏肝解郁、通经活络。方用疏肝解郁通脉汤(经验方)。

处方：柴胡10g　枳壳10g　白芍10g　赤芍10g　香附10g　川芎6g　郁金10g　丹参20g　当归10g　茯苓20g　栀子12g　甘草5g

二诊：服药14剂后，病情明显好转，右眼底出血部分吸收，视力提高。原方先后加丹皮、荆芥、旱莲草、红花、桃仁、三七、石决明、决明子。

续服药50余剂，右眼底出血全部吸收，视力提高到1.0。

例三　谢某，男，36岁。

初诊：1978年8月2日。

主诉及病史：双眼视力突然下降12天。

诊查：视力：右眼0.2，左眼0.1。双眼外观端好。双眼底视神经乳头充血，边缘模糊，水肿约+2D，生理凹陷消失，视网膜静脉扩张，视乳头附近网膜有出血斑。患者眼球压痛，眼球转动时感球后疼痛，头痛目眩，胁痛口苦，大便结，小便黄；舌红苔黄厚，脉弦数。西医诊断为急性视神经炎(双眼)。

辨证：为暴盲(双眼)——肝胆火盛型。

治法：宜清肝泻火。方用龙胆泻肝汤加减。

处方：龙胆草10g　栀子12g　黄芩10g　柴胡10g　泽泻10g　木通10g　车前子12g　当归10g　生地20g　夏枯草15g　大黄15g(后下)　甘草5g

二诊：服药7剂，便通症减，原方去大黄，加生石决15g。

三诊：又服7剂，双眼视力均恢复至0.5，视神经乳头充血、水肿减轻，网膜出血吸收，仍胁痛口苦；舌暗红、舌尖下有瘀点瘀斑，脉弦。此为肝气郁结，气滞血瘀。宜疏肝解郁、活血化瘀。

方用逍遥散加减。

处方:当归 10g　柴胡 10g　茯苓 15g　白术 10g　丹皮 10g　丹参 15g　赤芍 10g　白芍 10g　川芎 5g　生地 15g　甘草 5g

先后加熟地、石菖蒲、枸杞。共服药 45 剂,双眼视力均恢复到 1.2,余症亦除。

例四　陈某,女,18 岁。

初诊:1978 年 9 月 26 日。

主诉及病史:双眼视力突然下降 10 天,左眼失明已 3 天。

诊查:视力:右眼 0.02,左眼无光感。双眼瞳孔中度扩大,右眼对光反应迟钝,左眼直接对光反应消失。眼压双眼均为 18.86mmHg。双眼底视神经乳头充血,轻度隆起,边界模糊,生理凹陷消失,视网膜静脉扩张,左眼视神经乳头附近网膜轻度水肿。患者前额隐痛,转动眼球时球后牵引样疼痛,情志抑郁,头晕目眩,胁痛,口苦胸闷;舌质红、苔薄黄,脉弦。西医诊断为急性视神经炎(双眼)。

辨证:为暴盲(双眼)——肝气郁结、脉络阻塞型。

治法:宜疏肝解郁,通经活络。方用舒肝明目汤(经验方)。

处方:柴胡 10g　当归 10g　白芍 10g　茯苓 20g　白术 10g　桑椹 20g　决明子 15g　桑寄生 10g　夜交藤 10g　甘草 5g

二诊:连服药 10 剂,诸症减轻,视力右眼 0.4,左眼 0.2。原方先后加丹参、石菖蒲、枸杞、菊花。

共服药 52 剂,视力右眼 1.5,左眼 1.2,除左眼视神经乳头颞侧色略淡外,余症全消。

【按语】暴盲是指眼外观端好,猝然一眼或两眼视力急剧下降,甚至失明的严重内障眼病。患眼外观虽无明显异常,但瞳内病变却多种多样,病因病机则更为复杂。由于发病急剧,应及早救治。西医学有多种眼底病可以引起暴盲,最常见者为视网膜中央血管阻塞及急性视神经炎等。病例一邓某,为肾阴不足,肝阳上亢,血不归经,溢于络外,故治以平肝潜阳、养阴通络为主。病例二黄某,为情志抑郁,肝失调达,气滞血瘀,以致脉络阻塞,故治以疏肝解郁、通经活络为主。病例三谢某,为肝火上攻目系,窍道蔽阻,遂致失明,故治以清肝泻火为主。病例四陈某,为情志郁结,肝失条达,气郁络阻,故治以疏肝解郁、通经活络为主。以上四则病例均为暴盲,因证各异,治法亦殊。由于辨证准确,治疗得法,故皆获痊愈。

【编者评注】张老先生,学以师承,勤求古训,业医半百,治验丰富,对中医眼科尤为擅长,主张治眼之疾,多从肝治,或调或补或清或疏,用之得心应手,每获良效,从而在学术上独具一帜,为治疗眼科病提供了宝贵的经验。"暴盲"一疾,临床多由火热而起,治疗较为棘手,观案四临床所见,为肝气郁结,脉络阻塞之证,肝主疏泄、开窍于目,今肝气不疏、脉络不通,清窍则不利,投以疏肝通络之法,使肝气疏,脉络通而目复明。

欧阳琦医案

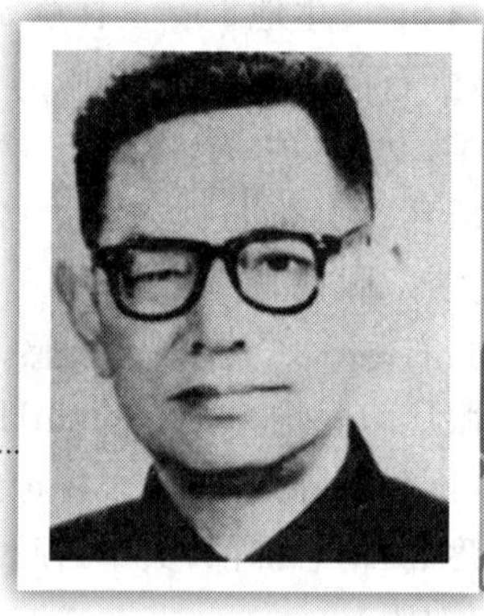

【生平传略】

欧阳琦，1923年生，湖南省衡南县人。中医研究员。15岁随伯父欧阳履钦学中医。18岁即在家乡行医，以内科为主，兼治妇、儿、外科。

新中国成立后，历任衡南县中医院院长、衡阳地区中医进修班主任，湖南省中医药研究所副所长，湖南省中医药研究所研究员。

从事临床的同时，致力于辨证论治理论方法的研究，曾著《内科辨证学》、《中医内科证治概要》（该书已译成日文在日本出版）、《证治概要》等书，还在有关期刊上发表论文近百篇。

一、清热降肺法治疗息贲一例

周某，男，57岁。

主诉及病史：患右肺周围型肺癌，活检为鳞癌。因肿块较大，已不能手术。

诊查：就诊时，咳喘、痰血、胸痛半年多，逐渐消瘦食少，倦怠乏力，自觉无力以动，动则咳喘更甚。

辨证、治法：医以其证似“肾不纳气”，与都气丸作汤服。服药后更感胸闷、胸痛、痰稠不易咯出，剧咳则咯血。因思呼吸喘促，动则更甚，有属于久咳肾气不摄者；亦有由于肺中有积，肺气被阻者。晚期肺癌，因肿块压迫气道，应属于后者。亦即《难经》所谓“肺之积，名曰息贲”之类。遂用泻白散合葶苈大枣泻肺汤加黄芩，橘络，瓜蒌壳，蒲公英等清热消肿，降肺通络之品。

服药5剂后，胸痛减，咳喘渐平，精神食欲转佳。改用大半夏汤调理。病情稳定2个月左右即反复一次。反复时仍采用上述清热降肺之法，仍可使其缓解。如此2年后，出现舌苔光剥，终至不救。

【按语】晚期肺癌，因癌组织坏死，引起周期性自身感染，常反复出现热毒、阴虚证候。及时采用清热降肺之法，故能减轻痛苦，延长生存期。舌苔光剥，阴液消耗殆尽，已无生机，故死。

二、先清后温法治愈舌肿一例

陈某，男，46岁。

主诉及病史：患舌上淋巴瘤已1年。

诊查：舌体逐渐凸肿，红绛无苔，转动不灵，进食困难，双目亦感胀，有时痛引头部两侧，妨碍睡眠，深以为苦。并有心烦口渴，尿黄赤等症。

辨证、治法：与导赤散加夏枯草、天葵子、紫草、浙贝等凉血清热、软坚散结之品，连服50余剂，舌上肿瘤逐渐缩小，转动较灵活，头项部痛亦缓解。但继见食纳减退，脘胀不适，与酵母片、保和丸之类，仍腹胀食少，而且胀满以午后及上半夜为甚。察其舌已由红绛转为淡红，并感口淡及嗜睡。此血热已尽，中寒复起之候，故用理中汤少加桂枝，3剂而食纳转佳，5剂而胀满全消，随以异功散加生地、丹参以善其后。

【按语】《内经》谓："先病而后中寒者治其本。"此证从舌质红绛转为淡红，午后胀甚，断为脏寒生胀满而非食滞之满，故改用理中汤以治其本。虽前证系心火、血热所致，改用温补亦未引起复燃之害。

三、疏肝活血健脾法治愈癥瘕一例

姜某，男，55岁。

主诉及病史：患慢性肝炎、肝脾肿大，检查血小板长期在5～6万/mm^3左右，疑为早期肝硬化。

诊查：面色晦暗不泽，形体消瘦，常腹胀便溏，四肢倦怠，肝区隐痛，食纳不振，口苦渴。苔黄腻而舌质紫暗，脉弦细。

辨证、治法：医多宗治肝补脾之法，长期以归芍六君汤、香砂六君汤交替使用，病迁延2年多未愈。改用疏肝活血为主，稍佐理脾助化之品，用四逆散加郁金、茜草、扁豆、苡米、麦芽。坚持服药50多天，黄苔渐退，肝区痛、口苦、腹胀等症消失，精神食欲好转，血小板上升到10万/mm^3以上，肝脾并有缩小。

【按语】《金匮》论治肝补脾之法时明确指出："肝虚则用此法，实则不在用之"，本例虽有腹胀便溏、四肢倦怠等脾虚现象，但同时具有肝痛、口苦、脉弦等脉症，且舌质紫暗，面色暗晦，有肝郁血瘀之证，实肝病累脾，属肝实而非肝虚，故疏肝较补脾疗效为佳。

四、搜风壮骨、活血止痛法治愈骨痹一例

武某，男，47岁。

主诉及病史：胸腰椎多处骨质增生，腰背长期作痛，活动不便，逐渐下肢瘫痪，步履难艰。因食后活动少，消化阻滞，胃痛发作，并见腹胀、饱嗳、吞酸等症。

辨证、治法：痼疾加新病，痼疾非旦夕所能获效，新病不除，药食难下，痼疾亦无法望其治愈。先用二陈汤加乌贼骨、六曲、枳壳、白芍之属，半个月后，胃痛止，饮食正常。再按治"骨痹"之法治之，用虎骨、龟甲、蝉蜕、威灵仙、骨碎补、没药、乳香、白芍等八味药作为散剂，长期服用。除感冒、胃痛时暂时停药外，坚持服药4个多月，腰背痛逐渐减轻，能扶杖行走。因母丧带药回山西奔丧，半年后回湖南，已步履如常人。仍坚持服药1年之久。后经X线照片复查，虽胸腰椎畸形无改变，但迄今10余年未复发。此后用本方药治疗其他几名同类患者，均获得同样疗效。

【按语】骨质增生病，属"骨痹"之类，中医已早知其病在骨，故组方用搜风壮骨之虎骨、龟板、威灵仙、骨碎补之属为主，辅以活血缓痛之蝉蜕、白芍、乳香、没药等味，获得预期疗效。此

例取得疗效，还贵在坚持与正确处理痼疾与新病之关系。

五、柔润熄风法治愈顽痹一例

黄某，女，43岁。

主诉及病史：患风湿性关节炎多年不愈，每年春夏之交必发，发则四肢关节肿痛，活动受限，并见心悸气促，小便短少。初发时服麻桂羌独等祛风湿药（包括药酒）尚能缓痛，迨出现心悸气促时，服之更觉心忡不宁，五心热、汗出，关节痛亦有增无减。

诊查：脉细涩而数，舌质紫暗。

辨证、治法：用活血祛风、通络缓痛之法，取治风先治血，血行风自灭之意。方用归尾、续断、丹参、丹皮、桑枝、钩藤、忍冬藤、络石藤，豨莶草、防己、蚕沙等味。坚持服药1个多月，关节痛逐渐缓解，四肢活动逐渐恢复正常，烦热、怔忡、气促等症亦相继改善。

自后凡关节痛而用一般风湿药无效者，改用此方，亦多能取效。

【按语】痹病日久，风寒湿表证已不存在，麻桂羌独等辛燥之品，自非所宜。痛久入络，络气不通，自当活血祛风，通络缓痛。陈修园在《时方妙用》中亦提到久痛入络用柔润熄风法。上方亦即柔润熄风之类。

六、分利湿热法治愈膏淋一例

钱某，男，41岁。

主诉及病史：素患遗精，小便常余沥不净，一次冒暑远行，小便短涩不利，茎中刺痛，经清利后已解。续因遗精未止，服封髓丹、肾气丸之类，又见小便点滴不通，胀闷难忍。某医院诊断为前列腺炎，用八正散加减一周后，虽小便通利，自后常觉尿意不尽，尿后如米泔，点滴不禁，深以为苦。医以其遗精过多，兼有腰膝酸软等症，仍用封髓丹、肾气丸等温补固涩之剂，病情日益增剧。

诊查：察其色，面黑而悴；诊其脉，沉细而数；舌质深红，苔黄黑。

治法：予萆薢分清饮，去益智仁，加苦参、小蓟、蚕沙、海金沙、车前子之属。

服药3剂后，小便渐通；药尽10剂，小便始畅。再用上方去苦参、海金沙，加白茅根，鲜芦根，连服药10剂，黄苔退净，但尿后仍有余沥；仍用萆薢分清饮全方加金樱子、女贞子，2个月后始恢复正常。

【按语】阳盛之年而患遗泄之证，多因相火妄动、精不能固所致。遗泄之后，败精停蓄，清浊不分，当分清导浊，不宜温补固涩。此例两次误于温补固涩，致病情一再加重，非较长时期分清导浊不为功。但清利之后，苔退舌净，仍有余沥，又当稍佐益智仁、金樱子之类以事收涩。

七、小陷胸汤治愈胃脘痛一例

杨某，男，45岁。

主诉及病史：患者素嗜酒，长期在高温车间工作，又兼饥饱不时，久之遂成胃痛。一日胃痛发作，数天不止，辗转不安。

诊查：心下灼热疼痛不可按。口渴尿黄，便溏不爽，呕恶食不下，口中秽气逼人，苔黄厚腻，脉滑而数。

辨证、治法：前医所处方，率多广皮、木香、香附、良姜、枳壳之属。予小陷胸汤，药仅半夏、黄连、全瓜蒌三味，连服5剂，痛遂止，苔退后渐前进食。此后每于发病时，自用此方药二三剂，即可缓解。其他胃痛患者，服他药不效转用此方而愈者亦不少。因此号称“胃痛三味方”，遂广为流传。

【按语】痰热互结中上二焦，用小陷胸汤，实属药简功宏。《伤寒论》所谓小结胸证“正在心下，脉浮滑，按之则痛”，实即指胃痛之属于热证者。既属热证，一般辛温行气之药自非所宜。

八、疏肝活血法治愈腰背冷痛一例

张某，女，39岁。

主诉及病史：腰背冷痛多年不愈，虽盛夏5、6月时，腰背亦时有冷感。长期用温补督肾之药无效。继而月经量少不畅，色紫黑，经来时少腹痛，腰背冷痛尤为明显，经后可稍减轻。

诊查：形瘦肢冷，脉沉细而涩，舌紫暗。

辨证：从腰背冷痛与月经周期有明显关系，结合舌质、脉象，断定此证为血海瘀阻，表里气血不通所致。

治法：予四逆散加川牛膝、蒲黄、泽兰、茜草、归尾、白芥子之属。

连服药半个月，腰背冷有所减轻；经来较畅，色量正常。自后每月经前再服药15剂，连续服药3个月，腰背冷痛逐渐消失，遂愈。

【按语】《金匮》曾云：胃中有留饮，背冷如掌大，以苓桂术甘汤去其留饮而冷自消失；血海有瘀积，腰背亦局部作冷作痛，以疏肝活血之剂祛瘀通经而冷痛自除。证不同而理则一。盖冲任督三脉起于下焦，同出一源，瘀在血海，冷痛在腰背。证非下元虚寒，故温补无效。

九、祛痰健脾法治愈下肢弛痿一例

谭某，女，31岁。

主诉及病史：结扎术后，脚软，偶感腰痛不适。到处求医服药，迭进滋补肝肾、益气养血之剂，无效，反而双下肢逐渐弛痿，步行困难。自诉头晕不支，胸闷腹胀，呕恶不欲食。

诊查：形不瘦而苔滑；脉虽细涩，重按之有力。

治法：用二陈汤加枳实、葛根、白芥子、六曲之属。

服药3剂而胸腹舒适，食纳有增；七剂而头目清爽，步履恢复正常。

【按语】此例起于妄自猜疑，乱进补益，以致脾气被困，湿浊壅滞，经气不营。弛痿源于湿痰所阻，而非本质自虚，故以祛痰为主，佐以理脾助化之品，浊痰去则脾运自复，气血营运正常而痿弱自起。此例可为患者要求进补，而医者轻信患者之言者戒。

十、清热理气止痛法治愈蛔厥一例

何某，男，39岁。

主诉及病史：起病时上腹部剧痛，自觉气上冲胸，呕恶不已，口苦，苔黄厚，剧痛时手足厥冷，饮食不下。但其痛乍有轻时，连续3天。脉见沉细。某医院诊断为胆道蛔虫病。

辨证、治法：因其痛而致厥，辨为蛔厥，予乌梅丸；初服痛缓，继而痛更剧，厥更深，反复更频繁，并见目黄、小便短黄、腹胀便秘。改予四逆散加槟榔、川楝、郁金、茵陈、厚朴、大黄；2剂后，大便得通，痛止厥回，渐能进食。再予原方去大黄，5剂而愈。

【按语】 蛔厥证，有因脏寒致厥，有因痛而致厥，前者宜乌梅丸温中安蛔，后者宜驱蛔定痛。本例属于后者，况兼有苔黄、尿黄、口苦等内热证，故非乌梅丸所宜。

十一、玉枢丹治愈鱼胆中毒一例

郭某，男，60岁。

主诉及病史：因常年每值暑月痱疖丛生，深感不适。听说青鱼胆清热解毒，可预防痱疖。故于春节后连服2个青鱼胆，过时即腹痛呕吐，烦躁不安，送某医院抢救，虽已及时采取各种措施，但病情日趋严重，逐渐出现呕恶不已，小便癃闭，全身发黄，神识不清等肝肾功能损害症状。

辨证、治法：曾予茵陈五苓散加绿豆衣、银花，病势稍缓，旋又增剧。遂于原方去白术、桂枝，加建菖蒲、郁金、丹参、玉枢丹。当时走遍长沙市，未购得玉枢丹。嗣后设法电告在津亲属，从达仁堂购得此药，托当天民航带回长沙。当晚服药，次日神识稍清，小便渐通；连服药5天，诸症悉退，遂得转危为安。

【按语】 本例急救，用一般清热燥湿解毒之品无效。经调整原方并增用玉枢丹而效果显著。证实此药确属药简用宏。玉枢丹又名紫金锭，为中医传统急救良药，具有解毒开窍、清热利尿等综合作用，用途较广。

十二、冷涎丹治疗关格一例

涂某，男，44岁。

主诉及病史：患食管癌已半年。目前食饮难下，胸痛，便结，烦躁异常。

诊查：舌红苔黄厚。

治法：用开关散（乌梅炭、硇砂、硼砂、青黛等组成）。

用药数次后，癌组织坏死脱落，食管渐通，稍能进牛乳、稀粥之类，但维持时间不长。渐见舌苔花剥，并觉胸部灼热疼痛，时欲饮冷。再用开关散，则剧痛难忍，痛不欲生。遍查方书，发现有冷涎丹能开关，并适合本证。其方取蚰蜒洗净，用冰片包在荔枝核肉之内，以线扎紧，待水流出后，即缓缓噙下。按法服后，患者胸部有凉爽感，即能开关进食，胸部热痛亦有明显减轻。其后用生地、大黄、蒲黄、旋覆花、代赭石、白及、冰片浓煎取汁，再入冰片溶化，每日噙6～8次。半个月后，舌苔渐生，较稀软食物能缓缓吞咽。生命延长到1年以上。

【按语】 治关格用开关散，本为中医之传统疗法。但如何开关，亦当辨证用药。本例初用强碱性药物（开关散）有效，继用则灼热疼痛难忍。从灼热、欲冷饮症出发而改用冷涎丹开关，继续获得疗效。再根据舌苔花剥症情采用生地、大黄等凉血养阴之品制成噙服剂，终于使患者减轻痛苦，生命得以延长。

【编者评注】 欧阳氏自幼习医，擅长内科，在中医辨证论治研究方面颇有成就，积极主张中医证候的规范与病名的统一，为此作了较为深入的探讨和大量的工作。因而欧阳氏在临证过程中善于把握主病主症，辨证准确，用药精当，有其独到之处。本案中医称之“关格”，开关为上治之法，但须分清寒热虚实，方可有的放矢，药到病除，以防浪投。此为中医用药之道，不可不知。

河南名医医案

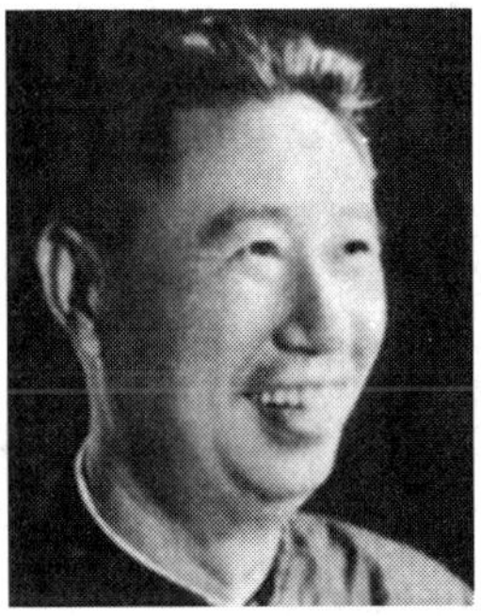

李振华医案

【生平传略】

李振华，1925年生，河南省洛宁县人。中医内科主任医师，教授。医学得自家传。历任洛宁县人民医院医师，洛阳地区中医进修班教师，河南中医学院内科教研室主任，河南中医学院附属医院副院长，学院医教部副主任，河南中医学院副院长、院长，中华医学会理事，中华全国中医学会常务理事及中医理论整理研究委员会副主任，河南中医学会副会长，《河南中医》杂志主编，七届人大代表等职。

李老治学严谨、精研医理，长于脾胃学说及内科杂病，桃李遍于河南。因在继承发扬中医学方面的贡献而受到中央卫生部表彰(1958年)，并获省科研成果奖。

主要著作有《中医对流行性脑脊髓膜炎的治疗》、《常见病辨证治疗》及中医理论和临床方面论文30余篇。

一、滋阴活血、祛湿清热法治愈肥胖病一例

李某，女，29岁。

初诊：1980年4月23日。

主诉及病史：肥胖2年余，伴头晕头痛，咽喉干涩，五心烦热，日食1.5斤，倦怠乏力。

诊查：对称性肥胖，体重92kg，身高1.72m，血压130/90mmHg，皮肤色暗无紫纹，心肺(一)，下肢轻度凹陷性浮肿。舌苔薄黄，舌质暗红，脉象沉细。

辨证：肝肾阴虚，湿阻血瘀。为肥胖病。

治法：滋阴活血，祛湿清热。

处方：蒸首乌20g　枸杞子15g　丹参20g　丹皮10g　赤芍15g　莪术10g　桃仁9g　郁金10g　山楂15g　内金10g　草决明15g　荷叶30g　泽泻12g　琥珀3g(2次冲服)

上方药服 35 剂，体重下降至 85.5kg，减少 6.5kg。头晕头痛、咽喉干涩、五心烦热等症消失，饮食减少，日食 1 斤左右，面色红润，四肢有力。继以原方减鸡内金、草决明、荷叶、琥珀，加云苓 20g、薏仁 30g、节菖蒲 10g，以巩固疗效。

【按语】据症状分析，本案除有浮肿肥胖症外，兼有明显的头晕头痛、咽喉干涩、五心烦热、舌苔薄黄、舌质暗红、脉象沉细等症。其病理既有水湿停滞，又有阴虚内热、湿阻气机、血行不畅。故治法宜滋阴活血、祛湿清热。由于本案病理比较复杂，在用药上注意了滋阴而不助湿，利湿而不伤阴，清热而不伤脾，活血注意行气，药证合拍，故收效显著。

二、豁痰透窍、理气清热法治愈脏躁一例

史某，女，42 岁。

初诊：1979 年 12 月 15 日。

主诉及病史：近 1 年来，急躁易怒，心烦失眠，寐则噩梦纷纭，记忆力明显减退。长期服用安定、利眠宁无效。就诊时，心烦急躁，喜悲伤，甚至哭泣无常，头晕头沉，失眠、噩梦惊恐，胸闷气短，腹胀纳差，倦怠乏力。

诊查：面色少华，精神委靡，舌质淡红，苔薄腻，舌体胖大，脉象弦滑。

辨证：肝脾失调，湿郁化热成痰，痰随气升，干扰清窍。为脏躁。

治法：豁痰透窍，理气清热。

处方：白术 10g　茯苓 15g　橘红 10g　半夏 10g　香附 10g　郁金 10g　栀子 10g　胆南星 10g　节菖蒲 10g　莲子心 5g　龙骨 15g　琥珀 3g　淡竹叶 12g　甘草 3g

二诊：1980 年 2 月 1 日。上方药共服 25 剂，烦躁除，能安睡，诸症减轻，但时感胃脘隐痛。舌质淡红、苔薄白，脉稍弦。原方加厚朴 10g，砂仁 6g，广木香 6g。

三诊：3 月 5 日。上方药服 23 剂，诸症悉平，惟时有心慌。舌质淡红，苔薄白，脉和缓。

处方：当归 10g　白芍 10g　白术 10g　茯苓 15g　柴胡 6g　香附 10g　郁金 10g　节菖蒲 10g　枣仁 15g　远志 10g　龙骨 15g　炒栀子 10g　丹皮 6g　甘草 3g

四诊：3 月 29 日。上方药服 10 剂，面色红润，精神饱满，诸症痊愈。仍守上方，带药 5 剂返里以巩固疗效。至今未再复发。

【按语】本案症状喜悲伤以致哭泣无常，噩梦恐惧，有如神灵所作，和《金匮》"妇人脏躁"病基本一样。20 世纪 50 年代，余治此病亦用甘麦大枣汤，屡用不效。后据症状进一步分析，认为本病一般均有胸闷气短、心急烦躁易怒、脉弦等症，显系肝郁气滞，气郁化热；再据头晕头沉、腹胀纳差、舌体胖大、苔薄腻、脉有滑象等症，又系脾虚痰湿。肝郁化热、肝气上逆可致痰随气升、干扰清窍，故现悲伤欲哭、甚至哭笑无常、噩梦失眠、恐惧善感、健忘等。按肝脾失调、痰随气升、干扰清窍这一病理，用豁痰透窍、理气清热之法，易甘麦大枣汤为导痰汤加减，收到满意效果。二十多年来，用此法治愈大量患者。本病恢复期，可改用丹栀逍遥散加减，但不宜早服。实践中观察到若早服此方药，反使病情加重，可能与早用归芍等阴分药滋阴而助痰湿有关。

三、益气通络、活血化瘀法治愈瘀血流注一例

张某，男，40 岁。

初诊：1978 年 1 月 18 日。

主诉及病史：左下肢肿疼已2个月余。1977年11月，左下肢小腿被狗咬，局部虽未咬破，但很疼痛。10余日后，狗咬处出现一肿块，如胡桃大，疼痛逐渐加剧，脚面以上至膝关节相继出现水肿，皮肤颜色红紫，不能行走，经省级医院检查诊断为深部静脉血栓形成。用消炎痛、地巴唑、维生素B_1、青链霉素等药无效而来求诊。

诊查：左下肢腓肠肌有一肿块如胡桃大，质硬，压痛明显；小腿水肿较甚，皮肤呈紫红色，行走困难。左趺阳动脉正常。舌苔薄白，舌质绛红，脉象涩而无力。

辨证：外伤筋脉，脉络失畅，瘀血凝滞。为瘀血流注（深部静脉血栓形成）。

治法：益气通络，活血化瘀。逐瘀汤加减。

处方：黄芪30g　当归9g　川芎9g　赤芍15g　桃仁9g　红花9g　川牛膝15g　川木瓜21g　丹皮12g　丹参24g　香附9g　知母9g　鸡血藤30g　广木香6g　甘草3g

二诊：1978年2月8日。服上方药30剂，左小腿肿块缩小如枣核大，疼痛及水肿均减轻，皮肤红色消失，紫色亦轻。脉涩有力，舌同上。

照上方去知母、广木香，加土茯苓30g，生薏仁30g，乌药9g，乳香6g。

三诊：服上方药24剂，左小腿肿块缩小如黄豆大，已无压痛。左下肢疼痛、水肿均消失，可以走远路；唯行走半小时后，左下肢有沉重感，脚面稍有浮肿，休息后肿胀即消失。脉舌已恢复正常。

上方去土茯苓、乳香、乌药，加党参12g，穿山甲9g，再服药数剂以巩固疗效。

1979年12月患者告知，又服药10余剂，症状全部消失，已停药半年多，未见任何不适。

【按语】本病属于中医学“瘀血流注”范畴。其发病原因和部位有多种，如产后恶露停滞而引起者，多发于小腿及大腿；如感受风邪、发热瘀停、络道不通而引起者，多发于上身部位；如因跌打损伤而引起者，则常在伤处而发病。本例患者左下肢脚面以上至膝关节水肿较甚，皮肤紫红，腓肠肌狗咬伤处有肿块，如胡桃大，质硬有压疼，脉涩，舌质绛红，证系左下肢因外伤导致脉络损伤，气血壅滞，经络不畅，瘀血凝结，水湿聚留。据临床观察，本证自行消散者少，化脓溃破者多。今患者左小腿虽有结块，但结块质硬，尚未有变软化脓象征，左下肢皮肤红紫、水肿，但尚未出现全身发热等症状。证仍属瘀血流注初期阶段，不能等待化脓，治宜内消为主；唯脉象无力，故法用益气通络、活血化瘀。方中重用黄芪以补气，香附、广木香以调气，补气调气，相辅相成，共增血行之力；当归、川芎、赤芍、桃仁、红花、丹参、鸡血藤活血化瘀以散血分之瘀结；川牛膝、川木瓜通经活络，引药下行；丹皮、知母清热凉血而行血；甘草调和诸药，共奏益气通络，活血化瘀之功。

四、清热养阴、活血通络法治愈气血瘀滞食管一例

刘某，女，26岁。

初诊：1974年3月8日。

主诉及病史：患者于1978年春节饮酒时，误将一杯25%烧碱溶液当酒喝下，遂引起食管溃破，口吐鲜血约150ml，呕吐，不能咽水，壮热烦渴，体温39.5℃。经输液加消炎药治疗，病情得到控制，但遗留吞咽困难，不能吃硬食。胃镜检查提示：食管中段有2.5cm粘膜消失，收缩功能极差，建议赴上级医院治疗。后到河南医学院检查，拍片提示：食管狭窄。须手术治疗，患者深感畏惧，邀余施治。

诊查：症见吞咽困难，汤水可下，口干欲饮，大便干结。舌质红，苔薄少津，脉弦细。

辨证：烧碱灼伤脉络，气血瘀滞食管。

治法：清热养阴，活血通络。

处方：辽沙参 21g　寸冬 15g　石斛 15g　生白芍 21g　葛根 12g　生地 15g　花粉 12g　枳壳 12g　丹参 24g　丹皮 10g　当归 12g　甘草 6g

服药 3 剂，吞咽稍利，已能吃馍，但需喝水冲下，咽干已大减。照上方再入桃仁 10g。又服药 10 剂，吞咽基本正常，可以吃馍，口已不干，大便质软，舌体有津。嘱其患者再服几剂，以善其后。两年后随访，饮食完全恢复正常。

【按语】《辞海》载："烧碱：即氢氧化钠……具有强腐蚀性，易溶于水，同时强烈放热。"可见其为大热之性。该患者误服烧碱，腐蚀食管，烧伤脉络，以致食管溃破，血液外溢，口吐鲜血。大热之物，最能伤津耗液，热盛津伤，故壮热烦渴。此病经过及时抢救，使食管疮疡得以愈合，但已损之阴津未复，食管失于润养，气血瘀滞，失其缩张，吞咽不利，尤其吞咽硬食困难。其口干少津、大便常秘、舌红缺津、脉细，均为阴津不足所致；故治以清热养阴活血通络。方用辽沙参、寸冬、石斛、生地、葛根、花粉养阴生津；丹参、桃仁、丹皮、当归活血化瘀。气机通畅，则瘀血可行，故佐以枳壳宽中下气。是病虽前贤无所记载，但运用中医的辨证论治理论全面考虑，深入分析，故收到满意疗效。

五、豁痰透窍、育阴清热法治愈狂乱一例

孙某，女，38 岁。

初诊：1978 年 11 月 3 日。

主诉及病史：乙型脑炎后遗症已 3 个多月。1978 年 8 月 21 日，突然出现发热头痛，继而高烧昏迷、抽搐，经县某医院诊断为乙型脑炎。经中西药治疗 20 余日，神志清醒，抽搐停止，仍有低烧；又治疗一个半月，体温正常，逐渐可以站立和行走，但出现心急烦躁，坐立不宁，通宵不眠，说话不清，语无伦次，记忆力丧失，一般文字和熟人均不认识。经洛阳地区精神病院检查诊断为乙型脑炎后遗症。曾服氯丙嗪等无效而来求诊。

诊查：症见心急烦躁，坐立不宁，乱走不停，说话不清，问答语无伦次，好哭泣，记忆力丧失，一般文字和熟人均不识，失眠，恐惧，无意识动作不休，如手摸头发，捂眼等。无食欲，需强制饮食，1 日 3～4 两，口干不欲饮水，四肢有时轻度抽搐。面色皖白，身体消瘦，神志呆痴，表情急躁不安，舌苔薄黄少津，舌质淡暗，舌体胖大，脉象细滑而数。

辨证：高热伤津，热煎津成痰，痰蒙清窍。为温热病后狂乱症（乙型脑炎后遗症）。

治法：豁痰透窍，育阴清热。导痰汤加减。

处方：橘红 12g　半夏 9g　云苓 15g　胆南星 9g　郁金 12g　节菖蒲 12g　辽沙参 21g　石斛 24g　丹皮 12g　地龙 15g　白芍 30g　全虫 9g　甘草 3g　丹参 20g　麝香 0.1g(冲服)

二诊：12 月 2 日。服上方药 25 剂，四肢已不抽搐，急躁大减，可静坐而不乱跑，记忆力有所恢复，可认识常见文字及熟人；语言清楚，可作一般正常答话；食欲好转，主动饮食，日食半斤左右。但仍失眠，好哭，口干不欲饮；动作不自主，如摸头发、捂嘴等。脉舌无明显变化。

处方：辽沙参 20g　寸冬 15g　石斛 25g　丹皮 12g　生白芍 30g　栀子 9g　莲子心 5g　元参 15g　橘红 9g　山楂 15g　鸡内金 9g　建曲 12g　节菖蒲 9g　云苓 15g　甘草 3g

三诊：3 月 17 日。服上方药 30 剂，口不干，心烦急躁基本消失，言语行动恢复正常；食欲佳，日食 1 斤左右；睡眠尚可，好哭及不自主动作减轻；记忆力尚差，时有恐惧感。脉滑，舌苔薄

白，舌体淡暗而胖大。

处方：白术 9g　云苓 15g　橘红 9g　半夏 9g　香附 9g　胆南星 9g　节菖蒲 9g　栀子 9g　莲子心 5g　龙骨 15g　琥珀 3g(分 2 次冲服)　桃仁 9g　丹参 24g　赤芍 15g　丹皮 9g　甘草 3g

1980 年 2 月 3 日患者来诉：服上方药 30 余剂，近 1 年来除有时有恐惧感外，其他诸症均消失。检查脉舌无异常。嘱服安神补心丸以巩固疗效。

【按语】乙型脑炎属于中医学“暑温”病范畴。临床观察，本病的病理有偏热、偏湿和湿热蕴结之不同。其中偏湿型最易出现后遗症。1970 年 7～9 月，余在禹县人民医院治疗 132 例乙型脑炎，偏湿型占 17 例，其中 15 例出现不同程度后遗症。中医学认为，湿邪粘滞，易于阻塞经络，病难速已。本病患者脉有滑象，舌体淡胖，口干从欲饮，不食，明显属于偏湿型。热退之后，由于余热未清，痰湿未化，痰蒙清窍，故出现心烦急躁、语言不清、语无伦次、表情呆痴、失眠等一系列症状。痰湿内闭，本可用燥湿豁痰透窍之法，但患者又有口干、苔薄黄缺津、脉细数等热盛伤阴之象，故初诊、二诊在导痰汤基础上除加郁金、节菖蒲、麝香等透窍化浊之药外，并加清热生津而不助湿的辽沙参、寸冬、石斛、白芍、栀子、莲子心等，使燥湿祛痰与育阴生津相反相成，以应矛盾之病机。三诊时患者口干、苔黄缺津、脉细数等阴伤之象消失，故去育阴之品，继以豁痰通窍、化瘀清热而收功。

六、调理肝脾、利湿化瘀法治愈臌胀一例

李某，女，30 岁。

初诊：1974 年 4 月 8 日。

主诉及病史：4 年前患肝炎，经县医院治愈。但稍劳则右胁隐痛，食欲欠佳。去年夏天因过食冷食，腹痛腹泻，日泻 10 余次，为稀水样便，伴恶心呕吐，经本地保健员按“胃肠炎”治疗好转。其后出现腹胀，每日排便 2 次，便中伴有不消化食物残渣。至今年 2 月，腹胀及右胁疼痛加重，小便短少色白，下肢浮肿。经当地医院检查，发现肝脾肿大，伴有腹水。中西药治疗月余，腹水消失，唯脾肿大达 14cm，转经数院，皆欲施脾切除术。病人畏惧，乃四方求治，经人介绍来诊。因途中劳累，腹水又起，腹胀难忍，午后尤甚，嗳气矢气，倦怠乏力，不思饮食，小便短少。

诊查：腹膨隆，皮苍黄，青筋微露，双下肢凹陷性浮肿，颈胸部有少许散在蜘蛛痣，肝肿大胁下 6cm，脾肿大胁下 14cm，精神不振，言语低微，面容消瘦，面色暗黄。苔白腻，质淡红稍胖，脉弦缓。

辨证：肝脾失调，湿阻血瘀。为臌胀(晚期肝硬化合并脾功能亢进)。

治则：调理肝脾，利湿化瘀。

处方：当归 12g　白芍 15g　白术 10g　云苓 20g　柴胡 6g　香附 9g　郁金 9g　青皮 9g　腹皮 12g　丹皮 9g　元胡 9g　山甲 9g　鳖甲 15g　丹参 15g　牡蛎 15g　甘草 3g

上方药服 6 剂，腹胀减轻，小便仍不利，加猪苓 15g，车前子 24g。

继服药 6 剂，腹胀大减，饮食转佳，小便自如。唯脾肿大不减，汤剂中加元胡 9g，桃仁 9g；配服鳖甲煎丸，每次 60 丸(小水丸)，日服 3 次。

病人在郑州服药 20 余剂，回家续服药 80 余剂，来郑州检查时，脾肿大回缩 8cm。守方守法，并视病证变化而加减用药，经治 1 年余，前后服药 300 余剂，于 1975 年 8 月 4 日复查，脾仅

在深吸气时于胁下触及边缘，诸症全消。1981 年底随访，诸症未复发。

附：治疗前后实验室及超声波检查比较

1. 实验室检查

项目	黄疸指数	麝浊	脑絮	谷丙	总蛋白	白蛋白
治疗前	6U	12U	（＋＋）	108U	4.5g%	2.9g%
治疗后	4U	6U	（－）	40U	6.1g%	3.9g%

项目	球蛋白	红细胞（/mm^3）	白细胞（/mm^3）	血小板（/mm^3）	血色素
治疗前	3.6g%	320 万	2400	8 万	7.8g%
治疗后	2.7g%	450 万	5200	10 万	11g%

2. 超声波检查

项目	肝脏				脾脏		波型
	上界	肋缘下	剑下	横径	厚度	肋下	
治疗前	第 5 肋间	4cm	6cm	7.9cm	6cm	12.5cm	密集微波，中量腹水液平段
治疗后	第 5 肋间	平	1cm	7cm	3.5cm	1cm	密集低小微波

【按语】本案先因慢性肝炎而致右胁隐痛、食饮欠佳；复伤于冷食，脾胃受损，泄泻不已，久则脾不运化，湿浊停聚，进一步阻滞气机。肝气不疏，一方面可致血瘀，血瘀亦可加重气滞；另一方面克犯脾土，而脾愈虚则水湿阻滞气机使气滞更甚，彼此恶性循环。脾阳虚久，不能游溢精气于肾，致肾阳虚，终至水液不能施泄，小便不利。至此，气滞、血瘀、水裹于腹中，诸症蜂起。因本例以肝脾失调为主要病机，故治疗重在协调肝脾。方中归、芍、柴胡、香附、郁金、青皮等疏肝健脾、散郁利水；术、苓、泽泄、木香、厚朴等健脾利水、化气行湿；鳖甲、山甲、丹参、牡蛎等软坚活血化瘀。诸药合用，共奏调理肝脾、利湿化瘀之功。当腹水消、主症缓而脾肿大为主时，加用鳖甲煎丸以行气活血，祛瘀利水，则消癥化积之功倍增，且符合“肝脾失调，湿阻血瘀”这一病机。本病为慢性病，因而在治疗时宜守方多服。

七、滋阴润燥、化饮清热法治愈悬饮一例

张某，男，70 岁。

初诊：1982 年 5 月 10 日。

主诉及病史：曾患肺结核，经治痊愈。1980 年春节回乡探亲，途中劳累，倦怠乏力，时有午后潮热，偶或干咳，痰少稀白，症状时现时消，未加注意。1981 年 9 月因骨折卧床月余，愈后仍体虚绵绵，午后发热。1982 年 4 月 9 日因洗澡后感冒，始见恶寒发热、头痛鼻塞、咳痰白量少，继之热度陡高，体温达 40℃以上，自服退热药（药名不详），体温持续波动在 38～39℃间。数日后，胸部隐痛，气短，咳吐粘白痰，痰中带血丝。在省某医院诊为肺结核。经数医院用抗痨、消炎药未效。

延余诊时，见发热头晕，干咳，吐少量稀白痰，时带血丝，胸痛不明显，气急喘促，倚息不得卧，时有汗出，五心烦热。

诊查：体温38.5℃，肤扪之灼手、胸部尤甚，左侧肋间隙增宽，呼吸音减低，无湿性啰音，叩诊实音。体瘦，面赤颧红。舌红，苔白润，脉沉细数。4月20日左侧胸腔穿刺抽液化验：草黄色微浊，比重1.020，Rivalta氏试验(+)，蛋白定量4.51g%，白细胞1500/mm^3，以淋巴细胞占多数。5月3日胸腔穿刺抽出脓液10ml，经检验有绿脓杆菌。

辨证：阴虚肺燥，饮热蕴结。为悬饮(结核性渗出性胸膜炎并发脓胸)。

治法：滋阴润燥，化饮清热。

处方：辽沙参20g　前胡10g　百部10g　丹皮12g　地骨皮15g　黄芩10g　干姜10g　苏子10g　细辛5g　葶苈子24g　生桑皮15g　葛根15g　白及10g　杏仁10g　桔梗10g　鱼腥草20g　知母12g　甘草3g

再诊：5月16日。服上方药1剂后热退，体温降至36.5℃；迭进5剂，诸症悉减，午后仍五心烦热，汗出，干咳，吐少量粘白痰，痰中无血丝。苔白，脉沉细。原方减葶苈子为20g，葛根为12g，加五味子8g以敛汗，炙紫菀10g，橘红10g以敛肺化痰止咳。

三诊：5月25日。服上方药5剂，诸症基本消失，生活基本能自理，亦可做一些轻微的家务劳动。守上方，减丹皮、地骨皮、白及、百部、知母，加杞子10g，云苓15g，半夏10g，炙冬花10g，菊花12g，嘱其多服。随访2次，已愈。

【按语】本病属中医学“肺痨”、“悬饮”范畴。患者原患肺痨，肺阴久虚，且年迈骨折，卧床月余，耗损正气，复感外寒，寒闭于表，肺失宣降，水道通调失司，导致水停胸胁，阻滞气机，饮邪化热，更伤肺阴，终至饮热蕴结，腐化成脓。据证脉分析，系风寒袭肺，宣降失司，阴虚肺燥，为寒热夹杂、虚实交错之证。治当滋阴润燥以利其本，化饮清热以去其标。方中以辽沙参、百部、白及、丹皮、地骨皮、前胡、葛根、知母养阴润肺，清热生津；饮为寒邪，必干姜、细辛、苏子、杏仁、葶苈子、生桑皮方能化寒饮而泄胸水；桔梗、鱼腥草清热宣肺排脓；甘草协调诸药。寒热并用，标本兼顾，符合病机，故获良效。

八、育阴潜阳、平肝熄风法治愈眩晕一例

李某，女，33岁。

初诊：1979年6月7日。

主诉及病史：1978年11月间突然出现眩晕，以后每3～4天发作一次，发作时头晕目眩，视物旋转，不能站立，不敢睁眼，伴有恶心呕吐，约3～4小时后逐渐好转。本县医院诊为“美尼尔综合征”，经服西药镇静剂，效果不显，且发作日渐频繁；至今年5月，每日发作1～3次，每次约1小时左右。

诊查：症见眩晕，耳鸣如蝉，心烦易怒，时口苦，少寐多梦，腰膝酸软，舌质红，脉弦细。

辨证：肝肾阴虚，阳亢风动为眩晕。

治法：育阴潜阳，平肝熄风。

处方：蒸首乌21g　川牛膝15g　白芍15g　枸杞子12g　泽泻12g　云苓13g　胆草9g　蝉蜕9g　节菖蒲9g　菊花12g　灵磁石30g　双丁15g　甘草3g

上方药服3剂后，眩晕大减；服药至9剂眩晕已平，耳鸣减轻，口苦得除，夜能安寐，但时而心烦。舌质稍红，舌苔薄黄，脉象较和缓。上方去胆草，加炒栀子9g，巩固治疗。以后随访，一

直未发。

【按语】眩晕一症，病因不同，有因痰饮者，有因风火盛者，有因气血不足者，有因肝肾阴虚者。故必详审其因，辨其证而论治。本案眩晕，耳鸣如蝉，腰膝酸软，属肝肾阴虚无疑；心烦易怒、少寐多梦，乃阴虚不能敛阳，虚阳内扰；舌质红，苔薄黄，脉弦细，更为阴虚有热之明证。治疗以育阴潜阳、平肝熄风法。方中蒸首乌、白芍、枸杞子滋肾之阴以治其本；胆草、栀子、灵磁石、双丁、川牛膝平肝火，熄肝风，镇降浮阳；菊花、蝉衣性凉清散，善疗肝经风热上扰之证；菖蒲化湿开窍，振奋清阳之气，可聪耳目；云苓、泽泻利湿固脾，以防伤中。诸药共伍，汇滋阴、平肝、潜阳、熄风于一炉，标本同治，药符病机，故疗效卓著。

九、健脾和胃、理气化瘀法治愈胃脘痛一例

吕某，男，36岁。

初诊：1979年5月14日。

主诉及病史：于1973年10月，突然胃痛加剧，经某医院剖腹探查，发现“十二指肠球部溃疡穿孔”。术后仍不断疼痛，春秋季痛甚，多方求治，疗效不显，近年来病情渐重而来求诊。

诊查：现症见胃脘隐痛，腹部胀满，喜暖喜按，饥时痛甚，得食痛减，日进食仅半斤左右，大便日行3～4次。面色萎黄，肌肉消瘦，舌苔薄腻，舌质暗红，舌体胖，脉弦缓。

辨证：脾胃气虚，气滞血瘀。为胃脘痛。

治法：健脾和胃，理气化瘀。予加味香砂六君子汤。

处方：党参15g　白术10g　云苓15g　广木香6g　砂仁8g　厚朴10g　甘松9g　元胡9g　刘寄奴12g　乌贼骨10g　甘草3g

二诊：6月22日。服上方药5剂，胃痛缓解。按原方又服药10剂，胃痛大减，食欲增加，大便正常。脉稍弦而缓，舌苔薄白，舌质稍暗红。照上方去砂仁，加乌药9g，川芎9g，丹参15g。

三诊：7月29日。上方药服9剂，胃痛消失，日食达1.2斤，大便每日1次，面色红润，精力充沛，诸症痊愈，恢复工作。

【按语】本病属中医学胃脘痛范畴。乃中焦气虚，脾胃升降失职，寒湿停滞，湿阻气机，气血不畅，脉络阻滞所致。方中党参、白术、云苓、甘草益气健脾；砂仁、川朴、甘松、广木香、乌药理气化湿，温中止痛；配刘寄奴、玄胡、川芎、丹参行气活血化瘀；乌贼骨收敛止血生肌。诸药合用，健脾温中，理气止痛，祛瘀生肌。本证系慢性病，故久服则效果显著。

十、透窍化瘀、理气活血法治愈外伤头痛一例

侯某，男，30岁。

初诊：1977年9月24日。

主诉及病史：头痛健忘、神志恍惚已8个月。于1977年2月，因乘汽车翻车而撞破头部，鼻出血，昏迷约10分钟左右，苏醒止血后，自觉头晕头痛，开始后脑痛，继而全头痛，重时并伴呕吐，经省某医院诊断为“脑震荡后遗症”，用维生素B_1、维生素B_6、谷维素、杞菊地黄丸等药久治不愈，故来求诊。

诊查：现症见头晕头痛，痛如针刺，甚则恶心呕吐。失眠健忘，噩梦较多。面色少华，脉沉

细涩。舌苔薄白，舌质红绛。

辨证：脑络损伤，瘀血阻滞。为外伤头痛（脑震荡后遗症）。

治法：透窍化瘀，理气活血。通窍活血汤加减治之。

处方：当归12g　川芎9g　赤芍15g　桃仁9g　红花9g　香附10g　丹参12g　菖蒲10g　蒸首乌21g　麝香0.1g（另冲）　白芷10g　细辛5g　天麻10g　甘草3g

二诊：11月5日。服上方药20剂，头痛基本消失，头晕睡眠好转，噩梦减少。脉沉细，舌苔薄白，舌质稍红绛。上方去麝香、白芷，加枸杞子15g、女贞子15g、柏子仁15g、琥珀3g。

三诊：12月7日。服上方药10剂，面色红润，诸症消失。上方药继服数剂以巩固疗效。至今健康。

【按语】本病属中医学“外伤头痛”范畴，由于突受撞击，损伤头部血络，以致血瘀不通，气血运行不畅而致头痛。经用补肾药不效，在于瘀血不去，脑络不通。因而用通窍活血汤，透窍化瘀，活血理气，使血行流畅，疼痛自止。方中当归、赤芍、川芎、桃仁、红花、香附、丹参活血化瘀，理气通络；菖蒲、麝香、细辛配白芷、天麻，温通透窍，散瘀止痛；首乌以养血。待头痛基本消失，乃去麝香、白芷通窍散瘀之品，加枸杞子、女贞子、柏子仁、琥珀、甘草，滋阴补肾、养血安神以巩固疗效。

十一、滋阴清热、润肺平喘法治愈肺痨一例

罗某，男，35岁。

初诊：1981年5月3日。

主诉及病史：咳喘闷气已8年。1973年开始咳嗽咯血，每年咯血1～2次，平时多为痰中带血。去年10月连续咯血3天，近来病情加重，不能劳动，经治不愈而来求诊。

诊查：现症见语言无力，咳喘气短，潮热盗汗，五心烦热，有时咯血，食欲不振，体倦乏力。脉弦细数，舌苔薄白，舌质暗红。X光拍片：右肺第2肋间外带有片状模糊阴影，边缘不清，其中间有透亮区。

辨证：阴虚肺燥，肺阴耗伤。为肺痨（右上肺结核合并空洞）。

治法：滋阴清热，润肺平喘。予自拟清肺理痨汤。

处方：辽沙参15g　麦冬15g　五味子10g　百合15g　山药30g　茯苓15g　远志10g　百部10g　白及10g　丹皮12g　地骨皮10g　知母10g　贝母10g　苏子10g　桔梗10g　炙麻黄6g　白果10g　甘草3g

二诊：6月28日。上方药服50剂，咳喘气短大减，未再咯血，精神食欲好转，潮热盗汗、五心烦热消失。经省某医院X光拍片对比，病灶较前明显吸收好转。痰涂片检查，未发现结核杆菌。脉象弦细，舌苔薄白，舌质胖稍淡。宗上方加党参20g，枸杞子15g，山茱萸15g，续服。

三诊：7月15日。诸症消失。为巩固疗效，续服上方药，以资善后。2年后随访，神爽体健。

【按语】肺痨有阴虚肺燥、迫血妄行者，有肺肾阴虚、心肾不交者，有肺脾气虚、痰湿壅肺者。本案系肺阴耗伤，阴虚肺燥，肺失肃降，虚火灼肺，损伤肺络，肺气上逆所致。故方用辽沙参、麦冬、丹皮、地骨皮、知母滋肺阴，清肺热；百合、杏仁、桔梗、贝母、白及、百部、甘草润肺止嗽，祛痰止血；炙麻黄、苏子、半夏、远志、白果敛肺止咳，化痰平喘；党参、山药、茯苓、五味子、山茱萸、枸杞子培土生金，滋补肾阴，以增强扶正之力。长期守方服药，故疗效显著。

十二、芳香化浊、温中通络法治愈疰夏一例

袁某，女，35岁。

初诊：1982年6月3日。

主诉及病史：从1971年开始，每年夏季如在阳光下活动，体温即升高到38℃左右，并伴恶寒乏力、头晕头痛、恶心欲吐、颈部及两髋部汗出如珠、精神委靡不振、整日昏昏欲睡但又睡不熟。每值此时，不能进任何食物，依靠输液度日。若避居冷室，则诸症全消。或待盛夏过后，秋令凉爽，诸症不治自除。11年来年年如此，病势缠绵。经中西医多方治疗，均无明显效果。今年入夏病又发作，前来就诊。

诊查：精神委靡，面色皖白。舌苔白腻，舌体胖大边有齿痕，脉象沉滑。

辨证：湿阻经络，阳失外越。为疰夏。

治法：芳香化浊，温中通络。

处方：藿香10g　厚朴10g　半夏10g　桔梗10g　羌活10g　白芷10g　佛手10g　郁金12g　节菖蒲10g　桂枝3g　前胡10g　茯苓18g　甘草3g

二诊：7月8日。上方药服10余剂，虽值天气炎热，但诸症大减，在阳光下体温已不高，饮食增加，但仍感乏力，时觉身热欲睡但已无昏睡，能在室外短暂活动；颈、髋部仍汗出如黄豆粒，且触之冰凉。舌质淡苔白滑，舌体胖大边有齿痕，脉沉稍滑。

处方：白术10g　苍术10g　茯苓20g　桂枝5g　藿香10g　半夏10g　厚朴10g　草果10g　郁金12g　羌活10g　独活10g　秦艽10g　白芷10g　节菖蒲10g　川芎10g　甘草3g

三诊：7月26日。上方药服10剂，全身汗出，热感顿消，饮食如常，在阳光下活动无不适感，心情舒畅，但时感乏力。舌脉同前。

处方：白术10g　苍术10g　茯苓15g　桂枝5g　紫苏10g　羌活10g　独活10g　秦艽10g　白芷10g　藿香10g　丹参20g　桑枝30g　全虫10g　砂仁6g　甘草3g

上方药服用6剂后，诸症全无，2年后随访，病已痊愈。

【按语】本病系少有病证。《丹溪心法》载有"疰夏"病，与此相似，方选补中益气汤化裁。《杂病源流犀烛》亦谓"疰夏"病，方用黄芪建中汤。余行医数十年，遇此病仅两例。1974年曾遇第一例，患病只10余日，亦是夏季阳光下活动体温即升高39℃左右，阴凉处休息后体温即下降至正常。平时则有周身酸痛沉重、无汗、舌苔白腻、脉濡等。按感受湿邪、阻滞经络治，用羌活胜湿汤合藿香正气散化裁，6剂即愈。本案患者罹此病已11年，据症状分析，显系外湿引动内湿，且以脾虚内湿为主。故在藿香正气散的基础上加桂枝、二术、全虫、桑枝等温中通络之品而治愈。

【编者评注】"疰夏"一病，临床实属少见，多为素体虚弱，复感暑热之气所致。以周期性发热、体倦神疲为特征，每年夏季必发，因其发病隐匿，易被忽视。治疗本病多从补正入手，如李用粹指出的本病久而不治为劳怯之根，治疗重在脾肺肾，用滋化源法。本案为暑湿阻络、脾虚湿聚、内外合邪之证，故李氏重在化湿通络而健脾，内外湿兼治而获全效。可见中医治病重在辨证，不必拘泥于前法。

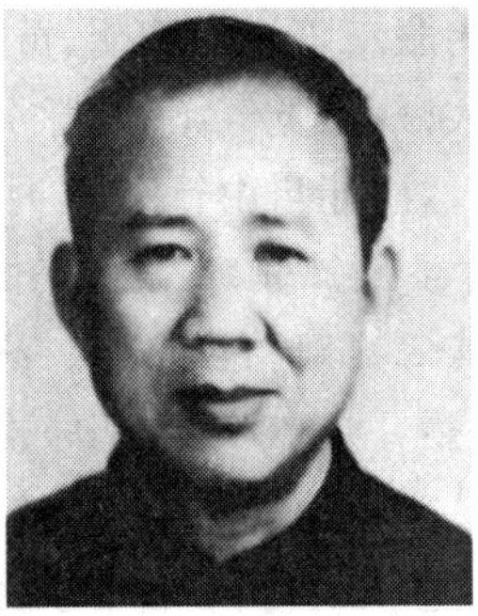

郭维淮医案

【生平传略】

郭维淮，1929年生，河南省孟津县人。中医骨科主任医师。1944年以后，随其父郭灿岩、母高云峰学习正骨，为平乐郭氏正骨六世传人。1952年11月参加工作，曾任医师、科主任、正骨学院正骨教研室主任，全国五届人大代表。历任河南省洛阳正骨医院院长，中医正骨主任医师，河南省洛阳正骨研究所所长，全国六届人大代表。

郭氏继承祖传正骨理论和经验，如整体辨证，手法整复，内外用药，筋骨并重，动静结合，功能锻炼等，熟练地掌握摸、接、端、提、推、拿、按、摩正骨八法，并与现代科学技术相结合，加以发扬提高，成为国内独具一格的中医正骨专家。1956年和1959年曾两次出席全国先进工作者代表会议。他和其母高云峰合作完成的"中西医结合手法整复治疗外伤性陈旧性关节脱位"的科研项目，曾荣获全国科学大会奖；"中西医结合手法整复治疗肱骨外髁翻转骨折"的课题，曾获全国医药卫生科学大会奖。在他指导下完成的"钢针撬压法治疗股骨上段骨折"专题，曾获河南省医药卫生科技成果奖。1983年和1984年，还两次应邀为李先念主席和彭真委员长等中央领导同志治病。

主要著作有《简明正骨》、《正骨学讲义》(正骨学院教材)。

一、清上瘀血汤合接骨止痛膏治愈左侧多发肋骨骨折合并皮下气肿一例

马某，女，76岁。

主诉及病史：1958年5月19日上午被牛觝伤胸部，当即呼吸困难，不能言语，行动障碍，当即来诊。

诊查：表情痛苦，呼吸困难，喉部辘辘有声，阵发性咳嗽，六脉弦。胸部触诊：左侧胸部大片虚肿，皮下有捻发音(气肿)，活动时能触到骨擦音，第6、7、8、9肋骨压痛明显。X片示：第6、7、8、9肋骨腋线处骨折。

辨证：左侧多发肋骨骨折合并皮下气肿。

治法：当即外贴平乐正骨传统的接骨止痛膏，外用宽布带固定胸部，内服清上瘀血汤加芒硝10g。

二诊：连服药3日，泻泄后痰少痛减，能进饮食。两关脉弦，右寸脉浮大，局部肿已消退。诊为肺有瘀热，内服二陈汤加柴胡、黄芩、贝母5剂以清热祛痰。

三诊：痰已大减，唯觉气微，六脉沉细。继服加味百合散固理肺气。

至5月29日，已能自由行动，5月30日出院，除咳嗽时胸部疼痛外，其他均正常。

【按语】肋骨多发性骨折，瘀血停于胸部，其势凶猛，作痰上壅可危及生命，故应先逐瘀，瘀去则痰无所生，其他症则相应而安。瘀祛之后，若见咳嗽痰多气喘等症，此为肺部余热不尽，宜用二陈汤加味清热祛痰；后期常见肺虚，宜用加味百合散固理肺气。

二、手法复位为主治愈陈旧性左肘关节后外脱位一例

张某，女，20岁。

初诊：1960年1月13日。

主诉及病史：左肘摔伤不能活动已58天。患者于1959年11月11日由架子车上摔下，左手接地，肘关节受伤，当即疼痛难忍，即而不省人事，经当地医院治疗，肘关节不能伸屈活动而来诊。

诊查：六脉正常。左上肢伸直160°，不能屈曲，肘窝丰满，可摸到肱骨滑车半突起，桡肱关节失常，桡骨头向外撬起，鹰嘴后突。X片示：陈旧性左肘关节后外脱位。

辨证：同片示。

治法：1960年元月13日，在全麻下先活筋松解粘连，待肘关节能活动时，采用平乐传统牵拉提按法复位成功。X线透视：肘关节已复位。以领袖带屈肘小于90°固定。内服祛瘀消肿中药，方用活血舒肝汤，服5剂。

二诊：元月18日。复位固定良好，痛减，肿胀已开始消退。继服橘术四物汤舒筋活络。

三诊：元月28日。肿消大半，痛已消失，在领袖带悬吊下，开始屈肘活动。

四诊：2月17日。解除固定，按摩活筋，开始功能锻炼，中药外洗以舒筋利节。

五诊：3月17日。患肘能伸160°，屈达70°，治疗同前。

3个月后复诊，功能全部恢复。

【按语】肘关节脱位是一种常见病，一般伤后超过3周，手法正复即有困难。“平乐正骨”手法能治疗肘关节脱位在2个月以内的病例，配合其他按摩活筋，内服外敷中药，可取得满意的疗效。

三、手法治愈双髋关节后上脱位一例

乔某，男，43岁。

初诊：1964年5月26日。

主诉及病史：双髋砸伤10余日。患者于1964年5月9日修理窑洞时，冒顶土块砸伤臀部，经当地医院治疗未愈。

诊查：脉象正常。两下肢屈曲内收，功能丧失；两侧大粗隆均向后移位，臀部能触到双侧脱出的股骨头。X片示：双侧股骨头均脱出于髋臼后上方。

辨证：双髋关节后上脱位。

治法：1964 年 5 月 26 日，全麻下采用平乐正骨传统“提牵法”复位成功，X 光片示：复位良好。两下肢各外展 25°，于伸直外旋位用砌砖法固定，内服复元活血汤 3 剂。

术后 14 天复诊，解除固定，开始功能锻炼；20 天后已能持杖行走；4 个月后复查痊愈。

【按语】单侧髋关节后上脱位并非少见，而双侧髋关节后脱位却很少见。

四、手法治愈陈旧性双肩关节喙突下脱位一例

单某，男，67 岁。

初诊：1964 年 10 月 21 日。

主诉及病史：1964 年 8 月 10 日，修建草棚时不慎自 8 尺高的架子上俯位跌下，当时两肘、两膝微屈，手掌和膝部先着地。跌下后即头晕、神昏，片刻清醒，两肩疼痛，站不起来，扶起后两肩不能下放，也不能活动。经当地医生诊为筋伤，给内服中药数剂，至今已 71 天仍未愈，前来就诊。

诊查：体温、脉象均正常。两肩部呈方形，双上肢呈翼状，双肘不能靠近胸壁，功能活动丧失，触摸肩峰下空虚，腋窝能触到肱骨头。X 片示：两肱骨头脱出关节盂，停于喙突下。

辨证：陈旧性双肩关节喙突下脱位。

治法：1964 年 10 月 21 日上午在全麻下手法正复，双肩复位均用平乐正骨传统手法，在充分活筋剥离粘连后，拔伸旋转复位。术后脱位症状消失，X 线透视：复位良好。肩部外贴活血止痛膏，并用领袖十字绷带固定，内服复元活血汤 3 剂。

5 天后复查，肿痛开始消退，继服橘术四物汤。

10 天后复诊，改用领袖带悬吊前臂，上臂开始前后摆动活动。

11 月 16 日复诊，解除领袖带，开始按摩活筋，并嘱加强功能锻炼。

11 月 21 日复诊，双肩均能外展高举 85°，内收 50°，后伸 18°。

70 天后信访，肩关节活动正常。

【按语】肩关节脱位是一种常见病，双肩关节脱位则比较少见。新鲜脱位复位容易，而陈旧脱位手法复位是“平乐正骨”的特长，曾获全国科技大会重大科技奖。

五、手法为主治愈左距骨外侧全脱位一例

段某，男，38 岁。

初诊：1965 年 1 月 16 日。

主诉及病史：1965 年 1 月 16 日上午下地瓜窖时，不慎跌入约 7 尺深的窖底，左足跟先着地，腿有麻热感，脚向内翻，肿胀疼痛，不能站立，当即来诊。

诊查：体温、脉象、呼吸、血压均正常。左踝关节周围肿胀，疼痛剧烈，足呈内翻畸形，足踝前外侧有骨性突起如核桃大，后侧跟腱处空虚，踝关节运动功能丧失；外踝表皮横形撕裂约 1.5cm 长，渗血；足背动脉搏动较健侧有力。足远端颜色、知觉、温度均好。X 片示：左距骨向外下全脱位，距骨体向外侧翻转约 70°。

辨证：左距骨外侧全脱位。

治法：当日下午 5 时在腰麻下，取侧卧位，手法正复。令患腿在上，健侧在下，膝关节半屈

曲，一助手固定患肢小腿下段，另一助手一手握足跟，一手拿足跖向远端牵拉，术者用拇指压迫突起处时，第二助手在保持牵引的情况下先将足内翻，继而将足外翻，听到复位声，畸形立即消失，足跖屈、背伸均可。X片复查，距骨完全复位；足取功能位，连脚夹板固定。内服活血清肿止痛中药5剂；外踝撕裂伤处撒“如圣金刀散”，外盖敷料。

二诊：1月23日。肿疼基本消退，外踝伤口结痂。继续固定，内服橘术四物汤5剂以舒筋活血通络。

三诊：2月10日。足踝应力痛基本消失，解除固定，开始功能锻炼，用舒筋利节中药外洗。

四诊：3月8日。踝关节功能基本正常，能参加轻体力劳动。

【按语】距骨全脱位是一种少见病，复位不易，用中医辨证治疗，疗效比较理想。

六、手法治愈右肱骨外髁翻转骨折一例

姚某，男，8岁。

主诉及病史：1971年7月18日摔伤，右肘肿痛，不能活动。

诊查：右肘肿胀，压痛，以外侧为甚，肘关节功能丧失，触摸肱骨外髁高突变形，并有异常活动。X片示：右肱骨外髁翻转骨折，属外侧变位型，骨折槎面指向外后上方。

辨证：右肱骨外髁翻转骨折。

治法：当即手法正复，术者右手持患肢手腕，使患肘半屈位，前臂旋前；术者左手持患肘，以拇指推骨折块后下缘向前上，食指压骨折块前上缘向内下，两指协调动作，使骨折块向前内上翻转；在此同时，将患肢前臂旋后伸直，复位成功。X线透视：复位良好。用四块小夹板伸肘固定，内服活血舒肝汤消肿。

半个月后复查，局部肿胀基本消失，无压痛，骨折已愈合，去除固定物，领袖带悬吊前臂，开始活动。

1个月后复查，肘伸160°，屈90°，按摩活筋，外用舒筋利节中药温洗。

2个月复查，功能全部恢复正常。

【按语】肱骨外髁翻转骨折在儿童骨折中并非少见，用手法复位成功困难，在“平乐正骨”传统手法的基础上，研制了一套整复手法，本治疗方法在1978年获得全国卫生科技大会重大科技奖。

七、手法为主治愈右髋关节上脱位合并右股骨中上段骨折一例

张某，男，30岁。

主诉及病史：1973年元月24日挖土时，塌方砸伤右髋，当时肿胀疼痛。

诊查：左脉弦，右脉虚大。右髋部及右大腿中段肿胀严重，局部压痛明显，大粗隆后上移，臀后能触到似股骨头突起物，下肢外旋、内收，股骨中上段有骨异常活动及骨槎音。X片示：右股骨中上段骨折，近折端前屈内收，股骨头脱出于髋臼后上方，髋臼后缘有一骨折块。

辨证：右髋关节后上脱位合并右股骨中上段骨折。

治法：全麻下手法复位。患者取健侧卧位，患腿屈髋屈膝各90°，一助手用一宽布带围绕右大腿根部向后做反牵引，一助手双手持膝关节向前用力牵拉；术者立患者身后，一手持骨盆髂脊处向后牵拉，一手推大粗隆及脱出的股骨头向前，当即听到复位声，臀部突起消失。X线

透视：髋关节复位良好。复位后使患者仰卧位，患肢放在板式架上，做股骨髁上牵引。内服活血舒肝汤消肿止痛。

5天后复诊，局部肿消大半，以平乐正骨传统的“牵拉推按复位法”正复骨折。术后X线透视：复位良好，局部用夹板固定，内服接骨丹。

经过50天，骨折临床愈合，去牵引物，局部夹板维持固定，开始功能锻炼活动，内服养血止痛丸活血通络，用舒筋利节中药外洗。4个月后功能全部恢复正常。

【按语】股骨上段骨折合并髋关节后上脱位，常因骨折症状掩盖了脱位的典型症状而误诊。在治疗上，因骨折而外力不易传递，故髋关节脱位的复位不易成功。本手法直接作用于大粗隆，因此复位成功率较高。

八、手法为主治愈肱骨内上髁三度骨折合并尺神经损伤一例

王某，女，15岁。

主诉及病史：1974年元月4日骑自行车不慎摔倒，右手先按地，肘部受伤，当即肿痛，不能伸屈，同时感觉右手小指麻木。

诊查：右肘肿胀，内侧尤甚，肱骨内上髁处压痛明显；内髁触不清，该部有瘀斑；X片示：肱骨内上髁骨折，肘关节间隙增大，内上髁骨片嵌夹于内侧关节间隙内。

辨证：肱骨内上髁三度骨折，合并尺神经损伤。

治法：采用手法复位。患者仰卧位，助手固定患肢上臂中段，术者一手持患肘，一手持手，先将前臂外展，扩大肘关节的内侧间隙，继而将前臂旋后，使肘过伸，腕及手指皆同时背伸，嵌夹于关节间隙的内髁骨折片即弹出，最后屈肘90°，术者用拇指和食指将骨折片向后上推挤；局部贴“平乐正骨”传统接骨止痛膏，领袖带屈肘90°固定，内服活血舒肝汤消肿止痛。

5天后复诊，局部肿疼大减，继续固定，内服接骨丸。

10天后复诊，局部肿疼基本消失，继服接骨丸，开始被动屈肘活动。

20天后复诊，局部压痛已不明显，骨折已愈合，开始功能活动。两个月后复诊，功能全部恢复正常。

【按语】肱骨内髁骨折是十二岁到十七岁少年常见病，三四度骨折较难复位。用“三伸”法复位较容易，痛苦少，再损伤小，疗效满意。

九、手法为主治愈右肩关节脱位合并肱骨外科颈骨折一例

王某，男，44岁。

主诉及病史：1974年9月11日割草时不慎摔倒，右肩着地，当时肿痛，肩关节不能活动。

诊查：右肩及上臂肿胀，有瘀斑块；右肩外形平坦，呈方肩，肩峰下空虚，肱骨上段压痛明显，有异常活动，能触到骨擦音。X片示：右肩关节脱位，合并肱骨外科颈骨折。

辨证：右肩关节脱位合并肱骨外科颈骨折。

治法：全麻下手法正复。患者仰卧，一助手牵拉下作对抗牵引，一助手牵患肢，外展高举，当筋牵拉开后，术者用两拇指触清脱出的肱骨头，从前内下向后外上推，当即感觉肱骨头滑动复位，继而采用平乐正骨传统的“提按手法”使骨折复位，保持骨折对位，将上臂放于身旁，外用四块夹板超肩固定，领袖带肘屈90°悬吊前臂，内服活血舒肝汤消肿止痛。术后X线透视：脱

位及骨折均复位良好。

5日后复诊,局部肿痛大减,调整夹板,透视复位良好,内服平乐接骨丹。

4周后复诊,肩部肿胀全消,无压痛,骨折已临床愈合,解除固定物,开始功能锻炼。

3个月后复诊,功能全部恢复正常。

【按语】肩关节脱位合并肱骨外科颈骨折是一种疑难病症,“平乐正骨”手法对治此病有独到的地方,病人痛苦小,疗程短,效果好。

十、手法复位配合地龙接骨膏治愈股骨下段短斜骨折一例

吴某,男,39岁。

初诊:1980年1月8日。

治法:因左股骨下段短斜骨骨折入院,经牵引手法复位,局部外敷地龙接骨膏,夹板固定,3日换药1次。

10天后复查,局部肿痛基本消退。X片示:骨折复位好,可见少量骨痂生长。

20天后X光拍片:骨痂生长明显。

35天后复查,骨折已临床愈合,局部无压疼,无异常活动,无应力痛。停止敷药,开始功能锻炼。3个月后痊愈。

【按语】据《本草》所载,地龙有接骨续筋之功,用其复方外敷地龙接骨膏治疗新鲜骨折,消肿快,止痛好,骨折愈合显著提前,本项曾获河南科技大会重大科技奖。

十一、手法为主治愈右髋关节前下脱位、左髋关节后上脱位一例

张某,女,35岁。

初诊:1983年8月22日。

主诉及病史:6小时前在沟下挖土,因塌方砸伤两下肢及头部。

诊查:神志清楚,脉弦,额部右侧有4cm长的缝合伤口。胸腹无异常发现。右下肢外展外旋,髋关节及膝关节轻度屈曲,髋关节呈固定状,畸形姿势不能改变,臀部平坦,大粗隆下移。左下肢髋关节及膝关节屈曲,呈内收内旋状,髋关节呈固定状,畸形姿势不能改变,臀部向后高突,大粗隆上移,髋后能摸到似股骨头的骨性突起物。X片示:右侧股骨头脱出髋臼下移至靠近闭孔处。左股骨头脱出髋臼上移至髂骨后。

辨证:右髋关节前下脱位,左髋关节后上脱位。

治法:全麻下手法复位。患者仰卧,助手按压两髂前上棘固定骨盆,先正复右侧髋关节前下脱位;术者一手持患者膝关节,一手持踝关节,顺势将髋、膝关节尽量屈曲,然后推膝关节向内,使患肢由外展外旋位变为内收内旋位,在保持此种位置的情况下,强拉患肢使之伸直,当患肢接近全伸位时,听到复位响声,患肢有弹动,随之脱位症状消失。继而正复左髋关节后上脱位,一助手固定骨盆同前,术者立床上,面对患者,将患肢置于术者两腿之间,两手提握膝关节,将髋、膝关节屈曲至90°;另一助手持踝关节,保持膝关节屈曲位,不使膝关节伸直;术者用力向前上提膝关节,听到复位声后,患肢畸形消失。卧床休息,砌砖法固定,两下肢于中立位,左侧下肢外展30°。内服活血舒肝汤消肿止痛。术后X片示:双髋关节均复位。

1周后复诊，局部肿痛基本消失，开始功能活动，内服活血舒筋中药及养血止痛丸。

3周后复诊，功能恢复正常。

【按语】双髋关节一前一后脱位是一种罕见病例，用中医手法正复，配合中药，患者痛苦少，病愈快。

十二、清心化瘀开窍法治愈颅底骨折、脑损伤一例

师某，女，58岁。

初诊：1963年12月16日。

主诉及病史：患者于1963年12月15日在田间劳动，不慎跌入七八米深的沟内，不久被人发现，其身为侧卧位，神志不清，不省人事，牙关紧闭，饮食不进，当晚五时许头额出汗，喉有痰声。第二天即来诊。

诊查：患者体格一般，面无神气、色微黄，二目闭合，牙关紧急，昏迷不省人事，呼吸急而弱；右颧骨处微肿，有表皮擦伤；左颧骨右边有紫色瘀斑，右眼睑肿胀有瘀斑，鼻孔有血痂；右枕部肿胀有外伤，伤口约3cm×3cm，深及皮下；四肢瘫痪，遗尿。六脉数大无根；两侧瞳孔不对称，右侧散大；对光反射迟钝。

辨证：颅底骨折，脑损伤，瘀滞神明。

治法：治以清心化瘀开窍之剂。

处方：三七1g　牛黄0.3g　制乳香1g　制没药1g　麝香0.5g　朱砂1g　菖蒲1.5g

上药共为细末，另加安宫牛黄丸1粒化开，分4次鼻饲，温开水送入；另用高渗糖、维生素C静注2次。

二诊：12月18日。2天后患者左眼能睁开，瞳孔反射较前灵敏，能自动吞咽温水，两下肢有时不自主躁动，下颌微向右侧歪斜。脉仍虚大无根，舌质红无苔。此为瘀血化风，采用化瘀开窍柔肝熄风法。

处方：羚羊角1.5g(先煎)　生白芍10g　花蕊石30g　石菖蒲3g　琥珀6g(水煎)　三七3g　麝香1g(用上药冲服)

一日分4次鼻饲，并配合鼻饲牛肉汤。

三诊：12月20日。右侧瞳孔仍散大，但比前缩小，眼睑能自动启合；症见口臭，齿干，两目浮肿。舌质红，六脉数大。拟化瘀清心开窍。

处方：花蕊石15g　生地10g　菖蒲3g　生白芍12g　琥珀3g　犀角6g(先煎)　麝香0.6g(冲服)

上药水煎，一日分4次鼻饲，佐以葡萄糖、维生素C静注，牛肉汤鼻饲。

四诊：12月21日。口歪，舌胀，发烧，体温39.5℃。脉数大，两寸尤甚。此为瘀血引起的营热未去，而心阳已伤，拟清心益气，化瘀熄风法。

处方：西洋参3g　双钩藤6g　杭菊5g　石决明5g　细黄草5g　三七3g(冲服)　琥珀1.5g(冲服)

一日分4次鼻饲；另用活鲜鸡心1个，捣碎，加人乳30ml，过滤鼻饲，日1次；其他辅助疗法同前。

五诊：12月25日。神志开始清醒，仍处于朦胧状态，面部微肿，口歪已不明显，右臂稍能动，左侧瞳孔恢复正常，右侧瞳孔仍散大，对光反射迟钝。六脉缓细。拟益气养血，疏肝活

络法。

处方：西洋参 10g 归身 10g 琥珀 1.5g 石决明 12g 川芎 5g 广皮 10g 炒白芍 10g 甘草 3g

每日 1 剂，水煎内服。佐以鲜鸡心 1 个捣碎，加人乳 30ml 内服。另加桂元肉 30g 煎汁作稀面汤内服。

六诊：1964 年元月 2 日。腹微胀，大便不通，胸部以上出现白痦，鼻孔发黑。舌质嫩红，脉见左手弦大无根，右关尺沉弦。此为脾虚内积湿邪，加之郁热火蕴于气分，故生白痦。拟益气开窍活络，佐以化湿清热。

处方：西洋参 10g 菖蒲 10g 当归 10g 生牡蛎 12g 川芎 6g 茯苓 10g 炒荆芥 6g 白芍 10g 元参 10g 田大云 12g 陈皮 6g 甘草 3g

每日 1 剂，水煎内服。另加小活络丹 1 丸，每日 2 次内服。

七诊：元月 4 日。患者神志逐渐清醒，能识家人，可言语，大便已解。脉转为沉迟。白痦渐消，仍少气无力懒言。此瘀邪渐去，正气已伤。用巴戟清心汤加党参、远志、全虫等，以补气血、益肾宁心活络。

八诊：2 月 7 日。二便正常，饮食日增，两上肢可轻微活动，两下肢可自动伸屈。出院回家疗养。

【按语】“头为天谷，以藏神”（《东医宝鉴》）。神者，主宰人的生命活动者。正如《灵枢·海论》所说：“……脑为髓之海……髓海有余则轻劲有力，自过其度，髓海不足则脑转耳鸣，胫酸眩冒，目无所见，懈怠安卧。”故头颅受伤，必伤及脑髓，轻者气机不通，短暂神昏；重者瘀血凝滞，壅塞灵机，神志昏迷，波及全身；或可化风，口眼㖞斜，四肢躁动。根据“髓筋通于心，乃肾交于心”之理，神明失常者为心窍之病；“髓神往来为之魂，魂之所居在于肝”，肝脉入脑交颠，凡神魂昏迷、瘈疭皆可从肝治；又“肾能生髓，髓通于脑”。因此，颅脑损伤的治则应是化瘀开窍，以疗昏迷之症；清肝熄风，以除瘈疭之变；益肾养精，以补脑髓之损。

【编者评注】郭氏出生于名医世家，得之真传，对骨伤科的研究成绩显著。其治骨伤之疾，长于手法复位、辨证用药、内外并治，集传统的正骨方法与现代诊疗技术于一炉，创立了自己独特的学术思想，成为我国颇有影响的中医正骨专家。郭氏用手法复位治疗陈旧性骨关节脱位，疗效显著，曾多次获得嘉奖。本案为颅骨骨折、脑髓损伤、神昏肢瘫之危候，虽无手法，但由于准确地把握“痰瘀滞窍”这个病理机转的关键，采用化瘀除痰开窍之法，力挽狂澜，转危为安。

陕西名医医案

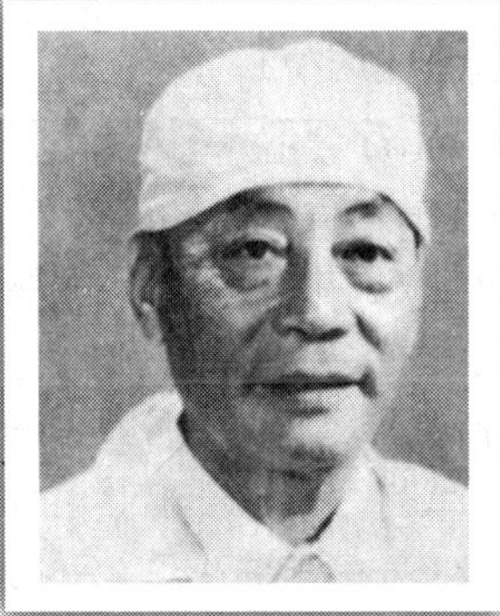

方云鹏医案

【生平传略】

方云鹏，字翔九，1909年生。河南省淮阳人。针灸科主任医师。1936年毕业于河南大学医学院，早年从事西医外科工作，是西安市有名的“一把刀”。1948年开始自学中医针灸，1952年参加中央卫生部针灸实验所学习班，系统学习中医及针灸。此后同时担任外科和针灸科主任，1958年就将针灸运用于外科手术止痛（针麻），在中西医结合方面走出一条新路，积累了丰富的治疗经验。对传统子午流注针法亦有较深的研究，1980年成功地将子午流注、灵龟八法、飞腾八法等取穴方法输入电脑系统，在国内外针灸界有较高的声誉。

历任陕西省西安市中医院针灸科主任医师，陕西省针灸学会副主任委员，中国全息生物学会副主任委员，西安市政协委员，中国农工民主党西安市委员会委员。

主要著作有《头皮针》、《体环针》和《手足体针》等。

一、头皮针治愈痿证两例

例一 张某，女，32岁。

初诊：1972年9月12日。

主诉及病史：1972年2月某日，开始发烧，咳嗽，周身疼痛，四肢更甚。3个月后感觉下肢发凉，继则瘫痪，右腿较重；纳差，身体消瘦。同年8月曾在西安市某医院诊治，诊断为：①脊髓炎后遗症；②脊髓蛛网膜炎。给药：烟草粉、地巴唑、维生素B_1（用量不详）并嘱其回家治疗，病情无明显变化。

诊查：现症见身体消瘦，下肢发凉，软瘫无力，站立需两人搀扶。

辨证：痿证（脊髓炎后遗症）。

治法：头皮针治疗。取穴：伏象下肢(双)、倒象下部(双)。

诊后病情逐步好转。第八诊时患者可单独来院就诊，共针 9 次，基本痊愈。

1973 年 4 月 14 日随访，能参加正常劳动。

例二 杨某，男，3 岁。

初诊：1971 年 6 月 29 日。

主诉及病史：患儿半月前不规则发烧 10 余天，烧退后，右下肢不能站立和行走。其他未见异常，未经治疗。

辨证：痿证(小儿麻痹)。

治法：头皮针治疗。取穴：伏象(足膝点)隔日 1 次。

治疗 4 次后，患儿行走恢复正常。又复患感冒发烧，右下肢出现跛行，行走连连跌跤，复返我院治疗。继针前穴，共针 5 次，走路恢复正常。

半年后随访，患儿行走如常。

【按语】 脊髓炎后遗症，系中医痿证范畴，临床以筋骨痿软、肌肉瘦削、皮肤麻木、手足不用为其特点。以上二例乃为感受温热病邪，邪热燔灼、阴津受亏、阳明经脉不调，宗筋驰纵而发痿证。头皮针“伏象”为伏于冠状缝、矢状缝、人字缝之上的人体自身缩影，为总运动中枢；临床实践证明，针此穴对医治运动系统、血管系统、神经系统的疾患有良好效果。山东大学生理教研组实验观察，刺激它可提高脊髓前运动细胞的兴奋性。故治疗本病，取其伏象下肢相应区，配倒象可获良效。

二、头皮针治愈胸痹两例

例一 王某，女，59 岁。

初诊：1981 年 9 月 1 日。

主诉及病史：2 年前，自觉胸闷、气短渐渐增重，发病时心悸、胸闷、伴肩背疼痛。曾经中西医内服药治疗，近来时有头晕、头痛，血压经常在 200～180/110～100mmHg。

诊查：舌质暗紫，苔白腻，脉细数代。血压 160/100mmHg。心前区听诊：心收缩期三级以上杂音，心率 90 次/分。血脂：胆固醇 340mg%，三酸甘油酯 132mg%。胸透：主动脉型心影，左室扩大。眼底：动脉硬化Ⅱ期。脑血流图：各脑动脉系统紧张度增高，弹性差。

辨证：胸痹(冠心病、高血压)。

治法：头皮针治疗。取穴：主穴伏脏、倒脏的心胸相应部位。配穴：伏象、倒象相应部位、呼循等，针刺 10 次为 1 个疗程，每日 1 次，每次留针 30 分钟，针五次休息两天。共治疗 40 天。

复查结果：血压 130/80mmHg。心电图：大致正常，心率 75 次/分。血脂：胆固醇 147mg%，三酸甘油酯 95mg%。脑血流图：各脑动脉血管紧张度增高，弹性差。胸透无明显改变。舌质淡红、苔薄白，脉细。患者自觉胸背痛、气短好转，心悸消失。面色红润，身体健壮，行走有劲，食纳、二便均可。

例二 陈某，女，38 岁。

初诊：1981 年 11 月 9 日。

主诉及病史：胸痛、胸闷、气短、心悸已 1 年，近来自觉加重，并伴有全身乏力、形体消瘦、善叹息、精神不振。

诊查：面色不华，舌质暗紫、苔薄白、脉沉细。心电图提示：①心肌劳损；②冠状动脉供血不良。血脂：胆固醇 200mg%，三酸甘油酯 113mg%。脑血流图：各脑动脉血管紧张度增高、弹性差、附合脑动脉硬化。眼底：动脉硬化Ⅱ期。左心功能提示：血压 90/60mmHg，左心功能附合冠状动脉供血不良。

辨证：胸痹（冠心病）。

治法：头皮针治疗。取穴：伏脏、倒脏心胸相应部位。配伏象、倒象的相应部位、呼循等穴，每日 1 次，每 10 次为 1 个疗程，每次留针 30 分钟，针 5 次休息 2 天，共治疗 4 个疗程。

复查结果：心电图：心率 80 次/分。血脂正常。左心功能：血压 120/80mmHg，左心功能大致正常，较 1981 年 10 月 30 日心功能有明显改善。脑血流图、胸透、眼底无明显变化。

患者自觉胸痛消失，胸闷好转，仅上楼时感到气短；精神好，食纳、二便正常。

【按语】胸痹多由气滞血瘀、脉络痹阻、心失所养而致，治宜活血通络。头皮针伏脏、倒脏相应穴位，具有降血脂作用，并可降低交感神经的兴奋性，减慢心率，降低心肌耗氧量，增加每搏输出量，使冠状动脉灌流量增加，以改善心肌缺血状况，可达到活血祛瘀、通痹止痛、心有所养之良效，故胸痛、心悸消失而病愈。

三、头皮针治愈眩晕一例

杨某，男，47 岁。

初诊：1982 年 5 月 2 日。

主诉及病史：一年来常头痛、头昏、心烦，并伴有失眠、健忘、多梦、耳鸣等症，近因情志不畅症状加重，大便时干、小便黄赤。

诊查：舌红，苔薄黄，脉细弦。有高血压病史。血压 160/100mmHg，心肺听诊无异常，肝脾未及，肾区无叩痛。心电图正常。胸透未见异常改变。双眼底动脉硬化Ⅰ期。胆固醇 189mg%，三酸甘油酯 89.2mg%。脑血流图：各脑动脉系统血管紧张度稍增高、弹性差。

辨证：眩晕（高血压病Ⅰ期）。

治法：头皮针治疗。取穴：冠矢点、书写（双）、呼循（双），配伏脏的肝、肾相应区，伏象腰部。每日 1 次，10 次为 1 个疗程，连针 5 日，休息 2 天，再针 5 次；治疗期间停用一切降压药及其他治疗。手法多以飞针直刺为主，留针 45 分钟。

一诊后患者血压即下降，1 个疗程后自觉症状消失。复查结果：血压 120/80mmHg，心率 70 次/分，胸透未见异常，心电图正常，眼底改善。脑血流图：各脑动脉血管弹性较前好转。胆固醇 126mg%，三酸甘油酯 64mg%。舌淡红、苔薄白，脉缓和。后经随访，血压保持在 120/80mmHg，其他均正常。

【按语】本例眩晕从脉证看，属阴虚阳亢，治宜滋阴平肝潜阳。头皮针取穴冠矢点、书写、呼循，均为降压之佳穴，以上穴位经动物生理实验观察，能稳定交感神经功能和循环功能，消除或降低血管紧张素的兴奋作用，使血压下降。以上穴位针刺五分钟即可导致血压下降，一般 15 分钟后达最佳效应，对高血压痛有较好效果，对Ⅰ期疗效尤佳。

四、头皮针治愈震颤一例

潘某，女，4 岁。

初诊：1972 年 9 月 3 日。

主诉及病史：不能说话2个月余。患儿于今年6月底患脑炎，在当地某院住院治疗1个月余，出院后留有后遗症：四肢抽搐，浑身震颤，伸舌，瞪眼睛，不会说话，吃饭吞咽都较困难。曾服中药治疗，但效果不显。

辨证：振颤(脑炎后遗症)。

治法：头皮针治疗。取穴：伏象头部，伏脏上焦头相应部位，说话等穴。

一诊后患儿即会啼哭；第二诊加倒象口部穴位，患儿哭声变柔；第三诊加伏象上下肢穴区，1个疗程后(9次为1个疗程)休息4天。复诊时患儿已会跑着玩耍，拿东西吃，四肢抽搐、伸舌、瞪眼等症已消失。但说话不太清楚，又针5次，患儿会叫"爸爸"、"妈妈"，基本痊愈。

【按语】伏象为伏于冠状缝、天状缝、人字缝之上头皮部位的人体自身缩影，为治疗运动性疾病的有效穴区。伏脏亦似人体形状，分别横位于前发际，对感觉系统疾病疗效好。本病病位在大脑，故取相应的头部。说话穴为大脑皮质语言中枢在头皮表面的投影区，主治运动性失语症。从取以上穴位能获满意疗效来看，头皮针有能够促进脑炎后脑细胞恢复的作用。

五、体环针治愈腰痛、寒痹、后颈部抽痛、目赤肿痛五例

例一　腰痛　杨某，男，26岁。

初诊：1977年10月10日。

主诉及病史：患者于1971年7月某日突发腰部剧痛，经用"普鲁卡因"后缓解，但遗留慢性腰痛。曾在西安、郑州等地医院检查，均未确诊，经多方治疗效果不佳。昨日午夜睡醒后腰痛突然加剧，不能翻身、坐立、不寐。今晨请人用架子车拉来急诊。

辨证：腰痛。

治法：体环针治疗。取穴：左腕上环m2、4线，针刺方向向上。针后患者即能自行翻身坐起；留针30分钟，能缓步独行20m。次日又复针1次，腰痛基本消失，活动正常。7个月后复查，一般情况良好，无阳性体征，疗效巩固。

例二　腰痛　高某，男，29岁。

初诊：1977年10月10日。

主诉及病史：腰痛4余年。4年前在野外工作时，从堰上摔下，跌伤胸腰椎处，疼痛难忍，经对症治疗好转，但长期留有两侧腰痛、活动受影响。

诊查：躯干前屈30°，L_1棘突两旁2cm处有压痛敏感点，左(＋)右(＋＋)。其他活动正常。

辨证：腰痛(陈旧性腰部外伤)。

治法：体环针治疗。取穴：踝上环m2、4线，针刺方向向上；腰胸环m2、4线，针刺方向向下。

一诊后躯干前屈40°，L_1左旁压痛消失、右(＋)。

第二诊，L_1右侧痛点转为困木性质。

第三诊，腰部活动正常，余无不适。40余天后随访，未再复发。

例三　寒痹　朱某，女，35岁。

初诊：1977年10月19日。

主诉及病史：1974年冬某夜，徒步外出开会，衣着单薄引起左膝关节发凉，次日疼痛明显，行走不便，贴敷"伤湿止痛膏"不能缓解，2个月后困痛延及右下肢和腰部，且双膝关节活动时

弹响，经注射水杨酸钠和内服中药治疗，症状稍能减轻，但过后复发。3 年来每到冬季加重，行走困难。

辨证：寒痹。

治疗：体环针治疗。取穴：左腕上环 m3 线相应部位，针尖向上。针后半分钟，疼痛先左下肢后右下肢逐渐消失，双膝活动时弹响声变小。次日又针 1 次，无任何阳性体征，1 年后随访，未再复发。

例四 后颈部抽痛 马某，女，27 岁。

初诊：1977 年 10 月 20 日。

主诉及病史：3 年前无任何诱因，后颈部阵发性抽痛，每日 1～7 次不等，发作时抽痛多沿两侧膀胱经路线向上放射，有时可越顶牵及两眶上部，且伴有头昏、目痛和局部困木不舒。近 10 余天频频发作，渐为持续性，内服多量“止痛片”不能减轻。

辨证：后颈部抽痛（枕大神经痛）。

治法：体环针治疗。取穴：头颈环 m1、2 线，针刺方向向上；颈胸环 m2、4 线，针尖向上；留针半小时后疼痛消失，精神好转，唯局部稍有困木感。2 个月后随访，未复发。

例五 目赤肿痛 侯某，女，33 岁。

初诊：1972 年 12 月 15 日。

主诉及病史：五天前左眼红肿胀痛、流泪，涂金霉素眼药膏不能减轻。

诊查：体温 38℃，左眼下睑明显红肿，抵压疼痛（＋＋）；球结膜充血、水肿，眼球转动受限，视力尚好，全身未发现其他病灶。

辨证：目赤肿痛（眶蜂窝组织炎）。

治法：体环针治疗。取穴：左肘下环 F_2 线，针刺方向向上。

初诊后眼睑疼痛减轻，眼球转动较前灵活、幅度增大。

第二诊后体温恢复正常，结膜充血吸收，眼睑红肿消失。

【按语】体环针是在反复的针灸实践中发现的一种新疗法。它既不同于传统的针灸疗法，又保持了针灸治病的特点；既不完全同于神经节段支配的内容，却又建立在神经基础上；它将人体分为阴（屈侧 F）阳（伸侧 m）两面，各面又分为数条感传的带、线。临床根据“带、线所通，主治所及”的理论取穴治疗。取穴多在关节上下部位，因人体各部位，各器官的生理、病理机能反应，在关节部位表现最为灵敏。以上五例患者，用体环针治疗均取得良好效果。腰痛、寒痹及陈旧性腰外伤三例患者，分别取腕上环 m2、3、4 线（带）及踝上环 m2、4 线（带），其带线均沿上肢或下肢的阳（m）面，亦缩经于躯干阳（m）面达腰部，故取之使腰腿痛愈；后颈部抽痛一例取其头颈环 m1、2 线，其线上行过头枕部，故针之使抽痛愈；目赤肿痛患者取左肘下环阴（F）面 2 线，其线沿上肢屈面上行与头颈环相接，经面颊、眼部，故取之立效。临床实践证明，体环针有止痛、消炎、镇静、调节机体机能的作用。同时，体环针揭示了全身穴位按胚胎发育定型分布的规律。

六、子午流注按时取穴法治愈荨麻疹一例

郭某，男，28 岁。

初诊：1962 年 7 月 13 日。

主诉及病史：8 年前，先从四肢起疹块，以后扩展到全身，发痒难忍，严重时伴发恶心、眼

干、舌上亦起颗粒，小的像绿豆，大的呈片状；食欲尚佳，二便正常。曾服药治疗，但效果不大。

诊查：脉弦，舌正常，皮肤上有散在红色皮疹颗粒。

辨证：荨麻疹。

治法：先调整胃肠机能，取穴足三里、曲池、大肠俞等。

治 10 次后病情减轻，偶遇大风时全身又出现颗粒皮疹。

二诊：9 月 30 日（辛未日、癸巳时）。针照海（左）、公孙（右）、曲池（双）。

三诊：10 月 5 日（丙子日、癸巳时）。上次针后发作次数减少。继按时取穴，照海（右）、公孙（左）、曲池（双）。

四诊：10 月 26 日（丁酉日、乙巳时）。休息 2 周，遇阴天时偶出数粒皮疹，取穴照海（双）、列缺（右）。

五诊：10 月 29 日（庚子日、辛巳时）。针后骶部大腿外侧、小腿有疹数颗，针列缺（左）、公孙（双）、阳陵泉（右）。

六诊：10 月 31 日（壬寅日、乙巳时）。出疹已基本控制，针申脉（右）、公孙（双）、内关（左）。

七诊：11 月 1 日（癸卯日、庚申时）。针照海（双）、列缺（左）。此后遇天阴和刮风不再出疹，病愈。

【按语】荨麻疹是一种过敏性变态反应疾病，多由腠理疏泄、风邪侵袭，遏于肌表而成，或因胃肠积热内不得泄、外不能达、郁于肌肤而发。本例患者内有积热，外感风寒，当先调理胃肠泻其热，病即告退，但遇风仍发，故用子午流注按时取穴法以增其疗效，六次治愈。

七、子午流注按时取穴法治愈风湿痹证一例

郭某，男，56 岁。

初诊：1962 年 12 月 18 日。

主诉及病史：右肩疼痛，臂与手发凉约 4 年。病情渐增，现右肩疼痛牵引及手，天阴加重，高举抬肩尚可，外转疼痛，手臂无力、发凉，曾经针灸、服药、穴位封闭等治疗均无效。食欲尚可，二便正常。

诊查：脉缓，舌正常。关节无红肿压痛；皮肤温觉差，摸时发凉。

辨证：风湿痹证。

治法：子午流注法按时取穴。

初诊：12 月 18 日（庚寅日、辛巳时）。主客穴均不开，取子母穴商丘、解溪；配灵龟八法开穴：针申脉（左），配后溪、外关、肩髃（右）。

二诊：12 月 20 日（壬辰日、乙巳时）。上次针后当天已感到肩发热、疼痛消失。开取商丘、解溪，配灵龟八法开应穴外关（双）、足临泣（右）。

三诊：12 月 22 日（甲午日、己巳时）。上次针后发凉感较前减轻。开穴商丘，配灵龟八法开应穴外关（双）、足临泣（左）。

四诊：12 月 25 日（丁酉日、乙巳时）。上次针后病情继续较前好转。取子母穴商丘、解溪，配灵龟八法开应穴照海（右）、列缺（左）。

五诊：12 月 27 日（己亥日、己巳时）。上次针后当天已有热感，第二天又发凉，但比以前减轻。取主客穴隐白、商丘，配灵龟八法开应穴公孙（左）、内关（右）。

其后自诉已完全不发凉，病愈。

【按语】本例乃风寒湿邪痹阻筋脉气血所致，时已四年之久，曾用不少治疗方法均未治愈。采用子午流注按时取穴配合灵龟八法开应穴治疗，仅五次即获良效，证实这一独特疗法确有临床效应，当推而广之。

八、子午流注按时取穴法治愈咽喉肿痛一例

周某，女，49岁。

初诊：1962年12月25日。

主诉及病史：昨日发生左侧喉痛，吞咽困难，牵及左耳部疼痛，全身微热，食欲欠佳，大便干燥，小便正常。

诊查：咽红，左侧扁桃体肿大(＋＋)，体温37.5℃。脉数，舌红，苔黄，表情痛苦。

辨证：咽喉肿痛(急性扁桃腺炎)。

治法：子午流注法按时取穴治疗。

1962年12月25日(丁酉日、戊申时)。取解溪，随针左合谷，患者立感喉部发凉、疼痛减轻。

二诊：10月26日(庚申时)。痛已大减，能吞咽食物。复针上穴，病愈。

【按语】咽肿痛乃肺胃二经郁热而致，申日丁酉日戊申时，主日穴不开，取客日穴，解溪为胃之经穴，配以与肺相表里的大肠穴合谷，以宣泻肺胃之邪热，使肿痛速减。

九、子午流注按时取穴配灵龟八法治愈颤抖一例

文某，女，35岁。

初诊：1962年4月2日。

主诉及病史：3个月前，雪天打柴回家后，突然发生口唇及右侧上下肢不自主运动，经针灸及内服中药治疗症状稍减，1周后又复发，并伴有汗出，昼重夜轻。

诊查：发育正常，营养尚可，意识清楚，查体合作，口及右下肢不自主颤动，讲话时唇颤停止，肢体震颤时轻时重，并与语言暗示有关。其他神经生理反射正常，血压90/70mmHg，心肺无异常。

辨证：颤抖证。

治法：经内科内服冬眠灵后转我科针灸治疗。先局部取穴共针4次，见效不大，4月11日清晨其病加重，持续唇颤，牙击发响，喉咙发拘，呼吸急迫。当日为己卯日戊辰时，采用子午流注法按时取穴治疗，取临泣(左)、照海(双)。针刺后牙响唇颤立即停止、喉咙发拘消失。

二诊：4月12日(庚辰日、甲申时)。取开穴临泣、合谷，配灵龟八法开穴内关(双)。针后未再发作，疗效巩固，病痊愈。

【按语】本例因感受风寒、气血阻遏、筋脉失养、肝风内动而致。局部取穴未使气血调畅，故疾未减；而辰时乃为气血输注于阳明胃经之时，胃为后天之本、气血生化之源泉，此时气血旺盛于胃经，故取其穴即效。复诊于申时取临泣、合谷，配飞腾八法开穴内关、公孙，使之疗效巩固病愈。

(以上由黄琳娜整理)

【编者评注】方老先生从事中医针灸临床工作将近40年，悉心钻研传统理论并加创新，积累了丰富的经验。尤其可贵的是将子午流注、灵龟八法、飞腾八法等几乎失传的传统方法应用于针灸临床，走出一条新路，在国内外针灸界有较高的声誉。这种在继承的基础上不断探索不断创新的精神，堪为后学师范。

张鹏举医案

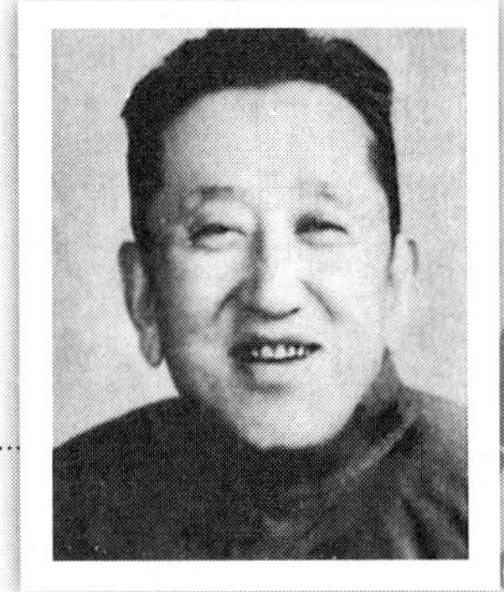

【生平传略】

张鹏举，1916年生，陕西省榆林县城人。主任医师。自幼热爱中医，1936年榆林职业高中肄业后，在榆林育德药房当学徒，跟随伯父张鸿儒先生习医，1956年随著名老中医、山东省卫生厅副厅长刘惠民先生临证半年，1958年在陕西省中医学院师资班学习1年。1957年当选为县政协委员，1960年被聘为中华科普协会特约研究员，同年任县医院中医科主任，1977年当选为陕西省政协委员，1978年出席陕西省科技大会，被评为先进工作者，1979年当选为全国中医学会理事，陕西省中医学会副会长，妇科分会会长，1980年任榆林地区中医院副院长，1982年晋升为中医内科副主任医师，后定为主任医师，曾任榆林地区中医院名誉院长。

张氏从医40多年，刻苦学习，博览群书，善于从中吸取营养，对内、妇、儿科均有较高的造诣。创立了治杂病首健脾胃，治妇人注重调肝，治小儿勿伤阳气的学说。临床有益气活血兼以温化治疗冠心病，宣肺利水治疗小儿病毒性肺炎，中药周期疗法治疗不孕证，理气活血治疗肠粘连，补肾化瘀散寒治疗地方性氟骨症等方法。先后撰写心得笔记30多万字，论文10多篇。

一、香砂六君子汤加味治愈胃脘痛一例

王某，男，45岁。

初诊：1976年7月20日。

主诉及病史：病始半年，胃脘不适，昼胀夜痛，手按稍缓，得热痛减，噫嗳不爽，口渴欲饮，食谷渐减，形体渐衰，倦怠乏力，睡眠不实。钡餐透视诊为“萎缩性胃炎”。

诊查：观患者面色萎黄，舌质红绛，苔白略黄，诊脉弦涩。

辨证：证属脾胃不和寒湿中阻，气滞血瘀。

治法：先宜健脾和胃，扶正逐寒，方用香砂六君子汤加味。

处方：党参12g　白术10g　茯苓10g　半夏10g　陈皮8g　砂仁6g　槟榔12g　焦

楂 10g　麦芽 10g　干姜 10g　石斛 10g　炙草 3g　莱菔子 12g　广木香 5g

上方加减先后服药 1 个月，胀痛均减，纳食增加，唯脘中不适，嗳嗳间有，矢气较多。脉弦减。改用温胃降浊，辛香导滞之法。

处方：党参 15g　半夏 12g　良姜 15g　茯苓 30g　枳壳 10g　柿蒂 5g　麦冬 10g　白蔻 5g　丁香 5g　生赭石 15g

服药 15 剂后，脘不作胀，胃痛消失，精神好转，食欲二便正常，睡眠正常。舌红苔白，脉细缓。改用健中和胃，两调气血之法，以资巩固。

处方：党参 45g　白术 30g　茯苓 30g　半夏 30g　陈皮 24g　干姜 30g　附子 24g　桂枝 45g　白芍 30g　泽泻 30g　川朴 30g　槟榔 45g　沉香 20g　枳壳 24g　砂仁 30g　乌药 30g　莱菔子 45g　炙甘草 10g

共为细末，制蜜丸，每丸 12g，早晚各服 1 丸。

【按语】本例患者因寒湿滞留于中焦，气血瘀滞形成胃失和降。故先用扶正逐寒之法去除脾胃不和之因，后用辛香导滞、温胃降浊之法两调脾胃，脾胃和则清有所化而升，浊有所纳而降。

二、胃苓汤加味治愈泄泻一例

蔡某，男，28 岁。

初诊：1985 年 7 月 29 日。

主诉及病史：腹泻 3 年，日行四五次，质淡稀，无脓血，便后有下坠感，肠鸣腹胀，脐周隐痛，服油腻之物更甚；纳谷尚可，口干不渴。

诊查：舌红，苔有裂纹，脉沉滑。

辨证：证属脾肾阳虚。

治法：理当固涩，但恐聚水更甚，故用补益脾肾，淡渗分利之法，用胃苓汤加味。

处方：桂枝 12g　茯苓 50g　猪苓 10g　白术 10g　泽泻 10g　苍术 15g　川朴 10g　陈皮 8g　益智仁 12g　党参 15g

上方药先后服用 26 剂，病情虽有缓解，但不能获愈。反复斟酌，此仍利水燥湿之力太弱，药不胜邪，故在上方加椒目、藿香、土炒黄连。服药 10 剂，病情向愈，改配丸药 1 料，以资巩固，其方如下：

处方：红参 50g　桂枝 50g　陈皮 30g　防己 50g　川朴 30g　茯苓 50g　白术 50g　泽泻 50g　神曲 50g　黄连 10g　木香 10g　益智仁 50g

蜜丸 10g 重，早晚各 1 丸。调理 2 个月而愈。

【按语】此例患者之久泻为脾湿阳虚，水湿内停，故从治标为先，当决堤开河。方中四苓汤利水去湿，加川朴、陈皮化气利水；益智仁暖脾肾，且有固摄之效；椒目去水利小便；茯苓益脾利水；益智仁与茯苓、椒目相伍，和中有固，摄中有行，动中有静，动静结合，且动大于静，相反相成，并行不悖，给水湿以出路，但不致利水伤脾，故病情向愈。后用补肾脾之法而收功。

三、生脉散加味治愈真心痛一例

张某，男，61 岁。

初诊:1977 年 7 月 8 日。

主诉及病史:昨日中午突感左胸疼痛,抽引肩背,状如针刺,呼吸短促,大汗淋漓,时时欲哕,寸步难移,急诊入院。心电图报告:①冠心病;②急性后壁心肌梗塞。

诊查:观患者形体肥胖,舌质淡、苔薄白,诊脉结代。

辨证:证属心阳不振,营卫不调,痰湿阻滞,气血不畅,心血瘀阻。

治法:宜通心阳,活血脉,化痰湿,兼以益气养阴。方用生脉散加味。

处方:红参 6g　麦冬 12g　五味 10g　丹参 30g　桂枝 12g　红花 5g　香附 10g　半夏 10g　片姜黄 8g　炙草 10g

上方加减连续服药 2 个月,胸痛减轻,次数减少,饮食增加,二便尚调,行动时稍感短气。脉微细略结代。改服丸药以收其效。

处方:红参 30g　丹参 90g　麦冬 45g　五味 25g　生地 45g　龙骨 45g　牡蛎 30g　石斛 30g　白芍 30g　红花 25g　炙草 25g

蜜丸 10g 重,早晚各服 1 丸。

【按语】本病属于"胸痹"、"心悸"、"真心痛"范围。多因心气不足、营卫不调、痰湿阻滞、心血瘀阻所致。蒲老曰:"营不调则卫亦滞",故以通心阳、调营卫、化痰湿、活血脉治之。方中生脉散配桂枝益气通阳、调营卫,配香附、半夏化痰湿,丹参、姜黄、红花活血脉,故营血和则卫气利,心气实则血脉畅。后配丸药补其不足,以资巩固。

四、桃红四物汤加减治疗胸痹一例

张某,男,44 岁。

初诊:1971 年 2 月 22 日。

主诉及病史:从 1962 年开始,晨起面浮目胀,午后缓解,久之左颈部红肿如拳,疼痛尚轻。低头时眼珠胀痛,时有面热气促,胸痛彻背。西医诊断为:腹腔静脉阻塞综合征,但无特效疗法,故来就诊。

诊查:观患者面浮目肿,颈脉怒张,肿胀散漫高凸,皮色发青。舌质暗,诊脉弦细涩。

辨证:证属气血瘀阻,痰滞经脉。

治法:宜通络活血兼以化痰,方用桃红四物汤加减。

处方:川芎 10g　当归 10g　赤芍 10g　桃仁 6g　红花 10g　老葱 10g　干姜 6g　大枣 3 枚　琥珀 5g　白芥子 5g　黄酒 250g

用黄酒加水煎药,两煎取汁 200ml,分两次温服。先后服用月余,胸背痛减,痰稀易咯,面目浮肿略减,脉细涩。因患者思念家乡,故带方返故里服之。

处方:川芎 20g　当归 50g　赤芍 30g　没药 30g　桃仁 20g　滑石 50g　丹皮 50g　干姜 20g　西红花 10g　血竭花 30g　白芥子 30g　地龙 30g

蜜丸梧子大,每次 6g,一日 3 次黄酒送下。

服药 2 个月后有小效,故守上方配服通窍活血汤,每日 1 剂。服药 3 个月后,诸症消失。但停药 1 个月后,病又复发,仍配药 1 料服之后病愈,未再复发。

【按语】本例治疗虽用活血化瘀之法,然化痰之功不得小视。方中用白芥子、地龙,意在豁痰通络,痰净脉通则气血通,痹亦得通。

五、养胃汤加减治愈肺痨一例

郝某，男，6岁。

初诊：1972年10月20日。

主诉及病史：3岁时发烧后，出现低热盗汗。

诊查：面黄肌瘦，毛发枯燥，不欲饮食，小便短赤，大便干燥，舌质红苔少，脉细数。胸片提示："肺门淋巴结核"。

辨证：观其脉症，证属热病伤阴，肺胃失养所致。

治法：宜清肺燥，养胃阴，方用养胃汤加减。

处方：桑叶15g　沙参30g　石斛5g　玉竹5g　天冬3g　扁豆5g　乌梅5g　牡蛎10g

水煎服。服药13剂后，饮食增加，低热盗汗消失，面色转润。脉仍细数，故配丸药以巩固。

处方：沙参30g　杷叶30g　贝母15g　桔梗15g　骨皮25g　紫菀15g　白前15g　陈皮15g　百部15g　桂枝25g　麦冬30g　五味10g　麻黄10g　杏仁25g　甘草10g　生石膏30g

用夏枯草500g，煎水浸泡上药，蜜丸6g重，早晚各服1丸，开水送下。

连服药3个月，诸症消失。胸片复查："两肺门病灶钙化"。患儿体质基本恢复。

【按语】本例患儿因热病伤阴，肺胃失养，痨虫感染后所得，故采用滋养肺胃之阴的法则治疗，取得良效。然小儿纯阳之体易虚易实，多有内热，故在巩固方药中除滋养肺胃之阴外，配合生津之品，使热清液增，肺胃之气生而病愈。

六、肺脾分治法治愈水肿一例

段某，男，64岁。

初诊：1982年10月20日。

主诉及病史：脘腹胀满，眼睑浮肿，一年有余，时轻时重。外感风寒，水肿复发。

诊查：周身浮肿，按之凹陷，腹大如鼓，胸闷气短，口渴喜饮，小便短少，色如浓茶，舌淡苔薄白，脉弦紧。尿检蛋白（＋＋＋），红细胞2～4个，白细胞1～2个，管型0～1个，血压170/110mmHg。

辨证：综观全证，属外邪犯肺，肺失宣降，水湿泛滥。

治法：宜宣肺利水，分化湿热。

处方：麻黄10g　紫苏10g　焦术10g　甘草3g　干姜6g　大枣3枚　茯苓15g　桂枝10g　大蓟10g　槟榔10g　腹皮15g　车前子15g　生石膏15g　白茅根30g　益母草20g

水煎服2剂，水肿减轻，饮食增加，唯感腹胀气短，小便短少，下肢浮肿不退。舌淡边有齿痕，脉濡滑。此为脾肾阳虚，不能制水，宜温阳健脾，利水消肿。

处方：桑皮12g　腹皮12g　防己12g　沉香5g　紫苏10g　麦冬10g　木瓜10g　槟榔10g　女贞10g　旱莲10g　苍术12g　藁本8g　川朴10g　陈皮8g　肉桂6g　茯苓30g　焦术12g　猪苓10g　泽泻10g　丹参30g　熟附子20g（先煎）

先后服药15剂，下肢浮肿消退，唯踝部有轻度浮肿，加椒目服药6剂而肿消，化验尿常规正常，配服金匮肾气丸1个月，病愈出院。

【按语】本例患者属虚中夹实之证，遵急则治标，缓则治本的原则，先宣肺利水，次健脾温阳利水，后补肾阳而病愈。

七、清肝泄热、涤痰开窍法治愈癫痫一例

解某，女，21岁。

初诊：1964年10月20日。

主诉及病史：癫痫6年，每遇心情不畅、精神抑郁时即可发作。发作时突然昏倒，不省人事，牙关紧闭，两目上窜，不出声，不吐涎。

诊查：舌淡苔白，脉弦滑。

辨证：证属肝风夹痰，阻塞清窍。

治法：宜清热化痰，安神定魂。

处方：陈皮6g　半夏10g　茯苓10g　竹茹10g　枳实6g　胆草6g　青黛3g　白矾3g　朱砂3g　甘草3g　菖蒲10g　生龙骨15g　生牡蛎15g

水煎服药30剂后，3个月未发，继以丸药缓图。

处方：白芍20g　川芎30g　青黛25g　五味15g　肉桂15g　黄连12g　朱砂30g　白矾30g　菖蒲30g　阿胶30g　天竺黄25g

共为细粉，蜜丸10g重，早晚各服1丸，开水送下。连服丸药3料。追访3年，未见复发。

【按语】本例系忧思惊恐，伤及肝肾，肝肾阴亏，不能敛阳，肝风易动，热煎痰生而呈肝风夹痰、阻塞清窍之象。故用清肝泄热，涤痰开窍而愈。

八、养心清肺、镇惊熄风法治愈狂证一例

艾某，男，31岁。

初诊：1962年3月21日。

主诉及病史：神呆独语，恍惚不安，狂躁怒骂，语无伦次，容易健忘，病已3年。某医院确诊："精神分裂症"，久治未效。

诊查：舌红，苔薄黄，六脉沉伏，弦而有力。

辨证：证属肝风内动，扰动雷火，上乘君位，神明错乱。

治法：宜养心清肝，镇惊熄风，针药并用。

处方：党参12g　白术10g　茯神10g　远志10g　菖蒲6g　黄连3g　南星8g　天麻8g　生龙骨15g　生牡蛎15g　半夏曲10g　青黛3g(冲)　甘草3g　朱砂6g(冲)　磁石6g(冲)

针灸：内关、百会、大椎、上星、脑根、四宝、五灵、腋灵。用平补平泄法。每早1次，先针后灸。

连续治疗1个月，诸症大减，六脉渐缓而弦细。但周身麻木，头昏目眩，心烦易躁，喜静恶闹，舌红苔薄。

处方：熟地20g　山萸12g　柴胡10g　当归10g　白芍10g　五味6g　龙骨15g　菖蒲10g　黄连2g　附子2g　磁石10g　阿胶10g(冲服)　青黛2g(冲服)　紫河车1具(分10

剂药煎服）

服药20剂后病愈，在原方的基础上加味配丸药服之以巩固疗效。

【按语】《经》云："主不明则十二官危，使道闭塞而不通，形乃大伤。"本例即因心脾损伤，久则神耗，神无所主，遂成狂证。用养心清肝，镇惊熄风法，补其不足，平其有余，神宁窍通，脑府立清。

九、清燥救肺汤为主治疗肠癌术后腹胀便秘一例

艾某，男，30岁。

初诊：1970年9月14日。

主诉及病史：肠癌术后，腹胀3月，大便困难，便形细，饮食正常，睡眠良好，病检为："结节型分化性腺癌"。因畏其转移，故来求诊。

诊查：观患者面白不泽，唇燥微绀，舌尖红，苔微黄，边有瘀斑，脉虚大而弦涩，时时欲咳，但无痰。

治法：遵急则治标和病在下而上治之的原则，用清燥救肺汤治之。

处方：桑叶30g　沙参15g　麦冬10g　贝母6g　杏仁6g　甘草3g　阿胶10g　琥珀5g　生桑皮12g　生石膏12g　大米10g

上方药先后煎服20多剂，腹胀瘥，面色润泽，大便量增，便干但畅，知饥欲食，夜间咳嗽，脉弦涩。

处方：麦冬10g　生地12g　桑叶15g　银花15g　胡麻仁12g　生石膏12g　夏枯草30g　山豆根10g　半枝莲30g　生地榆15g

水煎服上方药30多剂，咳嗽瘥，大便通畅，唯便前腹中不舒，脉缓而有力。

处方：麦冬10g　生地12g　银花15g　桃仁10g　黄芩6g　槟榔12g　枳实6g　花粉10g　半枝莲30g　山豆根10g　生地榆15g　火麻仁12g

水煎服上方药30多剂，精神充沛，肤润发泽，饮食日增，诸症悉瘥，二便正常，脉缓而有力。改服丸药巩固之。

处方：上珍珠3g　西红花10g　地榆炭30g　银花炭30g　元明粉15g　蜈蚣10对　朱砂10g　干姜10g　硇砂30g　月石10g

共为细粉，醋6蜜4为丸，梧子大，分1个月服之，早晚各服1次，每次约3～5g。

【按语】本例经上述治疗后，1975年9月20日曾在西安中心医院复查，报告为："下消化道钡透见正常直肠癌术后表现，未见异常改变"。现患者身体健康，仍然正常上班工作。通过本例治疗，说明中医疗法对癌症术后患者可起到扶正抑邪、增强抗病能力的作用。

十、清热利湿、解毒止痒法为主治愈龟头溃烂一例

吕某，男，33岁。

初诊：1970年9月7日。

主诉及病史：因感冒服磺胺药后，龟头溃烂，发痒流水；咽喉疼痛，口苦咽干，头昏目眩，手足发胀，西医诊为："过敏性龟头炎"，经治疗其效不显。

诊查：观其年轻体壮，面色红润，舌质红，苔黄腻，脉滑数。

辨证：证属肝郁化火。

治法：拟清热利湿，解毒止痒。

处方：银花 15g　防风 5g　木通 10g　黄连 3g　胆草 10g　白芍 10g　灯心 3g　生苡仁 15g　土茯苓 30g　白鲜皮 10g　煨皂角 2g

水煎服药 3 剂后，去黄连、灯心、白芍，加麦冬、甘草。又服药 3 剂，龟头结痂，唯感心烦不寐，小水不利，改用滋阴利水兼泄心火之法。

处方：党参 15g　麦冬 10g　半夏 12g　茯苓 10g　泽泻 10g　猪苓 10g　黄连 3g　阿胶 10g　滑石 10g　竹叶 10g　琥珀 5g　灯心 2g

先后服药 6 剂而病愈。

【按语】本病类似中医“阴湿疮”、“下疳疮”等病，《外科证治全书》中云：“下疳一证，属肝肾督三经之病……”《外科正宗·下疳治法》云：“初起肿痛发热，小水涩滞，肝经湿热也”。说明本病病位在肝肾，病因多为肝郁化火，肝经聚湿，湿热互结，流注于下所致，故采用泄热渗湿、解毒疏风之法治之。然服药后出现小水不利之证，则属热与水结，耗津伤阴，气不化津所致，故用猪苓汤合麦门冬汤治之，使热清水利而诸症自消。

十一、通阳利水法治愈克山病一例

贺某，男，17 岁。

初诊：1964 年 10 月 14 日。

主诉及病史：山区生活 2 年，自觉心悸气短，头昏乏力，消化不良，呕吐苦水。近半年病情加重，呼吸困难，不能平卧，心悸怔忡，动则更甚，下肢浮肿。经延安地区医院诊为“克山病”。

诊查：观患者形体消瘦，神疲懒言，唇甲发绀，舌淡少苔，脉滑而数。

辨证：证属心阳不振，水气凌心。

治法：宜通阳利水。

处方：桂枝 10g　白术 10g　茯苓 15g　炙草 5g　牡蛎 30g　五味 6g　橘络 10g　白芍 10g　大枣 10 个

连服药 12 剂，病情稳定，食欲增加，再未呕吐，休息尚好，唯精神疲倦，下肢浮肿，右脉细小。

处方：参须 6g　白术 12g　干姜 10g　附子 10g　红花 10g　桃仁 6g　牡蛎 15g　五味 6g

再进药 6 剂，病情好转，浮肿消退，下床活动。以参麦饮合苓桂术甘汤连服多剂，病愈出院。

【按语】本案患者属本虚标实之证，素体心阳不振，气化不利，而致水气上凌于心，见心悸、怔忡之象，故用通阳利水之苓桂术甘汤以振心阳、利水湿而起效。

十二、汤丸合用治疗噎膈一例

王某，女，64 岁。

初诊：1981 年 6 月 19 日。

主诉及病史：进食噎膈，逐渐加重，历时半年。经省医院检查，钡餐透视报告：“食管贲门处钡剂不能顺利通过，并呈现狭窄，其上扩张，病变区粘膜中断。”诊为“食管贲门癌”。未作拉网，因不愿手术，故回榆治疗。平素易怒多虑，头昏目眩，乏力气短，纳呆口臭，时而作呕，大便干燥。

诊查：观患者形体消瘦，面色晦暗，舌质紫暗，边有瘀点，苔黄腻，脉弦大。

辨证：证属肝郁气逆，津伤痰阻。

治法：宜疏肝和胃、降逆化痰。

处方：红参 8g　半夏 12g　麦冬 15g　干姜 8g　荜拨 3g　桔梗 10g　竹茹 15g　吴萸 1g　黄连 2g(先煎)　蜂蜜 15g　半枝莲 30g

服药 4 剂后，呕吐止，噎膈略减，食量增加。原方加硼砂 1.5g。再进药 7 剂，噎膈基本消失，要求回家休息治疗，故配丸药 1 料，令其久服，以资巩固，并继服汤剂。

丸方：红参 45g　半夏 45g　石斛 45g　赤芍 30g　陈皮 30g　木香 25g　干姜 30g　朱砂 6g　没药 30g　三七 45g　硇砂 30g　元明粉 30g　血竭花 30g　焙蜈蚣 20 条

用半枝莲 500g，夏枯草 250g，煎水浓缩，浸泡上药，干燥后研粉，蜜丸梧子大，每服 5g，一日 2 次，开水送下。

汤方：乌梅 12g　党参 15g　生地 12g　麦冬 15g　白芍 10g　海藻 12g　石斛 15g　红参 1g　瓦楞子 15g　山慈菇 12g　夏枯草 12g　汉三七 1g(冲服)

每日 1 剂水煎服。

随访 1 年，证候基本消失。1983 年 2 月因生气又出现噎膈，经钡透检查：“钡剂通过受阻，其下段蠕动消失。”诊为“食管贲门癌晚期”。5 月病故，维持生命近 2 年。

【按语】本例患者由于肝郁气滞，忧思伤脾，聚湿生痰，炼液伤津，气滞血瘀所致。《临证指南医案》云：“噎膈之证，必有瘀血顽痰，逆气阻膈胃气。”故采用和胃降逆，疏肝化痰之法。以汤剂滋阴清热，软坚散结；用丸剂和胃降逆，去瘀化痰。其用药，攻积无伤于气，散结无伤于胃。

（以上由张征整理）

【编者评注】本例西医诊为“食管贲门癌”，属疑难病症之一。张老先生根据中医理论，脉症合参，认为本例系由肝郁气滞、忧思伤脾、聚湿生痰、炼液伤津、气滞血瘀所致，治以和胃降逆、疏肝化痰、滋阴清热之法，其用药攻积无伤于气，散结无伤于胃，故药仅十余剂，噎膈基本消失。后虽因生气旧病复发而亡，但张老先生治疗本案的功绩亦是不可磨灭的。

米伯让医案

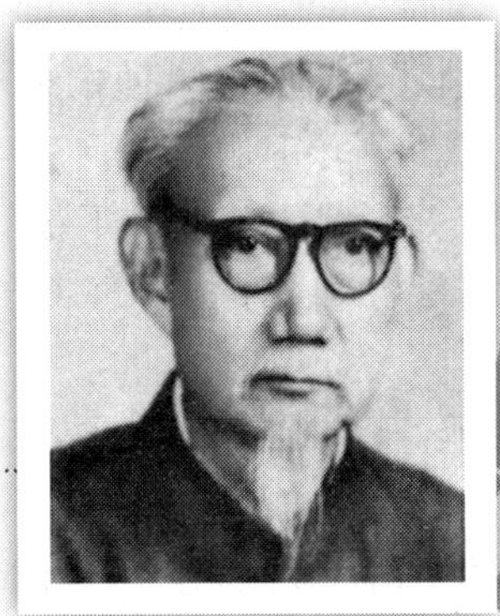

【生平传略】

米伯让又名锡礼，号和亭，1919年生，陕西省泾阳县人。中医研究员，中医内科主任医师。出身于贫苦家庭，年少之时因父病无救，自断左手食指，决意献身于医学事业，随立济世活人之志。他苦读经史诸家，尤潜心于岐黄仲景学说。18岁即行医桑梓、西安等地，21岁从师于名医黄竹斋先生。24岁首次参加陕西省卫生处中医师考试，名列第一。

从事临床与理论研究近50年，擅长中医内科、中医基础理论及针灸，对伤寒、温病学说的研究有独到之处，对治疗其他杂病及疑难病亦获得显著疗效。20世纪60年代亲往疫区进行中医防治急性传染病、地方病的实践，受到卫生部门的重视和多次表彰。

编著有《白喉专辑》、《痢疾专辑》、《中医对钩端螺旋体病的认识和防治》、《中医对克山病的认识和防治》、《中医对肝炎、肝硬化腹水的认识和防治》、《黄竹斋先生佚文集》、《对经络学说的认识和体会》等数十种论文和著作。

曾任陕西省中医药研究院名誉院长，国家科委中医中药组成员，卫生部医学科学委员会委员，中华全国中医学会理事及陕西分会副会长，仲景学说研究会名誉会长，中国医学百科全书编委会委员，中华医学会陕西分会常务理事等职。

一、汤丸合用治愈秋温时疫一例

杨某，女，5岁。

主诉及病史：因发热头痛5天，失语昏迷3天，于1966年10月10日急诊入院。起病时微恶寒，继之发热头痛，嗜睡，渐进入昏迷。时手足抽搐，牙关紧闭，但有哭声。口干，大便正常，小便黄。

诊查：苔薄黄，舌质红，脉滑数。颈部有抵抗感，布氏征阳性，克氏征阳性。体温39.3℃。脑脊液无色透明，糖50mg%，细胞计数36/mm^3。血清暗视野检查找到钩体8条/滴。

辨证:证属暑痉,卫分兼气营重证。

治法:宜清热解毒,清营凉血,熄风开窍。方用银翘增液汤加钩藤 24g、白僵蚕 9g,1 剂,煎取 400ml,分 4 次服。配服安宫牛黄丸 2 丸,每 4 小时服半丸。

二诊:病势稍减,但仍昏迷,便蛔虫 6 条,小便黄。苔薄黄,舌质红,脉细数。体温 38℃。方用至宝丹 2 丸,每 4 小时服半丸。

三诊:时昏时睡,不语, 口干欲饮,二便正常。苔薄白略黄,舌质红,脉细数。体温 36.8℃。治宜增液凉血,芳香开窍。方用增液汤加郁金 12g、石菖蒲 15g、钩藤 24g、僵蚕 9g。1 剂。

四诊:仍嗜睡,口干欲饮,能进食,二便正常。苔薄白,舌质红,脉细数。体温 36.4℃。原方药继服 1 剂。

五诊:诸症俱消退,腹微胀。苔薄白,舌质红,脉细弱。体温 36℃。仍用原方药 1 剂。

六诊:诸症全消,无任何不适。舌苔正常,脉细弱。体温 36.8℃。带上方药 2 剂,病愈,出院。

【按语】暑痉以急骤发热、头项强痛、四肢抽搐、神昏、呕吐等症状为特征。本例初诊断为暑痉卫分兼气营重证,方用银翘增液汤加钩藤、僵蚕,配服安宫牛黄丸。米老认为银花、连翘因其有清热解毒、透邪出表之作用,合增液汤则更具清营透气、凉血解毒之效;加钩藤、僵蚕熄风;配服安宫牛黄丸清心开窍,熄风解痉。二诊时病势稍减,但仍昏迷,遂改服至宝丹开窍解痉。三诊时已转为时昏时睡、不语,故予增液汤加郁金、菖蒲等,凉血熄风、芳香开窍解语。考虑犀角价昂货缺,米老多年来少用清营汤原方,而常用增液汤加银花、连翘,同样取得清营凉血之效。本案例未用清营汤而意实含之,安宫、至宝递进,善用增液汤加味,是其特点。

二、中药为主治愈温毒发斑夹肾虚寒厥一例

孟某,男,15 岁。

初诊:1970 年 11 月 7 日。

主诉及病史:发冷发热,伴有腰痛,全身不适。经某医疗站治疗六天后,寒热已退,但仍腰痛,周身困痛,恶心呕吐,口干口渴,大便稀黄,每日 6～7 次,夹有泡沫。体温 37.4℃,血压 80/70mmHg。颜面浮肿,眼睑及球结膜水肿极为明显,前胸、两腋下及上臂内侧均有散在出血点,肾区压痛和叩击痛(＋),尿蛋白(＋＋＋)。诊为出血热休克期,急收住院。

诊查:症见舌苔黄燥无津,脉象细弱无力。

辨证:温毒发斑夹肾虚病,寒厥证。

治法:当益气固脱,回阳救逆。急煎服六味回阳饮 1 剂。并用 50%葡萄糖 250ml 加维生素 C 1g,静脉推注 100ml 后继续滴入,30 分钟后血压回升到 100/80mmHg。四小时后病人安静、血压平稳,脉象较前有力,改用当归四逆汤加参须 1 剂,以温经散寒,养血通脉。

二诊:次日。血压稳定在 114/80mmHg,仍周身困痛,口干口渴,恶心,水入即吐,大便呈褐黄色稀水,日 7～8 次,小便日仅有几滴,尿蛋白(＋＋＋＋)。脉象弦缓,舌质干红。改用知柏地黄汤加焦栀、黄芩、麦冬、阿胶,服 1 剂。

三诊:药后症见口苦咽干不欲饮,头痛重,呕吐,恶心频繁,小腹胀痛,一昼夜尿 160ml,脉弦滑而数。此乃三焦不和,肝胃郁热,通调水道功能障碍,水热互结。法当和解少阳,养阴利水。予柴胡猪苓汤 3 剂。

四诊：药后呕吐诸症好转，改用知柏地黄汤5剂，以滋补肝肾，养阴清热利尿。尿量逐渐增加到每日2000ml左右，尿蛋白(+)。但食欲极差，舌质呈红赤无津，伸吐困难，口唇干燥并生疱疹，精神委靡，情志抑郁。此为胃阴不复，脾气不振，不能纳谷以化津之故。法当滋补胃阴，醒脾生津。予益胃汤加砂仁、党参、白术、莲子、菖蒲等，连服3剂。

五诊：药后各症均明显好转，纳食日增，舌苔转薄黄而润，脉象弦缓，血压稳定在130～120/90～80mmHg，小便一日夜在3000ml左右，尿蛋白极微量，改服参麦地黄汤，以补益肺肾，益气敛阴。继之以竹叶石膏汤生津和胃，益气养阴，调理而愈。

1970年11月28日复查尿蛋白消失，痊愈出院。

【按语】本例系出血热重型，米老辨证无误，辨治得当，故收效十分显著。患者入院后诊为温毒发斑、肾虚病、寒厥证。血压80/70mmHg，脉细弱无力，故急服六味回阳饮1剂救逆，并用高渗糖推注、静滴。待血压回升后，即改用当归四逆汤加参须1剂，温经散寒，养血通脉。药后血压已稳定，但尿仅几滴，已进入少尿期，故用知柏地黄汤加味，滋阴凉血，降火利尿。服药1剂，证见水热互结，故改予柴胡猪苓汤和解少阳，养阴利水。服药3剂后，呕吐诸症好转，复用知柏地黄汤继续滋补肝肾，养阴清热利尿。药后尿量渐增，但证见胃阴不复，脾气不振，故以益胃汤加味为治，健脾益胃。药后症状明显好转，但已进入多尿期，故改服参麦地黄汤补益肺肾，益气敛阴，继之以清热生津，益气和胃之竹叶石膏汤调理而愈。

三、当归四逆汤加味治疗伤寒血虚寒厥一例

王某，女。

初诊：1959年12月1日。

主诉及病史：患者突发心口难受。

诊查：恶心欲呕，出气迫促，张口呼吸，四肢厥冷，神气苦楚，颜面口唇手指色青，舌苔白滑，脉微欲绝。

辨证：伤寒血虚寒厥证(克山病慢型急性发作、心肌缺氧)。

治法：温经散寒，养血通脉，益气和胃，平肝降逆。当归四逆汤加味1剂。

处方：当归18g　桂枝18g　白芍18g　生姜30g　大枣8枚　通草12g　炙甘草12g　细辛10g　人参9g　吴萸18g　白酒60ml

服第一煎后约2小时，患者手足温暖，脉转有力，呼吸转平稳，心口难受和恶心症状消失。服药第二煎后，精神明显好转，症状消失，病人已脱险。

【按语】本例系克山病之厥证。实由患者平素心营亏损、心阳不振，中气不足，导致肾阳虚衰，突然过度受寒，机体无力抗御外邪，心气被遏导致全身功能降低，各脏器功能无力代偿而成。心主血脉，为气血运行之主宰，心气虚，无力主宰血液运行，阳气不能随血脉通达于四肢体表，则见四肢厥冷，脉微欲绝。本患者由于中气不足，脾胃虚弱，不能输水谷之精于肝以养心肺，心肺失养则血瘀，气虚则无力吸清吐浊，因而形成缺氧缺血现象，故呼吸迫促，颜面口唇手指色青，此为气衰血瘀运行障碍之表现。肝藏血，肝脾失调，肝血失养则肝郁气逆，肝气横逆犯胃，胃虚失养则心口难受，恶心欲呕。方中以温经散寒、养血通脉之当归四逆汤加人参、生姜、吴萸，以益气和胃，平肝降逆。妙在加入白酒60ml，使诸药借助白酒上行之力，故一剂而证转。

四、调理脾肾肝治愈臌胀一例

魏某，女，27岁。

主诉及病史：因产后腹胀18天，于1959年10月12日住院。入院后诊为“肝硬化腹水”，转中医科治疗。

诊查：症见神疲乏力，形体消瘦，面色苍白，头晕头痛，气短腹胀，脐略外凸，两下肢肿，双足发凉，便溏，有恶露，口苦，舌淡苔白，脉细弱。

辨证：证属脾肾阳虚。

治法：宜温肾健脾，化气行水。

处方：熟地24g　山药12g　山萸肉12g　丹皮12g　茯苓30g　泽泻15g　肉桂12g　附子15g　车前子30g(包煎)　牛膝15g

宜低盐饮食。服药1剂后，头痛减轻，腹胀亦减，余症同前。继用上方药2剂，尿量增多，腹围缩小，腹胀减轻，仍有恶露，口苦、大便稀，日3～4次。继用上方药6剂，尿量明显增多，腹胀减轻，食欲好，无恶露，大便日1次，脉舌同前。继用上方药3剂，腹胀消退，腹变平坦，脚已不肿，尿量减少，大便软，面色较前红润，食后腹稍胀，舌淡苔白薄，脉虚细。证属脾胃虚弱。治宜健脾益气，佐以利水。

处方：党参9g　姜半夏9g　白术9g　茯苓15g　陈皮9g　炙甘草9g　附子9g　车前子30g(包煎)　生姜9g　大枣2枚

服药6剂，腹不胀，无不适，肝脾未触及，二便正常，苔薄白，脉缓。痊愈出院，嘱注意休息。内服舒肝丸调理。

【按语】臌胀又称“单腹胀”。临证有“气臌”、“血臌”、“水臌”、“虫臌”四种。西医所谓肝硬化腹水属于本证范围。本例证属脾肾阳虚，故用济生肾气汤健脾温肾、化气行水，渐以图进，服药12剂后，腹胀脚肿消退，恶露已净。病已衰去，见食腹胀，舌淡，脉虚细，考虑产后体虚，脾为后天之本，故以健脾益气、培土固本，方用六君子汤加味。内服舒肝丸，健脾疏肝，善后之设。

五、黄土汤加味治愈吐血便血一例

王某，男，19岁。

主诉及病史：因反酸，胃痛6年，头昏、乏力，黑便4天，于1959年11月24日收住院。入院后诊为“溃疡病合并出血”，经多次输血和止血针药等治疗，病情反而逐渐加重。特邀米老诊治。

诊查：症见精神委靡，面色苍白，全身乏力，食欲不振，口臭，腹痛腹胀，恶心欲呕。昨日吐血200ml，大便色黑呈柏油样。舌质淡，苔黄腻，脉细弱数。血压100/60～20mmHg。红细胞256万/mm^3。大便隐血试验阳性。

辨证：证属脾虚湿盛，胃络损伤。

治法：宜健脾化湿，凉血止血。以黄土汤加减。

处方：灶心土24g　白术9g　炒黄芩9g　生地24g　杭芍12g　丹皮12g　阿胶9g(烊化兑入)　炙甘草9g　地榆炭9g

服药2剂后，症状好转，无吐血便血，大便稀色黄，无恶心呕吐、头晕、腹痛，有饥饿感，舌淡、苔白腻略黄，脉细弱。血压100/76mmHg。继服上方药5剂。

药后精神明显好转，多食后腹部不适，大便日1～2次，呈棕色，苔白腻，脉沉细。继用上方加血余炭12g、附子3g。

服上方药3剂后，大便成形，日1次，色黄。舌脉如前。继用上方药2剂，以巩固疗效。

药后大便正常，昨日食后腹胀，腹部隐隐作痛，咽干，苔白，脉细。血压正常。红细胞380万/mm³。大便隐血试验阴性。证为脾胃虚弱，气津不足。以六君子汤加味。

处方：党参9g　白术9g　姜半夏9g　茯苓9g　陈皮9g　炙甘草9g　麦冬9g　五味子4.5g

服上方药6剂后，症状消失，痊愈出院。

【按语】便血有远血、近血之分。本例远血，始用黄土汤去附子，加丹皮、杭芍、地榆炭以凉血止血。待三诊时上方加用附子、血余炭以温摄止血。妙在附子用量仅为3g，若过量大热则失其温摄，反而致使出血。五诊时出血已痊愈，改用六君子汤加味，以健脾养胃，补益气血。符合陈修园所说"血之道，化中焦"之血液生成机理。

六、甘露饮为主治愈虚劳一例

王某，男，23岁。

主诉及病史：因头昏、乏力2个月余，于1957年2月26日收住院。入院后，血常规：红细胞99万/mm³。白细胞2900/mm³，中性68%，淋巴32%。血沉157mm/h。血小板计数3万/mm³。肝功、肾功、尿常规正常。骨髓检查报告：再生障碍性贫血。经用输血、止血、抗感染、激素等治疗1年余，病情反复发作，病情危重。特邀米老治疗。

诊查：症见精神委靡，形体消瘦，面色萎黄，头晕眼花，发热无力，心悸气短，食欲不振，鼻衄，牙龈出血，皮肤苍白，皮下紫斑，尿黄，舌质红，苔薄黄，脉沉细数。

辨证：证属肝肾阴虚。

治法：宜滋阴清热，凉血止血。方选甘露饮为主方加减。

处方：生地18g　熟地10g　天冬10g　麦冬10g　黄芩10g　石斛10g　枇杷叶10g　枳实10g　茵陈蒿10g　犀角10g　丹皮10g

服药19剂后症状稍减，仍鼻衄，牙龈出血，舌脉如前。继服上方药，加黄连10g，大黄10g，生石膏30g，阿胶10g(烊化兑入)，水煎2次约400ml，早晚2次温服。

服药13剂后，出血停止，热退。守方继服。无发热则去犀角、丹皮，见发热则加用之；无鼻衄、牙龈出血则去黄连、大黄、生石膏、阿胶，见鼻衄、牙龈出血则加用。每日1剂，服至200剂时，症状全部消失。血常规检查：红细胞340万/mm³，白细胞7800/mm³，血小板计数12万/mm³。骨髓检查报告：未发现异常。痊愈出院。

【按语】再生障碍性贫血，属中医学虚劳病范畴。治疗本病的关键是防止发热和出血，只要抓住这两个环节，就有治愈的希望。以甘露饮加减为治，方中生熟地、天麦冬、石斛补益肝肾胃之阴，兼清虚热；配黄芩、枇杷叶、枳壳、茵陈清热肃肺，降气利湿，以清上蒸之热；加犀角、丹皮、黄连、大黄、生石膏、阿胶，以增强清热凉血、止血补血之作用。疗程中在病情稳定的情况下，曾配服补益心脾、养血安神之归脾汤及补中益气汤20余剂。由于患者不慎，曾多次感冒，又患痢疾，有时并发咳血、便血等症，致使病情反复，疗程延长，恢复较慢。患者住院1年余，每次诊治的详细过程无法一一载述，因此只对以甘露饮为主方的治疗作概括介绍。1981年，患者曾给米老来信,告知23年中一直未复发,多次化验检查情况一直正常。本例提示:对甘露饮加味治疗再生障碍性贫血,有进一步探讨研究的价值。

七、清泄热毒、疏利肝胆法治愈砒中毒一例

李某,女,20岁。

初诊:1959年12月15日。

主诉及病史:患者3日前因误食含有砒毒的大米,出现恶心呕吐,腹痛腹泻,皮肤发痒等症状。入院后诊为砒中毒。

诊查:症见恶心呕吐,头昏头痛,口干微烦,全身发痒,精神委靡,面色苍白,舌质红,苔黄干,脉弦细数。

辨证:证属砒毒伤中,热毒未净。

治法:宜清泄热毒,疏利肝胆。

处方:柴胡12g　姜半夏9g　杭芍9g　枳实6g　黄芩9g　生大黄6g　生姜6g　大枣2枚　生甘草9g

服上方药3剂后,症状消失。尿砒定性阴性。又现胸闷,咳嗽痰多;舌淡苔白腻,脉弦细。证属脾胃失和,肺失宣降。治宜健脾和胃,宣肺化痰。

处方:茯苓12g　姜半夏9g　陈皮9g　炙甘草9g　桔梗9g　杏仁9g　生姜6g　大枣2枚

服上方药6剂后,痊愈出院。

【按语】本例砒中毒因误食含砒毒大米所致,米老细观脉症,紧抓砒毒进入之途径为治。方中以枳实、大黄、柴胡、黄芩荡涤胃肠热毒,疏利肝胆;佐以半夏、生姜、大枣和胃降逆止吐;芍药调和血气护营;加入甘草解毒。故仅服药3剂症状即消失。又观胸闷咳嗽痰多,认为砒毒伤中,波及于肺,故予二陈汤加味和理脾肺,而获痊愈。本例大柴胡汤加甘草治愈砒中毒,是米老灵活运用经方之体现。本例患者未用二巯基丙磺酸钠、二巯基丙醇及激素等西药解毒剂。

八、清瘟败毒饮为主治愈急黄发斑一例

姚某,女,44岁。

初诊:1959年9月2日。

主诉及病史:因上腹部疼痛、发冷发烧3天,身目俱黄两天,于1959年9月2日急收入院。入院后诊为"慢性胆石症性胆囊炎急性发作,坏死性胆囊炎合并中毒性休克"。经用抗感染及对症处理,病情未缓解。故急请米老治疗。

诊查:症见急性病容,表情痛苦,神志模糊,多语不清,烦躁不安,面色苍黄,口唇发青,皮肤及巩膜黄染,皮肤有出血点,球结膜下见有出血斑,持续性上腹部疼痛、阵发性加剧,伴寒战鼓颔,壮热汗多,恶心呕吐,吐出为胃内容物,大便二次呈灰白色,小便为茶黄色,舌绛紫,苔里厚而燥,脉沉弱数。腹胀,右上腹明显压痛,并有中等硬度包块。体温39.5℃,血压80～60/50～30mmHg。白细胞15100/mm^3,中性95%。尿蛋白(++),红细胞5～10/HP,白细胞少量,颗粒管型0～2/HP。尿胆红素阳性。二氧化碳结合力32.8容积%,非蛋白氮53.1mg%。

辨证:急黄发斑。证属热毒炽盛,胆道阻滞。

治法:宜清热解毒,凉血利胆。

处方:生地 30g　丹皮 15g　杭芍 15g　犀角 9g(先煎)　知母 9g　生石膏 60g　粳米 15g　炙甘草 9g　黄连 9g　炒黄芩 6g　炒黄柏 9g　焦山栀 12g　炒枳实 9g　生大黄 9g

逐日 1 剂,严密观察病情。药后病情稳定,症状递减,服药 7 剂后,体温 37℃。血压 110/70mmHg。二便量多,均呈黄色,皮肤出血点已消失,结膜下出血斑已大部分吸收,皮肤及巩膜黄染减退,下肢轻度水肿。舌红绛,苔黄,脉细数。继服上方药加减。

处方:生地 30g　丹皮 15g　杭芍 9g　羚羊角 3g(代犀角)　知母 24g　生石膏 30g　粳米 15g　炙甘草 9g　川黄连 9g　炒黄芩 9g　黄柏 9g　焦山栀 9g　茵陈蒿 15g

服上方药 2 剂后,皮肤及巩膜轻度黄染,结膜下出血斑继续吸收,下肢稍浮肿。舌红苔黄,脉细数。体温正常,血压稳定。证属肝肾不足,湿热未清。治宜补益肝肾,继清湿热。

处方:生地 24g　山药 12g　山萸肉 12g　丹皮 9g　茯　苓 9g　泽泻 9g　知母 12g　黄柏 9g　茵陈 15g

服上方药 3 剂后,去苓、泽、萸肉,加木通 9g、猪苓 9g、麦冬 15g,条沙参 9g,再服 2 剂。药后结膜下出血斑基本吸收,皮肤及巩膜微黄染,二便正常。舌红苔白,脉细。予六味地黄汤加茵陈。服药 9 剂后,皮肤及巩膜黄染消退,结膜下出血斑完全吸收,下肢浮肿消失,饮食尚可,血压正常,痊愈出院。

【按语】本例急黄发斑,证属热毒炽盛,胆道阻滞,方用清瘟败毒饮加减以清热凉血,泻火救阴,利胆消胀。米老曾谓:清瘟败毒饮是由白虎汤、黄连解毒汤、犀角地黄汤三方复合而成。本方的要点是重用生石膏大清阳明燥热,若生石膏量少则无济于事,必须用 60～120g,配用犀角,才能奏效。服药至七剂后,见二便量多,故于原方去枳实、大黄;燥热虽减,但舌红绛苔黄,热毒未净,故仍守原意清泄,无犀角勉以羚羊角代,加茵陈利胆退黄。服药 2 剂后,见舌红苔黄,脉细数,转为补益肝肾,继清湿热,方用知柏地黄汤、六味地黄汤加减,服药 14 剂后,病愈出院。疗程中除用西药纠正休克外,均用上述方药随证加减出入为治,共住院 23 天,获得满意的疗效。

九、阳和汤治愈阴疽流注一例

楚某,男,40 岁。

初诊:1950 年 10 月 2 日。

主诉及病史:半月前患败血脓毒症,经切开引流、抗感染等方法治疗,未见减轻。近日来病情加重,卧床不起,精神委靡,面色晦暗,形体消瘦,食欲不振,汗多,自觉恶寒,大便溏薄,右下腹及腰背处有约 4cm×4cm 之包块各 1 个,质硬,无红肿,舌质淡,苔白,脉沉细濡。

辨证:此为邪毒结聚,阻塞脉络,气血凝滞所致。

治法:宜温阳散寒,通滞散结,大补气血,托里排脓。方拟阳和汤加人参、附子,内服 7 剂。

处方:熟地 35g　鹿角胶 10.5g　白芥子 10.5g　麻黄 3.5g　炮姜 10.5g　生甘草 10.5g　红人参 10.5g　附子 10.5g

加开水 400ml,煎出 200ml,煎二次共取 400ml,早晚 2 次温服。另用阳和解凝膏外贴,2 日一换。

二诊:服上方药 7 剂后,精神明显好转,出汗消失,饮食、大便正常;腹部包块自溃,流出脓液约 200ml;舌淡红,苔薄白,脉沉细。继服上方药 7 剂。

三诊：服药后背部脓肿自溃，流出脓液约300ml。能自己行走前来就医。舌淡红，苔薄白，脉沉。继服上方药7剂。

四诊：精神正常，面色红润，伤口愈合，症状消失。舌淡红，苔薄白，脉和缓。继服上方药7剂后，恢复工作。随访5年，未见复发。

【按语】本例阴疽流注，病情危重，须防毒气内陷而成险候。故内服阳和汤加人参、附子温补托毒，外敷阳和解凝膏拔毒外流，内外合治，共奏殊功。方中熟地大补阴血，鹿角胶生精补血，肉桂、炮姜温阳散寒，麻黄、白芥子宣通血脉化滞，甘草解毒。加入人参、附子二味，以增强补气温阳托里之作用，可提高患者自身的抗病能力，这种使阴证转阳的治法，是中医治疗阴疽的一大特色。

十、肾气丸治愈胞系了戾一例

张某，女，35岁。

初诊：1974年12月3日。

主诉及病史：1970年10月患者因右侧腰疼、发热、尿频、尿少、血尿、尿道烧灼感去某医院检查，经尿培养、膀胱镜检、膀胱逆行造影、静脉尿道造影(X片号47787)，诊为右侧输尿管迂曲，右侧肾盂积水。当时给予西医常规处理，兼建议手术治疗，因患者不同意而未做。

诊查：症见精神欠佳，面色晦暗，形体羸瘦，腰痛有冷感，尿频尿少，少腹急痛，血尿，腹胀。舌质淡，苔薄白，脉沉虚细。

辨证：证属肾阳不足。

治法：宜温补肾阳，化气行水。方用肾气丸易为汤剂。

处方：熟地28g　山药14g　山萸肉14g　茯苓10.5g　泽　泻10.5g　丹皮10.5g　附子3.5g　肉桂3.5g

每次加水500ml，煎2次温服。每日1剂。

连续服上药110剂后，症状全部消失。劳累亦未发作。经某医院做肾盂逆行造影(X片号：47787)，未见肾盂积水及输尿管迂曲征。因疑逆行造影是否可将迂曲之输尿管通直，故又去某医院做静脉尿路造影(X片号：43869)，并与治疗前X片进行对比，静脉尿路造影报告：未见肾盂积水及输尿管迂曲征。

【按语】米老认为胞系即膀胱之系，相当于输尿管，故将“输尿管迂曲”诊为“胞系了戾”。所谓了戾，即《舒氏女科要诀》所云“了戾者，绞纽也”。对于本病的治疗，以肾气丸主之。本方为温补肾阳之方剂，而该病皆由肾阳不足所致。方中以六味地黄丸滋补肾阴，以肉桂、附子温补肾阳，八味合用，阴阳平调，则肾气充足，诸症自除。正如《景岳全书》中所说：“善补阳者，必于阴中求阳，则阳得阴助而生化无穷。”肾气丸(易成汤剂为好)对男女输尿管迂曲证均可用之，而且疗效肯定。

(以上由门人整理)

【编者评注】根据《金匮要略·妇人杂病脉证并治》所云，胞系了戾实际上是“转胞”病的主症。胞系，通指泌尿系；了戾，缭绕不顺，指脐下急痛、小便淋沥不通等症状。本例输尿管迂曲、肾盂积水，属难顽之症。米老结合中医诊断，投以《金匮要略》用治转胞病的肾气丸，竟起顽疴。可见中医学中的许多古病名及其疗法，若加以深入发掘，对当今的许多疑难重症将具有重要的参考价值。

北京名医医案

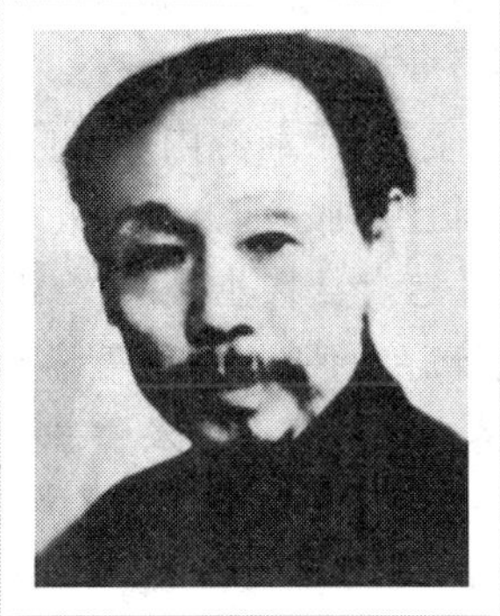

肖龙友医案

【生平传略】

肖龙友(1870—1960),本名方骏,北京四大名医之一。四川省三台县人。肖氏成医既无家传又无师承,完全是自学而成。1928年后,毅然弃官行医,正式开业,自署为"医隐"。当国民党当局提出废止中医中药时,克服重重困难,与孔伯华先生共同创办北京国医学院,与孔先生共任院长,历时10余年,毕业学员数百人,对当时中医事业起到了挽救和促进作用。

肖氏一生精研历代中医书籍,理论联系实际,临床经验极为丰富。1924年,孙中山先生患病,不能饮咽,肖氏诊断后,认为病之根在肝,但已病入膏肓,非汤药能救。后经解剖,证实孙中山先生所患乃系肝癌。从此医名大振。

新中国成立后,历任第一、二届全国人民代表大会代表,中央文史馆馆员,中国科学院生物学学部委员,卫生部中医研究院学术委员、名誉院长,中华医学会副会长,中央人民医院顾问等职。

一、宁肺金调肝肾法治愈肺痨一例

刘某,女,23岁。

初诊:1953年12月6日。

主诉及病史:据述西医检查,有肺结核为患。但自身不觉疲乏,亦无咳嗽,只上高楼气有作喘之势,系肺有病征。经水以前尚充,近半年来量日见少,色亦不正,惟工作不感困倦,仅腹中作痛。

辨证:此乃肝脾不调所致。

治法:当从此消息,宁肺调肝肾为治。小心将护,不宜过劳,以期服药有效。

处方：北沙参12g　南白前6g　大百合12g　净百部10g　全当归12g　川芎片10g　干生地15g　赤芍药12g　真阿胶10g(研后下)　甘枸杞10g　陈艾叶6g　元胡索10g　灵磁石15g(先煎)　生甘草6g

二诊：12月13日。服前方药3剂，惟觉肺部发胀，他无所苦。仍当宁肺舒气为治，小心将护，勿过劳累为要。

处方：空沙参12g　苦桔梗10g　苦杏仁10g　佛手片10g　黄郁金6g　大百合12g　净百部6g　制乳没各6g　当归身12g　生白芍15g　延胡索10g　蕲艾梗6g　真阿胶6g(研后下)　干藕节5枚

服药7剂后复诊，于前方内加嫩白前6g、生芪皮12g、川芎片6g，陈艾梗并增至10g。再服药7剂后四诊，肺已不胀，前方加天花粉12g以善后。

【按语】本案患者症状甚少，颇难辨证。当从何处着眼，尚须精思。肖老先生从月经量少、腹痛之候，考虑肝脾不调，从上楼气喘、胸部作胀，判断其肺气不舒。所用胶艾四物汤加枸杞、磁石、百部、沙参、白前、百合以及佛手、郁金等味，亦为新奇，即将养血调理之方变为宁肺理气调肝肾之药，显示了肖老先生深厚的中医功底。

二、清降法治愈风热喘咳一例

齐某，男，60岁。

初诊：1952年8月30日。

主诉及病史：近日因感风热化痰，成为喘咳，或不能起行，亦不安卧，耳内时鸣，喉际汩汩有声。

治法：当从事清降。

处方：空沙参10g　薄荷梗6g　西防风6g　天花粉10g　苦杏仁10g　苦桔梗10g　知贝母各10g　半夏曲6g　灵磁石12g(先煎)　云苓块12g　真郁金10g　甘　草10g　鲜荷梗1尺　生　姜6g

二诊：9月10日。服前方药多剂，病去十之八九。但痰尚未尽，耳鸣未减。肝胃有热，肺气尚虚，法当从本治。

处方：南沙参12g　苦杏仁10g　苦桔梗10g　天花粉12g　嫩白前6g　京贝母10g　肥知母6g　云茯苓12g　灵磁石12g(先煎)　甘枸杞10g　干生地10g　生甘草3g　生藕节5枚　甘菊花6g

【按语】清肃肺胃痰热，则喘咳自宁。药用清润，知其为燥热之痰。以防风、薄荷疏散风热，重在化痰，郁金能开肺金之郁，磁石善治耳鸣，故初诊后病即去十之八九。

三、和胃导滞法治愈胃痛呃逆一例

邵某，男，63岁。

初诊：1952年7月11日。

主诉及病史：食物入胃不化，呃逆时作，滞而作痛，入腹之后，其痛更剧。

辨证：此乃肝脾不和，气食两滞为患，业经月余。

治法：亟当和化，勿使成为膈证。

处方:空沙参 12g　焦冬术 10g　炒枳壳 10g　连水炒川朴 3g　黄郁金 10g　制乳没各 10g　沉香曲 10g　生熟稻芽各 10g　佛手片 10g　焦鸡金 10g　白蔻仁 10g　甘草梢 6g　鲜荷梗 1 尺　生荸荠 3 枚(捣)

二诊:7 月 13 日。腹痛已愈,惟尚作呃逆,咽物下胃尚微作痛。肝胃未和,当依法再进。

处方:南沙参 12g　五味槟榔 10g　郁金 10g　炒枳壳 10g　焦鸡金 10g　佛手片 10g　蔻仁 6g　六神曲 10g　炒稻芽 10g　土炒杭芍 10g　甘草 3g　鲜荷梗 1 尺

三诊:7 月 18 日。据述服药尚安,惟不能平睡,睡下则胃部发梗而气不通。气食两滞,均尚未化,当依法再进。

处方:空沙参 12g　姜川朴 3g　六神曲 10g　山楂炭 10g　五味槟榔 10g　盐砂仁 6g　青木香 6g　炒稻芽 10g　黄郁金 6g　霍香梗 6g　焦鸡金 10g　佛手片 10g　鲜荷梗 1 尺

四诊:7 月 22 日。药后病已轻,因劳乏忽又反复,胃部作梗而更痛。仍当从本治。

处方:空沙参 10g　苦桔梗 10g　沉香曲 10g　真郁金 10g　广木香 6g　盐砂仁 6g　川牛膝 10g　蔻　仁 3g　花槟榔 10g　首乌藤 12g　炒稻芽 10g　甘草梢 3g　鲜荷梗 1 尺

五诊:8 月 1 日。食物入胃,仍上泛作吐,腹痛不减,入夜睡后更甚。肝脾不和,故时发时止,仍当从本治。

处方:南沙参 12g　连水炒川朴 3g　六神曲 10g　焦鸡金 10g　佛手片 10g　生熟稻芽各 10g　川黄连木香各 1.5g　制乳没各 6g　盐砂仁 6g　五味槟榔 10g　赤芍药 10g　生荷梗 1 尺　灵磁石 12g(先煎)

六诊:8 月 4 日。各病皆轻,惟胃钝不开,宿滞不化,食物下咽,往往停蓄脘间,作胀且痛。法当从本治。

处方:空沙参 12g　黄郁金 10g　沉香曲 10g　盐砂仁 10g　麸炒枳实 6g　焦鸡金 10g　炒稻芽 12g　腹皮 10g　盐炒槟榔 10g　苦杏仁 10g　广木香 10g　茯苓皮 12g　佛手片 10g　干藕节 5 枚

七诊:8 月 7 日。各病皆愈,惟尚吐痰涎,不吐则呃逆上冲难受。胃热脾湿,当从本治。

处方:南沙参 12g　焦冬术 10g　炒枳壳 10g　白蔻仁 10g　黄郁金 10g　连水炒川朴 3g　酒黄芩 10g　六神曲 10g　青竹茹 10g　五味槟榔 10g　盐砂仁 6g　甘草梢 6g　生荷叶(一角带梗)5 寸

【按语】本例气食两滞,肝脾不和,故治以和胃导滞,调和肝脾;先后虽有七诊,但治疗大法基本未变。

四、补气行气并用治愈胃痛肝旺一例

纪某,男,37 岁。

初诊:1952 年 6 月 25 日。

主诉及病史:患有胃病,肝气亦旺。往往胸膈偏右作痛,牵及胁肋及后背,业经年余,时发时止,或重或轻。

辨证、治法:消化力薄,肝脾不和,经日太久,法当从本治。

处方:米炒台党参 10g　土炒冬术 10g　麸炒枳壳 10g　真郁金 10g　制乳没各 10g　佛手片 12g　焦鸡金 10g　大腹皮 10g　沉香曲 10g　生熟稻芽各 10g　生甘草 6g　干藕节 5 枚　鲜苇根 1 尺

二诊：6月27日。服前方药各病皆轻，胃痛虽未减，然气已不四窜。消化力仍薄，当依昨法加减再进。

处方：台党参10g　炒枳壳6g　盐砂仁6g　黄郁金6g　生熟稻芽各10g　焦鸡金10g　佛手片10g　大腹皮6g　沉香曲10g　广木香6g　生甘草10g　生荸荠5枚(捣)

服此方药3剂复诊，胃不痛，食渐能消化。原方去郁金、木香，加槟榔10g、泽泻10g、云茯苓12g以善后。

【按语】胃痛肝旺，用参术补气，似与“痛无补法”之论相悖，但所配郁金、乳香、没药、佛手、枳壳、腹皮、沉香，均为流动之品。补气与行气之药相伍，则行气无耗伤之意，补气无气滞之忧，可见其用意之深也。

五、气血双补、活血理气为主治愈关节痛一例

韩某，女，27岁。

初诊：1953年1月29日。

主诉及病史：两手关节作痛，两膝盖亦疼，周身无力，而喉际发痒直达胸次人字骨下均难受。月经如期，但块尚多，腰腹有时亦疼。

辨证：素体阴虚，故肝气易动而脾肾两亏。

治法：当从本治，小心将护。不易速效，因病沉久故也。

处方：台党参10g　全当归12g　小川芎10g　桑寄生12g　制乳没各10g　补骨脂10g　黄郁金6g　骨碎补10g　川牛膝10g　赤白苓芍各10g　川贝母10g　苦杏仁10g　干地黄12g　砂仁5g　生甘草3g　干藕节3枚

复诊：2月1日。各症皆轻，原方加透骨草12g，真松节12g，广木香6g。

【按语】本例患者肝气郁滞，脾肾两亏，与一般痹证患者有所不同，故治以气血双补、活血理气为法。案中杏仁、贝母乃为喉痒而设也。

六、健脾固肾治本为主治愈腹泻伴肝风内动一例

陆某，男，52岁。

初诊：1952年8月2日。

主诉及病史：溏泄已月余，色先黑后黄，腹鸣一痛则泻，日夜行五六次不等，并无红白，但有不消化之物。

辨证、治法：此乃脾湿肾虚之故，延日已久，当从本治。

处方：台党参10g　焦冬术6g　炒枳壳5g　赤白苓芍各10g　大腹皮10g　焦鸡金10g　佛手片10g　金毛狗脊10g　芡实12g　怀山药12g　生熟苡仁各12g　炙甘草6g　生藕节6g　大枣3枚　陈仓米1勺(微炒)

二诊：8月4日。服昨方药，腹泻次数已减，肢体亦和，仅腹部尚疼耳。当依法加减。

处方：米炒党参10g　炒白术6g　炒枳壳6g　桑寄生12g　生熟稻芽各10g　焦鸡金10g　佛手片10g　盐杜仲10g　赤白苓各10g　盐泽泻10g　生甘草6g　生藕节5枚

三诊：8月12日。素体肝阳太旺，脾肾两虚，故头时发眩而作声，溏泄日行二三次不等，粪色黑多黄少。当属内热为患，仍从本治。

处方:台党参 12g　珍珠母 30g(先煎)　真龙齿 18g(先煎)　沉香曲 10g　生熟苡仁各 10g　芡实米 12g　炒扁豆 12g　生熟稻芽各 10g　灵磁石 15g(先煎)　大腹皮 10g　川牛膝 6g　甘草 6g　生白芍 12g　炒陈仓米 10g

四诊:8 月 14 日。头昏大减,大便色已变黄,惟作溏恭日行一二次。内热已轻,肝脾未和,当从本治。

处方:台党参 10g　炒冬术 6g　炒枳壳 10g　芡实米 12g　灵磁石 12g(先煎)　生熟苡仁各 10g　怀山药 12g　扁豆衣 12g　盐炒砂仁 6g　大腹皮 6g　茯苓块 10g　甘草 6g　陈仓米 10g

五诊:8 月 16 日。服上方药尚安,惟腹中仍作坠痛,日夜尚泻二三次,中有不消化之物。中气略虚,当调理肝脾,兼和肺胃以为治。

处方:生黄芪 10g　米炒党参 10g　土炒白术 10g　炒枳壳 6g　生熟稻芽各 10g　焦鸡金 10g　佛手片 10g　大腹皮 6g　炒白扁豆 12g　芡实米 12g　炒枣 3 枚　甘草 6g　赤白苓芍各 10g　陈仓米 10g

六诊:8 月 19 日。腹泻虽止,脉见弦虚,血压极高。乃湿热上攻为患,热极恐成风,亟当从事清降。

处方:生芪炭 10g　生珍珠母 30g(先煎)　生左牡蛎 24g(先煎)　炒栀子 10g　真龙齿 20g(先煎)　灵磁石 15g(先煎)　首乌藤 12g　粉丹皮 10g　川牛膝 10g　盐泽泻 10g　甘草梢 10g　赤白苓芍各 10g　陈仓米 6g　鲜荷叶 1 角带梗 5 寸

七诊:8 月 21 日。头部偏右间或作痛,心烦而躁。内热太重,法当凉降。

处方:九孔石决明 30g(生、先煎)　忍冬藤 12g　生栀子 10g　生石膏 15g(先煎)　粉丹皮 10g　苦杏仁 10g　灵磁石 12g(先煎)　空连翘 10g　盐黄芩柏各 6g　知贝母各 10g　赤芍药 12g　生甘草 6g　鲜茅根 24g　鲜荷梗 1 尺

八诊:8 月 23 日。后脑偏右仍发沉,间亦作抽,此乃热邪上攻,有化风之象。心烦虽止而腹仍作痛作溏,内有不消化之物。法当标本兼治。

处方:首乌藤 30g　香白芷 10g　白蒺藜 10g　西防风 6g　忍冬藤 15g　杜牛膝 10g　生栀子 10g　粉丹皮 10g　炒稻芽 12g　炒扁豆 12g　六曲块 10g　酒黄芩 6g　甘草梢 6g　鲜藕节 5 枚

九诊:8 月 25 日。服药后各病皆轻,惟头额阵阵发昏;内热未尽,仍有上攻之象,法当从事清养。

处方:空沙参 12g　蔓荆子 6g　西秦艽 6g　川牛膝 10g　炒栀子 10g　粉丹皮 10g　酒黄芩 10g　首乌藤 24g　赤苓芍各 10g　细生地 12g　炒稻芽 10g　甘草梢 6g　生荷梗 1 尺

十诊:8 月 28 日。病愈八九,惟余邪未尽,尚攻头部发昏,法当善后。

处方:南沙参 12g　香白芷 10g　首乌藤 24g　黄郁金 10g　川牛膝 10g　桑寄生 12g　忍冬藤 12g　赤苓芍各 10g　炒栀子 10g　酒黄芩 6g　大腹皮 10g　生甘草 6g　生藕节 5 枚

【按语】本例腹泻伴肝风内动,先从脾肾论治腹泻,后从肝脾论治肝风内动。湿热病机在其中,不用通常清化湿热法,而以健脾固肾治本为主,这是本案的治疗特点。

七、标本兼顾、随机活变治愈痞块一例

刘某,男,40 岁。

初诊:1952年7月31日。

主诉及病史:小腹内有块已多年,并不为害。近因动气,食物不合,致大小便不畅。曾经医治,大便虽通而不畅,反觉心跳发热,小溲更觉不畅。

辨证、治法:此气食两滞,寒热混杂之病,新旧并发,以标本兼治。

处方:空沙参12g　藿梗6g　黄郁金6g　大腹皮10g　沉香曲6g　连水炒川朴6g　焦鸡金3g　茯苓皮12g　车前子10g　炒扁豆衣10g　焦冬术6g　甘草梢10g　鲜荷叶1角带梗5寸

二诊:8月22日。素有胃病而肝旺肾虚,故动气则绕腹右转向下小腹胀痛。食物下胃,停滞不消,呃逆大作。病根已深,宜小心将护。

处方:台党参12g　黄郁金10g　沉香曲10g　葶苈子10g　大腹皮10g　金狗脊12g(去毛)　茯苓皮12g　广木香6g　焦鸡金10g　佛手片10g　生熟稻芽各10g　甘草梢10g　生藕节5枚　大枣3枚

三诊:8月24日。胃纳略能消化,但食后往往上泛,腹中仍汩汩有声,按脐下痛处则思小便。脾肾两虚,寒湿未化,仍当从本治。

处方:台党参12g　焦冬术6g　朱茯神10g　黄郁金10g　大桂枝10g　炒白芍12g　厚附片10g　广木香6g　制香附6g　金狗脊10g(去毛)　佛手片10g　焦鸡金10g　冬瓜皮15g　苦葶苈6g　大枣2枚

四诊:8月26日。服药尚安,痞块有化解之势,惟腹尚作痛,痛时遗溺少许则安。此乃湿热内夹为患,恐系寒邪所化,仍当从本治(据述日来头昏流清涕,体温增高,当属感冒)。

处方:台党参10g　藿梗10g　苦杏仁10g　黄郁金10g　厚附片10g　狗脊10g(去毛)　车前子12g　冬瓜皮15g　沉香曲10g　酒芩柏各6g　茯苓块12g　甘草梢10g　苦葶苈10g　大枣3枚

五诊(无日期记载):近日因感风化热,咳嗽吐黄痰,两胁仍胀痛,腹中亦难受,得虚恭始安。法当标本兼治。

处方:北沙参12g　薄荷梗10g　苦杏仁10g　知贝母各10g　制乳没各6g　茯苓皮12g　冬瓜皮15g　大腹皮10g　苦葶苈10g　苦桔梗10g　真郁金10g　甘草10g　生藕节5枚　大枣3枚

六诊:8月31日。据述服药后胸次胀闷,小腹发凉,包块作跳,小溲因腹痛而其量甚少。肾部虚寒,心经有热,寒热相搏,故心跳而肾空疼。当从本治。

处方:台党参12g　甘枸杞12g　瞿麦10g　萹蓄10g　厚附片10g　大桂枝12g　生杭芍10g　朱枣仁10g　抱木茯神12g　真郁金10g　灵磁石12g(先煎)　甘草梢10g　带心莲子15枚

七诊:9月6日。服前方药病已痊愈,近因动气停食,胸次连腹又觉胀痛,包块跳动不安,两胁肋亦形膨胀。先治标病,再议固本。

处方:空沙参10g　黄郁金10g　焦鸡金10g　佛手片10g　老苏梗6g　苦杏仁10g　制乳没各10g　冬瓜皮仁各15g　丝瓜络10g　云茯苓12g　炒稻芽10g　沉香曲10g　生荷梗1尺　甘草梢6g

【按语】本例证候多变,故前后七诊标本相移,治法多变。每诊必消补并举,是因其有肝气不舒,胃气不降,脾肾两虚之故也。

【编者评注】肖老先生是远近闻名的北京四大名医之一,一生精研历代中医书籍,理论联系实际，临床经验极为丰富。

本书仅收集到肖老先生医案7例，例数虽少，亦可窥见先生学术思想之一斑。所选7案，每案不用沙参即用党参。盖沙参补五脏之阴，党参补气而不峻，先生如此用药，说明善于抓住虚的病机。疾病之发生，皆由于正虚，诚如《内经》所讲的“正气存内，邪不可干。”故常用扶正之党参、沙参，这是治本之举也。因早用补药往往有壅滞、滋腻之弊，故临床上不少医家主张后期用补。先生根据患者的具体情况，早期投用沙参或党参，并无壅滞之害，其理安在？细阅先生医案，知其配对有道，多伍以行气化滞之味，故补其正虚之本而不碍邪实之标。如此则扶正可以驱邪。肖先生不愧为名医风范，自有其独到之处。

赵文魁医案

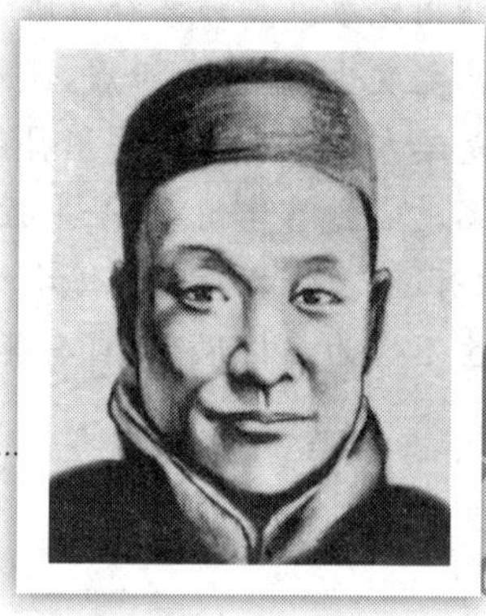

【生平传略】

赵文魁，字友琴(1873—1933)，北京著名中医，清末曾任太医院院使，御药房、御药库总管。曾被清宫赐予头品顶戴花翎。宣统离宫后，赵氏行医于北京。

先生沉酣岐黄，幼年家学于父亲赵永宽(亦曾任太医院御医)。熟读经典，兼通诸家，学验俱丰，于疑难重症，每多灼见而应手取效。原清宫中皇帝、皇后、贵妃、贵人等患疾，只凭诊脉而探其癥结，故对脉学深多研究，且有独到之处。遗著有其子赵绍琴整理的《文魁脉学》，内容丰富。

一、疏解清热止衄法治愈鼻衄一例

叶赫那拉氏(慈禧)，女。

诊查：光绪某年四月二十九日，臣佟文斌、赵文魁请得老佛爷脉息，浮数而滑，左关弦数。

辨证：此系肝胃有热，兼受风凉，以致头晕鼻衄，身肢酸倦。

治法：谨拟疏解清热止衄之法调理。

处方：荆芥炭三钱　甘菊三钱　防风二钱　薄荷二钱(后下)　粉丹皮三钱　黑山栀三钱　元参四钱　军炭三钱　次生地四钱　侧柏炭三钱　犀角一钱五分(研冲)　生草一钱

引用：鸡内金三钱。

【按语】脉息浮数而滑，浮则在卫分，数主有热，滑脉为阴中之阳，又主痰疾，确是卫分风温病。左关弦数乃心肝郁热之象。本病属内蕴郁热为主，身热头晕全是风热上受之象，心肝之热迫及血分故鼻衄、身肢酸倦、疲乏无力。文中所谓兼受风凉，实乃温热内蕴，故方中不以解表、发汗为主，而用疏解之法，温热之邪由疏解而祛；又因温邪内蕴，故以清热。方中荆芥炭、薄荷、防风疏解卫分风温，以山栀、丹皮、生地、元参甘寒凉血清热止红，军炭、侧柏炭、生甘草皆活血止红，鸡内金以导滞。犀角为凉营止血之良药，清代本品甚多，故古方记载每用数钱。

二、和胃分利法治疗下痢一例

叶赫那拉氏(慈禧)，女。

诊查：五月初八日臣张仲元、赵文魁请得老佛爷脉息，左关沉弦，右寸关滑而近数。

辨证：表感已解，内热必轻，惟胃气欠和，蓄滞不清，以致大便下痢，右腹中作疼。

治法：谨拟和胃分利之法调理。

处方：炒杭芍三钱　东楂肉四钱　葛根二钱　黄连一钱(研)　炒薏米三钱　炒扁豆三钱　桑叶三钱　甘草二钱

引用：猪苓三钱。

【按语】治痢之法，喻昌倡用逆流挽舟，这是中医治疗痢疾的最有效方法。《内经》中论及“治病求本”，这就是治本。古人每云：无积不化痢，痢无补法。治痢必先疏卫、升阳、开郁、导滞，若表气不和、内有积滞，蕴蓄不化，必发为痢。今人治痢每用苦寒，想以清热消炎为主，甚至有以土霉素、黄连素等为治痢之要药。不知中医治病必求其本。本病乃积滞与表邪内郁，凡暑热外不能从表解，必内郁化热而发痢病也。

从本病例来看，虽是五月（农历）天气初热，若饮食失慎，可能蕴热内停。外受热邪，内有湿滞；脉象左关沉弦，右寸关滑而近数，也说明表邪已解，内热未清，夹有蓄滞，胃气不和，故化而成痢。方中用葛根升阳明而解表邪，热郁与表闭全能因升阳解表而病解。用黄连苦泄心热，苦坚其阴而止泄祛暑。以桑叶清热而祛风，辅葛根疏解清化之不足。山楂肉是化肉食之良药，故用之以化。芍药、甘草以缓急解除腹痛。猪苓清化湿邪而降浊也。

三、清肝调胃法治疗食后作呕一例

叶赫那拉氏（慈禧），女。

诊查：光绪某年九月十三日戌刻，臣佟文斌、赵文魁请得老佛爷脉息，左关弦数，右部沉滑。

辨证：此系胃蓄饮滞，肝热上乘，以致有时头晕，食后作呕。

治法：谨拟清肝调胃之法调理。

处方：菊花三钱　薄荷三钱　天麻二钱　焦三仙六钱　羚羊角二钱(另煎兑)　陈皮三钱　半夏二钱(炙)　竹茹二钱　姜朴二钱　槟榔二钱　枳实三钱(炒)

引用：一捻金一钱，分冲服。

【按语】从左关弦数来看，乃肝经之郁，郁久化热之象；脉右部沉滑，沉脉主里，又主水蓄，滑脉为痰，是有形之阴邪。其症有时头晕、食后作呕，也说明肝热上乘，胃蓄饮滞。针对病因采用清肝热、定头晕、降逆逐饮以调胃腑。

方中以菊花、薄荷、天麻清肝经之风热，且能定肝热引起的眩晕。羚羊角色白入肝、肺二经，为血肉有情之品，是清肝肺热之妙药。陈皮、半夏、姜朴、枳实合用具有平胃和中、展气退胀之功，又能降逆定呕，所以在肝热蓄饮、头晕恶心、木郁上逆、胃气失降时，用之甚效。本方陈皮和胃宽中，法夏降逆和胃，姜川朴以宽中焦而展气，枳实破气结而兼导滞。竹茹和胃止呕，槟榔化水邪而导积滞，焦山楂化肉食，焦神曲化面食，焦麦芽化稻谷之积又能通导胃肠，共奏清肝热、降逆气、宽中导滞之功，故一药而愈。

方之最后，引用一捻金一钱五分，随汤药送服。考一捻金散为《六科准绳》方，药用：雄黄二钱，硼砂一钱、脑子少许、甘草五分。是临床小儿科常用药物，一般用于小儿蕴热口疮、重舌、木舌等症。因本品能清热化痰，故常在痰热便秘时用。在本方中何以用小儿清化痰热之药？余以为本药为儿科药品，故用之副作用定小，适宜于胃蓄饮滞、肝热上乘的病机。

四、调气和胃法治痰食积滞一例

叶赫那拉氏(慈禧),女。

诊查:十二月二十八日亥刻,臣张仲元、赵文魁请得老佛爷脉息,左寸关沉弦,右关沉滑。

辨证:肝气郁遏,壅滞胃肠,以致心慌气短,四肢觉凉。

治法:谨拟调气和胃之法调理。

处方:化橘红二钱　法半夏二钱　朱茯神四钱　炒杭芍三钱　青竹茹二钱　西洋参三钱(研冲)　朱麦冬三钱　霍石斛三钱　远志肉一钱五分　鲜青果七枚(打)

【按语】病决不可只从症状上来认识,必须深入研究。本案症状是:心慌气短,四肢发凉。粗看可能认证为中虚,心气不足。但诊脉左寸关沉弦,右关沉滑,故不从中虚辨识,左寸关心肺肝胆,沉则主里,弦则为郁。右关脾胃之脉,沉滑者痰食积滞,非虚证也。一般虚衰之疾,脉必沉虚细弱,三部无力。现推测舌象必是舌红且干,心烦咽红,因方中用朱麦冬、霍石斛、远志肉、青果全是甘寒和阴之品。又因本案病机为肝气郁遏、壅滞胃肠,形成肝郁致厥,这与中阳虚、气不足正好相反。故用西洋参、青竹茹、朱麦冬、霍石斛甘寒泄肝经郁热,兼以缓急。炒杭芍酸甘寒,益阴折热以缓其热郁之急。法半夏有升清降浊之功;佐橘红为二陈和胃宽中以调达中宫;朱茯神、远志肉用以养心安神,求其安寐;引用鲜青果,用之苦甘泄热而生津液。总之是以和阴折热为主,兼以养肝阴折虚热,调达气机,故用药一剂而痊。

五、清凉解散法为主治中焦风热一例

溥仪,男。

初诊:1918年农历正月初九日。

诊查:正月初九日,赵文魁请得皇上脉象,左关右寸均浮,左寸右关略有数象。

辨证、治法:此风热在中焦,宜清散。

处方:小生地四钱　浙贝母二钱　柴胡七分　生白芍三钱　花粉三钱　炒山栀钱五分　酒炒黄芩一钱五分　枳壳一钱　甘草五分　麦门冬二钱　鲜荷叶边一圈

二诊:正月初十日。皇上脉象较昨日已见平和,惟寸关尚带数象。余热未净,宜清凉解散。

处方:小生地四钱　枯芩钱五分　薄荷叶八分(后下)　生白芍二钱　浙贝母三钱　泽泻钱五分　知母钱五分　直僵蚕一钱　甘草五分　炒山栀一钱　甘菊花二钱　竹沥半杯(兑服)

三诊:正月十一日。皇上脉象两寸及左关略数,余均和平。宜用清润之剂以祛余热而生津液。

处方:明玉竹三钱　酒芩一钱　知母钱五分　生白芍二钱　小生地三钱　炒山栀一钱　浙贝母二钱　连翘一钱五分　花粉三钱　甘草五分

引用:竹沥半杯。

四诊:正月十二日。皇上脉息两寸右关略数。肺胃之间尚有余热未净,宜清解。

处方:银花二钱　浙贝母二钱　泽泻二钱　花粉三钱　连翘钱五分　炒山栀一钱　薄荷叶八分　小生地三钱　直僵蚕一钱　甘草五分　麦冬二钱(去心)

引用:生青果五枚。

【按语】第一诊:脉象左关(中焦肝胆之位)右寸(上焦肺为主)浮者病在表位、属卫分;左寸

(上焦心),右关(脾胃)略有数象。从脉象来分析,此为风热在上中二焦,肺胃之部位。根据浮数之脉可以定为风热上犯,所以定有头痛、恶风、咽干、舌红、苔白且干。本病不是着凉,没有浮紧脉,故当清散,不需解表。以清祛其热,散疏其卫分。溥仪素质阴不足,体瘦多火,热郁于内故头目胀痛,口干且渴。方中用鲜荷叶边一圈,以其清头目而定风热之头痛。用浙贝母、柴胡以宣阳,同时用炒山栀苦泄心热,且能宣郁疏解而祛风热,炒黄芩、枳壳、甘草既泄肺热,且宽气机,兼折其热。方中生白芍、花粉、生地、麦门冬皆为甘寒育阴泄热之法也。

第二诊:脉象较昨日好转,已见平和,寸关尚带数象,此病已向愈,余热未清,可见舌红口干、心烦起急,所以用清解法,以清其余热,散其郁结,防其留邪。方中用薄荷叶辛凉清热以疏卫邪;浙贝母宣散风热之邪而止咳嗽;炒山栀苦以泄热,性宣疏卫,能升能降,热清郁宣则神安。黄芩、知母、菊花、生甘草皆能清风热以泄其火。热盛阴伤则当以和阴泄热,故用生地甘寒润燥,滋阴降火;生白芍甘酸寒,养阴增液以折热;用僵蚕以清上焦之风热而定眩晕;泽泻通利水道而祛下焦之湿。

第三诊:从脉象上看出,两寸及左关略数,余均和平,可能沉取有弦细之象,故断为阴不足为主,所以用清润之剂以祛余热而生津液。方中以甘寒育阴为主,药用明玉竹、生白芍、小生地以育阴清热为君,以炒山栀,浙贝母宣阳开郁以疏散上焦之风热为臣,黄芩、知母、连翘、花粉、甘草以清余热为佐使之品也。引用竹沥以清化痰热,防其热盛喘咳。

第四诊:脉息两寸右关略数,全是肺胃之间尚有余热不清,若纯是阴伤则即愈,看来热仍未净,或饮食失慎,胃热上蒸,肺受其灼,故两寸右关略数,仍当以清解方法。故方中改用银花、连翘、薄荷、浙贝母、山栀、直僵蚕,以其清热疏风而宣其郁热也。麦冬、甘草、花粉、青果甘苦寒以泄上焦之热,泽泻利水道而通三焦。故服药即愈,若不慎食忌口,仍有热多增重之虞。

六、和肝养荣止痛法治腹痛腰酸腿痛一例

额尔德特氏(淑妃),女。

诊查:十一月二十四日申刻,赵文魁请得淑妃脉息,右寸关滑数,左寸关弦而近数。

辨证:肝经有热,气道欠调,以致腹胀作痛,腰酸腿痛。

治法:今拟和肝养荣拈痛之法调理。

处方:炙香附二钱　青皮二钱　赤芍二钱　泽兰叶二钱　全归三钱　川断二钱　丹参钱五分　牛膝二钱　艾炭三分　煨木香钱五分　抚芎钱五分

引用:炒阿胶六分。

【按语】右寸关脉象滑数,滑脉其来应指圆滑,往来流利,如盘走珠,常见于实热、痰热等实证。数脉为阳热之象,脉率加快,一息五到六至。《难经·九难》说:"数则为热。"滑脉常与数脉并见,主阳盛热证。左寸关弦而近数,弦脉之象端直且长,如按琴弦,指脉的动势弦紧有力,但波幅不大,弦脉主肝病、气郁不畅,又司诸痛,肝郁日久化热,痛甚气血急迫,皆可见弦而近数之脉。肝经郁热,则气机不畅。肝之经脉"循阴股,入毛中,环阴器,抵少腹",肝失疏泄,营血不足,肝失所养,少腹作胀疼痛,腰酸腿痛。本症既有肝郁化火之热,又有荣阴不足之虚,故养荣和肝以祛其虚,调畅气机以疏解郁热,活血祛瘀以止疼痛。

药用阿胶、艾炭、赤芍、当归、抚芎,即成胶艾四物汤之义。阿胶、艾炭有养血止血,温散血寒的作用。并且只取四物汤之义,而去熟地黄养血滋阴之腻滞,加丹参活血祛瘀之通行;丹参能利血脉,善调妇女经脉不匀以及血滞经闭、少腹疼痛,且丹参能散能补,故有"一味丹参功同

四物”之说。上药组方适于妇女血虚寒滞、少腹疼痛等症。以方证测之可知，额尔德特氏所患大有可能是妇女痛经之疾。只是因为皇门贵族不便明言罢了。故在胶艾四物汤基础上加入行气活血之品，用香附、青皮、木香疏肝理气，调经止痛；用泽兰叶活血祛瘀。牛膝酸苦性平，活血祛瘀，引血下行，常用于瘀血阻滞的月经不调、痛经、闭经等证。泽兰叶与牛膝相配，活血化瘀，调经止痛。用续断壮腰脊，行血脉，补而不滞。本方在补血养营散寒滞的基础上，用理气活血之药，以期血海充足，经脉调畅，气血通行，而腰腹疼痛可止。

七、清热和肝止衄法治鼻衄肢烧一例

额尔德特氏(淑妃)，女。

诊查：十一月二十五日，赵文魁请得淑妃脉息，右寸关滑而近数，左寸关弦而稍数。

辨证：气道较畅，只肝热未清，以致热升上焦，鼻衄肢烧。

治法：今拟清热和肝止衄之法调理。

处方：青皮子二钱(研)　香附一钱五分　生地三钱(炙)　赤芍二钱　牡丹皮三钱　黑栀三钱　怀牛膝一钱五分　川断二钱　酒芩三钱　丹参一钱　泽兰一钱　归尾二钱

引用：茜草二钱，木香三分。

【按语】右寸关滑而近数，为内有郁热，壅迫脉道；左寸关弦而稍数，为肝郁日久化热。经上药疏肝调气之后，气机渐畅。肝主疏泄，能调节人体的气血情志，在正常情况下，古人以木气生发的冲和条达之象，来形容肝的疏泄功能，主要指肝具有疏通、畅达、宣泄的作用。肝之疏泄功能不及，即呈抑郁状态，在精神上常表现为闷闷不乐，意志消沉。气郁则血滞，故胸腹胀痛，月经不调。气郁日久则化火，在精神上常表现为性情急躁易怒，失眠多梦，郁热上冲，可见头晕胀痛，甚则鼻衄，如在月经期出现所谓倒经现象。故立清肝泄热为主以养血和肝，兼以止衄之法。

用生地甘苦寒养阴清热，凉血止血。用赤芍凉血活血，祛瘀止痛。药用当归善能补血调经、活血止痛，而归尾通经络活瘀血之力更强。丹参能活血祛瘀止痛，养血安神除烦。上药共合既有四物汤之义以养血和营、活血调经，又能清解血分郁热。用青皮子疏肝破气，散结消滞；用香附疏肝理气，调经止痛；二药相合以疏调肝郁为主。木香行气调中止痛，以宣畅脾胃气滞为主，三药配合调畅肝胃气机，辅助行瘀散结。用丹皮、黑栀相合清泄肝火，二者常用于肝郁火旺，身热暮甚，头痛目涩，颧赤口干，热浮吐衄等症；加黄芩清解肝热之力更强。用川断壮腰脊，补肝肾而调经脉。用牛膝活血化瘀，引血下行，血降热亦降。用泽兰辛散温通，不寒不燥，性较温和，行而不峻，能疏肝气而通经脉。用茜草凉血止血，活血祛瘀。本方相互配合清肝热、凉血分而解郁，调气机、行血滞而止衄。

八、清热和肝法治上焦浮热一例

额尔德特氏(淑妃)，女。

诊查：十一月二十六日，赵文魁请得淑妃脉息，右寸关滑而近缓，左寸关沉弦。

辨证：气道和畅，唯上焦浮热未净。

治法：今拟清热和肝疏化之法调理。

处方：生地二钱　赤芍三钱　归尾三钱　青皮子二钱(研)　牡丹皮二钱　黑栀三钱　川断二

钱　怀牛膝一钱五分　泽兰一钱　茜草二钱　苏木一钱五分(打)

引用:煨木香三分。

【按语】上诊脉象滑而近数,郁热较重,服药后脉象转为右寸关滑而近缓。缓是指脉搏从容和缓,不徐不疾,一息四至;在通常情况下,这是有胃气的表现,也说明热郁渐轻。但滑脉之象犹存,且左寸关沉弦,表明上焦浮热未净,根据病机可知,或仍可见到心烦急躁、夜寐不安、失眠多梦等症。看来鼻衄虽止,唯恐气热上浮,而再致动血,故仍守原法大意而求其功。

用生地、赤芍、归尾凉血活血,和营柔肝,以降泄浮热上越。用青皮子、木香疏肝理气兼以和胃。用丹皮清热凉血、活血消瘀,黑栀泻火除烦、凉血止血,并且二药相配善能清泄肝经郁热。用川断强腰脊,调癸事。用牛膝、泽兰活血化瘀,引气血下行。用苏木活血通经、祛瘀止痛,二者常用于血滞瘀阻之痛经、经闭之证。用茜草凉血止血,活血散瘀通络。四药配合活瘀血、通经络、止腹中疼痛。

九、清热和肝调中法治肝热一例

额尔德特氏(淑妃),女。

诊查:十一月二十八日,赵文魁请得淑妃脉息,右关沉滑,左关沉弦。

辨证:诸症均愈,唯肝热尚欠调畅。

治法:今拟清热和肝调中之法调理。

处方:青皮子二钱(研)　赤芍二钱　归尾二钱　泽兰二钱　牡丹皮二钱　黑栀二钱　胆草一钱　炒枳壳二钱　牛膝二钱　大腹皮一钱　木香三分

引用:焦楂三钱。

经上述治疗,腹痛肢热,鼻衄诸症悉除。

【按语】此诊右关沉滑,左关沉弦,沉脉主里,滑为有热,弦脉主郁,合而观之,可知仍有郁热在里未能尽除,肝热日减,但尚欠调畅。肝失疏泄,气机不能调畅,最易横犯脾胃,出现食欲不振、纳呆腹胀、中脘痞闷。李冠仙《知医必辨》说:"人之五脏,唯肝易动而难静……唯肝一病即延及他脏。肝位于左,其用在右。肝气一动,即乘脾土。"治宜清解郁热,和肝养营,理气调中。

用青皮子辛散温通,苦泄下行;枳壳破气消积,化痰除痞,其性苦泄辛散,行气之力较猛;木香理气和中;三药相合疏调肝胃气滞。用大腹皮下气宽中,利水消肿;配焦楂消食化积,活血散瘀。用赤芍、归尾活血化瘀,养血调经;泽兰、牛膝活瘀血,通经脉,引血下行。用丹皮清透阴分伏火,黑栀宣透清热、止血除烦,龙胆草清泄肝胆实火,三药相配,疏肝解郁,清泄火热之力尤甚。

十、清肝调气化饮法治胸膈堵满一例

他他拉氏(端康皇贵妃),女。

初诊:1921年农历一月初三日。

诊查:正月初三日申刻,赵文魁请得端康皇贵妃脉息,左关沉弦,右寸关滑数。

辨证:肝经有热,湿饮内蓄,以致胸膈堵满,身肢酸倦。

治法:今拟清肝调气化饮之法调理。

处方：青皮子三钱（研） 香附三钱（炙） 胆草三钱 全当归六钱 赤芍三钱 丹参三钱 厚朴花三钱 汉防己三钱 牛膝三钱 锦纹三钱 橘红三钱（老树） 枳壳三钱

引用：焦楂一两，郁李仁四钱。

【按语】今脉见沉为内里的痰病，弦则主郁，气郁不达，肝郁不畅，每见脉弦。滑数脉为痰湿饮邪化燥之象。方中用青皮子、香附、枳壳相配为化痰除湿蠲饮，宽中除满，利水行气。用胆草、当归、赤芍、丹参、锦纹是泄化血分中之郁热，以活血化瘀凉营。厚朴花、橘红以调理周身气机而畅胸中。用防己亦是清化下焦之湿，以牛膝引热下行。他他拉氏血虚且燥，经常肝热便秘，故泄热是其主要治法。

十一、通络逐瘀法治胁痛一例

施右，60岁。

诊查、辨证、治法：胁下肋间络脉瘀滞，时或发为疼痛，病由肝气郁结而起，病延两年有余，仍须用王清任通络逐瘀方法。

处方：紫苏梗二钱 紫降香一钱半 炙元胡一钱 金铃子二钱 藕节三钱 炒僵蚕三钱 真新绛屑一钱半 炙鳖甲三钱 炙香附三钱 当归尾一钱半

【按语】肝居胁下，其经脉布于两胁，胆附于肝，其脉亦循于胁，故胁痛之病，主要责于肝胆。《素问·脏气法时论》云："肝病者，两胁下痛。"张景岳亦指出："胁痛之病本属肝胆二经，以二经之脉皆循胁肋故也。"肝主疏泄，性喜条达，若情怀不遂，肝失条达冲和之性，气机郁结，脉络阻滞，气不得通，则胁肋胀痛。气行时易时艰，故疼痛休作交替。气为血之帅，气行则血行，气止则血瘀，且肝又为藏血之脏，病程迁延，久治不愈，气病必及于血，病入血络，瘀滞不通，则病势加重，固定不移，如割如刺，甚至形成癥瘕积聚，即叶天士所谓："久病在络，气血皆窒"（《临证指南医案·胁痛》）。治疗自当行气血、通络脉、逐瘀滞以止疼痛，宗王清任法。

方中紫苏梗理气和中，炙香附疏肝解郁、行气止痛，二者合用以疏通气分之郁闭。《本草纲目》云："香附之气平而不寒，香而能窜。其味多辛能散，微苦能降，微甘能和，乃足厥阴肝、手少阳三焦气分主药，而兼通十二经气分。"《本草正义》指出："香附辛味甚烈，香气颇浓，皆以气用事，故专治气结为病。"金铃子苦寒性降，入肝胃，疏泄肝热，行气止痛。元胡辛苦气温，苦能导郁而通经，辛能行散而宣滞，既能入肝经走血分，又能入脾肺走气分，有"行血中气滞，气中血滞"之功，为活血利气止痛之要药。二者相配，即金铃子散，可使止痛之力倍增。藕节、当归尾、新绛，活瘀通络止痛，疏通血分之瘀滞。降香气香辛散，温通行滞，有活血散瘀，止血定痛之功。僵蚕、鳖甲，其味皆咸，能软坚散结，消癥破积。综观全方，以通散为主，气血并治，其功专而力宏，纵是陈年痼疾，亦能克也。

十二、养心阴护心阳补气固表法治气阴双虚一例

董左，45岁。

主诉及病史：汗出多于午后，汗后形寒。

诊查：脉象虚濡按之若无，口干思饮，自觉乏力。

治法：养心阴护心阳，补益其气。

处方：五味子三钱 西洋参三钱（另煎兑） 防风二钱 黄芪五钱 白术三钱 麦门冬三钱

莲花头两枚　生牡蛎八钱

【按语】《素问·宣明五气》篇云："五脏化液，心为汗。"《素问·评热病论》亦云："汗者，精气也。"说明汗为心液，乃水谷精气所化。汗出之因，或由热邪蒸动，迫津外泄，即《素问·阴阳别论》所谓"阳加于阴谓之汗"，或由卫气不固，腠理疏松，阴津外泄。本案侧重于后者。肺主气外合皮毛，能布散卫气于体表，使腠理固密，开合有度，不妄作汗。今肺气不足，则卫气不布，肌表疏松，腠理开泄，故身常汗出，汗后卫气益虚，故形寒畏冷。午后为一日中阳气最盛之时，阳热扰动，津不内守，故汗出多见于午后。汗为心液，汗出日久，心阴受损，脉道空虚，故脉象虚濡按之若无。阴虚不能潮于上，则口干思饮。气虚机体失养，则倦怠乏力。本证气阴双虚，故治当养心阴、护心阳，补气固表。

本方系由生脉散、玉屏风散和牡蛎散三方化裁而来。方中五味子入心肺肾经，本品五味俱备，唯酸独胜，性温且润，上能收敛肺气而止咳喘，下能滋肾水以固下元，内可益气生津宁心除烦，外可收卫气肥腠理而止汗，故以为君，即《经》云"肺欲收，急食酸以收之"之意。生牡蛎、莲花头，其味皆涩，本方用之意在收涩止汗，兼养心气以安神。汗出之因，在于肺虚卫气不固，汗出日久，则损伤阴津，终至气阴两亏，故用西洋参之甘寒，补气养阴，清火生津。黄芪补脾益肺，实卫气而固表止汗。白术味甘苦而气温，入脾胃走中焦而补气血生化之源，且可固表止汗，乃培土生金法也。防风走表祛风，兼御风邪。麦门冬甘寒养阴，清热除烦。诸药相配，补中有散，散中有敛，温中有清，固表而不留邪，祛邪而不伤正，气旺表实，津液充盛，则汗出可止。

十三、养真阴潜虚阳法治瘈疭一例

甄左，73岁。

诊查：血虚络脉失养，瘈疭时或发作，动则头晕目眩，脉象细弦小滑。

辨证：全属真阴不足，血虚失养。

治法：养真阴兼潜虚阳。

处方：炙鳖甲三钱　木瓜三钱　茯苓三钱　炒山栀二钱　熟地黄四钱　当归三钱　生牡蛎三钱　五味子二钱　鲜荷叶一张

【按语】此为水不涵木，虚风内动之候。肝为风木之脏，赖肾水以滋养。肾为寒水之脏，藏精生髓。今患者年逾古稀，肾气已衰，真阴亏损，髓海失充，加之阴虚不能制阳，虚阳上浮，旋扰清空，故动则头晕目眩。《灵枢·海论》云："髓海不足，则脑转耳鸣，胫酸眩冒，目无所见，懈怠安卧"，此之谓也。肾水亏虚，不能涵养肝木，肝血亦亏，络脉失养，筋脉拘急，则手足蠕动，甚或瘈疭时作。脉细为阴血不足，弦主肝阳偏旺，滑主有热。舌象多见光红无苔或龟裂。

本证与热盛动风虽均为肝风内动，但病机有虚实之别，症状有缓急之异。热盛动风多见于热性病的极期阶段，为"热极生风"，其证属实，多伴有壮热、肢厥，脉象弦滑而数，且手足抽搐频繁有力。本证多见于大病后期或年高体弱之人，为"血虚生风"，其证属虚，故呈现一派虚象，两者不难鉴别。何秀山说："血虚生风者，非真风也，实因血不养筋，筋脉拘挛，伸缩不能自如，故手足瘈疭，类似风动，故名曰内虚暗风，通称肝风……"虽有浮阳在上，也是阴不守阳，阳气独发。故治当滋阴养血，潜阳熄风。

方中当归甘辛而温，入肝经以补肝血之不足。熟地黄甘温入肝肾，养血滋阴，补精益髓。《本草正》云："阴虚而神散者，非熟地之守不足以聚之；阴虚而火升者，非熟地之重不足以降之；阴虚而躁动，非熟地之静不足以镇之；阴虚而刚急者，非熟地之甘不足以缓之。"炙鳖甲、生牡蛎并用，取其介类有情之重镇，味咸入阴和阳，以潜纳虚阳之浮升。木瓜酸温，入肝经以柔肝舒筋活络。五味子酸甘温，滋肾生津，收敛浮阳。炒山栀苦寒，清泄肝经有余之热。茯苓甘淡而平，滋补厚味中用之，使滋而不腻。《本草别录》说它可“开胸腑，调脏气，伐肾邪，长阴，益气力，保神守中。”用鲜荷叶之妙，在于清透上焦浮游之热，宣透络中痹郁之邪。本方酸苦甘咸并用，寒温补泻齐施，使真阴盈满，龙火蛰伏，气血流畅，筋脉得养，则肝风可止。

十四、疏卫清化法治恶寒灼热一例

叶赫那拉氏（慈禧），女。

诊查：五月初七日申刻，臣张仲元、赵文魁请得老佛爷脉息，左寸关弦数，右寸关浮滑而数。

辨证：感寒化热，蓄滞不清，以致头晕恶寒，身肢灼热酸疼，口干恶心，精神懒倦。

治法：谨拟清解化热之法调理。

处方：南薄荷一钱五分（后下）　葛根三钱　淡豆豉三钱　荆芥一钱五分　酒黄芩三钱　桑叶三钱　白菊花三钱　知母三钱　鸡内金三钱　甘草一钱

引用：广皮三钱。

【按语】顷诊左寸关弦数，右寸关浮数，说明体内蕴热，可能是感寒化热，也可能本来就是风热上受，不可拘泥于“有一分恶寒，就有一分表证”的老套。自温病学说创立二百余年以来，人们总是不能正确认识风热从口鼻吸受而来；温乃热邪，从口鼻而入、经咽喉、气管而至肺，肺主皮毛，故曰在卫，这与伤寒皮毛受寒不同。因为没有风邪寒邪，也没伤及皮毛，故脉不缓不紧而动数，两寸独大，因而温病以清为主，最忌解表、发汗。

本方先以辛凉辛微温疏卫分以解除郁热，须候卫分郁开再行化热，故用葛根辛温、薄荷辛凉、淡豆豉宣疏、荊芥辛微温散风疏表，共以开郁结，决不可以发表求汗。与黄芩、桑叶、菊花、知母等甘寒、苦寒泄热之品配合得当，则不会发汗伤津损伤阴分。再以甘草和中，鸡内金助消化，广陈皮和胃宽中，合而为疏卫清化之佳方。一定要嘱病人禁食荤腥，防其胃中积滞而发热再起。

（赵绍琴　整理）

【编者评注】赵老先生以温病学理法方药治疗疾病，其医案充分显示了赵氏的中医学术水平。本例以脉症为据，取疏卫清化为法，药用桑菊芩薄（荷）轻清透达、辛凉疏解，此与《伤寒论》中麻桂等经方，迥然不同。从现在看来似属易事，而当年风尚，以补为喜，况患者又系皇帝、皇后、贵妃、贵人，非有胆识，实不敢用。方中甘苦合化不发汗而疏解卫分之邪，用知母清热而不伤阴，取鸡内金，广陈皮化积滞而不泄泻，实为表里同治之妙方，堪为后学者师法之。

施今墨医案

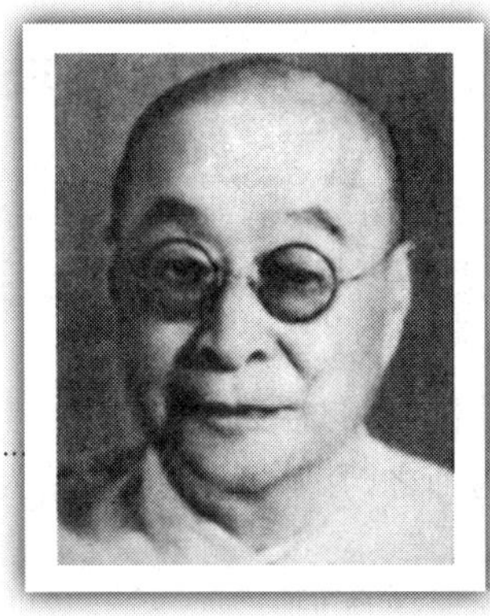

【生平传略】

施今墨(1881—1969),浙江萧山人,北京四大名医之一,是一位中医革新家和教育家。施氏13岁得舅父河南安阳名中医李可亭亲授,发奋习医。1932年独资创建华北国医学院,兼任院长。1941年任上海复兴中医专科学校董事长。解放前在京、津、沪、宁等地悬壶,曾任中央国医馆副馆长。新中国成立后,任北京医院中医顾问,中医研究院学术委员会副主任委员,当选为中华医学会副会长、中西医交流委员会副主任委员、中国人民政治协商会议第二、三、四届全国委员会委员。

施氏临床辨证精确,善理气血,调脾胃,精于组方配伍,师古而多创新,守法而贵灵活,治病独具风格。

为继承其宝贵经验,经门人整理,已出版《施今墨临床经验集》、《施今墨对药临床经验集》等书。

一、表里双解法治愈真中风一例

王某,男,35岁。

主诉及病史:10余日前,晚出观剧,深夜步行归家,凉风拂面,颇感舒适,但次日晨起,竟然口不能开,强之则两腮痛甚,视物模糊,大便秘结。

诊查:舌吐不出,质甚红,六脉弦数。

辨证:平素积热甚久,外感风邪,风从上受,热聚腮颊,遂致肌肉拘紧,口不能开。

治法:应予通便以清热,散风以缓急之法为治。

处方:龙胆草4.5g　草决明10g　蒲公英15g　石决明18g　青连翘10g　大力子6g　川独活4.5g　冬桑叶6g　山慈菇10g　薄荷梗4.5g　蝉蜕衣4.5g　片姜黄10g　石菖蒲4.5g　全瓜蒌24g　酒川军6g　风化硝6g

二诊:服药3剂,大便通畅,已能张口,但觉两腮肌肉紧张仍不自如。前方去龙胆草、山慈菇、蝉衣、酒川军,加酒川芎4.5g,制全蝎6g,黄菊花10g,再服3剂。

【按语】《经》云:“风者善行而数变”;又云:“风者,百病之长也。”若无内热郁聚,虽有邪风亦难致病。内热郁闭正气，风邪中伤经络，则现肌肉紧急，治之宜表里双解，所组方剂系仿防风通圣散之意化裁，不用原药，只取其法。

二、辛通清热为主治愈鼻渊一例

游某，男，45岁。

主诉及病史：头常晕痛，鼻塞，涕多浓稠有异味，嗅觉不敏，已有年余之久，眠食二便均正常。

诊查：舌苔薄白，脉浮数。

辨证：鼻为肺之窍，肺气流通，鼻始为用。肺胃积热，郁蒸上腾于鼻，以致浊涕如渊，窒塞不通，嗅觉不敏。

治法：宜辛通清热为主。

处方：辛夷花6g　香白芷5g　南薄荷5g　杭菊花10g　酒川芎5g　明藁本5g　北细辛3g　酒生地10g　青连翘10g　节菖蒲5g　酒条芩10g　炒防风5g

二诊：服药5剂，浊涕渐减，异味亦轻，鼻塞基本通畅，嗅觉稍好。效不更方，嘱将原方多服至愈为度。

【按语】鼻渊之证，类似西医学之鼻窦炎，初起多由内有蕴热、外受风寒，若治疗不当或治不及时，则日久不愈，浊涕长流，源源不断，嗅觉失灵。施师常用辛夷散加减，取川芎、防风、辛夷、细辛、藁本、白芷、菖蒲以辛通，黄芩、菊花、连翘、生地以清热；肺胃清和，鼻窍通利，则浊涕自止，而香臭能辨矣。

三、排脓解毒、涤痰清热法治愈肺痈一例

冯某，男，59岁。

主诉及病史：病历2个月，初患咳嗽，胸际不畅，未以为意。近日咳嗽加剧且有微喘，痰浊而多，味臭，有时带血，胸胁震痛，稍有寒热，眠食不佳，小便深黄，大便干燥。

诊查：舌苔黄厚，脉滑数。

辨证：外感风寒，未得发越，蕴热成痈。

治法：宜排脓解毒，涤痰清热为主。

处方：鲜芦根24g　桑白皮6g　鲜茅根24g　仙鹤草18g　旋覆花(代赭石12g同布包)6g　地骨皮6g　生苡仁18g　陈橘红5g　炒桃仁6g　冬瓜子(打)18g　陈橘络5g　炒杏仁6g　北沙参10g　苦桔梗6g　粉甘草5g

二诊：服药5剂，寒热渐退，喘平嗽轻；痰减仍臭，已不带血；眠食略佳，二便正常；尚觉气短胸闷。仍遵原法。

处方：鲜芦根24g　溏瓜蒌18g　鲜茅根24g　干薤白10g　旋覆花(代赭石12g同布包)6g　炙白前5g　半夏曲10g　炙百部5g　炙化红5g　枇杷叶6g　炒桃仁6g　生苡仁18g　苦桔梗5g　炒杏仁6g　冬瓜子(打)24g　粉甘草5g　北沙参10g　炙紫菀5g

三诊：服药6剂，诸症均减，惟较气短、身倦。脉现虚弱。此乃病邪乍退，正气未复之故。

处方：北沙参12g　枇杷叶6g　云茯苓10g　南沙参10g　半夏曲10g　云茯神10g　苦桔梗6g　炒白术10g　三七粉(分2次冲服)3g　冬虫草10g　粉甘草5g

【按语】肺脓肿一证，多涉风寒咳嗽之后郁热而发，治应排脓为主。不论已成未成皆当涤荡痰垢，无使壅塞，则余症易愈。先以千金苇茎汤、桔梗汤和泻白散加减以排解脓毒，涤痰清热，益气止血，逐去有形之秽浊，免使肺组织再行腐败。继用六君子汤加味，养肺补虚，以竟全功。

四、攻补并施、肺脾兼顾法治愈肺虚久嗽一例

张某，男，58岁。

主诉及病史：1950年以来，体力逐渐不支，消瘦无力，易于疲倦；常患感冒，咽痛，偶有咳嗽，重则感觉胸痛，下午烦躁；胃纳日减。1959年底即无力工作，乃于1960年来京就医于某医院，诊断为右上结核瘤、右侧结核性胸膜炎、喉炎（早期结核所致），给链霉素、异烟肼及去氢考的松治疗。3个月后复查，胸水基本吸收，其他无改变，因体质虚弱而未考虑手术，仍继续注射链霉素、口服异烟肼。患者于1961年9月来京就诊。

诊查：现症消瘦，面色无华，形神委顿，咳嗽气短，食欲不振，夜间偶有盗汗，二便如常。舌苔微黄，脉象沉细。

辨证：脉症合参，虚象具备，然而虚不宜峻补，以其病灶尚在，补身亦补病，必无功效，故驱邪重于扶正。

治法：先拟汤剂，以观究竟。

处方：西洋参6g（另炖浓汁兑服）　冬瓜子（打）15g　北沙参10g　甜瓜子15g　旋覆花（海浮石10g同布包）5g　干薤白6g　苦桔梗5g　赤白芍（柴胡5g同炒）各6g　青橘叶10g　炙百部6g　云苓块10g　紫丹参12g　苡仁米15g　清半夏6g　焦远志5g　鸡内金10g　炙甘草5g　三七粉3g（分2次随药送服）

二诊：汤药共服5剂，症状无大改变；病属慢性，图治勿急。拟用丸药，并继续服用异烟肼，双管齐下。

处方：田三七30g　炙百部30g　左牡蛎30g　白及面60g　杭白芍30g　青橘叶30g　北柴胡15g　苦桔梗15g　南红花30g　干薤白30g　炒香附30g　云苓块30g　炙黄芪60g　制乳香30g　紫河车30g　紫丹参30g　制没药30g　北沙参30g　炒白术30g　炙甘草30g

共研细末，蜜丸重6g，早晚各服1丸，白开水送服。

三诊：服完丸药后已3月余，自觉症状有好转，食欲转佳，体力较强，不似以前委顿不堪，胸痛及下午烦躁均见减轻。脉由沉细转为升起且甚悠扬，再拟丸方继进。

处方：西洋参30g　磁朱丸30g　瓦楞子30g　野党参30g　云苓块30g　海浮石30g　三七面30g　炒白术30g　炙紫菀30g　白及面60g　清半夏30g　炙百部30g　炒远志30g　化橘红30g　左牡蛎30g　紫河车30g　炙甘草30g

共为细末，蜜丸，每丸重10g，每日早晚各服1丸，白开水送下。

1962年12月30日，患者来信告知，业已恢复工作，透视检查结核瘤大见缩小，症情稳定。

【按语】施师治疗结核瘤病例不多，苦思谋划组成丸方，益气养阴，软坚化瘀，理气化痰，攻补并施，不燥不腻，肺脾兼顾，并嘱其继续服用异烟肼。中药治疗是否起到绝对作用，尚不敢臆测，但患者服中药之前，服用异烟肼1年有余，病情无进步，加服中药不满1年，即大见功效，意为中药及异烟肼并服，均有疗效，备此以供参考。

五、化痰解郁、调理气血法治愈噎膈一例

常某，男，38 岁。

主诉及病史：经北京某医院检查，诊断为食管癌，已半年余。近来每日只能进流食，喉间堵闷，胃部胀满，泛酸嗳气，口中痰涎多，背痛，精神倦怠，医院拟手术治疗，患者不愿手术，故延中医治疗。

诊查：舌苔厚腻，脉细软。

辨证：痰气交结，气血运行受阻，久则气血痰结，阻滞食管胸膈，遂成噎膈之证。

治法：拟化痰解郁，调理气血为治。

处方：桃杏仁各 6g　大力子 6g　法半夏 6g　怀牛膝 10g　紫厚朴 5g　苦桔梗 5g　薤白头 10g　莱菔子 6g　代赭石(旋覆花 6g 同布包)12g　全瓜蒌 20g　莱菔英 6g　茜草根 10g　米丹参 15g　广皮炭 6g

二诊：服上方药 8 剂，噎减轻，泛酸、嗳气及背痛均稍好，已能食馒头及挂面等物，但食后不易消化。

处方：薤白头 10g　全瓜蒌 25g　桃杏仁各 6g　紫厚朴 5g　法半夏 6g　代赭石(旋覆花 6g 同布包)12g　茜草根 10g　丹参(米炒)15g　怀牛膝 6g　大力子 6g　山慈菇 10g　绿萼梅 6g

三诊：月余后患者由山西家乡带信来云：第二次方药又服 10 剂，现在每顿饭可吃一个馒头一碗面条，咽下慢，饮食在入胃时感到滞涩，不易消化，有时吐白沫，背仍常痛，精神觉比前强些。复信嘱其将二诊方加 3 倍量，研极细末分成 200 小包，每日早、午、晚各服 1 包，白开水冲服。

【按语】食管癌目前尚无特殊疗法，如能早期诊断，手术治疗效果较好，或放疗、化疗亦有疗效，若晚期则常见转移，难于痊可。

施师治疗食管癌患者，每用茜草、牛膝、旋覆花、代赭石等药物，咽下困难者可得缓解，能得进食则可暂时维持生命。但治例不多，上案仅供参考。

六、补养脾胃为主治愈气阴两虚肠痨一例

侯某，男，52 岁。

主诉及病史：患肺结核已有 20 余年，病情时轻时重。新中国成立后曾两度在疗养所疗养，症状迄未稳定。近 1 年来，又患肠结核，久治不效。

诊查：患者面色苍白，体质瘦弱，短气少神，倦怠乏力。咳嗽，痰多，大便日行四五次，为脓样物，间有血色，有时溏泄，腹隐痛，小便少。舌光无苔，脉象沉细。

辨证：脾胃虚弱，气血双亏，病在发展，不宜峻补，肺与大肠相表里，二者兼顾。

治法：先拟清肺理肠，健脾和胃法，一俟病邪下退，再施培补之剂。

处方：云茯苓 10g　车前草 12g　云茯神 10g　白杏仁 6g　血余炭(禹余粮 10g 同布包)10g　旱莲草 12g　炒白前 5g　炒紫菀 5g　白薏仁 15g　炒百部 5g　炒化红 5g　怀山药 30g　漂白术 10g　苍术炭 10g　北沙参 12g　诃子肉 10g　甘草梢 3g

二诊：患者久病，深感治愈甚难，已全无信心，前方药屡经家人劝说始服 2 剂，旋又停止，再进数剂，即又不服，半个月共服药 6 剂，咳嗽较好，大便脓血依然。

前方去白前、百部、沙参，加赤石脂 10g，白石脂 10g，炒吴萸 5g，炒黄连 5g，炒地榆 10g，炒

远志 10g。

三诊：前方药于八日间共进 4 剂，脓血减少，溏泄增多，然食欲转佳，精神也好，患者服药后感觉腹内舒适，治愈疾病之信心渐增，但畏服汤药，拟用丸药治疗。

处方：每日早服天生磺 3g（冲服或煮粥），中午服附子理中丸 1 丸，晚临卧服参苓白术散 6g。

四诊：丸药服 20 日，大便次数减少，但仍溏泄，腹痛已较前大为减轻，唯觉口干。

处方：每日早服天生磺 2g，中午服香砂六君子丸 5g，临卧服四神丸 5g。

五诊：前方药共进 1 个月，效果甚好，食眠均较前为佳；大便日行二三次，有时溏，有时软，已无脓血月余；治愈之信心更强，要求配丸药治之。

处方：白及 60g　天生磺 30g　橘络 30g　橘红 30g　金石斛 60g　紫菀 30g　苍术 60g　诃子肉 30g　白术 60g　人参 30g　禹余粮 60g　云苓 60g　砂仁 15g　小青皮 15g　甘草 60g　车前子 30g　朱茯神 60g　炒远志 30g　五味子 30g　紫厚朴 30g

共研细末，怀山药 600g 打糊为丸，每日早晚各服 10g，白开水送服。

六诊：丸药共服 3 个月，病情好转，时届暑日，返农村居住半年，未能服药，近来大便又行溏泄，食欲不佳，精神委顿，气短心慌，返京求诊，再服丸药治疗。

处方：人参 30g　西洋参 30g　北沙参 30g　白于术 60g　莲肉 60g　天生磺 25g　白及 30g　远志 30g　云苓块 60g　紫河车 30g　龙涎香 6g　诃子肉(煨)30g　阿胶 60g　五味子 30g　广皮 15g　砂仁 15g　广木香 12g　清半夏 30g　甘草 20g

共研细末，用雄猪肚一个煮极烂，捣如泥合丸，每日早晚各服 10g，白开水送服。

七诊：前药共服 100 日，大便 1 日 1 次，食欲甚好，精神已渐恢复，唯睡眠梦多。

前方加琥珀 15g，酸枣仁 30g，再服 100 日。

八诊：丸药服完后，经去医院检查，肠结核已愈，肺结核为硬结期，停药 4 个月，除偶食多脂肪物即行腹泻外，无其他症状。

拟用调糊作粥法以健胃肠。

处方：怀山药、真糯米、土炒于术、薏仁米、云苓块，诸药各等份，研细末，每用 30g，打糊如粥加冰糖调味，每日当点心服二次。

【按语】患肺结核 20 余年，合并肠结核，其主治在肠。初诊时，患者因病已久，屡治未愈，已失去信心。二诊后病情见好，患者求治之意转为殷切，返乡半年，未能服药，症状有所复旧。再依原法，重用参类，共服药二百日，多年夙疾，竟然痊可。整理此案时，曾追访患者，据云：10 年来肠结核病从未再发，打糊为粥之方，仍时常服，并介绍久患腹泻者，亦多显效。

综观全案，初治肺肠，未补气血，继而着重补养脾胃，此即所谓“培土生金”之法；且以营生中焦，若使脾胃健旺，饮食精微得以濡养脏腑，生血有源，正气日复，病邪遂退，终于痊愈，势在必然。患者虽然久病气血双亏，法宜补益，但因其脾胃虚弱，又有结核病变在肠，即使投以补益气血之品，也难以吸收。故从脾胃入手。倘若补益过早，邪无出路，闭门缉盗，反致他变。结核病患者，多现阴虚，而施师治疗本病，运用天生磺，不独未现阳燥，病情却日见好转，治病如用兵，既守法度，又不拘泥。

七、理气活血、养心和肝法治愈胸痹一例

符明某，女，50 岁。

主诉及病史：患心绞痛多年，屡经医治，只能缓解一时，病根难除。2年前曾大痛一次，情况严重，入院治疗数月。近年来经常心绞痛发作，发作时脉缓慢，每分钟不足60至。血压波动，一度增高至180/130mmHg，现时110/70mmHg。

诊查：症见头晕，气短，胸闷，心烦，不能起床只能睡卧，食欲、睡眠及二便尚属正常。1年前断经。舌质绛，脉细弱。

辨证：发病多年，气血双亏。心主血脉，阴血不足，肝失所养，故头晕、心烦、疲极多卧。疏泄失司，气机不畅，故胸闷时发心痛。阴虚火旺，故舌质红绛。

治法：治以养心和肝，调理气血。

处方：紫丹参20g　干薤白6g　炒远志6g　柏子仁12g　五味子5g(打)　全瓜蒌15g　朱茯神12g　台党参10g　醋柴胡3g　寸麦冬6g　卧蛋草6g　杭白芍10g　炒枳壳5g　炙甘草3g

二诊：药服4剂，已能起床，且可出门散步15分钟，每日散步二三次，心绞痛未发作，胸闷气短见好，仍觉心烦。遵前法加药力。

处方：干薤白10g　龙眼肉6g　紫贝齿(紫石英12g同布包)12g　柏子仁10g　苦桔梗5g　醋柴胡3g　炒远志6g　熟枣仁10g　杭白芍10g　紫丹参20g　炒枳壳5g　炙甘草3g　台党参10g

血琥珀、三七各2g，共研细末分装胶囊，随药分2次送服。

三诊：前方药隔日1服，已尽3剂，诸症均大减，改用丸方图治。

处方：田三七60g　醋柴胡30g　春砂仁15g　紫丹参60g　全当归30g　陈广皮15g　血琥珀60g　杭白芍60g　炒远志30g　朱茯神60g　柏子仁60g　五味子30g　寸麦冬30g　台党参60g　卧蛋草60g　酒川芎30g　大生地60g　炙甘草60g　炒枳壳15g　苦桔梗15g

共研细末，龙眼肉300g煎浓汁去渣合为小丸，每日早晚各服6g，白开水送服。

【按语】古人论胸痹心痛，多为阳虚。施师认为："阳虚者固有之，阴虚者尤多见。"本案以理气活血、养心和肝为法，气血和谐，血行流畅，通则不痛也。化裁养心汤、瓜蒌薤白汤、四逆散、生脉散诸方，加用三七、丹参、琥珀，活血化瘀、养心安神，多年未愈之疾，七剂之后好转，遂予丸方巩固，服丸药期间，心绞痛未复发，已恢复工作，返其故乡后年馀，通信探询，健康状况良好。

八、分段治疗法治愈血淋一例

常某，女，32岁。

主诉及病史：病已半载，小便频数量少，时现血尿或小血块，溺时尿道不适，有时疼痛，经某医院检查为膀胱结核症。

诊查：舌苔薄黄，脉象滑数。

辨证：肾与膀胱为表里，主水液。二者均病则水行不畅，热郁膀胱则见血尿。

治法：拟升清阳，利小便，活血行气以止痛。

处方：北柴胡5g　杭白芍10g　黑升麻3g　黑芥穗3g　车前草12g　旱莲草12g　大蓟炭6g　小蓟炭6g　赤茯苓15g　赤小豆15g　冬瓜子12g　冬葵子12g　制乳没各6g　台乌药6g　春砂仁3g　生熟地各6g　海金沙(血余炭10g同布包)10g　炙甘梢3g

二诊：前方药服 5 剂，小便量增多，次数减少，尿中仍现血色，溺时疼痛。

处方：前方去大小蓟炭，加仙鹤草 12g、阿胶珠 10g，石韦 10g。

三诊：服上方药 7 剂，尿中已无血块，色仍暗红，尿量多，次数减少，疼痛亦稍轻。

处方：早晚各服加味滋肾丸 20 粒，午服断红丸 1 丸。服 20 日。

四诊：丸药服完，小便中血减少，尿频好转，有时尿道仍觉不适，拟丸方。

处方：血余炭 60g　旱莲草 30g　阿胶珠 60g　炙黄芪 30g　野党参 30g　野于术 30g　生熟地各 30g　赤茯苓 30g　白茯苓 30g　黑芥穗 30g　黑升麻 15g　仙鹤草 60g　当归身 30g　山萸肉 60g　炒杭芍 60g　车前子 30g　车前草 30g　五味子 15g　苦桔梗 15g　御米壳 30g　台乌药 30g　凤尾草 30g　炙草梢 30g

共研细末，怀山药 300g 打糊为丸如小梧桐子大，每日早晚各服 10g，白开水送服。

五诊：丸药已服完，情况很好，小便已无血色，尿时偶感不适；病情好转，然体力较差，倦怠思卧，心跳头晕，腰酸楚。拟补气血，强腰肾，健脾胃，利小便法。

处方：紫河车 30g　陈阿胶 60g　鹿角胶 30g　炙黄芪 30g　野于术 30g　生熟地各 30g　山萸肉 60g　川杜仲 30g　酒白芍 30g　卧蛋草 30g　川萆薢 30g　炒泽泻 30g　醋柴胡 15g　炙升麻 15g　怀山药 60g　旱莲草 60g　血余炭 30g　炙草梢 30g　山卷柏 30g　云苓块 60g　川续断 30g　车前子 30g　炒远志 30g　焙内金 30g

共研细末，蜜小丸，每日早晚各服 10g。

【按语】膀胱结核，以中医辨证则为虚中夹实之证，若不分清层次，治法紊乱，难于取效。本案初则利尿、活血、行气，以治病祛邪为主；次则扶正祛邪兼施；终则补虚为重。方中所用之升清阳降浊阴法，用之得当，疗效颇著。

九、升阳利尿、调和水火法治愈癃闭一例

秦某，男，66 岁。

主诉及病史：尿意频频而排尿甚难，有时尿闭，须导尿始能排出，病已 8 年之久，经医院检查为前列腺肥大，需动手术，患者希望中医治疗。

诊查：舌苔正常，脉象濡数。

辨证：心肾不交，水火无制，清阳不升，浊阴不降，致成小便淋漓涩痛而尿意频频。

治法：宜升阳利尿，调和水火为法。

处方：炙升麻 3g　嫩桂枝 5g　盐黄柏 6g　炒吴萸 2g　鱼枕骨 25g　滑石块 25g　盐知母 6g　蟋蟀 7 只　海金沙(海浮石 10g 同布包)10g　台乌药 6g　炙草梢 3g　赤茯苓 10g　赤小豆 20g　车前草 10g　旱莲草 10g

二诊：前方药服两剂效果甚好，小便已非点滴淋漓，排尿顺利，但仍频数，要求常服方。

处方：炙升麻 3g　嫩桂枝 5g　盐知母 6g　盐黄柏 6g　海金沙 6g　海浮石 6g(布包)　鱼枕骨 25g　滑石块 25g　赤茯苓 10g　赤小豆 20g　冬瓜子 12g　冬葵子 12g　车前草 10g　旱莲草 10g　炒吴萸 5g　醋炒川楝子 6g　台乌药 6g　炙草梢 3g　蝼蛄 1 只　蟋蟀 7 只

每星期服 3 剂。

【按语】前列腺肥大之症状，合于中医所称癃闭门之方剂。施师组织此方颇费筹思，升其阳可利浊阴，如桂枝、升麻之类。既要行水又须化坚，如海浮石、海金沙、鱼枕骨、滑石块、赤茯

苓、赤小豆之属。用知母、黄柏以抑相火，用吴萸之辛通温散以解郁止痛。蝼蛄、蟋蟀可治癃闭。

十、益气养阴为主治愈膏淋一例

顾某，男，56岁。

主诉及病史：病已经年，口干思饮，食不知饱，小溲如膏，精神不振，身倦体乏，唐山某医院检查血糖尿糖均高，诊断为糖尿病。

诊查：舌质红不润，脉豁大三部皆然。

辨证：燥热为害，三消全备，缘以平素恣欲，喜食膏腴，郁热上蒸，则口干欲饮，胃热则消谷善饥，病及下焦，则小溲如膏。脉豁大，元气已伤，本实先拔，气阴两亏，故寸关尺三部均现如是脉象。

治法：拟益气为主，佐以养阴生津为法。

处方：西党参 15g　生黄芪 30g　绿豆衣 12g　生熟地各 10g　怀山药 60g　五味子 10g　金石斛 10g　天门冬 10g　南花粉 18g　鲜石斛 10g　麦门冬 10g

二诊：服药7剂，诸症均减，小便已清，食量渐趋正常，惟仍易疲倦，大便时干燥，仍遵前法。

处方：西党参 15g　生黄芪 60g　五味子 10g　怀山药 60g　晚蚕沙(炒皂角子 10g 同布包) 10g　天门冬 6g　瓜蒌子 10g　火麻仁 12g　麦门冬 6g　瓜蒌根 10g　油当归 12g　生熟地各 10g　肉苁蓉 18g　绿豆衣 12g

三诊：服药6剂，诸症均减，血糖尿糖均已恢复正常，精神健旺，但多劳则疲乏无力。回乡在即，拟用丸方常服一两个月巩固。

处方：金匮肾气丸，每日早晚各服 10g。大补阴丸，每日中午服 10g。

【按语】本案三消俱备之糖尿病以气虚表现为主，"有是证，用是药"，虽为汤剂，重用黄芪、山药补气健脾加强运化功能。治消渴病要注意补气和滋阴的比重，本例以益气为主，用麦门冬饮子为主方加减，两诊共服汤剂13剂，血糖尿糖均恢复正常，遂用丸药收功。

十一、通筋活络法治愈心脑受损神志失常一例

张某，女，60岁。

主诉及病史：1个半月前，曾经煤气中毒，急救治疗后，生命无虞，但已精神失常，吃饭穿衣均由家人服侍。不说话，不睡觉，人似痴呆，经常以手抱头。二便不能控制。经北京某医院诊断为一氧化碳中毒后遗神经官能症。

诊查：六脉均弦，沉取则有涩象。

辨证：煤气中毒之后，心脑受损，控制无权，气血均现阻滞。

治法：当以通络脉，调气机法。

处方：节菖蒲 10g　茺蔚子 10g(酒炒)　白蒺藜 12g　嫩桑枝 18g　炒远志 10g　苏地龙 10g　桑寄生 18g　怀牛膝 10g　夏枯草 10g　东白薇 6g　双钩藤 12g　首乌藤 25g　酒川芎 5g

二诊：药服10剂，神识渐好转，虽仍不语，不睡已非痴呆之状。不再以手抱头，动作尚迟钝，大便较干。

处方：朱茯神 10g　嫩桑枝 18g　朱寸冬 10g　桑寄生 18g　磁朱丸（北秫米 12g 同布包 6g）　茺蔚子 10g　双钩藤 12g　节菖蒲 10g　东白薇 6g　龙胆草 5g（酒炒）　酒川芎 5g　炒远志 10g　苏地龙 10g　白蒺藜 12g　酒当归 10g　蒲黄粉 10g（布包）　制全蝎 3g

三诊：前方药服 16 剂，甚见功效，已能说话，声音甚低，神识较前更为清楚，睡眠较前好转，能自己大小便，自云心闷头晕，上肢能动，但不灵活，下肢弯腿困难。

处方：茺蔚子 10g　生蒲黄 10g（布包）　节菖蒲 10g　酒川芎 5g　川独活 5g　制蝎尾 3g　双钩藤 12g　嫩桑枝 18g　朱茯神 10g　白蒺藜 12g　桑寄生 18g　朱寸冬 10g　酒当归 10g　苏地龙 6g　炒远志 10g　祁蛇肉 3g　甘草节 6g　血琥珀粉 3g（分 2 次冲）

四诊：服前方药 12 剂，见效甚速，讲话已如常，自云心闷而乱，头有时昏，烦躁时即睡眠不好，四肢动作仍不灵活。

处方：草决明 10g　陈橘红 5g　嫩桑枝 18g　石决明 18g　陈橘络 5g　冬桑叶 6g　茺蔚子 5g（酒炒）　节菖蒲 10g　朱茯神 10g　蒲黄粉 10g（布包）　炒远志 10g　制全蝎 3g　白蒺藜 12g　朱寸冬 10g　川黄连 3g　酒川芎 5g

【按语】患者形似痴呆，不语不睡，动作迟钝，脉弦涩不调，均属肝虚心气不足、经络脉道不通之象，主治心肝二经并及气、血、痰三方面。每次来诊，均见好转。第四诊方药服半月后，经随访食、睡、二便、精神均如常人，但动作仍现迟缓而已。此类疾病临床上并非常见。施师经验丰富，辨证有方，一派通活之药，不峻不猛，恰如其分。前后共服药 50 余剂，逐渐痊愈。

蒲黄为治血止痛之药，熟用止血，生用活血，可作用于舌根，治不语症，屡试屡效，亦为经验之方也。

十二、疏肝理血法治愈暴怒伤肝崩下一例

董某，女，22 岁。

主诉及病史：平素月经尚属正常，十日前因事急怒，又届经期，竟然暴下如注，十日未净，少腹时痛，别无其他症状。

诊查：脉象大而软。

辨证：急怒伤肝，肝为藏血之脏，适届经期，遂致暴下如注。

治法：急拟疏肝理血法治之。

处方：鹿角胶 10g（另烊化兑服）　砂　仁 3g　醋柴胡 5g　阿胶珠 10g　生熟地各 6g　杭白芍 10g　酒川芎 5g　当归身 6g　醋祁艾 6g　白蒺藜 12g　炒远志 10g　炙甘草 3g

二诊：连服药 6 剂，服至第 3 剂时血量大为减少，现症只余带下粉色。嘱再进 2 剂，即可停药。

【按语】急怒伤肝，月经暴下，疏肝理血即可，胶艾四物加柴胡治之最宜。用鹿角胶者，既补血又止血，白蒺藜及炒远志均有收缩子宫之力，故加用之。

十三、祛瘀生新为主治愈阴中生息肉一例

余某，女，31 岁。

主诉及病史：经期不准，常有淋漓不断之象。此次月经已 20 日不止，仍呈淋漓之状，血色淡，且有异味，腰腹时作酸痛，心跳、头昏、身倦、睡眠不稳。阴道时常出血，性交时亦出血。前

由市立某医院检查为子宫颈息肉，建议手术，患者愿求中医治疗。

诊查：舌苔薄白，脉象缓弦。

辨证：阴道常有出血现象，且性交亦见出血，必属阴道子宫局部疾患，非月经病可知，但长久失血，气血两虚，病情将日久缠绵。综观脉证，冲任亏损，不能藏血，血去则阴伤，先贤谓暴崩宜补，久漏宜清，因有未尽之宿瘀潴留于冲任之处。

治法：宜祛瘀生新，养阴清热。

处方：贯众炭 6g　陈阿胶 6g（另溶，分 2 次兑服）　老棕炭 10g　龟板胶 6g（另溶，分 2 次兑服）　黑升麻 5g　生地炭 12g　黑芥穗 10g　熟地炭 12g　杭白芍（柴胡 5g 同炒）10g　茅苍术 6g　川黄柏 6g　黑山栀 6g　川杜仲 10g　川续断 10g　熟女贞 12g

二诊：服药 3 剂，血已减少，惟异味稀液分泌仍多。脉弦转平。前方加煅刺猬皮 6g 再服 3 剂。

三诊：前方药服 2 剂之后，感觉腹部不适，旋于阴道中脱出如拇指大之暗红色软质肉块，但未见出血增多，仅有血性稀薄分泌物；精神紧张，身倦无力，食眠仍不佳；脱出之组织已送医院作病理检查。嘱仍将第 3 剂服完，俟检查结果再行复诊。

四诊：一周后携来检查结果，脱落物为子宫息肉，未见癌细胞。经妇科细检，宫颈正常，未再发现息肉。患者体力已弱，拟进调气理血之剂，并嘱注意调摄。

处方：杭白芍（柴胡 5g 同炒）10g　生熟地各 6g（酒炒）　陈阿胶 10g（另溶，分 2 次兑服）　酒当归 10g　酒川芎 5g　粉丹皮 10g　熟女贞 12g　朱茯神 10g　朱寸冬 10g　玫瑰花 6g　代代花 6g

五诊：患者服前方药 4 剂后，精神体力均见好转，食眠俱佳，阴道血液及异味分泌物完全消失。脉象平稳。本元日复，冲任渐充，嘱其注意调摄，可不服药矣。

【按语】本病属于中医之五积六聚、七癥八瘕、崩漏之内，《诸病源候论》中谓阴中生息肉候为“胞络虚损，冷热不调，风邪客之，邪气乘于阴，搏于血气变而生息肉也。其状如鼠乳。”

随师侍诊多年，尝遇此种病例，亦因证而异，总以祛瘀生新为主导，如贯众炭、老棕炭、升麻、芥穗、苍术，不仅止血升提，且有去瘀生新之效。二胶具有止血修补之功，黄柏、山栀清热利湿，二地、归芎及女贞为理血之品，刺猬皮煅研，单用可以治男子遗精遗尿、女子赤白带下，并有强壮固涩之力。举此一例仅供参考。

十四、补气血、壮筋骨为主治愈骨疽一例

张某，男，25 岁。

主诉及病史：腰及尾骶处酸楚不适，时日已久。2 个月前于左臂部下方生一肿疡，渐破溃出脓，然疮面不红不痛。经某医院检查为腰椎结核所致，为寒性脓疡瘘道破溃。又经中医外科诊断为骨疽。患者畏行手术，遂来求诊。

诊查：除上述症状外，尚有食欲不振，气短乏力等症。苔薄白、舌质淡，脉沉细。

辨证：肾气虚损，气血留滞，阴毒结于内，遂成骨疽。病起于腰际，现于臂部下方破溃，阴毒流注所致也。肿疡不红不痛，六脉沉细均是阴证表现。

治法：拟培肾元，扶正气，由里托出治之。

处方：鹿角胶 6g（另烊兑）　紫河车 6g　炙黄芪 12g　当归身 6g　酒生地 6g　酒熟地 6g　金狗脊 15g　酒杭芍 10g　功劳叶 12g　白薏仁 20g　炒远志 10g　炙草节 6g

二诊：服药 10 剂，气短乏力均感好转，脓疡破溃面积缩小，脓液亦减少，腰仍酸楚，食欲尚差。

处方：生鹿角 20g　真虎骨 10g(上二味先煎)　炙黄芪 15g　当归身 6g　金狗脊 15g　野于术 6g　焦内金 10g　厚朴花 6g　玫瑰花 6g　白薏仁 20g　功劳叶 12g　威灵仙 6g　盐地龙 10g　炒远志 10g　炙草节 6g

三诊：前方药服 7 剂，肿疡已消，破溃面缩小三分之二，流出少许粘液，食欲转佳，精神、体力均好，腰腿仍酸楚不适。

处方：真虎骨 10g(先煎)　炙黄芪 30g　鹿角霜 10g　金狗脊 15g　功劳叶 12g　宣木瓜 10g　炙草节 10g　桂　枝 3g　杭白芍 10g　汉防己 10g　当归身 6g　海桐皮 10g　黑豆衣 12g(热黄酒淋 3 次)

四诊：服药 10 剂，溃疡已收口，腰腿酸楚减轻，食睡均佳，体力渐复。拟丸药收功。

处方：每日早服健步虎潜丸 1 丸，晚服虎骨木瓜丸 1 丸。连服 1 个月。

【按语】西医学诊断之骨结核病，与中医之骨疽症状极近似。中医谓为阴毒虚证，所用方剂，多为补气血、壮筋骨药，使气血充沛、肌肉由里新生。古人组成托里诸方无不有黄芪、当归，以其既补气血，又可排脓生肌活瘀，再加诸壮筋骨药，治骨结核每多收效。

十五、先滋阴清热、后补中益气法治愈肾阴亏损热伤血络一例

徐某，女，30 岁。

主诉及病史：血尿已 4 个月，时发时止，腰酸胀，少腹右侧时痛；小便频，量不多；头晕气短，倦怠无力，饮食睡眠尚可。经某医院检查，诊断为右肾结核，膀胱炎，拟动手术摘除肾脏。患者不愿手术，要求中医治疗。

诊查：舌苔薄白，脉细数。

辨证：腰为肾府，腰酸则为肾虚，虚则不固，下渗而为血尿。头晕气短，倦怠无力，均属体力不足之征。

治法：拟滋肾阴，清虚热，利尿，止血法为治。

处方：鲜茅根 12g　鲜生地 12g　川续断 10g　川杜仲 10g　山萸炭 15g　仙鹤草 25g　川石韦 10g　川萆薢 10g　白蒺藜 10g　沙蒺藜 10g　阿胶珠 10g　败龟板 12g　盐知母 6g　盐黄柏 6g　车前草 10g　旱莲草 10g　春砂仁 3g　大熟地 10g　炙草梢 5g

二诊：服药甚效，遂连服 11 剂之多，头晕、气短已好，腰酸减轻。最近 1 周小便色淡已无血，少腹疼痛尚未全止。

处方：北柴胡 5g　杭白芍 10g　黑升麻 3g　黑芥穗 5g　炙黄芪 12g　朱党参 10g　全当归 6g　野于术 5g　川续断 10g　川杜仲 10g　春砂仁 5g　生熟地各 10g　川萆薢 10g　川石韦 10g　益智仁 5g　台乌药 6g　阿胶珠 10g　山萸炭 12g　炙草梢 5g

三诊：前方药又进 10 剂，除腰微酸胀及少腹时有疼痛之外，其他均好，小便无血色已有半个多月，为近 4 个月以来未有之佳象。

处方：前方加 5 倍量，蜜小丸常服。

【按语】本案为肾结核兼膀胱炎症，先用滋阴清热，开拓道路，继用补中益气合萆薢分清饮加味治之，前后服药 20 余剂，而诊只 3 次，效果良好，改丸药常服。是否未摘除右肾而愈，因整

理此案时已过九载，未能追访。

（施小墨　整理）

【编者评注】施老先生是北京四大名医之一，辨证精确，精于组方，师古而多创新，守法而贵灵活，临诊独具风格。先生治疗本例，药用19味，多而不杂，层次分明；治法亦多，先用滋肾阴、清虚热，后进补中益气汤合萆薢分清饮，虚实并调，善于抓住病机，故先后只3诊，药仅20余剂，如此重症终告全功。

汪逢春医案

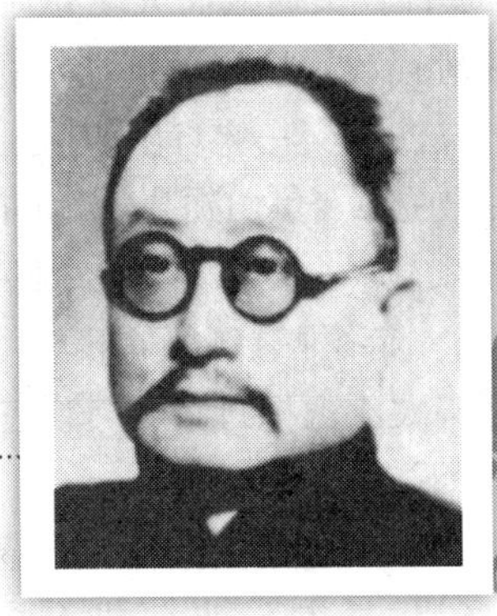

【生平传略】

汪逢春(1882—1948),名朝甲,号凤椿,江苏人,吴门望族,受业于吴中名医艾步蟾老医生,壮岁来京,悬壶京都五十年,精究医学,焚膏继晷,三更不辍,博览群籍,虚怀深求。其诊疾论病循规前哲,应乎气候方土禀质,故拟方用药,法于古而不泥于古也。名噪古都,成为北京四大名医之一。先生热心培养后学,曾在京举办国医职业分会、中药讲习所,医学讲习会等。并在天安门西朝房设有中医临床讨论会、施诊所,每日施药50副,为当时开业医师共同进行临床讨论之所。

1938年值北京市医学讲习会第一班毕业之际,谨将先生医案分门别类编辑一册,分赠同道,互为提高以为纪念。书名为《泊庐医案》,因先生言其斋曰泊庐,取淡泊宁志,不求闻达利禄之意。

一、分消走泄、离散湿热为主治愈湿温一例

邢左,21岁。

初诊:1930年9月4日。

主诉及病史:身热头痛,其势如裂,一身拘挛,呕吐较重,大便7日未通。

诊查:舌苔垢厚,两脉弦滑而数,重按濡软且滑。

辨证:病发四日,其势甚重,防其痛甚致厥。

治法:先以芳香宣化,疏解暑湿。

处方:鲜佩兰一钱半(后下)　鲜藿香一钱半(后下)　姜竹茹三钱　枯子芩钱半　龙胆草七分　淡豆豉四钱　炒山栀钱半　白蒺藜三钱　连皮茯苓四钱　川军炭钱半(后下)　羚羊角粉一分(研细分两次服)

二诊:9月5日。头痛如裂,项强身热拘挛,呕吐不止,大便八日未通。舌苔垢厚而腻,两脉弦滑且数。暑邪外袭,内停饮食。病已五日,逆传入脑,幸神志尚清,亟以宣化通腑,为釜底抽薪之法。备候高明指正。

处方:香豆豉四钱　焦山栀钱半　葛根一钱　厚朴一钱　川连七分　苦丁茶三钱　甘菊二钱　全瓜蒌一两　枳实二钱　苦杏仁三钱　白蒺藜三钱　新会皮钱半　酒制大黄钱半

羚羊角粉一分，太乙玉枢丹二分，白蔻仁末二分，三味同研细末，小胶管装分两次送下，药先服。

三诊：9月7日。头痛减而大便亦通，通利甚畅；呕吐不止，身热依然。舌苔垢黄且厚，小溲艰涩，两脉弦滑且数。病已七日，夙垢积滞太多，伏暑蕴蒸，逆而反上故呕吐甚重，身热不减，拟以辛香通腑方法，今交一候，能得热退为吉，饮食寒暖，多须小心。

处方：香豆豉五钱　焦山栀钱半　前胡钱半　鲜佩兰钱半（后下）　制厚朴钱半　川连七分　全瓜蒌五钱　枳实钱半　姜竹茹三钱　佛手片三钱　新会皮钱半　白蒺藜三钱　保和丸五钱（布包）　花槟榔三钱　赤苓四钱　酒军钱半

羚羊角一分，太乙玉枢丹二分，食盐一分，三味同研细末，用胶管装，以鲜煨姜五分、佛手三钱煎汤分两次送下，药先服。

四诊：9月9日。身热渐退，头痛复甚，大便两日未通之故也。舌苔黄厚质绛，两脉细滑。湿热伏暑蕴蓄肠胃，三焦不利，气机不通，卫气失调，再以苦泄通腑，仍须慎口为要，防其本不胜病。

处方：香豆豉四钱　炒山栀钱半　嫩前胡钱半　白蒺藜三钱　连翘三钱　全瓜蒌两　枳实钱半　保和丸五钱（布包）　酒军钱半　佛手片三钱　莱菔子三钱　焦三仙各三钱　苦杏仁三钱

五诊：9月11日。大便又通三次，临圊腹痛，第三次便下如痢。舌苔白，嗳噫酸味，小溲艰涩不畅，身热渐退，头痛亦减。湿热蕴郁夹积滞互阻，再以芳香疏调，防其成痢，饮食寒暖皆须小心，防其增重。

处方：鲜佩兰钱半（后下）　白蒺藜三钱　大豆卷三钱　炒山栀钱半　制厚朴钱半　川连七分　焦苍术钱半　莱菔子三钱　苦杏仁三钱（去皮尖）　滑石五钱　佛手三钱　姜竹茹三钱　新会皮一钱　鲜煨姜七分　保和丸五钱（布包）

白蔻仁末二分，酒军二分，太乙玉枢丹二分，三味同研细末，分两次药送下。

六诊：9月14日。大便一次；昨日汗泄至足，身热渐退；舌苔垢厚且腻，左脉弦滑，右脉细数且濡。小溲尚觉艰涩。病近两候已见转机，拟以泄化余热，涤荡肠胃。饮食当慎。

处方：白蒺藜三钱（去刺）　粉丹皮钱半　霜桑叶钱半　香青蒿钱半　大豆卷三钱　制厚朴钱半　川连七分　苦杏仁三钱（去皮尖）　白蔻仁钱半　焦薏米三钱　保和丸五钱（布包）

七诊：9月16日。药后大便通利甚畅，舌苔已化，尖部仍绛，两脉细弦滑数，胃纳甚佳，头部尚觉不适。再以辛泄化浊方法，轻导肠胃。

处方：白蒺藜三钱　粉丹皮钱半　香青蒿钱半　鲜杷叶三钱　保和丸五钱（布包）　焦山栀钱半　全瓜蒌两　川连七分　厚朴钱半　鸡内金三钱　香砂壳一钱

白蔻仁末二分，生熟大黄三分，二味同研细末，药分两次送下。

八诊：9月20日。身热渐渐退净，两脉亦见平静，舌苔白腻浮黄，尖绛，大便亦复常态，病已痊愈。拟再以辛泄苦化。病虽向愈，饮食寒暖，诸多小心，防其食复、劳复、感冒复。

处方：白蒺藜三钱　粉丹皮钱半　香青蒿钱半　炒枳壳二钱　香砂枳术丸五钱（布包）　范志曲四钱（布包）　生熟麦谷芽各三钱　鸡内金三钱

【按语】

一、湿温病机总为湿遏热伏

湿温病不同于一般湿热病，比一般湿热病更为难治，病程更长，主要是指西医肠伤寒和斑疹伤寒等疾患。它的病因不是风、寒、燥、热等，而是湿热郁伏，在夏季暑湿季节，气候炎热，雨量较多，热蒸湿动，弥漫空间，人之所触，呼吸所受，最易感受湿邪而为患，得病以郁闷为主，湿阻于外，热蕴于内，长期不得宣解透达，不像外感风寒、风热，一汗即解，一清即退。症状也以湿郁为主，默默不欲言，头目不清，耳不聪，胸闷纳呆，汗出粘腻如油，发烧不高，一派湿遏深伏之象。

二、湿温之辨证必据脉舌色症

1. 辨脉舌　汪逢春先生在湿温病辨证过程中，特别重视脉舌辨证。西医肠伤寒之病，在体征上可见相对缓脉。而中医认为湿温病是感受湿热邪气为患，故脉象可见濡软、濡缓、濡滑数。一般可区分为以缓软为主和以弦滑为主。有时脉见濡软，但越按越弦，虽未成数脉，但带有数意，表明患者处于湿热裹结的状况。而望舌更为明显，舌苔白滑润，可舌质是红的，甚则舌苔白厚质绛，这都是湿遏热伏的征象。

2. 辨白㾦　白㾦是湿热病邪留气分，蕴酿淹滞，郁蒸卫表，形成于皮肤的细小白色疱疹。故湿温病中常常见之，亦属湿热外达之象。湿温病一周后，胸闷汗出，汪逢春先生强调此时要打开上衣，看看有无白㾦。白㾦在湿温病第二周最明显，身体越壮，白㾦越重，甚至比出疹还密；体弱者则稀疏可见，或遇见几个；体质再弱，白㾦不突出，不光亮，形成枯㾦。白㾦的顺逆，以光亮饱满为辨。一般白㾦四、五天可自行消退。辨白㾦的形态、色泽，可以提供湿热邪气轻重进退的依据。

3. 辨汗出　湿温病的预后好坏、病势趋向，仔细辨汗出情况是很重要的一个环节，这是汪老在湿温病诊断过程中的一个特点。若湿热不解，蕴郁在上焦时，汗出以头额、头面为主。湿温病进一步发展，渐次入于中焦，则汗出见于胸腹部为主。第三周左右，病邪已传入下焦，汗出则以下肢为主。这时病势逐步向愈。汗出也随着向下发展，由腿、腘窝、踝部以至脚趾，如果趾缝有汗，则病不出三天必愈。辨汗出次序推断湿温病的病势轻重和发展进程，这是汪逢春先生的一个创见。

三、湿温之治分消走泄

湿温病乃湿与热合邪所致，必须分离湿与热邪，故叶天士指出："或渗湿于热下，不与热相搏，势必孤矣。"湿与热单独致病则易于驱除，湿则化，热则清；但湿与热搏，湿热浑然一体，化湿则有碍清热，清热又不利化湿，因而治疗湿温病用药相当棘手。而汪逢春先生主张用分消走泄的方法，把湿与热邪分离开来。用宣化，从外解；用清化，从内消，都是分消走泄的意思。虽然讲法不同，但实质上都是分离湿热邪气之意，消是消除，走是指利小便，泄是指通大便，让湿热邪气从四面开泄。

治湿温用药，不外芳香、宣化、轻扬，苦温燥湿，疏调气机，淡渗利湿，少佐导滞。选药总以轻淡为主，不用过燥，绝对不许用攻药，下之则洞泄，而以甘淡化湿常收效较好。

湿温病缠绵不解，病势迁延，一般选用下列药物。第一组药以宣阳为主，因为湿为阴邪，宣通阳气则阴霾之湿易化。如淡豆豉、炒山栀或加佩兰、藿香、白蒺藜等。第二组药以开肺气为主，因为肺为人身之华盖，位于上焦，主司布敷水谷津液，若雾露之溉，故开肺气，利于消散湿邪，清解热邪。常用药如前胡、杏仁、杷叶等，开肺气也含有宣阳之意。第三组药就是苦温燥湿，药如半夏、厚朴、陈皮、草蔻等。第四组药是轻滑淡渗，药如滑石、薏米、冬瓜皮、茯苓皮。第五组药就是消导药，如焦麦芽、香稻芽、谷芽、神曲、焦山楂、鸡内金、槟榔、水红花子等。这是汪逢春先生治湿温病的常法，始终以分消走泄离散湿热邪气为目的。

二、辨证治愈妇科病六例

例一　杨右，46岁。

初诊:2 月 3 日。

主诉及病史:月事前后,满腹抽掣疼痛,上引胸膺,四肢清冷不温。

诊查:舌苔白腻而厚,两脉细弦且滑,按之无力。

辨证:此症每月行经必发,病属寒湿凝阻,冲任失调。

治法:拟以四逆法少佐调气之味。避风寒,禁甜粘,饮食当慎。

处方:银柴胡 3g　杭白芍 10g　全当归 9g　粗桂枝 3g　四制香附 9g　延胡索 4.5g　淡吴萸 4.5g　淡干姜 3g　淡附片 4.5g　炒金铃子 4.5g　香橼皮 4.5g

济坤丹 2 丸,分 2 次药送下,3 剂。

二诊:2 月 6 日。药后抽痛渐减,昼轻夜重,四肢渐温;小溲气坠,欲解不得;带下清稀。舌苔腻厚,两脉细弦而滑按之无力。病已见效,再以前法加减。

处方:银柴胡 3g　杭白芍 15g　全当归 9g　淡吴萸 4.5g　淡附片 4.5g　淡干姜 3g　桂枝 3g　金铃子 4.5g　台乌药 4.5g　延胡索 4.5g　乌贼骨 9g　香橼皮 4.5g　3 剂

三诊:2 月 9 日。腹痛减,小溲畅,带下渐少,仍感四肢不温。舌苔渐化,两脉仍有弦象,然按之无力。再以疏肝和络,分渗化湿。

处方:逍遥丸 15g(布包)　全当归 9g　淡吴萸 4.5g　炒杭白芍 12g　台乌药 4.5g　香橼皮 4.5g　四制香附 9g　佛手花 3g　肉桂子 1.5g　焦薏仁米 30g

附子理中丸 2 丸,分 2 次服,3 剂。

四诊:2 月 15 日。连服甘温化湿、疏理气机之药后,腹痛减且抽掣疼痛亦缓。脉象虽有弦象然按之仍属无力。此禀质薄弱,寒湿中阻,且气分郁结,仍需温寒化湿,少佐理气,兼治冲任。宜拟丸药缓调之为要。

处方:柴胡 20g　当归 30g　黄芩 20g　半夏 20g　白芍 40g　乌药 20g　香附 30g　元胡 15g　金铃子 20g　吴萸 20g　干姜 10g　肉桂 10g　香橼 20g　苡米 30g　茯苓 30g　白术 30g　太子参 30g　炙草 20g　焦三仙各 30g

上药选配道地,如法炮制,共研极细为末,加蜂蜜 100g 炼蜜为丸,每丸重 6g,每日早晚各服 2 丸,白水送下。如遇感冒或有不适皆须暂停丸药。

例二　白右,42 岁。

初诊:8 月 2 日。

主诉及病史:癸事一月数至,每遇烦劳动怒则胸闷心跳。

诊查:舌苔浮黄厚而干燥无液,两脉弦滑且细,按之弦势明显,沉取略数。

辨证:此营虚肝旺,冲任失和,拟以先治厥少二阴。

治法:宜于怡情调养,宽怀自解,忌辛辣油重之味。

处方:逍遥丸 15g(布包)　杭白芍 15g　怀生地 15g　制半夏 9g　四制香附 9g　朱茯神 12g　首乌藤 15g　旱莲草 9g　女贞子 9g　枯子芩 4.5g　干荷叶 9g　藕节 20 枚　3 剂

二诊:8 月 5 日。癸事将净,药后烦急动怒渐减,胸闷心跳亦轻。舌苔浮黄而厚,口渴思凉饮,左脉渐平,右脉仍见弦滑而急。再以养血柔肝,兼折虚火。辛辣皆忌。

处方:逍遥丸 12g(布包)　杭白芍 15g　枯子芩 4.5g　首乌藤 15g　旱莲草 12g　制女贞 9g　3 剂

三诊:8 月 7 日。癸事已净,诸恙随之而安,食后中脘胀满不舒,大便失调。舌黄渐化,两脉弦滑。冲脉隶属阳明,故仍以调治阳明,以善其后。

处方:香砂枳术丸 12g(布包)　范志曲 9g(布包)　厚朴花 3g　鸡内金 9g　香稻芽 12g

新会皮 4.5g　鲜佛手 9g　麸枳壳 3g　四制香附 9g　大腹皮 6g　香砂壳 3g　瓜蒌皮 12g

例三　张右，21 岁。

初诊：9 月 8 日。

主诉及病史：月事瘀紫且黑，鼻干有血，牙痛阵阵发作。

诊查：两脉弦细按之不畅，饮食二便如常。

辨证：病由血虚肝郁，郁热气滞，凝濇不畅而起。

治法：理当调气通络为治。辛辣刺激之味皆忌。

处方：鲜怀生地 15g　苦楝子 4.5g　赤芍 4.5g　丝瓜络 9g　四制香附 10g　当归须 9g　牛膝 6g　真新绛屑 4.5g　枯黄芩 4.5g　藕节 10 枚　佛手片 9g　嫩桑枝 10g

益母丸 2 丸，药分 2 次送下，3 剂。

二诊：9 月 12 日。月事渐畅，其色瘀紫兼有鲜红不一，鼻血止而牙痛亦愈。两脉细弦而滑按之仍有数意。再以前法加减。

处方：鲜怀生地 9g　苦楝子 4.5g　赤芍 4.5g　四制香附 9g　当归须 9g　川郁金 4.5g　枯子芩 4.5g　延胡索 4.5g　藕节 10 枚　鲜佛手片 9g　怀牛膝 9g　丝瓜络 9g

益母丸 2 丸，分 2 次药送下，3 剂。

例四　张女士，18 岁。

初诊：2 月 19 日。

主诉及病史：每月经事逆行，鼻衄发作，心烦灼热，头痛两颧发赤，带下较多。

诊查：两脉弦滑沉取有急躁之象。

辨证：此禀质不充，努力向学，阴不足而肝阳上亢，虚热上扰，络脉不能顺行，故反逆而上。

治法：拟以抑其有余，顾其不足。

处方：旋覆花 6g　顶头赭石 20g　鲜生地 30g　家苏子 4.5g　怀牛膝 9g　枯子芩 4.5g　地骨皮 15g　赤芍药 4.5g　当归须 9g　益母草 9g　新绛屑 4.5g　生香附 9g　3 剂

上方药 3 剂之后鼻衄已止，症状见轻，改配丸药缓调，经 2 个月后而愈。

例五　赵右，32 岁。

初诊：7 月 21 日。

主诉及病史：怀孕 7 个月余，二便不禁自遗，近来日趋加重。

诊查：两脉细弦而有力。面色青暗，小溲色红。夜寐有梦，甚则因梦惊醒。

辨证：病属肝经郁热，由恼怒而起，下迫厥阴之络，厥阴络阴器而发为小便自遗。

治法：必当疏调木郁，和肝运脾。防其增重，油重之品皆忌。

处方：逍遥丸 12g(布包)　四制香附 9g　玫瑰花 1.5g　土炒白术 9g　连皮茯苓 15g　香橼皮 4.5g　炒杭白芍 15g　鲜荷叶梗 12g　香砂壳 1.5g　淡吴萸 2g　川黄连 4g　3 剂

二诊：7 月 25 日。药后二便自遗，气坠皆减，脉象弦势亦轻，面色渐润，小溲色黄。病已见效，仍拟前法进退，用疏和运中之品。

处方：逍遥丸 15g(布包)　玫瑰花 1.5g　连皮苓 12g　杭白芍 15g　扁豆花 2g　丝瓜络 9g　制香附 9g　香橼皮 4.5g　嫩桑枝 9g　醋青皮 1.5g

胎产金丹一丸，分 2 次送下，3 剂。

例六　张右，25 岁。

初诊:8月20日。

主诉及病史:怀孕6个月,胎动不安,下痢色赤,腹中阵痛,气坠后重。

诊查:舌苔白,两脉弦滑。

辨证:病属妊娠6个月,风寒湿热侵犯胃肠,势将成痢,深恐腹痛坠甚胎下。

治法:姑以疏调和中,兼以养胎,防其增重。饮食当慎。

处方:紫苏叶连梗2g 手花3g 木香梗3g 厚朴花3g 焦白术6g 赤小豆9g 马齿苋10g 当归9g 枳实炭4.5g 葛根3g 干荷梗1尺 3剂

二诊:8月23日。下痢虽止而泄泻不已,腹痛后重均除,胎动已安。舌苔白,两脉弦滑而有神。寒湿渐化,积滞亦消,胎已恢复正常。拟再以调和阳明。

处方:煨葛根1.5g 连皮苓12g 厚朴花3g 紫苏叶1.5g 焦苡米12g 香连丸4.5g 焦白术1.5g 佛手花3g 麸枳壳4.5g 香砂仁1.5g 3剂

【按语】女科证治,古人在书中所论甚多,汪老常曰:"男妇各科均以辨证为主,辨证亦当分八纲,所差者经带胎产是也。"女子二七天癸至,任脉通太冲脉盛,故月事以时下。世每谓应月之盈亏,衍期则疾生也。女子首重调经,欲调之必推其所以不调之源也。女子多郁,当以微辛微润之品,以畅达气机,气畅则经必调也。仍需虚则补之,实则泄之,一隅反三,类推可也。凡脉息细弦而涩,或细数舌红,全是血虚肝阴不足,肝阳内炽,血热妄行,每成崩漏。法当滋燥养荣、育阴折热,必当怡情调养,则冲任和经事如常也。凡血色紫黑晦暗,带下黄粘,此湿热瘀浊,腹痛且胀甚则下肢作肿,当以养血育阴,佐以辛润以通之,苦辛以化之,再根据热、湿之多寡而用药加减之。

安胎是中医妇科的特长,究竟当以何法何方为安胎之圣药,苟不辨证无方可施。古有黄芩白术为安胎之常法,不知此二味苦燥辛燥非胎前所宜,若属湿热用之尚可。吴又可谓大黄为安胎圣药,此乃瘟疫之邪传胃肠,祛邪即为安胎;若温热阳明气分,脉来洪滑数而有力,白虎亦为安胎之良方,否则气热过盛,胎儿焉能安居。总之,安胎之法必须找其不安之根,只要根除,则胎自安矣。若子痫、子烦、子晕、子淋、子肿、子嗽者,治其根,则皆安矣。至于产后宜温不宜凉等说,皆仿此。

案一 杨右,月事前后,满腹抽掣疼痛,上引胸膺,四肢清冷。当然这是属于气分郁结之象,诸气愤郁皆属于肺,肝郁多是血虚不能濡养,肝阴不足,阳必亢,久则冲任不调,故月事前后必然发作。满腹太阴所属,木土不和故抽掣作痛;肺为气之海,气分郁结阳气不宣,故上引胸膺。四肢为诸阳之末,阳虚气分不能达于末梢故逆冷,脉必沉伏,或细弱,或无力。若按之有力当考虑以阳气郁遏,不能达于四肢。今脉无力且弦细,多是血虚为主,气不足为辅,故当以调肝养血,少佐温阳。经治三诊,服药9剂,腹痛、抽掣、肢冷等皆见好转。本病乃血虚气弱、木郁不调,虽已渐愈,亦须长期养血益气始能痊愈。故改用丸方,此种丸方是汪老对慢性病的治疗特点,虽用药不多,但确是根治的好方法。

案二 白右,癸事一月数至,从症状来看,烦劳动怒,舌苔浮黄厚干燥无液,属于营虚阴伤,热之象也。脉象细弦滑沉取略数,是血少阴伤虚热内迫,故冲任失调,月事一月数至。治在厥阴和少阴肾与心。除用药外,汪老特别注意让患者忌口,怡情调养,都是辅助治疗的好方法。在今天的临床中,对于饮食禁忌重视不够,应引起我们的注意。

案三 张右,是血虚肝郁,郁热气滞,凝涩不畅,故月事瘀紫且黑。从鼻干、牙痛、脉又细弦不畅,全能看出这是郁热,也由血虚肝郁而来,治疗时以苦甘寒、凉血化瘀通络方法,特别注意忌食辛辣之品,防其虚热增重。

案四　张女士是倒经，从鼻衄、心烦、灼热、头痛、两颧发赤、带下多，可以看出属于阴虚热邪上扰之象。脉象弦滑急躁不安，确是阴不足，肝阳亢，冲任失和，迫血上行，故用旋覆、代赭以降逆，生地、赤芍、益母草以凉血止红，枯芩、地骨皮以泄热，归须、新绛屑、生香附以化瘀通络，苏子以降逆，牛膝以引热下行，故3剂则病去，用丸药以巩固疗效。

案五　赵右，妊娠7个月余，二便失禁自遗，逐日增重。在这一阶段可分为3种情况：一为胎元下迫；二为心虚肾气不足；三为肝热或湿热下迫。当然要想诊断正确，必须检查舌、脉与色。今观患者面色青暗，小溲色红，夜寐梦多，时有惊醒，两脉细弦而有力，所以先生诊为：肝经郁热，由恼怒而起，郁热下迫厥阴，以厥阴之脉络阴器而司二便故也。故汪老用疏调木郁、和脾运脾，并嘱告忌食油重荤腥。

案六　张右，怀孕下痢，从腹痛、下坠、后重看，很易造成胎坠，一般总想以补胎为法，这是错的。在此阶段为湿热积滞、蕴于肠道、气机不畅，用补药则增加气机壅滞。先生对本病的认识是：风寒湿热侵犯胃肠，势将成痢，虽然方中写出"深恐腹痛坠甚胎下，"在治疗中完全针对病因以分化湿热、清热和血、升和分化来治本。在这种情况下，如用补气补血、甚至涩肠固中，气机壅塞，病必不除，反致胎坠。在方药中总的精神是逍遥散与左金丸，既调木郁，又泄肝经郁热，这是最主要的。用香附、玫瑰花、香橼皮、香砂壳以疏调气机。又恐肝阴受劫，反助肝热，故又用白芍、茯苓一为酸甘寒和阴以折热，一为甘淡以和中，两药配合大有育阴缓急之能。且加鲜荷叶梗以凉血疏气折热，最后用土炒白术9g以扶脾缓中兼以补土。所以服药3剂之后，病势大减，再行进退调理，近期即获痊愈矣。

汪逢春先生是一位非常重视实践、讲求实效的著名中医，他在医术上的造诣很深，在此仅举其一斑，以期更好地指导我们临床实践，若有舛谬，幸祈阅者指正。

（赵绍琴　整理）

【编者评注】汪老先生是名噪古都的北京四大名医之一，学验俱丰。怀孕下痢，自古难治；不虑痢难治而畏胎易坠。先生则疏调和中，治痢安胎，两全其美。所用苏梗、白术，药擅两长；佛手花、木香、厚朴花均用3g，理气化滞而不妨碍胎气，相反却能因气机得畅而使胎气得安。真可谓妙手也。

孔伯华医案

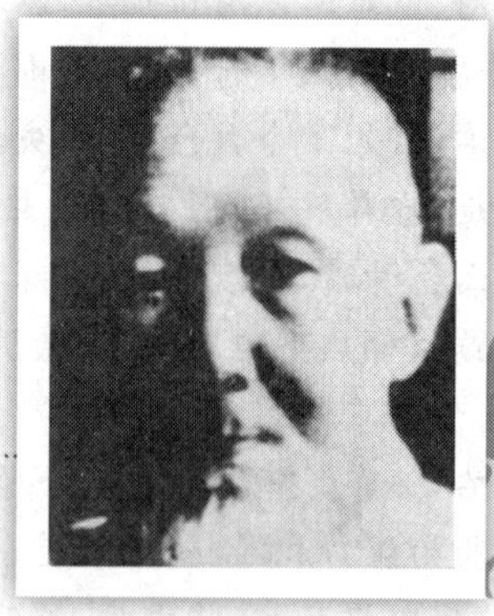

【生平传略】

孔伯华(1885—1955),名繁棣,别号不龟手庐主人。原籍山东曲阜。1910年应京师之聘,在外城官医院任内科医师职,当时曾多次联合中、西医同道赴河北等地参加防疫工作,成绩卓著,开我国医务界集体赴农村防病治病之创举。之后与同仁等通力著有《传染病八种证治晰疑》十卷引世。

1929年,联合同道在北京创立中医药学会。同年与肖龙友先生合力创办北京国医学院,艰苦经营,历时十五载,毕业生达七百余人。

新中国成立后,孔伯华历任全国政协委员,中央卫生部医学科学研究委员会委员,中华医学会中西医学术交流委员会副主任委员,北京中医学会顾问等职。

孔伯华先生对内、外、妇、儿各科杂病均有专长,尤擅治温热疾病。早在20世纪20年代即被誉为"北京四大名医"之一,活人无算,驰名全国,深受国内外广大患者之爱戴。其学识渊博,平易近人,治学严谨,诲人不倦,对中医事业做出了卓越的贡献。

先生一生忙于诊务,无暇著述,晚年始抱病立说,其遗稿和部分临床验案已由门人整理,纂成《孔伯华医集》问世。

一、涤热透邪、通降败毒法治愈大头瘟一例

梁姓,北京某银行经理。

主诉及病史:1946年孟秋朔后,突发寒热互作,经医予辛温发散,势不减而头面肿大,举家惶然莫知所措,有挚友延先生治之。

诊查:症见口渴嗜凉饮,大便燥秘,四日未行,小溲深赤,颜面焮肿如瓮,舌赤苔黄燥,脉至弦滑数大。

辨证:诊谓:温邪外发,初虽憎寒,实则热邪郁搏使然。辛温表散,助桀为虐,热毒上蒸,酿成"大头瘟"症。矧大渴思凉,便结溲赤,阳明胃家亦实,表里皆热,毒邪滋蔓,充斥上下,此涤热透邪通降败毒之不遑,奚论辛散劫灼之能事?

治法：乃重投生石膏、蒲公英，配龙胆草、焦栀子、青连翘、紫地丁、白僵蚕、冬桑叶、金银花、薄荷叶、生知柏、鲜荷叶、全瓜蒌、元明粉（冲服）、酒川军（开水泡兑），兼用梅花点舌丹（吞服）、紫雪丹（冲服）。

服药3剂，大便得畅下，口渴递减，寒热悉蠲，面肿已消大半，乃去薄荷、元明粉、酒川军，加大青叶。续服药3剂，头面之肿尽消而愈。

【按语】大头瘟来势凶猛，治之失当，易致变症。辛温燥热，在所当忌；清热败毒，力在速决，方能药到病除。其病来势猛，而去也速，是先生善用清凉剂之明证。此类绝妙验案，亦不胜枚举。

先生尝谓："温病一年四季皆可发生，即在严冬季节，亦多热邪先伏于内，寒邪引发于外。盖四时病温，皆多伏邪为患，且兼湿热之症。时邪外袭后，风寒湿邪化热最速。况平素蕴湿积热夙伏于内，一旦感受四时不正之气，发则恶寒壮热，表里俱急，而牵营动血，神识昏谵，痉厥抽搐，接踵而至，儿童传变尤速。"基此灼见，先生对四时温热病多从伏邪论治，必予清透疏解，勿犯辛温燥热。往往在温病初起即投生石膏、黄芩、栀子、川连、胆草、莲子心、生知柏、紫雪丹等重剂清涤里热方药，配合桑菊饮、银翘散、甘露消毒丹等法则以轻清宣泄。湿邪偏盛者，佐通草、滑石以淡渗；无汗恶寒身痛者，常佐苏合香丸以辛通芳开；发颐大头咽喉肿痛者，必用六神丸或梅花点舌丹以消肿解毒止痛；一见壮热神昏，即投安宫牛黄丸或局方至宝丹以清心开窍，涤热透邪，谨防热极动风、劫阴耗液而有厥脱之变。

先生治温热病重视舌苔、脉象。凡温邪初起，苔白或黄，只要见舌尖红赤，或舌边尖有小红点，或舌底见赤，脉象弦滑洪大而实数，或沉伏劲小而数疾，或伴嗜食凉物喜冷饮者，即是热郁在里之明证，直须先清里热，为巧用生石膏、紫雪丹等之窍妙，当然要在芳透法则下运用，庶里清外透，温邪解之于内外。尤且用不嫌早，稍有心烦热升，或小儿有躁动夜寐不安端倪者，则犀角、羚羊、牛黄抱龙丸、万氏牛黄清心丸（不是现在市售成药牛黄清心丸），进而局方至宝、安宫牛黄等凉开清透之剂信手拈来，便成佳品，屡奏奇功。并辨认恶寒甚者，里热郁搏使然，若徒事辛温发表，不顾凉透清里，必致热势鸱张，耗伤阴液，气血两燔，变证蜂起，治疗棘手，甚至偾事。恒见先生治疗此类温热证，常常一二诊，二三剂药即霍然向愈。若初起误药失治者，最多服药10余剂，亦能收到满意疗效；尤对危重疑难病例，挽治存活者，不胜枚举。先生认证的确独到，用药随证化裁，力于拓见，堪称妙手。缘其擅治温热病，善用清凉药剂，运用自如，慧眼独具，故当时世人目为"石膏孔"，信不诬也。

二、清滋摄化安胎法治愈子烦一例

方氏妇，年20许。

主诉及病史：新婚将3个月，经水来潮甫净10日而气逆呕哕，烦懑欲绝，入夜尤甚，开窗启户，室难自容，出外游走，略觉宽舒，寝食俱废。连更数医，相率莫知所为，家人忧之。其舍姊患胃病呕逆经先生治愈，乃转请诊视。

诊查：见其口唇干燥，舌尖红，苔薄微黄，脉形弦滑而数。询之：此次汛事之血量何许？答以显著减少。遂谓其家人曰：此妊娠"子烦"也。前医之相率莫之所措者，盖皆被月经来潮甫净旬日之所惑耳。对此番之经量何如，未及问或竟未及思也。

辨证：辨以阴虚肝热，下迫血室。

治法：亟拟清滋摄化，以安胎元。

处方：生牡蛎、桑寄生、生石膏、生熟地、芡实米、肥知母、朱莲心、麦门冬、条黄芩、淡竹叶、青竹茹、炒谷稻芽。

一剂势减，二剂安枕，三剂诸恙向愈矣。唯呕哕脘次不适之象犹存。继以原方去生熟地、麦门冬、肥知母、朱莲心、淡竹叶，加旋覆花、生赭石、法半夏、青陈皮、川厚朴以疏肝清热，镇逆和中，连服3剂，寻即日趋安然。

【按语】子烦之证，一般多发生于妊后4～6个月，是其常也，此其变耳。珠胎已结，需血蓄于下以荫胎，如阴血已虚，血虚生热，肝为藏血之脏，受孕后血由冲任下输胞宫以养胎，肝热则下输之血行速而难驻，于是溢出少量之血，下出而行经，其大部分仍去荫养胎元，故此次月经之明显减少，正是胎妊之兆耳，今脉之弦滑而数当更明矣。唯肝热与阴虚之热交并，因此造成子烦之证。治在滋摄清肝而取效，而辨识早孕，更具慧眼。案中生赭石、半夏、青皮、川朴为妊娠禁忌药，先生亦常用于妊娠恶阻，辄多应手，此遵《经》旨"有故无殒，亦无殒也"之验证。先生对孕妇病温，更善用紫雪丹、局方至宝、安宫牛黄等一类妊娠禁忌之品，挽治孕期温热等重症。实践证明，"有病则病当之"，祛邪以扶正，邪去胎自安。此论点符合客观规律，亟应大胆突破，深入探求，充分弘扬中医药之长，为人类造福。

三、清热凉血、柔肝散瘀法治愈恶露不已一例

邓氏妇，已届中年。

主诉及病史：产后20余日，恶露淋漓不已，少腹隐疼，乳汁因之衰少，且头痛时作，夜难安寐，大便溏薄，魄门坠疼，小溲色黄。近兼新感之后，日晡潮热，肢体酸楚，咳而痰黄。某医以产后多虚，又兼此次第三胎之后，且复血下淋漓，径投温补固涩。讵知药进数剂，血未得止，腹痛尤甚，头痛咳剧，便燥溲赤，热象更加，乳汁几无。因速延先生诊治。

诊查：见两颧潮红，舌红苔黄，脉之弦滑带数，尺部力弱。

辨证、治法：本为阴虚肝盛，血分蕴热，夹瘀而恶露频频，虽冲任有损，而热扰难清，况又新感之后，热未清而下犯，得温补阴愈伤，徒固涩邪益恋，此非清热凉血，柔肝散瘀，滋摄育阴不能起也。

处方：生牡蛎、生熟地、生鳖甲、生侧柏、粉丹皮、赤白芍、蒲黄炭、胆草炭、紫丹参、川贝母、杭滁菊、鲜藕带节。

服药4剂，下血渐止，腹痛轻微，头痛已除，咳嗽逐减，二便转常。唯乳汁极少。乃减杭滁菊、蒲黄炭，加生山甲、王不留、方通草、生麦芽，用七星猪蹄煮汤代水煎药。再进药4剂，并嘱用赤小豆、小红枣熬粥啖之。下血尽止，乳汁畅通；继以清滋柔肝，养血固下，日臻康复。

【按语】产后恶露不尽，多属虚而夹瘀。此例阴分素虚，血热夹瘀，治当清摄散瘀。囿于"产后宜温"，投以温涩则助热伤阴，动血损下，血未得止，乳更难行。先生洞察，辨证而施，颇具见地，设以产后忌凉，畏而不用，吾未知其后果将何如也！

四、疏肝解郁、行气散瘀、清利湿热法治愈痛经一例

某绸缎店主人之女。

主诉及病史：素娇养成性，常以小事违意而气恼拒食。年方及笄，天癸至而经水涩少，少腹疼痛。初未介意，后恒二三月一潮，腹痛之象递进，且形羸少寐，烦急便艰。舌红苔黄，脉弦滑

带数。问医求药,类皆以血虚寒凝议温补辛通,屡治不验,求医于先生。

辨证:病本在肝家气郁,夹湿热下注血室,血分瘀阻,因发并月和居经之象,腹痛缠绵之疾。

治法:为拟解郁疏肝,行气散瘀,清利湿热之法。

处方:生石决明、赤小豆、湖丹皮、制香附、川郁金、川楝子、台乌药、盐橘核、紫丹参、延胡索、车前子,配鲜藕、左金丸(布包煎)、醒消丸(分吞)。

在每月经来前五日服药,至经完后停药,即在旬日左右内,每日1剂,余则辍服。遵法调理2个月,经事以时下,腹痛不复再作矣。

【按语】为少女痛经,原于气郁血滞、湿热困阻,故用一派清热利湿解郁散瘀方药获效。案中服药方法,颇值探究。常见先生对待痛经或月经不调不孕者,多采用此法,连续应用2～3个月经周期,多则半年,每可使痛经减而和畅,愆经调而易孕。殊可供求嗣者借鉴,非妄语耳!

五、清摄利湿、散瘀解毒法治愈崩漏一例

葛姓妇,年40余。

主诉及病史:因多产后患经下淋漓有年,兼之五色带下味腐,少腹隐痛。曾经某医院妇科诊为"子宫瘤",决定手术切除,患者及家属畏而不前。求先生治之。

诊查:诊得脉象沉弦兼涩,舌暗红微紫、苔罩黄腻。溲黄而便难,肢体倦怠,面色少华,少腹痛而拒按。

辨证:此湿热下注胞宫,气滞血凝,血室结瘀也。

治法:予大剂清摄利湿散瘀解毒之法。

处方:生牡蛎、赤小豆、湖丹皮、延胡索、川萆薢、血余炭、栀子炭、盐知柏、盐橘核、芡实米、藕节炭、桑寄生、佐犀黄丸(分吞)。

依法调治约半载,面色转泽,腹痛消失,带下得止,经事趋于正常。复经某医院检查,谓瘤体消失,为之惊叹不已。

【按语】淋漓经年,属崩漏之疾。先生本"久崩久带,宜清宜通"之训,认定系湿热下注,血室结瘀,故投清化散瘀解毒之剂,稍佐滋摄之味,用犀黄丸以内消散瘀,且守法不变,大剂多服,非但带止经调,而瘤体亦销声匿迹矣。似上类妇女病求诊者日多,在先生精心辨治下,均取得较好之疗效。

先生对女科论治要妙有以下几方面:

1. 对妊娠期温热病用药与一般患者无异,要在中病即止,不可过也。盖遵"有故无殒,亦无殒也"之旨。前人有主张胎前宜补养以安之者,此相对而言也。若病邪侵扰,病去则胎自安,所谓"有病则病当之",不可妄补,以免助热伤胎。先生临证每用生牡蛎、桑寄生等以清滋摄化。

2."胎前宜凉,产后宜温"之论,先生持辨证对待之观点,"有是病用是药,中病即是良药",温、清、补、泻随机权变,"用当通神",不可胶柱鼓瑟。所谓"温是温养之义,非温热之谓,桂附热燥,更助劫烁",务宜慎免。

3. 先生认为产后气血两伤,八脉受损者,或夹瘀者有之,此对虚者而言,至当滋养固摄以和气血,且忌不事审证求因,一味温补,以致养虎贻患。至若正常分娩,体实无恙者,可以勿药,

4."女人以肝为先天","肝病为多。"血生于胃而藏于肝,血海为肝之部分。胞为血室,血室为肝之所司,肝肾同源,俱为先天之本。八脉隶于下,奇经肝肾主司为多。而冲脉隶于阳明,冲

为血海，任主胞胎。凡此皆为先生对妇女诊疾辨证之要点。盖肝恶刚喜凉，肾恶燥喜暖，介类潜阳，咸味引下，酸味内收，甘辛微苦润补，滋清沉降，静药填之、固之、摄之，是先生治则选方之大法，而顺气调肝，尤为首要。

5. 肝热脾湿（简称湿热），为多种疾患之成因，妇女病亦不例外。举凡经、带、胎、产，因湿热侵扰下注而导致发病者，比比皆是。经事失调，经下淋漓，带下崩漏等疾患，视湿热之轻重，分别予清渗滋摄，凉肝和血，调畅气机，临证多能取效。前人谓："久崩久带，宜清宜通"，慎用"芪术呆守，归艾辛温"，盖补则气壅，辛则助阳也。是故先生治疗湿热痛经、湿热下迫血室之月经过多、血热夹瘀之崩漏带下或伴少腹部隐痛者（今之谓盆腔炎、附件炎、或子宫肿物等），多在清滋渗化基础上，伍用犀黄丸以清热散瘀，内消隐痈，疗效颇捷；湿盛热少者，佐用醒消丸，效用亦佳。

六、镇肝熄风法治愈肝风头痛一例

某名旦，逾不惑之年。

主诉及病史：罹左半头部抽痛，迁延未得治，求先生为除宿疾。

诊查：左面额角不时抽动且隐隐作痛，每遇烦怒过劳，其发益盛。视舌红苔薄黄，脉来弦滑而数，左关独盛。

辨证：盖肝胆郁热，风阳上扰。

治法：亟宜镇肝熄风，以安阳络法。

处方：生石决明、白蒺藜、生磁石、双钩藤、辛夷花、杭白芍、龙胆草、大生地、川牛膝、杭滁菊、桑寄生、羚羊角（另煎兑）、局方至宝丹（分吞）。

缘其演出繁忙，无暇复诊，守方连服药四十余剂而奏捷效。

【按语】"诸风掉眩，皆属于肝。"头为诸阳之首，怒则气上，劳则阳升，肝胆风阳潜升无制，是以发则抽痛不已也。投予清柔僭镇，佐局方至宝丹深入血络以凉开剔透，俾风热蠲而络脉平，顽疾斯解矣。方系余昔年侍诊时授拟，故至今记忆犹新。

七、清热豁痰法治愈痰厥一例

张姓叟，年逾耳顺。

主诉及病史：颈短肩宽，体魁梧，素康健，忽一日右头偏痛，外出散闷归，步至重门，倏然眩晕目黑，心头突突，头重脚轻，寸步难移，急扶廊栏，未至颠仆，家人发现，则左半身不能动矣。电邀急诊。

诊查：见患者神识尚清，语言謇涩，目睛不易转动，口角有微涎，咽喉痰阻，面色赤而微肿，心中烦乱，左上下肢瘫痪不遂，末梢麻木，兀兀欲呕，舌伸不正，苔色白而中心微黄，脉弦大滑而坚，左手重按渐小无力。

辨证：诊曰：病属平素阴精亏损，阳气亢盛，必复触忿，肝气当治而未得，故血随气而逆上，以致突发昏厥，一时痰气壅盛占据清阳之位，病名"煎厥夹痰"，乃中风之一型，唯一之因在于阳热不得交通而上亢。

治法：宜首治其阳热不得交通之否，兼豁其滞留阳位之痰。

处方：生石决明、生赭石、旋覆花、青竹茹、天竺黄、胆南星、明天麻、清半夏、化橘红、川郁金

（生白矾水浸）、竹沥水（兑入）。安宫牛黄丸二粒，每次一粒和服。

连服药3剂，1剂头痛除，痰消安枕；2剂而饮食渐进，目睛舌本俱已灵活；3剂而手足能动，室内自可徐行矣。越二日居然前来就诊，神态自若，举止如常，唯颐颊间色较蕴赤而已。原方去明天麻、旋覆花、生赭石、胆南星、竹沥水，加炙龟板、炙鳖甲、生牡蛎、大熟地、怀牛膝以潜阳益阴，引热下行。并嘱以薄滋味，戒忿怒，远房室，数剂而安。

【按语】“治热以寒”，“介类潜阳，咸味引下”，用之得当，效可立应。遵此绳墨，前人不我欺也。先生曾力嘱：“此法用于本病愈早愈妙，迟则差矣。”噫！深思妙悟之难也。

八、解郁疏肝、豁痰达络法治愈神志病一例

某洋行吴君。

主诉及病史：素与其友有嫌，胸怀愤郁，久之烦闷少寐，淡漠寡欢，渐至强食而乏味，便艰而不爽，恒不欲见人，时有厌世之念，几无自容之地。多医无起色。

诊查：来诊之日，神情沮丧，细诘始露端倪。视舌红苔白腻罩黄，脉现沉弦而滑数。

辨证：诊以积郁伤神，湿痰蕴络，气机为之窒塞。

治法：为拟解郁疏肝，豁痰达络以畅心脾之治。

处方：珍珠母、川郁金（生白矾水浸）、莲子心、夜交藤、合欢皮、桃杏仁、黛蛤粉、青竹茹、生枳实、清半夏、朱茯神、鲜九节菖蒲根（和凉开水捣汁兑）、十香返魂丹一粒（分吞）。

连服药10剂，腑行转畅，纳物渐香，夜得安寐，心情日趋豁达。依法进退，并加用救苦还魂丹（一粒分六角，每煎药内和一角），再进药10余剂，夙恙若失。后因事拂意，疾有复萌之势，而大便秘结，数日一行。宗前议加礞石滚痰丸三钱（布包煎）、局方至宝丹一粒（分吞），复进药10剂，便下粘滞多次，觉心胸舒畅，眠食向安，日就痊可矣。

【按语】神志病属“精神、神经官能性疾患”，此例系“抑郁证”。其病多因精神蒙受创伤，致情志郁结，痰湿壅滞，肝胆热郁，邪扰心神使然。先生尝用清化柔肝、解郁达络、开窍涤痰、通灵醒神之法。每宗十味温胆汤、涤痰汤、指迷茯苓丸、白金丸、礞石滚痰丸等方义化裁而取效。本例缘抑郁致病，热结痰滞，上犯心包，心为邪扰，神志违常。况“怪病多痰”，豁痰开郁，实为当务之急。故以礞石滚痰丸坠痰破郁之峻；十香返魂丹具开窍化痰、通灵解郁，镇静安神之力；救苦还魂丹擅清肝泻胆，安魂定魄、通窍涤痰潜镇之功。是方药，先生每用于神志失其常度、迷离错乱、哭笑无常之痰迷心窍患者，辄多配伍于汤剂中化服之，效果颇佳，此化用之长也。

九、标本兼治法治愈消渴一例

董太太。

二诊：本于阴亏，滋潜之品，当能渐愈。适届冬令，寒燥太甚，热生于中而燥其上，脉亦较数。前方不应，再为变通议治。

处方：生石膏、天花粉、鲜地黄、黑元参（盐水制）、莲子心、肥玉竹、山萸肉、炒山药、制首乌、盐知柏、川牛膝，鲜藕汁一杯，梨汁一杯。6剂。

三诊：连晋前方药，消症渐减，多食多溲趋缓。唯肝家之热，灼伤肾阴，脉柔中带数，仍当标本并治。宗原法加生石决明、珍珠母、浮小麦、九蒸熟地、炒川连、金匮肾气丸和入上好肉桂末二分（分吞）。

四诊：继服药6剂，消症大减，病臻缓解。依原方加重其量配成丸剂以巩固疗效。

【按语】消渴证有上、中、下三消和肾消之别，多责之阴亏阳亢，热淫津涸。先生尝用生石决明、珍珠母以镇亢阳；生石膏、盐知柏、莲子心、炒川连以制淫热；生熟地、黑元参、天花粉、炒杭芍、玉竹、山药、藕、梨汁等以滋阴液；金匮肾气丸和上好肉桂末吞服者，取其助命火之蒸化，俾津液之上泽也。

十、清化降热法治疗尿血一例

张先生。

主诉及病史：溲血旧疾又发，少腹痛楚，入夜较甚。

诊查：脉大而滑数。

辨证：心包肝胆热迫，湿热下注膀胱，气血遂阻。

治法：亟宜清化降热。

处方：生海蛤、鲜茅根、血余炭、侧柏炭、海金沙、川草薢、大小蓟、生知柏、益元散、盐橘核、台乌药、生滑石块、犀黄丸（分吞）。用黄土汤煎药。6剂。

二诊：小溲不畅而带血块，膀胱气化未复，瘀血湿邪仍留其间。前方加花蕊石、川牛膝、赤小豆、湖丹皮、犀黄丸二钱（分吞）。6剂。

三诊：溲血已止，唯腰酸少腹尚感不适。依原议加生牡蛎、芡实米、川续断、杜仲炭以益腰肾而收功。

【按语】尿血亦称溲血、血淋。多属肝胆湿热下注，膀胱气血失司，久则肾阴必被其累。治则宜清补兼施。案中实多虚少，故以清热利湿、凉血止血化瘀之法，稍佐滋摄可也。海金沙配川草薢等以清化分利；花蕊石能化瘀血而为水；鲜藕合止血药则止而不涩，有清凉散瘀之功；重用犀黄丸以散瘀内消止痛；用黄土汤煎药者，取其益中州以统血也。

黄土汤制法：取好黄土，用凉水浸泡澄清后，收其上清液煎药。此先生之妙法，凡吐血、尿血、便血，如法用之皆应。

十一、化积攻坚法治愈痞积一例

温，幼科。

诊查：食积在中，脐左积痞，扪之有硬块，多食而肌肤渐消，腹痛绵绵，烦躁便滞。

治法：当化积攻坚。

处方：生牡蛎、生鳖甲、蓬莪术、荆三棱、焦槟榔、煨内金、胡黄连、台乌药、小青皮、炒谷稻芽、炒枳壳、元明粉、烂积丸六分（研化药内）、化痞膏一贴（用当门子三厘敷脐上）。

连服药4剂，大便下粘滞颇多，腹痛减而硬块小。原方去元明粉，加土炒焦白术、云茯苓、怀山药。再进药6剂，硬块已不能扪及矣。继以和中健脾调理善后。

【按语】求嗣苗长，多纵口腹，旧时藜藿之家亦多方冀与，情之常也。孰知过则积热伤中，脾难运化。加之任性偏食，营养欠周，日久致痞者并不少见。先生立意，先消其有形，既调其和健，或消养并进，视虚实以别之。至若时含温热之疾，则一宗成人理法，第适可递减其药之量度耳。

十二、清凉透化、开窍醒神法治愈冬温一例

天津某巨公。

主诉及病史：仲冬晨起如厕，陡感憎寒身倦，头痛，大便不爽。急延医，以风寒外感予辛散发表，汗出而疾不减。继而寒热交加，情更难支。更医以年迈体衰，复增滋补之品，恙势益危。乃邀先生专车赴津诊治。

诊查：症见神志昏愦，四末不温，便艰溲赤，舌绛苔白，脉来沉伏而细数。

辨证：诊曰：此热伏于里之温热重症，乃“热深厥深”之候也。

治法：亟拟清凉透化以涤伏热，开窍醒神以清心肝。

处方：大剂生石膏、茅苇根、忍冬花、冬桑叶、焦栀子、地骨皮、青竹茹、莲子心、龙胆草、生知柏、全瓜蒌、生滑石块、鲜九节菖蒲根（和凉开水捣汁兑）、羚羊角、犀角（均另煎兑）、安宫牛黄丸（化服）。

1剂后，病情大转，3剂服毕，病已向安。继以养阴益津，清涤余邪，调理经旬，大病霍然。

【按语】高年病温，阴虚于里，热炽于内，感寒引发，初误于表散，再误于腻补，劫液耗阴，邪热胶炽，心神被扰，而现“热深厥深”之危象。数剂清透，迅即转安，即以养阴涤除余热收功。足见先生审因辨证之精，当机立断之捷。当时病家邀津市名医多人在侧，均以高迈之年岂能任此凉药而为之瞠目。且该时津人多畏生石膏大凉，不敢轻试。而先生力排众疑，又据理说服病家，大剂用之，并视为煎药守服，是以取得桴鼓之效。一时先生“石膏孔”之名盛噪津门。

（曲溥泉　整理）

【编者评注】孔伯华老先生擅治四时温热疾患，以伏邪内热立论、辛凉清透为法。善用石膏之辛寒，或配清宣透解之品，或合清里通下之剂，使温热之邪解之于内外。以此诊治，效如桴鼓。本案为高年病温，且误用表散、壅补之法，阴伤热炽，内扰心神之证，施以清透醒神，固护津液之法，病情虽危，亦可转危为安。足见治温贵在辨治得当，用药迅速。

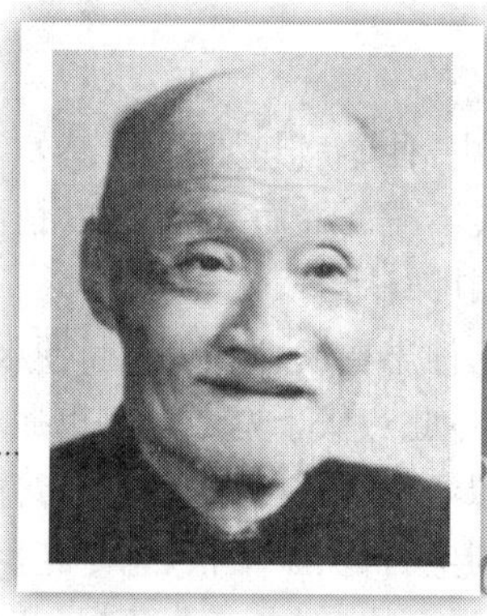

钱伯煊医案

【生平传略】

钱伯煊(1896—1986),江苏省苏州市人。中医研究员,我国著名的中医妇科学家。出身于中医世家,其父钱益荪先生,是江苏有名的中医外科专家。幼承家训,从小酷爱医学。16岁即从苏杭名医曹融甫学医,20岁满师回家后,又跟父亲学习2年外科。22岁独立开业,门庭若市,20世纪40年代便闻名江浙。1948年国民党当局蓄意取消中医,钱氏愤慨之极,不顾个人安危,联合黄一峰、葛云彬、李畴人等中医界知名人士,在苏州组织“同舟社”与企图扼杀中医的政策相对抗,使中国传统医药学在姑苏城里深深扎根。1953年,他又与李畴人、葛云彬等积极筹办苏州市中医院。1955年调来中医研究院工作后,他不顾年老体弱,依然一心扑在中医事业上。

钱氏从事中医临床、科研、教学将近70年,精通内、外、妇科,尤擅长妇科疾病的治疗,对中医妇科学的建设作出了卓越的贡献。

新中国成立后,钱氏历任苏州市平江区人民代表、区人民委员会委员、北京市政协委员、第三届全国人民代表大会代表、第五届全国政协委员、中国农工民主党中央常委、中医研究院研究员、中医研究院西苑医院妇科主任等职。

主要著作有《妇科学讲义》、《妇科常用中药》、《妇科常用方剂》、《脉诊浅论》、《女科证治》、《女科方萃》、《中医治疗慢性盆腔炎简介》、《钱伯煊妇科医案》等。

一、补心脾益肝肾法治愈崩漏一例

从某,女,25岁,未婚。

初诊:1976年2月23日。

主诉及病史:末次月经1月28日来潮,5天净,量色正常;净后3天,阴道淋沥出血,量少色褐,至今17天未止。主诉春节劳累失眠引起,余均正常。

诊查:舌苔中剥尖刺,脉象细弦。

辨证：病属劳伤心脾，冲任不固。

治法：治以补心脾，固冲任。

处方：党参 15g　白术 9g　茯苓 12g　玉竹 12g　阿胶珠 12g　生白芍 12g　麦冬 9g　夜交藤 12g　五倍子 3g　侧柏炭 12g　6 剂

二诊：3 月 4 日。服药 3 剂后，阴道出血于 2 月 26 日得止，后又出血一天，现无不适。舌苔薄腻、边尖刺，两边略有齿痕，脉象细弦。治以补心益肾。

处方：党参 15g　白术 9g　茯苓 12g　玉竹 12g　地黄 15g　生白芍 12g　阿胶珠 12g　生牡蛎 15g　麦冬 9g　侧柏叶 12g　6 剂

三诊：4 月 5 日。阴道出血净后 1 周，月经于 3 月 4 日又来潮，5 天净，量中等，色正常，下腹隐痛。月经净后 7 天，阴道又淋沥出血，9 天始净，现小便频数，余均正常。舌根黄腻、中剥边尖刺，脉象细弦。仍从前法。

处方：党参 12g　茯苓 12g　山药 12g　制香附 6g　黄芩 6g　地黄 12g　白芍 9g　阿胶珠 12g　麦冬 9g　覆盆子 9g　6 剂

四诊：4 月 15 日。此次月经延期 9 天，于 4 月 13 日来潮，今日行经第 3 天，量中等，于 4 月 5 日感受外邪，至今未愈。舌苔薄白、边尖刺，脉细微浮。治当先祛风热，兼顾冲任。

处方：桑叶 9g　薄荷 3g　荆芥 6g　生甘草 6g　桔梗 6g　杏仁 12g　丹皮 9g　橘皮 6g　益母草 12g　6 剂

【按语】此例属于漏证，病属劳伤心脾；心主血，脾统血，心脾受伤，失其主宰统摄之权，以致月经淋沥不止，故治法以补益心脾为主，兼固冲任。继后症状，有下腹隐痛、小溲频数，此系血不养肝；肝不敛气，则下腹隐痛，肾虚则封藏不固，于是小溲频数；故治法以补心脾，益肝肾。最后因夹外邪，又值经行，故治法先祛风热，兼顾冲任，此后未来复诊。于本年 10 月去信访问，回信云：月经于 4 月 13 日来潮，5 天净，之后月经正常。由此可见，此证原因主要在于心脾，其次在于肝肾，若能使心强脾健，肝柔肾固，四经功能恢复，则病亦自能向愈。

二、平肝凉血、养血清热法为主治愈经行吐衄一例

马某，女，16 岁，未婚。

初诊：1958 年 12 月 2 日。

主诉及病史：初潮 15 岁，周期尚准，行经 11 天始净，血量多，色正常；经期腹痛，并常有鼻衄，衄血多时经血即减少；曾闭经 6 个月，但每月衄血甚多；末次月经于 11 月 15 日来潮，量少，仅 2 天，经后时感头痛，全身酸软，心中烦热，少腹胀滞、腰痛，纳食尚可，二便正常。

诊查：舌苔薄白，脉左细弦、右细弦数。

辨证：病属肝火上逆，血热妄行，而致逆经。

治法：治以平肝凉血，引血归经。

处方：生地 9g　丹皮 6g　白芍 9g　泽兰 9g　黑山栀 6g　菊花 6g　制香附 9g　当归 9g　川楝子 9g　益母草 12g　荆芥炭 4.5g　生牛膝 6g

二诊：12 月 6 日。3 剂后头痛及腹胀渐减，但仍觉全身酸楚，疲惫无力，腰痛；食后脘胀，嗳气时作；大便溏薄，日 4 至 5 次。舌光，脉细弦数。治以疏肝益肾，健脾运中。

处方：干地黄 9g　丹皮 6g　白芍 9g　泽兰 6g　制香附 6g　党参 9g　白术 9g　茯苓 9g　益母草 12g　荆芥炭 4.5g　枳壳 6g　4 剂

三诊：1959年1月15日。近两个月来，月经未至，曾经鼻衄2至3次，胃脘尚舒，二便正常。舌苔薄白，脉象沉弦。治以养血清热。

处方：干地黄12g　当归9g　白芍9g　泽兰9g　丹皮9g　女贞子9g　藕节12g　生牛膝9g　益母草12g　地骨皮9g　6剂

四诊：1月24日。月经于1月19日来潮，量不多，色黑无血块，持续3天净，腹部微痛，未有鼻衄，遍体酸痛。舌苔薄白，脉象细数。治以养血清营，导热下行。

处方：生地12g　当归9g　白芍9g　丹参9g　地骨皮9g　生牛膝6g　茅根15g　藕节12g

五诊：1月31日。4剂后诸症均减，鼻衄未作。舌洁有刺，脉弦细数。治以养阴清热。

处方：知柏地黄丸120g，每晚服6g。

【按语】此例由于肝火上逆、血热上冲而致逆经，治法先以平肝凉血、导热下行，后再疏肝益肾、健脾运中，后因月经不至，又见鼻衄，故再从前法，兼调冲任，治疗将及2个月，最后鼻衄未作，改用养阴清热，使其巩固。

三、益气健脾化湿法治愈妊娠水肿一例

周某，女，33岁，已婚。

初诊：1959年7月2日。

主诉及病史：初产妇，预产期1959年8月2日，现孕36周。在妊娠3个月时，即有下肢浮肿，休息后消失；妊娠28周时下肢浮肿较甚；至妊娠36周时下肢浮肿更甚；最近2周内，体重增加4.4kg，血压升至140/110mmHg（基础血压100/80mmHg）。西医诊断为妊娠肾病I°。

诊查：刻诊腿足浮肿，神疲乏力，食后脘胀，二便正常，稍劳腰痛，睡眠一般，胸闷（左肺已切除）。舌苔薄白，中微淡黄，脉左沉弦微滑，右沉滑。

辨证：病由脾弱积湿，气失运行。

治法：治以益气健脾，佐以化湿。

处方：党参6g　白术9g　连皮苓12g　炙甘草3g　橘皮3g　木香6g　砂仁3g　黄芩炭6g　五加皮6g　桑寄生12g　2剂

服药后，诸症皆减轻。再服上方药5剂。

二诊：7月8日。服上方药7剂，肢肿消退，胃纳较振，胸膈痞闷，夜寐不安。舌苔薄白，脉左细微弦，右弦滑。证属血虚肝旺，气失运行，治以养血平肝、理气安神，方用钩藤汤加减。

处方：当归9g　白芍9g　钩藤9g　桔梗6g　茯神9g　青木香9g　扁豆衣9g　川石斛12g　黄芩炭6g　桑寄生12g　2剂

【按语】此例由于脾虚积湿，气失运行，兼之血压又高，故治法先以健脾理气为主，继后再以养血平肝，主要调治肝脾，使肝平脾健。因此在产前未再浮肿，血压亦趋正常，于1959年7月25日平安分娩。

四、平肝熄风、清热宁心法治愈先兆子痫一例

张某，女，成人，已婚。

初诊:1959年5月12日。

主诉及病史:初产妇,孕36周。妊娠初期无泛恶呕吐,至30周时开始有头晕、头痛、眼花,在门诊治疗。近日因症状加重,血压增高而入院,西医诊断为妊娠肾病Ⅲ°。

诊查:现自觉头晕颇甚,口渴喜饮,肢肿,夜寐多梦,大便干结,小便正常,血压150～200/110～130mmHg,尿蛋白(一),体重53.5kg。舌苔黄腻中剥,脉象弦滑。

辨证:病由肝阳亢越,内风蠢动。

治法:治以平肝熄风,拟钩藤汤合羚角琥珀散加减。

处方:桑叶6g　菊花6g　钩藤6g　白芍9g　石决明15g　黄芩6g　夏枯草6g　当归9g

另:羚角琥珀散3g,分2次,早晚各服1次。

二诊:5月13日。头仍晕,口渴减,大便不干,睡眠安。舌苔糙薄黄,脉弦滑。血压150～200/100～120mmHg。仍服前方药。同时服羚角琥珀散6g,每服1.5g,4小时服1次。

三诊:5月14日。汤散并进后,血压较为平稳,今天血压波动在120～170/86～120mmHg之间,仍觉头晕目眩,口渴喜饮,腰部稍酸,纳食、睡眠、小便均正常。舌苔薄黄腻,脉象弦滑。治以平肝宁心,祛风清热。

处方:钩藤9g　玄参9g　当归6g　桑寄生12g　菊花6g　黄芩6g　白薇9g　牛膝9g　丹皮6g　白蒺藜9g　2剂

另:平肝散6g,日3次。

四诊:5月15日。服上方药后,头晕稍减;血压偏高,150～160/100～110mmHg;时觉烘热汗出,口仍干。舌苔薄黄腻,脉象滑而有力。治以养血祛风,平肝清热。

处方:钩藤9g　玄参9g　当归9g　天麻6g　桑寄生12g　菊花6g　生龙齿15g　3剂

五诊:血压140～180/100～130mmHg,头部仍晕,口渴喜饮,胃纳稍差,小便黄少,睡眠尚安。舌苔淡黄腻边刺,脉象弦滑。治以镇肝,熄风,清热。

处方:羚角琥珀散,每次3g,日服3次,连服2天。

后仍以羚角琥珀散,一日4次,每次1.5g。

【按语】此例由于肝阳亢逆,内风蠢动,故以平肝熄风、清热宁心之法,方用钩藤汤加减,再加羚角琥珀散及平肝散,症状仍有头晕烘热,口渴喜饮,血压维持在130～170/94～120mmHg,体重减少2.5kg;经过治疗,病情未发展,于妊娠37周时,在5月23日以药物加剥膜引产,当日平安分娩,产后又再调理,血压正常,康复出院。

五、镇肝熄风、清心利水、豁痰化湿法治愈子痫浮肿一例

白某,女,成人,已婚。

初诊:1959年7月30日。

主诉及病史:初产妇,孕36周,预产期为1959年8月24日。妊娠7个月开始下肢浮肿,8个月时加重,近1周来浮肿更加明显,近2天来头痛,昨又加剧;今晨头痛剧烈,骤然昏迷,倒仆于地,四肢抽搐,两目上窜,口吐涎沫,先后发作3次,每次持续1～2分钟,遂来院,西医诊断为产前子痫。测量血压170/110mmHg,浮肿(十十),神志半清醒,即给注射吗啡一支,服羚角琥珀散3g,以后神志逐渐清醒。

诊查：现嗜睡，尚可对答问话；血压下降至 145/110mmHg；口干喜饮，大便干燥；全身浮肿，下肢尤甚；小溲量少。舌苔黄腻中微垢，脉左弦滑、右细弦。治以镇肝熄风，清心利水。

处方：钩藤 9g　桔梗 6g　玄参 9g　桑寄生 12g　茯苓皮 12g　桑白皮 12g　猪苓 9g　泽泻 9g　石菖蒲 6g　陈胆星 3g　葛根 6g　苡仁 12g　1 剂

另：羚角琥珀散 3g，6 小时服 1 次。

二诊：7 月 31 日。神志清醒，未再抽搐，自觉头晕目眩，嗜睡，血压 170/120mmHg，下肢肿胀，大便干结，小溲短赤。舌苔淡黄垢腻、边白，脉左弦数，右弦滑数。治以镇肝熄风，豁痰化湿。

处方：钩藤 9g　天麻 6g　橘皮 3g　制半夏 9g　陈胆星 6g　天竺黄 6g　蝉蜕 6g　苍术 6g　防己 6g　五加皮 9g　茯苓皮 12g　大腹皮 9g　苡仁 15g　杏仁 12g　1 剂

另：羚羊角 3g(镑虫)，用水 500ml，煎至 100ml，分 2 次服。

琥珀末 3g，分 2 次服。

【按语】此例病因，始为水湿泛滥，继后心肝阳亢，肝风内动，致子痫发生。治法以镇肝熄风、清心利水；经治疗后，虽血压较高，但神志渐清，未再抽搐，即行引产，安然分娩。产后血压仍偏高，续用养血平肝、健脾和中之法，服药 10 余剂，浮肿消失，血压稳定，小溲增多，纳食睡眠如常，于 8 月 21 日平安出院。

注：治疗中，曾用冬眠灵、鲁米那、水合氯醛等西药。

六、扶正祛邪、清心镇肝为主治愈产后肝厥一例

王某，女，41 岁，已婚。

会诊日期：1959 年 3 月 4 日。

主诉及病史：孕 7 产 6。预产期 1959 年 3 月初。患者妊娠 8 个月，产前大出血，于 1959 年 3 月 2 日急诊入院。入院后在输血中做内倒转及臀牵引术，手术前后共出血 2100ml，3 月 3 日下午 3 时产妇呈昏迷状态，血压 140/100mmHg，体温 37.5℃，经内科、脑系科会诊，考虑肝昏迷，患者过去有传染性肝炎史。西医诊断为前置胎盘，肝昏迷。

诊查：刻诊神志昏迷，面目肢体皆肿，腹部膨大。舌苔花剥糙黄无津，脉细软数。

辨证、治法：证属肝厥，急用扶正开窍，清心镇肝之法。

处方：羚羊角粉 1.5g，苏合香丸 1 丸(研细)；人参 9g，文火浓煎 200ml，送上药，分 4 次服，每隔 3 小时服 1 次。

二诊：3 月 5 日。患者昨日下午一时服中药后，至三时手足伸动，口不张，闻声可睁眼；下午四时服第二次中药，至晚八时可以张目看人，但不语，至夜半神志渐清。舌苔糙黄少津，脉象左虚大而数、右细数无力。证属营血大夺，气阴重损，心肝虚阳，不克潜藏。治以补气固本，养阴潜阳。

处方：人参 9g　麦冬 9g　五味子 6g　当归 9g　白芍 9g　生龙齿 30g　生牡蛎 30g　枣仁 15g　茯神 12g　远志 6g　1 剂

另：苏合香丸 1 丸，神志昏迷时，即服半丸，隔 4 小时不醒，再服半丸，开水化服。

三诊：3 月 6 日。昨寐尚可，四肢肿势较退，腹部膨大，大便溏泄，小溲微黄；恶露不多，色暗红；舌垢渐化，津液稍润，舌苔微黄；脉左细弦关大、右沉细。血夺气竭，肝脾两伤，治以补气固本，兼调肝脾。

处方：人参 9g 白术 9g 连皮苓 15g 炙甘草 3g 龙齿 30g 白芍 9g 五味子 6g 木香 6g 泽泻 6g 3 剂

【按语】此例属于肝厥，病因由于营血大夺，气阴重伤，心肝虚阳，不克潜藏，病势险危，故急用扶正开窍、清心镇肝之法。服药后，神志逐渐清醒，脱离险境后，尚有腹部膨大胀满、小便不多等症，故用疏肝健脾，通利膀胱之法；继续服药 10 剂，腹胀得减，小便通畅，因肝硬化合并腹水，转内科治疗。

注：住院期间，曾用西药谷氨酸钠、金霉素等治疗。

七、疏理三焦、温通膀胱法治愈产后癃闭一例

阚某，女，成人，已婚。

初诊：1959 年 6 月 29 日。

主诉及病史：初产妇，产后 9 天。自产后起即小便不利，经多次努力后始能排出；腹胀腰痛，大便干结，眠差。

诊查：舌苔白腻，脉象细弦。

辨证：三焦为决渎之官，膀胱为州都之府，今三焦膀胱同病，于是气化失宜，水道不利。

治法：治以疏利三焦，温通膀胱。

处方：当归 9g 柴胡 4.5g 川芎 4.5g 白术 9g 茯苓 9g 炙甘草 3g 制香附 6g 小茴香 3g 橘皮 3g 3 剂

另：肉桂末 2.7g，沉香末 1.8g，琥珀末 6g，三味相和，分 6 包，日 2 次，每次 1 包。

二诊：7 月 1 日。服药后小便较通，下腹尚胀，腰酸，便干，恶露多色红，自汗少寐，乳汁不多，胃纳不振。舌苔薄白中微黄，脉象细弦。治以养血疏肝，通利膀胱。

处方：当归 9g 川芎 6g 炙甘草 3g 制香附 6g 小茴香 3g 橘皮 3g 茯苓 9g 桃仁 6g 姜黄 3g 泽泻 9g 木通 3g 小麦 9g 2 剂

另：肉桂末 2.4g，琥珀末 3.6g，二味相和，分 4 包，早晚各服 1 包。

服上方药 2 剂后，小便畅通。

【按语】此例由于三焦气化失宜，以致水道不利。故治法以疏利三焦，温通膀胱，用琥珀、肉桂、沉香、小茴香、制香附以温通膀胱，再以逍遥散加减疏利三焦，因此能迅速痊愈。

八、疏肝益肾、温经散寒为主治愈不孕症一例

张某，女，成人，已婚。

初诊：1971 年 6 月 23 日。

主诉及病史：结婚 4 年未孕。月经后期，40～50 天一次。平素腰腹寒痛，经前乳房作胀。本月月经 6 月 2 日来潮。

诊查：舌苔淡黄腻中剥，脉象沉细。

辨证：病因由于肝郁肾虚，寒气凝滞所致。

治法：治以疏肝益肾，温经散寒。

处方：当归 12g 茯苓 12g 青橘皮各 6g 制香附 6g 旋覆花 9g(包) 艾叶 6g 狗脊 12g 桑寄生 12g 牛膝 9g 益母草 12g 8 剂

另：艾附暖宫丸 20 丸，早晚各服 1 丸。

二诊：7 月 5 日。头晕腰痛，泛恶纳差。舌苔淡黄腻尖刺，脉沉细滑。此属肾虚肝旺，脾胃不和，治以疏肝益肾、健脾和胃，佐以活血调经。

处方：党参 12g　茯神 12g　青橘皮各 6g　旋覆花 9g(包)　山药 12g　川断 12g　桑寄生 12g　灯心 3g　白芍 9g　16 剂

另：益红片 200 片，每日 3 次，每次 10 片(本院自制附方于后)。

三诊：12 月 31 日。月经于 7 月 28 日和 9 月 16 日来潮两次；末次月经 11 月 16 日，量中等；腹痛乳胀，泛恶纳差。舌苔薄黄尖红，脉象细滑。肝胃不和，肾阴又虚。拟以疏肝和胃，佐以益肾。

处方：柴胡 6g　制香附 6g　橘皮 6g　姜竹茹 9g　黄芩 9g　桑寄生 15g　生地 12g　菟丝子 9g　3 剂

四诊：1972 年 1 月 3 日。月经月余未至，口淡无味，喜酸厌油，乳房作胀。舌苔薄黄，脉滑。尿妊娠试验：阳性，现已怀孕。治再理气和胃，佐以益肾。

处方：生地 12g　黄芩 6g　桑寄生 15g　苎麻根 12g　姜竹茹 9g　橘皮 6g　川断 12g　苏梗 6g　旋覆花 6g(包)　3 剂

以后继续调理，于 1972 年 8 月正常分娩。

【按语】此例月经后期，腰痛腹冷喜热，属于肾阳虚而胞宫寒；经前乳胀，经期下腹胀痛，属于肝经气滞。主要病因在于肝肾，由于肝郁气滞，气滞则血亦滞，复以肾气虚而命火衰，不能温养冲任，致寒气凝滞，以疏肝益肾、温经散寒为治。以后随证加减，以使肾气充盈，肝气条达，气血通畅，胞宫得暖，月经得调，故能受孕。

附：益红片方

组成：益母草 240g　牛膝 90g　茜草 60g　泽兰 120g　红花 60g　川芎 60g

制服法：上药共为末，制成片剂，每次服十片，每日早晚各服一次。

功能：调经化瘀。

九、固摄冲任法治疗癥瘕积聚一例

刁某，女，43 岁，已婚。

初诊：1972 年 10 月 10 日。

主诉及病史：患子宫肌瘤六年。月经量多，出血持续时间长，10 余日方能净。末次月经 9 月 28 日来潮，12 天尚未净，前 4 天量多色红，有紫色块。

诊查：现感腹痛腰酸，面浮肢肿，便溏溲频。舌苔白腻质紫暗，且有瘀点，脉弦。妇科检查：子宫肌瘤如孕八周大。

辨证：证属肾脾两虚，肝气郁结，冲任不固。

治法：以健脾益肾，疏肝解郁，固摄冲任。

处方：党参 12g　茯苓 12g　山药 12g　制香附 6g　生牡蛎 15g　川断 12g　白芍 12g　桑寄生 12g　女贞子 12g　枸杞子 12g　莲肉 12g　生龙骨 15g

经净后加土贝母、乌贼骨等化痰软坚之药，继续治疗。用上法治疗四个月，子宫肌瘤未见增大，月经周期为四十至五十天，五天净，月经量减少三分之二，临床症状明显减轻。

【按语】子宫肌瘤已有 6 年之久，经行量多如冲，且又行经时间延长，腹痛腰酸，面浮肢肿，便溏溲频，证属脾肾两虚、肝失条达、冲任不固，治法以健脾益肾、疏肝解郁、固摄冲任，月经后再加软坚药物，治疗四个月，子宫肌瘤得到控制，月经量也减少，患者逐渐得以康复。

十、养血平肝、调气解郁、益气养阴法治愈经行昏厥一例

韩某，女，21岁，未婚。

初诊：1974年12月16日。

主诉及病史：初潮13岁，月经正常。1968年起月经失调，周期一至三个月，六天净，量不多，色淡；行经期间少腹作痛，突然昏倒，冷汗淋漓，自觉全身有下沉感，大小便欲解不得；最近三次昏倒，每发于经前，发作后即来潮。现月经一至两个月来一次，六天净，量不多，色淡；经期情绪不宁，急躁欲哭，纳差少寐；大便干结，二至三天一行。末次月经11月28日来潮，六天净。

诊查：舌苔淡黄腻质红，脉象沉迟。

辨证：证属血虚肝郁，阳气亢逆。

治法：治以养血平肝，调气解郁。

处方：地黄12g　白芍9g　川芎3g　远志6g　合欢皮12g　郁金6g　制香附6g　白薇9g　丹皮9g　鸡血藤12g　6剂

二诊：12月23日。服上方药4剂，情绪较宁，纳食增加。舌苔淡黄、质红尖刺，脉细。经期将临，治以养血调气。

处方：地黄15g　当归9g　白芍9g　川芎3g　制香附6g　泽兰12g　甘草6g　鸡血藤12g　丹皮9g　远志6g　牛膝9g　6剂

三诊：12月30日。昨晨少腹剧痛，冷汗淋漓，胸痞泛恶，自觉全身下沉无力，但未昏厥；一小时后月经来潮，量不多，色初黑后红，无血块，今日少腹痛止，但觉腰酸，头痛面浮，胃不思纳；大便干结，三日一行。舌苔灰黄垢腻，脉左沉细，右细弦。现值经行，治以疏肝益肾，清热和胃。

处方：地黄15g　当归9g　赤白芍各9g　川楝子9g　丹皮9g　橘皮6g　竹茹9g　川石斛12g　川断12g　桑寄生15g　6剂

四诊：1975年1月3日。末次月经1974年12月29日来潮，五天净，血量较前增多；全身自觉下沉无力，较前减轻，时间亦缩短；大便得畅，神疲乏力，浮肿依然，四肢发冷，胃纳仍差。舌苔薄黄腻，边尖略红，脉左沉细，右细弦。治以健脾和胃为主，兼益肝肾。

处方：党参12g　白术9g　扁豆9g　甘草6g　橘皮6g　山药12g　白芍9g　地黄12g　生谷草15g　6剂

五诊：1月10日。服上方药5剂，精神较振，胃纳渐增，劳则面浮肢肿；大便干结，三日一行。舌苔薄黄腻，脉沉细微滑。治以益气养阴，佐以清热。

处方：北沙参12g　麦冬9g　玉竹12g　茯苓12g　扁豆9g　花粉12g　知母9g　地黄12g　白芍9g　6剂

六诊：2月24日。末次月经1月30日来潮，六天净，周期已准，且性情急躁，四肢发凉，冷汗淋漓，全身下沉等症状均已消失，但行经期间面浮肢肿依然。舌苔淡黄腻有刺，脉沉细滑。现值经前，治以养血平肝，理气清热。

处方：地黄12g　白芍9g　生龙骨15g　生牡蛎15g　丹皮9g　制香附6g　川楝子9g　青橘皮各6g　鸡血藤12g　牛膝9g　茯苓12g　6剂

七诊：3月7日。月经于3月2日来潮，三天净，量较前多，色红；少腹稍痛，昏厥未作，浮

肿减轻。舌苔薄黄腻,脉细,仍从前法加减。

处方:地黄 12g 白芍 9g 生龙骨 15g 生牡蛎 15g 丹皮 9g 制香附 6g 川楝子 9g 鸡血藤 12g 茯苓 12g 瓜蒌 15g 知母 9g 6 剂

【按语】此例由于血虚肝郁、阳气亢逆,故治法以养血平肝、调气解郁为主,使气调血和、月经渐趋正常;后再益气养阴,亢阳得以渐平。《素问·生气通天论》谓:"阴平阳秘,精神乃治。"后因浮肿明显,改用调补气血之法,最后以养血平肝、理气清热调治,经治疗 2 个月余,诸恙悉减,得到痊愈。

【编者评注】钱老先生是我国著名的中医妇科学家,曾对中医妇科学的建设作出卓越贡献。经行昏厥,如何辨治?现行教科书未曾论述。女子以肝为先天,钱老据其经期少腹作痛、烦躁不宁、突然昏倒等症,考虑病位属肝,肝气不舒,郁而生热,兼之先天不足,血虚阳亢,故致经行昏厥。治疗上,先生于经前、经期以养血平肝、理气清热为法;经后则以健脾和胃,兼益肝肾,培补后天以养先天。抓住病机,立法稳当,用药井然,故调理 3 个月而获良效。可见学习中医不唯应细究方药,更需要探求先贤古人的学术思想及其思路。

赵炳南医案

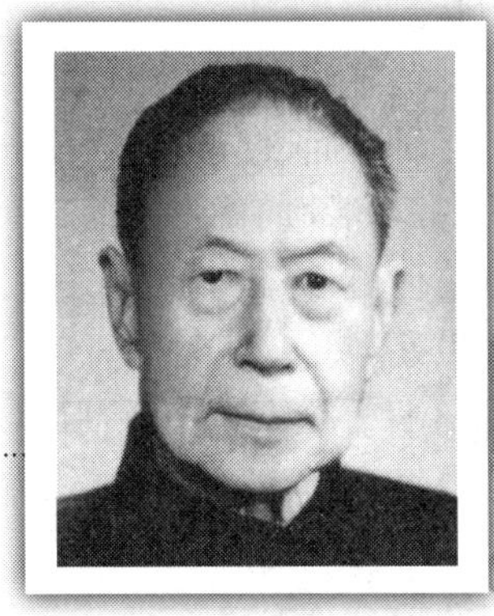

【生平传略】

赵炳南(1899—1986),回族,祖籍山东德州,生于河北宛平。中医教授。少年时代拜丁庆三为师学医,一生行医60余年,积累了丰富的临床经验,是我国著名的中医外科专家之一。新中国成立后,历任北京中医院副院长、北京市中医研究所所长、北京第二医学院中医系教授等职。先后被推选为中华全国中医学会副理事长、北京市中医学会理事长、北京市第七届人民代表大会代表、第四届和第五届全国人民代表大会代表。

在学术思想方面,赵氏认为皮肤科的许多病证都同阴阳失调有关,阴阳失调是皮肤病理改变的内在因素,皮肤病理改变是内部阴阳失调的外在表现,临证治疗常以调和阴阳为原则,采取标本兼治、内外兼施的方法,因而每获良效。主要著作有门人整理的《赵炳南临床经验集》。

一、清热解毒为主治愈疔疮七例

例一 彭某,女,16岁。

初诊:1972年12月4日。

主诉及病史:五天前,左手食指背部近指根处起一小白疱。当天晚上开始发烧,体温39℃以上。次日中午,局部红肿明显,并起红线;查白细胞计数17400/mm^3。曾服清热解毒丸药及外用药,一天后烧稍退,但局部红肿未消,红线沿上臂蔓延到肘窝以上。病后食纳差,尿黄赤,大便不干,口渴。西医诊断:手背部疖肿,合并急性淋巴管炎。

诊查:体温38.7℃,左侧食指背侧红肿隆起,中央有脓样白头,中心破溃,疮口局部有少量脓性分泌物,红肿范围有3cm×2.5cm大小,有灼热感及明显压痛,境界尚清楚,沿前臂内侧有暗红色线状索条延及肘窝上方,腋下淋巴结未扪及。舌苔薄白,舌质稍红。脉象滑数。

辨证:火毒蕴结,毒势蔓延(红丝疔)。

治法:清热解毒,凉血护阴。

处方:金银花30g 连翘15g 公英30g 地丁30g 黄芩10g 花粉30g 生地30g

赤芍 10g　白茅根 30g

人工牛黄散(附方1)1.5g,分2次冲服。

外用:芙蓉膏。

黄柏 250g　黄芩 250g　黄连 250g　芙蓉叶 250g

制法:以上共研细面,过重罗,用凡士林调成20%软膏。

功用:清热解毒,活血消肿。

主治:丹毒(火丹),蜂窝织炎,疖、痈、乳腺炎初起等。

用法:外敷患处。

二诊:12月8日。服上方药3剂后,体温恢复正常,复查白细胞计数 5900/mm^3,手背红肿减轻,红晕逐渐消失,疮面已愈合,红线完全消失,食纳恢复正常。按前方稍佐活血通络之剂,以疏通气血。

处方:金银花 15g　连翘 15g　公英 15g　生地 15g　花粉 15g　赤芍 10g　姜黄 10g　鸡血藤 15g

三诊:12月17日。手背红肿消失,皮色恢复正常,眠、食、二便均正常,临床治愈。

【按语】本例系手背部疔毒,开始误认为是一般的疖,未引起重视,仅投以清热解毒之丸药,病重药轻,未能控制,继而引起红丝疔。疔比疖根深而毒热重,故见恶寒发热,如若进一步发展很可能引起"疔毒走黄",所以赵老在此特别强调"疖"与"疔"的鉴别。要从形态、毒热程度、病位等方面去区分,否则必然会贻误病情。赵老重用金银花、连翘、公英、地丁、黄芩清热解毒之剂;又因其发热五天,症见口渴、尿赤,已有伤阴之势,故用生地、花粉、白茅根清热养阴,佐以赤芍凉血活血,另加人工牛黄解其毒热。药后热退毒势见减,红丝疔已消退。由于毒热壅滞经络,局部红肿未全消。复诊时佐以姜黄、鸡血藤以疏通经脉。毒热得解,气血流畅,肿势得消。通过本例的治疗,足以说明临证时对于常见的"小疱"(疖肿),应当明确鉴别是疖还是疔,才不至于贻误病机。

例二　刘某,男,37岁。

主诉及病史:五天前于左肘部生一小疙瘩,作痒,骤然发红,剧痛而肿,就诊前一天已累及手腕部,肿胀疼痛,同时伴有心慌,恶心烦躁,头痛头晕,纳食不香,大便尚可。

诊查:左侧肘部延及腕部红肿,屈腕困难,肘部红肿处已有脓点欲溃。舌苔白,舌质红。脉象弦数。西医诊断为肘部疖肿。

辨证:毒热蕴郁,火毒结聚(肘疔)。

治法:清热解毒,消肿护心。

处方:金银花 15g　连翘 10g　菊花 10g　公英 15g　黄芩 10g　瓜蒌 30g　生地 10g　甘草 10g

牛黄清心丸一丸吞服。

外用:化毒散软膏。

化毒散 60g,祛湿药膏(或凡士林)240g。

制法:上药混匀成膏。

功用:清热解毒,消肿止疼。

主治:脓疱疮(黄水疮),多发性毛囊炎(发际疮),疖、痈、丹毒等及体表感染初起。

用法:涂敷患处。

二诊:前方药服2剂后,疮已溃破,脓汁分泌较多,疼痛已减,红肿已消。服连翘败毒丸,以巩固疗效。

【按语】从本例患者初发症来看，除未见发烧外，其他见症与例一相似。病程已五天，见有心慌、恶心、烦躁、头痛头晕、舌质红等，已有毒热入里之势。开始即重用清热解毒之剂，配合清心开窍丸药以清热护心。药后疮溃，毒随脓解，所以获效甚速。

例三　关某，男，34岁。

主诉及病史：8天前右侧鼻孔生疮，日渐增大，局部红肿，恶寒发热，恶心，大便秘结，口渴心烦。经服西药后未能控制，局部脓头欲破溃。西医诊断：鼻前庭疖肿。

诊查：右侧鼻前庭部红肿，中心有一脓头，周围漫肿约2cm×2cm大小，体温38.7℃。舌苔薄黄，舌质稍红。脉象细数。

辨证：肺热不宣，火毒凝结(白刃疔)。

治法：清肺经热，解毒消肿。

处方：连翘15g　公英15g　金银花15g　野菊花10g　黄芩10g　瓜蒌30g　生地15g　甘草6g

外用：化毒散软膏。

二诊：上方药服3剂后，红肿已消，身热已退。原方药再进3剂，疔疮已基本痊愈。用牛黄清心丸，早晚1丸；梅花点舌丹，晚服2粒，以解余毒。10天后复诊，诸症皆愈。

【按语】白刃疔多生于鼻孔前，属于肺经毒火。故方中除常用的清热解毒剂外，另加瓜蒌，因其入肺胃、大肠；又佐以黄芩，功能清肺热而润燥，解毒散结，为治疗本例之特点。

例四　马某，男，24岁。

主诉及病史：6天前自觉右口角肿硬发麻不疼，局部日渐肿大，不能张口，心烦恶心，口苦纳呆，大便秘结二日未行。西医诊断为唇部疖肿。曾注射"青霉素"未能控制，恶寒、发热、口渴仍在，遂来我院门诊。

诊查：体温38.5℃，右口角红肿而硬，形如钉状，口不能张大，右颈部淋巴结肿大，有压痛。舌苔黄，舌质红。脉象沉细滑稍数。

辨证：阳明热盛，毒火结聚(锁口疔)。

治法：清热解毒，凉血化瘀。

处方：地丁30g　金银花15g　野菊花10g　白芷6g　黄芩12g　赤芍10g　绿豆衣15g　甘草10g

外用：甲字提毒药捻、化毒散软膏。

二诊：上方药服3剂后，肿势大减，口已能张开；大便已解，但仍不通畅。再依上方加公英30g，继服药4剂后，肿势已消，疮口清洁，无分泌物，精神良好，大便畅通。服连翘败毒丸以善其后。

【按语】本例属于锁口疔，按五脏毒火辨证属于火焰疔。因为心经毒火上攻，外受毒热而致。所以除重用地丁、野菊花、黄芩等清热解毒之剂外，加入绿豆衣取其甘寒，入心、胃二经，以期清心胃二经之毒热。

例五　徐某，男，34岁。

主诉及病史：七天前，左鬓角部生一小疙瘩，红肿发木、疼痛，西医诊断为左颞部疖肿。曾注射"青霉素"未效。就诊时发烧，头晕，恶心，大便尚通畅。

诊查：体温38.2℃，左颞部肿起约2cm×2cm大小，红肿热痛。舌苔白滑而腻，舌质正常。脉象滑数。

辨证：湿热上蒸，火毒聚结（鬓疔）。

治法：清热解毒，利湿凉血。

处方：金银藤15g　地丁15g　连翘15g　黄芩10g　黄柏10g　菊花10g　赤芍10g　白芷6g　生甘草6g　车前子10g

外用化毒散软膏。

二诊：上方药服3剂后，肿势已消，头痛已除，发烧已退，口渴未减。再拟前方加丹皮10g、绿豆衣10g、陈皮10g，再服药4剂，诸症平息。

【按语】本例除一般毒热象外，苔白腻，见有湿热上蒸之象。方中除清热解毒之剂外，黄柏性味苦寒能燥湿；车前子清热能利水，使之毒热湿邪得解得利；又佐以轻扬辛散之菊花，不但能载药上行，而且又能清头目利清窍。

例六　王某，男，4岁。

初诊：1969年2月16日。

主诉及病史：2周前右手中指内侧被木刺扎伤，经处理，三天后红肿作痛，即赴医院，经检查诊为化脓性指头炎，服用"抗生素"，肿痛不减，体温增高。三天后在中指第二节指腹中央切开排脓，三日后局部又肿起，发烧持续不退，又在中指第三节两侧各作一切口引流，肿胀仍未消，现已蔓延至手掌部。发烧持续一周不退，食欲不振，大便三四天未解，小便黄赤而少，有时呕吐。因手部疼痛，经常哭闹不止，夜不成眠，曾嘱立即截指，家长未同意，来我院治疗。

诊查：右手中指高度水肿，第三指节之两侧和指腹中央各有一切口约2cm，切口周围之皮肤为灰白色，取出引流条后，有较多脓血流出，臭味较大；三个切口之间，探针可以通过，红肿已累及手掌近手腕部。因中指高度肿胀，不能屈伸。X线摄片报告称：中指第二、三指节骨质有轻度破坏，边缘不整。舌苔白中黄，舌质红。脉象细数。

辨证：外伤染毒，蚀筋腐骨（蛇腹疔）。

治法：清热解毒，活血消肿。

处方：金银花10g　公英10g　地丁10g　丹皮10g　赤芍10g　元参15g　麦冬10g　大黄5g

犀黄丸每次1.5g，日服2次。

外用红粉纱条引流，外敷化毒散软膏，每日换药1次。

二诊：服上方药5剂后，大便通畅，小溲清。患指及手掌红肿已明显消退，肿胀局限中指第三指节，脓血已减少，疮口变小，肉芽红活。再以清热解毒、化腐生肌之剂内服，上方去大黄、地丁，加瓜蒌、白芷，停犀黄丸。外用甲字提毒药捻引流，外敷化毒散软膏。

三诊：按前法治疗5日后，已能入睡，患儿已能下地活动。前方去公英、丹皮、赤芍，加当归、黄芪、山药。换药如前。

四诊：又经上方药内外兼治，七日后，中指两侧之切口肉芽增生。换药如前。

五诊：又经上方药内外兼治，七日后，中指指腹切口已缩小至0.5cm，肉芽充满，色鲜红，局部稍肿，两侧切口瘢痕较前变软，手指可以轻度伸屈，停服汤药，外敷甘乳膏，每日换药一次，三日后疮口愈合，痊愈出院。

【按语】本例说明疔毒可由于外伤染毒而发生，毒热入里可以蚀筋腐骨造成严重后果。患儿手指自扎伤后感染，虽经积极治疗，2周内切开引流三次，连续内服抗生素和配合物理疗法，均未能控制炎症的发展，逐渐向掌心蔓延，说明为耐药菌株感染。为了保护手掌和防止全身性感染，西医曾考虑截指是必要的。采用中医中药治疗获效，不但保存了手指，而且恢复了功能。

患儿因外伤不洁感受毒邪，毒热阻于皮肉之间，留于经络之中，故见高烧不退，纳少便干，小溲黄赤而少，有时呕吐，舌质红、苔黄，脉滑而数，说明毒热炽盛，所以重用金银花、公英、地丁清热解毒；佐以元参、麦冬养阴清热；丹皮、赤芍凉血解毒，又加大黄清阳明毒热；配合犀黄丸清热解毒止痛、活血化瘀消肿。局部用化腐生肌之红粉纱条和化毒散膏外敷，内外兼治，以整体治疗为主，亦重视局部治疗。药后全身热象渐消，局部炎症局限，进而重用透脓托毒法，方中去大黄、地丁，停犀黄丸，加全瓜蒌以消肿、白芷活血排脓。

进上方药5剂后，肿胀局限于中指第三指节，两侧之切口基本愈合，只有指腹之切口仍有脓汁外渗。脓汁为气血所化生，病程日久，长期切开引流，脓汁久渗，气血被夺。所以在这阶段去公英、丹皮、赤芍，加当归养血活血，黄芪、山药补中益气，气血充沛，则疮口易敛。

在外用药方面，赵老也强调辨证施治。初诊时局部焮肿，脓水外渗，此时如腐肉不脱，新肉则无以生，焮肿不得消，毒邪无以退。疮口较大而深，为了引流通畅，故用红粉纱条引流，待疮口收缩变小变浅时，用甲字提毒药捻引流。同时外用具有解毒消肿止疼的化毒散软膏。疮口近愈则改用收敛生肌长肉的甘乳膏，促进伤口愈合。

例七 王某，男，62岁。

初诊：1972年4月3日。

主诉及病史：2周前因玻璃刺入右手中指而感染，局部出现红肿疼痛，手掌麻木，发烧38℃，经注射“链霉素”、“卡那霉素”，口服“土霉素”及中药，发烧稍退，但手掌手背肿胀逐渐明显，手指不能弯曲，肿势逐步向上蔓延至手腕以上，疼痛难忍，右前臂麻木，恶心，食欲不振，自感手部骨头痛，每天晚上仍发烧至39℃以上。

诊查：右侧手掌及手背部肿胀明显，皮色微红，按之较硬而且疼痛，稍有波动感，腋下淋巴结可扪及有触痛，白细胞计数14200/mm³。上午体温37.9℃，晚上最高体温39℃以上。舌苔黄腻，舌质红。脉象滑数。

辨证：毒热壅滞，经络阻隔（托盘疔）。

治法：清热解毒，除湿通络。

处方：金银花30g　公英30g　地丁30g　黄芩15g　赤芍10g　桑枝10g　苦参10g　鸡血藤15g　酒军10g　六一散12g

二诊：4月11日。服上方药3剂后，烧已退，右手肿未消，复查白细胞计数9200/mm³，右手X线摄片，骨质未见异常。继以清热解毒、活血透脓，佐以芳香化湿。

处方：金银花30g　公英30g　地丁30g　黄芩10g　赤芍10g　归尾10g　姜黄10g　白芷10g　佩兰10g　鸡血藤30g　藿香10g　酒军10g

三诊：4月26日。按上方加减治疗，手掌及手背肿胀基本消失，体温一直正常，中指仍肿胀，右上肢发麻仍未解。舌苔黄腻，脉沉。纳差，口苦，烧心；大便干，二三日一行；尿黄。进一步分析其病情，系因湿热与毒热交织阻隔经络，缠绵日久。拟以活血通络，清热利湿为法。

处方：归尾12g　赤芍10g　桃仁10g　红花10g　白芷10g　公英15g　泽泻10g　藿香10g　泽兰10g　姜黄10g

外用骨科洗药。

按上方加减继服药，5月19日复查时肿胀已消，嘱加强手部功能锻炼。

【按语】本例掌间隙感染为时已2周，虽经抗生素治疗未能控制，毒热炽盛。患者夙因脾虚湿盛，湿热与毒热交织，故病程日久，症见发热，局部肿胀，缠绵不愈，舌苔黄腻。开始以清热解毒为主，佐以除湿通络，方中用大剂金银花、公英、地丁清热解毒；赤芍、桑枝、鸡血藤凉血活血通络；酒军、黄芩、苦参、六一散取其苦寒燥湿，清热利湿。待其毒热渐退，加减使用归尾、白芷、姜黄活血托脓。继而用赤芍、桃仁、红花、泽兰活血通络为主；公英清其余热；藿香、佩兰取其芳香化湿、利水泄热。并外用骨科洗药促进局部血运，恢复患手功能。抓住湿热与毒热交织壅阻经络的实质，逐步加以解决。

二、破瘀软坚、活血消癥法治愈癥瘕一例

杜某，女，32岁。

会诊日期：1961年6月20日。

主诉及病史：有慢性盆腔炎史。近一个月来阴道出血3次，量少，腹痛，一周来伴发烧（体温在38℃以上）不恶寒，无汗，口渴思冷饮，胃纳不佳，尿黄，尿时灼热，于6月12日住院治疗，西医诊断为双侧输卵管炎症性包块。用西药烧未退，并出现皮肤过敏性皮疹。6月20日应邀会诊。

诊查：舌苔白厚，舌质暗红，脉象沉滑略数。

辨证：证属毒热内蕴，气滞血郁结成癥块。

治法：当以清热解毒，理气活血为法。

处方：金银花15g　连翘12g　公英15g　败酱草15g　生石膏12g　鲜生地12g　归尾10g　赤芍10g　丹参10g　丹皮10g　生苡米10g　川楝子10g　生甘草3g

二诊：6月24日。上方药服3剂后，发烧已退，腹痛稍减轻；继服药6剂后精神好转，胃纳好，腹部肿块压痛减轻，大小未见变化，白细胞已恢复正常。脉沉涩，舌质仍暗，毒热已减而血瘀块仍在。拟以破血化瘀、软坚消癥为主，佐以清热以解余毒。

处方：京三棱10g　蓬莪术10g　赤芍药10g　丹参10g　桃仁10g　生苡米15g　金银花12g　公英15g　败酱草10g　地丁10g　香附10g

三诊：6月30日。上方药服6剂后，腹痛消失，体力已复，腹部包块逐渐缩小，于7月1日出院，而后来我院门诊治疗。继服第二方药30余剂，无不适，7月中旬恢复工作，继续门诊观察；月经分别于7月22日、8月22日先后按期来潮，血量较多，色紫暗，仍有血块，经期腹痛已减。7月份经期后，在原医院进行妇科检查：右侧穹窿部包块已消失，左侧尚有如核桃大（4cm×3cm×3cm）包块，质软、无压痛。8月26日经期后又复查一次，两侧穹窿部包块完全消失。随访三年未见复发。

【按语】妇人为病，多数以血病为主，少腹癥块多属于血瘀。如《医学汇海》中说“血癥者，妇人经行及产后伤于风寒，或伤饮食，以致内瘀血搏，凝滞不散，久则成块而作痛也。”患者服第一方药后，热虽退而癥块仍在，病属血癥，气血凝聚，非重用破瘀软坚、行气活血之品不足以奏效。所以继以破瘀软坚、活血消癥以治其本，稍佐清热之剂以解余毒。方中三棱、莪术破瘀软坚、活血消癥，三棱能破血中之气，莪术能破气中之血，再加上赤芍、丹参、桃仁、香附以增强理气活血化瘀的作用，而丹参功同四物，活血之中又能补血，使瘀去新生。所以治疗后月经逐渐恢复正常，炎症性包块也逐渐消失。说明对于顽固的病证，治疗时要抓住病机，效不更方，方能奏效。

三、清热活血消肿为主治愈子痈两例

例一 王某,男,15岁。

初诊:1972年9月23日。

主诉及病史:1周前右侧睾丸肿胀疼痛,开始伴有发烧,曾诊为“化脓性睾丸炎”,经西药治疗,体温已降,但局部肿痛仍在,行动困难,来我院门诊。

诊查:痛苦外貌,行动困难;右侧阴囊肿大,表面皮肤水肿、光亮,触痛明显;左侧睾丸大小正常,无压痛。右侧睾丸明显肿大约8cm×8cm,右侧腹股沟淋巴结肿大有压痛。化验检查:白细胞计数38000/mm^3,中性粒细胞95%,淋巴细胞5%。

辨证:毒热壅滞,气隔血聚而致子痈。

治法:清热解毒,活血消肿。

处方:金银花30g　赤芍15g　公英30g　牛膝10g　尾连6g　黄柏10g

犀黄丸每日三次,每次3g。

二诊:9月26日。上方药服3剂后症状未减,白细胞计数23600/mm^3,中性粒细胞87%,淋巴细胞13%。内服药同前,外用铁箍散膏与化毒散软膏混合敷阴囊部。

三诊:9月29日。局部肿痛已减,白细胞计数13800/mm^3,中性粒细胞79%,淋巴细胞21%。上方加活血透托之剂。

处方:金银花30g　公英30g　赤芍10g　牛膝10g　尾连10g　黄柏10g　酒军10g　炒皂刺10g

继服犀黄丸,服法同前。

四诊:10月4日。局部肿痛已见消,行动自如,阴囊表面皮肤已有皱纹,右侧睾丸约6cm×6cm。上方加红花、归尾以加强活血通络,其他均同前。

五诊:10月9日。停用犀黄丸及外用药膏,内服方药同前,外用马齿苋、败酱草水煎洗。

六诊:12月12日。局部肿胀逐渐缩小,右侧睾丸5cm×3cm,疼痛已减,但质地较硬。白细胞计数11000/mm^3,中性粒细胞56%,淋巴细胞41%,单核粒细胞3%。拟以清热解毒,破瘀软坚为法。

处方:公英30g　马尾连10g　黄柏10g　三棱10g　莪术10g　红花10g　白术10g　牛膝10g　当归10g　生甘草6g

七诊:10月23日。局部肿痛已消,右侧睾丸约2cm×3cm,较正常侧稍大,压痛已消失,重压时有不适感。白细胞化验已恢复正常。服用散结灵、茴香橘核丸以收功。随访半年未见复发。

例二 辛某,男,48岁。

初诊:1963年11月15日。

主诉及病史:20多天前,左侧睾丸肿硬,阵阵抽痛,阴囊逐渐肿大漫及两侧,且伴有全身不适感。发病后2周就诊时,诊为“化脓性睾丸炎”而收住院治疗。经西药治疗十余天,局部肿痛不减,遂到我院门诊治疗。

诊查:就诊时,身无寒热,口干不思饮,阴囊坠痛连及小腹部,腰膝酸软无力,行路困难,饮食尚可,大便干燥。面色皖白,痛苦表情。阴囊肿大如两拳大小,向左侧明显偏坠,皮肤微红,扪之灼热;双侧腹股沟淋巴结肿大,明显压痛;步履艰难,必须双手下托阴囊。白细胞计数

17000/mm³，中性粒细胞81%，淋巴细胞19%。舌苔薄白，舌质淡。脉象沉细稍数。

辨证：此乃湿热下注，气血壅滞。

治法：治当解毒软坚，活血消痈。

处方：夏枯草10g　紫草10g　丹皮10g　草红花10g　桃仁10g　赤白芍各12g　泽兰叶10g　木通6g　三棱10g　莪术10g　小茴香6g

外用：紫色消肿膏。

组成：紫草15g　升麻30g　贯众6g　赤芍30g　紫荆皮15g　当归60g　防风15g　白芷60g　草红花15g　羌活15g　芥穗15g　荆芥15g　儿茶15g　神曲15g

制法：共研细面，过重罗，每120g药面加血竭花面3g、山柰面6g、乳没12g，凡士林120g，调匀备用。

功用：活血化瘀，软坚消肿，止痛。

主治：慢性丹毒，流注，结节性红斑（瓜藤缠），新生儿头皮血肿（头宣）。

注意事项：毒热性肿胀勿用。

二诊：11月18日。左侧阴囊肿痛稍减，局部皮肤微红。原方去三棱、莪术，加党参6g、熟地10g、石斛10g以补气养阴。

三诊：11月21日。服上方药3剂后，阴囊肿块微痛，皮肤色红，按之局部变软，有成脓欲溃趋势，故于上方加生山甲10g，以助其溃破。

四诊：11月28日。左侧阴囊下方于两天前自行破溃，疮口约1cm，流稀脓水较多，肿胀明显消退，疼痛减轻，改服犀黄丸30g，分12次服，日服3次。

五诊：12月10日。经用药后，局部有痒感，阴囊疮口已无脓水，肿块软化，肿胀渐消，疼痛已止。继服上方药，并嘱注意饮食起居，经调理数日后痊愈。1964年10月随访，1年余未复发。

【按语】化脓性睾丸炎属于中医子痈范围。多因肝肾阴亏兼有湿热下注而致。单侧或双侧均可发生。例一毒热壅盛，所以开始重用清热解毒，佐以活血消肿，热象逐渐消退；进而加强活血透托之力，用炒皂刺、红花、归尾，旨在促使其或溃或散。结果未溃，消到一定程度后肿块比较坚硬，所以用三棱、莪术化瘀软坚散结；因其多为湿热下注而诱发，故用黄柏、白术以清热健脾利湿。例二病程稍长，热象不明显，气血壅塞、经络阻滞的征象较为突出。所以开始就以活血消肿、软坚散结为主，佐以解毒；待其气血流通，肿痛稍减，而见气阴两伤之象，加用党参、熟地、石斛补益气阴以扶正。因其正不抗邪，肿势欲溃，因势利导，加生山甲以求速溃。结果药后破溃脓出，肿势得减，毒随脓解。两例患者均配合使用过活血行瘀、解毒消痈的犀黄丸，从治疗结果看，还是起了一定的作用。例一毒热虽重，但抓得紧，治得早，突出清热解毒，所以病势虽猛，由于患者年轻，体质较好，犀黄丸配合使用的及时而量足，所以未溃而内消。例二虽因病程较长，患者年龄大，体质较差，但在用药上开始不过分突出解毒清热，并于后期配合犀黄丸，所以病势虽缓而自溃治愈。医家治痈肿"以消为贵"，可以说是很重要的临床体验。

四、分段辨证治愈脱疽重症一例

郭某，男，43岁。

住院日期：1962年11月7日。

主诉及病史：左足中趾、右足小趾，因战争负伤，患趾部分已坏死脱落；左手3、4、5指因溃破坏死，3、4指远端已行截除术；右下肢疼痛，夜间尤甚，今年八月因洗澡修脚后局部疼痛加剧，趾端溃烂，并有少量脓性分泌物，病情日益恶化，患足红肿，踇趾腐烂范围日益扩大，终日剧痛，抱膝呻吟，每日只能坐睡1～2小时，故住院治疗。西医诊断：血栓闭塞性脉管炎Ⅲ期，右踇趾湿性坏死，截指，趾畸形，合并右上肺结核硬结期。

诊查：舌苔黑而厚，舌质红。脉象沉细，左足趺阳脉沉细，右足趺阳脉、太溪脉未扪及。

辨证：屡受风寒，阳气受损，血涩气滞，郁久化热，耗灼阴津而致脱疽。

治法：养阴解毒，佐以通络。

第一阶段（1962年11月7日至11月26日共19天）：经脉久闭，郁久化热，毒邪炽盛，串腐坏死，治以清热解毒，益气养阴托毒。

处方：当归10g　金银花15g　元参10g　地丁15g　野菊花15g　石斛15g　丹皮10g　黄芪10g　党参10g　牛膝15g　生甘草10g

外用1%链霉素水溶液纱条外敷。

经过治疗，十天后每日可入睡5至6小时，疼痛显著减轻，胃纳日渐好转，患足红肿消退大半，腐筋烂肉大部脱落，疮面分泌物减少。

第二阶段（1962年11月26日至1963年2月6日共73天）：毒邪已解，腐肉大部已除，但腐骨未脱，再以养阴扶正，佐以温通活血托毒为法。

处方：石斛15g　赤芍10g　金银花15g　炒皂刺10g　白芷6g　甘草10g　川牛膝15g　白芥子6g　人参面(分冲)3g

外治法同前。

经服上方药加减，一个月后（12月底）太溪脉隐可触及，病足转温，夜间疼痛减轻，入睡如常。疮面嫩肉新鲜，死骨暴露趾端约1.5cm，疮缘形成角化瘢痕。每日换药随时清除残存坏死组织。11月29日趾甲脱落，至1963年1月14日开始加服象牙面每次3g，每日2次，冲服。1月24日，暴露在踇趾远端死骨松动，自然分离脱落，断端基底已见薄层肉芽组织，活体镜检为角化上皮及扁平上皮。

第三阶段（1963年2月6日至3月8日）：毒秽已除，久病气血两亏。法以双补气血，温经回阳。

处方：黄芪10g　大熟地15g　赤白芍各10g　党参10g　白术15g　当归10g　牛膝15g　白芥子10g　茯苓10g　甘草10g

外用药同前。

2月23日经服上方药十七天后，疮面完全愈合，疼痛消除，患足皮肤润泽，并见毳毛新生，残存甲根逐渐生长厚甲，太溪脉沉伏。至3月初，精神日佳，胃纳好，二便调，已能下地活动。X线摄片右踇趾第二节趾骨骨质正常，断端边缘不锐利。继续观察到1963年3月8日，临床治愈出院。追踪一年半，局部愈合良好，趾甲覆盖，病变稳定未见复发。

【按语】血栓闭塞性脉管炎，特别是对Ⅲ期坏死的病变，西医多采取高位截肢。本例患者未作手术，用中药治疗，使暴露右踇趾的死骨脱落，坏死疮面愈合，效果比较满意。

赵老认为本病多由于肾虚外受寒湿而致。因为“肾主骨”，肾阴虚则髓空骨质失养，肾阳不足则阴寒湿邪乘虚而入，以致气滞血凝，经络阻隔；又因病久元气损伤，阴血亏耗，体质日衰。阴寒湿邪郁久化为毒热，致使患足焮肿，肉腐筋败，朽骨暴露，气阴被耗。所以在第一阶段用养阴解毒为主。方中金银花、地丁、野菊花、生甘草清热解毒；当归、牛膝补血活血；石斛、丹皮、元参养阴凉血；黄芪、党参补气托毒。服药10剂后毒热渐减，正气有所恢复，疼痛减轻能入睡。然本病的实质是由于阴寒凝滞脉络而致，所以第二阶段佐以白芥子、炒皂刺、白芷温通托毒，并配合服用象牙面。10天后朽骨松动，自然分离而后脱落。最后第三阶段，以双补气血、温经回阳为主，方中未用大温大热之剂，而以补气血扶正为主。

在朽骨暴露的第二阶段，是否需要做低位截趾是有争论的。而赵老坚持尽量不要截趾，使用象牙面脱骨称之为"脱骨疗法"。他曾回忆在早年行医时，遇一盆疽患者，腐肉塌陷，朽骨暴露，久治未愈，在查阅《本草纲目》时，他发现象牙有"诸铁及杂物入肉，刮牙屑和水敷之立出"，"诸物刺咽中磨水服之亦出"的记载，若有所悟。因其甘寒无毒，且有拔毒生肌之功，所以在补气托毒的基础上加服象牙面，结果朽骨脱落疮面愈合而愈。另外，服用象牙面后，不但朽骨可以脱落，而且往往是与具有生机的骨质自然脱离，健侧端表面还有自然修复的趋势。"脱骨疗法"不但适用于"脱疽"，而且适用于慢性骨髓炎有死骨形成者。

五、内外合治法治愈肋疽一例

连某，女，52岁。

初诊：1971年3月19日。

主诉及病史：2个多月以前发现右上前胸部有一肿块，表面不红，轻微疼痛，逐渐增大，形似一扁桃；自觉下午有低烧，乏力，食纳不佳。西医确诊为胸壁结核，动员手术，患者有顾虑，要求服中药治疗。1952年曾患肺结核，1961年因患胸壁结核，曾切除左侧第2、3肋骨而治愈。

诊查：相当于右侧2至3肋骨近胸骨柄处有一包块凸起，范围4cm×5cm，表面不红，无明显波动，有轻度压痛，对侧有手术瘢痕，长约6cm。舌苔薄白，脉象沉细。

辨证：此乃气血瘀滞，经络阻隔。

治法：宜理气软坚，散结回阳，佐以益气补血。

处方：上肉桂3g　生芪15g　川芎6g　鸡血藤15g　云苓12g　熟地12g　生芥子12g　陈皮10g　橘核10g　当归12g

外用铁箍散膏。

二诊：3月29日。服上方药10剂后，局部肿胀渐消。仍按前法加强软坚破瘀之品。

处方：肉桂5g　白芥子12g　三棱10g　莪术10g　鬼箭羽10g　陈皮10g　桔梗10g　荔枝核10g　厚朴10g　全当归12g

外用铁箍散膏。

三诊：4月7日。服上方药7剂后，胸壁肿胀明显缩小至2cm×1.5cm(杏核样大)，而且变软。拟以气血双补，软坚散结为法。

处方：党参15g　炒白术12g　当归10g　云苓块12g　白芥子12g　伸筋草12g　炒黄柏12g　肉桂5g　桔梗10g　橘络6g　三棱10g　莪术10g

外用药同前。

四诊：4月20日。局部肿胀已基本消化，疼痛已消失。服用人参养荣丸、内消瘰疬丸、夏枯草膏，以巩固疗效。外用药同前。9月1日，局部肿硬完全消失，无其他不适。

【按语】肋疽亦称胸前疽。因其初起不红不热，皮色如常，漫肿而硬，隐隐胀痛，故纯属阴证。因其根深贴附筋骨，推之不动，缠绵不消，难以溃腐，所以病程较长。有时此消彼起。本例即如此，1961年时曾手术治愈左上胸一处，而在10年后右上胸部又肿起。此症多因气血不足、荣卫失和、久病气阴两亏、劳倦过度、体质内虚，外受阴寒之邪，或因跌仆闪挫损筋伤脉，致使气血凝滞、经络阻隔、积聚漫肿而发。如若失治或误治，蕴郁日久，寒邪化热，内部溃腐残坏，可见外透隐红，甚至破溃，流清稀腥臭脓汁和干酪样败絮物，久不收口。

本例，不失时机地在其未溃未腐的阶段益气补血以补其正，温阳活血以化阴寒痰凝。方中生芪、当归、茯苓、熟地大补气血；川芎、鸡血藤活血通络；橘核、白芥子、陈皮理气化痰散结；肉桂入营，温通血脉。组方简明力专，所以进药 10 剂后，正气渐复，病有转机，局部肿胀渐消。从立法上看是补消兼施，以补为主。复诊时，因机体状况好转，局部也见消肿，乃因势利导，故加软坚破瘀的鬼箭羽、三棱、莪术，以期速效，是补消中以消为主，所以局部肿块明显缩小而且变软。当向愈趋势既定时，补消兼施，以巩固疗效，最后以丸药收功。本例以正虚为主，伤于阴寒之邪，痰凝阻络，所以用“温补”法贯穿整个治疗过程，是治本的关键；对于痰凝阻络的标象，则以温通、活络、化瘀、软坚为法。赵老也经常提到在这些法则的实施过程中，开始如克伐太过，则正气大伤，正不抗邪，不但“欲速则不达”，反而事倍功半，所以首先要以补为主；若正气渐复，病势转机，则应因势利导，乘胜攻邪，即其次再以消为主；若正复邪衰，向愈趋势既定，则应扶正祛邪，补消兼施，以巩固疗效。

（以上由门人整理）

【编者评注】赵老先生是我国著名的中医外科专家之一，行医六十余年，积累了丰富的临床经验。

临床之难，就难在不能恰到好处地应用各种治法。温与清，补与消，大法昭然。但补与消，何者为重点？温与清，到什么程度为合适？要掌握恰到好处则非易事。赵老先生此案，则处理十分恰当。初诊时患者虽有低烧，但仍以温补为主，此非见热清热之庸者可比，所用药物十味，七味温补，三味消结软坚，此乃温补中寓消结之法；三诊时加黄柏者，是温补消结中寓清热之意；内服药同时始终配合外用药，从而取得良好疗效，使患者免除手术之苦；同时也充分体现了赵老先生的学术思想，堪为后学效法。

岳美中医案

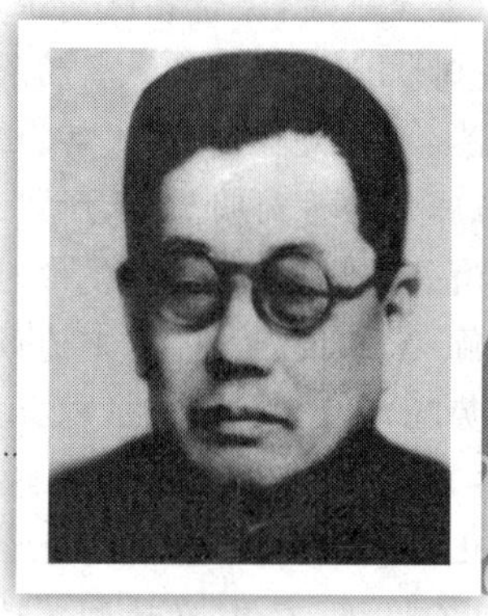

【生平传略】

岳美中(1900—1982)原名岳钟秀,号锄云,河北省滦县人。中医教授。出身于贫苦农民家庭,幼时曾读私塾八年,后又进滦县师范讲习所学习1年。17岁当小学教员,一面教书,一面攻读文史。25岁时,因肺病咯血,发愤自学中医,决心自救救人。曾行医于冀东、鲁西一带。

新中国成立后,曾任唐山市中医公会主任、唐山市卫生局顾问。1954年8月调中医研究院工作,同年加入中国共产党。历任中医研究院西苑医院内科主任、中医研究院研究生班主任、中华全国中医学会副会长、中华医学会副会长、第五届全国人民代表大会常务委员会委员等职。

从事中医工作数10年,有较深的理论造诣和丰富的临床经验,对肾病、热性病、老年病等有深入的研究和较好的疗效。除在国内承担一部分中央领导同志的医疗保健任务外,还8次到欧亚一些国家,为一些国家领导人治病,得到了国内外的好评。在学术思想上,主张治急性病要有胆有识(他治急性高热,石膏用量曾达240g),治慢性病要有方有守(他治疗慢性脾胃病,砂仁、陈皮常用1.5g,一张处方常使用数月不作很大变动)。主要著作有:《岳美中论医集》、《岳美中医案集》、《岳美中医话集》和《岳美中治疗老年病的经验》。

一、大柴胡汤加味治胁痛一例

李某,女性。

诊查:患胆囊炎,右季肋部有自发痛与压痛感,常有微热,并出现恶心,食欲不振,腹部胀满,鼓肠嗳气,脉弦大。

治法:投以大柴胡汤加味。

处方:柴胡12g　白芍10g　枳实6g　川军6g　黄芩10g　半夏10g　生姜15g　大枣4枚(擘)　金钱草24g　滑石12g　鸡内金12g

连服药7剂，食欲见佳，鼓肠嗳气均大减。再进原方药4剂，胁痛亦轻，唯微热未退，改用小柴胡汤加鳖甲、青蒿、秦艽、郁金治之。

【按语】仲景《伤寒论》之大柴胡汤，以柴胡疏解少阳胆经之热，更有黄芩助之。枳实合芍药能除心下郁塞，大黄能诱导瘀热下行，半夏、大枣以和胃，重用生姜以制止呕恶；外加金钱草利胆清热，滑石利尿泄热，鸡内金克化积热。此方用以治黄疸及胆结石亦有效。

二、温胆汤加减治疗急性癃闭一例

范某，男性，56岁。

主诉及病史：因被重物压伤，多处骨折，休克住院。继而小便短少，几近无尿(日夜百余毫升)尿中且有少量蛋白及红白细胞，非蛋白氮54.5mg%。前医曾投以八正散加味，小便虽有增加，但1日仍约1000ml。

诊查：询其病情，有时微感恶心，尿黄，便稀如水，口干舌苔稍黄，脉数。

治法：给予温胆汤加减，药用陈皮、清半夏、赤苓、竹茹、枇杷叶、生姜、太子参、麦冬、五味子、丹参、制乳没等。药后翌日小便激增达1880ml，乃续进前方药，小便日达2000～3800ml，小便及非蛋白氮化验亦渐趋正常。

【按语】本例外伤后呕恶，尿短色黄，口干脉数，舌有黄苔。因原已休克，脉弱不可扪及，正虚已极，非湿热阻于下焦之脉症可比，前医投以八正散，故未收效。

本方以其气虚阳弱，升降失宜，小便不利，故以生脉散扶正，温胆、杷叶和胃，丹参乳没和血止痛，标本兼顾，故收到效果。肝肾同源，开其上闸即所以启其下窍，而尿闭亦有因血瘀而致者，方虽简而用意却较周到。

三、补中益气汤治疗脾虚气陷长期尿血一例

胡某，女，28岁，已婚。

初诊：1971年6月28日。

主诉及病史：尿血症年久不愈。自22岁起，尿血时发时止，劳累后更易复发。曾经西医多次检查，未能确诊。经中医多次治疗，屡服八正散、小蓟饮子、五淋散等清热利湿消瘀之剂，未能收效。终年郁郁，苦恼不堪。凡劳累后则小腹坠胀而下血。

诊查：切其脉大而虚，望其舌质淡，右侧有白苔，面色萎黄。

辨证：此乃脾虚气陷之尿血症。

治法：宜升举其气，温补其阳，使脾能健运，饮食精微得以四布而无下流之患，则不治血而血自止。东垣之补中益气汤，确是的对之方，因即书方予之，嘱可长期服用。

处方：炙黄芪10g　白术10g　党参10g　升麻1.5g　柴胡3g　归身10g　陈皮3g　炙草4.5g　黄柏(盐炒)3g　知母(盐炒)3g　10剂

前后共治疗4个半月，服补中益气汤10余剂，补中益气丸20袋。自服药后，即有劳累亦从未尿血，惟有时小便滴沥，7月25日经检查膀胱口轻度充血水肿。予仲景当归芍药散作汤服10余剂以调理巩固。

【按语】本例尿血，脾气下陷乃主要病机，故方用补中益气汤主之。方中升麻、柴胡以升举脾阳；芪、术、参、草以补气健脾，因补气能间接生血，所谓阳长则阴生，且方中归身有直接补血

作用;陈皮防止壅滞之弊;加知母、黄柏以滋肾水清阴火。诸药为伍,相得益彰,故收显效。

四、大柴胡汤合小陷胸汤治黄疸痞满一例

姬某,男性,33岁。

主诉及病史:患慢性肝炎,经某医院治疗已一年余,仍有轻度黄疸不退,谷丙转氨酶高达1570单位,于1971年6月15日会诊。

诊查:切其脉左关浮弦,右脉滑大,望其舌中部有干黄苔。自诉胁微痛,心下痞满。

辨证:综合脉舌证候,是少阳阳明并病而阳明证重。

治法:选用大柴胡汤,治少阳蕴热之黄疸与阳明痞结之胀满,更辅以涤热散结专开心下苦闷之小陷胸汤。

处方:柴胡10g 枳实6g 白芍10g 川军6g 清夏10g 黄芩10g 生姜12g 大枣4枚(擘) 糖瓜蒌30g 川黄连3g 7剂

二诊:6月22日。弦滑脉见减;舌黄苔见退,残余黄疸消失;痞满稍舒,谷丙转氨酶降至428单位,药已对证,续进10剂,谷丙转氨酶正常,出院。

【按语】大柴胡汤治“少阳证少,阳明证多”者,能有效地治疗严重性胸胁心下郁窒、舌多干燥有黄苔、易便秘、腹肌紧张等症。因少阳证少阳明证多,故去小柴胡中之参草,以免助阳窒胃。大黄与芍药配合使用,可以治腹中实痛;枳实芍药配合使用,可以治腹痛烦满不得已。本方有解热、泻实、除烦、缓痛诸作用。

关于小陷胸汤,程知云:“以半夏之辛散之,黄连之苦泻之,瓜蒌之寒润涤之,皆所以除热散结于胸中也”。何廉臣谓:“此汤是苦辛开泄法,治伏火熏蒸津液,液郁为痰者。此法与苦寒清泄有别,清泄是直降,一意肃清伏火;开泄是横开,兼能清化痰浊,分析最宜斟酌。叶天士所谓舌白不燥,或黄白相间,或灰白不渴,慎不可乱投苦泄,虽有脘中痞痛,宜从苦辛开泄是也。”

这一病例,按中医辨证,左脉浮弦为柴胡汤证,右脉滑大为陷胸汤证,因之取大柴胡汤小陷胸汤合剂治之,残余黄疸很快消失,自觉脘满亦基本解除,同时谷丙转氨酶亦随之下降至正常。由此可见经方若能用之得当,确能取到桴鼓相应的捷效。

五、三痹汤治偏枯一例

尉某,男,55岁。

初诊:1973年8月。

主诉及病史:左半身偏枯已近五年。手足举动不遂,下肢麻痹尤甚,不能下床。

诊查:察其脉紧而虚,舌质淡。

辨证:此证合于著痹,致成偏枯。

治法:因患病日久、气血兼虚、拟攻补兼施,取补多攻少之三痹汤。

处方:生黄芪18g 川续断6g 川独活6g 大秦艽6g 北防风6g 辽细辛3g 川当归10g 川芎6g 熟地黄10g 杭白芍10g 桂心10g 云茯苓10g 川杜仲10g 怀牛膝10g 东人参10g 炙甘草1.5g

嘱连续服药30剂再复诊。

二诊:服药20剂后来诊。云药后大见好转,已能下床活动,非常高兴。因照原方加量配制

丸药1料，以便常服，宣痹祛湿，增强体力。

【按语】本案所用之三痹汤，即《千金方》独活寄生汤去桑寄生，加黄芪、川断。黄芪强壮肌表而能祛湿，故为主药；续断性味主治与牛膝相近，且具宣而能补之力；独活、细辛温通肾经，伍以秦艽、防风，合群力疏通经络，升发阳气，祛逐寒湿；主要用归、地、芎、芍四物以活血养血；用参、苓、桂、草以益气助阳；合杜仲、牛膝强筋健骨，共成振颓起废之功。喻昌云："此方用参芪四物一派补药，内加防风秦艽以胜风湿，桂心以胜寒，细辛、独活以通肾气。凡治三气袭虚而成痹患者，宜准诸此。"

六、滋养肝肾法治疗颤抖证一例

魏某，男，12岁。

初诊：1973年11月18日。

主诉及病史（其父代诉）：1970年9岁时，曾受一次较强的惊恐刺激，在较长时期内忧虑恐惧，大便日溏泄2～3次；手颤动不休，平举更甚；腿痿软，甚至走路跌倒；目远视模糊；头晕，后脑尤严重。中医按风治，西医给镇静剂，3年来未效，故来就诊。

诊查：切其脉两尺虚，左关现弦细，舌红无苔。

辨证：综合征脉，是属阴虚，其本在肾。

治法：因恐损伤阴精而累及肝，故应取六味地黄丸为主以滋养肝肾，从培本入手。

处方：熟地黄12g　山茱萸6g　怀山药6g　建泽泻4.5g　粉丹皮4.5g　云茯苓4.5g　枸杞子6g　甘菊花3g　五味子4.5g　麦门冬4.5g　补骨脂3g　胡桃肉3g

二诊：12月23日。服药30余剂，左关弦象已无，颤抖日见稳定，腿亦不软，大便日行一次。唯目不能远视，多梦。原方加龙骨再服，以敛目之神而止夜梦多。

三诊：1974年3月14日。颤抖已基本痊愈，余证亦已消失。唯躁急之时仍稍见颤抖。守前方加巴戟肉、鹿角以壮肾善其后。

【按语】此例患儿颤抖3年，前医或以熄风镇肝为法，或唯取镇静，久治不愈。经详审病情，惊恐乃患儿之病源，诚如《内经》所说的："恐伤肾"，"恐则气下"，"恐则精却"，"恐惧而不解则伤精，精伤则骨酸痿厥"；"肝虚则目䀮䀮无所见，耳无所闻，善恐如人将捕之"。故治从滋养肝肾为主，以培本入手，方以六味地黄丸合麦味、杞菊，再加入青娥丸之半而成。六味地黄丸是宋代钱仲阳治小儿脚软行迟等证属于肾虚之方。因小儿稚阳纯气，不宜补阳，故减去桂附不用。以此方为基础合麦味以敛肺纳肾，合杞菊以治头晕眼花，再反佐轻量之温品补骨脂、胡桃，推动阴药之力，兼防大便溏泄。如此面面俱到，突出重点，抓住主要矛盾，故取得满意的疗效。

七、千金苇茎汤治肺痈一例

张某，男性，40余岁。

主诉及病史：吐脓血三月后入某医院，住院2个月无效果而出院，请中医治疗。

诊查：诊其脉，右寸虚数；问其症状，口燥咽干，胸胁隐痛，二便赤涩，咳腥臭脓血痰；验其痰，置水中则沉，以双箸挑之，断为两段。

辨证：诊为肺痈无疑。

治法：古人治肺痈，初起用桔梗汤。日久病重者，用桔梗白散。此症肺脉虚数，恐峻剂伤正，再三考虑，乃取千金苇茎汤，因它具有重不偏峻，缓不偏懈的优点。

处方：鲜苇茎(取在土中直上之茎，去软皮及节)30g　瓜瓣(即甜瓜子)15g　桃仁(去皮带尖)10g　薏苡仁 24g

水 5 盅，先煮苇茎，去渣，取 3 盅，再入诸药，煮成 2 盅，分服。先服 10 剂。

二诊：药后口燥咽干见轻，二便稍清畅，吐臭脓血如故。嘱再照原方服药 10 剂。

三诊：脉数稍减，胸隐痛吐臭痰如故。拟加强药力。以祛毒，排痰，补肺。

处方：川贝母 12g　金银花 10g　桔梗 3g　薏苡仁 15g　白及 3g　陈皮 3g　甘草 3g　甜葶苈 3g　生姜 1 片　7 剂

四诊：前方药服 5 剂后，患者即来云：药后不仅无效，且症情急剧转重，胸部烦懑，臭痰加多，脉亦增数。是药不对证，故有这种现象，仍改用苇茎汤，服药 10 剂。

五诊：诸症又随药转轻，吐痰臭味几无。因嘱长期服苇茎汤，若逐步见好，则无须频诊。

六诊：月余后，胸部畅适，痰基本无臭味。嘱再服药 5 至 10 剂，以巩固疗效。半年后随访，情况良好。

【按语】苇，前人谓即芦。我故乡(河北滦县)谓茎直上高 3～5 尺者为苇；伏地而匍行，地下根有达 3～5 丈者为芦。此方用鲜苇茎即可，其味甘寒无毒，主肺痈烦热；瓜瓣，黄熟味甘者佳，主腹内结聚，破溃浓血，最为内痈要药；桃仁主瘀血内结；薏苡仁主补肺清湿热。总观苇茎汤有化血成痰之功，肺痈所吐脓皆为瘀血所化。

八、生水蛭生山药末治瘀血成积证一例

诊查：1935 年我在故乡行医时，曾为井儿里 25 岁徐姓女治其少腹瘀血已成癥块症。女结婚 5 年从未受孕，小腹内侧有一癥块如鸭卵大，经常作痛，行经时尤甚，推之不移动。大便畅通，不似有燥屎。

辨证、治法：断为瘀血日久成积，非桃仁承气汤所能荡下，亦非少腹逐瘀汤轻剂所能温化。因先用针刺，再投以有力之祛瘀化积剂常服之。

处方：生水蛭 60g，生山药 240g，共为细末，每服 10g，开水冲服，早晚各 1 次。

患者在服药期间，行经有黑血块，服完一料后，癥块消失，次年即生一女。

【按语】山药能养正补气，配合水蛭啮血逐瘀，是补而不滞，攻而无伤，攻补兼施法。张锡纯《医学衷中参西录》倡用生水蛭攻瘀，于人无损，破除前人“水蛭见水复能化生啮人脏腑”之谬说。我在初学医时，对峻烈药尝作口服试验，虽曾遇毒而无悔。拿干水蛭为末置水中七日，见无化生复活之事，乃根据张氏之说放胆用之。张氏述说治瘀血的经验云：“凡破血之药，多伤气分，惟水蛭味咸专入血分，于气分丝毫无损。且服后腹不觉疼，并不觉开破，而瘀血默消于无形，真良药也，愚治妇女月闭癥瘕之证，其脉不虚弱者，恒但用水蛭轧细，开水送服一钱，日两次。虽数年瘀血坚结，一月可以尽消。”

九、一味茯苓饮治发秃一例

徐某，男，21 岁。

初诊：1974 年 7 月 6 日。

主诉及病史：患者系发秃症，头顶上如胡桃大圆圈，连结成片，渐成光秃。见者多说此症难

愈，心情懊侬。

诊查：切其脉濡，舌稍白，无其他痛苦。

处方：茯苓饮一味。茯苓 500～1000g，为细末，每服 6g，白开水冲服，一日 2 次。

约服药 2 个月余，来复诊，发已丛生，基本痊愈。

【按语】张石顽说："茯苓得松之余气而成，甘淡而平，能守五脏真气。其性先升后降。"《内经》言："饮入于胃，游溢精气，上输于脾，脾气散精，上归于肺，通调水道，下输膀胱。"则知淡渗之性味，必先上升而后下降，膀胱气化，则小便利。

发秃的形成，多因水气上泛巅顶，侵蚀发根，使发根腐而枯落。茯苓能上行渗水湿，而导饮下降，湿去则发生，虽不是直接生发，但亦合乎"先其所因，伏其所主"的治疗法则。

十、燥湿化痰法治疗咬牙症一例

宋某，男，25 岁。

初诊：1974 年 2 月 22 日。

主诉及病史：友人宋某携其子来访，谈及其子已 25 岁，每夜入睡后，即上下齿相切磋，震震有声，可闻于户外，同屋之人往往被惊醒，其本人也殊以为苦，问我能否以中药治愈？我云：旧医籍中还未见过，临床上亦没有经验，只可据四诊投药以试治之。

诊查：切其脉滑，望其体肥壮，面色光亮。

辨证：断为痰饮蓄于中焦，足阳明之脉入上齿，痰阻经络，滞碍气机，或导致咬牙？

治法：为拟二陈汤加焦荷叶以燥湿化痰。

处方：法半夏 10g　云茯苓 10g　化橘红 10g　炙甘草 6g　焦荷叶 10g　10 剂

服药 5 剂后，咬牙声即减少，10 剂服完，同屋之人，已不复闻其齿牙相击声。嘱再服数剂，以巩固疗效。

【按语】咬牙一症，多见于小儿虫积，此例成年人则很少见。中医学强调痰之为病，故有"痰生百病"、"怪病生于一痰"之说。本例患者之痰系在中焦，影响到齿牙，故投二陈，效验颇迅捷。《局方》二陈汤之半夏、陈皮，取其陈久则无过燥之弊，故名二陈。方中半夏，功能燥湿化痰，和胃止呕，消痞散结。气机不畅则痰聚，痰聚则气机更为阻滞，故用橘红理气化痰，使气顺则痰降。痰由湿生，无湿则无痰，故以茯苓健脾利湿。益以甘草和脾补中，使中州健运则湿易化，痰自易清。更加用焦荷叶，取其有助脾祛湿之功，能削减肥胖，是宋代丹溪的药法。综合本方，具有燥湿化痰，理胃和中之效。

十一、猪苓汤合石韦散治疗石淋三例

例一　施某，男，53 岁。

初诊：1962 年 4 月 16 日。

主诉及病史：2 个月前开始右侧腰痛，尿血，经某医院 X 线摄片检查，发现右侧输尿管相当于第 3 腰椎之下缘处，有约 0.8cm×0.5cm 之结石阴影。同年 3 月，又进行泌尿系统静脉造影，结石下移至骨盆腔，距离输尿管口约 5cm，因来求诊。

治法：疏以猪苓汤治之。

处方：猪苓 10g　茯苓 10g　泽泻 12g　滑石 20g　阿胶 10g

二诊：5 月 2 日。前方药服 14 剂，小便血止，尿转短赤，仍腰痛。一周前，腹部平片检查，结石位置未动，因改服下方药。

处方：金钱草 60g　滑石 15g　石韦 12g　冬葵子 10g　海金沙 12g　车前子 12g　泽泻 12g　茯苓 10g

上方药服近 20 剂，结石排出，诸症消失而痊愈。

例二　阿某，男，40 岁。

初诊：1962 年 4 月。

主诉及病史：腰痛，尿常规检查，经常有多数红白细胞，经泌尿系统静脉造影及腹部平片法多次检查证实，为右侧输尿管第 2、第 3 狭窄部之间有结石 1 块。

处方：金钱草 60g　木通 10g　车前子 12g　瞿麦 9g　滑石 15g　冬葵子 10g　茯苓 12g　海金沙 10g　甘草梢 10g　石韦 10g

上方药服 10 余剂，结石排出，诸症霍然，X 线摄片检查，结石阴影消失。自此后未再有不适感。

例三　余某，男，50 岁。

主诉及病史：曾因腰痛住入某医院，该院摄片检查，左侧输尿管有约 0.3cm×0.4cm 之结石阴影数个。1962 年 6 月求治于余。

治法：疏方于下。

处方：石韦 10g　木通 6g　车前子 12g　瞿麦 10g　滑石 12g　茯苓 12g　甘草梢 10g　冬葵子 10g　金钱草 30g　泽泻 12g

服药至 28 剂，小便时排出结石 5 块，大者如黄豆，小者如粳米。后检查，结石阴影消失，诸症亦未再现。

【按语】对于泌尿系统结石属于下焦湿热者，常用石韦散、八正散、猪苓汤等方剂治疗，虽均主在清利，但其用法各不相同。如湿热蕴蓄膀胱不甚，出现小便短赤、尿道灼热者，以石韦散为宜；若湿热较甚，不仅小便短赤或不通，大便亦秘者，当用八正散兼泻二阴；若湿热踞于下焦，灼伤阴络，尿血者，苦寒清利之品非其所宜，若勉为其用，必更损阴液，此时应以猪苓汤治之。二苓甘平，泽泻、滑石甘寒，清利湿热而不伤阴；阿胶养血止血而不碍清利。因此，例二、例三湿热不盛，均以石韦散加减取效。而例一则用猪苓汤，迨血止阴复，而后再用石韦散加减收功。方剂必须辨证选用，恰如其分，方能奏效。

十二、用温热药治疗石淋一例

马某，男，44 岁。

初诊：1964 年 10 月 8 日。

主诉及病史：因患右眼视网膜广泛剥离症，曾数次住院。1963 年 5 月在某医院住院期间，突然发生右侧腰痛，呕吐。尿常规检查，有多数红细胞，当时认为泌尿系感染，采取一般治疗而缓解。此后腰疼经常发作，痛时尿少而频，尿中红细胞逐次增多，直至形成肉眼血尿。因此，于 1964 年 9 月 2 日该院放射科做泌尿系统静脉造影及腹部平片，发现右侧输尿管第 2、第 3 狭窄部之间有 0.6cm×0.4cm 及 0.1cm×0.3cm 之结石两块，已引起肾盂积水。数日后，又摄片，发现积水逐渐发展，结石未移动。1964 年 10 月 8 日求诊。

诊查：患者述近日腰无剧痛；小便有频数意，但尿量不多，色黄；食欲不振，大便正常。望其形躯硕大，气色尚佳，舌苔白腻。切其脉虚、两尺短。

辨证：脉虚短皆为不足之证，而尺短尤为肾气不足。腰为肾之府，肾虚故腰痛，肾气虚，不能化气行水，故肾部积水而小便不利。小便短而黄，是下焦有虚热之象。此与《诸病源候论》所谓砂石淋为肾虚而膀胱热者正合。

治法：当时，患者眼疾正盛，视物模糊不清。《灵枢·大惑论》云："五脏六腑之精气，皆上注于目而为之精。精之窠为眼，骨之精为瞳子。"眼与肾之关系至为密切。若置其不顾而专攻结石，恐加眼疾害。故当时未予处方，建议先请中医眼科诊治，视其治疗趋向，而决定结石之用药。

二诊：10月10日。中医眼科会诊，予疏香砂六君子汤，足知温补之剂与眼疾不背。乃为疏济生肾气丸作汤用，温补肾阳，加清利药以祛膀胱湿热。

处方：砂熟地 10g　怀山药 10g　山萸肉 10g　粉丹皮 10g　云茯苓 12g　建泽泻 12g　怀牛膝 12g　生薏苡 12g　车前子(布包)12g　炮附子 4.5g　紫油桂 4.5g　金钱草 30g

三诊：12月21日。上方药连续服50余剂。服至30余剂时复查，X线腹部平片与前照片对比，结石下移1.5cm。腰痛减轻，小便仍黄，溲时尿道有刺激感。脉沉细。但腰未剧痛，为肾气渐复之象，复则有力鼓动结石下移。然脉沉而细，肾阳尚属不足，乃于前方增加强肾温阳之品。因小便仍黄，清热利湿之药不减，更加重金钱草为120g。

处方：砂熟地 10g　怀山药 10g　山萸肉 10g　粉丹皮 10g　云茯苓 12g　建泽泻 12g　怀牛膝 12g　车前子(布包)12g　金钱草 90g　生薏苡 12g　炮附子 4.5g　紫油桂 4.5g　鹿角胶 10g　巴戟肉 6g　淫羊藿 10g

四诊：1965年1月23日及2月9日。两次X线拍片，均未见结石阴影。然而小便中始终未见结石排出。可能为结石分解成细砂排出，故不易被人发现。

考其病史，患阳痿两年余。张景岳谓阳痿者，火衰十居七八，更证实接治之初，诊断为肾阳虚之不误。切其脉，已见有力，结石既去，湿热已除，停服汤剂，以丸药缓缓图治阳痿。

处方：桂附地黄丸，早晚各服10g，饭前白开水送下，坚持常服。鹿茸10g，蛤蚧尾10g，研为细末，临睡服0.3g，白开水送服。

【按语】一般治疗尿结石症，都采用八正散、石韦散加减成方，以利湿清热，促进结石之排出，很少有用金匮肾气丸、桂附地黄丸加味以施治者。古籍中虽有所提出，但未见治验之记录。此案根据脉象并结合眼科以温补治目疾的措施，经用桂、附、巴戟天、淫羊藿等温热之品以温阳强肾，收到结石化解消于无形的成效。

【编者评注】石淋之患，一般均用八正散、石韦散加减主之，以利湿清热、排石利尿，而很少用金匮肾气丸、桂附地黄丸等施治。岳老先生是我国著名的中医学家之一，有较深的理论造诣和丰富的临床经验。本例石淋，岳老根据患者脉象，结合其眼科疾病，果断地以温补为主，药用桂、附、巴戟天、淫羊藿等温热之品，温阳强肾，终使结石化解，消于无形，实乃开创了中医论治石淋的新路子，后学者可从中受到深刻的启示。

沈仲圭医案

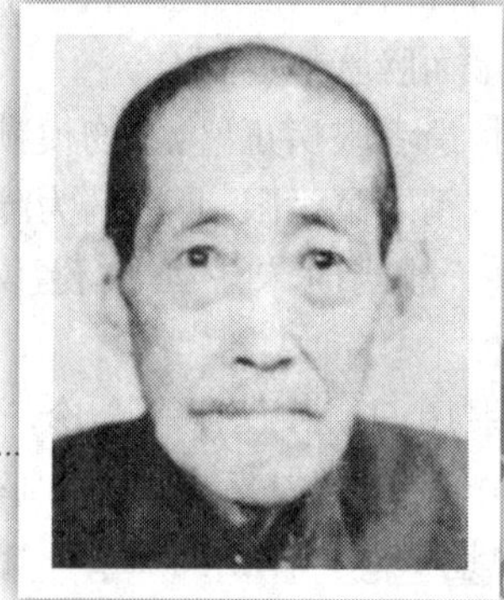

【生平传略】

沈仲圭(1901—1986),浙江省杭州市人。主任中医师。青年时期曾充任小学教员,弱冠后拜杭州名老中医王香岩为师。结业后,曾在上海市中医专门学校,上海国医学院、中国医学院等校执教。

1956年调至中医研究院工作,定为主任中医师职称。临床擅长内科杂证,对妇科调经的治疗亦有独特的经验。

主要著作有《温病概要》、《临床实用中医方剂学》、《新经验方》等,曾在国内中医药杂志上发表论文、评述、医话和医案一百多篇。

一、六味地黄汤治愈阴虚一例

郑某,女,青年。

初诊,1980年11月下旬。

主诉及病史:据述患慢性肾炎十年,西医诊断隐匿型肾炎,曾在北京某医院作肾造影正常,尿检查红细胞多,白细胞少,蛋白(+)或(±),间有管型。

诊查:脉象沉细,舌洁无苔,周身乏力,溺黄而频。

辨证:根据患者病史及脉舌症状,断为肾阴不足,脉络损伤。

治法:治宜养阴补肾,活血化瘀。方用六味地黄汤加怀牛膝、金狗脊、菟丝子、枸杞子、茅根、藕节、茜根炭、炒白术、陈皮等。

服药50剂,同时少啖咸味,忌食发物,适当休息,怡悦性情。如是调理,红细胞由减少至消失,肢体亦轻快有力,尿检查正常,血压110/60mmHg,患者要求改用丸药,遂处人参养营丸长服以调补气血,患者病情迄今无反复。

【按语】此病无明显症状,只是无力溺黄,脉证互参,病证结合,其为肾阴不足、阴虚有热,可无疑义。故以六味地黄汤平补三阴,加菟丝、枸杞滋肾阴,狗脊补肝肾,牛膝强筋骨,茅根、藕节清热祛瘀,茜草行血止血,白术、陈皮健脾利气。故药后病情得以控制。

二、泄水和中法治愈胃脘痛一例

王某,男,中年。

1977年8月通讯治疗。

主诉及病史：患十二指肠溃疡多年。胃脘胀痛，疼痛常在饭后两小时发作，发时胸闷嗳气，酸水上泛。便干溺黄，舌边尖红。

辨证、治法：分析各症，属于木强侮土，肝胃失调，宜泄木和中。

处方：苡仁12g　麦芽12g　香附9g　延胡9g　白芍9g　半夏9g　神曲9g　白术9g　藿香9g　陈皮6g　左金丸(另吞)6g　砂仁1.5g　甘草1.5g

上方药服17剂后，胸闷泛酸、尿黄便结等症大减，但仍有疼痛，乃改用下方。

处方：茯苓12g　煅瓦楞子12g　梭罗子12g　香附9g　白芍9g　半夏9g　柴胡6g　陈皮6g　木香4.5g　砂仁4.5g　炙草4.5g　肉桂1.5g

上方药服12剂后，脘痛大减，其他诸症亦瘥。

处方：香附9g　苏梗9g　半夏9g　茯苓9g　藿香9g　神曲9g　大腹皮9g　山楂9g　青皮4.5g　陈皮4.5g　砂仁4.5g　炙草4.5g

服药10剂后，患者来信说："三方都起作用，但第二方止痛之力更强，现溃疡已基本痊愈。"

【按语】十二指肠溃疡因其痛处常在心下胃部，故中医称为胃脘痛，此病有虚有实，大约初病多实，久病多虚，以上三方皆治实证，虚证以滋阴养血为主。

三、外散风邪、内清伏热法治愈痄腮一例

主诉(作者追诉)：1944年我在四川北碚中医院任院长时，有本院会计张某，女，中年，时当初春，忽患流行性腮腺炎，耳下肿胀疼痛，伴有身热头痛，微恶寒，脉浮数。

辨证：脉证相参，认为病系风温外袭，胆热内蕴，故发于少阳部位，耳下一侧肿痛。

治法：治宜外解风邪，内清伏热。

处方：柴胡　薄荷　牛蒡子　银花　连翘　马勃　夏枯草　紫花地丁　山慈菇　浙贝母　牡蛎　橘红

外用黛蛤散麻油调敷。连服药3剂，热退肿消，逐渐向愈。

【按语】流行性腮腺炎是一种病毒性传染病，以腮腺肿痛为主要症状，本病呈散发性流行，冬春为多，5～15岁小儿易得此病。中医称为痄腮，又称蛤蟆瘟，系风温疫毒自口鼻侵入，袭于少阳，遂致耳下腮部肿痛。轻者外治可愈，重者须内服、外敷同时并用，才能痊愈。

四、芳香化浊、和肝降逆法治愈呕吐一例

王某，男。

初诊：1965年3月。

主诉及病史：恶心呕吐，嗳气反酸，头晕，已有2个月余，尚有气短、纳谷不香，口淡无味，厌油腻，睡眠尚可，二便通畅。曾求治于某医院，经钡餐透视，肠胃、脑部拍片检查等，均未发现异常，西医诊断神经性呕吐。经西医药治疗无效。

诊查：患者形体尚可，脉小弦滑，苔白腻。血压115/74mmHg。

辨证：按中医分析，系湿滞中宫，胃气上逆，而致恶心呕吐。

治法：治拟芳香化浊，和肝降逆。

处方：苍术6g　厚朴6g　陈皮6g　藿香10g　佩兰10g　茯苓10g　半夏10g　枳壳

3g　竹茹 10g　生姜 6g　甘草 3g

二诊：服上方药 2 剂，呕吐止，口已不苦，恶心亦有好转，气短减轻；大便一日一行，但不实，小溲黄。舌根苔黄。拟原方加黄芩 3g，砂仁 2g。续服药 3 剂，诸症遂愈。

【按语】呕吐反酸固为肝邪犯胃，但口淡、厌油腻则系蕴湿不化，所以在治疗上排除苦寒之品，以温胆汤和肝降逆气，加苍术、厚朴、藿香、佩兰等芳香化湿，使脾湿化而胃气降，则呕恶可止。

五、芳香化浊、通阳利水、和中利湿法治愈水肿一例

顾姓，17 岁，学生。

初诊：1981 年 7 月。

主诉及病史：主要症状为下肢浮肿，小便少，腰酸，有时脘闷不思食。

诊查：脉细数，苔微黄，有时薄白，尿检蛋白(＋＋＋＋)、红细胞(0～2)、白细胞(2～3)、管型(0～1)，同年 12 月作酚红试验 2 小时 5%。西医诊断为慢性肾炎。

辨证、治法：属中医水肿范畴。用导水茯苓汤芳香化浊通阳利水法(白术，茯苓，泽泻，通草，赤小豆，独活，防己)及和中利湿法(半夏，陈皮，茯苓，泽泻，车前子，牛膝，大腹皮，藿香，苡仁)，至 1982 年 6 月底，肿消体健，尿检蛋白(±)，以后未见复发。

【按语】水肿之病机，不外肺失通调之职，脾乏转输之能，肾少气化之权。慢性肾炎与脾肾两脏关系尤为密切。上列各方虽无大谬，但胸无定见，不能守方长服，实一缺点。考《医学从众录》肿证，陈修园云："初患肿病，气喘不得卧，以五皮饮为第一方，盖此方以皮治皮，不伤中气，所以为妙。"按陈氏治肿推崇五皮饮，颇有见地，此方用于慢性肾炎实证，确有良效。

六、和胃降逆、滋阴养液法合用治愈噫气一例

建筑工人某。

主诉及病史：患胃气上逆，噫气声声不绝，声闻户外。嘱为诊治。

诊查：我见此工人舌无苔，舌心有脱液一条。

治法：初用温胆汤合代赭旋覆汤，病如旧。乃改投代赭石、旋覆花、生姜、半夏、茯苓、陈皮、砂仁、沙参、麦冬、白芍、沉香曲、枇杷叶，服数剂诸症如失。

【按语】此病初用温胆汤合代赭旋覆汤治之，何以不效？乃因患者阴亏液涸，舌无苔、舌心有脱液一条即属阴证。故改用代赭旋覆汤加沙参、砂仁、麦冬等滋阴增液之品，和胃降气与滋阴养液相伍为用，故效如桴鼓。

七、清热利湿、滋阴活血法治愈黄疸一例

赵某，男，50 岁。

初诊：1962 年 5 月。

主诉及病史：因患急性传染性黄疸型肝炎，住北京某医院，检查：谷丙转氨酶 2000 单位以上，麝浊 15 单位，黄疸指数 70 单位，经西医治疗效果不显。

诊查：症见目黄，周身亦黄，且发奇痒，尿赤而少，夜寐不宁，右胁作痛，能食便调。脉弦数，

舌红苔黄。

辨证：以脉参证，乃血分燥热与湿相搏，郁而发黄。

治法：宜清热利湿，参滋阴活血。

处方：茵陈 30g　生地 12g　车前子 12g　黄芩 9g　当归 6g　红花 6g　黄连 6g　枳壳 6g　橘红 4.5g　厚朴 4.5g　砂仁 2.4g

研末冲，水酒各半煎服。

二诊：上方药服 5 剂后，黄退痒止，睡眠酣适，惟目黄尿黄尚未退净。续服药 10 剂，诸恙消失，复查肝功能均正常，遂停药观察，后未见复发。

【按语】《顾松园医镜》谓："黄疸多属太阴脾经，脾不能胜湿，复挟火热，则郁而生黄……溺赤为热之证，安卧为湿之证。"本案溺赤、脉数、苔黄，均为热象，但夜寐不安，能食便调，遍体奇痒，虽有湿遏生黄之机理，然以热盛为主，故投黄芩、黄连、茵陈、车前以清热利湿，枳壳、砂仁、厚朴利气宽中，生地、当归、红花滋肝活血。

【编者评注】沈老先生是我国著名的中医内科专家之一，临床治病有独特的经验。本案黄疸热重于湿，热甚耗伤阴血，湿郁阻滞气机，故采取清热利湿、滋阴活血、调理气机为主，沈老先生据法选药，所用水酒各半煎服汤药，亦具特色，取酒性行散、理气活血之意。这同西医所谓"肝炎忌酒"是截然不同的。

秦伯未医案

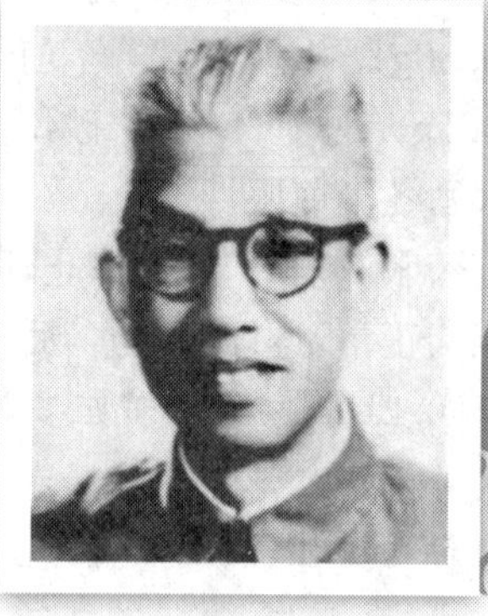

【生平传略】

秦伯未(1901—1970),原名之济,号谦斋。上海市上海县人。我国著名的中医学家、中医教育家。出身于中医世家,自幼诵读医书。1919年入上海中医专门学校,在名医丁甘仁门下攻读中医,1923年毕业后,先悬壶沪上,后曾在中国医学院和新中国医学院执教,精研《内》、《难》、仲景学说,致力于医、教、研工作。1955年调北京,历任中央卫生部中医顾问、北京中医学院院务委员会委员、中华医学会副会长、国家科委中药组组长、全国政协委员等职。

秦氏一生勤奋好学,学识渊博,经验丰富,尤其擅长内科杂病。对时令病、老年病,临床上强调抓主症以明病机,再立法遣方用药,理法方药贯通,辨证精细,治法多变,处方稳重,用药轻巧,疗效卓著,在国内外享有盛誉。

秦氏从早年著《内经类证》,编《清代名医医案精华》,到晚年集理论与临床之大成的《谦斋医学讲稿》一书的出版,共著书60余部,计千万余字,真可谓邃精医理、岐黄术妙、著作等身。秦氏还广列门墙,遍栽桃李,不遗余力地培养中医人才,尤其在中医教学、中医函授教学和普及中医知识方面,做了大量的工作,是我国最早开办中医函授教育的创始人之一,在继承与发扬中医科学、发展中医事业、培养中医人才方面,均作出了重要的贡献。

一、败毒散加味治愈湿热兼感一例

李某,男,60岁。

主诉及病史:素质薄弱,痼疾高血压,经常失眠,精神容易紧张。近感冒发热5日,曾在某医院用解热剂及青霉素治疗,热势盛衰不定(37.8~39℃),汗多不清。特别表现在热势上升无一定时间,一天有数次发作,热升时先有形寒,热降时大汗恶风。伴见头痛,咳痰不爽作恶,食呆口苦,口干不欲饮,便秘,小溲短赤。

诊查:脉象弦紧而数,舌苔厚腻中黄。

辨证：病由风邪引起，但肠胃湿热亦重。

治法：依据寒热往来、食呆口苦、便秘溲赤等症状，当从少阳、阳明治疗。

处方：柴胡 4.5g　前胡 6g　黄芩 4.5g　半夏 6g　青蒿 4.5g　菊花 4.5g　杏仁 9g　桔梗 3g　枳壳 4.5g　赤苓 9g

二诊：1 剂后热不上升，2 剂退清。但仍汗出量多，因怕风蒙被而睡。考虑外邪虽解，肠胃症状未除，且年老体弱，汗出不止，体力难以支持。改拟桂枝加附子汤法治之。

处方：桂枝 3g　白芍 9g　熟附片 9g　生黄芪 4.5g　半夏 6g　茯苓 9g　陈皮 5g　炙甘草 2g

三诊：服药 1 剂，汗出即少，2 剂后亦不恶风，继予芳化痰湿而愈。

【按语】此病极为复杂，主要是体虚而内外因错杂为病，不能不随机应变。初诊处方采用伤寒法，但结合败毒散，用柴、前、枳、桔升降泄邪，不能单纯地看作小柴胡汤，这是处方用药变化之所在。

二、桂枝汤加黄芪治愈虚人外感一例

张某，男，67 岁。

主诉及病史：经常感冒，往往 1～2 个月接连不断，症状仅见鼻塞咳嗽咯痰，头面多汗，稍感疲劳。曾服玉屏风散，半个月来亦无效果。

治法：接诊后，改用桂枝汤加黄芪。服后自觉精神体力增强，诸症渐解，感冒亦随之未发。

【按语】此病前后二方均用黄芪而收效不同，理由很简单。桂枝汤调和营卫，加黄芪固表，是加强正气以御邪。玉屏风散治虚人受邪，邪恶不解，目的在于益气以祛邪。一般认为黄芪和防风相畏相使，黄芪得防风，不虑其固邪，防风得黄芪，不虑其散表，实际是散中寓补，补中寓散，不等于扶正固表。正因为此，如果本无表邪，常服防风疏散，反而会给予外邪侵袭的机会。

三、乌梅丸加味治愈久泻经闭一例

赵某，女，23 岁。

主诉及病史：1951 年起大便溏泄，时发时止，服多种中西药物，未曾治愈。1961 年冬开始，腹泻次数增多，夜间较频，故请诊治。

诊查：诊时白天大便二三次，夜间一二次，便前肠鸣腹胀作痛，矢气频作，窘迫难忍，便后腹内即舒。伴见多汗，手心热，口干思饮，食少，腰酸，下肢沉困，腰部喜温，月经闭阻。脉象沉细，舌质淡，苔白滑腻。

辨证：证系久泻肾虚，寒湿郁热结阻。

治法：采用乌梅丸辛苦甘酸杂合以治久利的方法。

处方：党参 10g　肉桂 5g　黄连 3g　木香 5g　川椒 3g　当归 9g　白芍 9g　炙甘草 5g　四神丸 18g(包煎)

二诊：服药 4 剂后，腹痛稍轻，余无改善。考虑舌苔白腻而滑，先除下焦沉塞积湿。前方去白芍、四神丸，加苍术、乌药、肉豆蔻、炮姜。

三诊：再服药 4 剂后，腹痛大减，矢气少，夜间不泻。舌苔化薄。月经来潮，量少色紫。仍予前方，加小茴香温通肾气，诸症向愈。随诊半年腹泻未发。

【按语】本案病起十多年，泻时多在天明或夜间，并有腰酸肢困、腹部喜温等症，说明下元虚寒，故属肾泄；但结合腹内胀痛，便后即舒，以及掌热、口干、经闭等，又说明肠胃消化不良，传化失职，兼有肝虚郁热现象，虚实寒热夹杂，寒湿郁热结阻。对此久泄久利证，秦老常选用乌梅丸法施治，均可取得理想疗效。

四、辨证治愈真心痛五例

例一 章某，男，69 岁。

主诉及病史：心前区刺痛间断性发作已十多年，近来发作频繁，痛时放射至左肩臂，特别表现在两手臂内侧肘腕之间有一线作痛，伴见胸闷心悸，睡眠不安。

诊查：脉象细数。

治法：初拟和心血，通心气。

处方：丹参 10g　郁金 6g　红花 6g　橘络 6g　旋覆花 6g(包煎)　菖蒲 10g　远志 6g　枣仁 10g

二诊：服上方药半个月后，疼痛次数减少，程度亦轻。继以养心为主，佐以调气和血。

处方：人参粉 1g(冲服)　生地 10g　麦冬 10g　桂枝 5g　远志 6g　枣仁 10g　丹参 10g　西红花 6g　郁金 6g　血竭 6g　香附 10g　檀香 3g　乳香 5g　三七粉 1g(冲服)

以上诸药随症加减，服至 8 个月后，心前区疼痛由原来每天十多次减为一二次，原为刺痛，现在是隐痛，亦不放射至肩背；以前疲劳即发，须卧床数日，近两个月来工作较忙且上夜班，亦能支持，面色、睡眠均佳。心电图复查心肌供血也有好转。当服药 3 个月时，因肘腕间掣痛不减，曾用大活络丹协助活络，每日半丸，连服 10 余天后痛即消失，亦未复发。

例二 男性，47 岁。

主诉及病史：心前区痛 1 年，痛时不放射至左手臂，但觉胸闷不舒，左乳头内侧跳动不宁。

诊查：脉象滑数，舌苔黄腻。

治法：拟从心脏调畅气血，用丹参、五灵脂、郁金、蒲黄、远志、枣仁、云苓。因兼有胃病，酌用枳壳、陈皮、神曲等。

治疗 4 个半月后，疼痛减轻，接予党参、生地、丹参、桂枝、远志、枣仁、龙齿等调养心气。

又治疗 4 个月，病情基本上平稳，单用人参粉、三七粉各 1g，每日分两次开水送服，连服 1 年。据患者自述，过去心前区刺痛连续至数分钟即觉难受，现在已不复发：过去每天疼 20 多次，现在亦仅四五次，程度也轻得多。

例三 男性，53 岁。

主诉及病史：半年前发现心悸，近 3 个月又增心前区掣痛，胸部胀闷，兼见腹胀多矢气。

诊查：脉象滑数，舌苔腻黄。

治法：拟调理心气，佐以和胃。方用丹参、檀香、郁金、砂仁、云苓、枳壳、陈皮、竹茹、佛手，另用三七粉冲服。

按上方经过 4 个月的加减调理，据述治疗前每周痛两三次，也有每天痛几次的，服药 3 个月后痛即停止，近来停药 1 个月，仅痛过两三次，心慌心悸亦好转。

例四 男性，38 岁。

主诉及病史：6 年前发现心前区痛，经常发作，痛时放射至左肩臂，两手觉麻，心悸胸闷，食后便觉不舒，头晕，睡眠不熟。

诊查:脉细,舌苔薄白。

治法:拟养心和胃法。方用党参、丹参、郁金、菖蒲、远志、枣仁、枳壳、陈皮,加三七粉冲服。

服药 6 剂后,心痛即轻减,纳食亦增,手麻减而指尖觉凉,原方去枳壳,加生地、桂枝。在初步好转时,用过阿胶、麦冬、白芍、西红花之类,半年后心痛基本上停止。

例五 女性,43 岁。

主诉及病史:心前区微痛,胸闷,呼吸困难,头晕,疲劳,睡眠多梦,已有两年。

诊查:舌净,脉沉细弱。

治法:拟调养心气为主。方用党参、麦冬、阿胶、桂枝、丹参、远志、枣仁、红枣、郁金。

服上方药 6 剂后,心前痛见轻。依此加减,自觉症状均有明显好转。经过 4 个月的治疗,除特殊原因感到疲劳外,心前痛从未复发。

【按语】治疗胸痹,根据我的体会,成方中的复脉汤治脉象结代、心悸,用生地、麦冬、阿胶养心血,人参、桂枝扶心阳,切合于心痛的发病机理,可以作为基本方。由于心藏神,汗为心之液,因本病常伴心悸,多汗,睡眠不安,故可参考养心汤和归脾汤,酌加当归、远志、枣仁、五味子、茯神、龙眼肉、柏子仁之类,但不能以养血安神作为主治。同时,必须注意到本病的主症是疼痛,疼痛的主因是气血循行不利,如何排除血运障碍而使血行通畅,是其中重要的一环。我以为可从活血及祛瘀生新考虑,初步采用丹参饮为主方。本方原治心胃疼痛,兹取丹参入心与心包两经,能通血脉;檀香散胸中气滞,而无香燥耗散之流弊。此外也用手拈散中的五灵脂、延胡索、乳香等入血止痛。但临床证明,除丹参最为和平外,三七、西红花温通活血,散瘀定痛,效果良好;郁金入心,系气中血药,兼有破宿生新功能,亦为常用要药。

治心绞痛用养血、扶阳和活血,三法相互联系,主要是加强心脏功能,促使血液循行通畅。但须根据具体病情分别主次,同时也要注意与本病有关的一切证候和因素,给予适当的处理。比如虚弱比较明显的,应养血扶阳为主,佐以丹参、郁金;疼痛比较频繁的,应活血为主,佐以生地、阿胶;在巩固阶段又可用人参和三七研粉常服。扶心阳以桂枝为主,结合人参;如果受寒痛频,可酌加细辛温经。也有胸闷连及中脘或饱食后心痛易作者,宜稍入薤白、瓜蒌和中;或胸闷窒塞、气短欲绝者,亦可加旋覆花、香附。

五、辨证治愈白血病发热五例

例一 女性患者。

主诉及病史:急性淋巴细胞白血病,高热达 40℃以上。据述三个月来常有不规则发热,疲劳即发,伴有形寒,咳嗽,头晕,心悸,温温欲吐,唇燥。

诊查:脉象细数,汗出甚多。

辨证:诊断为阴虚内热,夹有新感。

治法:药用生地、鳖甲、黄芪、升麻、青蒿、桑叶、丹皮、前胡等。3 剂后热渐退清。

例二 男性患者。

主诉及病史:慢性粒细胞白血病。每天傍晚开始发热达 40℃,下半夜自汗身凉,大起大落,已有半年。平时手心微热,两足不温,腰以下特别酸痛,大便数天一次。

诊查:舌苔厚腻,脉沉细无力。

辨证:诊断为下焦阴阳并虚,中气不振。

治法:用黄芪、生熟地、归身、肉苁蓉、升麻、白术、泽泻等甘温除热,次日晚上热即平静。

例三 男性患者。

主诉及病史：慢性粒细胞白血病急性发作。1个月来时有咳嗽，1周来每夜发热。发热前先有目赤，胸闷，寒战，身热高达41℃，自汗而解。伴见口干，小便短少。

诊查：舌苔黄厚粘腻，脉象细滑有力。

辨证：诊断为体虚受邪，痰湿交阻，不能透泄。

治法：即用柴胡、黄芩、半夏、黄连、厚朴、知贝母、橘红等和解清化法。下午服药，晚间寒热即定，次日上午续发一次，热势亦仅达38.5℃。

例四 男性患者。

主诉及病史：急性淋巴细胞白血病，身热不退，咳嗽痰粘，右胁掣痛，喉痛白腐。

诊查：舌苔糙腻，脉细滑数。

辨证：诊断为肺有伏热，气阴两伤。

治法：药用玄参、麦冬、石膏、知贝母、桑皮、葶苈、芦茅根等。逐渐热退咳宁。

例五 男性患者。

主诉及病史：急性粒细胞白血病。身热，手心热，两太阳及前额胀痛，胸腹痞满，口糜口臭，便秘溲赤。

诊查：苔腻，脉大滑数。

辨证：诊断为肺肾阴虚，肠胃湿热积滞。

治法：用西洋参、沙参、知母、佩兰、山栀，另服芦荟粉清热导滞。药后大便畅行，胸腹渐舒，身热随平。

【按语】 从这些病例中可以看到，白血病的发热机制相当复杂，根据中医的辨证治疗原则，尽管这些病预后多不良，但在这一时期可以有效地减轻患者的痛苦。白血病外感常合并肺炎，可用麻黄、杏仁、石膏、桑皮、知贝母、芦根；肺炎也能转变为肺脓疡，可用赤芍、败酱草、丹皮、桃仁、苡仁、冬瓜子、芦根。白血病中还经常出现口腔咽喉或两侧上腭部分溃疡病变，系属口疳和口糜，主要是胃阴受伤，虚火上炎，或因肾阴虚而虚火上浮，初步用石斛、生地、玄参、麦冬，进一步酌加肉桂引火归原，并配合青黛散外搽，清热解毒。

白血病症状复杂，变化迅速，容易反复，大多后果不良。我在中、西医合作下，抓住本质，随证施治，收到一些效果，尚待同道继续研究。

六、防己茯苓汤化裁治愈皮水一例

王某，男，28岁。

主诉及病史：浮肿不消已1年，时轻时重，用过西药利尿剂，也用过中药健脾、温肾、发汗、利尿法等，效果不明显。故应邀会诊。

诊查：当时诊见：全身浮肿，腹大腰粗，小溲短黄。脉象弦滑，舌质嫩红，苔薄白，没有脾肾阳虚的证候。进一步观察，腹大按之不坚，叩之不实，胸膈不闷，能食，食后不作胀，大便一天一次，很少矢气。

辨证：说明水不在里而在肌表，断为皮水。

治法：用防己茯苓汤化裁治之。

处方：汉防己15g 生黄芪15g 带皮茯苓15g 桂枝6g 炙甘草3g 生姜2片 红枣3枚

服药2剂后，小便渐增，即以原方加减，约半个多月症状完全消失。

【按语】“风水”和“皮水”，这两种证候都是水在肌表，但风水有外感风寒症状，皮水则否，依据本例特点乃属皮水无疑。故不拟采用麻黄加术汤和越婢加术汤发汗利水，而用防己茯苓汤行气利尿。秦老认为，虽然皮水也可用发汗法，但久病已经用过汗法，不宜再伤卫气。所拟防己茯苓汤，即用黄芪协助防己，桂枝协助茯苓，甘草、姜、枣调和营卫，一同走表，通阳气以行水，使之仍从小便排出，故肿势速消。

七、越婢汤加减治愈风水一例

朱某，男，24岁。

主诉及病史：头面四肢浮肿，反复发作，已经2年。近1年来，用过健脾、滋肾中成药，浮肿未能控制。旋因肿势又起，请秦老会诊。

诊查：诊见浮肿上半身偏重，尤其以头面及胸部明显，伴见胸闷烦热，咳嗽，不能平卧，口渴食少，两手皮肤干燥如泡碱水，小便短黄，脉象沉弦而数，舌净质淡。

辨证：证系脾失运化，肺失清肃。

治法：治以越婢汤加减。

处方：炙麻黄3g　光杏仁9g　紫苏5g　生石膏24g　赤苓12g　通草3g

服药1剂后，咳嗽较繁，咯吐粘痰。此为肺气宣通之佳兆。再服药2剂，咳稀，胸次舒畅。又服药2剂，烦热除，小便增多；最后改五皮饮合小分清饮，用桑皮、陈皮、茯苓皮、大腹皮、枳壳、苡仁、杏仁等调理而愈。

【按语】根据《内经》所说：“上肿曰风，足胫肿曰水”，综观本例特点，似属“风水”，虽然没有外感症状，脉亦不浮而反沉。但依据患者每次起病特点，自觉先由中脘满闷开始，逐渐胸痞、气短、咳嗽，说明“诸湿肿满，皆属于脾”，病根仍在中焦。水气上逆，肺气窒塞，郁而为热，清肃之令不行，津液不能输布。病在于中，可用燥湿利尿，今逆于上，应结合宣肺顺气，故选用越婢汤法。秦老临床处方用药，非常灵巧，此案用麻黄开肺，不欲其发汗，故剂量较轻仅3g；佐以紫苏辛香入肺脾两经，既能宣通上焦，又祛中焦湿浊；再以石膏、杏仁配合麻黄宣降肺气，清热除烦；赤苓、通草淡渗利尿。方小药精，收效迅捷。本例病程虽较长，但肾虚症状不明显，尚未波及下焦，故滋肾药用之过早过多，亦有碍于气行水行。

八、真武汤加味治愈水肿心悸一例

王某，26岁。

主诉及病史：5年前先见阵发性心悸胸闷，渐见下肢浮肿。请秦老会诊。

诊查：诊见腰以下至足背浮肿甚剧，腹部胀满，呕吐，心悸气促，不能平卧，小便极少，大便溏薄；特别表现在口唇发绀，两手红紫，颊部泛红如妆。舌尖红，苔白滑腻，脉象细数带弦。

辨证：系属阳虚水泛，气血瘀阻。

治法：采用真武汤加味。

处方：熟附片6g　生姜6g　炒白术9g　白芍9g　茯苓15g　春砂仁2g　木香2g

药后平稳。连服药4剂，尿量增多，下肢浮肿基本消失，仅足背未退尽，腹胀、呕吐均好转，但两颊泛红不退，阵阵烦急，时有咳嗽，痰中带血，脉仍细数不静带弦。久病烦急，浮阳未敛，肝火上冲犯肺，故见咳血。仍坚持前方去木香，加黛蛤散 5g，2 剂血止咳平，病情渐趋稳定。

【按语】本例从发病经过来考虑，其根源是心阳衰弱，不能温运中焦水湿，但从伴见颊部泛红如妆诸象，充分暴露出水气充斥、虚阳上浮，不仅胃气垂败，且有心肾阳衰随时虚脱的危险。故治疗采用真武汤加味，扶阳温化为主，佐以敛阴健脾，4 剂后即收到显效。虚阳浮越患者，如果肝火旺，当防血证，本例并发肝火犯肺之咳血，原方去香燥加清肝镇咳之品，果然迅速扭转病机。

九、益胃生津为主治愈脾胃阴虚水肿一例

邱某，女，54 岁。

主诉及病史：因浴后受凉，下肢出现浮肿；又因家务劳累，逐渐加重。病已 9 个多月。乃请秦老会诊。

诊查：全身浮肿，按之凹陷，手麻，心慌，口干引饮，腹中如饥，食量比平时增加，小便量多色清，大便偏平。脉象弦大而数，舌光红有裂纹，面色萎黄不泽。

辨证、治法：以脾胃津液不足为本，故治以益胃生津法。

处方：石斛 12g　沙参 12g　花粉 12g　白芍 12g　山药 24g　黄芪皮 10g　冬术 10g　生苡仁 15g　赤小豆 30g

服药 3 剂后，浮肿渐退；6 剂后，舌红亦淡，布生薄苔。

【按语】本案浮肿九月有余，虚实夹杂，秦老从繁杂的症状中抓住主证，确立主要病机。他首先从脾虚不能化湿考虑；《内经》所谓“诸湿肿满，皆属于脾”。但是除了面色萎黄、手麻、心悸为脾虚生化不足的现象外，口渴能饮、腹饥食增、小便清长均不符合湿阻病机，相反在脉舌方面表现为脾胃津液极虚。为此，依据华岫云所说：“脾阳不足，胃有寒湿，一脏一腑皆宜于温燥升运者，自当恪遵东垣之法；若脾阳不亏，胃有燥火，则当遵叶氏养胃之法。”故本案断为比较特殊的脾胃阴虚为主之水肿病例。用益胃生津为主治之，也收到满意疗效。

（以上由杜怀棠等整理）

【编者评注】秦老先生是我国著名的中医学家，学识渊博，经验丰富。学习此案，可知中医辨证论治的优势。关于水肿的辨治，历来强调肺、脾、肾三脏的功能，在肺则责之通调水道失常，多用宣肺利水法；在脾则多责其运化水湿功能下降，多取健脾化湿法；在肾则多责其阳气不足不能蒸化水湿，多以温阳利水为主。秦老先生独具慧眼，据患者舌尖红、脉数、口干引饮等症，看出脾胃阴虚的病机，但脾胃阴虚如何与水肿病机相联系？分析上至为困难。秦老精通《内经》，对病机十九条“诸湿肿满，皆属于脾”的论点有深刻的理解，“皆属于脾”是指运化不力，但使脾运化强健，必须使脾阴充盈，脾阴不足，运化功能就会下降；脾运化功能下降，水津不能运行，一方面造成胃津不足，另一方面停于肌肤而发为水肿，故治以益胃生津为主。由于辨证精细准确，治法多变，药仅 3 剂，浮肿渐退，6 剂而愈，真所谓平淡中见神奇！充分体现了中医辨证论治的威力。若以本案方药统治一切水肿，可断定其难以收效；理论联系实际，具体病情具体分析，不同病机投以不同方药，则效必卓著。这就是本案所给予后学者的深刻启迪。

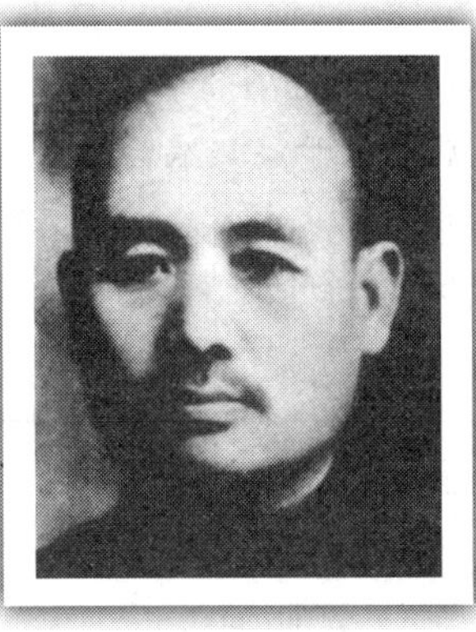

赵锡武医案

【生平传略】

赵锡武(1902—1980),原名赵钟录,河南省夏邑县人。中医教授。幼年家境贫寒,目睹社会黑暗,人民饥寒交迫,备受疾苦,遂立志于医学。15岁起自学中医,熟谙中医学理论,对仲景之学尤为精通。早年曾执教于华北国医学院,悬壶于北京一带。

新中国成立后,先在北京中医进修学校任教,1955年调至中医研究院工作,1956年加入中国共产党。曾任中医研究院西苑医院内科主任、中医研究院副院长、中华全国中医学会副会长等职。还被选为第三届全国人民代表大会代表、第三届全国政协委员、中国共产党第十一次代表大会代表。

在学术上,赵氏善于博采众长,勇于推陈致新,对胸痹、消渴、肾病、小儿中风等内儿科疾病的治疗,有独特专长。主要著作有《赵锡武治疗经验》,并在国内中医药期刊杂志上发表过论文多篇。

一、养阴清热、解毒通阳为主治愈心悸一例

牛某,7岁。

主诉及病史:1976年因上感发热住某院,继发心肌炎,出院后潮热、心悸、气短。

诊查:脉数细无力,偶有促象。

治法:当养阴清热,解毒通阳。

处方:沙参18g　麦冬12g　五味子9g　生地12g　蒲公英30g　银花15g　地丁9g　瓜蒌18g　薤白9g　半夏12g　甘草9g　生石膏15g　10剂

二诊:热退脉亦较缓,微肿。依原方意投生脉散、麻杏石甘汤,加板蓝根、蒲公英、银花、生地等继服10剂。

三诊:咳止,心悸,潮热,脉促无力。照初诊方去石膏,加黄连末0.9g,冲服。

四诊:脉缓已无间歇,仍潮热。照上方加增荆芥穗9g以增其散邪之力。

五诊:脉数无力。予越婢汤加银花、蒲公英、板蓝根、大枣5剂以清余邪。

六诊:仍微热,大便干,脉数。照原方意加紫雪丹1.5g,冲服。

七诊：微热已退，脉数无力，舌淡。投生脉散合当归补血汤，加清热解毒之品。

处方：五味子 9g　麦冬 15g　沙参 18g　生地 12g　炙草 9g　当归 6g　黄芪 9g　银花 15g　蒲公英 18g　地丁 9g　菖蒲 6g　5 剂

宗上法守方，连续服汤剂半年治愈。

【按语】本病多见于温热病后期或病重阶段，为毒邪侵心所为。治疗初期应祛邪解毒，清其血热，后期则该扶正以祛邪。本例属温病后期，余邪未尽，气阴已伤，故以养阴清热、解毒通阳为法，标本兼顾，待余热尽解，则投养血生津之剂以调养之。

二、真武合越婢汤加减治愈水气凌心两例

例一　董某，女，56 岁。

入院日期：1963 年 12 月 28 日。

主诉及病史：经常咳嗽气喘，已历 20 余年，屡治均未见效。最近 3 日，咳嗽气急，吐白色泡沫痰，卧床不起，不能平卧，夜间尤重，食欲减退，上腹胀满，口渴不欲饮。经西医检查诊断为高血压性心脏病，Ⅲ度心力衰竭、甲状腺腺瘤、双侧胸腔积液。应邀会诊。

诊查：患者咳促日久，形瘦神惫，不得卧，动则喘息更甚，咳声低弱，吐白色泡沫痰，夜间咳喘加重，心悸纳呆，心下痞满，食后尤甚，口渴不欲饮，小溲不利，夜寐不安。脉象细数无力，舌苔薄白、质淡。

辨证：肾者气之根，命门之所在，下元不固则气不摄纳，动则喘息更甚；肾阳虚衰，水无所主，水气上逆，上凌心肺，致使肺气失降，而症见喘咳心悸，不得平卧；溲少肢肿说明心阳亦衰。正如《素问·逆调论》所云："不得卧，卧则喘者，是水气之客也。"

治法：根据阳虚水逆，上凌心肺，心阳不振，肾不纳气，肺气不宣，法当温阳行水，养心宣肺，宜壮元阳，消阴翳，逐留垢，降水逆，以求心阳得振，肾气得纳，肺气得宣。先用真武汤、生脉散、越婢加术汤化裁治之。

处方：黑附片 9g　杭芍 12g　生姜 9g　大枣(擘)5 枚　党参 18g　麦冬 12g　五味子 6g　鲜白茅根 60g　生石膏 15g　麻黄 4.5g　甘草 9g　云苓 15g　白术 9g

二诊：配合吸氧，上方药服 2 剂后，喘咳气短悉减，睡眠好转，夜间阵发性呼吸困难减轻，但仍胸胁满闷，血压 170/120mmHg。遂于前方加入活血理气及镇摄之品（苏木 12g，枳壳 6g，龙牡各 15g）。

三诊：入院后第 19 天已不喘，活动如常，心率减为 90 次/分，一般情况较好；仍有胃脘作胀，头痛，心下痞硬，血压 180/130mmHg。故改用通阳宣痹，利湿化痰之品。

处方：全瓜蒌 30g　薤白 12g　半夏 12g　云苓 12g　陈皮 9g　枳实 6g　竹茹 12g　丹参 12g　杜仲 12g　桑寄生 30g　牛膝 12g

四诊：前方药服 2 剂后，患者感冒，头痛项强，胁下苦满，改用和解之剂。

处方：桑寄生 30g　钩藤 12g　白薇 12g　菊花 12g　柴胡 12g　葛根 18g　半夏 9g　枳壳 6g　杭芍 9g　甘草 6g

五诊：服前方 2 剂后，表证已解，亦无心悸气短、胸痞等症，已能起床活动，欲思饮食。胸部 X 线摄片：心影较前缩小，肺淤血征减轻，胸腔积液消失。肝由肋下 5cm 缩小为 2cm，心率 75 次/分，律齐，说明心衰已控制。故出院返家疗养。

例二　邓某，女，48 岁。

入院日期:1963年6月15日。

主诉及病史:浮肿已半年,1周来加重而入院。患者于1961年元月感冒后,开始咳嗽气短,下肢浮肿,经治疗后好转,但常心悸。2个月前症状又加重,动则心悸气短,下肢逐渐浮肿,心下痞满,咳嗽吐白痰,尿少。经西医检查,诊断为慢性气管炎、阻塞性肺气肿、慢性肺源性心脏病,心力衰竭Ⅲ度。

辨证:心肾阳虚,痰湿阻遏,肺气壅塞。

治法:宜温阳宣肺,豁痰利湿,真武汤加开鬼门法治之。

处方:附子6g　杭芍9g　白术9g　云苓12g　甘草9g　麻黄3g　生石膏12g　生姜9g　杏仁9g　白茅根30g　车前子(包)15g　大枣(擘)5枚

上方药服3剂后,尿量显著增加,每日达1500～1900ml,下肢浮肿明显减退。用药至第5剂后肿退,仅小腿略肿,咳嗽减轻,故上方加入宽胸理气之品,厚朴6g,陈皮6g。服药至第6剂后,浮肿消失,心率减慢,两肺底可闻及湿性啰音;考虑还有胸闷咳嗽气短等症,上方去白茅根、厚朴、车前子,加入止咳降气之苏子9g。再服药5剂后咳嗽已止,仅微有气喘,心下稍有痞满,又以厚朴麻黄汤清肺泻热,豁痰平喘之剂。服药1周后,诸症均除,心率83次/分,食纳正常,二便自调,故出院返家。

【按语】此二例西医诊断为充血性心力衰竭,中医认为是水气凌心,二例的病机与症状虽不相同,但治疗时均采用温阳利水合开鬼门(即宣肺透邪)之法,以真武汤合越婢汤加减奏效。不同的是,前者为心阳衰弱,阳虚水逆,上凌心肺,肺气不宣之证,故于方中加生脉散以养心扶正;而后者为心肾阳虚,痰湿阻遏,肺气壅塞之候,故方中加杏仁、车前子以增化痰利湿之力。临床参考,当细分辨。

三、滋阴清热、益气生津法治愈消渴一例

张某,男,49岁。

主诉及病史:1971年发现糖尿病,查尿糖(++++),血糖232mg%,有多食多尿、口干口渴等症状。

诊查:诊其脉数,苔薄白。

辨证、治法:证属消渴,治用滋阴清热,益气生津。

处方:生石膏18g　熟地45g　当归15g　菟丝子30g　党参30g　元参12g　枸杞子15g　二冬各9g　川连6g　乌梅12g　泽泻12g　花粉12g　红人参9g

共服药30余剂,上述症状消失,血糖下降为156mg%。连用药4个月无任何自觉症状,再查尿糖(±),血糖下降为136mg%。为巩固疗效制成片剂继服。

【按语】消渴一病,多为酷嗜炙煿,胃热灼脾,迫使脾阴输泄无度或纵欲损泄肾阴,阴虚火炽,胃热消谷而成。初期治疗当以养阴泻火为主,肺胃兼治;中期当以养阴益气为主,顾及脾胃;后期则应阴阳双调。本案为阴虚火旺、气阴两亏之证,故采用滋阴清热、益气生津之法,方中以石膏、川连清胃中之热,熟地、当归、菟丝子、枸杞子、二冬、乌梅以滋阴生津,党参益气,红人参益气生津,诸药相合而共奏效。

四、麻杏石甘汤加味治愈小儿风温两例

例一　李某,1岁半。

主诉及病史：咳嗽，痰盛，发烧1周，因气喘鼻煽1天入院。

诊查：体温39℃，呼吸60次/分，精神差，无汗，苔薄白，脉浮数，两肺听诊广泛中细水泡音，心率160次/分。胸透：右肺下野炎性病变。西医诊断为肺炎。

辨证：风温犯肺。

治法：宜清热解毒，辛凉透表。方用麻杏石甘汤加味。

处方：麻黄3g 杏仁9g 甘草6g 生石膏12g 银花6g 连翘9g 桔梗6g 芥穗12g 鲜芦根30g

二诊：服药1剂后，身热退（体温36.7℃），精神好转，咳喘减轻，痰减少，食欲不振。舌苔黄白垢腻。表邪已解，余热未尽。前方去芥穗，加枳壳12g。

三诊：服药2剂后，体温正常，咳喘继减，食欲渐增。舌净，脉缓。宜辛凉轻剂，以善其后，用桑菊饮加减。第6天痊愈出院。

例二 王某，男孩，7个月。

入院日期：1960年1月8日。

主诉及病史：因咳嗽，发烧4天，体温最高达39.5℃，伴有喘憋，时作呕而入院。

诊查：体温39.5℃，呼吸52次/分，面赤，时烦躁，嗜睡，点头呼吸，三凹征明显，口围青，舌根部有少许白苔，脉浮数，心率132次/分。胸透：右胸内带片状阴影，左侧心缘旁有片状阴影存在。西医诊断为肺炎。

辨证、治法：表里皆热。治宜清热解毒，辛凉透表。方用麻杏石甘汤加味。

处方：麻黄3g 杏仁9g 生石膏15g 甘草6g 丹皮6g 竹茹12g 鲜芦根30g 花粉9g 黄连3g

二诊：服药1剂后，仍身热，咳嗽、气喘、嗜睡有好转，呕渐减，惟大便干。舌赤苔黄，脉稍浮数。前方去花粉、黄连，加瓜蒌仁9g，紫雪丹1.2g（分2次冲服）。

三诊：服药2剂后，精神好转，大便已解，仍气促有痰，发热。舌质红无苔，脉仍稍弦数。前方去紫雪丹、瓜蒌仁，加浙贝6g，橘红6g。

四诊：入院5～6天身热退，稍有喘，气粗有痰。苔薄白，脉缓。证属表邪渐解，余热未消，宜清热豁痰。

处方：鲜芦根30g 桃杏仁各9g 冬瓜仁9g 苡仁9g 甘草6g 桔梗9g 杷叶6g 川贝6g 橘红6g

7天后舌净脉缓，精神食欲转佳，两肺已无啰音，惟稍有微咳，拟桑菊饮加减2剂，出院带回随服。

【按语】此两例小儿肺炎，均属中医温病范畴。温热毒邪，传变最速，且易伤阴，故治疗应辛凉泄热、甘寒凉营、芳化解毒综合应用，方可适应小儿特点。两例虽都以清热解毒、辛凉透表为法，用麻杏石甘汤加味治之，但前者属风温犯肺，邪尚在表，故加用银花、连翘、桔梗、芥穗辛凉宣泄、清热透表之品；而后者则属表里俱热，因而加用黄连、丹皮以清泄里热、凉血解毒，不失为辨证而施治。前例余热清而湿浊生，故加枳壳以理中气除湿浊；后例余热清而痰热重，故用清热豁痰之品。最后，两例均以桑菊饮辛凉宣肺以止咳而获痊愈。

五、先芳香化浊、后清热解毒法治愈小儿中风一例

曹某，男，6岁。

初诊:1958年7月14日。

主诉及病史:发烧已3天,伴喷射性呕吐,嗜睡,精神欠佳而入院。入院后腰穿(一),诊断:发烧待查。7月15日发现麻痹,吞咽困难,口吐涎沫,便秘,身热(38℃),嗜睡,气短,作呕。查体:左目闭不严,左鼻唇沟浅,言语不利,颈强,膝反射(一),脑脊液细胞4个,蛋白(一)。血常规:红细胞400万,血红蛋白12.2g,白细胞6650/mm^3,分类中性58%,淋巴40%,嗜酸2%。当日会诊。

诊查:症同上述,查其舌苔白厚。

辨证:属小儿温病中风。

治法:治用清热止呕,芳香化浊之剂。

处方:鲜藿香12g　薄荷9g　佩兰12g　厚朴9g　生石膏18g　陈皮12g　竹茹15g　川连4.5g　蚕沙12g　姜半夏12g　滑石12g　甘草9g　至宝丹1粒(因至宝丹不易灌服,改用藕粉冲汁稀释为混悬液而服用)

二诊:7月16日。改用加味葛根芩连汤3剂。

三诊:7月17日。神清,痰涎壅盛。继用前方药6剂,痰涎减少,便干,吞咽困难,口有恶臭。当宜清胃,方用加味葛根芩连汤加藿香9g,陈皮12g,法夏12g,桔梗12g,钩藤12g。

四诊:7月28日。精神转佳,前方加菖蒲9g,射干4.5g,六神丸12粒分3次融化。7月30日下午始能吞咽,大便正常。

【按语】小儿温病中风是高热后出现的病证。在急性期多用清热透表、芳香逐秽、宣痹通络之法。本例症见发热、麻痹且伴有嗜睡、苔白厚,为湿热秽浊内蕴之象,故先投芳化之剂,待湿除则改用加味葛根芩连汤加减以清热解毒、驱风宣痹,取治痿独取阳明之意而收效。

附:加味葛根芩连汤方

组成:生石膏18g　葛根12g　甘草9g　银花12g　杭芍12g　川连4.5g　黄芩9g　全蝎3g　蜈蚣3g

先煎石膏15分钟,再入其余药煎至120～150ml,分三次温服。

六、辨证治愈百合病三例

例一　李某,女。

诊查:来诊时步履艰难,需他人背负,自述胸痛、胸闷、心悸、气短、头晕。

治法:按胸痹治之。投以瓜蒌薤白半夏汤之类,久治不效。细审之,该患者每于发病时除上述症外,尚喜悲、欲哭、嗳气、善太息,便于前方中合以百合、地黄、旋覆花、代赭石之类治之,药后其症渐消。

例二　孙某,男。

主诉及病史:述畏冷,虽三伏而非皮衣不暖,胸闷、脘痛、腹胀。

诊查:来诊时值秋季,病人头戴皮帽,身着皮袄棉裤棉鞋。"三九"之装已俱全,屡治无效。

治法:投以百合知母汤加味治之。

处方:紫苏叶12g　半夏12g　厚朴9g　生姜9g　旋覆花12g　赭石15g　陈皮9g　百合30g　知母12g　生地12g

服药1个月后来诊时,冬装已换成适时之秋装,自述已不畏冷,他症已除;唯每于因事急躁时,自胸膈发热上冲,口苦,用以上方合小陷胸汤。

处方：旋覆花 12g　赭石 18g　滑石 12g　苏叶 12g　知母 12g　百合 30g　厚朴 9g　半夏 12g　生甘草 9g　川连 6g　蚕沙 15g　瓜蒌 30g

药后病情已愈未再复诊。

例三　赵某，女。

主诉及病史：哭笑无常，汗出心悸。西医诊断为神经官能症。

治法：投以甘麦大枣汤加味治之。

处方：五味子 12g　沙参 30g　麦冬 12g　炙甘草 9g　小麦 30g　大枣 10 枚　知母 12g　百合 30g　云苓 15g

服上方药 16 剂，上症大减，但手足发烧，汗出，上方加滋阴退虚热之品。

处方：生甘草 9g　丹皮 12g　沙参 30g　地骨皮 12g　小麦 30g　大枣 10 枚　知母 12g　百合 30g　生地 12g

连服上方药 8 剂，手足烧止，但尿黄而有热感，仍以上方加减善后。

处方：五味子 9g　麦冬 12g　沙参 30g　知母 12g　百合 30g　生地 12g　生甘草 9g　小麦 30g　大枣 10 枚　滑石 12g

上方药服 8 剂病情告愈。

【按语】《金匮要略》在论证本病时指出："百合病者，百脉一宗，悉致其病也。意欲食复不能食，常默然，欲卧不能卧，欲行不能行，饮食或有美时，或有不闻食臭时，如寒无寒，如热无热，口苦小便赤，诸药不能治，得药则剧吐利，如有神灵者，身形如和，其脉微数……"其病机多属情志不遂、精神刺激或病后余邪留于经脉，致经脉枯涩而成。治疗法则虚应补，实当泻，但切不可犯虚虚实实之戒。例一病重在心胸，故以瓜蒌薤白半夏汤合百合知母汤而收效；例二感觉异常，寒热不别，阴阳颠倒，治疗则以半夏厚朴汤与百合知母汤、小陷胸汤并用而病除；例三病在心肝两经，证乃"脏躁"，用滋阴养血润燥之剂，甘麦大枣汤合百合知母汤而获愈。症虽有异，但病属一种，故配以百合知母汤，疗效显著。

七、地黄饮子治愈中风后遗症一例

孙某，男，64 岁。

初诊：1975 年 8 月 27 日。

主诉及病史：中风后右上下肢不灵，步履蹒跚，腿沉重，头眩而痛，语言不清，呛食。

诊查：脉弦两尺无力。

辨证：病在肝肾。

处方：生熟地各 12g　丹皮 12g　山药 12g　山萸肉 12g　茯苓 12g　泽泻 12g　肉苁蓉 18g　巴戟天 15g　杜仲 12g　黄芪 30g　当归 12g　天麻 12g

二诊：9 月 24 日。连服药数剂，呛食已愈，余症同前。依上方加葛根 18g，穞豆衣 18g，泽泻增为 30g。

三诊：10 月 11 日。上方药服 10 剂后，语言有进步，头痛肢痛，余同前。投地黄饮子加减。

处方：熟地 24g　石斛 12g　山萸肉 12g　肉苁蓉 18g　麦冬 15g　茯苓 12g　菖蒲 9g　五味子 9g　巴戟天 15g　天麻 12g　杜仲 12g　黄芪 30g　泽泻 30g　穞豆衣 18g

每周数剂连服。

四诊：1976 年 1 月 2 日。语言见好，头仍痛，腿重不灵。照上方去泽泻、穞豆衣，加桂枝 9g。

五诊:2 月 10 日。上方药服 10 剂,语言清楚但语音低,腿无力。脉弦有力尺弱。仍以地黄饮子方加杜仲 12g,天麻 12g,鸡血藤 30g,其中肉桂、附子各 6g,煎服。

六诊:4 月 27 日。诸症大减。仍脉弦尺弱,两腿乏力,乃肾虚、血不养筋。照上方加淫羊藿 30g,冬虫草 9g。煎服 10 剂,继以蜜丸久服。

1 年后随访,病已愈,步履正常,已无头眩腿重,纳正常;语言清,但答话迟慢,反应略迟。

【按语】中风后遗之症既有痰、火之标实,又见肢废、语謇、麻木之虚象。本案运用地黄饮子,取其调补之功,以上病治下。通过调整气机而改善脏腑功能,达到充脑髓、强筋骨、长肌肉之补的目的。故本方不失为一治中风后出现舌謇、音喑、肢废、饮食作呛的良方。

八、温阳填精益气法治愈不育证一例

孙某,男。

主诉及病史:结婚 4 年无嗣。精子 1600 万～2100 万左右,活动度 30%～50%,用过甲基睾丸素无效。

诊查:症见头晕疲乏,腰痛怕冷,阳痿、早泄。脉象沉细,两尺无力,苔薄。

辨证:乃肾阳不足,精关失固。

治法:拟温阳填精益气之法。

处方:附子 12g　白术 18g　肉桂 6g　生龙牡各 18g　韭菜子 15g　当归 12g　肉苁蓉 18g　枸杞子 9g　巴戟天 12g　党参 30g　淫羊藿 18g　冬虫夏草 6g

服上方药 30 剂后,阳痿、早泄已愈,腰痛头晕悉减,余症已消。精子检查 10880 万,活动度 80%,其妻生育一胎。

【按语】男子不育证病虽在肾,但与脾、肝、心等脏也有关,且重在肾与脾。治疗主要以肾脾双补、温阳添精。方中以附子、肉桂温肾阳,白术健脾,生龙牡育阴潜阳,配以肉苁蓉、巴戟天、淫羊藿、冬虫夏草、党参、当归、韭菜子以填精补髓、益气养血。

九、越婢合真武汤加减治愈肺胀一例

邓某,女,48 岁。

初诊:1963 年 6 月 15 日。

主诉及病史:因浮肿气短半年,1 周来加重而入院。病者于 1961 年 1 月感冒后,开始咳嗽气短,下肢浮肿,经治疗好转,但常感心悸。近月来病情加重,动则心悸气短,下肢逐渐浮肿,心下痞满,咳吐白痰,尿少,既往有八年慢性咳嗽史。

诊查:脉弦细数,苔白。半卧位,呼吸较促,颜面微肿,唇色紫绀,颈静脉怒张,左心界稍扩大,两肺满布细湿啰音,二尖瓣可闻及Ⅱ级吹风样收缩期杂音,肝右肋下可触及两指,剑下四指,中等硬度,腹部移动性浊音阳性,下肢高度浮肿。X 线胸部摄片:右心室段显示延长膨隆、两肺广泛性索状及斑片状模糊阴影,心电图为肺型 P 波。

辨证:心肾阳虚,水饮内停,痰湿阻遏,肺气壅塞。

治法:治宜清宣肺金,降气化痰,温阳利湿之法,方用越婢合真武汤加减。

处方:生石膏 12g　麻黄 3g　甘草 9g　云苓 12g　白术 9g　杭芍 9g　附子 6g　生姜

9g　大枣(擘)5 枚　车前子 15g　白茅根 30g　杏仁 9g

二诊:上方药服 3 剂后,尿量增加每日达 1500～1900ml,下肢浮肿明显减退;服 5 剂后,浮肿不显,肝大回缩,咳嗽减轻;于上方加入厚朴 6g,陈皮 6g。

三诊:药后气喘亦减,仅有胸闷,故上方去白茅根、车前子、厚朴,加苏子 9g。

四诊:服药 5 剂后,症状减轻,但咳嗽未愈,乃肺气不宣所致,故改投宽胸理气清肺之法,方用厚朴麻黄汤加减。

处方:厚朴 6g　麻黄 3g　半夏 9g　杏仁 9g　甘草 9g　沙参 18g　小麦 30g　茯苓 9g　细辛 3g　五味子 6g　生姜 4.5g

五诊:服上方药后症状大减,两肺底有少许湿啰音,病情稳定。

【按语】西医的"慢性肺源性心脏病",属中医的"肺胀"、"痰饮"、"咳喘"、"水气"等范围。其病机多属心肾阳虚为本,痰饮停蓄、肺气壅塞是标。治疗原则应标本兼顾。本案证属心肾阳虚,水饮内停,痰湿阻遏,肺气壅塞,故从肺肾并治,宣肺化痰、温阳化湿为法,以越婢汤宣肺降气以化痰浊,真武汤温通肾阳以利水湿,从而使咳喘减,浮肿消,最后投以宽胸理气清肺之法而收功。

(以上由门人整理)

【编者评注】赵老先生是我国著名的中医专家之一,对胸痹、消渴、水肿、小儿中风等病的治疗,有独特的专长。本例患者水饮内停,痰湿阻遏,赵老抓住这主要病机,取宣肺化痰、温阳化湿为法,方选越婢合真武汤,从肺肾并治,既清肺金之热,又温心肾之阳,药选生石膏与附子配伍,寒热并用,标本兼顾,恰合本例本虚标实之病机,再以麻黄平喘而利水。真可谓考虑全面,突出重点。后之治肺胀者,当从此案悟出如何标本兼顾、清温并举之理。

章次公医案

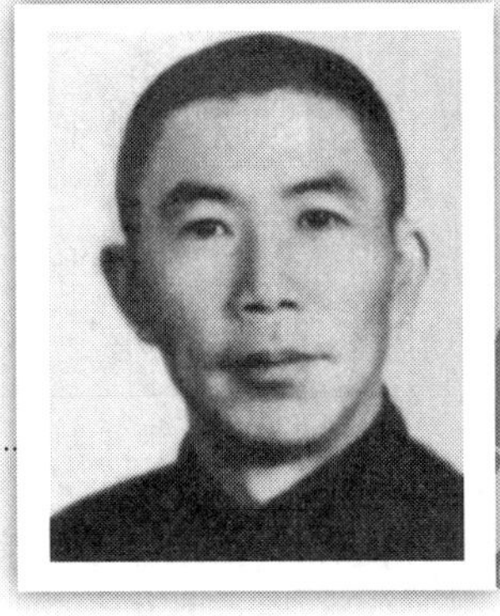

【生平传略】

章次公(1903～1959),江苏省镇江市人。著名中医专家。16岁时就读于上海中医专门学校,既亲炙名医丁甘仁先生之门,后又师事名师曹颖甫先生攻经方。平时悉心研究医药经典,博览历代群贤著述,并留心搜集有效单方、验方,所以辨证立方既中法度,又具巧思。20世纪20年代末,章氏任教于上海中医专门学校、上海中医学院及新中国医学院。嗣后,又与陆渊雷、徐衡之先生等创办上海国医学院。对培育中医人才,作出过许多贡献。新中国成立后,章氏先在上海市参加公费医疗第五门诊部特约门诊,1955年后又任中央卫生部顾问兼北京医院中医部主任。临床对重病危候,辄用大方峻剂,常能起沉疴于旦夕;对疑难杂症的处理,往往能出奇制胜而获良效。

主要著作有《药物学》4卷,《诊余抄》一集及医学论著数十篇。

一、泻肺消痰为主治愈风温一例

周某,男。

诊查:体温39.5℃,谵语见于病起之第3日,在肠伤寒殊为少见。呼吸紧张,时有痰凝于喉间,咯吐不爽。

辨证:此温邪首先犯肺之候。

处方:桑白皮9g　地骨皮9g　连翘12g　知母9g　杏苡仁各9g　葶苈子9g　地龙9g　远志肉4.5g　瓜蒌仁9g(玄明粉9g同捣)　生甘草2.4g

二诊:气略平,入夜两颧发赤。如见神蒙,便是逆传心包之候。

处方:生麻黄2.4g　生石膏30g　光杏仁9g　粉甘草3g　淡黄芩9g　地龙9g　桑白皮9g　远志肉4.5g　陈胆星2.4g　石菖蒲9g

【按语】热邪迫肺,灼液为痰,肺气阻痹而咳喘,乃为风温必有之症。首诊用桑皮、地骨皮、连翘、知母、地龙以泻肺经之热,葶苈、杏仁、苡仁、瓜蒌以消痰利肺;远志祛痰宁神;玄明粉与瓜蒌同捣,既可清化热痰,又兼通里荡邪。二诊用麻杏石甘加黄芩、桑皮、地龙开闭泄热,陈胆星、菖蒲、远志以祛痰宁心。痰热廓清,则可免逆传心包之险。

二、扶正养阴、振奋阳气法治愈湿温一例

仲某，男。

辨证：病伤寒十二日，其热在弛张不定中。热之退，不足喜；热之高，不足虑。所虑在神志迷蒙，脉来糊数。

治法：扶正实为当务之急，医者当权衡其轻重缓急，不可墨守成规。

处方：生黄芪 9g　潞党参 9g　小生地 18g　麦冬 9g　连翘 12g　石斛 9g　陈胆星 2.4g　粉草 3g　鲜石菖蒲 9g

二诊：病十三日，已入严重阶段，入夜神识昏糊，谵语不休，热型升降无定。升者邪盛正虚之势，降者正复邪减之候。在此惊涛骇浪之中，只有扶持正气，最关紧要。

处方：大生地 24g　带心麦冬 9g　带心连翘 15g　玄参 9g　北沙参 9g　知母 9g　鲜石斛 9g　碧玉散 12g　黄芪 9g　广郁金 3g　鲜石菖蒲 9g　生苡米 30g

三诊：伤寒两候，正在严重时期。虽夜间神昏、谵语，幸无重大变化。能再坚持一候，则化险为夷或有希望。今其热不退，津液、体力俱已亏耗，故扶正养阴，两属重要。

处方：大生地 24g　连心麦冬 12g　带心连翘 12g　北沙参 9g　鲜石斛 9g　知母 12g　鲜石菖蒲 9g　青蒿 9g　生苡仁 30g

四诊：伤寒半月，病在进行中。所幸体力、津液由于将护得当，加之药物补益，形势尚见良好。可见扶正实为治伤寒之要法。

处方：生黄芪 24g　党参 9g　大生地 15g　知母 12g　连翘 12g　石斛 9g　生米仁 18g　远志肉 4.5g　五味子 4.5g　鲜石菖蒲 9g

五诊：病已十六日，迭进培元扶正之剂，病势渐向光明之途迈进。多言与不静皆能引起气急，培元扶正乃不移之法。嘱多静卧。

处方：党参 24g　麦冬 12g　五味子 4.5g　浮小麦 9g　炮附片 4.5g(先煎)　大生地 24g　山萸肉 9g　浙贝 9g　生米仁 30g

六诊：伤寒在此期间最为吃紧关头，扶正之外，滋养饮料尤不可少。若数日内能安然度过，则大海航舟，岸影近矣。

处方：高丽参须 4.5g　炮附片 4.5g(先煎)　党参 12g　麦冬 9g　炙鳖甲 30g(先煎)　细生地 18g　象贝 12g　生米仁 24g

七诊：伤寒十九日，其热仍在高峰，病者自觉胸次烦热，口渴引饮，此壮热内炽；在扶正药中，当复入清润之属。

处方，高丽参须 6g　鲜石斛 9g　炙鳖甲 24g　鲜荷梗 1 尺

炮附片 4.5g(先煎)　鲜生地 30g　大贝母 9g　连翘 9g　广郁金 2.4g　鲜石菖蒲 9g　生米仁 18g

八诊：病势稳定，危险期大致度过。舌边尖红，数日内不可大意。

处方：高丽参须 6g　鲜生地 30g　石斛 9g　连翘 12g　炮附块 6g　麦冬 9g　黑大豆 15g　大贝母 9g　鲜荷梗 1 尺

九诊：病势渐趋坦途，津液将复，舌润，新苔已布，可以无虑。

处方：银柴胡 4.5g　青蒿 9g　细生地 24g　炙鳖甲 30g(先煎)　浙贝 9g　生米仁 30g　黑大豆 15g　鲜荷叶 1 角　谷麦芽各 9g　高丽参须 6g

【按语】此虚人而病湿温者，湿热日久，化燥化火而气阴不足，脉来糊数，神识昏蒙，故治疗颇难。毅然主以扶正养阴，俾正气得复，始可与病邪抗争。尤其是五诊以后，屡用附子振奋阳气，与大队养阴药同用，取阳生阴长之意，而无灼阴伤津之弊。

三、甘寒养阴、润燥宁咳法治愈咳血一例

朱某，男。

主诉及病史：三年前曾经大量咯血。

诊查：今脉细数，形质消瘦，盗汗，潮热，痰中带血，病势在进展中。

治法：首当注意静养，药饵倒为其次。

处方：阿胶珠 12g　五味子 5g　炙紫菀 9g　熟地 18g　浮小麦 30g　麦冬 9g　百部 9g　海蛤壳 18g　核桃肉 9g　北沙参 9g　白芍 9g　龟板 12g　生侧柏叶 12g　当归 9g　砂仁 3g(后下)

另：琼玉膏 180g　两仪膏 180g　川贝母末 24g(和入膏中)，早晚各服一食匙。

【按语】消瘦、盗汗、潮热、痰中带血、脉细数，为肺痨而肾阴亏损、虚火亢炎之证。对其治疗，不宜苦寒直折，只宜甘寒养阴。古人谓："滋阴即所以降火"，殆即指此。所以方用两仪膏(生地、熟地)、阿胶、麦冬、龟板以滋补肾阴。盖肾水充足则肺得其润，心肝之火亦潜。并用归、芍养血调营；浮麦、五味养心敛汗；沙参、琼玉膏、百部、紫菀、川贝润燥宁嗽。用少许砂仁以行补药之滞。医嘱首当注意静养，实是治疗虚劳失血的一大原则。

四、温阳健脾化痰法治胸痹一例

陈某，女。

主诉及病史：胸闷不舒，饮食后干呕哕不得通彻，将及一年。其下肢之肿，亦历久不消。

辨证：胃之不健，实基于心力之微弱。此用健胃药无效。

处方：炮附块 15g　上官桂 1.2g　生白术 9g　云苓 12g　怀山药 9g　破故纸 9g　肉蔻 6g　姜半夏 9g　五味子 4.5g　炙草 2.4g

【按语】胸闷为冠状动脉硬化性心脏病之常见症状。中医认为，此病多由气滞血瘀、痰浊内阻或胸阳痹阻、经脉不通而致。本例为心气不足而致心阳虚且饮邪踞胸、阻遏胸阳，以致气不宣畅之证，故以附子、官桂、补骨脂等温阳，茯苓、白术、姜夏、山药以健脾化痰。

冠心病之胸脘窒闷，或伴见干呕不舒，常与胃病混淆，但用健胃剂不能缓其苦。鉴别点在于："就寝胸脘窒闷，必欲起立乃舒"，且有"下肢浮肿"，以供临床参考。

五、疏肝理气、散结降逆法治愈哕极昏厥一例

陈某，女。

辨证：时欲哕，哕极则厥，此非寻常胃病。

治法：民间单方当其厥时有用阿魏吞服之法，此法意在排泄气体；气体之来源实在神经系，故古籍有肝气之称。《金匮》之奔豚，其气上冲，亦此类也。

处方：炙乳没各 4.5g　蓬莪术 9g　五灵脂 12g　天台乌 6g　海南藤 9g　阿魏 9g　沉

香曲 12g　生枳实 9g　薤白头 9g　莱菔子 9g　娑罗子 9g　佛手 9g

共研细末，每吞 1g，一日 3 次。

二诊：药后从未发厥，排泄气体、镇静神经之效也。凡镇静剂多能引起便秘，肠蠕动受其抑制也。

处方：阿魏 9g　香甘松 9g　全当归 15g　台乌药 6g　延胡索 9g　大川芎 9g　海南片 9g　生枳实 9g　黑丑 9g　五灵脂 12g　广木香 3g　莱菔子 12g

上药共研细末，每吞 3g 许。

【按语】先生认为此哕极昏厥之症，与“奔豚”为一类，均属神经官能症，中医辨证为肝郁不疏、气上冲逆，以致时而欲哕，哕极则厥。郁者疏之，结者散之。因此用疏肝理气、散结降逆之品，果获显著效果。先生重视民间单方，于此吸取了阿魏治厥的经验。考阿魏一药，具有消积、截疟、治痢等多种功能。《唐本草》说它能“破癥法，下恶气”与此证用之下气降逆颇相符合。

六、清热利湿退黄法治愈黄疸一例

金某，男。

主诉及病史：病已五天，曾经战栗，而后发热。

诊查：察其两目有充血状，小溲短赤。

治法：目赤者当下之，溲赤者当利之，予导赤散加味。

处方：小生地 15g　细木通 4.5g　生草梢 4.5g　绵茵陈 15g　车前子 18g　草决明 12g　茺蔚子 12g　嫩白薇 12g　望江南 9g　郁李仁 9g　淡竹叶 30 片

二诊：药后热即退清，全身乏力，头目眩晕，两目充血，小溲短赤而痛。平素嗜酒，体质丰腴，湿热之蕴结久矣。

处方：生苍术 9g　川黄柏 9g　怀牛膝 9g　绵茵陈 15g　山栀皮 9g　细生地 15g　冬青子 9g　旱莲草 9g　生草梢 4.5g

三诊：黄疸症状具备，其主症有五：①两目发黄，小溲短赤；②肝区触痛；③高热，脉数；④呕哕频仍；⑤夜寐烦躁，不可名状。

处方：绵茵陈 15g　黑山栀 9g　净连翘 9g　活芦根 1 尺　鲜生地 90g(捣汁冲)　嫩白薇 9g　竹茹叶各 9g　冬葵子 9g　福泽泻 9g　石韦 9g

四诊：越宿热退神清，病势之变化，与昨判若霄壤；两目仍黄，小溲短赤。凉血淡渗之剂续进。

原方加猪苓 9g，冬瓜子皮各 15g。

五诊：心烦、呕吐、高热、脉数俱不再见，目之黄、溲之赤亦减。

处方：绵茵陈 15g　草决明 9g　茺蔚子 9g　广郁金 4.5g　冬葵子 9g　泽泻 9g　赤猪苓各 9g　车前子 18g

【按语】此病初起曾经战栗，说明有表证，表解而后身热目赤、小便短赤，为湿热之邪未得透泄。治用导赤散加茵陈、白薇、苡仁清热利尿；草决明、茺蔚子既能清肝热，又能配合郁李仁通大便。二诊两目充血，溲赤而痛，为湿热蕴结之症。治疗主要用三妙丸合栀子柏皮汤加茵陈，清热泻火利湿。方中用滋液凉血的二至、生地于利湿药中，其意在于：一以救热邪灼伤之阴；二可免燥湿坚利太过而耗伤阴液。三诊出现黄疸、高热、烦躁、呕哕诸症，为湿热化火而邪炽阴伤。急用茵陈、栀子、连翘清热利湿退黄；辅以冬葵子、泽泻、石韦清热利尿，引导湿热从小便而出；更用大剂量生地配白薇滋液益阴，凉血清热祛邪。四诊热退，续用凉血之药，退热利湿，两相兼顾。五诊诸症悉减，续用凉肝解郁之品利尿渗湿，以清余邪而巩固疗效。

七、补气升陷、疏肝理气止痛法治愈寒疝一例

潘某，男。

辨证：此古人所称之疝气痛，牵及睾丸故也。致此之由，仍在痢后。

治法：古人以痢后健脾。健脾者，恢复肠之蠕动能力，使痉挛者恢复弛缓；而有气体蓄积者，则排泄之。

处方：炮附块 4.5g　补骨脂 9g　制香附 9g　杭白芍 12g　鸡内金 12g　全当归 12g　生白术 9g　晚蚕沙 15g(包)　炮姜炭 6g　粉甘草 6g

二诊：其便已通畅，而腹之瘕块牵引睾丸掣痛者如故；自觉两睾皆痛而坠，则不同于偏疝。仍守和营行气、健脾升提之法。

处方：全当归 12g　绿升麻 4.5g　小茴香 9g　淡吴萸 2.5g　橘核皮各 6g　潞党参 9g　台乌药 9g　荔枝核 12g　焦白术 9g　川楝子 9g　延胡索 9g

【按语】张子和有“诸疝皆归肝经”之说，因为按照经络学说，肝经络于阴器，上行少腹，所以阴寒内盛致腹痛牵及睾丸，便责之于肝经为病。本案为寒疝，初诊用附子、炮姜、蚕沙、补骨脂温经燥湿散寒；香附辛香理气；归、芍和营止痛。得之痢后，则脾失健运可知，故复用白术、鸡内金以健脾。二诊其痛如故，考虑久病气虚下陷、肝失疏泄，乃以参、术、升、柴以补气升陷；木香、吴萸、荔橘核等疏肝理气止痛，是虚实兼顾之法。先生所谓“健脾者，恢复肠之蠕动能力，使痉挛者恢复弛缓，而有气体蓄积者则排泄之”，殆即指健脾、理气、缓痛之治。

八、益气养血、通瘀行经为主治愈月经不调一例

刘某，女。

主诉及病史：连续 3 次流产。此番经停四旬余，带下频，孕之与否，不能肯定。但头晕目眩，不能支持，四肢麻，胸次窒闷不得息。经西医诊断为“心脏病”。

辨证：以其脉之表现，诊为心脏病确实不误。心脏病者如怀孕，确有危险。

处方：当归 9g　制香附 9g　怀牛膝 12g　紫丹参 9g　粉甘草 4.5g　川芎 9g　吴茱萸 4.5g　赤白芍各 9g　藏红花 6g

二诊：四药而经见，但头目为之眩晕。心脏病者原忌猛攻，不攻之又难达通经之目的。

处方：当归 9g　怀牛膝 15g　萸肉 9g　肉桂 0.9g　制首乌 12g　党参 12g　杜仲 9g　泽兰 9g　桃仁 15g　藏红花 9g　炙甘草 3g

三诊：经虽见，其色为桃红而质粘，但淋沥不得充分排泄。以其两脉之不鼓指，虽见腹胀，仍忌猛攻。

处方：当归 15g　黑丑 6g　山萸肉 9g　熟地 15g　炮附块 6g　炙甘草 4.5g　香附 9g　三棱 9g　巴戟 9g　川芎 9g　炮姜炭 4.5g

【按语】本系体弱，又患心脏病，月经闭止，不攻则经不行，攻之虚损正气，是谓两难。一诊予活血通经方，服后经行不畅；二诊在益气养血药中加桃、红、泽兰以通瘀行经；三诊在补益强壮剂中辅以黑丑、三棱以消瘀活血。均为攻补兼施之计。

九、温潜法治惊厥一例

唐某，幼。

诊查：受惊，入寐惊惕，因汗多而小溲少，手足不温。

治法：予温潜法。此徐小圃先生法也。

处方：淡附片 5g　杭白芍 9g(炒)　云苓 9g　煅牡蛎 18g(先煎)　灵磁石 12g(先煎)　山萸肉 6g　浮小麦 9g　细辛 1.8g　淡干姜 2.4g　炙草 3g　肉豆蔻 5g　生白术 9g

【按语】温潜法为上海儿科名中医徐小圃先生所创用。他从大量的实践中认识到：不少患儿由于禀赋不足或久病伤正，以致既具真阴不足之象，又有亡阳虚惫之证，出现脉软、肢冷、溺长或便溏，烦躁不宁，甚至彻夜不寐等现象。他认为温潜法可使水火阴阳复其常态，因此广泛应用于小儿内伤、温病及夏季热等病。此案因受惊后入夜惊惕，又出现手足不温等阳虚症状，故正合温潜之法。全方以附子温阳，磁石、牡蛎潜镇为主，因之得名。

十、自拟方治愈长期胃病一例

李某，男。

主诉及病史：胃病已八年，多作于食后三小时许，得食可稍缓，曾有黑粪史。

辨证：其为溃疡病，殆无疑义。

处方：凤凰衣 30g　玉蝴蝶 30g　轻马勃 20g　象贝母 20g　血余炭 15g　琥珀粉 15g

共研细末，每服 2g，一日 3 次，食前服。

患者经钡餐造影确诊为复合溃疡，共服上方药两剂，复查龛影消失而告痊愈。

【按语】本方是一张很别致的治疗溃疡的经验方，效果好，价廉，值得进一步研究和推广。凤凰衣有养阴清肺之功，除善治久咳、咽痛失音外，还可用于颈淋巴结结核溃疡不敛。它是先生治疗溃疡病的常用药。玉蝴蝶功擅润肺、疏肝、和胃、生肌，除治咳嗽、音哑外，又善治肝胃气痛、疮口不敛，还有补虚、宽中、促进食欲之功。其与凤凰衣同用，起协同作用。马勃长于清肺利咽、解毒止血，又可疗疮。象贝母具有清热泄降、医疮散结之功，对于溃疡病之胃痛吞酸者尤为适宜。琥珀不仅为镇惊安神药，而且有化瘀止血、疗疮散痈作用。血余主要有消瘀止血作用，与琥珀同用，治溃疡病出血极佳。本方虽药仅六味，但从辨证与辨病相结合的角度出发，可谓老药新用，而又丝丝入扣，颇能启发后人。

（以上由门人整理）

【编者评注】中医治病，重在辨证论治，由于各家经验不同，因而治疗方药各异。章先生独出心裁，自拟出独特方剂，为胃脘痛（溃疡病）的辨治开创了新的路子。肺主气之肃降，胃以和降为顺，故肺气不肃亦可导致胃气不降。章先生以玉蝴蝶、凤凰衣、马勃轻清宣肺，使肺气肃而胃气降，合乎中医理法，疗效卓著，取得了胃痛肃肺的新经验。此与今之治溃疡病套用成方者，迥然不同。可将此方法应用于临床并进行系统观察，以求得更全面更系统的经验。

朱仁康医案

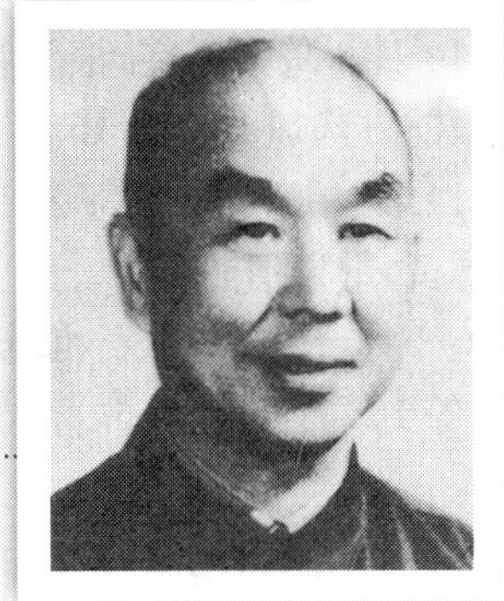

【生平传略】

朱仁康，字行健，1908年生，江苏省无锡市人。中医研究员，主任中医师。早年从其长兄学医，实为当年驰誉江南的外科名医章治康先生的再传弟子，深得章氏真传。

先悬壶江南，颇负时誉。抗战前夕，迁居上海行医。1956年调京工作，任中国中医研究院研究员，西苑医院、广安门医院外科主任、皮科主任等职。

朱氏在学术上主张衷中参西，既重视中医辨证论治，又吸收西医辨病之长，外科疾病着重内治，故取效更著。他创制滋阴除湿法治疗顽固性湿疹有特效；治疮疡大症时，如消之不应，即用消托兼施、寓消于托法，亦每获良效。朱氏的临床经验，已输入电脑系统储存推广。

朱氏早在20世纪30年代就曾主编《国医导报》，并著有《中西医学汇综》；以后又有《家庭食物疗病法》、《中医外科中药治疗学》、《中医痔瘘疗法》等书问世。1979年集其主要经验及验案，辑成《朱仁康临床经验集》出版，获国内外好评。晚年专攻皮肤顽症，朱氏创制的克银方治疗银屑病，曾获卫生部科研成果奖。

一、补正托毒、清解郁火法治愈对口疮一例

洪某，男，72岁。

初诊：1958年10月7日。

主诉及病史（家属代诉）：高年丧偶，悲痛过极，二周前项后正中起粟粒状小疮，未予重视，渐见肿痛日增，根盘如胡桃大，不久增至如碗口大；疮形平塌坚硬，上见疮头无数；疼痛日甚，整夜不眠，颈项转动不利；伴有畏寒发热，饮食不振；曾注射青霉素未控制。

诊查：项后正中有9cm×11cm肿块，脓头无数，如蜂窠样，坚不化脓，四周焮红灼热，痛而拒按，体温39.3℃，白细胞计数19000/mm^3，中性86%。舌质红、苔薄黄，脉细弦数。

辨证：对口疮。证属郁火蕴结，热聚成患。

治法：补正托毒，清解郁火。

处方：生黄芪30g　郁金10g　归尾10g　赤芍10g　银花20g　大贝母10g　远志10g　皂角刺10g　炙甲片10g　炙乳没各8g　香附10g　白茄蒂3个　生甘草6g　3剂

二诊：10月10日。疮形高突，根盘收束，疼痛减缓，大便干秘。舌红苔黄，脉弦滑数。已有外托之势，继服前方药加大青叶15g。3剂。

三诊：10月14日。疮形已见高耸，脓头已破，见有黄脓外泄，肿痛轻减，略思饮食，大便稀。舌质红、苔薄黄，继以清热托毒。

处方：生黄芪30g　银花30g　郁金10g　炙甲片10g　皂角刺10g　土贝母10g　远志10g　炙乳没各10g　生甘草6g　3剂

外用八二丹。

四诊：10月18日。脓头均溃，疮口如杯口大，黄脓畅泄，肿痛俱减，胃纳增，睡眠佳。舌正苔薄黄，脉滑带数，治拟补正祛邪，和营解毒。

处方：生黄芪30g　银花30g　远志10g　土贝母10g　郁金10g　连翘10g　炒山栀10g　归尾10g　赤芍10g　5剂

外用九一丹。

五诊：10月23日。脓泄畅，腐肉脱，肿痛俱轻，纳馨眠安。舌正苔薄布，脉弦滑。治拟补正却毒。宗前加丹参15g，归尾改当归。5剂。

六诊：10月28日。脓水已稀，内露新肌，肿痛俱微，纳增睡安。舌正苔净，脉滑。方拟补正生新。

处方：黄芪30g　当归10g　白芍10g　茯苓10g　党参15g　陈皮10g　大贝母10g　甘草6g　7剂

外用生肌散。

七诊：11月5日。疮口缩小，新肌渐平。舌正苔净，脉滑。宗前方，7剂。嘱以外用生肌散为主。

半月后收口。

【按语】本例对口疮，乃因高年丧偶，悲伤过度，七情郁火而发。初诊肿痛平塌，坚而不溃。重用补正托毒、清解郁火，使其肿束高突破溃，脓毒外泄，随后重用补气益血之药，生肌长肉而愈。

二、清热解毒、补正托毒法治愈脱疽一例

樊某，男，31岁。

初诊：1957年9月18日。

主诉及病史：1956年6月，左足趾端开始发凉，走路间歇跛行，曾服四妙勇安汤近百剂未见功，病情逐渐增重。

诊查：左足大趾呈灰黑色，冰冷疼痛，不能履地，趾头溃破，流血水。痛时大汗淋漓、四肢厥冷、夜难入寐。趺阳脉未触及，舌淡红苔薄腻，脉细数。

辨证：脱疽。证属阳气不能达于四末，气滞血瘀，瘀阻脉络，不通则痛，日久寒化为热，热胜肉腐。

治法：清热解毒、补正托毒。

处方：生黄芪 30g　地丁 30g　公英 15g　银花 30g　连翘 10g　丹皮 10g　赤芍 10g　元参 15g　怀牛膝 10g　炙乳没各 8g　生甘草 20g　5 剂

二诊：9 月 23 日。疼痛略缓，汗出少，趾头黑腐局限，足背潮红减退。舌红苔薄黄、脉滑数。治宗前方出入。

处方：生黄芪 30g　当归 15g　忍冬藤 30g　地丁 30g　公英 15g　皂角刺 10g　元参 15g　连翘 10g　炙乳没各 10g　生甘草 20g　5 剂

三诊：9 月 28 日。足趾黑腐脱，露出新肌，疼痛缓解，足背红肿局限。舌质红苔薄布，脉细滑数。前方增损。

处方：生黄芪 30g　丹参 15g　元参 30g　生甘草 20g　地丁 30g　忍冬藤 30g　连翘 10g　怀牛膝 10g　炙乳没各 10g　7 剂

四诊：10 月 5 日。诸症均减，痛轻，趾头腐脱肌生，略能行动。舌正苔净，脉滑。拟以补正为主。

处方：生黄芪 30g　元参 30g　当归 15g　丹参 15g　赤芍 10g　怀牛膝 10g　茯苓 10g　甘草 10g　10 剂

【按语】本例脱疽，黑腐有上延之势，初诊以大剂清热解毒、补正托毒，控制病情；后以补养气血，使腐脱肌生，免于截肢。

三、燥湿清热、解毒和营法治愈发际疮一例

王某，男，24 岁。

初诊：1967 年 5 月 8 日。

主诉及病史：头皮发间起点点脓疤。初起呈粟粒状小疮，渐变脓疤，破流黄色脓水，此伏彼起，反复不断，病延二载。以往用过多种抗生素，未能控制病情。

诊查：头皮可见散在粟粒状脓点，周围红晕，诉痛。舌质红、苔薄黄，脉弦滑带数，大便干。

辨证：发际疮。证属脾胃湿热，上蒸于头。

治法：燥湿清热，解毒和营。

处方一（内用）：马尾连 10g　黄芩 10g　炒山栀 10g　银花 10g　连翘 10g　归尾 10g　赤芍 10g　蒲公英 15g　马齿苋 20g　甘草 6g　5 剂

处方二（外用）：苍耳子 20g　雄黄 10g　明矾 10g

水煎洗头，日洗 3～5 次，每次洗 15 分钟。

二诊：5 月 13 日。发际疮已少起，肿疼轻，大便干。舌红苔薄黄，脉滑带数。上方加生大黄 10g（后下），续服 3 剂。

三诊：5 月 16 日。头疮已不起，大便畅通。继服初诊方 5 剂，以巩固疗效。

【按语】发际疮相当于西医慢性毛囊炎，病久延缠，可反复发作。本例病延 2 年，各种抗生素几乎用遍，仍难控制其复发，经中医大剂清热解毒，配合外洗，药不到 10 剂即控制复发。

四、利湿清热解毒法治愈流火顽证一例

黄某，男，45 岁。

初诊：1975 年 3 月 4 日。

主诉及病史：患左下肢丹毒已5年。1970年初左小腿发红肿痛并发寒战高热，经1周治愈。隔1年后复发，病情如前；以后发作频繁，间隔时间越来越短；最近1个月之内发作两次，此次刚发作5天。

诊查：左小腿足踝附近可见大片红肿，界限清楚，按之灼热平滑，诉痛。鼠蹊间肿核压痛。体温39.3℃，白细胞16400/mm^3，中性86%，淋巴14%。舌质红苔黄腻，脉滑数。大便干。

辨证：流火。证属湿热下注，化火化毒。

治法：急则治标，利湿、清火、解毒为法。

处方：龙胆草10g 黄芩10g 黑山栀10g 赤苓10g 泽泻10g 木通6g 连翘10g 大青叶15g 银花10g 3剂

外敷：玉露膏。

二诊：3月7日。药后红肿减退，热势挫。舌红苔薄红，脉滑带数。法宗前方，银花改忍冬藤10g，5剂。

三诊：3月12日。下腿红肿已退，热平。舌红苔薄布、脉滑。改以清化余热。

处方：萆薢10g 黄柏8g 茯苓10g 泽泻10g 苍术10g 车前子10g(包) 六一散10g(包) 生苡仁10g 5剂

另嘱：接服苍术膏。

配方：苍术1000g，水煎3次，取汁浓缩成膏，加蜂蜜250g，调匀成膏。每日服2次，每次1匙，冲水服。此膏1料，可服15～20天，为1个疗程。

四诊：5月15日。患者2个月后来复查，称已服苍术膏3料，仅小发作1次，左小腿略见红肿，亦未发烧。嘱再续服苍术膏，以后未再复发。

【按语】本例屡发性丹毒，五年内发作频繁，患者不胜其苦。经用中药消肿后，症情逐渐减轻，后有一次急性发作，嘱继服苍术膏，终以根除未发。

五、温阳通络、活血和营法治愈皮痹一例

谷某，女，26岁。

初诊：1980年4月3日。

主诉及病史：1977年5月开始发现肢端皮肤肿胀，有时紫绀发凉，渐及前臂亦现肿胀，1年后前臂及双手皮肤紧张光亮，缺乏表情，张口困难。1年前胸腹部皮肤渐变硬，不能捏起。

诊查：颜面瘦削，脸皮光亮，张口不利，无表情，胸腹部及两臂部皮肤紧贴，肢端常出现紫绀冰冷，左手中指次指指头有溃破疤痕。舌质淡、苔薄白，脉沉细。

辨证：皮痹。证属肾阳不足，风寒湿邪阻于经络，营卫不和，痹滞不行。

治法：温阳通络，活血和营。

处方：独活10g 桑寄生10g 炒桑枝10g 桂枝10g 鹿角霜10g 当归10g 丹参15g 川芎10g 赤芍10g 细辛8g 鸡血藤30g 伸筋草10g 10剂

二诊：4月13日。症情有所改善，肢端略温，张口可纳一指，脉苔如前。继以前方加怀牛膝10g，仙灵脾10g，菟丝子10g。

三诊：4月24日。症情渐有改善，脸面略有表情，张口较利，肢端逐渐温和，紫绀现象减少，四肢皮肤较前软和。舌质淡苔薄白，脉细。守前方，加络石藤15g，10剂。

四诊：4月30日。诸症续见好转，嘱其带前方回原地继续服药。

【按语】本例弥漫性硬皮病，患者为齐齐哈尔某医院护士，无吸烟史，谅系身居东北，素体阳虚，受寒受冻，气血痹阻所致。治以温阳通络、活血行痹而获效。患者系铁路系统工作人员，来去方便，常隔数日或半年来复查1次，症情逐步减轻，除肢端尚有紫绀外，皮肤基本恢复正常，已恢复工作。

六、清热解毒、凉血消风法治愈风毒肿一例

王某，男，36岁。

初诊：1983年2月16日。

主诉及病史：两日前因腹痛便泄，医务室给服痢特灵两片，晚间倏见脸面红肿焮起，周身发出大块风疹灼痒。

诊查：脸面可见潮红，麻疹样皮疹，胸前、后背、四肢可见散在大块风团，诉痒。舌质红苔薄黄、脉滑带数。

辨证：风毒肿。证属内中药毒，血热生风。

治法：清热解毒，凉血消风。

处方：生地30g　丹皮10g　赤芍10g　知母10g　生石膏30g(先煎)　荆芥10g　蝉衣6g　银花10g　连翘10g　生甘草6g　2剂

二诊：2月18日。药后脸面红肿趋于消退，尚起小片风疹块，大便干。舌红苔黄，脉弦滑带数。治同前方，加大青叶15g。2剂。

三诊：2月20日。颜面焮肿已消，风块已不起，停药。

【按语】本例药疹，中医认为属于风毒肿范畴，亦称中药毒。近年来由于服痢特灵引起的皮肤过敏症较多见。此等病例，患者多不明发病原因，必须详细询问，才能明确诊断。予师温病学说，用自制凉血清气的皮炎汤，服之辄应。

七、凉血利湿清热法治愈浸淫疮一例

王某，男，24岁。

初诊：1967年3月17日。

主诉及病史：近1个月来，躯干、四肢起大片红色斑丘疹，瘙痒，搔之溢水，全身泛发，尤以两大腿为重。就医曾服抗过敏类药及龙胆泻肝之剂，未效。

诊查：全身皮肤尤以两大腿及上臂可见成片红斑、丘疹，呈现渗水、糜烂、结痂等损害，瘙痒极重，妨碍睡眠。

辨证：浸淫疮。证属脾经有湿，心经有热，湿热浸淫。

治法：凉血、利湿、清热。

处方：生地30g　丹参10g　赤芍10g　荆芥10g　苦参10g　忍冬藤10g　地肤子10g　六一散10g(包)　二妙丸10g(包煎)　4剂

二诊：3月21日。瘙痒显轻，搔后略见渗水。舌红苔薄布，脉细滑。治宗前方，4剂。

三诊：3月25日。皮疹大部消退，瘙痒已轻。舌红苔薄白，脉细滑。上方去苦参，加茯苓10g。5剂痊愈。

【按语】本例急性泛发性湿疹，相当于中医所称浸淫疮。见症渗水不多，周身红粟，舌红苔

不腻，为热重于湿之证。前医投龙胆泻肝利湿清热之剂，故未见效。后以凉血清热、散风除湿止痒，即见显效，不旬日大部消退。可知明辨湿与热孰轻孰重，用药得当，是其关键。

八、凉血清热、祛风胜湿法治愈粟疮一例

阎某，男，23岁。

初诊：1967年3月13日。

主诉及病史：周身起红疹、瘙痒已2周。2周前开始，前胸后背起粟粒样红色丘疹，继发周身、瘙痒极剧。曾在3个医院治疗，用苯海拉明、去敏灵等未见效。

辨证：粟疮。证属心火血热，外受风湿。

治法：凉血清热，祛风胜湿。

处方：生地30g　丹参15g　桑叶10g　荆芥10g　防风10g　白蒺藜10g　忍冬藤10g　白鲜皮10g　六一散10g(包煎)　二妙丸10g(入煎)　3剂

二诊：红粟渐消，尚见瘙痒。舌正苔薄布，脉弦细，大便干，小便黄。前方去防风、桑叶，加蝉衣6g、茜草10g、苦参10g，5剂。

三诊：皮疹全退，略见脱屑，痒轻。

处方：生地30g　蝉衣6g　苦参10g　白鲜皮10g　地肤子10g　苍耳子10g　六一散10g(包煎)

5剂痊愈。

【按语】本例粟疮，周身泛发剧痒，曾用抗过敏药未效。中医重用凉血清热，祛风除湿，不数剂即疹消痒减，10剂而收全功。

九、滋阴养血除湿法治愈四弯风一例

陆某，女，8岁。

初诊：1975年12月5日。

主诉及病史(其母代诉)：手足弯皮肤发痒已5年。生后2周脸部即起湿疹，渗水湿烂、瘙痒，延2年经治而愈。又1年后渐见手足弯处时而渗水，时而干燥脱屑，瘙痒不止，缠绵不愈迄今。

诊查：双手弯、双腿弯皮肤可见浸润及脱屑损害，有搔痕。舌淡苔剥，脉细滑。

辨证：四弯风。证属渗水日久，伤阴化燥。

治法：滋阴养血，除湿止痒。

处方：生地20g　元参10g　丹参10g　茯苓10g　泽泻10g　蛇床子10g　白鲜皮10g　六一散10g(包煎)　7剂

二诊：12月15日。药后瘙痒显轻，皮肤渐复正常。大便偏干。舌红苔净。继以前方加麻仁8g，7剂后治愈。

【按语】本例异位性皮炎，相当于中医所称四弯风，属于缠绵难愈之症。病不算重、但时轻时重，尤以痒甚，小儿患此，不胜其苦。此证渗水日久，转为干燥脱屑而痒，舌淡苔剥，已是阴伤化燥之征，不宜过用苦寒燥湿、淡渗之剂，否则会反增病势；用滋阴除湿，辄见奇效。

十、凉血清热、养血熄风法治愈血风疮一例

韩某，男，62岁。

初诊：1982年3月13日。

主诉及病史：1981年秋起前胸皮肤开始瘙痒，渐延及腹部、背部、四肢。搔后有轻度鳞屑，后又延及阴囊，瘙痒无度。经当地各医院皮肤科会诊，未明确诊断，曾有人怀疑为蕈样霉菌病，后转来北京各大医院皮肤科专家会诊，多次检查亦未确诊。旋经其老战友介绍来我院进行中医治疗。

诊查：周身皮肤有轻度脱屑，搔痕累累，尤以胸背、阴囊为甚。舌质红苔净，脉细弦。

辨证：血风疮。证属血热生风，伤营生燥。

治法：凉血清热，养血熄风。

处方：生地30g　丹皮10g　赤芍10g　当归10g　丹参10g　白蒺藜10g　元参10g　煅龙牡各30g　5剂

二诊：3月18日。瘙痒白天明显减轻，晚间尚痒，但已能入寐；近日感冒，头胀流涕。舌红苔薄白，脉弦细。上方去当归，加荆芥10g，蝉衣6g。5剂。

三诊：3月23日。瘙痒大轻；除上腹部略有脱屑外，其他处皮肤趋于正常，搔痕不显，阴囊部尚瘙痒。舌质正，苔薄布，脉弦细。感冒已愈。上方去荆芥、蝉衣，加苦参10g，蛇床子10g。7剂。

四诊：3月30日。胸背、四肢均未见瘙痒，颈部出现小片红斑、脱屑。舌红苔净，脉弦滑。仍宗前方意，继服药7～14剂。

五诊：4月13日。皮肤病变均趋正常，偶感轻微瘙痒，阴囊偶感燥痒。前方加白鲜皮10g，7剂。

六诊：4月21日。周身皮肤已少瘙痒，仅阴囊略有脱屑、发痒。舌质红苔净、脉弦细，上方加元参10g，7剂。

七诊：5月11日。患者停药观察一段时间，检查皮肤已归正常，阴囊尚有轻痒。患者返回原地。

【按语】本例皮肤奇痒，多方治疗少效，曾一度怀疑为草样霉菌病，后又否定。最后诊断为较重的脂溢性皮炎。属于中医的血风疮范畴，认证为血热生风，伤营生燥，皮肤失养。用药以凉血清热、养血熄风图治，瘙痒立显轻减，始终以效方增减出入，未及2个月告验。

十一、利湿清热、凉血解毒法治愈猫眼疮一例

李某，男，19岁。

初诊：1967年2月7日。

主诉及病史：1960年开始，每年春季常在手背、足背、阴茎及口腔粘膜发虹彩样红斑、水疱，曾用维生素B、硫代硫酸钠、激素等未效。

诊查：最近发病2周，双手足背、阴茎龟头等处可见小圆形虹彩样红斑，中央有水疱，口腔粘膜有糜烂。舌质红、苔薄黄腻，脉细滑，尿赤便干。

辨证：猫眼疮。证属血热于里，外受湿热，郁于肌腠而发。

治法:利湿清热、凉血解毒。

处方:生地 30g　赤芍 10g　龙胆草 10g　黄芩 10g　赤苓 10g　泽泻 10g　竹叶 10g　车前子 10g(包)　六一散 10g(包)　银花 10g　连翘 10g　大青叶 10g　木通 6g　5 剂

二诊:2 月 13 日。药后红斑水疱大致收复,口糜收小。舌红苔薄黄,脉细滑。拟以凉营清解。

处方:生地 30g　元参 15g　竹叶 10g　大青叶 10g　赤芍 10g　银花 10g　连翘 10g　生甘草 6g　5 剂

三诊:2 月 19 日。口糜已止,手足背红斑已收,阴茎红斑趋退。舌正苔薄布,脉细滑。继以前方去元参,加丹皮 10g,5 剂。

【按语】本例虹彩样红斑,相当于中医所称猫眼疮,多于春秋季复发,曾用激素等药治疗少效。见证以湿热为重,投以利湿清热之药,后用凉血清热之品见功,消退较快。

十二、活血化瘀法治愈油风(全秃)一例

熊某,女,36 岁。

初诊:1981 年 5 月 6 日。

主诉及病史:1 年前开始,头皮见斑块状脱发一片如铜币大,渐增至三块,心情紧张,不久头发全部掉落,后眉毛、腋毛、阴毛亦全掉光。多方求治无效。

诊查:头发、眉毛全部掉光,头皮光亮,周边可见散在少数小毳毛。诉有偏头痛,经常发作。舌质紫有瘀斑,脉弦细。

辨证:油风(全秃)。证属瘀阻经络,血不上潮,发失所养。

治法:活血化瘀。以通窍活血汤加减。

处方:桃仁 10g　红花 10g　当归尾 10g　白芷 5g　赤芍 10g　丹参 15g　大葱 7 寸　生姜 3 片　大枣 10 个　三七末 3g(冲)　麝香 1g(布包煎,煎后取出入药再煎)　7 剂

二诊:5 月 14 日。药后偏头痛减轻,略长小毳。脉苔如前。继服前方药,麝香改为 0.3g 布包煎,嘱服 7 至 15 剂。

三诊:5 月 20 日。偏头痛已止,已见长出白发。舌质暗红、苔薄布,脉弦细。嘱继服前方药 7 剂,并以上方 5 剂药量研细末炼蜜为丸,每丸 10g,每日早晚,各服 1 丸。

四诊:5 月 30 日。2 个月后复诊,黑发长出。

【按语】本例全秃,中医称为油风,认证属于血瘀所致。前医曾用补肝肾之剂未见功,今改以活血化瘀,以通窍活血方加减论治获效。

十三、清暑利湿、凉血撤热法治愈日晒疮一例

马某,女,27 岁。

初诊:1967 年 7 月 26 日。

主诉及病史:本病发作已 3 年,每届夏令即加重。脸面及身背部分出现红色斑丘疹,重则起水疱、糜烂,且一见阳光脸面即潮红。曾服氯化奎宁、激素等,病情当时改善,停药后即加重。

诊查:耳部、鼻部、面部可见糜烂、溢水结痂、瘙痒。舌质红、苔薄黄,脉濡细。

辨证:日晒疮。证属暑湿热气,袭于肌腠。

治法:清暑利湿,凉血撤热。

处方:青蒿10g　扁豆衣10g　生地30g　丹皮10g　赤芍10g　黄芩10g　炒山栀10g　茯苓10g　生苡仁10g　六一散10g(包)　7剂

二诊:8月3日。药后皮疹减退,前日略见日光后又起丘疹小疱。舌红苔薄黄,脉细滑。宗前法。

处方:生地30g　丹参15g　赤芍10g　菊花10g　银花10g　青蒿10g　扁豆衣10g　炒山栀10g　丹皮10g　六一散10g(包)　7剂

三诊:8月10日。药后脸面手背皮疹已见消退,只两前臂又起少数红斑丘疹。脉苔如前。继宗前方治之。7剂。

四诊:8月18日。药后未见新起皮疹。继服药7剂。

【按语】本病多见于夏季,常发于裸露部位,经日光照射后出现多形性皮疹。可见红斑、丘疹、水疱、糜烂等,有轻度痒感,好发于妇女。中医认为素体腠理不密,外受暑热湿气而发。治疗着重清暑利湿、凉血撤热。

十四、凉血清热、消肿散结法治愈面皰一例

张某,男,23岁。

初诊:1982年7月4日。

主诉及病史:脸面出现痤疮已多年,开始不多,近两年间加重,好用手挤压,感染后造成化脓,破后形成瘢痕疙瘩,有的形成囊肿。

诊查:满脸痤疮,疙瘩累累,皮脂溢出,颊部可见密集的粉刺、散在脓疮、囊肿及瘢痕,颈背部及前胸亦见类似的损害。舌质红、苔薄黄,脉弦滑。

辨证:面皰。证属脾胃积热,上熏于肺,日久痰瘀结聚。

治法:清脾肺积热,消肿软坚。

处方:生地30g　丹皮10g　赤芍10g　知母10g　生石膏30g　黄芩10g　枇杷叶10g　桑白皮10g　炒三棱10g　大青叶15g　草河车10g　7剂

二诊:7月11日。痤疮已少发,脓疱渐消退,瘢痕疙瘩略软化。舌红苔薄黄,脉弦滑。宗前方出入。去枇杷叶、桑白皮,加昆布10g、海藻10g,7剂。

三诊:7月18日。痤疮未见新起,脓肿渐平复,疙瘩软化。继服前方药10剂,并以上方配成水丸,每日2次,每次服10g,服2～3个月。

四诊:10月3日。脸部已见光滑,痤疮脓疱均未起,仅留有瘢痕疙瘩未平。

【按语】本例囊肿性痤疮,中医称为面皰。由于患者不时挤压、感染化脓造成。一般粉刺男女都可患,注意饮食卫生,少食油腻、糖、酒,多吃蔬菜、水果,保持消化良好、大便通畅,过一段时间可不治自退。切忌挤压,免致满脸疙瘩,影响美观,甚者造成颅内感染。本例着重凉血清热、消肿软坚而获治愈之效。

十五、滋阴润燥法治愈唇疳一例

马某,女,10岁。

初诊:1984年10月21日。

主诉及病史(其父代诉):口唇皲裂,继而蜕皮,先痒后痛,已延1年。

诊查:上下唇均见干燥皲裂,层层蜕皮,常以舌舐润之。舌红苔剥,脉细弦。

辨证:唇疳。证属脾胃积热,上熏于唇,日久伤阴化燥。

治法:滋阴清热润燥。

处方:北沙参10g 元参10g 麦冬10g 炙甘草6g 桑叶10g 生石膏10g(化冲) 黑芝麻10g 枇杷叶10g 阿胶10g(冲) 杏仁10g 5剂

二诊:10月26日。药后口唇干裂减轻,未见蜕皮,大便尚干。宗上方加麻仁10g,5剂。

三诊:11月11日。口唇恢复正常,无干裂,继服前方药5剂。

【按语】本例剥脱性唇炎,初起中医称为唇风,日久则称唇疳;亦属缠绵之症。辨证为脾胃积热,上蒸于唇,久而化燥,故层层剥脱。治以清肺润燥之剂,很快奏效。

十六、滋阴降火法治愈黧黑皯黯一例

金某,女,23岁。

初诊:1968年7月15日。

主诉及病史:患者为演员,需经常化妆演出。1年前颜面出现灰黑色斑,色如煤色,揩洗不去。

诊查:前额及右颧颊部、鼻右侧可见淡褐色斑、界线不清。舌绛苔净,脉细滑。

辨证:黧黑皯黯(黑变病)。证属水亏火盛,肾主水、其色黑,本色显露于外。

治法:滋水降火。

处方:生熟地各20g 丹皮10g 知母10g 黄柏10g 炙龟板30g 丹参15g 茯苓10g 泽泻10g 7剂

二诊:7月22日。药后尚未见动静。舌红苔净,脉细。以上方制成蜜丸,每日2次,早晚各服1丸,淡盐水送服。

三诊:9月18日。将近2个月后复诊,称药已服2料,1料后脸灰黑色减淡,续服一料灰黑色明显消退。嘱再服1料。

【按语】本病较少见,其黑变部位多见于脸面颈项裸露部位,或在胸腋下及脐胯阴睾处。初起可发潮红,渐出现点片状灰褐色斑,融合成片,境界不清,无自觉症状。从中医脏腑病机而论,与肝肾两经有关,一则由于肝经瘀滞,郁久化火;一则由于肾水不足,水亏木旺,肾之本色显露于外。本例属于后者,故以滋阴降火得效。

十七、凉血清热、消风止痒法治愈风癣一例

秦某,男,29岁。

初诊:1968年10月3日。

主诉及病史:1年前左颈、双肘、两膝窝等处先后出现皮癣,瘙痒,用过多种癣药膏、皮炎硬膏,曾见效于一时,日后又见反复。一次酒后,胸前、后背、两臂、两腿泛发大片皮癣,瘙痒剧烈,彻夜难寐。曾多方治疗,未见效果。

诊查:自颈以下,胸前、后背、四肢可见大片苔癣样损害,搔痕累累。舌质红、苔薄黄,脉弦滑。

辨证：风癣。证属心经火盛，血热生风生燥。

治法：凉血清热，消风止痒。

处方：生地 30g　丹皮 10g　赤芍 10g　黄芩 10g　丹参 15g　地肤子 10g　苍耳子 10g　苦参 10g　5 剂

二诊：10 月 8 日。药后皮癣减薄，瘙痒显轻，夜能入寐。舌红苔薄黄，脉滑。宗前方加白鲜皮 10g，5 剂。

三诊：10 月 13 日。皮癣大致消退，瘙痒不甚，部分脱屑如麸。治宗效方，7 剂。

【按语】本例泛发性神经性皮炎，属于中医风癣的范畴，亦有称为刀癣者类似本病。本病的发生与精神因素有关。中医认为心主神，心主火，心主血，由于心情烦扰，心经有火，血热生风，因此重用凉血清热、消风止痒而收效。

十八、通络行痹、理气活血法治愈瓜藤缠一例

范某，女，35 岁。

初诊：1966 年 11 月 9 日。

主诉及病史：右下肢起结节红斑已 4 年。1962 年右小腿开始起红斑结节，疼痛，后转紫暗色，消退后旁处又起，反复不愈。最近右足背亦起。

诊查：右小腿留有一块硬结，紫褐色；右足背有一处红斑结节，触之疼痛；脚趾发凉；趺阳脉可触及。舌暗红、苔薄白，脉弦细。

辨证：瓜藤缠。证属气滞血凝，经络痹阻。

治法：通络行痹，理气活血。

处方：当归尾 30g　赤芍 10g　桃仁 10g　红花 10g　香附 10g　丹参 10g　泽兰 10g　茜草 10g　鸡血藤 30g　忍冬藤 10g　甘草 6g　5 剂

二诊：11 月 14 日。药后肿痛轻，行走尚不利。舌炎红、薄苔布，脉细弦。上方去忍冬藤，加怀牛膝 10g、伸筋草 10g，7 剂。

三诊：11 月 21 日。下肢结节全消，停药观察。

【按语】凡发生于下肢的结节性疾患，统称为下肢结节，可分为多种类型，中医将之归属于瓜藤缠范畴。此类疾患均可用通络理气、活血化瘀法治之。

十九、祛湿清热、解毒止痒法治愈天疱疮一例

张某，男，30 岁。

初诊：1967 年 5 月 6 日。

主诉及病史：1965 年发病，躯干、四肢不断出现红斑、水疱，时轻时重，常于春季开始增多，夏季最重，秋冬渐渐减轻。水疱有米粒大、豆粒大、蚕豆大不等，水疱从出现到结痂，消退约历 2 周，但始终不断，此愈彼起，瘙痒极重。

诊查：胸背肩腋及四肢均可见散在的水疱，大小不等，疱液清澈，尼氏征阴性，部分已见结痂，尚可见皮损消退后遗留的色素沉着。诉有剧痒。口腔亦见有水疱及糜烂。舌质红、苔薄白腻，脉弦滑。

辨证：天疱疮。证属心火脾湿，湿热由蕴，发为疮毒。

治法：除湿，清热，解毒，止痒。

处方：黄芩 10g　赤苓 10g　泽泻 10g　生苡仁 10g　豨莶草 10g　海桐皮 10g　丹皮 10g　赤芍 10g　银花 10g　连翘 10g　地肤子 10g　白鲜皮 10g　六一散 10g(包)　5 剂

二诊：5 月 12 日。无新起水疱，瘙痒减轻，仍见口腔糜烂。舌红苔净，脉细滑。治以滋阴除湿。

处方：生地 30g　元参 15g　丹参 15g　茯苓 10g　泽泻 10g　地肤子 10g　蛇床子 10g　5 剂

药后大部分水疱痂脱而愈，未见新起水疱，瘙痒显著减轻，口糜已止。脉苔如前。继以效方续进药 5 剂。

【按语】本例疱疹样皮炎，中医将之归属天疱疮范畴，亦有称此为"蜘蛛疮"者。其发病机制亦如浸淫疮(湿疹)，故初诊时先以利湿清热，因其舌红苔薄白腻。当见其舌红苔净、口糜不止时，改以滋阴除湿，遂见症轻而愈。

二十、滋阴凉血、清热解毒法治愈白疕一例

马某，男，10 岁。

初诊：1985 年 5 月 24 日。

主诉及病史：5 年前，四肢、躯干起成片皮癣，基底潮红，脱鳞屑，有瘙痒，逐渐遍及全身，亦起脓疱。经各大医院多方治疗，时轻时重，未见效果，曾服用甲砜霉素等，或收效于一时，不久泛发更重。

诊查：除面部外，周身均可见皮肤渐红、鳞屑、脓疱，尤以胸背、四肢为甚，瘙痒，有脓疱处作痛。伴见恶心、胃纳差。一般皮损加重时纳差好转，而皮损减轻时纳差加重。舌质红绛，苔剥裂，脉细数。

辨证：白疕。证属血热风燥，日久伤阴，热盛成毒。

治法：凉血清热解毒，滋阴润燥。

处方：生地 30g　丹参 15g　元参 10g　麦冬 10g　石斛 10g　银花 10g　连翘 10g　生甘草 6g

二诊：5 月 13 日。药后潮红减轻色淡，脓疱干燥脱痂。脉苔如前。宗前方，加花粉 10g，白茅根 10g，7 剂。

三诊：6 月 14 日。服上方药后，皮损大部分消退；停药 1 周病情又有反复，胸背部又起潮红及脓疱。胃纳差。

处方：生地 30g　丹皮 10g　赤芍 10g　麦冬 10g　石斛 10g　银花 10g　连翘 10g　鸡内金 10g

四诊：6 月 21 日。胸背部潮红减退，脓疱消退，右下肢又起少数脓疱。舌红绛，苔稍剥。前方加生谷芽 10g，继服药 7 剂。

五诊：6 月 28 日。右下肢脓疱结痂脱落，有轻度脱屑，胃纳尚佳。脉苔如前。继服前方药 7 剂。

六诊：7 月 5 日。皮癣大部分消退，基本未起脓疱，皮损处呈暗红色，鳞屑不多，胃纳又差。服三诊方药加藿香 8g。

七诊：7 月 18 日。皮损基本消退，皮肤光滑，余有色素沉着，胃纳渐馨。前方去藿香，续服

药7剂。后痊愈。

【按语】本例脓疱性牛皮癣，为银屑病的一型，较寻常型更难治。此病历时五年，反复发作不愈，虽经各医院用各种药物暂可控制一时，但停药后复发更重。经朱老辨证论治，抓住舌绛裂纹、苔剥、脉细数等主症，认为血热成毒、日久伤阴，重用滋阴凉血、清热解毒大剂，药后即见潮红轻减，脓疱消退，治疗2个月，全身皮损消退、皮肤光滑而告痊愈。只须认证准确，虽属痼疾亦不难治愈。

【编者评注】朱老先生是著名的中医皮肤病专家。本例白疕患者，全身起皮癣脓疱已五年，曾经各大医院多方治疗未见效果。究其原因，在于不得其法。俗言"内科不治喘，外科不治癣"，说明两病难治。朱老根据病史和临床症状，辨证为血热风燥，日久伤阴，热胜成毒，治以凉血清热解毒、滋阴润燥之法，2个月治愈，确为奇迹，值得我们深入研究。

关幼波医案

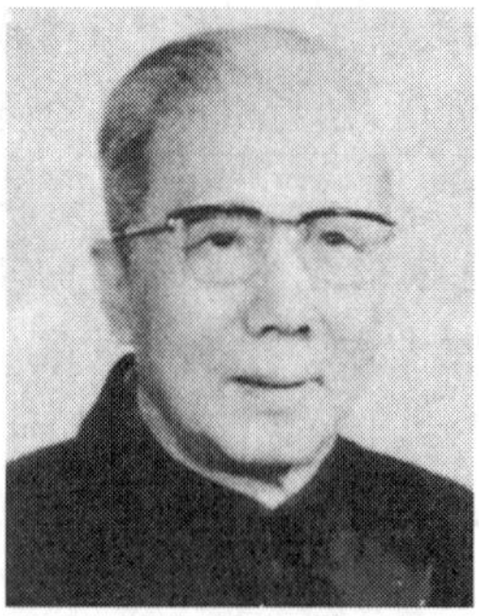

【生平传略】

关幼波,1913年生,北京市人,中医教授。6岁读私塾,16岁与其兄随父学医,侍诊左右。其父关月波先生是北京地区名医,擅长内、妇、儿科,治时令病、妇女病更有独到之处。28岁,参加考试获得中医师合格证。新中国成立后,与北京四大名医之一的施今墨先生同堂诊病,深入钻研孔伯华、肖龙友、汪逢春等名家脉案,勤求古训,博采众方。调北京市中医院后,由博返约,深钻肝病辨治,积累了丰富的经验。例如,对于黄疸,关氏除同意"湿热相搏"及生黄疸的传统概念外,对于"疫毒"传染的病因学说也比较重视。在病理上,关氏认为:湿热羁留气分不会出现黄疸;而湿热为胶固之邪,入于血分,瘀阻百脉,逼迫胆汁外溢,浸渍肌肤,才能出现黄疸;若湿热蕴毒,则血热沸腾流速,胆液横溢,除黄疸日益加重外,尚可见衄血、呕血、皮肤出血、斑点、赤缕、掌红、蜘蛛痣等,甚至毒热弥漫三焦、侵犯心包而见高热、烦躁、神昏谵语等危候;若湿热凝痰,更加胶固粘滞,瘀阻血脉,脉道不通,则胆汁更难循其常道,黄疸更难消退。所以在治疗上除遵守传统的清利湿热以外,关氏还提出了"治黄必治血,血行黄易却;治黄需解毒,毒解黄易除;治黄要治痰,痰化黄易散"的治疗原则,富有创新精神。

主要著作有《关幼波临床经验选》。关氏治疗肝病的经验已输入电脑系统储存和推广。

曾任北京中医医院副院长,兼任中华全国中医学会常务理事、北京市中医学会副理事长、北京市科协理事等职。

一、清热利湿、凉血祛暑法治愈阳黄一例

郝某,女,68岁。

初诊:1965年7月5日。

主诉及病史:2天前右上腹突然剧痛,伴有发烧、恶心、呕吐。当日下午去某医院急诊,发现巩膜及皮肤轻度黄染,诊为"慢性胆囊炎急性发作"、"胆石症"。观察治疗两天,黄疸逐渐加

重。今日上午来我院门诊，收入病房。西医诊为胆石症。

诊查：诊见高热持续不退，口渴喜饮，大汗出。小便短赤，大便5天未解。舌苔干黄，舌质红，脉弦滑数。

辨证：肝胆湿热，弥漫三焦，兼感暑邪。

治法：清热利湿，活血退黄，稍佐祛暑。

处方：茵陈90g　银花30g　川连3g　鲜藿香15g　生石膏25g　金钱草60g　赤白芍各10g　杏仁10g　当归10g　丹皮10g　冬葵子12g　天花粉25g　连翘12g　鲜石斛30g　延胡索10g　六一散12g(包)　紫雪散3g

二诊：7月6日。同时静滴5%葡萄糖生理盐水1500ml，加维生素C1.0g。服上方药一剂后，排便4次，体温下降(最高达37.8℃)，睡眠尚好。今晨神志清醒，体温37.5℃，自觉口干思饮。舌苔黄干，脉弦滑。黄疸未退尽，腹痛已解。上方去生石膏，加鲜佩兰15g，鲜茅根30g。已能进流食，未输液。

三诊：7月7日。体温正常，昨日排便3次，精神转佳。上方去连翘、紫雪散，茵陈改为60g。

四诊：7月8日。体温正常，腹痛未作，能起床活动，进食后胃部稍感不适。舌苔薄黄，质淡红，脉弦滑。

处方：茵陈30g　银花30g　川连3g　鲜藿香15g　六一散12g(包)　金钱草60g　赤白芍各10g　杏仁10g　冬葵子12g　天花粉25g　鲜石斛30g　鲜茅根30g　紫雪散3g　加味保和丸10g(同煎)

五诊：7月12日。服上方药四剂后，精神体力恢复，二便正常，黄疸完全消退。复查血胆红素0.4mg%，黄疸指数4单位，谷丙转氨酶400单位，麝浊3.5单位。继续治疗。

【按语】患者病发急骤，时值炎夏，证属肝胆湿热，兼感暑邪，内外合邪，弥漫三焦，湿热上蒙清窍，以致昏昏欲睡。湿热阻滞中焦，腑气不通，以致大便秘结五日未解。湿热瘀阻血络则发黄疸，故以大剂茵陈、金钱草、金银花、连翘、生石膏、川连、六一散等清热解毒利湿之剂，佐以鲜藿香等芳香祛暑之品。瘀热入血阻络发黄，故用丹皮、赤白芍、当归、延胡索凉血活血。又因高热灼阴，故用天花粉、石斛养阴生津，配合甘寒之天葵子利窍通便，杏仁润肠通便。紫雪散泄热开窍，用于里热炽盛、三焦闭结者尤为适宜。全方配伍严谨，量大力峻，故收效迅速。

二、祛邪为主，扶正为辅治疗阴黄一例

韩某，男，33岁。

初诊：1964年9月24日。

主诉及病史：1963年8月开始食欲不振，厌油腻，疲乏无力，同时发现尿黄，眼目发黄。检查肝功能，除黄疸指数13单位外，其他各项均属正常。曾诊为毛细胆管性肝炎。近1年来每隔半月或20多天，出现眼目发黄和小便发黄，反复不愈。

诊查：现症食欲不振，厌油，乏力，右胁时痛，腹胀，便溏，小便黄。舌苔薄白，脉弦细滑。

辨证：湿热未清，脾阳不振。

治法：清热利湿，温脾和中。

处方：茵陈15g　猪苓9g　白术9g　泽泻9g　干姜3g　桂枝5g　熟附片6g　泽兰12g　车前子12g

二诊：服上方药4剂后，口苦咽干，小便深黄。舌质红，复查黄疸指数14单位。进一步详细辨证，证象湿热未清，瘀阻中焦，脾失健运，久病以致气虚血滞。遂改变前法，拟以清热祛湿，芳化活血，佐以益气养血。

处方：茵陈60g　生芪15g　焦白术10g　砂仁6g　杏仁10g　橘红10g　藿香15g　酒芩10g　蒲公英15g　香附10g　泽兰15g　杭白芍30g　当归14g　通草3g　车前子12g

三诊：上方药服数十剂后，体力好转，食欲增加，腹胀消失，小便已清，大便调，复查黄疸指数降为5单位。以后重用生芪，进一步调理，临床痊愈，经随访未再复发。

【按语】本例黄疸反复不退已1年余，开始仅从病程考虑，又兼黄疸不重，食欲不振，乏力，腹胀，便溏，舌苔薄白，似为阴黄。但也有湿热残留之象，如小便黄、脉细滑等，所以虽取清热利湿为主，但佐以姜、桂、附等大热温阳之剂，茵陈仅用15g，相对量小力薄，不但未效，反而助热伤正，故见口苦咽干、小便深黄、舌质转红、黄疸指数亦上升，湿热益炽。遂去辛热之品，改用蒲公英、酒芩、泽兰、通草、车前，并加大茵陈用量，清热解毒，活血利湿，且以清利湿热为主。又因患者病已年余，湿困中州，脾失健运，气血生化无源，肝炎荣养，正虚邪恋，故用藿香、杏仁、橘红、焦白术、砂仁芳化开胃，健脾和中，生芪、当归、杭白芍益气养血，香附疏肝理脾。紧紧抓住湿热的基本特点，祛邪为主，扶正为辅，最后治愈。经过此例的治疗，关老体会：按阴黄论治的基本要点是：应以阴寒湿邪为主证，无明确热象，或见形寒肢冷、小便清长、脉沉细，舌质淡者，应当慎用桂附等大热之剂，特别应注意在虚实夹杂、寒热交错、正虚邪实的阶段，立法用药更要慎重。

三、清热化湿、凉血解毒法治疗湿热困脾一例

孙某，男，16岁。

初诊：1974年2月8日。

主诉及病史：上月19日起自觉不适，去医院检查肝功能，诊为急性病毒性肝炎。故来我院就诊。

诊查：舌苔黄腻，脉象弦滑，纳食不佳。

辨证：湿热困脾，运化失司。

治法：清热利湿，活血解毒，佐以芳化。

处方：茵陈30g　车前子草各15g　蒲公英30g　小蓟30g　藿香10g　泽兰15g　六一散15g(包)　大枣7个

二诊：2月21日。服上方药14剂后，大便较稀，复查肝功能谷丙转氨酶247单位，麝浊8单位，麝絮(一)。舌苔黄腻，脉滑。上方去藿香、车前草、六一散，加滑石12g，甘草3g，焦三仙30g继服。3月5日按上方去甘草继服。

三诊：3月18日。复查肝功能，谷丙转氨酶185单位，麝浊正常，麝絮(一)。舌苔薄白，脉滑。湿热渐减，病有转机，遂加养血柔肝，和胃化痰之剂。

处方：茵陈24g　蒲公英30g　小蓟15g　藿香10g　泽兰12g　橘红10g　滑石12g　杏仁12g　当归10g　赤白芍各10g　焦四仙30g

四诊：4月1日。食欲尚好，睡眠较差，大便干，尿不黄。3月30日复查肝功能完全正常。舌苔薄白，脉滑。按上方继服。

五诊：4月13日。复查肝功能正常。服用健脾舒肝丸以巩固疗效。至9月份继服上述丸

药，并复查肝功能仍属正常，临床治愈。

【按语】本例患者症状不多，发病比较隐匿，确切的发病日期无法确定，经查肝功能后才明确诊断。证属湿热困脾，由于脾为湿热所困，运化功能失调。因其病程尚短，内虚之象不明显，治疗时抓住湿热为患之机制，治以清热利湿为主。方中茵陈、车前子草、六一散清利肝胆湿热，蒲公英、小蓟清热解毒，藿香芳香化湿，泽兰活血利水，大枣健脾调中，以防苦寒伤胃。药后湿热渐减，酌加杏仁，橘红行气化痰，当归、赤白芍养血柔肝、凉血活血，焦四仙消导开胃，以期彻底清除湿热之邪；继而调理肝脾，以防湿热内生之患，并以健脾舒肝丸巩固疗效。观察半年余未复发。

四、养阴清热、疏肝健脾法治愈阴虚低热一例

汤某，女，39 岁。

初诊：1975 年 3 月 3 日。

主诉及病史：曾于 1972 年 4 月患急性病毒性无黄疸型肝炎，经治 2 个月，肝功能恢复正常，但出现午后低热(体温常在 37.2℃～37.8℃之间)，饮食不香，周身乏力，延续至今。故请关老会诊。

诊查，症见腹胀腰酸，睡眠不实，溲黄便稀，经行提前，午后低热(体温 37.6℃)。舌苔薄白，舌质红，脉象沉细而滑。

辨证：阴虚血热，肝郁脾虚。

治法：疏肝健脾，养阴清热。

处方：青蒿 12g　鳖甲 10g　地骨皮 10g　党参 12g　丹皮 10g　焦白术 10g　薄荷 6g　灯心 15g　醋柴胡 10g　赤白芍各 12g　白茅根 15g　生甘草 10g

以上方为主，因其伴有腰酸、肝区痛，曾加减使用过北沙参、川断、桑寄生、木瓜补肝肾。至 1975 年 9 月，临床症状逐渐好转，体温趋于正常，肝功能恢复正常。以上方为主配成丸剂继服。以巩固疗效。随访 1 年余，一般情况尚好，平素体温均正常，仅遇劳后偶见低热(37.1～37.4℃)。

【按语】本例为肝炎后热。根据其临床症状和化验检查，肝炎尚未痊愈。因其证见午后身热、腰酸、睡眠不安、月经提前，以及舌质红、脉沉细滑，属于阴虚血热。腹胀、溲黄、便稀，乃肝郁脾虚之象，治以养阴清热、疏肝健脾。因其舌苔并非厚腻，而舌质红，证属阴分虚亏而湿热尚轻，所以，仍可以使用鳖甲而不必虑其过于滋腻。由于机体机能得以调整，所以症情好转，肝功能改善，低热自然缓解。患者病程为时已久，故治疗缓缓取效，始得稳固。

五、益气养血、柔肝健脾、养阴凉血法治疗痞块一例

刘某，女，41 岁。

初诊：1973 年 3 月。

主诉及病史：1958 年发现患肝炎，合并脂肪肝，以后脾脏逐渐肿大。某医院诊为肝硬化，脾功能亢进。因不愿作脾切除手术而来中医门诊治疗。

诊查：面色苍白，周身乏力，头晕纳差，腹胀便溏，尿短身肿，牙龈血出，月经量多。舌净无苔，脉象沉细。

辨证：气血两虚，阴虚血热，气滞血瘀。

治法：益气养血，柔肝健脾，养阴凉血。

处方：生芪 30g　党参 12g　云苓 15g　炮姜 10g　丹参 10g　炒苍白术各 12g　白芍 18g　当归 10g　鳖甲 15g　阿胶 12g　炒地榆 12g　大枣 10 枚　生牡蛎 30g　藕节 12g

按上方曾加减使用鸡内金 6g，泽兰 15g，槐花炭 10g 等。共计调治 2 个月余，症状好转，血小板上升到 10 万/mm^3 以上。6 月份复查两次血小板结果为：169000/mm^3、172000/mm^3，7 月份复查结果为：212000/mm^3，白细胞 6800/mm^3。自觉头晕、乏力好转，肝脾肿大如前。

【按语】患者系肝炎后合并脂肪性变、胆道感染，最后发展为肝硬化、脾功能亢进，病情比较复杂。既有气血两虚之象，又有阴虚血分蕴热，证属虚实交错、寒热兼见。所以关老仍从整体出发，辨病与辨证相结合，主要根据其临床证候，并参考体征和化验结果，审慎地寒热并用。方中生芪、党参、云苓、白术、当归、白芍益气养血，苍术、炮姜、大枣升阳健脾温中，阿胶、地榆、鳖甲、牡蛎、藕节、丹参养阴凉血、活血软坚消痞。调治 2 个月余，症状好转，化验检查明显改善，但是肝脾肿大未消。通过本例的治疗，对于已发展成肝硬化的肝脾肿大、伴有脾功能亢进者，他体会单纯中医中药治疗，使肝脾回缩是相当困难的，但是能够改善症状和机体状况。通过益气养血扶正，对于提高白细胞、血小板数量尚有一定的作用。

六、益气养阴、凉血活血法治愈癥积一例

王某，男，46 岁。

初诊：1973 年 3 月 18 日。

主诉及病史：曾患疟疾，服用过大量奎宁，当时检查疑为急性黄疸型肝炎。后来京复查，诊断为奎宁中毒性肝炎，肝硬化。曾用中西药医治，疗效不佳。故来门诊治疗。

诊查：来诊时病发已达一年半，肝功能持续异常。面色黧黑，身倦腰酸，失眠多梦，心烦急躁，手脚心热，口苦，齿鼻时作衄不止，小溲黄短，朱砂掌明显。舌苔白、质绛，脉弦。

辨证：阴虚血热，气虚血滞。

治法：益气养阴，凉血活血。

处方：生芪 24g　生地 15g　白芍 15g　丹参 24g　藕节 12g　红花 15g　泽兰 15g　草河车 15g　木瓜 12g　阿胶 9g　郁金 12g　王不留行 12g　槐花炭 12g　羚羊角粉 0.6g（分冲）

上方药共用 14 剂，复查肝功能明显好转，谷丙转氨酶 142 单位，麝浊 6.5 单位，麝絮（—）。坚持用上方调治，效不更方，药味基本如上，共达半年余。至 1973 年 4 月复查：谷丙转氨酶正常，麝浊 10 单位，麝絮（—），白蛋白 4.6g%，球蛋白 3.2g%。

【按语】本例患者有明显药物中毒历史，且出现轻度黄疸，肝功能严重损害，肝大质硬，西医诊断为奎宁中毒性肝炎，肝硬化。从病因上看似与病毒性肝炎发展为肝硬化者有异，但中医辨证仍属于阴虚血热，治法用药与其相同。方中白芍、丹参、阿胶养血柔肝；草河车、生地、藕节、槐花炭清热解毒，凉血止血；红花、泽兰、王不留行活血化瘀；郁金、木香疏肝理气；重用生芪益气，羚羊角粉专于清肝热，但因药源少，不可轻投，常用双花配天花粉代之，也有羚羊角粉之效。关老在治疗此类型病人时，在辨证上着重分析其阴虚偏重还是血热偏重，用药也有所侧重。偏于阴虚者，用炙鳖甲、青蒿、秦艽；偏于血热者，则用丹皮、炒栀子、生地炭。生地炒炭能入血分，有凉血止血之功。

七、清热利湿、芳香开窍、调补气血法治愈急黄一例

陈某，女，10岁。

初诊：1970年6月5日。

主诉及病史：1年前因乏力纳呆，去医院检查肝功能异常，诊为急性病毒性肝炎；以后迁延未愈，继之出现黄疸、全身浮肿、腹水。于1970年5月10日入院治疗，西医诊断为：肝炎后肝硬化、合并急性肾小球肾炎；6月2日患儿烦躁不安，哭叫不止，又诊为早期肝昏迷。于6月5日应邀会诊。

诊查：症见面色橘黄，面部及下肢浮肿，腹胀如鼓，青筋暴露，时有躁汗自出，小便不利，尿红赤，大便日行数次有粘液。舌苔薄黄稍腻，脉滑细数。

辨证：气虚血滞，湿热弥漫三焦，蒙闭清窍。

治法：清热利湿，芳香开窍，佐以调补气血。

处方：茵陈30g　酒芩10g　木通3g　槐花炭6g　车前子12g　生芪15g　当归10g　赤白芍各12g　茯苓皮12g　焦白术10g　藿香10g　杏仁10g　橘红10g　冬瓜皮12g　香附10g

至宝丹每次半丸，每日2丸。

二诊：上方药连服5剂，烦躁已止，大便自调。

三诊：6月12日。出现腹腔感染，患儿腹痛，发烧，尿少；血查：白细胞16800/mm^3，加用青、链霉素肌注。中药以前方合麻黄连翘赤小豆汤化裁，共进20剂，感染控制，停青、链霉素，地塞米松改为强的松，每日10mg，安体舒通改为氨苯蝶啶，每日300mg。其后中药仍按前方，有时加入水红花子12g，泽兰12g，木瓜12g，桂枝3g。

共住院114天，肝功能全部恢复正常，尿中红细胞消失，改以脾肾双补法善后。追访至1972年4月，肝功能正常，尿检(一)，一般情况良好，已复学。

【按语】患儿肝炎进展较快，发病半年后出现黄疸，伴发急性肾炎，2个月前出现腹水，3天来烦躁不安，血氨上升，出现踝阵挛、巴彬斯基征等病理反射，以及肝昏迷早期征象。中医认为患儿周身橘黄，烦躁，两脉滑细数，苔黄，全身浮肿，腹胀如鼓，此乃湿热弥漫三焦之征。水道不利，故见尿赤短；湿热下注膀胱，故尿红赤；湿热浸于大肠，故大便有粘液；湿热瘀阻血分熏蒸肌腠，故周身发黄；湿热不得外泄，上扰神明，蒙闭清窍，故烦躁不安。由于湿邪久羁，脾为湿困，中气不运，以致脾虚气虚。气为血帅，气虚则血运郁滞，故见腹胀、浮肿、腹壁青筋暴露。治宜清热化湿，通利二便，益气行血，健脾芳化。方中茵陈、酒芩、车前子、木通、冬瓜皮、茯苓皮清热化湿利水；藿香、橘红、杏仁、香附疏调中焦，芳化开郁，中焦气机舒展，上下通调，三焦得运，则小便方可通利，湿热之邪方有出路，实为治疗之关键。方中生芪、白术补气健脾，当归、赤白芍养血行血，槐花炭清热止血，至宝丹开窍醒神。而后曾配合麻黄连翘赤小豆汤化裁，此方宣肺清热利湿，对急性肾炎及肝硬化腹水可收兼顾之效。

八、养阴清热、平肝潜阳、化痰通络治愈癫痫一例

刘某，男，34岁。

初诊：1959年4月22日。

主诉及病史：自1954年开始出现发作性抽搐、神昏，每次发作开始时左上肢发抖，左眼睑抽动，继而神志不清，两手抽动，两目上吊，两腿伸直，两足内翻，面色发紫，牙关紧闭，喉中痰鸣，口吐白沫，有时咬破唇舌，小便失禁。1956年以后发作逐渐频繁，有时可见小发作，仅表现为左上肢抽动。平时睡眠不安，头痛头晕，食欲尚可，二便正常。

诊查：苔薄白，脉象弦滑。有绦虫史。

辨证：阴虚肝旺，气血壅滞，痰火上升发为痫证。

治法：养阴清热，平肝潜阳，化痰通络。

处方：生石决30g　天麦冬各15g　橘红10g　珍珠母15g　鲜石斛15g　瓜蒌15g　鲜生地30g　赤白芍24g　礞石10g　旋覆花10g(包)　牛膝10g　清半夏10g　杏仁10g　菊花12g　丹皮10g　茯神30g　通草3g

二诊：药后自觉症状好转，发作减少。按上方加减服药70余剂。2个多月后，发作完全停止，恢复正常工作。

【按语】癫痫一证，中医学中早有记载，其病因可由先天所受胎病，以及后天情志所伤、饮食失调所致。李梴《医学入门》中叙述的较为明晰，他说："癫痫内伤者多，外感极少，蓄伤饮食积为痰火上迷心窍。"又说："五志之火由七情而起，郁而成痰。"总之，癫痫与七情郁闷、阴虚阳亢、痰火壅盛有关。关键在于痰阻气机，壅闭经络，蒙闭清窍，特别是在发作时，乃因"痰火上迷心窍"而致突然仆倒，口吐痰沫，嚎叫，四肢抽搐。所以，本病是以痰为患，夹因风、火、惊恐、情志不遂而诱发。本例癫痫有时出现小发作，乃因劳累过度，阴血耗伤，以致阴虚阳亢，故头晕失眠，每次发作前左上肢颤抖，继而痰涎壅盛，昏不识人。有时仅有肢体抽动，系因顽痰阻络、气血壅滞所致。故治疗上以当归、白芍养血活血柔肝，旋覆花、代赭石、橘红、杏仁平肝降气化痰，以珍珠母、生石决、茯神平肝潜阳安神，鲜生地、鲜石斛、天麦冬、牛膝、菊花养阴清热，半夏、瓜蒌、礞石加强化痰之力，丹皮、赤芍凉血活血，丝瓜络、通草通络，故而获效。

九、疏肝理气、活血化瘀、调和脾胃治愈胃脘痛一例

巩某，男，54岁。

初诊：1974年8月15日。

主诉及病史：于1972年5月出现间歇性胃脘部疼痛及烧灼感。经某医院2次上消化道钡餐造影，确诊为"食管裂孔疝"。近1年来症状加重，1974年1月做胃纤维内窥镜检查，示有浅表性胃炎和食管炎，经过内科治疗未见好转，曾动员手术治疗，患者未同意，遂来我院门诊。

诊查：现症自觉胃脘部及胸骨后疼痛明显，纳食不顺，若吃馒头或稍干燥的食物则感刺痛难忍，且对食品之冷热十分敏感，只能吃温食。不能吃水果及带刺激性的食物，经常伴有嗳气吞酸，烧心，右胁疼痛，后背痛，大便干燥，数日一解，小便黄。舌苔薄稍黄，脉象沉弦。1959年曾患肝炎及胆囊炎。

辨证：肝郁气滞，脾胃不和，瘀阻血络。

治法：疏肝理气，活血化瘀，调和脾胃。

处方：旋覆花10g　生赭石10g(二味包)　藿香10g　杏仁10g　橘红10g　白芍15g　当归10g　香附10g　生瓦楞30g　刀豆子30g　炒黄连3g　焦白术10g　木瓜10g　藕节12g　沉香面1.2g　草河车10g

二诊：8月22日。服前方药7剂，胃痛减轻，大便干燥。前方加瓜蒌30g，火麻仁15g，

继服。

其后继续来诊5次，方药无大变动，服药近60剂，病情大见好转，胃疼、吞酸、烧心等诸症状大部已消失，对于干硬食物与冷热温度已能适应，惟有时胃部稍感胀痛，不耐辛辣等刺激性食物，大便较干。经钡餐造影复查：食管粘膜不粗，管壁光滑，无异常狭窄及充盈缺损，胃粘膜皱襞未见充盈缺损和龛影。

【按语】此例患者因膈肌先天性缺损，发生食管裂孔疝，并发食管炎和胃炎，以后胃脘及胸骨后疼痛，甚至影响进食，虽经保守疗法，未见效果。关老认为：患者过去曾患肝炎与胆囊炎，此后右胁经常作痛，近二年来出现胃病，是以肝郁气滞、肝气犯胃、肝胃不和，故见嗳气吞酸；迁延日久，以致脾运失健，气郁生痰，瘀阻血络，故进食则刺痛；大便干燥系因脾气不运，阴亏血涸而致。治以疏肝理气，调和脾胃，活血化痰，使之肝脾调和，气机畅达，气顺则痰消，血活则痰化。方中旋覆花、代赭石、香附、藿香、黄连、木瓜、沉香、焦白术等疏肝理气、健脾和胃；橘红、杏仁化痰；藕节、草河车、当归、白芍、麻仁、瓜蒌活血通络，养血润燥；生瓦楞、刀豆子和胃降逆。全方使之脾升胃降，肝脾和调，气机畅达。气血津液流通，瘀阻得解，痰消气顺，症状得以缓解。

十、补气养血、理气活血利水法治愈臌胀一例

许某，男，27岁。

主诉及病史：1年来腹渐胀大，下肢浮肿，尿少，尿色茶红，经常鼻衄。化验：黄疸指数5单位，胆红素0.4mg%，麝浊5单位，麝絮(+)，高田氏反应(+)，血浆蛋白3.407g%，球蛋白1.898g%。西医诊为肝硬化腹水。

诊查：气短乏力，食欲不振，左肋下端时有疼痛，腹胀，下肢浮肿，溲黄尿少。舌质暗淡，苔白，脉象沉细。

辨证：气血两虚，肝郁血瘀，水湿内停。

治法：补气养血，理气活血佐以利水。

处方：黄芪30g　丹参15g　醋柴胡4.5g　当归12g　杭白芍15g　杏仁10g　橘红10g　香附10g　郁金7.5g　丹皮10g　红花6g　泽兰15g　牡蛎15g　木瓜12g　牛膝10g　木香3g　砂仁3g　生姜皮3g　腹皮子各12g　通草3g　薏仁米12g　抽葫芦15g　冬瓜皮子各12g　车前子12g(包)

以上方为主，后随证略有加减，共服药3个月。药后除偶有齿龈出血外，已无任何不适，食睡二便均正常。查体：腹水征消失，腹围80cm，脾大如前，肝未触及，下肢不肿。化验：黄疸指数4单位，胆红素0.8mg%，麝浊3单位，麝絮(一)，高田氏(一)，血浆蛋白3.536g%，球蛋白2.157g%。出院门诊观察，继续治疗。

【按语】重视调理气血是关老治病的最大特点，疾病不论外感、内伤，急性、慢性，惟使其气血和畅，才能给疾病的痊愈创造最有利条件；反之，气血运行乖涩，往往是造成疾病迁延不愈的因素；但调理气血亦必须在辨证论治中加以运用，如病浅症急日短者，常取调气和血；病深症缓日久者，常取补气养血；补气活血；故对肝硬化病例一般以双补气血治本为主，常以八珍汤为基础加减化裁。由于黄芪补气升阳，固表行水，托里生肌，丹参功同四物，养血活血，所以黄芪、丹参常配合同用效果尚好。在理气活血时尽量选用既能舒畅气血，但又不伤气耗血的药物。他常用醋柴胡、木瓜疏肝理气，前人原有柴胡劫肝阴之说，以其具有升举阳气之力，今柴胡用醋制，酸能入肝，且酸敛之性可以制约柴胡劫阴、升发之弊；木瓜亦酸温，能疏肝和络化湿。此外，

香附、郁金既能调气又能理血，亦属常用。泽兰不但常用，而且有时重用 30g，因泽兰除能通行肝、脾祛瘀通经之外，还有行水之功，其性微温，其气清香，故对于痞块、腹水者最为相宜。

（以上由门人整理）

【编者评注】关老先生是著名的中医内科学家，中医肝病专家，在肝病理论和临床上都有很多独特的创见。本例臌胀患者病史 1 年，腹部胀大，下肢浮肿，尿色茶红，经常鼻衄，肝脾肿大。诊见气短乏力，食欲不振，左肋下时时疼痛，腹胀，小便黄少，舌质暗淡，苔白，脉沉细。关老以补气养血、理气活血佐以利水之法，使患者免遭手术之苦。治疗臌胀，前人多采用攻逐为主，或补气健脾为主的治法。关老采用补气养血以治本，理气活血、利水祛湿以治标，抓住根本病机，确实是一大发展。

任应秋医案

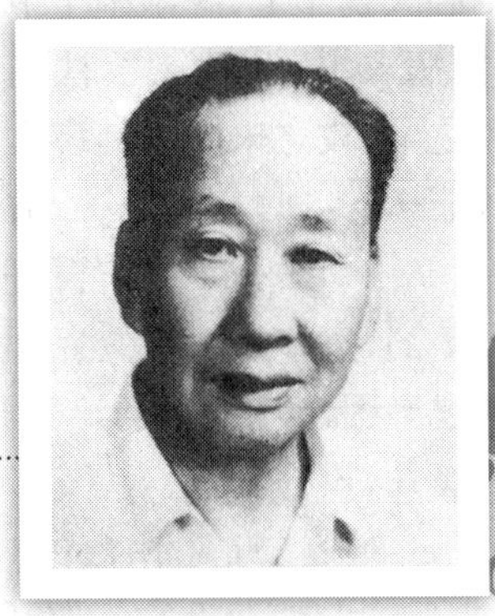

【生平传略】

任应秋(1914—1984),四川省江津县人。中医教授,我国著名的中医学家、中医理论家和中医教育家。17岁开始学医,23岁到上海中国医学院攻读,常跟丁仲英、谢利恒、曹颖甫、陆渊雷等名医佐诊,学业猛进,为以后的学术发展,奠定了扎实的基础。

新中国成立后先在重庆中医进修学校任教,1957年调北京中医学院授课。历任北京中医学院学术委员会副主任、中国中医研究院学术委员会委员、卫生部学术委员会委员、国务院学位评定委员会中医组召集人,并被选为第五届全国政协委员、中华全国中医学会副会长、农工民主党中央委员。

任氏从事中医工作50年,致力于中医学术流派的整理和研究,创立了中医各家学说课程,并先后著书37部,发表论文400余篇,约计1300万余字,并任《医学百科全书·中医基础理论分册》等书的主编。主要著作有:《中国医学史略》、《运气学说》、《阴阳五行》、《中医舌诊》、《内经十讲》、《脉学研究十讲》、《中医各家学说》、《内科治疗学》、《中医药理学》、《伤寒论证治类诠》和《任应秋论医集》等,为中医事业和中医教育事业的发展,作出了重要的贡献。

一、温胆汤加味为主治愈哮喘一例

韩某,女,41岁。

初诊:1961年12月。

主诉及病史:痰中带血,时发时止,20余年,愈医愈剧。曾行左肺下叶截切术,术后喘息一度稍愈,后又复发。经某大夫介绍求余诊治。

诊查:形盛而喘,痰涎甚多,赤白带下,大便干固,虽日服番泻叶仍不畅通,发热(常在38℃上下),手足心热,隆冬时节,仍以得近凉物为快。诊视之际,汗出涔涔不止,口渴饮水,两目干涩,热实之候,彰然可见。但脉沉细而微,舌苔薄腻而色白,又不似热实。

辨证:分析其证候,病起于工作劳顿而咯血,久而累及肾之精、肺之气、心之血,因而作喘;

脾胃土虚，则清者难升、浊者难降，湿浊聚而成痰；肺脾肾之虚损，痰湿之气因之四布，与正气相攻而作胀；截肺手术之后，气虚火动，心阳外扰，故心悸汗出。总之，此疾乃肺肾子母之气先伤，病之本也；继则心火扰于上，脾湿困于中，而为气虚津涸，火炽痰盛，虚中有实之证也。

治法：以“治病求本”之理衡之，法当先补其虚，后攻其实。但补药久服之矣，补之而无益于气；攻药亦屡用之矣，攻之未能去其痰火。拟先用调气豁痰轻剂图之，觇其变化；温胆汤加味。

处方：姜竹茹 12g　炒枳壳 9g　清半夏 9g　陈皮 9g　胆南星 9g　化橘红 12g　全瓜蒌 24g　炙皂荚 9g　甘松 12g　苦桔梗 12g　茯苓 9g　甘草 3g

二诊：药尽 7 剂，痰多易咯，恶热汗出均减，惟大便仍结，两眼干涩，食欲不振。心火虚扰之变虽渐安，而脾虚湿困、痰阻中焦、津不施布之机未好转也。续用健脾祛痰法，拟香砂六君子汤，辅以礞石滚痰丸，攻补兼施。

处方：木香 9g　砂仁 9g　南沙参 18g　茯苓 18g　陈皮 12g　姜半夏 12g　生于术 30g

礞石滚痰丸 9g，另包，分 2 次吞服，隔日 1 次。

三诊：服上方药 7 剂后大便通畅，便时微觉腹痛，热未退尽，身仍倦怠，动则汗出。脉沉弱，舌苔厚腻。中阳不振，湿浊难消，大便已通。暂停滚痰丸，再以扶中阳为主，兼化其湿。拟六君子汤合三子养亲汤加减为治。

处方：清半夏 12g　陈皮 6g　茯苓 12g　甘草 6g　苍术 6g　炒莱菔子 9g　白芥子 4.5g　炙苏子 4.5g　白术 12g　北沙参 12g　胆南星 3g　石菖蒲 6g

四诊：7 剂后食欲大进，量增一倍；吐痰极多；眼已不干涩；身胀体沉均减；汗出昼轻夜重；胸次转轻快，惟喘息时作；大便又秘结矣。中阳虽渐振复，奈痰浊久蓄，一时未易尽祛，肺气仍不得肃降也。拟苏子降气汤合导痰汤加减治之。

处方：炒苏子 6g　姜半夏 6g　全当归 6g　炒橘络 6g　前胡 9g　陈皮 9g　厚朴 6g　淡干姜 6g　化橘红 9g　黄芪 12g　炒白术 18g　炒枳壳 6g　姜南星 9g　茅苍术 6g　茯苓 9g　生甘草 6g　7 剂

五诊：诸症未见进一步减轻，痰转变稠粘而色黄，胸复痞闷，腹胀，虽矢气而大便坚干不得出，汗出又多，口干喜冷饮。脉微细。气虚于表，浊湿郁而化热内壅之候也。拟玉屏风散合礞石滚痰丸。

处方：黄芪 9g　防风 9g　生白术 30g

礞石滚痰丸临卧前服 3g。服后即静卧。7 剂。

六诊：汗出大减，已不疲乏，痰又化为白沫，胸次觉爽，大便正黄色，四肢时有微热，喜冷饮。舌苔薄而质淡。续扶中气，拟补中益气汤，再服礞石滚痰丸。

处方：升麻 3g　柴胡 6g　党参 12g　白术 18g　陈皮 6g　黄芪 12g　甘草 8g　当归 6g　生姜 3g

礞石滚痰丸每夜临卧服 3g。服后即静卧。7 剂。

七诊：痰已殆尽，汗出亦止，胸次宽舒，心不复悸，食欲大振。舌苔尽去，质尚虚淡，脉沉细而缓，体温正常。中气渐复，湿浊悉除，拟七味白术散合二陈汤调理之。

处方：陈皮 6g　清半夏 6g　茯苓 12g　甘草 6g　炒于术 21g　苍术 6g　藿香 6g　木香 6g　葛根 12g　党参 12g　姜南星 3g　5 剂

【按语】全疗程共分 4 个阶段：先对虚不受补、实不耐攻之证，用温胆汤加诸祛痰药而取效；再以六君子汤为主，辅以滚痰丸法，拔生痰之本而肃其源；复用苏子降气汤合导痰汤助肺金之肃降，健脾土之运输，不悖于既定之攻补兼施大法；最后借用玉屏风散以壮气祛痰，轻扬以化重浊之用，喜获良效，进而用补中益气法，使清阳之气续得升举，促其重浊之邪不断下泄，并持续用滚痰丸，期其痰喘之宿根彻底清除。张景岳所谓“补难从简，攻宜察真”之理，余于此益有所悟。

二、驱寇饮加减治愈胃脘痛一例

肖某，男，30 岁。

初诊：1974 年 4 月 23 日。

主诉及病史：上腹部偏右疼痛已历 2 年，开始疼痛较轻，时作时止；去年入冬以来，痛势逐渐加重，呈烧灼感，每次发作均在饭后一时许，持续 1 个多小时才渐渐消失。疼痛剧烈时，常伴恶心，但不呕吐。平时嗳气多，阵阵反酸，大便稀薄，时有胀气。经某医院检查，诊断为十二指肠球部溃疡。经中西药治疗效不显著。

诊查：脉来细弦，面色萎黄，舌淡苔薄腻。口干不欲饮，饮食稍不留意即见腹泻腹胀；情绪不佳之时，虽不在饮后亦可出现疼痛。

辨证：脉证合参，显属肝郁脾湿。肝气郁滞不舒，时时犯胃，故疼痛稽留不减，情态不畅则加剧，嗳气反酸，腹胀脉弦；脾被湿困，清阳之气不升，运化失职，故食后疼痛发作，大便稀溏，面黄苔腻，口干不欲饮。

治法：宜解郁燥湿，方用驱寇饮出入，以图从本除之。

处方：炒山楂 9g　炒白芍 18g　陈皮 9g　制香附 9g　广木香 9g　清半夏 9g　五灵脂 9g　乳香 3g　乌贼骨 9g　荆芥穗 3g　茯苓 12g　生姜 6g　柴胡 6g　6 剂

连服上方药 2 剂，疼痛未犯，服第 3 剂药微有反复，但亦轻微，惟嗳气和矢气均较多。直至服完 6 剂药，除大便仍偏稀、时或嗳气而外，已无任何症状，遂疏驱寇饮原方 6 剂，加工为细丸(水丸)，嘱其每服 6g，早晚饭后各服 1 次，开水送。

处方：灼白芍 18g　焦山楂 9g　陈皮 9g　姜半夏 9g　九制香附 6g　南木香 6g　带皮苓 9g　肉桂 1.5g　炒豆蔻 3g　炙没药 3g　制乳香 3g　醋柴胡 3g　醋灵脂 3g　黑芥穗 1.5g　伏龙肝 1.5g

上方药连服 2 个月左右。5 个月后追访，情况良好，病未复发，大便亦早已转正常。

【按语】余用驱寇饮加减治疗肝郁脾湿之胃脘痛，每获良效。方中白芍、柴胡、香附、木香、五灵脂、乳香能解肝气郁滞；山楂、半夏、陈皮、生姜、茯苓、乌贼骨能健脾燥湿；稍用荆芥穗以升清阳之气。郁解则肝自疏，不复犯胃；湿燥则脾自健，运化无碍。清阳上升，浊阴下走，胃府消磨水谷功能得以复常，故疼痛能消于无形。

三、脾肾双补法治愈虚劳一例

郑某，男，26 岁。

初诊：1974 年 5 月 19 日。

主诉及病史：食欲减退已近 1 年，逐渐消瘦，体重日减(减轻 10kg)，周身乏力，动则气喘，腰膝酸软并时而微痛，手足心灼热，午后潮热，夜间尤甚，经常失眠，遗精不断，心悸、耳鸣相继而来。今年一月还出现鼻衄、齿衄、皮肤粘膜有瘀点。二月间在某医院检查，诊断为慢性再生障碍性贫血。

诊查：脉搏细数，舌质红，舌苔少津。面色无华，皮肤萎黄，指甲少泽。头晕眼花。

辨证：证属脾肾亏损之虚劳。脾气虚则不能营运，故食少而萎黄，消瘦而乏力；脾虚则又无以上输于肺，故气短、喘促诸症随之而生；肾精虚则无以涵阴，故诊见潮热而腰膝酸软、耳鸣而梦遗。肾虚无以滋养于肝，故头晕、眼花、衄血亦相继而来。

治法：治当着重滋肾平肝，兼顾及脾，方用知柏地黄丸加味。

处方：盐知母 12g　炒黄柏 6g　牡丹皮 9g　白茯苓 9g　细生地 24g　怀山药 12g　女贞子 12g　仙鹤草 30g　山楂炭 9g　炒赤芍 18g　山茱萸 9g　3 剂

二诊：5 月 23 日夜热减轻，鼻衄、齿衄均未出现。惟手足心仍热，腰膝酸痛、耳鸣盗汗亦不减。脉细而不数。肝肾虚火渐平，而肾精尚亏，改用张介宾大补元煎温养肾精。

处方：白人参 12g　怀山药 18g　熟地黄 24g　炒杜仲 9g　枸杞子 9g　全当归 9g　山萸肉 9g　炙甘草 6g　补骨脂 15g　3 剂

三诊：5 月 27 日。夜热、手足心热消失，腰膝已不疼，耳鸣、盗汗均愈。仍食少乏力，萎黄消瘦。肾精既得填补，肝亦有所滋养，脉来细弱无力，补中益气不容稍缓，用东垣补中益气汤加味。

处方：党参 15g　炒白术 12g　炙甘草 9g　炙黄芪 60g　当归 9g　陈皮 9g　升麻 3g　补骨脂 15g　神曲 9g　紫河车 12g　3 剂

四诊：6 月 5 日。服上方药后感觉很舒适，便接连服药 9 剂。食欲大增，几与未病前相等，肤色渐转红润，精神亦好。6 月 2 日检查，血红蛋白上升至 10g%，至此全部症状基本消失，拟归脾汤加减以巩固疗效。

处方：炒白术 12g　炙黄芪 18g　党参 12g　炙甘草 9g　熟地 12g　白茯神 9g　全当归 9g　补骨脂 9g　枸杞子 9g　神曲 6g

10 剂，隔一日服 1 剂

【按语】本例病本为脾肾两虚，故治以双补脾肾为法。初诊时用知柏地黄丸加女贞，旨在滋肾阴、泻虚火；辅以赤芍，冀其平肝；佐仙鹤草、山楂炭者，既能平肝止血，又兼顾脾脏，使不妨其运化也。二诊时用大补元煎者，取其温养肾精又无偏寒偏热之弊端，在任老临床经验中，凡服桂、附一类热药不受者，用本方辄获效。用补骨脂 15g 者，也是这一用意；本品既非大热之味，却能补命门真火，温填肾精，还能益脾，凡脾肾两虚者，用之最适宜。三诊时用补中益气汤意，旨在温补脾气，使其能运化水谷精微，化生营血。但本例药量与李氏原方不同，一是当归、黄芪量加大，寓当归补血汤之作用，意在促进阳气以化生阴血；二是加入补骨脂、紫河车，在补脾的基础上仍不忘补肾。因而药味不多，功效颇宏。

四、自制双解散治愈胁痛一例

曹某，男，29 岁。

初诊：1974 年 9 月 11 日。

主诉及病史：2 年前曾得肝炎，屡经治疗，肝区仍然隐痛。上月在某医院检查，谷丙转氨酶 224 单位，麝浊 12 单位，麝絮（+++），肝肋下 7.2cm。仍诊断为慢性肝炎。

诊查：脉来弦细，苔薄少津。食欲不振，有时恶心，右胁经常隐痛，左胁间痛，胸闷腹胀，疲乏无力，便溏。

辨证：此乃肝气郁滞，影响于脾，脾虚不运。

治法：应以疏肝开郁为治，以去其致病之因，方用柴胡疏肝散主之。

处方：银柴胡 18g　陈橘皮 9g　赤芍药 12g　炒枳壳 12g　制香附 9g　生姜 6g　川芎 3g　山栀子 1.5g　生甘草 6g　3 剂

二诊：9 月 15 日。两胁痛平稳，腹胀恶心均消，疲乏感亦略有减轻，大便已稠，食欲如前。脉仍弦细，苔薄白，较 3 日前为润。肝气郁滞已经控制，脾虚不运有所改善。守前法，增加活血疏气之力，以祛胁痛，方用自制双解散。

处方：川芎 4.5g　炒赤芍 18g　川郁金 12g　五灵脂 9g　桂心 3g　片姜黄 9g　枳实 9g　金铃子 9g　延胡索 9g　生甘草 6g　3 剂

三诊：9 月 19 日。胁痛减轻大半，左胁已基本不痛，食欲渐增。脉细微弦，舌苔薄。活血疏气已大见功效，效不更方，原方药再服 3 剂。

四诊：9 月 23 日。两胁已完全不痛，这是 2 年多以来从未出现过的情况，食欲基本复原。复查肝功能，谷丙转氨酶 5 单位，麝浊 6 单位，麝絮（一），肝在肋下 1.5cm，脾未触及。此为肝郁全解，脾虚得扶之象，拟小柴胡汤加味，以善其后。

处方：银柴胡 12g　大枣 7 枚　清半夏 9g　生姜 6g　党参 9g　枯黄芩 1.5g　炙甘草 6g　炒白芍 9g　陈皮 6g　白术 9g　白茯苓 9g　3 剂

【按语】双解散的主要作用是：活血以养肝，疏肝以藏血。血能谧藏，气得疏泄，疼痛便可根除。所谓双解，就是既能活血解郁，又能疏气导滞，既能止偏胁疼痛，也能止两胁隐痛。方用川芎、赤芍、郁金、五灵脂、桂心，旨在活血；其余诸药，意在理气。气血和调，经脉疏畅，自无疼痛之虞。

五、益血滋肝熄风法治愈眩晕一例

严某，男，51 岁。

初诊：1974 年 7 月 5 日。

主诉及病史：头晕眼花，时发时止，已有数年；继之耳鸣，经常失眠。经某医院检查，血压为 186/120mmHg，诊断为高血压。

诊查：诊其脉弦细而有力，重按却微；察其舌质红，苔干而少津。头晕严重时，常伴恶心欲呕，阵阵心烦，口干苦，小便短，色深黄，大便干结。性情急躁，容易激动，不能克制，长期失眠，时有心悸。

辨证：此为血不养肝，肝阳亢盛所致。

治法：益血滋肝，实为当务之急，知柏地黄丸加减主之。

处方：盐知母 18g　炒黄柏 6g　细生地 24g　牡丹皮 12g　泽泻 12g　茯苓 12g　草决明 18g　杭菊花 9g　炒赤芍 18g　丹参 12g　山茱萸 9g　3 剂

二诊：7 月 8 日。心烦、性急、恶心、心悸诸症均愈，小便色转清，大便亦通畅，血压略降为 170/110mmHg。阳亢之势已得控制，但头晕、失眠如故，且阵阵恍惚无主，不能自持，身若飘空。脉虽仍细弦，但已不似 3 天前有力。此属血犹未充，肝经虚风内动之候。用真珠母丸加味，以益阴血、平虚风。

处方：珍珠母 24g　当归 9g　干地黄 18g　白人参 9g　酸枣仁 15g　柏子仁 12g　水牛角 12g　茯神 12g　沉香 6g　生龙齿 18g　豨莶草 30g　3 剂

三诊：7 月 12 日。头晕痊愈，失眠大有好转，已能入睡 5 个小时以上，恍惚飘空感亦消失。

血压140/90mmHg。再用真珠母丸原方以养血滋肝，巩固疗效。

处方：珍珠母22g　当归身45g　干地黄45g　白人参30g　酸枣仁30g　柏子仁30g　水牛角30g　茯神15g　沉香15g　生龙齿15g

研细末，炼蜜为丸，如梧桐子大，辰砂五钱，另研水飞为衣。每服30丸，金银花、薄荷煎汤送下，午后及临卧时各服1次。

【按语】肝之阳气，全赖阴血涵养。如阴血虚少，不能涵养肝中阳气，肝阳因而亢盛，不断上逆，上干清阳，则为头晕、眼花、耳鸣；冲逆犯胃，则为恶心欲吐；阴虚不足以济阳，则舌红苔干，心烦而悸；阳亢反以劫阴，则小便短赤、大便干结。阴虚阳亢，神不能安，则急躁而失眠。凡此诸症，统由血不养肝而来。故治宜益血滋肝熄风。初诊方用知柏地黄丸加减者，因除黄柏以外，多数药物均有滋阴血、抑亢阳的作用。阴血得养，则亢阳被抑，故亢逆诸症得以消除。惟因黄柏泻火有余，滋阴不足，故减轻其用量，庶无苦燥伤津之弊。草决明、杭菊花、赤芍、丹参，均为原方所无，以其柔肝之力颇著，故加之；原方中有山药，以其优于温养脾肺，非本例所急需，故而未用。二诊时阳亢之势虽减，但虚火内动之候已现，故用珍珠母丸加味，在清肝、滋肝的同时镇心神、安魂魄，故虚风诸症，消除颇速。

六、益肺强心法治愈肺痹并发心痹一例

冯某，女，32岁。

初诊：1974年9月14日。

主诉及病史：临睡之前，阵发干咳，已历1个月，近来徐成痰咳，呼吸困难，颧唇紫绀，四肢关节疼痛，阵阵发热。某医院检查，诊断为慢性风湿性心脏病，左心房衰竭期。

诊查：脉来细数，偶有间歇，舌有瘀斑，时或心悸不宁喜按，汗出，胸部闷满，小便短少，下肢轻度浮肿，四肢关节常随气候变化而疼痛，咽干、烦躁，莫知所可。

辨证：证属肺痹心痹并发，此乃风寒湿邪先伤于皮肤而后及于肺，先伤于脉而后及于心所致。

治法：宜益肺强心以去风湿，方用茯苓桂枝白术甘草汤加味。

处方：茯苓30g　桂枝15g　白术15g　炙甘草12g　郁金9g　威灵仙18g　茜草根9g　豨莶草30g　炙远志9g　清半夏9g　3剂

二诊：9月20日。因服药后情况很好，故再服药3剂，心悸、胸闷、咳痰、关节痛等症状都减轻。脉仍细数，重按无力，间歇较少。惟阵阵烦躁不安，口干不渴。此乃心肺阴阳两虚之候，用茯苓四逆汤加味再进。

处方：茯苓30g　白人参18g　制附片9g　炙甘草9g　干姜6g　丹参18g　郁金9g　威灵仙18g　豨莶草30g　3剂

三诊：9月27日。脉搏已无间歇，紫绀亦渐退，烦躁减轻；惟小便仍少，下肢仍肿，时或咳嗽，关节痛，口干欲饮。心肺阳气已渐恢复，而风湿犹未尽除。再用五苓散加味，以渗湿祛风。

处方：桂枝9g　生白术15g　茯苓30g　猪苓12g　泽泻18g　桑寄生18g　五加皮15g　半夏9g　炙甘草9g　生姜6g　3剂

四诊：10月3日。上方药共服7剂，所有症状已全部消失。钡餐透视左心房增大有改善，肺动脉干已不突出。心电图正常。拟甘姜苓术汤加味，继续扶心益肺、渗湿弭风，以巩固疗效。

处方：干姜6g　炙甘草15g　茯苓30g　生白术24g　桂枝9g　泽泻12g　桑寄生18g

五加皮 15g　豨莶草 30g　威灵仙 24g　川郁金 12g　丹参 18g　川芎 6g

6 剂，清水浓煎，去滓再煎，浓缩成膏状，瓶贮，每服 1 汤匙，每日服 2 次，开水送服。

前后更方 3 次，共服药 20 余剂，最后 X 线检查，左心房增大有改善，心脏瓣膜病变确已控制，症状全部消失。10 月 6 日出院，回家疗养，除服药膏外，嘱其注意起居卫生，防止风湿活动，尽量避免伤风感冒，适当锻炼身体，增强机体抵抗力。

【按语】本例肺痹并发心痹，病情颇为复杂。初诊用茯苓白术益肺气，桂枝甘草汤扶心阳，郁金、茜草通心营，半夏、远志平逆气，复以大剂量威灵仙、豨莶草以祛风湿，致使心肺得补，营气通调，风湿邪气无以着痹。二诊时，烦躁不安比较突出，"阴不足以涵阳则烦，阳虚损而不宁则躁"，阴阳两虚之候显见，故用茯苓四逆汤主之，其方来自《伤寒论》："发汗若下之，病仍不解，烦躁者，茯苓四逆汤主之"。方用白人参、茯苓益肺阴，附子、干姜、炙草补心阳，丹参、郁金通营，威灵仙、豨莶草除风祛湿，故药后烦躁即减，脉无间歇，紫绀亦除。三诊时因小便仍少，下肢仍肿，风湿未尽，故重点在于渗湿祛风，方用五苓散加味主之。药以桂枝甘草汤继续扶其心阳，辅以茯苓、猪苓、泽泻渗湿，复以桑寄生、五加皮祛风，小半夏汤以平风湿引起之逆气。如是则心阳通、风湿去、逆风平，尿少、肢肿、咳嗽、欲饮诸症悉除而收功。

七、化湿浊疏经脉法治愈顽固性头痛一例

赵某，女，42 岁。

初诊：1974 年 7 月 4 日。

主诉及病史：6 年前偶因情志失畅而发头痛，疼痛虽在前额，但整个头部发胀发紧，如同紧箍一般，甚而导致牙疼、胁痛，咽干而不欲饮，眼花缭乱阵发，烦躁易怒。上述诸症，每逢生气之后发作更为严重。平时神识似清非清，去岁以来记忆力大减。屡经针药医治，均无显著效果。

诊查：脉搏沉滑，舌苔腻浊。面色萎白而晦暗，似肿而非肿。

辨证：病在阳明厥阴两经脉之间。

治法：治宜清化两经湿浊，方用温胆汤合逍遥散主之。

处方：清半夏 9g　陈皮 9g　茯苓 15g　炒枳壳 9g　竹茹 9g　柴胡 12g　白术 9g　赤芍 18g　当归 9g　生姜 6g　薄荷 3g　川芎 3g

二诊：7 月 7 日。上方药服 3 剂后，额痛、头胀、牙痛均愈，自觉神志亦较清爽，惟仍咽干胁痛，烦躁易怒，脉来小数。阻滞经脉之湿浊已去，而肝气尚未恢复其疏泄功能。再拟丹栀逍遥散加味。

处方：醋柴胡 18g　白术 9g　当归 6g　炒白芍 12g　茯苓 12g　丹皮 9g　炒山栀 6g　川郁金 9g　炙远志 9g　3 剂

三诊：7 月 10 日。咽已不干，胁痛痊愈，记忆力有显著恢复。惟经闭 4 个月未来，小腹略胀，脉转沉弱。仍为血少肝气尚未完全疏泄之故。改用通经四物汤调理。

处方：炒赤芍 18g　全当归 12g　川芎 6g　川郁金 12g　丹参 15g　制香附 9g　柴胡 12g　红花 9g　3 剂

【按语】本例顽固性头痛，一派湿浊阻滞之候，病变在阳明厥阴两经脉之间。胃足阳明经脉起于鼻之交頞中，入上齿，出大迎，循发际，至额颅，下膈属胃。胃中湿浊邪气泛溢于经脉之中，使生发之气无从疏泄，便见眼花、咽干、胁痛、易怒、记忆力减退等症。故初诊时用温胆汤以化湿浊，用逍遥散以疏经脉，柴胡引诸药入厥阴，川芎引诸药入阳明，两经之湿浊得清，经气自

可周流无阻，诸症便随之而逐渐消失。二诊时烦躁易怒，肝气失疏可知，故用丹栀逍遥散加味继进。药用白术、茯苓益脾以滋肝，又用当归、芍药益血以养肝，再用柴胡，郁金、远志以助其开郁，丹皮、栀子以熄其风火，故药后神清志爽，不复抑郁。三诊时重点治闭经，芍药、当归以补血，川芎、丹参、红花以通经，柴胡、香附、郁金以疏肝，营血充盈，经脉通畅，肝气疏泄，期其经血必至无疑。

八、温补心阳法治愈胸痹一例

王某，男，54岁。

初诊：1974年7月15日。

主诉及病史：7月1日起突觉胸骨及心前区闷胀，并伴压榨性疼痛。面色苍白，冷汗时出。经某医院检查，诊为心绞痛，住院治疗10天，绞痛愈来愈频，医生嘱服中药，特来诊治。

诊查：肢体怠惰；脉沉细而弦，时或间息；舌质胖嫩无苔；手足厥冷，绞痛时必出冷汗，汗出则寒栗不禁，心悸难安，气短身乏。

辨证：此为阳气衰竭，心失温煦。

治法：宜温补心阳，用《金匮》人参汤加味主之。

处方：白人参15g　炙甘草15g　干姜9g　炒白术15g　川附片9g　五灵脂9g　山楂9g　乳香3g　降香9g

药煎成去滓，冲入米醋一匙，乘热服。

二诊：7月19日。上方药连服3剂，绞痛未发。面色较红润，表情亦很活跃，与3天前相比判若两人。自诉除胸闷、身乏外，无其他异常。脉虽仍沉细，但已不间歇。舌质淡。食欲仍差，两手已不凉，惟两膝以下尚有冷感。心阳已渐恢复，脾肾之阳犹待温补。守方出入续进。

处方：白人参15g　炙甘草15g　干姜9g　炒白术15g　川附片9g　肉桂3g　全当归9g　山楂9g　陈皮6g　赤芍12g

嘱其浓煎连服10剂。10剂药服完后，心绞痛痊愈。

【按语】参、草、姜、术，是人参汤原方，有温补心阳的作用。但据患者病情来看，恐嫌其药力不足，因加川附片10g，使之寓《伤寒论》治少阴病手足厥冷、脉微欲绝的“四逆汤”之意，同时附片与人参相伍，是《世医得效方》治阳气暴脱的有效方剂；附片与白术、炙草相配，又是《金匮》所引治卒暴心痛，脉微气弱、身寒自汗的“近效术附汤”。三方配合，用以急救心胸中阳气。本病患者“标本俱急”，故须标本两图，于急救心阳的基础上，再配以“独行散”(《证治准绳》方：五灵脂二两，研细末，温酒调服二钱，治产后血晕、冲心闷绝)、“独圣散”(《医宗金鉴》方：南山楂一两，清水煎，童便砂糖和服，治产后心腹绞痛，血迷心窍，不省人事)诸法，急止其痛。两方都是活血定痛之效验方。乳香、降香通行十二经，具有活血伸筋作用，与五灵脂、山楂配合，能迅速止痛。

九、豨莶至阳汤和豨莶至阴汤分别治愈中风两例

例一　严某，男，56岁。

初诊：1975年11月6日。

主诉及病史：先患头晕，继即突然昏仆，不省人事，牙关紧闭，面白唇暗，口角流涎，左半身

瘫痪，四肢不温，口眼歪斜。先送县医院救治，不见好转，转送稷山县医院扎头皮针，经两日针刺，牙关松动，仍呈半昏迷状态，两侧瞳孔大小不等，对光反射减弱，诊断为脑出血（内囊出血），医院病房请会诊。

诊查：脉浮而弦，舌淡苔薄。

辨证：元阳虚损，盛阴闭塞清窍之候。

治法：先用辛温开窍法，以细辛 3g 煎汤化丹苏合香丸 3g 灌服，3 小时内灌 2 次。下午三点钟左右，患者逐渐清醒，并有饥饿感。随即疏豨莶至阳汤。

处方：黄芪 9g　天南星 6g　白附子 6g　九制豨莶草 30g　川附片 9g　川芎 3g　红花 6g　细辛 1.5g　防风 6g　牛膝 6g　僵蚕 3g　苏木 6g

以其阳虚诸症颇著，而又偏于左半身，便在原方中加重附片、红花的用量，连续进药 11 剂，患者基本恢复正常，惟行动时左侧尚有沉滞感而已。

例二　陈某，男，50 岁。

初诊：1973 年 2 月 14 日。

主诉及病史：20 天前，睡觉醒来即觉四肢失灵，不能转侧，旋即口角歪斜，说话费劲，发音不清，自觉舌僵，右半侧呈弛缓性瘫痪。经某医院诊断为脑血栓形成，住院半月，疗效不显。嘱服中药治疗，因来求治。

诊查：脉弦细而数，舌质红，苔薄少津。胸闷心烦，咽干思饮，小便色深。

辨证：阴虚热亢，内风暗动，经脉血滞之候。

治法：即疏豨莶至阴汤加减。

处方：制豨莶 30g　干地黄 9g　盐知母 12g　当归 3g　枸杞子 9g　炒赤芍 12g　龟板 6g　牛膝 6g　甘菊花 9g　郁金 9g　丹参 9g　连翘 9g　栀子 9g　花粉 9g　3 剂

服上方药 3 剂后，烦热退，语言清，口角歪斜也有改善。心经之热已退，而经筋中所滞之血热尚未清彻。复于方中去连翘、栀子，加橘络 3g，广地龙 3g。连进药 7 剂，瘫痪康复，手足运动正常。惟舌质尚红，脉仍弦细。阴虚尚待继续滋养，改用六味地黄丸，续服药 10 剂，完全康复。

【按语】中风证，乃风、痨、臌、膈四大病之一，比较难治。从《金匮要略》提出“邪在于络”“邪在于经”“邪在于腑”“邪入于脏”的论点之后，后代医家论中风，无不以中经、中络、中腑、中脏来辨治，至于其证阴阳虚实究竟如何，则少有论及。余结合临床所见，认为阴虚与阳虚实为中风辨证之关键所在。一般来说，中风属于阳虚者，因虚阳不能适应寒冷气候之变化，故常发作于秋冬；属于阴虚者，因阴精亏损不能适应天气之发越，故常发作于春夏。

在辨识阴虚、阳虚两大证时，尤当分辨阳虚证有阴盛、有阴不盛者；阴虚证有阳盛、有阳不盛者。阴盛者，症见寒冷，应治以重热，阴不盛者，症见寒燥，应治以温润。阳盛者，症见燥热，应治以凉润；阳不盛者，症见虚燥，应治以温润。大抵治疗阳虚，药取其气，气重在辛；治疗阴虚，药取其味，味重在酸。而总须重佐之以活血。因为阳虚血必凝，不活血无以拨其机；阴虚血必滞，不活血无以通其经。这是治中风最要紧处。

制豨莶至阳汤，以治中风的阳虚证。

方药：九制豨莶草 30g　黄芪 9g　天南星 6g　白附子 6g　川芎 3g　红花 3g　细辛 1.5g　防风 6g　牛膝 6g　僵蚕 3g　苏木 6g　川附片 6g

制豨莶至阴汤，以治中风的阴虚证。

方药：制豨莶 30g　干地黄 9g　盐知母 12g　当归 9g　枸杞子 9g　炒赤芍 12g　龟板 6g　牛膝 6g　甘菊花 9g　郁金 9g　丹参 9g　黄柏 3g

临床应用，只要对症下药，每获捷效。

（以上由任廷革整理）

【编者评注】任老先生是我国著名的中医学家，为我国中医事业和中医教育事业的发展作出过重大的贡献。本例中风，是中医历来认为难治的病证之一。任老先生总结了临床获得的丰富经验，把中风病分为阳虚和阴虚两类；治疗阳虚，药取其气，气重在辛；治疗阴虚，药取其味，味重在酸。不论阴虚还是阳虚，总要重佐活血之品，其原因在于阳虚者血必凝，不活血无以拨其机；阴虚者血必滞，不活血无以通其经。以这种理论为指导，任老自制的豨莶至阳汤和豨莶至阴汤治中风阳虚证和中风阴虚证，临床每获捷效。这种宝贵经验堪为后学深究和借鉴。

耿鉴庭医案

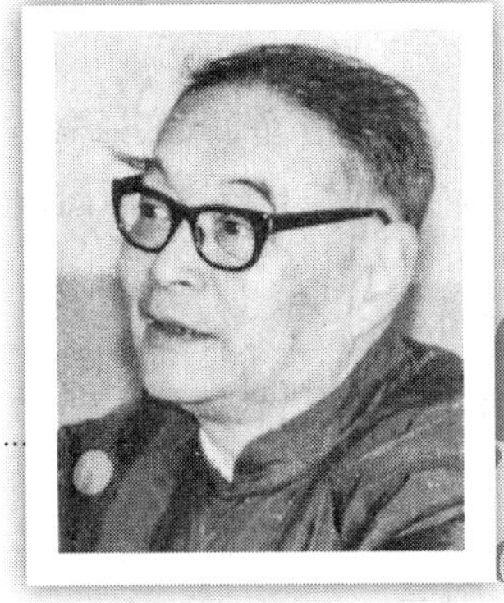

【生平传略】

耿鉴庭，1915年生，江苏省扬州市人，祖籍山东。中医研究员。先世以种植牡丹、栀子、月季等为生，并兼以草药治喉。乾隆年间，山东水灾，遂移扬州，迄今已六世约两百年。至第三世，已成为当地内外方脉的专业中医，仍以咽喉口齿科为重点。家传医技，在单方、食疗、外治及药物炮制、配伍等方面，均有独到之处。

耿氏少年时，在家学医已成；及长，又入江苏省立医学院进修，当时医史学家陈邦贤先生正在该院主讲医药历史，遂成为入室弟子。1955年卫生部成立中医研究院，乃应征入都，初为编审，并研究图书与医史，曾主持中医研究院图书馆工作，使其成为全国中医中心图书馆。1959年与北京图书馆合作，编成《全国中医联合图书目录》。后又建议成立以影印中医善本为主的中医古籍出版社，担任总编辑及副社长。

耿氏长期从事中医史、中医典籍及中医历史人物的研究，临床擅长中医鼻科、咽喉口齿科疾病的治疗，主要著作有《中医中药防治鼻病》、《痄腮的中医疗法》等。

曾任中国中医研究院研究员、中华医史杂志副总编辑、中华医史学会副主任委员、卫生部科学委员会委员、国家科委预防医学组成员。

一、辨证治愈白喉四例

例一　清热解毒利咽养阴法

某男，16岁。

主诉及病史：昨日发热体倦，今晨咽痛。

诊查：咽左右两侧有白点，点与点之间似有网状联络物存在，项下两侧均有肿块。热高脉数，口渴舌红，稍有粘黄苔。

辨证：恙属感受时疫，白喉来势。

治法：防其腐漫为要。

处方：金银花三钱　净连翘二钱　苏薄荷一钱　润玄参三钱　赤芍一钱五分　生甘草一钱　蚤休二钱　磨金果榄一钱(和服)　陈萝卜英三钱

吹药：黄吹散。

二诊：昨服药后，热未续增，亦未大退。今诊脉数不静；咽中白点成块，布于两厢，边缘清晰如壁蟢窠，幸斗底部尚清净，鼻部通气亦佳。舌苔如昨，胸尚不闷，大便行而不多，小溲发黄。当以原方加味投之，症势虽不恶，但尚须注意，因此症可变在顷刻也。前方加生地三钱，丹皮一钱五分。

吹药：冰瓜雄朱散。

三诊：白喉4日，身热已淡。舌上无苔，舌质红，脉现虚数。咽间白腐未曾续增，口干唇燥，肌肤亦觉干糙，大便干，小溲少，幸无里滞现象，但津液已现耗伤之势。慎防燥甚液涸而生变端。

处方：小生地三钱　润玄参三钱　大麦冬三钱　浙贝母三钱　杭白芍三钱　生甘草一钱　磨金果榄一钱和服　火麻仁三钱　陈萝卜英三钱

吹药：冰瓜雄朱散。

四诊：昨服药后，热得微汗而清，肌肤稍泽，不若前之粗糙；喉间白膜边缘有剥离之象，无蔓延之迹；颏下肿核已消，口中散出腥气。舌仍无苔，色转淡红，口仍渴，脉稍静。大便不干，小溲清长，夜寐尚适。当再予养阴润燥清咽之法；未达康庄，仍防其蹶，慎之，慎之。

前方去麻仁，加明天冬三钱，南花粉三钱，一以滋肺，一以助其排除脓垢也。

吹药：锡类散。

五诊：白喉6日，连投汤液，尚合机宜，局部及全身症状均有好转；白膜脱而未尽，脱处有血迹；吞咽稍痛，但已思食矣。当再守养阴润燥清咽之法，增解毒止血之品，续为图之。

处方：明天冬三钱　大麦冬三钱　润玄参三钱　小生地三钱　肥玉竹一钱五分　人中黄八分　旱莲草三钱　鲜茅根五钱　荠菜花三钱

六诊：咽腐全退，新皮尚未全生，余症均善，当再守原法，加和中之品。原方去茅根，加菰米一两，陈茭白三钱。

吹药：化腐生肌定痛散。

此方药连服3剂，即停药而痊。嘱其多食水果，以续偿既耗之津液也。

例二　重镇清热增液复阴法

某男，19岁。

主诉及病史：白喉5日，起初尚可支持，又不知其可畏，故而未曾服药，昨日症情较重，渐感不支。

诊查：刻诊肤外亢热，扪之灼手，尤以五心为甚，愈扪愈热，是热在深处也。自觉内烧，欲近凉水，头痛口渴。舌上少苔，脉现洪大。间有干咳，幸咽部症状尚不太重，局限于两厢之内，且边缘整齐，无蔓延之迹。

治法：亟宜以重镇之剂投之，恐有猝变之虞。

处方：生石膏一两(先煎)　肥知母一钱五分　浙贝母二钱　大麦冬三钱　金果榄一钱五分(杵)　生甘草一钱　竹叶卷心十四枚　黄芩三钱

吹药：冰瓜雄朱散。

二诊：昨服药后，热势见减，已不若前之灼手矣。大便干，小溲热，口尚渴，心觉烦，咽腐如故。脉稍平，舌无苔。再以原法加味投之。原方加小生地三钱，玄参三钱，鲜瓜蒌根三钱，大麻仁三钱。

三诊：热势大减，但因热烁阴伤，皮肤干燥，唇裂舌干；脉转弱，神转倦；幸咽腐未增，且见欲剥之象。当予润燥养阴，慎防生猝然之变。予养阴润燥清咽汤，原方去萝卜英，加石斛三钱、丹皮二钱。

吹药：锡类散。

四诊：白喉险症，投以重镇之剂，虽已热清腐退，然阴液大伤，体虚脉弱，神疲无力，气短心烦，口干唇燥，舌无新苔，且饮食少思。亟当增液复阴，扶气益胃，防其虚脱。

处方：肥玉竹三钱　麦门冬三钱　川百合三钱　钗石斛三钱　明天冬三钱　北沙参三钱　鲜稻叶五钱　生谷芽五钱　苡米五钱

患者居北乡，携方回里，连服药10剂痊愈，体力恢复如初。

例三　凉血解毒养阴法

某女，13岁。

主诉及病史：白喉局限于咽部，延经4日。

诊查：腐烂虽不太重，但创面有血迹；身热时高时低，鼻中衄血，牙龈亦腐破出血；舌上少苔，脉细数。

辨证：良由去冬雨雪稀少而蔬菜不易得，入春仍然干旱，素禀肺阴不足，体质柔脆，复感天时之燥，杂气之疫，以致毒火内据而欲焚。

治法：姑拟小品方成法，凉血解毒，并依经验加止血之药，慎防昏陷为要。

处方：磨乌犀角五分（和服）　鲜生地五钱　赤芍二钱　湖丹皮二钱　贯众三钱　仙鹤草三钱　鲜茅根五钱　金果榄一钱五分（杵）

二诊：昨服药后。未曾续见出血，身热已退，但咽腐未除，饮食少思，间有呕恶，是热灼于胃所致。舌质红苔少，脉仍细数。当再以原方加味治之，弱质而罹重症，故不可等闲视之，慎防生猝然之变。前方加竹茹三钱，芦根一两去节。

吹药：锡类散。

三诊：白喉6日，腐块今晨次第脱落，落者宛如壁蟢窠；身热退，出血止，呕恶亦平；然脉息细弱少神，慎防正气不支。

处方：肥玉竹三钱　麦门冬三钱　川百合三钱　钗石斛三钱　北沙参二钱　西洋参一钱　明天冬三钱　五味子五分　生谷芽五钱

吹药：化腐生肌定痛散。

四诊：昨服玉门百斛汤，体力较振，但进食无多，一以咽中新皮未生，妨于吞咽，二以前曾呕恶，自恐多食而复引起。今仍以原法加味投之，望其纳谷乃吉。原方加橘白一钱五分，菰米五钱，并建议其服藕粉，陈干菜等。

病者家属见其服此方药甚佳，遂要求再服，连服药4剂而痊。

例四　清热解毒、凉血养阴、降逆止呕法

某男，14岁。

主诉及病史：白喉7日，未经治疗，初以症轻，误认喉蛾而忽之，而医虽为其注射电银胶，亦未认作白喉也。昨日肿痛转增，身热复炽，食难下咽。始谋诊治。

诊查：刻诊，咽中白腐弥漫，口中气秽，幸尚能见底，鼻气仍利，脉数而滑，舌赤无苔。此属棘手之症，不易图也。

处方：金银花三钱　净连翘二钱　赤芍二钱　湖丹皮一钱五分　润玄参三钱　小生地三钱

大麦冬三钱　磨金果榄一钱　蚤休一钱五分　甘草一钱

吹药：锡类散。

二诊：昨服药后，热退神清，咽中腐烂缩小。固是佳象；然一波甫平，一波又起，呕恶愈来愈频，食入即吐，诚非佳兆。曾见有痉愈之后，因吐而暴毙者，故未可轻视。今投舒逆止呕之法，冀其速解，否则恐猝然生歧。

处方：鲜芦根一两（去节）　炒竹茹五钱　橘白二钱　茯苓三钱　钗石斛三钱　麦门冬三钱　黍米三钱　鲜枇杷叶五片（刷去毛包）

三诊：昨服药后，逆势稍平，呕虽未止，但随呕随进，竟能食藕粉一碗而未吐出，是尚有生机也。咽腐续退，新皮未生，故肿痛转增。右关之脉独小，是脾胃受戕所致。今再以原法加味投之。原方加杵头糠五钱，另饮西洋参茶，以扶正气。

吹药：化腐生肌定痛散。

四诊：白喉腐已退尽，呛呕亦平，若连连吞咽，则间仍一见。脉息较起，舌心微见新苔，是吉象也。虽有转机，尚须安不忘危，况尚未全离逆境乎。原方续进药2剂。

又因吞咽困难，自觉食管涩滞而难下，故介绍其用葛仙米作汤，频频饮之，盖此物爽滑，又能清脏热，故用之颇为适宜。

自从食疗与药饵并投后，继见好转，乃续用之，又连用药六日而告痊可。

【按语】白喉是一种急性呼吸道传染病，临床以咽喉部形成白膜并伴有咽痛、发热为主要表现。尤以小儿发病为多。本病属中医的“白缠喉”、“锁喉风”等范畴。其内因多是素体阴虚，肺胃素有蕴热；外因为风热时行疫毒从口鼻而入，外邪侵袭，引动蕴热，内外合邪，搏结于肺胃。咽喉为肺胃之门户，肺胃邪热上熏咽喉、炼津灼液、腐蚀喉膜，以致咽痛。热是致病之因，燥是阴伤之反映，故清热解毒、养阴润燥是治疗本病的基本原则。例一为白喉早期阶段，风热疫毒侵袭，邪毒在表，故在清热养阴基础上加辛凉清解的银花、连翘、薄荷等。例二为热毒化火、炽盛于里、壅结于咽喉所致，故以石膏、黄芩、竹叶等清热泻火，配合金果榄、麦冬、贝母等利咽润燥。例三为邪热深入血分，热毒炽盛，络伤动血之证，故用犀角地黄汤加味清热解毒、凉血养阴。例四为邪毒未清、阴津大伤，故以清解凉血配合养阴润燥。对本病用药应时时注意白喉系燥热疫毒为患，忌用辛温发散，亦忌峻剂攻伐。

二、辨证治愈喉痧四例

例一　解表化滞清咽宣透法

某孩，12岁。

主诉及病史：昨觉困倦，今晨忽发寒热。

诊查：刻诊，热可灼手，咽关肿痛，红艳有欲破之势。肤外发红，尤其以项下为甚；头痛脘闷。舌质红，苔布粘厚，脉息浮数。

辨证：乃感受时气，兼之内有痰滞，喉痧来势。

治法：亟宜清透，当此流行时期，内备招邪之因素，故易感染，然非仅受外邪者可比，慎防厥陷为要。

处方：粉葛根二钱　苏薄荷八分　淡豆豉三钱　研牛子二钱五分　蝉衣一钱　小青皮一钱　枳壳钱五分　陈萝卜英三钱　黄玉金一钱五分　生山楂三钱

咽中吹药：冰硼散。

二诊:昨投解表化滞、清咽透痧之剂,服后微微得汗,自觉轻快,头痛胸闷见减,今晨得大便甚多;痧子已透,肤红如染,唯面部不显,腿足亦无,故仍须续透,脉尚数,舌苔渐化。咽中红光虽减,但有腐破之处,是化滞清咽,亦不可减少。综观种种现象,尚是喉痧之轻症,然须节食避风,慎勿以其症轻而忽之也。

以昨日原方去豆豉、青皮,加金果榄八分磨汁和服,蚤休二钱五分。

三诊:喉痧 3 日,已遍全身,面部虽少,乃一般现象,不足异也。咽关仍然腐破,幸局限于两侧,未再弥漫,尚能见底,亦属佳象。胸闷已开。舌苔已化,前半完全露红,然微有咳嗽,间觉心烦,脉转滑象,是热灼津液为痰,防其滋生变端。

处方:薄荷一钱　生山栀一钱五分　天花粉二钱　浙贝母三钱　橘皮钱五分　枳壳一钱五分　炒竹茹二钱　磨金果榄八分(和服)　鲜枇杷叶三钱　陈萝卜英三钱

吹药:珠黄指甲散。

四诊:病情如昨,再投原方药 1 剂。

五诊:痧色已淡,咽腐已退,唯咳嗽仍作,吞咽时咽中尚痛。舌苔退后,舌质红艳起刺,脉仍偏滑。大便干,小溲短少。仍当清化痰热。

处方:霜桑叶三钱　马兜铃一钱五分　浙贝母三钱　海浮石三钱　山栀皮一钱　粉甘草一钱　润玄参三钱　大麦冬二钱　赤茯苓三钱　枇杷叶三钱　橄榄三枚(拍)

吹药:化腐生肌定痛散。

六诊:上方药连服 2 剂,喉痧已退,脉静身凉,肤外起皮欲脱,舌上渐布新苔。咽中红肿亦减,但新皮尚未全生,故吞咽时觉痛。咳嗽已平。今以清化之法,调理善后,然安不忘危,尚须慎重调护。

处方:霜桑叶三钱　润玄参三钱　大麦冬三钱　人中黄一钱　绿豆皮三钱　山栀皮一钱　枇杷叶二钱包　藏青果二枚　梨皮二个

吹药:同前。

例二　清营解毒凉血熄风法

某女孩,10 岁。

主诉及病史:前日曾觉恶寒,昨日又复发热。

诊查:今诊身热口渴,心烦不安;肤外现痧,大致已齐;咽关腐烂,舌苔厚,舌尖发赤。

辨证:乃邪滞郁遏而未能透尽,但内火已炽,慎防昏陷为要。

处方:金银花三钱　净连翘一钱五分　炒山栀一钱五分　枳壳一钱五分　蝉衣一钱　磨金果榄一钱(和服)　黄郁金一钱五分　赤苓三钱　甘草一钱

吹药:珠黄指甲散。

二诊:病家携方来问,据谓症情如昨,尚属平和,但心烦以道远未来,请改方。前方去茯苓、甘草。加朱茯神、益元散三钱(包)。

三诊:喉痧 5 日,身热尚未全退,邪热入营,烦躁欠宁,有时神昏,肌肉瞤动,显干燥,近之有秽气。间见惊惕。痧色红艳发紫。舌苔已退,但剥脱如朱,上有芒刺。脉数。病情已届危候,有猝变之虞,亟宜清营解毒,凉血熄风。

处方:磨乌犀角三分　磨羚羊角三分　赤芍二钱　粉丹皮一钱五分　鲜生地三钱　润玄参三钱　生甘草一钱　蚤休二钱　生石膏五钱(打碎先煎)

雪水煎服。另以鲜梨汁,不断饮之。

吹药:同前。

四诊：昨进清营解毒之法，并饮雪梨浆，入暮其势较平，得大解甚多，竟安卧三四小时。今诊疹已淡，有回意，脉数较平，咽腐渐退，舌紫转红，牙龈见血。正气虽可占优势，然安不忘危，仍须趁胜追之。前方去羚羊角、蚤休，加鲜银花藤四钱，鲜藕汁两酒杯入煎，梨汁仍照饮，吹药亦照旧。

五诊：昨以病情续减，病孩又恶服药，故仅饮雪梨浆，停药一日。今诊，咽腐已退，新皮未生；舌上亦无皮，但芒刺已减；口唇破烂，疹点已不见；皮肤起空欲脱；然营阴已伤，寐不能实，善恐，耳鸣，脉弱，气短，故速宜挽其既涸之液。《经》云：有余而往，不足随之，勿待复危而后再谋也。

处方：南北沙参各一钱五分　钗石斛三钱　大麦冬三钱　肥玉竹一钱五分　人中黄八分　茯苓三钱　黑豆三钱(杵)　苦丁茶一钱　甘蔗汁半茶盅(兑服)

吹药：化腐生肌定痛散。

六诊：服前药，症势续为好转，耳鸣除，唇烂愈，脉较起。再以原法去苦丁茶、甘蔗汁，加生谷芽五钱，冰糖一钱五分。连服药3剂，停药而愈。

例三　滋阴攻下法

某男，21岁。

主诉及病史：喉痧5日，虽经治疗，未服中药。

诊查：痧色红艳，咽关腐烂，邪滞蕴结不解。舌质红，苔布厚腻而黄。患病后，迄今未得大便，腹满拒按，谵言妄语。脉洪实。

治法：若不下夺，将有内陷之虞，若下之，又恐随下而脱，姑仿吴氏新加黄龙、增液承气之法投之，保液而攻，冀其得下转清。

处方：明天冬三钱　润玄参三钱水(泡后入煎)　干切生箱黄三钱　细枳实一钱五分　金果榄一钱(杵)　生甘草一钱　鲜生地三钱

吹药：珠黄指甲散。

二诊：昨服药后，竟未得下，但谵妄略减；腹满向下移，屈指不得大便已七日矣。仍当用昨药，加软坚之品而攻之。昨方加元明粉一钱五分和服。

三诊：昨服药后不逾时即得大便，解之甚畅，其色焦黑，气味甚重，今夜竟得安眠，谵妄已不再闻。舌苔化，脉象平，咽腐退，痧色淡，有回意矣！虽具一派吉象，尚需慎重调护，大乱之后亟需安抚，望其新接谷气，庶可复入坦途。

处方：大麦冬三钱　沙参三钱　生谷芽三钱　人中黄一钱　茯苓三钱　钗石斛三钱　肥玉竹一钱五分　玄参二钱　菰米五钱

上方药服3剂，其戚某又为处玉竹麦门冬汤3剂，服之而痊。

例四　化湿泄毒法

某女，17岁。

主诉及病史：喉痧5日，以家贫未能服药。

诊查：毒火潮湿郁蒸不化，咽生腐皮，痧上生毒泡，小者如白痦，大者若水泡；午后热高，舌赤苔布灰粘，腹胀，小溲短少，脉象沉数。

治法：证属险要，防其内陷生变，法当化湿泄毒，以清气分。

处方：香青蒿三钱　炒黄芩一钱　生苡仁三钱　绿豆皮三钱　晚蚕沙三钱　蝉衣一钱　六一散三钱　大腹皮三钱　方通草八分　鸭跖草二钱

二诊：昨午前服药，午后热减，毒亦随之而减，咽中腐破有退意。脉数较减，沉象较起。症势虽有转机，仍防滋生变端。煎原方加橄榄三枚拍碎入煎。

三诊：热已退尽，脉趋于平，咽腐退去，待生新皮，毒泡已不再见，但皮空欲蜕矣。今见目赤，鼻干，小溲尚黄，宜续清肝肺之火，然化湿亦不可减缓。

处方：黄芩一钱　六一散三钱　赤茯苓三钱　桑芽二钱　杭白菊一钱五分　绿豆皮三钱　山栀皮一钱　人中黄八分　淡竹叶一钱　灯心二分

上方药连服3剂即停药而痊，但所蜕之皮，有如掌大者，十指亦蜕甲。且每年逢患日前后，必手脚心蜕皮，事过20年，询之仍如此，以书中尚未见有此类记载，故附志于此。

【按语】喉痧又名烂喉痧，烂喉痹痧。此症乃从域外传来，时间约在康熙之后，雍正、乾隆之间，从文献上观之，以嘉庆间为烈，死亡者极多，直至后来磺胺发明，其势始葳。过去，域外死于此症者亦多，迄无良好治法。自乾隆间，古吴唐迎川写成专篇；嘉庆间，虞山陈耕道总结经验，写成《疫痧草》，对发病规律、治疗程序，成套摸索清楚，理法方药已备，乃笔之成篇，后继者颇不乏人，续有补充，其中尤以吾乡夏春农先生之著作《疫喉浅论》益臻完善。

昔在清末民初，先父治此症极多，又在夏老治疗基础上有所发展，对阶段与分型有所体会，早期宜清透凉透；若三五日，兼肺经症状者，应着手清金；五六日，邪热入营者，应清营解毒；若里滞不解，又需下夺；又有疫热夹湿、蕴于气分者，则应清气化湿泄毒；末期更需复液，以善其后。若治之得宜，多有转危为安者。

【编者评注】耿老先生是著名的医史学家、中医鼻科咽喉病专家。本例喉痧患者，毒火潮湿郁蒸不化已历5日，咽生腐皮，痧上生毒泡，小者如白痦，大者若水泡，午后热高，舌赤苔布灰粘，腹胀，小溲短少，脉象沉数。治以化湿泄毒清气之法，使之迅速痊愈。喉痧之辨证多为热毒阴伤，本例实为湿热蕴毒，化湿泄毒清气法治疗喉痧，是治疗上的一大突破。从耿老先生医案中可深刻体会到，中医治疗耳鼻咽喉病有独特的疗效，需后学者继承发扬。

赵绍琴医案

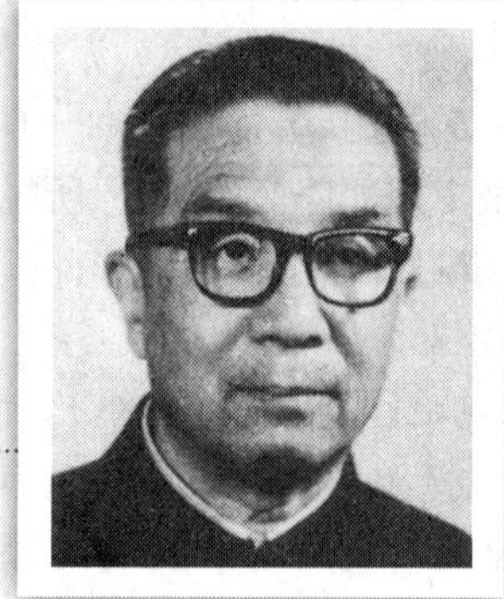

【生平传略】

赵绍琴，1916年生。中医教授。原籍浙江绍兴，在京业医已八九代。出身于世医之家，曾祖父、祖父均是清代太医。父亲赵文魁，字友琴，系光绪二十年御医，光绪三十年以后任太医院院使(院长)。赵氏早年就学于御医瞿文楼、韩一斋及北京四大名医之一汪逢春先生。他从小酷爱中医学，幼年在其父指导下，背诵《濒湖脉学》、《雷公药性解》、《素问》、《灵枢》、《伤寒论》等许多古典医著。13岁时又有瞿文楼先生为其讲授经典，不仅要求领会其意，且要背诵原文，跟随瞿老习医4年多，奠定了扎实的中医基础。

1934年，其父去世后，赵氏继承父业，每日轮流到韩一斋、汪逢春先生处进行临床学习，深得韩、汪两氏真传。赵氏致力于中医教学研究和临床50余年，长于湿温及内科杂病的诊治。历任北京中医学院教授，北京市政协委员。

主要著作有《温病纵横》、《温病浅谈》、《赵绍琴临床四百法》、《文魁脉学》等书。

一、阴阳并补治疗心悸一例

张某，男，43岁。

初诊：1973年8月22日。

主诉及病史：自1972年6月开始，反复发作头晕、憋气、心悸、心前区不舒及停跳，平时心率40～50次/分。上述症状发作时心率30～40次/分，伴有停跳5～8次/分。自1973年5月起发作频繁，每次发作持续2～3小时。经某医院诊断为“病态窦房结综合征”，住院2个月。经用阿托品、异丙基肾上腺素、706代血浆等各种西药治疗，效果不好。故来我院门诊要求中医治疗。

诊查：阵阵心慌，胸闷憋气，心烦，夜寐梦多，舌红体瘦，脉象沉迟，按之弦细且滑。检查：血压120/80mmHg，心率46次/分，发育正常，呼吸平稳，颈静脉无怒张，两肺(一)，心界不大，心律整，心脏各瓣膜区未闻及病理性杂音。腹部无压痛，肝脾未触及，下肢无水肿。

辨证：从脉象沉迟、心慌气憋来看，似属心虚气弱，肝肾两亏。细诊两手寸关，沉取略弦且滑。夫沉则主里，迟司脏病，滑脉为痰，弦乃郁象；舌瘦尖红，心烦梦多，乃肝肾阴虚，虚热上扰，心阴不足为本，阴损及阳，心阳又虚是标。

治法：治疗必须养其心阴，助其心阳，滋补肝肾，泄其虚热，调理阴阳，平衡升降。

处方：北沙参 30g　麦门冬 15g　枸杞子 16g　金樱子 10g　淡附片(先煎透)12g　菟丝子 12g　熟地黄 18g　桂枝 9g　仙茅 9g　仙灵脾 9g　党参 9g

服中药时，停用一切西药。

二诊：8 月 29 日。进上方药 6 剂后，自觉症状明显好转，胸闷憋气未发作，心脏无停跳现象，心率 50 次/分。但后因换他医，改用辛温、壮阳、益气药物，升药过多，缺少育阴药，又无调整升降药物，故进药后，患者又出现胸闷憋气及心脏停跳现象，心率降至 40 次/分。仍按初诊方，再加白芍 15g。

三诊：9 月 2 日。连服药 10 剂。症状好转，未发生心慌憋气及头晕现象，心率上升到 50～60 次/分。

继而连续服药 30 剂，病情稳定，无不适症状发生，心率维持在每分钟 60 次左右。

四诊：11 月。患者出现较明显的心烦、多梦症状。小便色黄，脉象弦滑，舌红苔薄黄腻。证属阴分不足，虚热上扰，湿热积滞互阻不化，气机失调，升降失和，故改用滋肾水以制虚火，补下元少佐泄热。

处方：沙参 24g　党参 9g　麦冬 9g　天冬 9g　金樱子 9g　仙灵脾 9g　仙茅 9g　柴胡 9g　黄芩 9g　焦三仙 9g　生地黄 12g　白芍 15g　芡实 18g　桑寄生 18g

五诊：服上方药 1 个月余，病情稳定，未发生胸闷及头晕，心脏停跳等现象，心率维持在每分钟 60 次左右。

完全用中医中药治疗 3 个月，情况良好。停药观察 1 个月，患者未发生心慌头晕及憋气等症状。从 1974 年 3 月开始，嘱患者每天进行 3～5 里步行运动，逐渐增加至 10 里，经过 3 个月的锻炼，患者无异常现象，又增加运动量至每天走路 20 里，以锻炼心功能。

在病情稳定以后，根据患者舌、脉、证的变化，选用上述二方加减治疗。当以心阳不足为主时，即以益心阳为主，调补阴阳，选用初诊方；当患者表现心阴不足，虚热上亢的症状为主时，即采取育阴制火，兼助肾阳，选用四诊方。

【按语】人体阴阳，既互为消长，又互相依存，阴可滋阳，阳可化阴。故在治疗一些虚损日久不足之证时，阴虚者常需养阴兼助阳，阳虚者常需扶阳兼滋阴。明代医家张景岳所云“善补阳者，必于阴中求阳，则阳得阴助，而生化无穷；善补阴者，必于阳中求阴，则阴得阳升，而源泉不竭”。可谓要言不繁也。本案初诊时，症见心慌、气憋、舌瘦尖红、心烦梦多，脉象沉迟重按弦细，形体消瘦，一派阴虚之象；但阴虚日久，阴损及阳则阳气亦亏，故见火升心烦。综观全局，乃肝肾阴虚虚热上扰、心阴不足为本，阴损及阳、心阳亦虚为标。故治疗以阴阳并补为法，养其心阴，助其心阳，滋补肝肾，泄其虚热，补中寓泄，调整阴阳，平衡升降，故收获甚佳。

二、白虎汤治愈大实若羸状一例

某女，52 岁。

初诊：1965 年秋。

主诉及病史：患重症肌无力住院半年余，所服皆八珍、十全大补、归脾、左归及右归等温补滋养之类，其效不显。四天前因突然发热(38.5℃)，病情陡变，致饭前不注射新斯的明则无进食之力，且体温渐增，乃请我会诊。

诊查：患者面色萎黄，形瘦肉削，精神委靡，两目难睁，舌胖苔白糙老且干。两脉虚濡，按之略滑，沉取弦细似数。观之一派虚羸之象，但心烦梦多，小溲色黄，大便两日一行，身热颇壮(39.4℃)。

辨证：诸医皆谓久病气血大虚，舍甘温除热，别无良法。余久思而曰：阳虚气弱，法当甘温，药量虽小，病势理当少轻，岂能对症之后，热势反增？夫新病多实亦有虚者，久病多虚亦有实证，且虚证可能夹有邪实，实证之中亦有夹虚，真假虚实，错综复杂，变化莫测，病无定体，治有定理。本病高烧，进甘温而病势续增，脉象虚濡之中按之略滑，沉取弦细似数。此属本虚而标实，真虚而新感实邪，似白虎证。

治法：可拟试用白虎法，以观动静。

请经治医生取凉开水200ml少少予之，病人饮毕，仍索凉水，此渴欲饮冷也，又取200ml续饮，饮后遂安然入睡，且头额似有潮汗。综观其脉舌色症，非本虚为主，实标热之象也。若虚热何能渴欲凉饮，且饮后小汗出而入睡乎？又其舌白糙老且干，脉象之细弦且数，心烦梦多，溲黄便干，断为阳明气分之热。虽患者素体气血不足，但现因邪已化热而成标热实证，故改用白虎之辛凉，以求虎啸风生，金飙热退之效。药用生石膏25g，生甘草10g，知母10g，粳米60g。1剂，煎100ml分两次服。药后，夜间汗出而身热即退，体温正常，两脉虚濡而滑，按之细弱，已无弦数之意矣。患者精神如常，食欲见增，改用甘寒生津益气法而善其后。

【按语】临床诊治，贵在辨证，阴阳表里，寒热虚实必须分清辨明，“至虚有盛候，大实若羸状”，危重之际，辨证确切，每有立竿见影之效，误诊错治，多有祸不旋踵之殃。

寒之与热，虚之与实，临证鉴别并不太难，然虚热夹杂，寒热并见之证，辨证不易，治疗棘手，苟非细心体察，则有毫厘千里之失，为医之难，此其一也。本案为正气久虚而复感新邪，本虚标实，辨证主要着眼于切脉验舌。治疗用药，谨尊“急则治其标，缓则治其本”之旨，急用白虎汤大清阳明之热，取效甚速。临证治疗，胆欲大，心欲细，不可畏其正气之虚而贻误病机也。

三、先泄木热后调木土法治愈久泄久汗一例

何某，年逾六旬。

初诊：1976年。

主诉及病史：罹腹泻证，病已2年余，每晨泄泻必作。近半年来汗多，甚则被褥皆湿，夜不能寐，杳不思纳，形体日削，面色干黑，月来病势有增，他人荐为诊视。

诊查：脉息弦细按之有力，沉取略有数意。虽面色黑形瘦而两目炯炯；舌干糙老根厚且腻，尖部红刺满布。问之知其腹泻每于五更，且入厕即泄，其势如注，泄前腹中绞痛，得泄即舒。

辨证：观其就医之方案，皆谓老年脾肾两虚，所服之药全是温补益气。余曰：中气不足，脾肾两虚，面色必淡白，四肢当清冷，脉象当虚弱无力。今脉弦数，舌上尖红起刺，根部厚腻，舌质糙老。此乃木郁克土也。五更乃少阳初升之时，厥阴肝郁下迫，故泄在黎明，泄势如注，非虚证也。他医见年逾六旬，汗出日久，断为虚证，不知其工作繁重，五志化火，肝热夹湿上扰，病虽日久，却非虚证。此汗属热汗、湿汗、躁汗之类。

治法：汗为心液，久则心阴不足，肝热复炽。又不可从滋养入手，必须先泄木热，俟热减而

木土调和，诸症皆减矣。

处方：黄连、黄芩、黄柏、阿胶、生白芍加减治之。

服药7日显效，月余而痊。

【按语】木土不和之证，多责于木之郁，土之虚，且每以木郁为罪魁。正常生理状态下，肝木可疏泄脾土之壅滞；病理状态下，一旦木郁太过，则必乘犯脾土，发为木土不和之证。本案泄虽久，然泄势急迫，腹中绞痛，泄后痛减，皆肝郁之象，非脾肾阳虚之溏泄、鹜泄、完谷不化、腹中隐痛或不痛可比也。且脉弦数，舌尖红起刺，根部苔厚腻，舌质糙老，皆木郁化火之象，故当伐木泄热，木不太过则木土自和。大凡休作有时之疾，多与当令之脏腑有关，临证不可不知。

四、填补下元、甘寒育阴法治疗牙疳一例

王某，女，49岁。

主诉及病史：牙床微痛，齿龈糜烂七年余。时轻时重，重时不能进食，多方求医无效，屡用生石膏、蒲公英、地丁、银花、连翘、大青叶、板蓝根、元参、黄柏、苦参等苦寒解毒之品大剂内服，外用银花、生甘草各30g漱口。西药内服各种抗生素和多种维生素，均无效果。

诊查：现症为面色萎黄，齿龈糜烂色淡，肿痛轻微，牙齿麻木微痛，甚则松动破溃，仅留残根，大便干结。舌淡苔白糙老，脉濡软且数，按之无力。

辨证：牙为骨之余，肾家所主；龈为胃之络，隶属阳明。证属久病及肾，胃津肾液均亏，牙齿失养，虚火上炎，龈络受伤。

治法：治之当以填补下元少佐引火归原之法。

处方：熟地黄20g　玉竹20g　山萸肉6g　补骨脂10g　芡实米10g　生牡蛎30g　瓦楞子20g　肉桂粉1g　牛膝3g　楮实子10g

漱口方：荜茇10g　干姜10g　炒川椒10g　细辛6g

浓煎40分钟，加食醋20g，候凉漱口用。

二诊：服上方药6剂后，牙龈肿痛糜烂均减，齿痛减轻。舌白质淡，脉象沉滞按之虚数。再拟填补下元之治。

处方：熟地黄12g　当归10g　白芍10g　山药10g　补骨脂10g　芡实米10g　生地黄10g　丹皮10g　竹茹6g

三诊：前方药继进6剂，龈糜龈痛均除，口唇发干，小溲色黄，仍议填补下元，甘寒育阴方法。

处方：生地黄10g　沙参10g　麦门冬10g　白芍10g　旱莲草10g　女贞子10g　芡实米10g　茯苓10g　元参6g

上方药服6剂后病痊愈，随访半年未见复发。

【按语】经曰："肾主骨"、"齿为骨之余"。中医理论认为：齿赖肾液填充，龈赖胃津滋养。齿、龈的强健与否，取决于肾、胃功能的盛衰。本例据其年已七七，肾气自衰；且病近七载，胃津耗伤，必累及肾液；屡投苦寒而不应者，是"寒之不寒，是无水也"，治不得法，反伤正气，而今见牙床痛经，齿松破溃，龈糜色淡，便干且难，脉濡软而数，按之无力，可知病由肾阴不足，水不制火，龙火上燔引起。故用药重以滋补肾液，使龙火归原。漱口药物不取一般苦寒、甘寒凝涩之品，而用辛热走窜之味，意在制其虚火，是为反佐，故能收药到病除之效。

五、温命火益阳气治水肿痿躄一例

某妇,68岁。

主诉及病史:患痿躄已三载,面目一身悉肿,面萎黄虚浮,眼睑久肿难睁,腹部肿胀,下肢尤甚,关节屈伸不便,仅能持杖略缓行,时由其女等扶持勉来昌黎专区医院就诊。

诊查:望其形色,确为久病衰危。顷诊两脉沉迟涩滞,如病蚕之食叶,两手关尺虚微若无;舌胖嫩质淡色浅粉,苔白滑润根腻;动则关节沉重疼痛,大便艰涩不下,小溲不利。有谓肾炎、有谓风湿、有谓衰老,然用药罔效。

辨证:余综合舌脉色证分析,全是中阳不足,真元大伤,寒湿阻络,经脉闭塞。

治法:病延数载,非大剂温通不可。俟寒解、络脉通调,始能痊愈。仿四逆、右归化裁试服,以观动静。

处方:淡附片30g　淡吴萸10g　淡干姜10g　肉桂6g　炒川椒6g　细辛6g　茯苓10g　3剂

二诊:4天之后,患者未持手杖,步行来诊,谓服前方药1剂后,至午夜腹痛作泄,下如稀水,连续3次,其势如注,3次约有5000ml。后半夜睡眠平稳,精神尚佳。次日上午又服第2剂,午后4时又泄水不少,前后两次约有2000多毫升。晚间仍服第二煎,午夜又泄一次,约1500ml。第3剂服后又昼夜泄水两次,约2000ml,然泄后精神好,睡眠佳,面部肿势大消,腹中知饥,早餐进食三两余。第4天自觉行动轻松,周身肿势大减,行动可不持杖,故前来复诊。

患者脉由沉迟涩滞,变为沉缓滑濡,内侧且滑软力增。此寒湿久遏,气血不能运行,故涩而不流。阳气不通,脉络失养,三年痼疾,湿已化寒,故步履艰难。阳虚已久,命火式微,火不生土,胃不纳谷,中阳升降无能。脾胃为水谷之海,又主四肢,今阳微命火不足,不能腐熟水谷,化生精微,故肿胀经年不愈。今以大量温寒暖肾之品益火之源以消阴翳,兼祛其湿,俟阳复气充则湿自化。今再进温命火、益阳气兼以祛寒之剂,俟气充阳复半月可安。

处方:淡附片30g　淡吴萸10g　淡干姜10g　川桂枝10g　炒川椒目6g　黄芪30g　党参20g　白术10g　茯苓10g　5剂

三诊:10天之后,老人行动自如,面色渐渐恢复,饮食睡眠皆佳,能协助家中劳动,要求配丸药常服以资巩固。

处方:黄芪60g　党参60g　附片60g　干姜20g　吴萸10g　肉桂10g　当归30g　白芍30g　熟地60g　川芎30g　白术30g　陈皮20g　茯苓60g　炙甘草30g　鹿角霜20g　鸡内金30g

上药共研细末,炼蜜为丸,每丸9g重,每日早午晚各服1丸,用白水送下。如遇感冒暂停。

1973年春从昌黎回校,老人行动如常,并去车站为我们师生送行。

【按语】本案为肾阳不足、蒸化无力所致之水肿痿躄。肾阳为一身阳气之根本,肾阳虚则不能蒸腾化气,水液代谢失调而发水肿。水湿为阴邪,得温则化,遇寒则凝。水温不化,溢于肌肤,阻滞络脉,则身肿且痛。肾司二便,肾阳不足,关门不利,则二便艰涩。阳虚阴盛,非以大剂温通之品不能取效,故先以大辛大热之品振奋阳气,譬犹离照当空,阴霾自散也。待邪势渐退,再加以调补脾胃之品,先后天并补,缓缓图治,以复其正,故取佳效。

六、清化湿热法治愈阳痿一例

孙某，男，24岁。

主诉及病史：新婚3个月。婚后即阳事不举，特来专区医院门诊求治。患者诉半年来嗜睡严重，工作中即可入睡。婚后3个月即患阳痿，夫妻关系恶化，2个月来苦闷异常，曾购服补药耗资百余元，未见好转，每晚饮酒解愁。

诊查：体质较胖，面色光亮且红。脉濡软且滑，按之濡数，沉取弦数且急。舌苔垢腻根厚，舌质红。

治法：同学中有谓重用参芪以补气者；有谓用大量桂附以温阳者；有谓当用填补以益精者；亦有建议服山西龟灵集者；最后皆同意以三鞭丸、龟灵集朝暮服用。余根据病者脉舌色证，予清化湿热。

处方：柴胡6g　苏藿梗各10g　独活5g　草蔻5g　车前子10g　山栀6g　黄芩10g　龙胆草10g　醋大黄10g(后下)　2剂

二诊：5天后，患者来道谢，谓阳痿已愈，嗜睡已轻，已上班两天，今请再赐一方以资巩固。诊脉左手弦滑按之濡数，其势渐缓，右手关尺虽仍濡滑，但数急之象大减。苔已渐化而舌质红色较淡。此湿热积滞蕴郁渐化，三焦气机渐通，药后大便畅通3次，腑热明显大减。故再予清化湿热，活血通络以缓筋急。

处方：柴胡6g　黄芩10g　泽兰叶10g　片姜黄6g　蝉衣6g　钩藤10g　川楝子10g　防风6g　杏仁10g　大黄粉2g　龙胆草4g(后二味研细分冲)　3剂

并嘱患者禁糖，戒酒，忌蒜、葱、韭、辣椒等辛热之品。劝其每日加强体力锻炼以巩固疗效。

【按语】本例阳痿，体质强实，其乏力、体胖、嗜酒等，乃与湿热有关。主要是湿郁蕴热，胃肠积滞，又加嗜酒，肝经为湿热蕴郁下迫所致。如肝经湿热积滞渐化，则嗜睡、阳痿可愈。若总以滋补肝肾、温养命火，抑或益气，其后果可知。

七、益气化瘀法治疗胃癌术后转移肝癌一例

周某，男，40岁。

初诊：1985年5月20日。

主诉及病史：患者于1984年11月经山东医学院附属医院检查诊断为胃癌，并行胃切除术。1985年5月14日经北京肿瘤医院检查，B超提示：左肝叶外段及内缘均见低回声区，分别为2cm×2.1cm，3cm×2.9cm，边界尚清。诊断为转移肝癌。

诊查：现症为口干，心烦急躁，夜寐梦多，胁下胀满，阵阵作痛。右脉弦细且滑，左脉弦细。舌红瘦，苔白少津。

辨证：阴伤肝旺，气机阻滞，络脉失和。

治法：疏调气机方法。

处方：旋覆花10g　片姜黄6g　蝉衣6g　僵蚕10g　香附10g　木香6g　丹参10g　焦三仙各10g

20剂。忌辛辣、厚味，嘱素食并加强运动锻炼。

二诊：6月10日。两脉仍属弦细，心烦梦多，胁下渐舒，再以疏调气机方法。

处方：蝉衣 6g　僵蚕 10g　片姜黄 6g　香附 10g　杏仁 10g　枇杷叶 10g　焦三仙各 10g　6 剂

三诊：6 月 17 日。右脉弦细，左脉细弦，全是肝经郁热、络脉失和，再以凉血化瘀方法。

处方：半枝莲 10g　白头翁 10g　蝉衣 6g　僵蚕 10g　片姜黄 6g　竹茹 6g　枳壳 6g　焦三仙各 10g　6 剂

四诊：6 月 24 日。右脉弦细且滑，左脉濡软。夜寐渐安，梦多轻减。仍以前方进退。

处方：半枝莲 10g　赤芍 10g　茜草 10g　半夏 10g　陈皮 6g　蝉衣 6g　僵蚕 10g　片姜黄 6g　焦三仙各 30g　6 剂

五诊：7 月 1 日。脉象滑软，舌红苔白，嗳气不舒。再以凉血化瘀通络方法。

处方：半枝莲 10g　赤芍 10g　茜草 10g　陈皮 6g　片姜黄 6g　蝉衣 6g　僵蚕 10g　焦麦芽 10g　6 剂

六诊：7 月 8 日。脉象濡软且滑，舌白腻润，诸症渐减，仍以凉血化瘀方法。

处方：半枝莲 10g　半边莲 10g　半夏 10g　陈皮 6g　蝉衣 6g　僵蚕 10g　片姜黄 6g　焦三仙各 10g　12 剂

七诊：7 月 22 日。脉象濡软，舌质绛紫，肝区不舒，用益气化瘀方法。

处方：生黄芪 10g　沙参 10g　茯苓 10g　赤芍 10g　茜草 10g　蝉衣 6g　僵蚕 10g　片姜黄 6g　6 剂

八诊：7 月 29 日。患者于 1985 年 7 月 27 日再到北京肿瘤医院做 B 超探查。超声所见：肝左内叶见 1.3cm×1.2cm 低声团，余肝回声可。超声提示：左肝内叶实性占位病变。刻诊脉象弦细滑数，夜间梦多，热在阴分，仍用化瘀活络益气方法。

处方：生黄芪 20g　沙参 10g　麦冬 10g　五味子 10g　半边莲 10g　赤芍 10g　茜草 10g　蝉衣 6g　焦三仙各 10g　水红花子 10g　片姜黄 6g　僵蚕 10g　30 剂

1985 年 11 月 9 日，患者再到北京肿瘤医院复查。B 超所见：肝内回声均匀，仔细扫查，未见明显异常声团，血管清晰。超声提示：肝内未见明显异常。

【按语】本案之治，大体可分为三个阶段。

初诊、二诊为第一阶段。癌瘤之成，多由有形之邪阻于脉络，气机不通，血行不畅，日久气滞血瘀，互结不化。患者病在肝脏，加之在此阶段患者初知其病，悲恐异常，重又伤肝。肝失疏泄，气滞血瘀则胁下胀满，阵阵作痛。脉弦主郁，细主血虚，血虚则滋生内热，热扰于上则心烦急躁，夜寐梦多。正气之虚因于邪气之实，邪不祛则正不复。气为血帅，气行则血行。治疗时，气易通而瘀难化，且此阶段以气郁为重，故治疗以理气解郁为先。用旋覆花降气软坚通血脉，姜黄祛瘀通络止胁痛。木香、杏仁、枇杷叶、蝉衣、僵蚕通调一身之气，佐以丹参活血，焦三仙消积。素食使中焦运化通畅，运动以促使周身气血运行，以期内外通和，肝气条达，热郁得散。

从三诊到六诊为第二阶段。经第一阶段治疗后，气机渐畅，故胁痛渐减，但血瘀未化，郁热未散，故转用清热凉血化瘀方法。半枝莲、半边莲以清热解毒、凉血散瘀，白头翁以清热凉血，赤芍、茜草以凉血行血化瘀，以升降散（蝉衣、僵蚕、姜黄、大黄）增减以疏调气机，协助散热行血。

七诊以后为第三阶段。患者因癌瘤消耗，手术及术后运化失司，久则气阴两伤，口干少津，舌瘦脉细可征。此时邪势渐衰，正虚显露，故当法随证转，及时扶助正气，以巩固疗效，兼用凉血活瘀之品以退残邪。方用黄芪、沙参、麦冬、五味子气阴双补，茯苓健脾安神，半边莲、赤芍、茜草凉血化瘀，焦三仙、水红花子消积化滞，升降散调气机以泄郁热。

本案在治疗中抓住气郁、血瘀、正虚几个关键，治疗丝丝入扣，有条不紊，故获良效。其中疏调气机法贯穿始终，前后八诊均以升降散为轴线，此乃继承前人经验，并经几十年反复探索之所得，冀能有益于来者。

八、辛开苦降、芳香淡渗法治疗湿温一例

李某，女，20岁。

初诊：1982年9月30日。

主诉及病史：患者于8月5日自觉恶寒发热，体温在37～39℃之间。经某医院诊为病毒性感冒，曾服解表药，热势不退。因持续发烧19天收住院治疗。经西医系统检查，诊为发烧待查。历用液体支持疗法、复方新诺明、青霉素、卡那霉素及雷米封等药治疗，中药曾服清营汤、调胃承气汤、白虎汤、紫雪、至宝以及秦艽鳖甲汤等方药，其效不佳。体温仍在38℃左右。9月30日请我会诊。

诊查：症见发热，午后热重，汗出热不解，头晕而沉，口渴不欲饮，胸闷纳呆，周身疲乏倦息。

辨证：湿遏热伏，午后热甚汗出而热不解；湿热下注，小便色黄。病在中焦，弥漫上下。

治法：拟辛开苦降，佐以芳香淡渗之味。

处方：佩兰叶 10g(后下)　藿香 10g(后下)　杏仁 10g　淡豆豉 10g　半夏 10g　黄芩 10g　木香 6g　马尾连 10g　前胡 6g　大腹皮 10g　炒麦芽 10g　栀子 6g

3剂，水煎服。忌食腥荤、甜腻。

二诊：10月4日。服药后热势稍减。因湿热之邪难以速祛，故再守原方服药4剂，以冀全功。

三诊：10月7日。体温已退至37.1℃，唯觉颈部酸痛。继服原方药2剂，遂诸症若失，于10月12日痊愈出院。

【按语】湿温病为湿热里结，清热犹易，去湿最难；湿去则热不能独存，故治湿温病，重在祛湿。此案为中焦气分湿温证，初病曾用发汗、攻下、清营、开窍、滋阴等法治疗，非但寒热不去，反使湿热积滞肠胃，阻滞气机，湿不得化，热则不去。而紫雪丹更非湿阻所宜。唯辛开苦降，芳香淡渗，宣畅三焦，方为合拍。方中藿、佩、前、杏芳香化浊，宣通肺气；肺主一身之气，气化则湿亦化也。栀子、豆豉清宣郁热。半夏、芩、连辛开苦降，燥化湿邪，以畅中焦。麦芽助脾运化，木香理气行滞，腹皮、栀子分消走泄，清热渗湿。诸药共奏展气机、畅三焦、辛开苦降、分消走泄的功效，故湿去热清而病愈。

【编者评注】赵老先生是著名的温病学家，长于湿温病治疗。本例湿温患者恶寒发热，体温37～39℃之间。前医见热即用清营汤、调胃承气汤、白虎汤、紫雪、至宝以及秦艽鳖甲汤等治疗，效果不好，可见辨证不妥。赵老会诊以发热午后热重，汗出热不解，头晕而沉，口渴不欲饮，胸闷纳呆，周身疲乏倦怠，诊为湿温病，病在中焦，弥漫上下，投以辛开苦降、芳香淡渗之品，使湿热祛除，痊愈出院。所用之藿香、佩兰、前胡、杏仁芳香化浊，宣通肺气；半夏、黄连、黄芩辛开苦降，燥化湿邪，以畅中焦；腹皮、栀子清热渗湿，肺、脾、胃、膀胱同治，发展了湿温理论。

刘渡舟医案

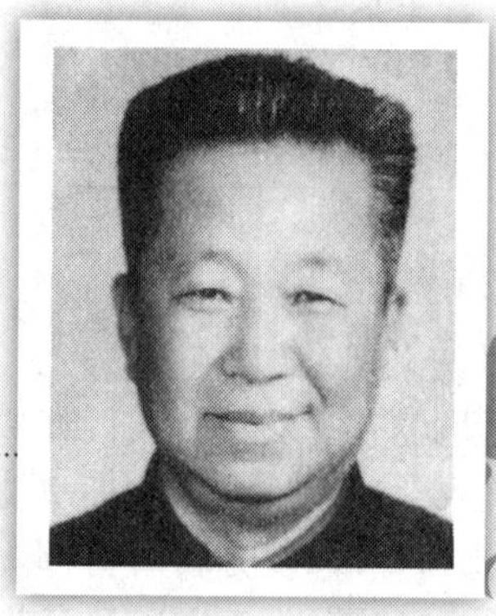

【生平传略】

刘渡舟，1917年生，辽宁省营口市人。中医教授。少年时代曾随王志远、谢泗泉两位医师学习中医7年之久。1956年调北京中医学院工作，从事伤寒教学30余年，对中医辨证论治思想有所深化。从事中医临床40余年，以水气病、湿热病、痰饮病、肝胆病、心病、脾胃病为见长，又擅用经方，是当代的经方家。

主要著作有《伤寒论通俗讲话》、《伤寒论十四讲》、《伤寒论诠解》、《金匮要略诠解》、《新编伤寒论类方》、《肝病证治概要》等。

刘氏为中医事业培养了大批中医人才，桃李满天下，在国内伤寒学派中有一定影响；在日本出版了刘氏的《中国伤寒论解说》，对日本汉方的发展有一定影响。曾任北京中医学院院务委员会委员、《学报》总编、第六届全国人民代表大会代表。

一、桂枝汤治疗异病验案三例

例一　桂枝汤治愈时发热自汗出案

李某，女，53岁。

主诉及病史：每天发热汗出两三次，病程1年。饮食二便尚可。曾按阴虚发热治疗，服药20余剂无效。

诊查：切其脉缓软，视其舌淡苔白。

辨证：证属营卫不和。夫营卫者，阴与阳也。营卫谐和，则营阴来济卫阳，而热则不发；卫阳来护营阴，而汗则不出。今营卫不和，各行其是，两者不相将，故时发热而自汗出。

治法：当调和营卫，和其阴阳，使营卫相依则病愈。为疏桂枝汤方。

服药后取微汗而瘳。

【按语】本案病情与《伤寒论》54条相符合。54条谓“病人，脏无他病，时发热，自汗出而不愈者，此卫气不和也，先其时发汗则愈，宜桂枝汤主之”。投以桂枝汤果然“微汗而瘳”。但何以前医误认为阴虚发热，应注意本案患者的舌象，舌淡苔白很少见于阴虚发热者，阴虚发热者，大都舌红乏津或少苔或苔剥脱。更何况脉象缓软而不是阴虚发热的细数脉，四诊合参即可否定患者属阴虚发热的辨证。

例二　桂枝汤治愈荨麻疹案

男性患者，60 岁。

主诉及病史：患荨麻疹，瘙痒钻心难忍，数月不愈。

诊查：切其脉浮而缓，并见汗出恶风之证，视其舌苔白润。

辨证：证属风邪稽留肌腠，营卫失和，“风疹”为患。

治法：宜驱风，调和营卫。

处方：桂枝汤。

药后啜粥取汗，则痒止疹消，脱皮屑盈掬。

【按语】考《伤寒论》中并无桂枝汤主治荨麻疹之论。但“汗出、恶风、脉浮而缓”为桂枝汤证表现。风邪伤于肌表，营卫不和而发为荨麻疹。虽主症不同，但针对相同病机用桂枝汤，正是“异病同治”之意。

例三　桂枝汤治愈汗出偏沮案

孙某，男，39 岁。

主诉及病史：左半身经常出汗，而右半身反无汗，界限分明。

诊查：脉缓而略浮，舌苔薄白。

辨证：《素问·阴阳应象大论》曰：“左右者，阴阳之道路也”。此证脉浮而缓，为虚风在经，营卫不调，左右气血不和，以致阴阳乖戾而为病。

治法：解肌发汗，调和阴阳，调谐气血以纠其偏。

处方：桂枝汤。

服药后啜粥取微汗，从此其病获愈。

【按语】本案汗出偏沮，若发汗治其右，则与左半身不相宜；若敛汗治其左，则与右半身不适合，二者之间唯有调治一法，而调和营卫者，当首推桂枝汤。

二、桂枝加芍药汤治愈慢性菌痢一例

王某，男，46 岁。

主诉及病史：病见每日大便作痢，达 3～6 次，不成形，且有红色粘液，兼有里急后重。

诊查：其脉沉弦而滑，舌质红而苔白。西医诊为慢性菌痢，粪检有红、白细胞。病程延续一年而治疗无效。

辨证：肝脾不调，气血不和，肝木乘脾，脾失运化，则阴阳不得升降，是以腹痛下利而脉弦。此证非寒非热，介于虚实之间，故补之无功，而寒热之治亦无效。

治法：平肝和脾，调其气血，则虽不治痢而痢亦可止。

处方：桂枝加芍药汤。

共进药 4 剂，大便即逐渐成形而愈。

【按语】《本草从新》中谓：芍药入肝脾血分，治里急后重、血虚腹痛。白芍更能于土中泻木，故可调和肝脾。在桂枝汤中重用白芍则调和、缓急止痛治痢之功更强，故一年顽疾，4 剂即愈。

三、辨证治愈奔豚证两例

例一　崔某，女，50 岁。

诊查：其证颇奇，自觉有一股气从两腿内踝，沿阴股往上冲动，至少腹则腹胀；至心胸则心悸胸闷，头出冷汗，精神极度紧张，有将死之恐怖感；少顷气下行，则诸症随减。每日发作三四次，平时常服镇痛片，稍得缓解。兼见腰酸带下，面色青黄不泽，舌胖质嫩，苔白而润，脉弦数无力。

辨证：证属“奔豚”，因心阴虚于上，坐镇无权，下焦肾之阴邪得以上冲所成。

治法：助心阳，伐阴降冲。

处方：桂枝加桂汤，另服黑锡丹6g。

共服药5剂，其病即止，不再发作。

【按语】《伤寒论》原文117条谓：“烧针令其汗，针处被寒，核起而赤者，必发奔豚。气从少腹上冲心者，灸其核上各一壮，与桂枝加桂汤，更加桂二两也”。本例患者无“烧针令其汗，针处被寒”的病史，但其病机属心肾阳虚，加肉桂温心肾之阳，黑锡丹镇纳，活用伤寒辨证，故而收效。

例二　郭某，男，56岁。

主诉及病史：患奔豚气证，发作时气从少腹往上冲逆，至心胸则悸烦不安、胸满憋气、呼吸不利，头身出汗。每日发作两三次。

诊查：切其脉沉弦无力，视其舌质淡而苔水滑，问其小便则称甚少，而又有排尿不尽之感。

辨证：水气下蓄，乘心脾阳虚而发为奔豚。

处方：茯苓30g　桂枝12g　大枣12枚　炙甘草6g

嘱患者以大盆贮水，以杓扬之，水面有珠子五六千颗相逐时，用以煮药。

患者服药2剂，小便通畅而“奔豚”不作。转方又用桂枝10g、炙甘草6g，以扶心阳，其病得愈。

【按语】前案奔豚用桂枝加桂汤，本案奔豚用苓桂甘枣汤。前案无小便不畅，心肾之阳甚虚。本案小便不畅，水气下蓄而上冲，治疗重点在于化气行水，水气去则愈。故也不用肉桂、黑锡丹。

四、桂枝人参汤治愈协热利一例

陈某，19岁。

主诉及病史：头疼身痛，发热恶寒，大便作泻，每日四五次，无红白粘液，腹中绵绵作痛。前医用“藿香正气散”未能取效。

诊查：切其脉浮弦而缓，舌苔薄白而润。

辨证：余辨为表里皆寒的“协热利”证。

治法：用桂枝人参汤，令其先煮理中汤，后下桂枝，日夜服之。

服上方药2剂而愈。

【按语】里寒夹表邪而为“协热利”，《伤寒论》原文163条谓“……利下不止，心下痞鞕，表里不解者，桂枝人参汤主之”。本病人虽无“心下痞鞕”，但有腹中绵绵作痛，其病机为寒。先煮理中汤，后下桂枝，则辛甘发散之力更强，药后果收表邪解、里寒祛、下利止之效。

五、大青龙汤治愈溢饮证一例

某女，32岁。

主诉及病史：患手肿臂疼之证，经久不愈，颇以为苦。经各种治疗，皆无效。

诊查：诊时抬手诊脉亦觉吃力。脉浮弦紧，舌质红而苔水滑，二便饮食均可，经水亦调。问其病因，自述天冷洗衣，水凉而手寒，洗几次后，便觉臂疼手肿，酸楚不支。

辨证：水寒之邪，郁遏阳气，不得宣泄，因而气滞水结，与“溢饮”之证相符。

治法：其舌红而绛，身体又壮，故可发汗清热以祛饮。

处方：大青龙汤原方。

服药1剂即汗出而安。

【按语】本案患者手臂肿疼为主要症状，一般多从行气化瘀、散风逐湿入手，但疗效不佳。细问病史，方知系受水寒之邪，而舌红苔水滑则为水气内停，水热互结之证，从而联系到溢饮，发汗清热，饮去热泄而安。

六、茯苓甘草汤治愈水悸一例

陈某，男，26岁。

主诉及病史：因夏天抗旱，担水浇地，过劳之余，汗出甚多，口中干渴殊甚，乃俯首水桶而暴饮。当时甚快，未几发现心下悸动殊甚，以致影响睡眠。屡次就医，服药无算，然病不得除。经友人介绍，请余诊治。

诊查：令其仰卧床上，以手扪其心下，则跳动应手，如用手振颤其上腹部，则水在胃中辘辘作响，声闻于外。

辨证：余曰：此振水音也，为胃中有水之征。问其小便尚利，脉弦而苔水滑，为水停中焦之征。

处方：茯苓12g　桂枝10g　炙甘草6g　生姜汁一大杯

嘱用煎好药汤兑姜汁服。服后便觉热辣气味直抵于胃，而胃中响动更甚。不多时便觉腹痛欲泻，登厕泻出水液甚多，因而病减。照方又服药1剂，而悸不发矣。

【按语】茯苓甘草汤治水蓄中焦，五苓散治水蓄下焦，鉴别要点在于口渴与否、心悸与否。口不渴、心悸动二点正是用茯苓甘草汤之依据。辨证准确，2剂收效。

七、生姜泻心汤治愈水饮气痞一例

丁某，男，47岁。

主诉及病史：胃脘痞满，时而隆起一包如鸡卵大，频频嗳气，皆饮食之味，胁下作痛，大便不成形，日行三四次，小便减少，口苦纳差。

诊查：诊见面目浮肿，脉沉弦滑，舌苔白厚。

辨证：脾胃不和，寒热错杂之饮气痞。

处方：生姜泻心汤原方加茯苓。

仅服药2剂，胃脘隆起包块消失，诸症已轻；共服药8剂而痊愈。

【按语】本案加茯苓，至属必要。因小便少，脉滑面肿，说明不仅气痞中脘，更兼水饮内停，茯苓淡渗、祛湿和中健脾，用之最宜。

八、柴胡加龙骨牡蛎汤治愈精神分裂症一例

陈某。

主诉及病史：因受精神刺激而患精神分裂症，每夜不能安睡，家人轮流陪守。曾服大量氯丙嗪之类镇静剂无效。

诊查：切其脉弦。

处方：柴胡加龙骨牡蛎汤原方。

只进药 2 剂则病证大减。据患者及其家属反映，初服汤液后即能安静酣睡，可见其疗效之卓著。

【按语】邪气内迫、心阳内伤而烦躁者，宜桂枝加龙骨牡蛎汤；邪气内陷，胸闷惊烦，谵语尿不利者，乃是柴胡加龙骨牡蛎汤证。本案患者脉弦，可知属柴胡加龙骨牡蛎汤证。

九、白虎汤治验二例

例一　治疗疹后高热汗出

孙某，女，3 岁。

主诉及病史：出麻疹后，高热不退，周身出汗，一身未了，又出一身，随拭随出，可以目见。因思仲景所说“濈濈汗出”，证何其似也。患儿口渴唇焦，饮水不辍。

诊查：切其脉滑数，视其舌则见薄黄。

辨证：为阳明气分热证，迫津外渗所致。

治法：当清热生津，以防痉厥之变。

处方：生石膏 30g　知母 6g　甘草 6g　粳米一大撮

服药 1 剂即热退身凉，汗止而愈。

例二　治疗热厥证

郑某，男，22 岁。

主诉及病史：外感时邪，高热神昏，手足厥冷如冰，且时时索水喝，睡前呓语频作。

诊查：切其脉洪大任按，视其舌质绛而苔黄，问其二便，尚皆通顺，唯小便色黄。

辨证：为阳明“热厥”之证，热邪有内闭之危。

治法：当辛寒重剂，以清阳明之热；佐以芳开，以杜邪传厥阴心包之路。

处方：生石膏 30g　知母 9g　甘草 6g　粳米一大撮　广犀角 3g　菖蒲 3g　连翘心 3g　郁金 3g

此方药共服 2 剂，则热退厥回，病愈而安。

【按语】前案高热汗出，用白虎汤收效。后案热盛阳明，邪入心包，白虎汤清阳明，犀角、菖蒲、郁金、连翘清开心包。证候表现不同，用药不同，但同收良效。

十、竹叶石膏汤治验二例

例一　治疗乳腺炎术后高热

杨某，女，23 岁。

主诉及病史：患乳腺炎，经手术治疗后，病不愈而高热 39℃，西医诊断为炎症所致，用各种抗生素而发热不退，并且口腔粘膜长满霉菌。西医又恐将成败血症，其医院医生何君，力主中医会诊，乃邀余诊视。

诊查：切其脉数而无力，其舌因涂龙胆紫亦无法辨认。经全面了解，患者除发热外，尚有心烦、呕吐、不能食之症，唯两便尚调，精神犹佳。

辨证：乳腺炎手术后，气液两伤。乳房内合阳明胃经，故热邪袭胃，胃气上逆而作呕吐。今胃之气阴两虚，而抗邪无力，是以病势缠绵，而治不见效。

治法：清热滋液，和胃夹虚。

处方：生石膏 30g　竹叶 10g　麦冬 20g　党参 10g　甘草 10g　粳米一撮　半夏 10g

此方药前后共服 8 剂，热退身冷，呕止胃开，因而病愈。

例二　治疗乳腺炎术后败血症

张某，女，25 岁。

主诉及病史：因患乳腺炎，经手术后，发热在 38.5℃～39.5℃之间。西医认为手术后感染，注射各种抗生素无效。后用“安乃近”发汗退热，然旋退旋升，不能巩固。症见呕吐而不欲饮食，心烦，口干，头晕，肢颤。

诊查：切其脉数而无力，舌质嫩红而苔则薄黄。

辨证：余问医院主治医曰：此何病耶？答曰：此乃败血病，不知中医能治愈否？余曰：患者已气阴两伤，犹以胃液匮乏为甚，而又气逆作呕，不能进食，则正气将何以堪？

治法：必须清热夹虚，而气阴两顾，方为合法。

处方：生石膏 30g　麦冬 24g　党参 10g　炙甘草 10g　粳米一撮　竹叶 10g

此方药仅服 4 剂，则热退呕止，而胃开能食。

【按语】竹叶石膏汤为热病后期所常用，滋气液而清热，今用于手术后高热，亦属古方新用之一端。

十一、麻子仁丸治愈脾约证一例

刘某，男，28 岁。

主诉及病史：大便燥结，五六日一行。每次大便，困难异常，往往因用力太劳而汗出甚多。

诊查：口唇发干，以舌津舐之则起厚皮如痂，撕则唇破血出。其脉沉滑，舌苔黄。

辨证：是属胃强脾弱之“脾约”证。因脾荣在唇，故脾阴不足，则唇燥干裂。

处方：麻子仁丸 1 料。

服药之后大便逐渐通利，而口唇干裂之证亦渐愈。

【按语】唇干，便艰，不大便而腹无硬满之苦，正是脾阴不足之据，麻子仁丸正合其治。

十二、干姜黄芩黄连人参汤治愈火逆呕吐一例

丁某，男，29 岁。

主诉及病史：夏月醒热，贪食寒凉，因而吐泻交作，但吐多于泻。且伴有心烦、口苦等症。

诊查：脉数而滑，舌苔虽黄而润。

辨证：火热在上而寒湿在下，且吐利之余，胃气焉能不伤。是为中虚而寒热相杂之证。

处方：黄连 6g　黄芩 6g　人参 6g　干姜 3g

嘱另捣生姜汁一盅，兑药汤中服之。1 剂即吐止病愈。

【按语】外热内寒，吐泻伤中，寒热虚实交杂，非黄连黄芩干姜人参汤莫属。

十三、芍药甘草汤治愈转筋一例

贾某，男，53岁。

诊查：症见左腿肚子经常转筋，发作时聚起一包，腿疼不能伸直。同时，患侧的大脚趾也向足心处抽搐，疼痛难忍。切其脉弦，视其舌红而少苔。

辨证：阴血不滋，筋脉弦急而脚挛急。

处方：白芍24g　炙甘草12g

连服药4剂，病不再发。

【按语】肝之阴血不足，所主之筋失于滋濡而拘挛。芍药、甘草酸甘化阴，最善缓急，药简力宏，4剂收功。

十四、五苓散治疗水痫一例

王某，男，18岁。

主诉及病史：患癫痫，虽屡用苯妥英钠等抗癫痫药物，不能控制发作。自述发病前感觉有一股气从下往上冲逆，至胃则呕，至心胸则烦闷不堪，上至头则晕厥，不省人事。少顷，气下行则苏醒，小便少而频数。

诊查：其脉沉，舌淡嫩，苔白润滑。

辨证：太阳膀胱蓄水，水气上逆，冒蔽清阳之“水痫”。

治法：利水下气，通阳消阴。

处方：茯苓30g　泽泻12g　猪苓10g　白术10g　桂枝10g　肉桂3g

服药3次，病发次数见减，小便通利，继服药6剂，病除。

【按语】水气之为病，范围广泛，表现多样。五苓散为仲景治蓄水症之要方，其功能化气行水，表里两解。而本病非表邪所致，但亦水气上逆，冒蔽清阳为患。再加肉桂则温化之力更强。于癫痫治疗，别开生面。

【编者评注】刘老先生是著名的经方学家，他运用经方出奇制胜，治愈许多疑难杂症。本例癫痫患者，刘老根据其发作时自觉有一股气从下往上冲逆，至胃则呕，至心胸则烦闷不堪，上冲头则晕厥、不省人事，少顷气下行则苏醒，小便少而频数，舌淡嫩，苔白滑润，脉沉等候，诊为膀胱水蓄上逆而致之水痫，用五苓散6剂治愈，实在神奇！癫痫病用五苓散治愈，古今都无记载，可见经方的研究是非常有前途的。刘老长期从事经方的临床实践，丰富和发展了经方的运用范围。如今国内运用经方治病的医生甚少，从事伤寒研究的人多是从理论到理论，因此，积极开展经方的临床运用研究，实属必要。在这方面，刘老身体力行，值得我们效仿。

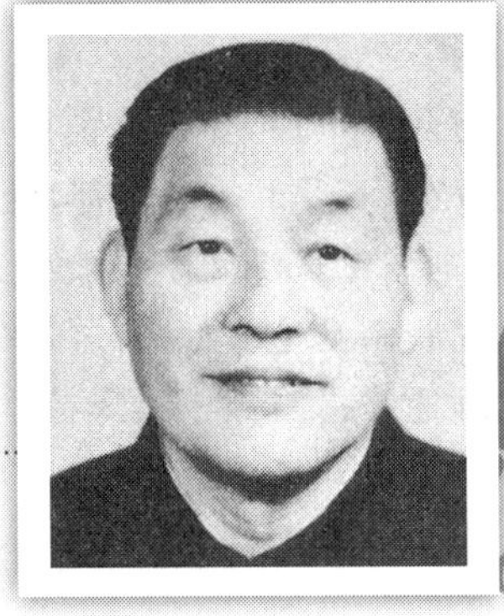

董建华医案

【生平传略】

董建华，1918年生，上海市青浦县人。教授、主任医师。出身于中医世家，自幼酷爱中医，1935年拜上海著名中医严二陵先生为师，学医和襄诊7年，即行医于黄浦江西岸。1956年任南京中医学院伤寒与温病教研组负责人；1957年加入中国共产党并调北京中医学院，历任温病教研组组长、内科教研室主任并兼附属医院内科主任、附属医院副院长等职；1959～1960年，连续被评为学院、北京市及全国先进工作者，并出席北京市和全国文教群英会。1974年作为中国代表团顾问，出席联合国第27届世界卫生大会，在分组会上发表了题为《中医药在保障人民健康与改善环境卫生方面所起的积极作用》的学术讲演，引起与会代表的关注。20世纪70～80年代，当选为第五届全国政协委员、第六届全国人大代表，根据广大中医及代表们的意见，为振兴中医、改革中医管理体制，提出不少有益的建议。

董老专长内、妇科，对消化系统疾病及急病、急性热病尤有独到之处，疗效卓著。除为我国培养了大批优秀中医师、中医硕士、博士研究生外，还为日、美等国家培养了一批中医师。主要著作有《伤寒论释义》、《温热病讲义》、《董建华医案选》、《温热病论治》、《临证治验》和《实用中医心理学》(和马朋人合作)等。曾任北京中医学院顾问、中华全国中医学会内科学会主任委员、中华全国中医学会常务理事、卫生部学术委员会科学委员会委员、国家科委中医专业组成员、全国人大常委会教科文卫委员会委员、全国人大常委会委员。

一、辛凉解表、宣肺透疹法治愈风温发疹一例

王某，男，3岁。

初诊：1960年3月3日。

主诉及病史：患儿昨晚起发热，体温38.6℃，伴咳嗽、喷嚏、流涕，大便干，小便黄。

诊查：全身皮肤遍起红疹，舌边尖红、苔薄白而干，脉象浮数。

辨证：温邪犯肺，肺气不宣，郁热波及营血，外发成疹。

治法：辛凉解表，宣肺透疹。以银翘散加减。

处方：银花 10g　连翘 10g　薄荷 5g　豆豉 6g　牛蒡子 10g　桔梗 5g　竹叶 6g　芦根 15g　浮萍 6g

随访：服上方药 2 剂后，热退疹消而愈。

【按语】风温发疹，多因热邪内郁，侵入营血所致。疹小色红高出皮肤，与斑鲜红成片隐于肌内有所不同。本例系风温之邪侵袭肺卫，热蕴肌肤，肺卫失宣，故发热咳嗽喷嚏；表邪不解，热入血络，外发皮肤而见遍体红疹。根据《内经》"风淫于内，治以辛凉"及疹宜清透的原则，治以辛凉解表，宣肺透疹；方用牛蒡、薄荷、浮萍、桔梗辛凉宣肺透疹，银花、连翘清热解毒，豆豉、竹叶以除胸中烦热，配芦根以清热生津，从而使温邪得清，肺气得平，波及营分之热亦除而病告痊愈。

二、芳香化浊、清热利湿法治愈暑温一例

宋某，男，13 岁。

初诊：1960 年 8 月 5 日。

主诉及病史：患儿发热头痛 5 天，体温高达 40℃，全身无力，不思饮食，汗多；曾呕吐两次均是食物残渣；精神越来越差，故于 8 月 4 日入某医院。当时体检：体温 40℃，热性病容，神志尚清，心肺正常，腹软无压痛，颈项强，克氏征(±)，布氏征(±)。脑脊液检查：压力不高，常规检查(—)，培养(—)。血检：白细胞 6400/mm^3，有流行性乙型脑炎接触史，西医诊断：流行性乙型脑炎？8 月 5 日应邀初诊。

诊查：发热头痛，微有恶寒，心烦，自汗，面垢，食纳呆，尿赤少，大便溏薄，日一二次，舌苔黄腻，脉象濡缓。

辨证：内蕴湿热，外受暑邪，暑湿交蒸。

治法：芳香化浊，清利湿热。

处方：藿香 10g　佩兰 19g　蔓荆子 10g　苡仁 10g　滑石 12g　甘草 6g　荷叶 10g　车前子 10g　赤茯苓 16g　竹叶 5g

二诊：服上方药 3 剂，发热头痛便溏诸症均瘥，精神好转，饮食增加，颈项活动自如，克氏征(—)，布氏征(—)。舌苔微黄而腻，脉和缓。暑温得解，以原方出入。

处方：藿香 10g　佩兰 6g　陈皮 5g　苡仁 10g　蔓荆子 10g　六一散 10g　赤茯苓 10g　枳壳 5g　荷叶 10g　3 剂

三诊：诸症基本控制，惟苔黄而腻，湿热尚未清彻。再以调中运脾化湿之剂以善其后。8 月 16 日痊愈出院。

【按语】暑温多系感受暑温秽浊之气而成。即《温病条辨》中所说"上热下湿，人居其中而成暑矣"。因暑为阳邪，极易伤气，所以，暑温除兼寒者外，一开始便见太阴或阳明气分症状。太阴气分伤暑则发热身困；暑必伤气，热甚逼津液外出则自汗，多汗伤气，故微恶寒；头为诸阳之会，暑热上干则头痛且晕、面垢；火热伤津，引水自救则烦渴引饮；舌苔黄，脉象濡缓或微数均是暑湿蕴阻之象。治暑的基本原则，首用辛凉，继用甘寒，终用酸甘敛津。但有的医家则强调："治暑之法，清心利小便最好。"董老在临床实践中特别重视此法，认为暑多兼湿，清暑利小便可使热从下行，邪有出路，是治疗暑温的好方法。本例仍属暑湿蕴阻气分，采用清暑涤热，芳香化

浊。方中以滑石、甘草清热涤暑，即河间天水散；加竹叶、荷叶、车前以清心利小便，藿香、佩兰芳香化湿，蔓荆子清利头目；苡米、赤苓既清暑湿又顾脾气，亦符合古人“治暑必顾其虚”的论点。

三、清热导滞、化湿和中法治愈暑痫一例

阎某，男，一岁两个月。

初诊：1977年8月17日。

主诉及病史：患儿半个月前因泻痢高烧抽风，经住院用西药治疗痊愈出院。近日大便虽然正常，但低烧烦急，惊啼不安，饮食不进，时有抽搐，短暂目吊，口噤肢紧，1～2分钟即止。

诊查：见其面色青黄，精神差，营养一般。扁桃体Ⅰ°肿大，少许脓点。血常规检查：血色素11g，红细胞390万，白细胞12300/mm^3。舌质红、苔薄黄，指纹紫。

辨证：暑湿夹滞，内热炽盛，热动生风。

治法：清热导滞，化湿和中。

处方：鲜藿香5g　鲜佩兰5g　葛根5g　黄芩5g　钩藤10g　焦神曲5g　谷麦芽各6g　木香3g　车前子5g　荷叶6g　3剂

二诊：8月25日。药后抽搐已止，惊啼情况亦有好转，尚有低热(37.5℃)，大便成形。舌苔薄黄。继宗原意，再清余热，并顾护胃阴；前方去葛根、木香，加芦根、滑石。

处方：藿香5g　佩兰5g　黄芩5g　钩藤10g　焦神曲5g　谷麦芽各6g　车前子5g　荷叶6g　芦根15g　滑石10g

连服3剂，诸症痊愈。

【按语】暑痫是感受暑邪、暑热亢极引动内风所致，吴鞠通所谓：“血络受火邪逼迫，火极而内风生。”常法以清营熄风之清营汤加羚羊角、钩藤、丹皮、石决明之类治之，重者须加全蝎、蜈蚣以镇痉。本例乃痢疾高热之后，泻痢已止，但烦啼纳呆，时有短暂抽搐，舌红苔黄，指纹紫暗，系属暑热湿食结阻不清、热动生风之暑痫证。要知小儿稚阳之体，脏腑娇弱，易虚易实，患此痢后暑痫之证，安能用清营凉肝、镇痉熄风之品去克伐脾胃，故方用鲜藿香、鲜佩兰以芳香祛暑，葛根、黄芩清肠中之积热，钩藤平肝熄风，车前清热泻火利湿，荷叶解暑升清；以神曲、谷麦芽、木香助运以化食滞，这样使暑湿食滞得解，药后症减，继以原意出入而愈。这表明暑痫或暑风证并非都是血热生风证，暑热湿食郁结动风也要重视，不可概投清营凉肝熄风之品。

四、清热化湿、消积运脾法治愈伏暑一例

查某，男，11个月。

初诊：1977年8月18日。

主诉及病史：低烧已2个月，患儿于6月份开始发烧38℃左右；继则解粘液便，日10余次；经住院按菌痢治疗，泻痢控制；但低烧持续不退，午后为甚；伴不思食，腹胀。

诊查：神疲肢倦，烦急，舌质淡苔灰黄腻，指纹色紫。

辨证：暑热夹积，伤胃困脾。

治法：清热除烦，消积运脾。

处方：青蒿5g　白薇5g　扁豆10g　山栀3g　连翘6g　滑石6g　神曲5g　陈皮15g

莱菔子 5g(炒)　荷叶 5g

二诊:8月22日。进上方药3剂心烦已除,睡眠安,发烧减退,小便亦多。苔灰黄渐化,宗原意,加强健脾和中。

处方:扁豆 10g　白术 6g　连翘 6g　神曲 6g(包)　荷叶 6g　青蒿 5g

随访:8月28日。服上方药3剂,患儿烧退、神安、食增,病告痊愈。

【按语】"暑邪久伏而发者,名曰伏暑。"本例初患暑湿痢,经治痢虽止,但暑湿余邪未除,与正气相争则发热;湿邪蕴阻则腹胀纳呆,伏暑内燔则烦急不安;湿性粘滞,热为湿阻,最不易解,故低烧、神疲、肢倦诸症缠绵不愈。法宗蒿芩清胆汤意,山栀、黄芩(用连翘代),取其既清火又清心,加白薇协同青蒿清热护阴;它如陈皮、扁豆健脾化湿,滑石、荷叶清泄暑湿,神曲、莱菔子以导滞消食开胃,延绵2个多月的疾病,6剂药即收全功。

五、白虎汤加桂枝治愈温疟一例

崔某,男,37岁。

初诊:1960年8月23日。

主诉及病史:患者每天下午二时左右开始发烧,头痛汗出,继而恶寒,甚则鼓颔,热多寒少,至夜半方解,日日如是已5天。

诊查:口渴欲饮,胃纳欠佳,四肢无力,舌质红苔薄白,脉象弦滑而数。

辨证:温热内蕴,复感新邪。

治法:清热透邪。

处方:生石膏 30g　知母 10g　甘草 6g　粳米 10g　桂枝 5g　2剂

二诊:药后发热减轻,身已不寒,右肋下微痛,新邪已得外解,仍口燥舌红,内热未清,继以上法出入。

处方:生石膏 30g　知母 10g　甘草 3g　粳米 10g　柴胡 6g　3剂

药后寒热已平,诸症痊愈。

【按语】《内经》云:"先伤于风,而后伤于寒,故先热而后寒也,亦以时作,名曰温疟。"即先伤于风邪,后伤于水寒之气,感而不发,潜伏人体,以致阴气先伤,复值暑热熏蒸,汗出腠疏,又受新邪而发病。根据本案的发病季节,及先热后寒、热多寒少、定时发作的症状特点,是属温疟。由于温热内蕴,劫津耗液,复感新邪,故治以白虎清热保津,桂枝解肌透表,即吴鞠通所谓以白虎"峻泻阳明独盛"之热,单以桂枝一味领邪外出,作"响导之官"之意;也正合《内经》"奇治之不治则偶治之,偶治之不治则求其属以衰之"之旨。可见,中医学理论实为指导医疗实践之渊薮。

六、乌梅丸加减治愈蛔厥一例

李某,女,33岁。

初诊:1971年7月16日。

主诉及病史:初起上腹疼痛,痛甚则呕吐黄苦水,手足厥冷,现已5天,饮食不进。伴有发烧,体温37.5℃。西医诊断为:胆道蛔虫症。

诊查:面部见有虫斑,舌苔白薄腻,脉象弦数。虫症。

辨证：寒热交结，虫积于内，堵塞胆道发为蛔厥。

治法：安蛔驱虫，和中降逆。

处方：乌梅 10g　胡黄连 10g　吴萸 3g　生大黄 6g　桂枝 5g　蜀椒 5g　川楝子 15g　槟榔 15g　姜半夏 10g　生姜 6g　2 剂

二诊：7 月 18 日。空腹服药后腹中一阵剧痛，便下蛔虫 20 余条，吐止，痛势大减，手足转温，稍进米汤，体温 36.8℃。上方去大黄、生姜，减川楝子、槟榔之量再进。

处方：乌梅 10g　胡黄连 10g　吴萸 3g　桂枝 5g　蜀椒 5g　川楝子 10g　槟榔 10g　姜半夏 10g

服药 2 剂痛止，饮食增进，病愈出院。

【按语】本患者以急腹症从急诊室收入住院，据其脉证并进行各种检查诊断为胆道蛔虫症，属于中医"蛔厥"。方用乌梅丸加减。该方出自仲景《伤寒论》为治厥阴吐蛔的有效方，临床应用颇为广泛，但必须根据症情进行加减，如方中人参、当归、附子等药，在患者未至大虚、四肢厥冷不甚时可以不用。乌梅酸能安蛔有驱虫作用，为本方主药，但必须配合槟榔、大黄等，既可加强杀虫之力，又能使蛔虫从大便而下，故患者服药 2 剂，即下蛔虫 20 余条，足见乌梅丸加减对胆道蛔虫症有一定疗效。

七、开胸散结、和胃化痰法治愈梅核气一例

茅某，男，25 岁。

初诊：1977 年 8 月 27 日。

主诉及病史：咽部如有物发堵已 3 年，经五官科多次检查，诊为慢性咽炎。近 3 个月来更觉胸部及胃脘有气窜走疼痛，喜太息，口干苦，饮食尚可，大便结，曾用消炎止痛等西药及半夏厚朴汤、牛黄解毒丸等中药疗效不显。

诊查：就诊时咽部有轻微胀痛感，舌质红苔薄而腻，脉象弦细而滑。

辨证：气滞热郁，痰气结阻。

治法：开胸散结，和胃化痰。

处方：全瓜蒌 24g　薤白 10g　丹参 12g　檀香 5g　砂仁 5g　黄连 3g　山豆根 10g　菖蒲 5g　广郁金 10g　藿苏梗各 10g　6 剂

二诊：9 月 3 日。药后症减，咽喉发堵已不明显，胸及胃脘仍有窜痛。再以原方出入。

处方：藿苏梗各 10g　全瓜蒌 20g　黄芩 10g　清半夏 10g　郁金 10g　苍术 10g　厚朴 5g　苡仁 15g　香附 10g　滑石 15g　6 剂

三诊：9 月 12 日。咽堵近除，胸部仍感闷，口干。舌尖红苔黄腻，脉弦细。守原法加清热生津之味。

处方：旋覆花（包）10g　郁金 5g　川芎 5g　香附 5g　川楝子 10g　全瓜蒌 30g　芦根 30g　花粉 12g　厚朴花 5g　连翘 10g

又服药 6 剂，诸症近期消失。

【按语】梅核气多因七情郁结、凝痰结气所致，应用传统方半夏厚朴汤以调气散结每每有效，但本案屡用此方却不效，原因何在？细审脉证，知患者不仅痰凝气滞，且有气郁日久化热灼津之象，非单纯调气散郁能建功，后用瓜蒌宽胸散结，薤白通阳行气，半夏、黄连辛开苦降，砂仁、藿苏梗理气和胃，疏理肠胃气滞，郁金疏肝解郁，更用菖蒲化痰开窍，山豆根清热解毒利咽，

檀香理膻中之气滞，丹参活血化瘀，是以服药后咽部堵塞感即减轻。待咽堵好后，伤阴现象较重，最后在开胸散结之中辅以花粉、连翘、芦根清热生津之品善后。所以，辨证论治既要掌握常法，又要运用变法。

八、脾肾双补法治愈遗尿一例

吴某，男，7岁。

初诊：1977年8月25日。

主诉及病史：患儿常年尿床，轻则两三夜1次，甚者一晚2次，尿频而多。

诊查：面色苍黄，腰膝酸软，寐不安，精神差，饮食后常恶心，大便如常。舌质淡苔薄白，脉象细沉。

辨证：脾肾两虚，气化功能失调，兼胃失和降。

治法：补益脾肾，佐以和胃安神。

处方：桑螵蛸10g　金樱子10g　菟丝子10g　仙茅10g　鸡内金5g　黄芪10g　合欢皮10g　清半夏6g

二诊：9月8日。服药3剂，尿床明显减少，2周来只尿床1次，精神亦较前振奋，夜寐得安，恶心得止。守前方去鸡内金、桑螵蛸，加覆盆子、乌药。

处方：金樱子10g　菟丝子10g　仙茅10g　覆盆子10g　黄芪10g　清半夏6g　合欢皮10g　乌药6g　6剂

随访：近月来尿床未再出现，他症亦除，近期告愈。

【按语】遗尿证多与脾、肾、膀胱功能失调有关。肾主固藏，脾主升运，脾肾气虚影响膀胱气化功能则见本病，治疗应以补脾益肾之法。本例患者，在脾肾两虚的基础上，兼见胃失和降、心神不安，故方中以桑螵蛸、菟丝子、仙茅温补肾阳；以金樱子、鸡内金固涩止遗溺；黄芪以益脾气（中气）；半夏和胃降逆；合欢皮以安神。复诊时尿床症状大为好转，他症亦见减轻，故于前方去鸡内金、桑螵蛸，加覆盆子以温肾缩尿，乌药以温膀胱，从而使遗溺止，他症亦除。治疗遗尿，一般常单用温肾固涩之法，治疗本例，董老注意在调补脾肾的同时兼以和胃，使其升降机能恢复，收效较好，值得借鉴。

九、通窍活血汤治愈头痛一例

殷某，男，32岁。

初诊：1976年7月10日。

主诉及病史：患者3年前开始头痛，左侧为甚，初起轻微，痛呈阵发，近年来头痛发作较频，尤以春夏发作较剧，此次发作已2个月余，痛势不减，痛甚时头皮抽掣，伴恶心，饮食乏味，口苦，二便正常。西医检查，颅神经及眼底正常，无运动感觉障碍，反射正常，无锥体束征。颅脑检查：中线波未见明显偏移。诊断：血管性头痛。屡行中西药治疗效不显。

诊查：舌质红、苔根黄腻，脉象弦细。

辨证：瘀血头痛，久痛不止。

治法：通窍活血化瘀。以通窍活血汤化裁。

处方：当归10g　赤芍6g　川芎10g　桃仁6g　红花6g　生姜10g　葱白（切碎）6g

麝香 0.15g　黄酒 250g

每剂煎至一酒杯，麝香用绢布包，入药汁再煎二三沸取出(可用 3 次，即五厘麝香可作 3 剂药用)。服药每日 1 剂，服 3 天，停 3 天。

上药服 12 剂后，头痛诸症均除；随访年余，迄未复发。

【按语】王清任认为，凡头痛用他方久治无效者，通窍活血汤有效，用以主治头面血瘀之症，如久聋、酒糟鼻、紫癜等。本案头痛三载，虽无瘀血之外症，但宗久痛入络之理，选用王氏通窍活血汤为治，药以赤芍、川芎、当归、桃仁、红花活血消瘀；生姜、葱白辛温通阳；更入麝香、黄酒辛温透窍、通络行瘀引药上行，直至巅顶；药用 12 剂头痛即愈。董老善于交通化裁本方以治疗血管性头痛、损伤性头痛以及久治无效的偏正头风头痛，均获良效；并认为，活血化瘀、通经活络在治疗头痛中是一个重要的治疗法则，某些经久不愈的头痛，舍此则往往无效；在应用该方时，一定要取黄酒之温通，麝香之辛窜，以取其能温通经络而直达病所，始克有济。

十、滋阴潜阳熄风法治愈摇头风一例

张某，男，40 岁。

初诊：1970 年 5 月 2 日。

主诉及病史：头摇不能自主，有时手颤，已 4 年余。患者先后在多家医院诊断为帕金森综合征，经服药效不显。

诊查：舌质红，苔薄白，脉象弦而尺弱。

辨证：肾阴不足，肝风内动。

治法：滋阴、潜阳、熄风。

处方：生地 24g　生牡蛎 30g　生石决 30g　紫石英 30g　鳖甲 12g　钩藤 15g　白芍 12g　天麻 10g　僵蚕 12g

二诊：5 月 11 日。上方药服 6 剂，头摇手颤基本控制，复守原法去天麻、僵蚕，加制首乌、龟板、全蝎。

处方：生地 24g　生牡蛎 30g　生石决 30g　紫石英 30g　鳖甲 12g　钩藤 15g　白芍 12g　制首乌 30g　龟板 30g　全蝎 3g

连服药 20 余剂而诸症平息。

【按语】“诸风掉眩，皆属于肝”，本患者以头摇手颤为主症，故其病在肝。肝风内动，在于肾水亏而不能涵养，因此，首先药用牡蛎、石决明、紫石英重镇潜阳，地黄、白芍、鳖甲滋养肝肾，天麻、僵蚕平肝熄风。后以上方加入首乌、龟板滋其肾水；因缺药而去天麻、僵蚕，代以全蝎，是以肝肾兼顾、标本同治，取得满意疗效，观察多年未复发。

十一、泻肝清肺法治愈咯血一例

徐某，男，54 岁。

初诊：1986 年 3 月 17 日。

主诉及病史：咯血已 10 天，血色鲜红与痰相混，或满口鲜血，出血量较多，但难以估计。咯血每于夜间发生，性急多怒，口干燥。

诊查：舌暗红，苔黄，脉弦数。

辨证：肝火犯肺动血。

治法：泻肝清金，凉血和络。

处方：生蛤壳 10g 青黛 5g 生地 15g 白茅根 20g 花蕊石 10g 淡秋石 10g 枇杷叶 10g(炙去毛) 藕节炭 10g 黄芩 10g 黑山栀 10g 茜草炭 10g 3 剂

二诊：3 月 20 日。第 1 剂药后咯血即止，现偶有血丝痰，每晚口干、汗出，肝区隐疼。舌暗红苔黄，脉已转缓。再以养阴清热，和络止血。

处方：沙参 10g 麦冬 10g 炒杏仁 10g 桑白皮 10g 茅芦根各 10g 生地 10g 黄芩 10g 糯稻根 10g 生龙牡各 20g(先下) 山栀 10g 白芍 15g 象贝母 10g

服药 6 剂，出血完全停止，其他症状亦渐缓解。

【按语】 随咳嗽而出血谓之咳血，不咳而出谓之咯血，本案属于后者咯血在于肺络损伤，引起的原因很多，有因痨虫伤肺者；有因痰热伤络者；有因热盛动血者。本例乃因于肝经气火犯肺即木火刑金所致肺络损伤。在辨证上抓住“易怒，脉弦数”，用黛蛤散加清金止血之品而获效。方中所加淡秋石，性咸平，能滋阴降火、安和五脏；花蕊石酸涩入肝经，能止血化瘀，二者并用加强了黛蛤散的功效。由于辨证、立法、选药均与病机吻合，故收到第 1 剂药服后咯血即止的速效。

（以上由门人整理）

十二、清气化湿法治愈冬温夹湿一例

赵某，男，78 岁。

初诊：1986 年 1 月 17 日。

主诉及病史：素有冠心病、心房纤颤、高血压、高血脂等症。患者高热(体温 39.1℃)，胸片示“右下肺炎”。入院后即予庆大霉素、白霉素及冰袋物理降温，体温仍不下降，应邀会诊。

诊查：诊见高热头晕，舌苔黄厚腻，脉象细数而结代，四肢倦怠，精神疲惫，目不欲睁，懒于讲话。

辨证：冬温夹湿，阻于气分。

治法：清气化湿。

处方：藿香 10g 厚朴 6g 苍术 10g 生石膏 15g 黄芩 10g 芦根 20g 滑石块 10g 清豆卷 12g 枳壳 10g 茯苓 12g 山栀 10g 薄荷 6g(后下)

二诊：服药 2 剂后体温至 37.5℃，大便日行 6 次。服药 3 剂后体温降至 36.9℃，诸症好转；脉象转缓，舌苔仍黄腻；疲乏无力，二便如常。再以化湿清热，以善其后。

处方：藿佩各 10g 芦根 20g 块滑石 10g 生苡仁 15g 茯苓 10g 清半夏 10g 陈皮 6g 竹茹 6g 谷麦芽各 15g 通草 6g 黄芩 10g

三诊：精神好转。舌苔薄腻，纳食亦香，脉象细而结代。可下地活动。当以清余热而化湿浊，兼补气扶正。

处方：芦根 20g 块滑石 10g 橘皮 6g 清半夏 10g 太子参 10g 茯苓 10g 功劳叶 10g 生苡仁 10g 通草 6g 谷麦芽各 10g 桑枝 15g

四诊：X 线胸片示右下肺炎已吸收。热退之后，余湿未楚。舌苔黄化薄，脉象细缓而结代。再以清热化湿，标本兼顾。

处方：黄芩 10g 芦根 20g 藿香 10g 苍术 6g 茯苓 10g 通草 6g 生苡仁 10g

大腹皮 10g　功劳叶 10g　枳壳 10g　焦三仙各 10g

五诊：寐纳均佳，体力恢复，热退神怡，二便如常。舌苔薄白，脉象细缓而结代。病已恢复，冬温已愈，出院。

【按语】此案虽西医诊为肺炎，视其形体较盛，舌苔厚腻而黄，是属湿热壅盛之象，非如寒邪之一汗可解，温热之一凉而退；必化湿清热，其热方退。董老辨证切中病机，以藿香、厚朴、苍术、茯苓、生苡仁、大腹皮等芳香化浊、行气燥湿，以石膏、黄芩、山桅清气分之热；以芦根、滑石、通草淡渗清利，使湿热之邪从小便而出；少用薄荷芳散化浊、辛凉透表，使邪外出；以清豆卷化湿清热，使热退而黄腻舌苔自化。后又以桑枝舒通经络，谷麦芽消导助胃气；功劳叶可清虚热，董老常用以恢复体力，促进身心康复。用药丝丝入扣，故令急病速愈。

十三、清热滋阴法治愈冬温肺肾阴伤一例

宋某，男，75 岁。

初诊：1986 年 1 月 4 日。

主诉及病史：1985 年 12 月 2 日洗澡后等车受凉，次日感觉周身不适，体温 37℃。外院给服“福录达明，病毒灵”等，体温未降；改服“螺旋霉素”等，体温波动于 36.9～37.6℃之间。12 月 18 日胸片“未见肺炎”征象，静脉点滴氨苄青霉素。1985 年 12 月 20 日晨，体温 37.3℃，即转来我院进一步诊治。既往有冠心病、高血压、慢性咽炎等。入院时 X 线检查，胸片示左下肺炎，血常规检查，白细胞 10700/mm^3。静脉滴点先锋霉素 5 号 5 天，体温为 37.8～37.3℃；改为静脉滴注磷霉素，用药 13 天，低热未愈，体温为 37.6～37.2℃。12 月 30 日胸片示左下肺炎已吸收消失，停用抗生素之后全靠中药治疗。在这期间，曾同时服中药汤剂，先后用清肺化痰，养阴清热等法，体温变化不大，症状亦无明显改善，1986 年 1 月 4 日，体温略高，37.6℃，白细胞 11900/mm^3，血沉 110mm/h，即请董建华教授会诊。

诊查：患者低热，目赤发胀；头顶痛，午后加重；乏力微咳，腹中发热，痰粘灰黄，口干；便溏，日行五六次。舌尖红，舌根苔黄，脉象动数。

辨证：证属冬温肺肾阴伤，肝热上乘所致。

治法：当以清肺养阴，化痰泄火。

处方：玉竹 15g　葛根 15g　芦根 20g　大豆黄卷 12g　菊花 10g　扁豆 15g　白蒺藜 10g　霍石斛 10g　杏仁 10g　青蒿 10g　黄芩 10g　3 剂

二诊：低热未愈，体温 37.6℃。目赤转淡，周身汗出津津，口干便溏，舌尖红稍好。舌苔黄灰见化，脉象动数有好转。自觉舒服，冬令封藏为本，热邪郁内，再以原意出入。

处方：西洋参 5g(另煎兑入)　玉竹 15g　葛根 15g　扁豆 15g　菊花 10g　白蒺藜 10g　霍石斛 10g　青蒿 10g　黄芩 10g　天花粉 10g　清豆卷 10g　谷精草 10g　3 剂

三诊：目赤已退，头痛亦除，仍腹热心烦，低热稳定，睡眠不实。舌尖红转微红，舌中及根部苔灰黄亦有化薄趋势，脉象右弱左微弦。此为气血失于调节，再以清余热而凉肝明目佐以健脾化湿安神。

处方：黄芩 10g　青蒿 10g　山栀 10g　银柴胡 10g　生牡蛎 15g　生石膏 15g　珍珠母 20g　茯神 10g　鳖甲 10g　生白芍 10g　西洋参 3g(另煎兑入)　知母 10g　羚羊角粉 0.6g(分冲)

四诊：腹热减轻，体温有下降趋势(37.3～37.4℃)，心悸失眠。舌尖微红，苔薄腻。大便溏

好转，日行2～3次。脉细数。此为内火渐潜，再以原法出入。

处方：枸杞子10g　菊花10g　黄柏6g　知母10g　生石膏15g　车前子10g(包)　扁豆15g　黄芩10g　青蒿10g　西洋参3g(另煎兑入)　羚羊角粉0.3g(分冲)　生白芍10g　珍珠母20g

五诊：热退神怡，腹热已去，寐纳均佳，体温36.8℃。脉象细数转缓，舌苔薄腻。再以养阴清热、平肝化浊、标本结合治之。

处方：霍石斛10g　西洋参3g(另煎兑入)　芦根20g　珍珠母20g　元参10g　生地10g　菊花10g　生石膏15g　知母10g　功劳叶15g　白蒺藜10g　炒枣仁10g　牛膝15g　茯苓15g

依方加减，服药月余，体温正常(36.7℃～36.3℃)；血化验复查，原指标异常者如血沉、抗"O"、补体、α_2球蛋白、血清铁蛋白等均下降或恢复正常；血压120/70mmHg，心率64～80次/分，病愈出院。

【按语】此案低热月余不退，乃为冬温损伤肺肾之阴、肝热上乘而为病。董老先以清肺养阴、化痰泄火之剂治疗，使热势下降，目赤转淡。肝热见退后，又以西洋参益气养阴，菊花、谷精草、白蒺藜清肝明目，霍石斛、花粉、玉竹、葛根养阴生津，青蒿以清其虚热，扁豆健脾和中。三诊目赤已退，头痛亦除，唯睡眠不实，腹热心烦，以玉女煎及青蒿鳖甲汤加减；青蒿芳香逐秽开络，鳖甲、牡蛎护阴且能入阴络搜邪；邪热伤阴则用知母、银柴胡、生石膏、白芍等清热养阴；茯神、枣仁安神强心，药后热退神怡，睡眠亦安。又以养阴清热平肝化浊之剂，以收其功，在原方基础上加功劳叶以复其体力，标本同治，使低热日久不退之症获愈。

十四、回阳救逆法治愈热极阳衰一例

徐某，男，97岁。

初诊：1986年3月27日。

主诉及病史：素患高血压、糖尿病、冠心病。1986年3月23日起体温升高至39.9℃，精神不振，嗜睡，进而昏迷，呼吸急促(44次/分)，心率140次/分，血压180/110mmHg。3月24日心电图示急性前间壁心肌梗死。处于病危状态，中西医治疗效果不佳。3月27日应邀会诊。

诊查：诊见四肢厥冷，手凉至肘，体温已降(37.5℃)，大便日行4次。脉左沉细，右细微欲绝。

治法：虑其骤生厥脱之变，急用益气回阳，以救厥逆。方以四逆汤合附子汤加减。

处方：淡附片10g　生晒参10g　麦冬10g　川贝6g　桂枝6g　赤芍10g　丹参15g　银花10g　连翘10g　茯苓15g　干姜3g　炙甘草5g

每剂煎150ml，每2小时服30ml。

二诊：服药2剂后手足见温，指梢较凉。心电图较前好转，心律齐，血压110/60mmHg。胸片示左肺清朗，右下肺炎已大部吸收。病情稳定，有笑容，能答问，舌淡红少津，苔薄黄，脉沉细。原方去干姜，加白芍10g，附片改5g。续服药2剂。

三诊：3月31日。病情平稳，神志清楚，手足已温暖如常，停用升压西药，血压仍维持在120/60mmHg，体温、血常规化验正常。舌淡红苔薄白，脉细略弦。更以益气养阴兼清余热之法。

处方：太子参30g　麦冬15g　五味子8g　银花12g　连翘15g　葛根10g　黄芩10g

川贝 10g　炙草 5g

每日 1 剂，以调养之。

四诊：4 月 8 日。胸片显示肺炎已完全吸收，两肺清朗。

4 月 16 日去掉鼻饲管，自己用餐，每日进食四两，牛奶 400ml。4 月 19 日心电图示，急性心肌梗死已进入恢复期，自觉无不适，精神好，要求出院。

【按语】此例 97 岁高龄老人，素有多种疾病，值失血、手术之后罹患双侧肺炎，同时再次发生急性心肌梗死，阳气衰微，血压骤降，迅即出现手足厥冷，病情危重，大有朝不保夕之势。董老投回阳救逆之剂，阳气来复，肺炎吸收，转危为安。充分显示出董老运用中医中药治疗危重急证的高超医术。

十五、竹叶石膏汤加减治愈阴伤热炽一例

李某，男，83 岁。

初诊：1986 年 6 月 5 日。

主诉及病史：素有冠心病，1986 年 4 月 19 日受凉之后，鼻塞、流涕、乏力、轻咳。后因过于劳累，晚间症状加重，全身无力，痰不易咳出，食欲不振，发烧，体温 38.7℃。血常规检查白细胞 14200mm^3，中性 84%；X 线检胸片示右下肺炎。住院用抗生素（先锋 5 号等）治疗，肺炎基本好转，低烧渐清，但夜眠不安，二便不畅，身倦无力，咳嗽痰不易出，浮肿，易汗。6 月 5 日应邀会诊。

诊查：诊见舌红少苔，脉象已缓。

辨证：此乃痰热已化，阴津未复。

治法：宜益气养阴清热生津，方用竹叶石膏汤加减主之。

处方：竹叶 10g　生石膏 30g　太子参 12g　竹沥半夏 8g　浙贝母 8g　条黄芩 15g　连翘 15g　银花 12g　白茅根 15g　霍石斛 10g　芦根 20g　羚羊角粉 2g（冲）

二诊：服药 3 剂，体温曾降至 36.1℃。因患者停用羚羊角粉，体温又升至 37.1℃。

三诊：6 月 12 日。患者尚有咳嗽，痰少不易咳出，疲乏，思睡，食欲不振。舌红少苔，脉滑。证系余热未清，仍以原方加减。

处方：竹叶 10g　生石膏 30g　浙贝母 10g　竹沥半夏 8g　知母 10g　黄芩 10g　连翘 15g　银花 15g　霍石斛 10g　南沙参 15g　芦根 20g

四诊：服 7 剂，体温波动于 37～37.3℃之间，有时降至 35.8℃，咳嗽很少，痰不多，大便稀。舌红变浅，苔薄白，脉弦略滑。此乃肺热渐清，痰湿不化。6 月 21 日改用清化湿热之剂，三仁汤加减。

处方：生苡仁 15g　白蔻仁 3g　杏仁 8g　黄芩 12g　南沙参 15g　桑白皮 12g　知母 10g　白芍 12g　地骨皮 12g　浙　贝 10g　麦　芽 10g　芦根 20g

五诊：服药 5 剂，大便已不稀，但低热未除，体温 37.2℃，寐纳尚可，出汗不多，有时吐淡黄痰。舌苔薄白，脉细弦。低烧时有起伏，虑其余热未尽，仍用清化痰热之法。

处方：桑白皮 10g　知母 10g　黄芩 12g　浙贝 10g　化橘红 8g　桔梗 8g　紫菀 15g　生石膏 18g　地骨皮 12g　功劳叶 10g　苇根 18g　葛根 15g

依方加减，服药 30 余剂，低热痊愈，咳痰很少。舌淡红少苔，脉细。下肢已不肿。化验白细胞 6900/mm^3，中性 67%。自觉无不适而于 7 月 19 日出院。

【按语】此例热病伤阴，故舌红无苔、脉象细数。热扰神明则心烦难寐，肺中痰热未清则咳而痰不易出，低热缠绵不退，即投养阴生津、清肺化痰之剂。以桑白皮、黄芩、银花、鱼腥草、生石膏、羚羊角粉清降肺火；以知母、沙参、养阴清热；以杷叶、浙贝、杏仁润肺化痰；以橘红、桔梗、紫菀化痰理肺。进药1剂，低烧即退。虑其年高气衰，更以益气养阴兼清余热之法，投竹叶石膏汤加减，体温正常。患者嫌羚羊角粉难吃而停用，低热又起。董老会诊认为低烧起伏系余热未清，仍需养阴清热，令其坚持服药30余剂，始得热退病愈。盖热病之后阴伤热炽难于速效，需耐心治疗，方能取效。

（以上由吕秉仁　刘毅整理）

十六、疏肝理气、化瘀止痛法治愈胃脘痛一例

居某，男，42岁。

初诊：1977年9月8日。

主诉及病史：多年来时有胃脘疼痛，近20多天来疼痛加剧，呈阵发性，痛甚则反射至肩背，呕吐酸苦水，空腹痛甚，口渴干苦，纳差，大便干，小便黄，经用中西药治疗2周，疼痛未见缓解，经某医院钡餐检查，诊断为十二指肠球部溃疡。

诊查：舌边紫中心苔黄腻，脉弦。

辨证：肝胃不和，气血瘀阻。

治法：疏肝理气，化瘀止痛。

处方：金铃子10g　元胡5g　乌贼骨10g　黄连2.5g　吴萸1.5g　炒五灵脂10g　香附10g　煅瓦楞12g　枳壳10g　青陈皮各5g　佛手片5g　6剂

二诊：9月14日。药后胃疼略有减轻，但痛甚时仍反射至后背，泛吐酸水已少。原方加重化瘀止痛之品。

处方：金铃子10g　黄连3g　吴萸1.5g　炙刺猬皮5g　九香虫5g　煅瓦楞12g　炒五灵脂10g　香附10g　乌贼骨10g　橘皮5g　三七粉3g（冲）　6剂

另方：乌贼骨120g　象贝母60g　三七粉15g　炙刺猬皮30g　九香虫30g

共研细末，每次3g，日3次，开水冲服。

10月16日随访：前方药连服18剂，胃痛消失，末药仍在续服，饮食正常，临床治愈。

【按语】中医学认为，脾胃正常功能与肝气疏泄有关，土壅木郁或肝气犯胃所导致的肝脾不和或肝胃不和，是临床常见病理。本案系因肝胃不和、气血瘀阻所致，故方中以左金丸清肝解郁而止酸，金铃子散以疏肝理气而止痛，乌贼骨甘温酸涩以通血脉，五灵脂、香附化瘀止痛，瓦楞子味咸走血而软坚散结，从而使疼痛得解，泛酸得止，后以乌贝散加三七活血化瘀，刺猬皮、九香虫行瘀止痛，从而使疾病很快治愈。刺猬皮、九香虫是董老治疗瘀血胃痛的常用药，临床观察确有良效。

（门人整理）

【编者评注】董老先生是著名的中医内科专家、脾胃病专家和温病学家。从事中医临床50多年，积累了丰富的临床经验，在理论上有很多突破。本例患者胃脘痛多年，近20天来疼痛加剧，西医诊断为“十二指肠溃疡”。虽经用中西药物治疗2周，但疼痛未见缓解。董老辨证为肝胃不和、气血瘀阻，治以疏肝理气、化瘀止痛，方以金铃子散合左金丸加味而成，药后胃脘痛很快治愈。

董老把胃脘痛的病机分为3个阶段,即气分阶段、血分阶段和虚证阶段。气分阶段又分为胃气壅滞和肝气郁滞,根据其病情演变,又有气郁化热、湿热中阻、痰湿内停等;血分阶段分为血瘀轻证和血瘀重证;虚证阶段又分为脾胃阳虚和脾胃阴虚。3个阶段基本病机在于一个“滞”字,因此治疗上就着眼于一个“通”字。气滞者,理气使之通;血瘀者,活血使之通;阳虚者,温阳使之通;阴虚者,滋阴使之通;火热痰湿者,则清火泻热,祛痰除湿,而使之通。因此,在治疗胃脘痛方面,董老的经验已形成完整的理论体系,独树一帜,对后学颇有启迪。根据董老治疗胃脘痛的经验方,现已制成胃苏饮、胃痛宁、化瘀煎、温胃汤和养胃汤5种成药冲剂,深受广大患者的欢迎。其经验已经整理输入电子计算机,且疗效卓著。

步玉如医案

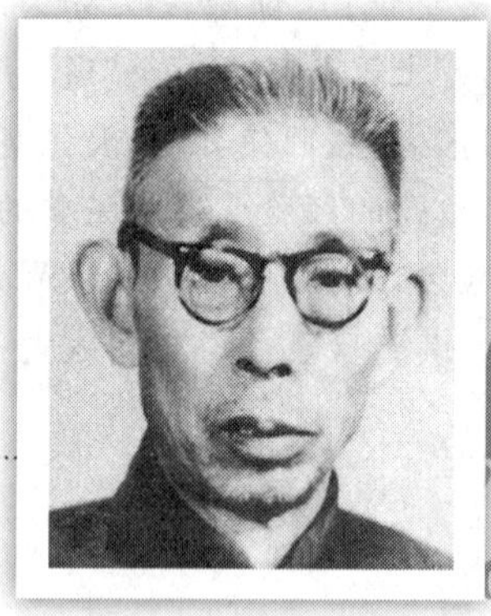

【生平传略】

步玉如，1919 年生，北京市人。主任中医师。幼年随父攻读诗书，长而学医。1940 年毕业于北京国医学院，后又拜北京名医孔伯华先生为师。毕业后，在京津两地以行医为业。1951 年参加工作，曾任中国中医研究院专家咨询委员会委员，西苑医院主任医师，全国中医内科学会常务委员，脾胃病学科组副组长，并被选为北京市海淀区第八届人民代表大会代表。

行医近 50 年，擅长中医内科，对温热病、杂病，尤其是脾胃病的治疗，有独特见解。

除发表学术论文多篇外，还主编《孔伯华医集》等专著。

一、健脾和胃、疏肝理气法治愈胃痛吞酸一例

李某，女，66 岁。

初诊：1985 年 10 月 8 日。

主诉及病史：患胃病 40 余年。胃脘疼痛，发无定时，烧心泛酸颇甚，每遇食酸味甜食则加剧；嗳气频作，纳物极少；平素性情烦急；大便 1～2 日一行，时可成形。今年 7 月份在日坛肿瘤医院查胃镜示："萎缩性胃炎"。曾服药多种未见效验。

诊查：六脉弦细，舌苔薄白。

辨证：证属木土不和，气滞作痛。

治法：拟健脾和胃，疏肝理气。

处方：台党参 10g　白术 10g　茯苓皮 30g　甘草 10g　陈皮 10g　焦六曲 12g　炒内金 6g　荷梗 3g　尾连 6g　吴萸 8g　百合 30g　乌药 15g　覆花 10g　生赭石 10g　冬瓜皮 30g

二诊：11 月 10 日。前方药连进 20 剂，烧心泛酸近平，偶有发作亦属轻微；脘痛亦缓，纳物增多，仍有嗳气，口苦，自觉胃口发干而饮水不多。舌黄，脉弦细。拟原法佐以养阴清热。

处方：太子参 20g　白术 10g　茯苓皮 30g　甘草 8g　陈皮 10g　焦六曲 12g　炒内金 8g　荷梗 3g　尾连 8g　吴萸 6g　元胡 10g　川楝子 10g　旋覆花 10g　生赭石 10g

冬瓜皮 30g　枳壳 8g　炒山栀 10g　石斛 30g　寸冬 10g　花粉 12g

上方药续服 10 余剂，泛酸烧心止，胃疼除，嗳气缓，纳物较前增多但未复正常。嘱其上方药间断服用，以防复发。

【按语】治疗此症，步老喜用朱丹溪的左金丸，但强调根据不同情况调整二药用量，不必拘泥于六比一的比例。据现代研究表明，吞酸一症与胃酸高低无直接关系。亦即胃酸低者可有吞酸，胃酸高者亦可无吞酸。因此，步老又强调治病求本，不可见酸制酸。此例患者即属萎缩性胃炎而见吞酸者(一般萎缩性胃炎，胃酸分泌显著降低)，故在治疗上以异功散强脾胃助运化，左金丸、百合汤、旋覆花、代赭石调理气机，通降胃气，治得其本，不制酸而酸自止矣。

二、辨证治愈嘈杂两例

例一　消导运中法治嘈杂

张某，女，58 岁。

初诊：1985 年 10 月 18 日。

主诉及病史：慢性胃病史已 18 年。1984 年 11 月在北医三院查胃镜示："十二指肠球部溃疡"、"慢性浅表性胃炎"。自今年 9 月以来，胃中灼热，疼痛，胀满痞闷，食后益甚，嗳气频作，嘈杂不适，纳物欠佳。

诊查：舌净，脉沉小。

辨证：证属食滞伤中。

治法：拟予消导运中。

处方：法夏 10g　厚朴 10g　陈皮 10g　苍术 10g　木香 10g　槟榔 10g　莱菔子 8g　枳壳 10g　焦六曲 12g　旋覆花 10g　生赭石 10g　生姜 5g　大枣 5 枚　炒山栀 10g

二诊：10 月 27 日。上方药服 8 剂，胃中灼热已止，疼痛、胀满嗳气、嘈杂均缓，惟纳物仍未尽美。舌脉同前。拟上方去焦六曲，加焦三仙 30g、炒内金 6g，续进 8 剂。

三诊：11 月 3 日。上方药服后诸症悉除，惟纳物仍未臻正常，拟以香砂六君丸常服。

【按语】此患者虽已久病，但诸症食后益甚。嘈杂、嗳气乃食积之象也，故以消导理气为先，待积滞去后，则以调补之剂壮脾胃，强运化，以防复发。虽云"久病多虚"，但首要知常达变，方不致误，此其一例耳。

例二　香砂六君子汤加减治嘈杂

王某，女，29 岁。

初诊：1985 年 9 月 24 日。

主诉及病史：近几个月来胃脘疼痛，夜间为甚，以致不能安卧，胃中嘈杂难忍，莫可明状，不能弯腰，裤带亦不能勒紧，平卧时症亦加重，故夜间需坐着睡觉。伴有嗳气，纳物欠佳，饮水则肠鸣辘辘，四肢欠温，大便尚调。曾多方求医未见寸效，以致性情急躁，对治疗失去信心。

诊查：舌苔薄白，脉弦滑。

辨证、治法：证属肝胃不和，亟予调理。

处方：太子参 15g　连皮苓 30g　白术 10g　炙草 10g　陈皮 10g　法夏 10g　木香 8g　焦六曲 12g　炒内金 6g　荷梗 3g　炒枳壳 8g　旋覆花 10g　生赭石 10g　百合 30g　乌药 15g　佛手片 10g　玫瑰花 5g　炒山栀 8g

二诊：10 月 15 日。上方药服 16 剂，胃中嘈杂已明显减轻，脘痛亦缓，他症均不同程度改善；惟因近日情志刺激，时觉心中烦急。舌脉同前。再本前法出入。上方连皮苓改茯苓16g，去木香、炒内金、焦六曲，加白蒺藜12g，焦三仙30g。

三诊：11月8日。上方药又服20剂，诸症已明显好转，心情亦较前舒畅，能正常上班，惟晨起时稍感不适，舌脉同前。再以初诊方继服，以图根治。

【按语】“嘈杂”是一种似饥非饥、似辣非辣、似痛非痛之不可明状的自觉症状。在辨证上无特异性，故治疗亦无常法和定方。此患者乃因久病，水谷纳少，脾胃气虚，复又因病致郁而成肝胃不和之候，故治疗时重用香砂六君汤健运中焦，又以焦六曲、炒内金消导助运，更有荷梗清轻上浮，以遂脾之升运。覆花、生赭石可以镇肝和胃以降逆，百合汤调肺以协胃气之通降，佛手、玫瑰花疏肝和胃理气，炒山栀清其郁热。诸药用之，则脾胃健，升降复，正胜而邪退，故病能向愈。

三、辨证治愈痞满两例

例一　健运中焦法

蔡某，男，55岁。

初诊：1984年9月4日。

主诉及病史：患慢性胃病已10余年。1983年初在北医三院作纤维胃镜示“萎缩性胃炎”。1984年初又在该院作胃镜，诊断同前。

诊查：刻诊症见胃脘痞闷，时作疼痛，嗳气不舒，纳食欠佳，大便时溏，精力疲顿，身畏风寒，亦怕凉食。舌质淡胖，苔白，脉弦细。

辨证、治法：证属脾胃虚弱，拟健运中焦。

处方：连皮苓30g　苍白术各10g　台党参15g　陈皮10g　炙草10g　法夏10g　焦六曲12g　覆花10g　生赭石10g　冬瓜皮30g　大腹皮10g

以上方为主，并随时据证稍事出入，服药约60剂，诸症悉除，一如常人。1985年初复查胃镜，显示“浅表性胃炎”。此后1年未服用任何药物，无特殊不适，饮纳如常。

【按语】此证乃脾胃虚弱，据证不难辨识，但辨证要点在身畏风寒、怕凉食等症，乃脾虚湿盛之象；因湿属阴邪，遇寒则凝，得温则化，故亦有喜温恶寒的特点，不可以寒赅之。对湿与寒二者之鉴别在于四诊合参，二者治疗亦有别，故方中重用茯苓皮、冬瓜皮各30g，旨在利湿以解脾之困，用苍术苦温燥湿，复用六君汤健脾胃，强运化。对于脾胃虚弱者，步老强调通补，即在补益之中加用通调气血之品；这是因为虚证虽以正虚为本，但脾胃主运化，虚则运化无权，而因虚致实，终见虚实互见之证，值此纯补则有壅邪之虑，纯攻难免有伤正之虞。治疗时每多选用六君汤加减，使补而不壅，通勿伤正。此外，本例能获良效，还在于认证准确，守法守方，对于慢性病的治疗尤其如此。倘若朝订暮改则欲速不达矣。

例二　消导调中法

赵某，男，24岁。

初诊：1985年9月24日。

主诉及病史：1个月来胃脘胀满，食后益甚，烧心、泛酸，嗳气频作，纳物一般，大便尚调。

诊查：六脉弦滑，舌质稍红，苔白腻兼黄。

辨证：证属饮食不节，中焦失运。

治法：拟予消导调中。

处方：木香 10g 枳壳 10g 槟榔 10g 陈皮 10g 生赭石 10g 覆花 10g 焦六曲 10g 厚朴 10g 马尾连 8g 吴萸 6g 茯苓皮 30g 砂仁 5g

二诊：9 月 28 日。药尽 4 剂，烧心、泛酸已平，脘胀嗳气均缓。舌如前。再为消导运中，以前方变通。上方去尾连、吴萸；加白术 10g、冬瓜皮 30g、太子参 15g。

三诊：10 月 4 日。药又进 4 剂，诸症续减而未尽除；近因饮食未和，时感恶心。脉仍弦小，舌质略红，苔白腻，稍兼黄。仍本前法，佐清化和中。上方加竹茹 20g、生姜 8g、法夏 10g、炒内金 6g。

四诊：10 月 8 日。诸症几平，惟空腹时或饮食过量后稍有不适。舌黄苔已退，脉如前。再予上方 4 剂以巩固疗效。

【按语】此患者虽未有明确的伤食史，但据其脉症舌苔，可辨为食滞伤中，脾失运导。且其年轻质壮，病暂邪实，故先投以消导运中、和胃行气之品，初显其效，继则加重健脾益气之药以全其功。盖伤食之症或因虚而伤食，或因实而致虚，多虚实兼夹，要能权衡轻重，分清缓急，并结合体质之强弱，灵活施治。步老治疗此类疾患，多从香砂六君、保和丸、枳术丸合方加减化裁，查其虚实，中病为度。兼有他症者，则据情灵活加减，多有效验。

四、疏肝理气法为主治愈胁痛两例

例一 李某，男，63 岁。

初诊：1985 年 11 月 19 日。

主诉及病史：近半年来，胸胁肩背作痛，走窜不定，时作时休；胃脘胀满，嗳气颇多，自觉有气上冲。1985 年 7 月份曾在解放军某医院作上消化道造影，未见异常；经 B 型超声波诊断，发现“慢性胆囊炎”、“胆结石”。曾经耳针治疗，但症状如故。

诊查：舌苔黄，脉沉小。

辨证：证属肝气横逆，木土不和。

治法：拟以疏肝理气，行气消胀为法。

处方：柴胡 10g 枳壳 10g 郁金 10g 白芍 12g 甘草 10g 青陈皮各 8g 香橼皮 8g 厚朴 10g 炒山栀 10g 旋覆花 10g 生赭石 10g 法夏 10g 全瓜蒌 15g 荷梗 3g 片姜黄 10g

二诊：12 月 3 日。上方药服 12 剂，诸症近平。舌黄已退，脉仍同前。续进上方药，巩固疗效。

【按语】此例胃脘胀满、嗳气诸症，虽病位在胃，而走窜不定，气逆上冲乃为风木之象，正所谓肝为起病之源，胃为受邪之地。故治疗当以疏肝为主；盖肝主疏泄，性喜条达而恶抑郁虽有横逆，乃本于郁滞，故方以四逆散、青陈皮、香橼皮、片姜黄疏其气血，令其条达，再以旋覆花、生赭石平其冲逆，则郁滞得疏，气循常道，不复横逆。更用瓜蒌、山栀解其郁热，厚朴、荷梗升降气机，故诸症得平矣。

例二 陈某，女，46 岁。

初诊：1985 年 9 月 6 日。

主诉及病史：平素性情急躁，情志不舒，近又兼左胁痛楚、走窜肩背，腰酸体乏；大便不实，日行 2 次；纳物欠香，眠亦不美。

诊查：舌苔白腻，脉沉弦小。

辨证:证属肝郁脾虚。

治法:拟疏肝理气,健脾利湿。

处方:柴胡 10g　枳壳 10g　郁金 10g　佛　手 10g　白芍 12g　炙草 10g　太子参 15g　白术 10g　茯苓 16g　陈皮 10g　法夏 10g　浮小麦 30g　大枣 8 枚　合欢皮 10g

二诊:9 月 15 日。上方药连进 8 剂,诸症缓而未除,大便仍不实,伴有嗳气。舌脉同前。上方加旋覆花 10g、生赭石 10g、枇杷叶 10g、冬瓜皮 30g、代代花 4g,续进药 8 剂。

三诊:9 月 24 日。上方药服后,诸症几平,惟偶感胃脘不适,嗳气。乃嘱其用丸药调理,予金佛手丸 30 丸久服,以资巩固。

【按语】此例显属肝郁脾虚之证,根据病史、脉症不难辨识,故初诊之方以四逆散加郁金、佛手疏肝解郁、理气止痛;以六君子汤健运脾胃、扶土抑木;用甘麦大枣汤者,即《内经》所云"肝苦急,急食甘以缓之"之意也。合欢皮能解郁宁神。二诊加旋覆花、生赭石、枇杷叶和胃降逆、镇降肝气,代代花以加强疏肝之力,冬瓜皮能利湿健脾。"金佛手丸"是根据步老经验方配成的丸药,组成药物较多,作用全面,对许多慢性脾胃病均有良效。

五、消食杀虫、理气止痛法治愈腹痛一例

孙某,男,4 岁。

初诊:1985 年 9 月 20 日。

主诉及病史:发作性脐周作痛 1 年余,发则痛甚;喜静卧。化验每见白细胞增高,移时则缓,一如常人,只是饮食欠佳,易上火便燥。曾在市内许多医院诊治,每按"肠痉挛"处理,暂时可缓,迄未根治。

诊查:舌质略红,脉弦数。

辨证:证属虫积腹痛。

治法:拟消食杀虫,理气止疼。

处方:炒山栀 8g　炒内金 5g　木香 6g　槟榔 10g　榧子肉 8g　雷丸 6g　酒军 3g　甘草 6g

外用:炒使君子 60g,每晚嚼服 4 个。

复诊:9 月 27 日。上方药服 4 剂后,大便泻多量粘液,味极腥臭,未见虫排虫。腹痛已止,未再发作,但饮食不适时则脘腹不舒。脉舌同前。

处方:太子参 8g　茯苓 10g　法夏 8g　陈皮 8g　甘草 5g　槟榔 6g　乌药 6g　焦六曲 8g　大枣 5 枚

续进药 4 剂以善其后。2 个月后又因外感来诊,其母告曰:从前 1 周之内,脐周必反复作痛,今已 2 个月余安然无恙,纳物极好,身体渐强,精神倍加。

【按语】此患儿脐周作痛,时作时止,且饮食不佳,即所谓虫积腹痛。虫每生于食积与湿热,故方中以榧子肉、雷丸、使君子杀虫止痛,以木香、槟榔、炒内金消食导滞,复以山栀、酒军清泄内热,以绝生虫之源。更以甘草调和诸药,顾护脾胃,全方共奏杀虫消积止痛之功。药后见泻下腥秽粘液者,乃积滞外出也。初读医书,见有类似描述每不可解,曾怀疑古人乃故弄玄虚,及临证时亲眼见到,方悟古人之言,信不我欺。二诊之方乃六君汤加减而成,旨在杀虫消食之后强脾胃、增饮食,以善其后。

六、健脾理气活血法治愈脐腹胀痛一例

王某,男,46岁。

初诊:1985年10月26日。

主诉及病史:因幽门梗阻于1958年行胃切除术。术后情况尚好。1980年出国后,因生活习惯改变不能适应,间发胃疼,并反复出血5次。今年8月份在协和医院作胃镜示“吻合口炎”。

诊查:刻下脐周胀疼,脘亦痞满,每遇工作紧张则加剧,食纳尚可,二便俱调。舌淡胖,苔润,脉弦。

辨证:证属脾虚气滞。

治法:拟健脾行气,佐以活血。

处方:党参10g　白术10g　陈皮10g　炙草10g　白芍15g　乌药15g　丹参30g　木香10g　槟榔10g　大腹皮10g　焦六曲12g　覆花10g　生赭石10g

二诊:12月3日。上方药服8剂,脘腹胀痛均已止,无特殊不适。舌脉同前。上方药继服以资巩固。

【按语】此患者早年行胃切除术,元气本已损伤,加之后天失养,脾虚运化不及则气滞,脐腹胀疼,遇劳即甚,其征明矣。故方取异功散和四磨汤合方加减,健脾行气、消胀止痛。方中重用丹参者,盖因其曾行胃部手术,且以后又反复多次出血,其血分之虚滞必不可免,故重用丹参以活血养血,是以取效迅捷。

七、辨证治愈泄泻两例

例一　清疏芳化法

姚杲,男,47岁。

初诊:1985年9月10日。

主诉及病史:1个多月来,头痛身热,恶心呕吐,胃脘疼痛,嗳气颇多,大便泄泻,脘痞纳呆,烧心泛酸,口渴不思饮水。

诊查:舌体略胖,舌质微红,苔白腻中间黄,脉弦细。

辨证:证属外感时邪,湿热郁阻。

治法:治拟清疏芳化。

处方:陈皮10g　法夏10g　茯苓16g　甘草10g　竹茹20g　生姜10g　尾连8g　吴萸6g　百合30g　乌药15g　芦根30g　藿香10g　佩兰10g　香白芷10g　白菊花12g　荷　叶3g

二诊:9月14日。前方药连进4剂,身热已退,头痛、泄泻已止,他症亦减;惟仍时感恶心,偶作脘痛、嗳气,胃中稍感灼热。脉舌同前。再为调事中焦。

处方:茯苓16g　法夏10g　陈皮10g　甘草8g　竹茹20g　生姜10g　百合30g　乌药15g　焦六曲12g　枳壳10g　覆花10g　生赭石10g

上方药续进4剂,诸症悉平。

【按语】病发于8月,正值夏末秋初,湿热氤氲,起居不慎,触冒为病。外袭肌肤,正邪分争

则头痛、身热；内困脾土，气机被遏故见脘痞胃痛，纳呆嗳气；脾失升运、湿邪注下，则为泄泻。复因湿为阴邪，其性粘滞，留恋不去故见病程缠绵，热稽不退。初诊之方用藿佩、白芷、菊花、荷叶、芦根，皆取其芳香清轻、因势利导，使邪从表解；用温胆汤清化湿热以绝内患；复有百合汤、左金丸，旨在宣通气机，则邪易去、而正易复；此即宋·庞安常所云："善治痰者，不治痰而治气，气顺则一身之津液亦随之而顺矣。"其中百合汤（陈修园方，由百合、乌药组成），步老用之最有心得，步老认为此方用于胃痛属气者，不分寒热虚实，皆有卓效；原因在于百合入手太阴肺经，能降肺气，肺为诸气之总司，肺气降则诸气皆调，实有假道灭虢之妙；乌药行气止痛，其理易晓。诸药合用，表里分消，故取效迅捷。二诊，表邪已退，故独治其里，加覆花、赭石，旨在通降胃气，使气机条畅、邪退病除。

例二　清热导滞益气开阳法

李某，女，86岁。

初诊：1985年9月20日。

主诉及病史：素有外痔，大便燥秘，3日未解；用"甘油"通下后，大便稀溏，后重颇甚，排便不畅，复有稀水自肛门时时流出而不能自禁；纳物尚好。

诊查：脉弦小，舌净。

辨证：证属食滞郁热，阻于下焦，攻下之后，中气下陷。

治法：拟清热导滞，益气升阳。

处方：太子参15g　炙升麻3g　川柴胡6g　白术10g　当归20g　陈皮10g　炙草8g　木香10g　槟榔10g　莱菔子10g　生槐实10g　生地榆10g

二诊：9月24日。上方药服4剂，大便稀溏已缓，能够自禁，后重已除；痔疮稍收，只是胃中偶有烧灼。舌脉同前。得效不再更张，上方加尾连5g、吴萸6g，续进以资巩固。

【按语】此患者年迈，素有便秘，乃脾胃两弱、运化乏力、食滞内停所致。本当益气助运、消导理气，反施以通下润导之剂，故糟粕未行而正气已陷。稀水时下不能自禁乃正虚下陷，后重而排便不畅又显属食滞气阻。清升浊降，胃纳脾化本为脾胃自然之理，虽有分工而又相互为用，故食滞浊阻者则水谷不为精微，反成积滞，终使脾虚难运、清气不升；而脾虚运化乏力者，每致饮食迟化、积滞内停。方以补中益气汤，去黄芪之甘温壅补以益气升清；复以木香、槟榔、莱菔子消食导滞、理气通降；槐实、地榆以清热凉血，寓通于补，寓升于降，升降两用而相反相成，故效宏功彰。

八、温胆汤加减治愈眩晕一例

王某，男，52岁。

初诊：1985年9月3日。

主诉及病史：平素胃脘胀满，胸闷不舒，嗳气时作，眠差多梦。近10天来，又见阵发头晕，恶心未吐，纳物尚可，二便俱调。

诊查：舌暗，苔黄腻，脉弦。血压：110/60mmHg。他医曾投半夏白术天麻汤合连苏饮多剂，未见效验。

处方：茯苓16g　法夏10g　陈皮10g　甘草10g　枳壳10g　竹茹30g　生姜10g　荷叶3g

二诊：9月10日。上方药进7剂，恶心已止，头晕大减，脘胀胸闷已缓，惟仍嗳气偶作，纳物颇好。黄苔已退，脉仍弦小。前法既效，毋庸更张。上方加枇杷叶 10g，继服 4 剂诸症除。

【按语】盖脾胃为升降之枢纽，今湿热中阻、气机失达、胃气不降，则脘胀、胸闷；经言“浊气在上，则生䐜胀”，此之谓也；甚或上逆故见呕恶、嗳气。脾运失健则水反为湿，谷反为滞，精微不升、清宫失养则为眩晕。舌苔、脉象亦均属湿热中阻、气失条达之象。所遣方药乃温胆汤加荷叶而成。方以陈皮、法夏燥湿化痰；茯苓淡渗利湿；甘草甘以补脾；竹茹以清胃热；生姜和胃降逆，复制竹茹之寒凉；枳壳以通降胃气；荷叶善升发脾阳；诸药用之湿热得除、升降乃复、气机调畅，诸症遂平。

九、辨证治愈脏躁两例

例一 巩某，女，42 岁。

初诊：1985 年 4 月 20 日。

主诉及病史：由于精神受刺激，自 1976 年以来胆小易惊，烦急易怒，哭笑无常，自觉气逆上冲，全身及头部麻木疼痛；经前诸症加剧，睡眠不实，纳差少食（2～3 两/日），大便燥结不畅。

诊查：舌苔黄，脉弦小。

辨证：证属脏躁。

治法：拟甘麦大枣汤合温胆汤加味。

处方：竹茹 30g　生姜 10g　云苓 16g　法夏 10g　陈皮 10g　炒枳壳 10g　炙草 10g　浮小麦 30g　大红枣 8 枚　炒秫米 12g

二诊：9 月 6 日。自诉服前方药 1 剂，大便即变软；服药 4 剂哭笑无常止。近缘家中事故，则眠差、心烦纳少复作。脉仍弦滑，舌苔黄腻。证属肝气上逆，心胆郁热，拟清化镇抑，平肝安神。

处方：竹茹 30g　生姜 10g　茯苓 16g　法夏 10g　陈皮 10g　枳壳 10g　甘草 10g　浮小麦 30g　大枣 8g　荷叶 3g　合欢皮 10g　珍珠母 30g　白蒺藜 12g　野菊花 12g　山栀 10g　夏枯草 10g　莲子心 10g

药后未见复诊。

【按语】本证因情志受挫，精神抑郁，木失条达，中宫壅滞，气血生化乏源，心失所养，神元所归，虑无所定；复因脾运不健，痰邪内生而成。故初诊处以半夏秫米汤化痰燥湿，和胃安神；温胆汤以清化痰热，疏利气机；复以甘麦大枣汤，甘以缓急，养心宁神。三方合用，标本相得，方虽杂而法明药当，故神安志定，诸症若失。

例二 刘某，女，47 岁。

初诊：1985 年 9 月 6 日。

主诉及病史：旧有胃病，累愈累发。近半年来胃疼又作，服药未效。今年 6 月份曾在海军总医院作胃镜示：“浅表性胃炎（糜烂型）伴肠上皮化生。”

诊查：刻下胃脘疼痛，发无定时；嘈杂嗳气，纳物极少；大便溏，日行二三次；平素心情不畅，悲伤欲哭；全身酸软无力，似若不支；眠差梦多。舌苔黄燥，脉弦小。

辨证：证属湿热郁阻，肝胃失和。

治法：拟清化理气安神。

处方：竹茹 30g　生姜 10g　茯苓 10g　法夏 10g　陈皮 10g　枳壳 10g　炙草 10g　浮小麦 30g　大枣 8 枚　合欢皮 10g　百合 30g　乌药 15g　佛手片 10g　郁金 10g　焦山

楂 30g　荷梗 3g

二诊：10 月 6 日。上方药服 20 剂，脘疼已缓，情志稳定，余症亦减。舌黄苔已退。惟纳物仍未尽美，脉如前。拟上方加太子参 15g，继服以资巩固。

【按语】此例脾胃久病、运化失司，以致湿热郁阻，不通则痛。湿阻则纳少，湿注则便溏，土虚木乘之，故见情志之患。子盗母气，脾病及心，心脾两虚，故见悲伤欲哭、眠差等。方以甘麦大枣汤缓肝木之急，补心脾之虚；温胆汤清化和中；百合汤调畅气机；佛手、郁金、合欢皮疏肝理气，宁神定志；山楂开胃进食，是以取效。

十、清化理气、健脾和胃法治愈胃脘痛一例

夏某，男，44 岁。

初诊：1985 年 10 月 15 日。

主诉及病史：四五年来经常胃脘部疼痛，始为饥饿时疼痛。1980 年曾经钡餐检查诊断为“十二指肠球部溃疡”。今年 9 月 28 日在我院查胃镜示：“浅表性胃炎(出血型)”。

诊查：症见胃脘疼痛与饮食关系不大，喜温按，夜间多发，伴有烧心、嘈杂、嗳气、腹胀、乏力、倦怠嗜卧，纳差，口干而不欲饮水，大便尚调。舌苔腻，脉弦细。

辨证：证属脾湿胃热，气失调达，中焦不足。

治法：拟清化理气健运。

处方：茯苓皮 30g　炒秫米 12g　法夏 10g　陈皮 10g　甘草 8g　太子参 15g　百合 30g　乌药 15g　焦六曲 12g　冬瓜皮 30g　槟榔 10g

二诊：11 月 28 日。上方药服 8 剂，诸症均缓，惟胃疼时作，夜间多发。舌苔仍中黄，脉仍弦小。拟上方佐以活血。

处方：太子参 20g　茯苓 16g　法夏 10g　陈皮 10g　甘草 8g　木香 10g　焦六曲 12g　元胡 10g　川楝子 10g　丹参 20g　炒山栀 10g

三诊：12 月 3 日。上方药服 4 剂，胃疼已止，只稍感胃中发空，纳物颇好。舌脉同前。

处方：太子参 20g　白术 10g　茯苓 16g　陈皮 10g　甘草 10g　焦六曲 12g　荷梗 3g　代代花 4g　吴萸 5g　尾连 6g

续服药以巩固疗效。

【按语】此乃脾胃久病、生化乏源、中气不足之证。但脾虚不运则湿从内生，胃失通降则郁而为热，湿热内阻则气失调达，终成虚实互见、湿热气滞之证。治拟通补兼施，宜分标本缓急。故初诊祛邪为先，少佐扶正，以二陈汤、半夏秫米汤利湿健脾，重用冬瓜皮利湿清热，百合汤调畅气机，槟榔理气消积，少佐太子参补益脾气。二诊，则更加金铃子散、丹参理气和血，通络定痛。末诊则以五味异功散加味，旨在扶正为主，防其复伤。

十一、清化理气、疏肝和胃法治愈胃脘痛一例

王某，女，48 岁。

初诊：1985 年 9 月 20 日。

主诉及病史：胃脘痛 3 个月，放射至右肩背部，时时呕恶，纳物不香；大便稀溏，日行 3 次。经解放军某医院胃镜检查诊断为“慢性胆囊炎”、“慢性萎缩性胃炎”，服成药多种未效。

诊查:刻诊见脘痛及于胁背,口干、口苦、咽干,舌干苔黄燥,脉细小弦。

辨证:证属湿热内阻,肝胃失和。

治法:拟清化理气,疏肝和胃。

处方:柴胡 10g　黄芩 10g　法夏 10g　生姜 10g　太子参 15g　炙草 10g　陈皮 10g　茯苓 16g　竹茹 20g　枳壳 10g　元胡 10g　川楝子 10g　炒山栀 10g　白芍 12g

二诊:9 月 29 日。上方药连进 8 剂,呕恶未作,脘痛已缓,纳物仍欠佳,大便仍偏稀,舌脉同前。前方进展,加白术 10g、冬瓜皮 30g。

三诊:10 月 8 日。上方药进 8 剂,疼痛已止;大便仍稍稀,但减为日行 1 次;纳物仍不甚好。上方药续进以资巩固。

【按语】治疗本证所用方药乃小柴胡汤、温胆汤、金铃子散合方加减而成,以小柴胡汤疏利肝胆,调畅气机;配金铃子散,理气止痛,兼散郁热;温胆汤以调和脾胃,清利湿热。全方共奏清化理气止痛之功。复诊时大便仍溏,纳物欠香,均为脾运未复之象,故加冬瓜皮清热利湿,利小溲而实大便,白术健脾燥湿以增强脾之运化。

(以上由李振华整理)

【编者评注】步老先生是著名的中医内科专家,脾胃病专家。本例患者胃脘痛已 3 个月,胃痛放射至右肩背部,时时呕恶、纳谷不香,口苦,口干,咽干,舌干,苔黄燥,脉细小弦,西医诊断为慢性萎缩性胃炎、慢性胆囊炎。步老辨证为湿热内阻、肝胃失和,以小柴胡汤、温胆汤、金铃子散合方加减治疗,效果良好。对于胃脘痛的治疗,各家见解不一,各具特色。步老对胃脘痛从肝论治,体现了脏腑相关的精神,为治疗胃脘痛开辟了新径,无论在理论上还是实践上都具有很高的学术价值。他的论点符合目前提出的生物心理社会医学的模式,是个很有前途的研究课题。

颜正华医案

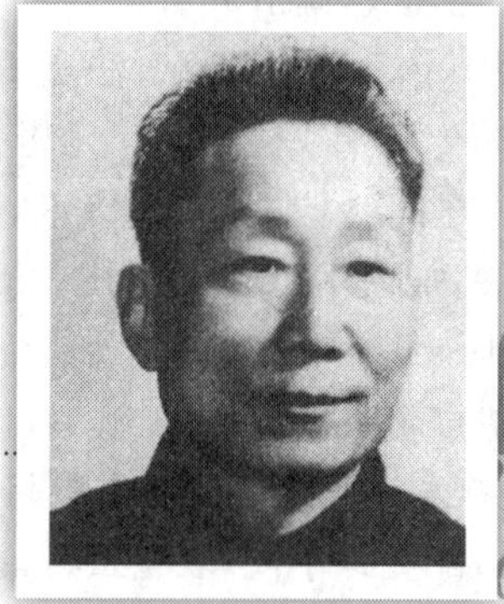

【生平传略】

颜正华，1920年生，江苏省丹阳县人。中医教授。1934年8月起拜本县秀才出身的内科医生戴雨三老先生为师，攻读中医书籍，为学医打下扎实的基础。1937年2月又正式拜武进县名老中医杨博良先生为师，杨氏系清末名医马培之的再传弟子，精内外科，兼擅诗文。颜氏除在老师处临证外，还进一步攻读古今医著。1940年7月完成学业后回乡开业行医。

1956年3月毕业于江苏省中医师资进修学校，留校任教，任针灸巡回教学组组长、中药教研组组长等职。除为苏北培养了大批针灸人才外，还为南京中医学院编写了《中药学》教材，摸索了教学经验，为中药课的开设奠定了基础。1958年8月调北京中医学院工作，曾任中药教研组组长、中药系副主任、主任等职，曾任北京中医学院中药研究所名誉所长。颜氏从事中医临床与教学工作40余年，为发展我国的中医药事业作出一定的贡献。

主要著作有：《中药学》讲义、全国高等中医药院校用的《中药学》教材(副主编)、《临床实用中药学》(主编)、《药性歌诀》、《柬埔寨验方集》、《柬中常用草药》等，此外还在全国中医药杂志上发表过《药性理论》、《中药的合理使用》等论文多篇。

一、辨证治愈眩晕两例

例一 黄某，男，39岁。

主诉及病史：近日犯病，头目眩晕，呕吐痰水，不能进食。

诊查：脉弦苔腻。

辨证：证属肝风夹痰浊上扰，胃失和降。

治法：治以平肝和胃以降痰浊。

处方：制半夏12g　生姜10g　茯苓30g　陈皮10g　天麻10g　白菊花10g　白蒺藜10g　白术6g　枳壳10g

二诊:药尽3剂后已不眩晕,呕吐亦止,渐能进食。平时左耳鸣如蝉,听力减退;腰酸、夜间多梦。脉弦细,苔薄白。体质肝肾不足,肝阳偏亢。拟益肾平肝潜阳为治。

处方:熟　地12g　山药10g　山萸肉10g　茯苓15g　泽泻10g　丹皮6g　磁石30g(先下)　柴胡5g　白芍12g　五味子10g　石菖蒲6g

三诊:上方药服6剂后药效平平,耳鸣稍减。治宗原意,再以原方加白菊花10g,沙白蒺藜10g,10剂。水煎3次去渣,浓缩加蜂蜜半斤收膏,每日早晚各服1匙,温开水冲服。

【按语】初诊眩晕呕吐痰水、不能进食,脉弦苔腻,从肝风夹痰浊上扰、胃失和降论治,用小半夏汤合半夏白术天麻汤。3剂即不眩晕呕吐,已能进食。缘素体肝肾不足,肝阳偏亢,故左耳经常鸣响如蝉,听力减退,用耳聋左慈丸加味以益肾平肝,6剂稍效。再用原方加菊花、沙白蒺藜,熬膏缓图。

例二　任某,女,38岁。

主诉及病史:刮宫后气短、心慌乏力、面浮肢肿、头晕、腰酸、夜寐多梦。

诊查:脉沉弦,舌红少苔。

辨证:气血亏虚,肝阳偏旺所致。

治法:治以益气养血兼平肝阳。

处方:生黄芪15g　茯苓神各10g　炒白术10g　当归6g　白芍10g　炒枣仁15g　珍珠母(先下)30g　夏枯草10g　桑寄生30g　白菊花10g　钩藤15g　夜交藤30g

二诊:药尽6剂后,头晕、腰酸、心慌均已减轻,唯面浮肢肿未消,仍气短少力,夜寐多梦,近日纳可,便溏。脉沉,舌淡红少苔。肝阳渐平而气血不足,心脾两虚。改用益气健脾,养心安神法。

处方:炙黄芪20g　党参15g　炒白术10g　茯苓神各10g　炒枣仁10g　炙远志6g　生龙牡各24g　五味子5g　龙眼肉10g　炒苡仁30g　赤小豆30g　陈皮10g

三诊:药尽6剂,诸症续减,面浮肢肿亦见消退。原方药继服6剂。以后嘱服归脾丸,1日2次,每服1丸,连服1个月而安。

【按语】本例气血两虚、肝阳偏旺,西医诊断为血压偏高。初诊用益气血、平肝阳法,药后肝阳渐平,改用益气健脾、养心安神法,诸症悉减,后服归脾丸巩固疗效。

二、辨证治愈咳喘四例

例一　王某,男,62岁。

主诉及病史:近半年来时犯喘咳,胸闷,痰少色白,饮食睡眠尚可。

诊查:脉沉滑,舌苔微黄而腻。

辨证:肺失宣降,痰气交阻之象。

治法:治以宣降肺气,化痰平喘。

处方:炙麻黄5g　射干6g　法半夏10g　炙紫菀12g　冬花10g　杏仁10g　炙苏子10g　陈皮6g　茯苓15g　枳壳6g　竹茹10g

二诊:药尽2剂,喘咳略减,仍觉胸部发闷,痰白而少,内热尿黄,喉痒口苦。脉沉滑,舌苔黄腻。肺气欠畅而有滞热,再拟平喘止咳而化痰热。

处方:炙苏子10g　杏仁10g　白前10g　紫菀12g　百部10g　桑白皮10g　黄芩10g　橘红6g　瓜蒌皮15g　大贝10g　枳壳5g　竹茹10g

三诊:药尽6剂,喘咳已轻,胸闷渐畅,内热尿黄、喉痒口苦等症均减。仍用原法。上方药继服6剂。

【按语】实喘多属肺失宣降、痰气交阻,初诊喘咳胸闷,脉象沉滑,舌苔微黄而腻,故用射干麻黄汤合温胆汤加减为治。药后喘咳虽略减轻,但仍胸闷而见喉痒口苦、内热尿黄等肺有郁热之象,故在降气化痰止咳平喘的基础上,加黄芩、桑皮清肺热,瓜蒌皮、贝母化痰热兼畅肺气。药证相当,疗效亦显,三诊仍用原法,喘咳等症渐平。

例二 邢某,女,29岁。

主诉及病史:喘咳3个月,痰多胸闷,口渴、喉痒,形寒自汗。

诊查:脉弦滑,舌苔根部黄腻。

辨证:痰浊内阻,肺失宣降,营卫失和。

治法:治以宣降肺气而化痰浊,兼和营卫。

处方:炙麻黄3g 杏仁10g 炙苏子10g 清半夏10g 橘红6g 炙紫菀15g 枳壳6g 桂枝5g 炒白芍10g 地龙10g 姜竹茹10g 黄芩10g

二诊:药尽3剂,喘咳胸闷减轻,仍觉口渴喉痒,喉间有痰不易咯出,形寒已退,自汗亦少。脉弦滑而数,舌尖红,苔薄腻。营卫渐和,痰热内扰,肺失肃降。原方加减。

处方:炙苏子10g 杏仁10g 炙紫菀10g 橘红6g 炙桑皮10g 黄芩10g 大贝母10g 瓜蒌皮15g 清炙草3g 炙杷叶10g 枳壳5g 竹茹10g

三诊:药尽6剂,喘咳续减,痰亦减少,唯仍喉间作痒,肺部痰热未清。再以廓清为治。

处方:杏仁10g 大贝10g 瓜蒌皮15g 黄芩10g 桑皮10g 百部10g 白前10g 炙紫菀12g 枇杷叶10g(去毛) 清炙草3g 竹茹10g

四诊:服药6剂后诸症均已减轻,原方药续服6剂。

【按语】喘咳痰多胸闷已有3个月之久,又兼营卫失和,形寒自汗,故初诊用麻、杏、苏子、半夏、橘红、枳壳等宣降肺气化痰,黄芩、竹茹、地龙清热,并加桂、芍和营卫。二诊喘咳减,形寒自汗亦退,唯喉间有痰,舌尖红,脉弦滑而数,肺部痰热未清,再拟降气化痰清肺之法。三诊症状续减,仍用原法。四诊重在清肃肺气,终于使久咳得以平复。

例三 齐某,女,30岁。

初诊:1982年8月25日。

主诉及病史:咳喘半月有余,痰白胸闷。

诊查:脉沉滑,舌质红,苔薄黄。

辨证:痰阻肺气,兼有郁热,肺失宣降。

治法:治以宣肺定喘化痰。

处方:炙麻黄5g 杏仁10g 炙苏子10g 款冬花10g 清半夏10g 淡黄芩10g 橘红6g 瓜蒌皮15g 茯苓10g 白果10g 地龙10g

二诊:服药3剂后喘咳大为减轻,原方药继服3剂。

【按语】本例喘咳胸闷、痰白,均为痰阻肺气、肺失宣降之征。然舌质红,苔薄黄,兼有郁热之象。用定喘汤加减,用麻、杏、苏子、冬花、半夏、橘红、茯苓宣降肺气化痰,黄芩清肺热,瓜蒌皮化痰下气宽胸,白果、地龙增平喘作用,故疗效颇著。

例四 王某,女,55岁。

初诊:1979年11月26日。

主诉及病史:咳嗽10余日,痰黄稠而多,口干而粘,喉痒。

诊查:脉滑带数,舌苔微黄而腻。

辨证:痰热犯肺,肺失肃降。

治法:治化痰清热,肃肺止咳。

处方:桑皮 10g　黄芩 10g　杏仁 10g　桔梗 5g　浙贝 10g　橘红 6g　紫菀 15g　百部 10g　白前 10g　瓜蒌皮 10g　清炙草 5g　竹茹 5g

二诊:药尽 3 剂,咳嗽减轻,仍痰多,易汗,夜间喉舌发干。痰热未清,肺失肃降。仍用原法加减。上方去桔梗,加苏子 10g 继服 6 剂。

【按语】痰热犯肺之咳,痰热不清则咳嗽不止。用桑皮、黄芩、竹茹清肺热,杏仁、桔梗、橘红、贝母、白前、紫菀、百部化痰止咳。二诊去桔梗,加苏子增强降气止咳功效。

三、疏肝理肺、化痰清热、利湿活血法治愈胸痛一例

王某,女,27 岁。

主诉及病史:结核性胸膜炎,经治发热已退,透视右肋仍有积液。

诊查:现症右胸肋有时疼痛,不能转侧,不咳嗽。脉弦细,苔黄腻。

辨证:湿热痰饮内聚,肺肝之气不得通畅。

治法:治以疏泄通利。

处方:柴胡 6g　黄芩 10g　广郁金 12g　枳壳 10g　桔梗 6g　丹参 24g　全瓜蒌 30g　清半夏 10g　泽泻 12g　猪茯苓各 10g　车前子 10g　生苡仁 30g

二诊:药尽 3 剂,胸肋疼痛已止,有时稍有不适,纳可,二便正常。原方药继服 6 剂。

三诊:经透视右肋积液渐吸收,唯觉乏力,有时胸闷连右肋作痛,纳可便调。脉沉滑,舌苔中根黄厚。肺部痰湿未净,气机尚欠通畅,再拟原方加减。

处方:全瓜蒌 30g　淡黄芩 10g　清半夏 10g　陈皮 6g　茯苓 20g　丹参 24g　郁金 10g　桔梗 6g　枳壳 6g　泽泻 10g　生苡仁 30g　通草 5g

【按语】本例为结核性胸膜炎,右肋间积液。经用西药治疗,虽发热已退,然胸肋作痛尚甚,积液尚未吸收。初诊脉弦细,苔黄腻,证属湿热痰饮内聚、肺肝之气不得通畅,故用柴胡陷胸汤加减。其中柴胡、郁金、枳壳、桔梗疏肝理肺,全瓜蒌、黄芩、半夏下气宽胸、化痰清热,猪茯苓、泽泻、苡仁、车前子渗湿利水,丹参活瘀止痛。服药 3 剂,胸肋作痛即止,唯有时稍有不适,用原方继服药 6 剂。药后肋间积液已渐吸收,唯尚感乏力,胸肋偶有闷痛之感。脉沉滑,苔中部厚腻。痰湿未净,气机欠畅,补药难以骤进,故仍用原方加减调治。

四、宣肺解表为主治愈风寒犯肺两例

例一　陈某,女,33 岁。

主诉及病史:感冒 4 日,头痛,形寒,身热,无汗,咳嗽,作呕,吐痰不爽,胸脘胀闷不舒。

诊查:脉浮,舌苔薄腻。

辨证:风寒外来,肺胃失和。

治法:治以宣肺解表,理气和胃。

处方:荆芥 10g　防风 10g　苏叶梗各 5g　香附 10g　陈皮 10g　前胡 6g　桔梗 10g　杏仁 10g　枳壳 10g　半夏 10g　茯苓 10g　生姜 2 片

二诊：服药3剂后，微寒、头痛、形寒、身热均解。唯仍咳嗽，喉痒口苦，吐痰黄白，胸闷不爽。脉滑带数，苔微黄而腻。表邪渐解，肺部尚有痰热。再拟化痰清热治咳。

处方：桑皮叶各10g　黄芩10g　杏仁10g　炙紫菀15g　橘红5g　贝母10g　桔梗5g　枳壳5g　百部10g　白前10g　瓜蒌皮10g　竹茹6g

三诊：药尽3剂，喉痒、咳嗽尚未全平；吐黄痰，仍觉胸闷。脉滑，苔微黄。痰热未清，肺失清肃。治宗原法，继服下方药3剂。

处方：桑白皮10g　黄芩10g　杏仁10g　贝母10g　白前10g　百部10g　炙紫菀15g　枳壳5g　竹茹10g　枇杷叶(去毛)10片　瓜蒌皮10g

【按语】本例外感风寒，肺胃失和，症除见头痛、形寒、咳嗽、吐痰不爽外，又见作恶、胸脘胀闷不舒，初诊用杏苏散加荆、防、香附等药。药后表解，作恶亦平，惟仍咳嗽胸闷，吐痰黄白，肺部痰热未清，改用清肺化痰治咳之法，服药6剂而安。

例二　辛某，女，30岁。

主诉及病史：畏风，无汗，微咳，喉痒口干，稍有浮肿。

诊查：舌尖红，苔薄白，脉缓。

辨证：风邪犯肺，肺气失宣，兼水湿停聚。

治法：治以宣肺解表，利尿退肿。

处方：荆芥穗6g　苦杏仁10g　白桔梗10g　银花10g　连翘10g　陈皮10g　茯苓皮30g　赤小豆30g　生苡仁30g　枳壳6g　芦根15g

二诊：服上方药3剂后感冒已退，唯下肢仍肿，气短乏力。脉沉缓，苔薄腻。脾虚失运，水湿下注。治以益气健脾利湿。

处方：生黄芪24g　白术10g　陈皮10g　茯苓皮30g　党参10g　大腹皮10g　生苡仁30g　赤小豆30g　泽泻10g

三诊：药尽6剂后肿消，气短乏力亦退。嘱服参苓白术丸，每服10g，1日2次，连服10日。

【按语】平素脾虚气弱，运输失常，水湿易于停聚，又兼感冒风寒，故症见畏风无汗、咳嗽、喉痒口干、浮肿等。初用荆芥、杏仁、桔梗、银花、连翘、芦根以宣肺清热解表，陈皮、茯苓皮、赤小豆以利尿退肿，亦表里双解之法。药后表解肿亦减，唯气短乏力，下肢仍肿，故再进参、芪、白术以益气健脾，陈皮、腹皮、苓皮、苡仁、赤小豆等以利湿退肿；药后诸症消退，继服参苓白术丸以巩固疗效。

五、调和营卫、健脾益气法治疗脾胃虚弱一例

颜某，女，30岁。

主诉及病史：时觉形寒自汗，乏力，纳食不运，大便易溏。

诊查：脉缓，舌淡少苔。

辨证：营卫失和，脾胃虚弱。

治法：治以和营卫，健脾胃。

处方：桂枝5g　炒白芍10g　炙黄芪24g　炒党参10g　焦白术15g　茯苓15g　炙草3g　陈皮10g　砂仁(后下)5g　生姜3片　大枣6枚

二诊：药尽6剂，诸症均减，原方药再服6剂，以资巩固。

【按语】营卫失调，故形寒自汗；脾胃虚弱则乏力、食少、便溏。采用桂枝汤合四君子汤加

味，桂、芍、姜、枣调和营卫，参、术、苓、草益气补中，加黄芪补气固表，陈皮、砂仁理气健脾。共服药12剂，诸症悉平。

六、疏肝理气、和胃排石法治疗胆胀一例

董某，男，52岁。

主诉及病史：经体检发现胆囊结石，无绞痛。素有胃病，冬重夏轻。近来中脘作胀，嗳气频频，食欲不振，大便不畅。

诊查：脉弦，舌质暗，苔黄腻。

辨证：肝气不疏，胃失和降。

治法：治以疏肝理气、和胃，排石为法。

处方：柴胡10g　赤芍12g　香附10g　乌药10g　青陈皮各5g　郁金10g　枳壳10g　佛手6g　熟军5g　金钱草60g　法半夏10g　黄芩5g

二诊：药后嗳气腹胀减轻，纳增，大便较畅。脉弦缓，苔薄腻。原方加减，上方去半夏、黄芩，加木香5g。

上方药共服20余剂，排出结石数十粒，大者如绿豆。诸症亦缓解。

【按语】胃病多年，经常脘胀、嗳气、纳差、便干，中医辨证属肝胃失和。经体检发现胆结石，故用疏肝和胃、理气排石之法。方用大柴胡汤加减，先后共服药30余剂，获得良效。

七、养血舒筋、祛风除湿法治疗肢麻抽搐一例

宋某，男，20岁。

主诉及病史：近1个月来，有时肢体发麻，甚则抽搐。曾在某医院检查，诊断为缺钙，治疗无效。

诊查：脉弦，舌正苔薄腻。

辨证：血虚经脉失养，兼有风湿之邪。

治法：治以养血舒筋，祛风除湿。

处方：当归15g　炒白芍30g　酒木瓜10g　炙甘草6g　秦艽10g　防风已各10g　鸡血藤30g　生牡蛎60g(先下)　桑枝30g

二诊：药尽6剂，肢麻、抽搐均已减轻。脉弦缓，舌苔薄腻。仍用原法再进。

处方：苍术10g　秦艽10g　茯苓20g　防风5g　防已5g　当归10g　鸡血藤30g　炒白芍30g　炙甘草5g　酒木瓜10g　生牡蛎60g(先煎)　桑枝30g

三诊：药尽6剂，肢麻抽搐续减，但尚未全平。脉弦缓，舌正苔薄白。原方去苍术，加黄芪15g，白术10g，服药6剂恢复正常。

【按语】本例肢麻抽搐，西医诊断为缺钙，服钙剂治疗无效。中医辨证属血虚而有风湿之邪。血虚受风湿故肢麻，血不养筋故抽搐。初诊用当归、鸡血藤养血活血，秦艽、防风、防已、桑枝祛风除湿，并兼用当归、白芍、炙甘草、木瓜、牡蛎等药舒筋以缓解抽搐，故见效颇速。二诊舌苔尚腻，故减当归、防风、防已之用量，加苍术、茯苓以去湿。三诊症状基本消除，舌正苔白，故在原方中去苍术，加黄芪、白术益气健脾，药后得以康复。

八、辨证治愈泄泻两例

例一 王某,女,63岁。

主诉及病史:脘腹胀痛,便泄粘腻,后重不畅。

诊查:脉滑,舌苔黄腻。

辨证、治法:湿热积滞停留肠胃,治以消导。

处方:焦三仙30g 炒莱菔子10g 法半夏10g 陈皮10g 茯苓15g 枳壳10g 木香5g 焦槟榔12g 黄芩10g

服药3剂即愈。

【按语】本例由于饮食失节、湿热积滞停留肠胃,故症见脘腹胀痛、便泄不畅等。方用保和汤加减,用焦三仙、炒莱菔子消化食积,半夏、陈皮、茯苓健脾去湿,木香、槟榔、枳壳行气止痛,消除后重,黄芩去湿热。药证合拍,故见效较速。

例二 刘某,男,2岁。

主诉及病史:身热;大便泄泻,日行五六次;恶心,不欲食。

诊查:舌苔中部白厚。

辨证:暑湿夹滞伤中,脾胃失和。

治法:治以祛暑化滞而和脾胃。

处方:粉葛根3g 广藿香3g 陈皮3g 江枳壳3g 焦三仙12g 炒莱菔子3g 淡黄芩3g 茯苓10g 泽泻5g

二诊:服药2剂后身热已退;大便较稠,仍日行四五次;白厚之苔已化。仍是食欲不振,作恶。再拟健脾和胃。

处方:广藿香3g 半夏曲(炒包)3g 炒陈皮3g 茯苓10g 炙甘草2g 鸡内金5g 焦白术5g 焦山楂4g 焦麦芽5g 谷芽5g 炒枳壳3g 生炒苡仁各10g

三诊:药尽2剂后家属来改方,据述大便已稠,日行一二次;已不作恶,渐能进食。嘱原方药再服2剂,药后而安。

【按语】本例发病已有数日,经服西药无效。初诊脾胃失和,外感暑湿,内伤食滞,故见发热、泄泻、作恶、不思纳食、苔中部白厚等症。初诊用葛根、黄芩、藿香清热而化暑湿,焦三仙、莱菔子消食化滞,陈皮、枳壳、茯苓、泽泻理气渗湿。2剂之后,热退便稠,厚苔渐化,仍是食欲不振,兼有作恶,脾胃未复,上方去葛根、黄芩、莱菔子、泽泻,加焦白术、生炒苡仁共奏健脾和中之效,共服药4剂,诸症悉平。

九、益气补中化滞法治疗痢疾一例

王某,女,31岁。

初诊:1979年8月26日。

主诉及病史:去年6月痢后未复,经常腹痛,大便日二三次,带有粘液,有下坠感。

诊查:脉象弦缓,舌质淡,苔薄白。

辨证:中气渐虚,湿滞未净。

治法:治以补中化滞。

处方：党参 10g　焦白术 10g　炙甘草 5g　炒白芍 15g　当归 15g　淡苁蓉 15g　炒枳壳 5g　木香 10g　茯苓 10g　陈皮 10g　黄柏炭 10g　焦楂炭 10g

二诊：前进补中化滞之药 6 剂，症状减轻，大便未见粘液，仍是矢气较多，下腹不舒，口干。脉弦，舌淡。原方加减。上方去苁蓉，加黄芩炭 10g，焦三仙 30g，炮姜炭 3g，继服药 6 剂。

三诊：大便渐趋正常，已无腹痛，纳增，矢气亦少。脉缓、舌淡。再拟益气养血，健脾理气法，继服下方药 10 剂。

处方：党参 10g　焦白术 10g　茯苓 10g　炙草 3g　当归 10g　炒白术 10g　陈皮 10g　木香 5g　砂仁(后下)5g　制半夏 10g

【按语】本例为痢后湿滞未净，中气渐虚，故有腹痛、大便次数较多、带有粘液且有下坠感。初诊用补中化滞法，其中参术苓草补中益气，归芍养血，木香、枳壳、陈皮理气，黄柏炭、焦楂炭化湿滞，更加肉苁蓉补益且润肠，有助于大便通畅。6 剂之后，症减，原方去肉苁蓉，加黄芩炭、炮姜炭、焦三仙，意在化滞兼固大便。3 剂大便渐趋正常，再用益气养血、健脾理气以善其后。

十、益气止血利湿法治疗经行不止一例

王某，女，39 岁。

主诉及病史：经行 2 个半月不止，曾服中西药治疗无效。经色黑，腹胀痛，腰酸，下肢肿，乏力，纳少，多梦。

诊查：脉沉，舌质淡，苔薄白。

辨证：证属气血不足，脾虚气滞。

治法：治以益气止血，理气渗湿。

处方：生黄芪 30g　茯苓皮 30g　赤小豆 30g　陈皮 10g　制香附 10g　川断 12g　当归炭 10g　白芍炭 10g　地榆炭 10g　贯众炭 10g　生地炭 10g　参三七 3g(研末分吞)

二诊：药尽 6 剂后，血止，腹痛已平，仍有腹胀、腰酸、乏力、下肢肿。脉舌如前。再拟益气养血、健脾利湿。

处方：生黄芪 30g　当归 6g　党参 10g　炒白术 10g　茯苓皮 30g　生苡仁 30g　赤小豆 30g　川断 10g　桑寄生 30g　陈皮 10g　制香附 10g　炒枳壳 5g

三诊：腹胀、腰酸、乏力、下肢肿均减轻，原方再进 6 剂。

四诊：下肢略肿，乏力、易汗，余无不适。原方加减。

处方：黄　芪 30g　防己 10g　炒白术 15g　茯苓皮 30g　生苡仁 30g　赤小豆 30g　陈皮 10g　当归 10g　白芍 10g　党参 12g　浮小麦 30g

上方药连服 12 剂。

数月后随访，经行正常，身体康复。

【按语】脾虚气弱、气不摄血，以致经行 2 个半月不止。乏力、纳少、下肢肿为脾虚之证，脉沉舌淡为气血不足。初诊腹部胀痛，是兼气滞，故以黄芪补气，加生地炭、当归炭、白芍炭、地榆炭、贯众炭、参三七等共奏止血之效；加茯苓皮、赤小豆渗湿；陈皮、香附以理气，川断治腰酸。6 剂血止，已不腹痛。复诊重在益气养血、健脾渗湿，用黄芪、党参、白术、当归，茯苓皮、生苡仁、寄生、川断等药，因仍有腹胀，故用陈皮、枳壳、香附等兼理气滞。最后以黄芪防己汤加减，仍属健脾利湿、益气养血之法，以善其后。

十一、清热利湿、补阴益肾法治疗小便不利一例

郭某，女，52岁。

初诊：1982年8月19日。

主诉及病史：小便不畅，腰痛，口干，有时心慌。

诊查：脉沉，舌红。

辨证：阴虚而有湿热。

治法：治以清热利湿解毒，佐以益阴。

处方：银花15g 公英15g 鱼腥草(后下)30g 盐黄柏10g 炒山栀10g 茅根30g 滑石15g 麦冬10g 女贞子10g 旱莲草10g

二诊：药进6剂，小便渐畅，口干、心慌等症均减，有时仍感腰痛。脉沉，舌质略红。证属肾阴不足，湿热余邪未尽。再拟补阴益肾，利湿解毒。

处方：生熟地各10g 山药10g 茯苓10g 泽泻10g 炒黄柏5g 白茅根30g 女贞子10g 麦冬10g 公英15g 银花15g

服药10剂后诸症悉退。

【按语】本例西医诊断为肾盂肾炎，时愈时犯，服西药疗效不显著。初诊小便不畅，腰痛、口干、心慌、舌红，属肾阴不足、湿毒下注之象，用利湿解毒佐以益阴之法，连服药6剂，疗效颇著。二诊改用益肾阴、清热利湿、解毒之法，以巩固疗效。

十二、清泄下焦湿毒治疗睾丸肿痛一例

李某，男，18岁。

主诉及病史：由腮腺炎引起发热，睾丸肿痛，口苦、尿黄、大便干。

诊查：脉弦数，舌质红，苔根部黄腻。

辨证、治法：湿邪热毒下注，治以清泄下焦湿毒。

处方：龙胆草10g 生山栀10g 柴胡10g 黄芩10g 赤芍15g 土茯苓30g 泽泻10g 全瓜蒌30g 银花15g 连翘10g 蒲公英15g 板蓝根15g

二诊：服药3剂，睾丸肿痛渐消，唯左侧睾丸尚觉不舒。口苦减轻，小便微黄，大便较畅。脉弦，舌苔根部微黄。湿热毒邪未净，治宗原法加减，继服药6剂以巩固疗效。

处方：龙胆草6g 生山栀10g 柴胡5g 黄芩10g 赤芍15g 土茯苓30g 全瓜蒌30g 公英15g 生甘草5g

【按语】湿毒下注肝经而致睾丸肿痛，用龙胆泻肝汤加减。其中龙胆草、柴胡、黄芩、栀子清泄肝经湿热，土茯苓、泽泻利湿，全瓜蒌通便，赤芍、银花、连翘、公英、板蓝根消肿解毒。3剂获效，原方减量，再服药6剂以清理余邪湿毒。

十三、补肝益筋法治疗爪甲菲薄一例

王某，男，24岁。

初诊：1982年8月30日。

主诉及病史：爪甲菲薄发软，影响工作，面黄，偶有头晕心慌，夜寐多梦。

辨证、治法：证属肝血不足，治拟补肝益筋法。

处方：熟地 12g　山萸肉 10g　当归 10g　炒白芍 10g　五味子 5g　阿胶珠 10g　炒枣仁 10g　川芎 5g　宣木瓜 10g　生牡蛎 30g

复诊：爪甲菲薄好转，余症亦减。原方再服 10 剂。

【按语】《内经》谓"肝藏血"，"肝主筋"，"爪为筋之余"，爪甲菲薄，又兼头晕、心慌等症，属肝血不足所致，故用补肝散加减，以补肝养血论治。共服药 20 余剂，诸症渐平，爪甲得以复常。

十四、益气安神为主治愈心悸两例

例一　肖某，女，36 岁。

主诉及病史：心慌气短，有时心悸自汗；大便干，六七日 1 次；下肢肿。

诊查：脉见结代，舌质暗，舌有腻苔。

辨证、治法：心气心血不足，拟益心气养心血宁神法。

处方：生黄芪 30g　茯苓 30g　生苡仁 30g　赤小豆 30g　柏子仁 15g　火麻仁 15g　炒枣仁 15g　当归 15g　白芍 10g　浮小麦 30g　生牡蛎 30g　炙远志 10g

二诊：药进 6 剂后症减，原方药继服 6 剂。

【按语】本例心慌气短，心悸自汗，大便干，下肢肿，证属心气心血不足，故以黄芪、茯苓益心气，芍归养心血，柏子仁、枣仁、远志、浮小麦、生牡蛎养心敛汗，再以火麻仁、柏子仁、当归润肠通便，苡仁、赤小豆辅黄芪、茯苓以利尿退肿。药后有效，效不更方，原方药继服。

例二　程某，男，52 岁。

主诉及病史：犯病则心慌头晕，甚至跌倒，继则乏力畏寒肢冷；夜寐欠安，食欲较差。

诊查：脉沉细而数，舌质淡胖。

辨证：心气心阳皆虚。

治法：拟补心气、助心阳、宁心神为治。

处方：桂枝 6g　炙甘草 3g　小麦 30g　炒枣仁 20g　柏子仁 10g　茯神 15g　党参 10g　黄芪 15g　炙远志 10g　陈皮 6g　生姜 3 片　大枣 10 枚

二诊：服药 6 剂后诸症未减。原方加减继服药 6 剂。

处方：炙甘草 3g　小麦 30g　大枣 6 枚　茯神 20g　炒枣仁 20g　远志 10g　桂枝 5g　鸡内金 10g　生牡蛎 30g（先下）　党参 10g　黄芪 15g　陈皮 10g

三诊：纳食睡眠转佳，仍觉心慌肢软、气短乏力。脉象沉细而数，舌质淡胖。再拟原方加减。

处方：生黄芪 20g　党参 10g　炙甘草 3g　五味子 5g　茯神 10g　炒枣仁 20g　炙远志 10g　柏子仁 10g　陈皮 10g　龙眼肉 10g

【按语】本例心慌头晕，乏力畏寒肢冷，舌质淡胖，一派心气虚、心阳不足之征，故选用益气助阳、养心安神之剂；因食欲不振，故添入健脾之品。

【编者评注】颜老先生是著名的中药学家，临床用药颇有独特之处。本例心悸患者发病时心悸头晕，畏寒肢冷，夜寐欠安，食欲欠佳，脉沉细而数，舌质淡胖，治以补心气、助心阳、安心神之法。治疗心悸，一般都是养心阴、补心血与安心神并举。颜老根据临床实际，创造性地运用补心气、助心阳与安心神之法，这是在心悸治疗上的一大发展。

方药中医案

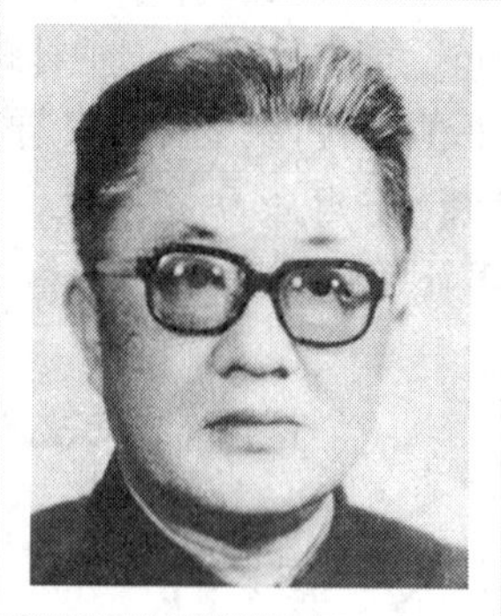

【生平传略】

方药中，1921年生，重庆市人。中国中医研究院研究员。1940年从师于著名中医陈逊斋先生，1944年开始在重庆行医。1951年参加西南卫生部中医科工作。1952年以中医学西医身份就读于北京医学院医疗系。1957年毕业后到中医研究院工作至今。历任《中医基础》学科博士研究生指导教师，国务院学位委员会医学科学评议组中医组召集人、国务院科学技术进步奖评审委员会委员，卫生部药典委员会委员，中华全国中医学会常务理事，中医研究院专家委员会委员，北京中医学院名誉教授等职。

方氏主要致力于中医基础理论研究、中医辨证论治规范化研究、中医气化学说研究和中医内科临床工作，并长期从事教学工作。从1978年以来，共承担38名硕士研究生和2名博士研究生的指导教师工作，为培养高级中医人才作出重要贡献。

主要论著有：《医学三字经浅说》、《辨证论治研究七讲》、《黄帝内经素问运气七篇讲解》、《中医理论体系的基本内涵及其产生的物质基础》、《论中医对急性传染病的认识兼评伤寒与温病学派之争》等，先后发表和出版的论著约在200万字以上，并参加主编《实用中医内科学》、编辑《温病汇讲》等书。

一、参芪地黄汤加味治疗气阴两竭一例

谭某，男，9岁。

初诊：1977年1月8日。

主诉及病史：患儿于1岁9个月时突然发热、浮肿，当时诊为急性肾炎。以后曾在多所医院住院治疗，诊为慢性肾炎，曾用中西药物而疗效不显。后来家长失去信心，不再予治疗。1976年12月底，患儿发热、咳嗽，以后出现嗜睡、鼻衄、恶心、呕吐、尿少，于1977年1月某日急诊入院。入院时体检：明显消瘦，皮肤干燥，鼻翼煽动，呼吸困难，心律不齐。实验室检查：二氧化碳结合力12.2容积%，尿素氮216mg%，血色素5.8g，诊断为慢性肾炎、尿毒症、酸中毒、

继发性贫血。入院后立即输液、纠正酸中毒及脱水；予抗生素和中药真武汤、生脉散加味方，症状稍有稳定，二氧化碳结合力上升至56容积%，但全身症状无大改善，仍处于嗜睡衰竭状态，同时有鼻衄、呕吐咖啡样物。1月6日血色素降至4.5g，当时曾予输血。1月7日患儿情况转重，不能饮食，恶心呕吐频频发作，服药亦十分困难；大便1日数次，呈柏油样便；并有呕血、呼吸慢而不整(14～18次/分)，心率减至60～65次/分，当即予可拉明、洛贝林、生脉散注射液交替注射。1月8日，患儿继续呈嗜睡衰竭状态，面色晦暗，呼吸减慢，心率减慢至60次/分，大便仍为柏油便，情况越来越重，因急请会诊。

诊查：会诊时，患儿呈嗜睡朦胧状态，时有恶心呕吐，呼吸深长而慢，脉沉细微弱无力而迟，舌嫩润齿痕尖微赤，苔薄白干中心微黄。

辨证、治法：按"辨证论治五步法"[详见编委评注]分析，患儿症状主要呈恶心呕吐，进食困难，嗜睡半朦胧状态，呕血便血，证属脾胃败绝之象，因此第一步定位在脾胃。患儿呈嗜睡状，脉沉细无力而迟，舌嫩齿痕微赤中心薄黄，证属气阴两虚，结合患儿全身情况看应属气阴两竭，因此第二步定性为气阴两竭。分析患儿发病全过程，肾病已久一直未愈，当前主要症状系继发于原有肾病的基础上；根据"必先五脏"的原则，原发病应在肾，因此第三步定为病在肾，波及脾兼及心肺，证属气阴两竭。由于其原发病在肾，根据"治病求本"之原则，第四步应重点补肾，同时治其所胜及所不胜，因此第五步则应在补肾的同时，兼治其心脾。基于上述分析，以参芪地黄汤加竹茹为治。

处方：人参6g(另煎兑入)　党参15g　黄芪15g　细生地24g　苍白术各6g　五味子6g　丹皮6g　茯苓15g　泽泻6g　淡竹茹9g

二诊：服上方药1剂，症状即有好转，心率转为84次/分，以后继续服上方药3剂，恶心呕吐基本控制，已有食欲，能进少量饮食。

三诊：1月12日。患儿出现发热、大便溏泄且有完谷不化现象，又请会诊。考虑此属饮食不节所致，前方加葛根9g、川连1.5g、丁姜1.5g，病房同时给黄连素、青霉素、氯霉素、制霉菌素。

四诊：1月17日。会诊时情况稳定，食纳增加，但大便仍为3～4次/日，体温仍在38℃。由于患儿情况好转，病房改病危为病重。

五诊：1月24日。会诊时考虑患儿气虚现象已基本控制，当前以补肾阴为主，由于对肾虚患者应同时考虑胃乘心侮问题，因此改用麦味地黄汤合竹叶石膏汤同进，并建议病房停用所有抗生素。服药5剂后，体温逐渐下降至37.2～37.3℃。

六诊：2月3日。为了加强补肾养肝作用，除仍用麦味地黄汤合竹叶石膏汤外，再加用三甲复脉汤。服药后2天，体温即完全正常。

七诊：2月9日。由于体温正常，患儿近日饮食稍差，故去三甲复脉汤，改用麦味地黄汤合竹叶石膏汤、加味枳术丸。以后继续服本方多剂，患儿情况良好，精神、饮食、睡眠、大小便基本正常，无明显自觉症状，玩乐如常。用中药治疗过程中，除因患儿二氧化碳结合力总在低值，常用碳酸氢钠纠正其酸中毒以外，未作其他特殊处理。由于患儿自觉症状已经消失，因此于3月6日要求出院。出院时实验室检查未恢复正常，二氧化碳结合力33～36容积%，尿素氮56.5mg%，尿蛋白(+++)，血色素5.8g。

出院后于3月31日来我院门诊，仍用参芪麦味地黄汤加竹茹、益母草、白茅根，嘱每日1剂，不用其他中西药物。4月21日门诊复查，血色素上升至9.5g，二氧化碳结合力28.12容积%，尿素氮66mg%，仍守前方不变。6月22日再来门诊复查，尿素氮下降为22.8mg%，二氧化碳结合力上升至47.04容积%，血色素上升为10g，尿蛋白为(++)。由于患儿无任何症状，玩乐如常，因此上方改制为蜜丸常服。1978 年 4 月 4 日再来门诊复查，血色素 13g，尿素氮 25.8mg%，二氧化碳结合力 44.8 容积%，尿蛋白痕迹。1978 年 9 月患儿母亲来告，患儿再次复查，一切恢复正常，已恢复学习。尿蛋白亦转阴性。后经多年随访，患者病情无反复，慢性肾炎治愈。

二、参芪地黄汤合生脉散为主治疗癃闭一例

刘某，女，52 岁。

初诊：1977 年 4 月 9 日。

主诉及病史：1976 年 12 月开始阴道出现不规则出血，1977 年 3 月 7 日经某医院诊断为子宫体腺瘤，于 4 月 8 日手术。手术中出血甚多，曾输血 3000ml。手术后小便点滴俱无，出现恶心呕吐，曾用西药利尿脱水剂速尿及甘露醇等，28 小时后小便仍点滴俱无。检查血二氧化碳结合力为 33～36 容积%，非蛋白氮 102mg%，诊断为急性肾功能衰竭、酸中毒，于 4 月 9 日下午请急会诊。

诊查：患者呈急性病容，恶心呕吐，小便点滴俱无。脉沉细无力而数，舌胖嫩，色稍青紫，苔薄白而润稍粘，汗多。

辨证、治法：患者主要症状为小便点滴俱无和恶心呕吐；脾胃主运化、司受纳，肾主水，因此第一步定病位在脾肾。患者为 52 岁女性，肾气衰败之龄，术前有阴道不规则出血，手术中又大量失血，诊时脉沉细无力而数，舌胖嫩，舌稍青紫苔薄白而粘不干，且汗出淋漓，不但是气血两虚，而且有血瘀之象，因此第二步定性为气血两虚合并血瘀。分析患者发病过程，术前有不规则子宫出血，手术中有大失血，术后先有小便点滴俱无，恶心呕吐系继发于小便不通之后，明显提示原发病在肾，继发病在脾，血虚在先，气虚在后，因此第三步可以肯定其重点主要在于肾阴虚竭，其总的辨证则为脾肾虚衰、肾病及脾，证属气阴两虚合并血瘀。因此第四步治病求本，治疗应以补肾为主，和胃降逆、活血化瘀为辅。虽其重点在肾，但还必须同时考虑肾之所不胜为脾和所胜为心，因此在第五步补肾的同时，还应合以助脾和胃养心。基于上述分析，以参芪地黄汤、生脉散为主方治疗。

处方：东北人参 15g（另煎兑入） 党参 24g 黄芪 30g 麦冬 12g 五味子 9g 细生地 30g 苍白术各 12g 白芍 15g 丹皮 12g 茯苓 30g 泽泻 12g 淡竹茹 12g 怀牛膝各 15g 川芎 9g 红花 9g

上方嘱煎 3 剂，每剂煎 250ml，共煎 750ml，每 1～2 小时服 50ml，连续服。并嘱另用艾叶 120g，食盐 120g，混合炒热后温熨肾区。

3 小时后开始服药，药后两个半小时即开始排尿，以后尿量逐渐增多，次日全日尿量为 1500ml。

二诊：4 月 11 日。再请会诊，患者精神转佳，小便正常，呕吐恶心消失，仍予前方去川怀牛膝。每日 1 剂。

4 月 14 日检查非蛋白氮下降至 30mg%，二氧化碳结合力上升至 57 容积%。4 月 24 日再查，非蛋白氮仍为 30mg%，二氧化碳结合力为 49.5 容积%，患者急性肾功能不全得以纠正。

三、知柏桃红棱术地黄汤合六一散加味治疗气淋一例

张某，男，64 岁。

初诊:1985年9月20日。

主诉及病史:患者40年来小便淋沥不畅,点滴不尽,无论便所环境优劣及小便缓急如何,每次小便必中止间断二三十次方可解尽。近年病情加重,淋沥间断次数增至40余次,夜尿频繁,伴有阳痿。经某医院检查,确诊为“慢性前列腺炎”,长期西药治疗,无明显效果,建议手术疗法,患者拟以保守治疗,于1985年9月20日来诊。

诊查:病情大致如前,尿淋沥不尽,每次小便必间断40余次,夜尿三四次,色稍黄,无热痛;腰酸疲乏,阳痿不起;口渴喜饮,纳佳,大便调,眠稍差。舌偏红有瘀色,苔薄白,中心稍黄,脉沉弦细。

辨病:从小便淋沥不畅,然无痛无血,无砂无脂,与劳累无关等现象分析,定为淋病,属五淋之中气淋类证。

辨证、治法:腰为肾之外府,肾主水,司二阴,主生殖,故腰酸胀痛、小便淋涩、阳痿不举诸症与肾相关。肝主疏泄,小便涩滞间断与其疏泄失职亦有关,且肝肾同居下焦,故第一步病位定在肾在肝。第二步辨证定性,肾寓人之真阴真阳,阴虚阳损咸可致夜尿频繁、阳痿不举,参口渴饮、舌色红,知为阴虚而非阳不足。尿淋滞不痛而色黄,舌体瘀斑而色红,苔薄白而中心黄,知为气滞血瘀兼夹湿热。第三步必先五胜,由于起病尿淋不畅,后继发阳痿,皆示病在肾肝,因而第四步治病求本,当拟滋肾养阴,疏肝理气,行气活血,清热利湿,选方知柏桃红棱术地黄汤合六一散加牛膝、车前子。

处方:知母10g　黄柏10g　桃仁10g　红花10g　茯苓30g　丹皮10g　泽泻10g　生地30g　山萸肉10g　苍白术各10g　三棱10g　莪术10g　滑石30g　甘草6g　川怀牛膝各10g　车前子30g(包煎)

二诊:10月7日。述服药12剂,小便中断、夜尿频繁、阳痿不举各症均有减轻,但未全除。据“阴阳互根”、“善补阴者必于阳中求阴”等法则,于前方中加党参15g、黄芪30g益气助脾,期益脾胃以养肝肾。嘱继服药15剂,停用其他药物。

三诊:12月21日。自谓小便能1次解尽,淋沥感近于消除,夜尿日1次,阴茎能勃起同房,腰酸疲乏等有所减轻,精神转佳,纳眠便调。遵循《内经》“无传化,无违时,必养必和,待其来复”之旨,以上方改制蜜丸,小量长服,调理巩固,扶助正气。

处方:东北红人参50g　党参75g　黄芪150g　桃仁75g　红花75g　三棱75g　莪术75g　丹参100g　鸡血藤100g　知母50g　黄柏50g　生地150g　山萸肉50g　丹皮50g　茯苓150g　泽泻50g　怀牛膝75g　车前子150g　滑石150g　甘草30g　苍术75g

依法制蜜丸,每丸重10g,每服1丸,日3服,服药3个月后停药。

1986年3月其友来告,几个月来尿路通畅,房事正常,无明显不适,慢性前列腺炎得到满意控制。

四、参芪丹鸡黄精汤加消胀散为主治疗肝癌一例

尹某,男,41岁。

初诊:1972年8月。

主诉及病史:自1964年以后经常肝区疼痛,同时伴有低烧(37.5～38.0℃),肝功能正常,未确诊。1972年5月感冒发热,肝区疼痛突然加重,呈针刺样痛,难以忍受,经多个医院同位素、胎甲球蛋白等检查,诊断为肝癌。一直住院治疗,虽经多方处理,但发热、肝区疼痛始终未

见改善，全身情况亦逐日恶化。遂来我处就诊。

诊查：患者仍有肝区疼痛，胃脘胀满，低热，大便偏溏，纳差，日食半斤左右。形体消瘦，面色青暗，神乏气短。脉沉细弦数，舌青赤有瘀斑，苔薄白。肝肋下5cm，表面不甚平滑，中等硬度，压痛明显。

辨证、治法：患者症状表现部位主要为右肋下疼痛，胃脘胀满；肋下属肝，胃脘属脾，因此第一步定位在肝脾。患者长期低热不退，同时纳减便溏，形体消瘦，面青暗，舌青赤有瘀斑，脉细弦数，胁下肿块且有压痛，均属于气血两虚，同时合并有气滞血瘀，因此第二步定性为气阴两虚合并气滞血瘀。分析患者发病全过程，最早为肝区疼痛、纳减、便溏等症状，因此在定位上原发在肝，定性上原发为阴虚血瘀，脾虚气虚症状系在肝虚气滞血瘀的基础上续发。第三步"必先五胜"，为病在肝波及于脾，气阴两虚，气滞血瘀。第四步据"治病求本"之原则，在肝脾同治，重点治肝和气阴两补之同时，重点养阴。由于肝肾密切相关，因此应把滋肾养肝放在首要地位，疏肝助脾则放在辅助地位。第五步"治未病"，治肝的同时应治肺与脾，现在已经肝脾同治，尚应加入益肺之治疗。因此其总的治法应是滋肾养肝、助脾和胃，佐以疏肝益肺、气阴两补。基于上述分析，因此以参芪丹鸡黄精汤加消胀散为主方。

处方：党参15g　黄芪30g　丹参30g　鸡血藤30g　黄精30g　当归12g　细生地30g　夜交藤30g　苍白术各12g　青陈皮各10g　甘草6g　柴胡12g　姜黄12g　广郁金12g　薄荷3g　砂仁6g　莱菔子12g

嘱每天服药1剂。

服药2周后，患者自觉症状逐渐明显减轻。在外院住院半年时间内，除因患重感冒体温上升至40℃以上而改用加减柴葛解肌汤治疗外，其余时间基本上均按上方进行加减治疗。1973年初，患者出院，出院前精神、饮食、睡眠、大小便基本正常，肝区疼痛基本消失。检查：胎甲球蛋白转阴性，转酞酶正常，乳酸脱氢酶正常。出院后休息约1年左右，遂恢复工作。1976年7月患者又出现肝区疼痛、食欲减退症状，复来我处门诊，仍守原方加减治疗，服药后自觉症状又迅速好转。1977年1月因工作中抬重件用力，扭腰出现腰痛来门诊，仔细询问患者，患者除扭伤腰后腰部有疼痛外，其余无任何不适。9年多来体重增加，精神充沛，全日劳动。患者从1972年被诊断为肝癌起，迄今已存活13年以上，基本治愈。

五、加味一贯煎合竹叶石膏汤治疗肝癌一例

于某，女，63岁。

初诊：1974年3月10日。

主诉及病史：患者于1967年开始低热，肝区疼痛、疲乏无力、腹胀、恶心、纳减，外院检查肝脏肿大、肝功异常，白细胞和血小板计数明显减少，诊断为慢性肝炎，予保肝治疗，无明显效果。1973年以来，上症加重。1973年3月在北京某医院作肝同位素扫描检查："肝脏形态失常，放射性分布不均匀，右下部呈片状缺损，左叶增大，放射性分布稀疏，提示右下占位性病变。"肝超声检查亦支持占位性病变。后两家医院均诊为肝癌，某医院诊为多囊肝合并肝癌，均认为预后不良。

诊查：患者于1974年3月来诊时，面色苍白无华，消瘦明显，神乏气短，肝区刺痛难忍，牙龈出血，头痛头晕，耳鸣眼花，口干便结，腹胀纳减，疲乏无力。检查肝下界在肋下8cm，质硬，表面不平，明显触痛。脉沉细数无力，舌稍红，苔稍黄。查白细胞2000/mm^3，血小板4

万/mm^3。

辨证、治法：患者胁下疼痛，头晕眼花，胁下肿物，牙龈出血；两胁属肝经部位，出血多与肝不藏血有关，第一步应定位在肝。患者右胁下有坚硬肿物，同时有口干便结、脉细数、舌稍红、苔稍黄等证候，为阴虚合并血瘀之象，第二步应定性为阴虚合并血瘀。第三步“必先五胜”，患者尚有乏力、腹胀、纳减、脉无力等脾胃气虚现象，但原发在肝，肝病可以及脾；气生于精，阴虚必导致气虚，因此，其主要矛盾仍为肝之阴虚血瘀。第四步治病求本，均应以养肝阴、疏肝瘀为主。第五步“治未病”可暂缓考虑。予加味一贯煎治疗。

处方：沙参 15g　天麦冬各 12g　当归 12g　薄荷 3g　夜交藤 30g(代枸杞)　金铃子 10g　郁金 12g　丹参 30g　鸡血藤 30g　生地 30g　柴胡 12g　姜黄 12g

服药 1 周后，各症大致如前。考虑五脏相关，肝虚则肺乘脾侮，因此，有必要考虑第五步治未病脏腑，即清肺清胃以加强补肝力量。于上方合用竹叶石膏汤，即上方加入竹叶 12g，生石膏 30g，法半夏 9g。

服上方药 2 周后，症状明显好转。肝区疼痛、头晕头胀基本消失，牙龈出血消失，食欲增进，腹胀消失，大便转调。考虑患者病情深重，疗程宜长，因守上方间断服药 2 年余，后复查肝功转正常，血象正常，且肝脏回缩至胁下 4cm。肝同位素扫描与超声波检查示肿物无发展，全身情况已显著好转，饮食、睡眠、二便、精神均好。1983 年，患者因心肌梗死突然去世，距诊为肝癌已 10 年。

六、滋阴清热化痰法治疗肺癌一例

王某，男，67 岁。

初诊：1979 年 3 月 15 日。

主诉及病史：患者于 1979 年 2 月因咳嗽、咯血痰、右胸胁疼痛，在日坛医院、北大医院胸部拍片，示右下 3cm×3cm 团块，诊为肺癌——周围型。

诊查：患者诉咳嗽，痰黄带血，右胸疼痛，精神、睡眠、饮食均差，大便秘结，七八日 1 行。患者形体消瘦，舌青紫龟裂、苔白粘，脉弦细滑数。

辨证、治法：“咳嗽虽多，无非肺病”，咳嗽应定位在肺。胁痛应定位在肝，咯血可属肝不藏血。患者既系高年，又系重症，“穷必及肾”，从年龄及发病情况来看，均应考虑肾的问题。第一步应定位在肝、肺、肾。患者形体消瘦，大便秘结、舌质青紫龟裂苔白粘、痰黄，为阴虚至极，一派燥热之象。第二步应定性为阴虚燥热夹痰。第三步必先五胜，患者原发病在肺之阴虚，肺阴虚则不能制肝，阴虚则火旺，故虽表现为肝旺不能藏血，但其本在肺阴虚不能制肝，肾阴虚不能涵木。第四步治病求本，应以滋养肺肾之阴，佐以清痰、止血为治。给予麦门冬汤、增液汤加味。

处方：麦冬 12g　法夏 12g　甘草 6g　沙参 15g　大枣 10g　玄参 15g　生地 30g　冬虫草 10g　白茅根 30g　藕节 30g

此方药服用 10 余剂后，咯血即减，胸痛亦减，但痰黄如前，大便仍燥结，其脉弦滑数。仍以滋养肺肾为主，佐以清肝清痰。4 月 10 日改予清燥救肺汤、枳实芍药散、增液汤加味。

处方：沙参 15g　甘草 6g　枇杷叶 10g　生石膏 30g　阿胶珠 10g　杏仁 10g　天麦冬各 10g　黑芝麻 10g　桑叶 10g　枳实 10g　赤白芍各 15g　玄参 15g　生地 30g　生首乌 30g　白茅根 30g　芦根 30g　冬虫夏草粉 6g(分 2 次冲服)

5月29日来诊时，上述各症续有好转，胸痛消失，咳嗽减轻，咯血已甚少，大便转调，精神、饮食、体力均有好转，改予百合固金汤加味。

处方：百合15g　生熟地各15g　玄参15g　浙贝10g　桔梗6g　甘草6g　麦冬15g　白芍15g　当归10g　白茅根30g　藕节30g　三七粉3g(分2次冲服)

6月12日来诊时，咯血完全消失，咳嗽基本消失，精神、饮食尚好，仍有大便干燥、腹胀、脉弦。再予清燥救肺汤加味。

处方：南北沙参各15g　甘草6g　枇杷叶10g　生石膏30g　阿胶珠10g　杏仁10g　天麦冬各10g　黑芝麻10g　桑叶10g　白茅根30g　藕节30g　砂仁6g　莱菔子15g

药后病情继续好转，遂以上方加减服用。至8月28日来诊时，病情继续稳定，咳嗽、咯血完全消失。惟近10余天肝区疼痛，胃脘不适，大便仍干，小便发黄。脉弦长有力；舌微青，龟裂现象较前明显好转。改予滋肾养肝疏肝益胃之剂。方用加味一贯煎，益胃汤。

处方：沙参15g　玉竹20g　生地30g　麦冬12g　当归12g　夜交藤30g　金铃子10g　丹参30g　鸡血藤30g　柴胡10g　姜黄10g　郁金10g　薄荷3g　砂仁6g　莱菔子15g

服药至10月9日来诊。患者精神、饮食、睡眠均调，咳嗽、咯血未再出现；除大便略干，一二日一行外。余无不适。时距诊为肺癌已8个月。为巩固疗效，再予益胃汤合增液汤。

处方：沙参15g　天麦冬各12g　细生地30g　玉竹30g　玄参12g　火麻仁30g　生首乌30g　冬虫草粉6g(分2次冲服)

嘱患者拍片复查。12月份患者家属来告：复查X光片，右下团已完全消失。肺癌临床治愈。

七、益气助脾、温中健运、滋阴养液法治气虚一例

刘某，女，50岁。

初诊：1985年6月10日。

主诉及病史：患者自1975年起，口舌干燥无津，眼干涩刺痛，鼻干无涕，经某医院诊断为“口眼干燥综合征”，经中西医久治不效，于1985年6月10日来诊。

诊查：口干舌燥，无唾无津，饮食嚼咽需饮水相助，双眼干涩无泪，鼻干无涕；大便干结状若羊粪，三四日一行；小便尚调；饮食因咀嚼吞咽涩滞不爽而食量较少；口干但不思饮，倦怠疲乏，眠差易醒，月经尚调。发鬓斑白衰老外貌，外眼无明显异常，唇干皲裂。舌色淡，苔少而干，脉沉细稍缓。

辨病：据患者主要症状辨为燥病。

辨证、治法：口、眼、鼻干涩，便结难解，与肝心脾肺肾似均相关；因据脾开窍于口，其脉挟咽连舌本，胃脉起于鼻旁，挟鼻入口及脾主运化，水谷精微失于脾胃健运，四肢百骸失于濡养，则肢体痿软不用，九窍涸涩无津，第一步定其病位于脾。症见干涩失润，似属阴虚，然10余年间久服滋阴润燥之剂终不效，示非阴虚，且口渴而不思饮，舌色淡，脉沉细缓，皆证其属脾气虚不能运化津液，因此第二步定性为气虚。第三步“必先五胜”，应考虑原发为脾，证属气虚，由于气不化阴，继发阴虚。第四步治病求本，当于阳中求阴，拟以益气助脾，温中健运为主，滋阴养液为辅。投以陈修园氏加味温中汤。

处方：党参30g　苍白术各16g　干姜6g　甘草6g　天花粉45g

水煎服，日1剂，早、晚各1服，可停用其他药物。

二诊：6月17日。服药4剂，口干现象有所好转，大便转常。脉沉细小弦，舌稍红然转润。药已中病，从第五步治未病考虑，在前补脾养胃的基础上佐养肝滋肾之品，前方加白芍15g、生地30g，取酸以泻肝、甘寒清肾意，兼制肝肾，防其乘侮。

三诊：6月24日。服药8剂，各症皆趋好转，口干已不明显，纳佳，眠可。舌脉同前。乃遵"阳得阴助则生化无穷，阴得阳生则泉源不竭"之意，前方去苍术，加扁豆20g、玄参15g、天麦冬各10g，期阴阳兼理。

四诊：7月4日。口干现象继续好转，进食仅需间断饮汤相助，倦怠疲乏亦有所减轻，但眼鼻干涩不变。拟方仍宗健脾养胃之旨，上方加葛根15g，继服。

五诊：7月8日。各症基本消失，纳、眠、便均调。脉沉细，舌淡，边尖稍红，苔薄白。继以前方药隔日1剂，以善其后。

六诊：10月7日。口干现象基本消失，进食吞咽无需汤水辅助，口含西洋参片能自行溶解，纳食因此好转，大便日一行，正常便，唯眼鼻仍旧涩痛，无泪少涕。虑前方药力不足，予附子理中汤温中健脾，归芪地黄汤缓肝制肾。

处方：制附片20g　党参30g　苍白术各10g　干姜6g　甘草6g　白芍15g　生地30g　山药15g　山萸肉15g　丹皮10g　茯苓30g　泽泻10g

七诊：11月21日。述服上方药20余剂，口干改善，效果稳定，纳食佳，大便畅；唯眼鼻涩痛变化不大，且新近出现两颞侧头痛，恶风怕冷，眠差耳鸣。据"胆足少阳之脉起于目锐眦，上抵头角，下耳后"，"肝胆互为表里"及"肾开窍于耳"、"肾主一身之真阳"等理论，两颞侧头痛、耳鸣恶寒属肝肾病象。五脏相关，从生克关系看，脾病最易伤肾及肝，前两诊已考虑温运脾土之时，佐以缓肝制肾之剂。但脾病得以缓解，肝肾之疾相应剖露突出，故改温中健脾为温肝补肾。选用桂附地黄汤。

处方：桂枝15g　制附片20g　生地30g　苍白术各1g　山萸肉15g　丹皮10g　茯苓30g　泽泻1g

嘱日服1剂，早晚各1服，首煎需煎至1小时，12剂后复诊。

八诊：12月9日。述药后头痛消失，眼鼻涩痛好转，遇喜怒悲恸自觉眼鼻有湿润感，纳佳眠可，二便调。拟方虽奏效，但恐桂附大辛大热之品耗液劫阴，宜改稍平之剂；况且其病原发在脾，尚应标本兼顾调理扶助之，故予参芪地黄汤。

处方：党参15g　黄芪30g　生地30g　苍白术各10g　山萸肉15g　丹皮10g　茯苓30g　泽泻10g

九诊：1986年元月6日。患者来述：疗效巩固，口腔湿润如常，眼鼻涩痛消失，精神饱满，饮食正常，二便调和，无明显不适。嘱其间断服药，巩固调理之。口眼干燥综合征基本治愈。

八、辨证分析五步法治愈肌痹三例

例一　补益脾气、养肝益肾法

方某，男，59岁。

初诊：1976年3月11日。

主诉及病史：眼睑下垂、复视3年，咀嚼、吞咽困难一年半，加重2个月。患者于1973年在腹泻后出现右眼睑下垂、复视症状，经某医院诊断为"重症肌无力——眼肌型"。经用吡啶斯的明及中药杞菊地黄丸等治疗，半年后缓解。1975年10月因感冒发热后出现两眼睑下垂、复视及咀嚼、吞咽困难等症。经某等医院会诊，诊断为“重症肌无力——延髓型”。仍以吡啶斯的明治疗。但药后只能暂时缓解症状，且需逐渐增加用药量始能维持饮食起居。1976年起，吡啶斯的明用量已增至360mg/d，但眼睑仍经常下垂，进餐需多次休息，喝水作呛，两臂不能上举，自己不能穿衣，服药时间稍延迟，症状即刻加重。上症上午较轻，下午加重。

诊查：白发秃顶衰老外观，偏胖体型，面微红，两眼睑下垂，眼裂明显变小，头低倾，不能正常直立，两臂不能上举。舌嫩有齿痕，质稍红，苔薄白中心稍黄腻，脉沉细无力。

辨征、治法：眼睑属脾，脾主肌肉四肢，足太阴脾经“挟咽，连舌本，散舌下”，吞咽咀嚼亦归属于脾。因此第一步应定位在脾。患者年已六旬，并呈现明显衰老外观。中医认为年60则“气大衰”。从病史来看，病发于腹泻之后，复发于发热之后，腹泻则伤脾，发热则伤气。诊其脉沉细无力，舌嫩有齿痕，均为明显气虚之征。从症状来看，以肌肉无力为主症，以活动后加重，休息后减轻，上午较轻，下午加重为特点；亦即上午自然界和人体阳气较盛时则缓，下午阳气较衰时则甚。因此，患者年龄、发病诱因、证候特点、脉象舌象均支持气虚。第二步应定性为气虚。第三步“必先五胜”，从目前来看，以脾气虚衰为主，其舌质稍红提示兼有阴虚，但气虚亦可导致阴虚，因此仍考虑以脾气虚衰为主。第四步“治病求本”，补益脾气即为求本。第五步“治未病”，根据中医五脏相关的理论，见脾之病，除考虑脾本身而外，还要考虑脾之所不胜之肝，所胜之肾。因此，在补益脾气的同时，还需考虑防止肝乘肾侮的问题，辅以滋养肝肾。综合上述分析，本病诊断为脾气虚衰，治以补脾益气为主，辅以养肝益肾。以补中益气汤合生脉散加味治之。

处方：黄芪45g　苍白术各12g　陈皮9g　党参15g　柴胡12g　升麻6g　甘草6g　生姜3g　大枣12g　麦冬12g　五味子9g　熟地30g　仙灵脾15g

水煎服，每日1剂。

服药3剂后即开始小量递减吡啶斯的明的剂量。服药12剂后，患者症状明显好转，眼睑下垂基本消失，进食中间不需休息，肢体无力亦显著改善。以后即以上方为主继续治疗，并继续递减吡啶斯的明剂量。半年后，患者诸症全部消失，并停服吡啶斯的明。

根据中医阴阳互根理论，虑其“气增而久，夭之由也”，遂于补中益气汤方中合入益胃汤，改汤为丸以巩固疗效。1年后复查，眼裂正常大小，吞咽咀嚼正常，肢体、肩、颈活动自如，饮食二便均调，并已恢复工作。治疗期间，除递减原服之吡啶斯的明用量外，未服用其他中西药物。随访10年，未见复发，疗效巩固。

例二　滋肾养肝、益胃清热法

王某，男，51岁。

初诊：1980年3月18日。

主诉及病史：右眼睑下垂，复视9个月。患者于1979年6月劳累后出现右眼复视，半月后出现右眼睑下垂。经某医学院诊为“重症肌无力——眼肌型”。经用吡啶斯的明治疗后，症状可暂时缓解。亦曾服补中益气汤合生脉散，但也只取效于一时。近几个月来，口服吡啶斯的明180mg/d，症状仍逐渐加重，遂来京治疗。

诊查：目前患者右眼复视，眼睑下垂，吞咽咀嚼软弱无力，两下肢亦酸软无力。头晕，胸胁闷痛，气短，纳食尚可，喜冷饮，睡眠尚安，二便尚调。患者自述发病前曾连夜阅读并赶写材料。右眼睑完全下垂。脉沉弦有力，左小于右。舌质红，稍胖，有齿痕，苔白粘。

辨证、治法：患者病变主要表现在目、肢体、肌肉、吞咽咀嚼、胸胁、胃等。眼睑、四肢、肌肉、吞咽等均属于脾，肝开窍于目，“诸风掉眩，皆属于肝”，头晕一症主要考虑定位在肝。两胁为肝经所布。弦脉属肝。因此第一步定位可考虑为脾、胃、肝;由于肝肾同源,常常肝肾同时考虑。第二步定性分析,患者脉沉弦而左小于右,舌质红,临床表现为视物不清,病起于过用视力之后。《内经》谓"肝受血而能视","久视伤血",因此从舌、脉、症状、发病诱因等来看,均提示病属阴虚、血虚。患者善冷饮,头晕、胁痛等属阴虚内热的表现。其舌稍胖有齿痕,眼睑、肢体活动无力,属于气虚的表现。因此第二步定性为阴虚、血虚、气虚、夹热。第三步"必先五胜",患者既有脾胃气虚的表现,又有肝肾阴虚的表现,究竟何者为主?从患者脉沉弦、左小于右以及舌质红来看,支持阴虚为主;从发病来看,病发于"久视伤血"之后,先见于视物不清,继而才出现眼睑下垂等气虚症状;从既往治疗来看,补肝益气之剂仅可获效于一时,说明其本不在气虚。综合分析脉、舌、病史和既往治疗反应,支持阴虚为本。"气生于阴","阴虚则无气",阴虚可导致气虚,阴虚生内热,因此病机为肝肾阴虚为本,气虚继发于阴虚。第四步"治病求本",自应以滋养肝肾之阴为主,兼清虚热。第五步"治未病",肝之所不胜为肺,所胜为脾,在滋养肝肾的同时应辅以清肺滋脾清胃。综合上述分析,本病辨证为病在肝肾,波及脾胃,证属阴虚内热。拟滋肾养肝益胃,佐以清热为治,予归芍麦味杞菊地黄汤、益胃汤、玉泉散。

处方:当归 12g　白芍 15g　麦冬 12g　五味子 10g　菊花 10g　夜交藤 30g　生地 30g　苍白术各 10g　木瓜 10g　茯苓 30g　丹皮 10g　泽泻 10g　沙参 30g　玉竹 30g　生石膏 30g　甘草 6g

二诊:4 月 1 日。上方药共服 12 剂,右眼睑下垂及复视情况均有明显改善,头晕、胁痛减轻。但仍有咀嚼无力、两颊肌肉酸痛感,纳食、睡眠、二便尚调。继服原方药。

三诊:再服药 12 剂后,患者眼睑下垂及复视已基本消失。患者系旅居北京,休息饮食条件较差,心情急躁,近日胸胁闷痛不舒,遂于上方中加入柴胡 10g、郁金 10g、姜黄 10g、薄荷 3g 以疏肝解郁。

四诊:4 月 22 日。患者眼睑下垂及复视消失,两眼裂等大,胸痛消失,胸闷减轻,咀嚼吞咽正常,惟面颊部肌肉仍有酸困感,偶有胸闷气短,大便日 1 次,但偏溏。诊其脉弦滑稍数,舌质偏红,苔白见轻度齿痕。考虑阴虚气虚仍未完全纠正,上方加入黄芪 30g,嘱回原地继续服药治疗,并递减吡啶斯的明的服用剂量直至停服。

后患者多次函告病已获愈,中西药物全部停服并恢复正常工作,至今疗效巩固。

例三　疏肝养肝助脾法

贾某,男,42 岁。

初诊:1980 年 3 月 6 日。

主诉及病史:左眼睑下垂,伴吞咽咀嚼无力 3 个月。患者于 1979 年 12 月突然左眼睑下垂:经某医院作抗胆碱酯酶药效试验确诊为"重症肌无力"。经服用美斯的明 20mg/日,无明显效果,并出现复视,吞咽咀嚼及两上肢无力。患者按方老治疗重症肌无力验案服用补中益气汤合生脉散加味 20 余剂不效,前来诊治。

诊查:目前食纳尚可,二便亦调,睡眠不实多梦。患者自述本次发病与生气、心情抑郁有关。左眼睑明显下垂,眼裂显著变小。脉弦长有力,沉取尤甚,右大于左。舌质稍红,苔薄白。

辨证、治法:患者疾病表现在眼睑、吞咽、肢体等,应归属于脾。脉弦属肝。睡眠不实多梦,结合脉弦长有力,属于肝不藏魂。患者病发于生气、心情抑郁之后,怒则伤肝,亦应定位在肝。因此,第一步定位,应定位于肝脾。上述眼睑下垂,咀嚼吞咽无力,肢体活动无力,一般应属肝虚气虚的表现。但诊患者之脉弦长有力,沉取尤甚,非气虚脉象。取《难经》阴阳轻重脉法,沉取为肝肾之脉。弦脉属肝,但应以端直以长,轻虚而滑为肝之平脉,沉弦长有力则为肝之病脉,属肝之气盛气郁之脉。患者舌质稍红,脉右大于左,视物不清,均为阴血不足征象。因此第二步定性为气盛、气郁、血虚。第三步"必先五胜",患者既有脾气不足的表现,又有肝血不足、气郁气盛的表现,似乎矛盾,究竟如何分析其病机?有四点值得注意:其一,患者正值壮年,此次发病突然,病发于郁怒之后,因此一般不考虑气虚为主;其二,患者的脉象、舌象,均无明显气虚之证,而呈气郁肝旺、阴血不足的表现;其三,从治疗反应来看,助脾益气之剂无效,说明其本不在脾;其四,从肝脾两脏的关系来看,肝之所胜为脾,肝病可以传脾,《内经》所谓"气有余,则制已所胜而侮所不胜",其病机属于肝有余而犯脾,使脾土受邪,运化失职而不能布达于四肢、眼睑等部位,出现所属部位的功能障碍。此与脾气本虚的舌、脉、证有很大不同。综上所述,本病辨证为病在肝脾,证属气郁血虚为主。第四步"治病求本",应以疏肝养肝为主治。第五步"治未病",《难经》、《金匮》均谓"见肝之病,知肝传脾,当先实脾"。何况患者已出现脾为肝乘的表现,因此当在疏肝养肝的同时,佐以助脾为治。选用参芪丹鸡逍遥散,益胃汤。

处方:党参 15g　黄芪 30g　丹参 30g　鸡血藤 30g　当归 12g　白芍 15g　柴胡 10g　苍白术各 10g　茯苓 30g　甘草 6g　生姜 6g　薄荷 3g　沙参 15g　玉竹 30g　麦冬 12g　生地 30g

二诊:患者服上方药 7 剂后,左眼裂即明显增大,眼睑下垂及复视情况均有好转,脉弦象亦减弱。考虑气郁肝旺之象已减,遂酌减疏肝之剂,上方去丹参、鸡血藤继服。

三诊:3 月 27 日。眼睑下垂已基本消失,眼裂基本恢复正常,脉转弦细。仍以上方为基础,酌加养肝柔肝和胃之剂,于上方中加入黄精 30g、焦楂曲各 15g、白芍改 20g。

四诊:5 月 8 日。患者自述诸症消失,美斯的明已减至 5mg/d。脉沉弦,舌质微红稍胖,苔白稍腻。嘱间断服用上方药,并停服美斯的明。

1 年后患者来述,眼睑下垂、复视等未见复发,美斯的明上次就诊后即停用。目前除偶有眼部紧张不适外,其余无任何不适。其脉略沉细,舌微红,苔薄白。患者虑其复发,要求作巩固治疗,处以参芪归芍地黄汤加味,滋肾养肝助脾以巩固疗效。

【编者评注】方老先生是著名的中医理论家,长期致力于中医基础理论和中医辨证论治规范化的研究。方氏在总结前人经验的基础上,把辨证论治的步骤和方法归纳为"五步":第一步"定位",即按脏腑经络辨析病位;第二步"定性",即以阴、阳、气、血、虚、实、表、里、风、寒、湿、燥、火、毒 14 项辨析疾病性质;第三步"必先五胜",即全面分析疾病发生发展的全过程,找出原发、继发,从而判断起主导作用的病理机制;第四步"治病求本",即在分析病机、对疾病作出明确诊断的基础上,提出治疗法则和相应的方药;第五步"治未病",即在整体恒动、五脏一体的思想指导下,在充分考虑已病脏腑的同时,还要考虑脏腑之间的相互影响,特别是已病脏腑的所胜和所不胜之脏,通过调未病脏腑而达到治已病脏腑的目的,进行整体治疗。临床运用五步法,能使辨证有更好的章法可依,能进一步提高辨证的准确性,可以收到更好的疗效。这是对中医学术思想的一大发展。

刘志明医案

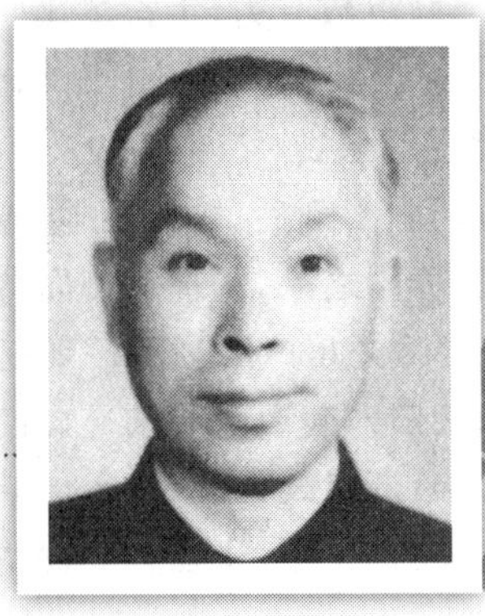

【生平传略】

刘志明，1924年生，湖南省湘潭市人。主任中医师。出身于岐黄世家，自幼承名师亲授，刻苦攻读，发奋学医，精研医经，博览群书，学识丰富。年方弱冠，即屡起沉疴大疾，于湘潭医界颇有影响。1954年卫生部组建中医研究院，应召来京，在该院从事医疗、科研、教学工作至今。

从医40余载，兢兢业业于临床实践，从不间歇；孜孜汲汲于理论探究，少有懈怠。以理论为临床之先导，以临床为理论之基础，自成体系，造诣较高。擅长内科，崇尚仲景，善用经方，且能博采众长，熔古今名方于一炉，灵活变通，师古而不泥古。对外感热病、内伤杂症及老年痰病之疑难大症，必穷源究委，敢于创新，另辟蹊径，每每出奇制胜，疗效卓著。

曾任中国中医研究院学术委员会及学位委员会委员，中华全国中医学会副会长，中国人民政治协商委员会第六届全国委员会委员。

主要著作有《中医内科学简编》、《刘志明医案》，并在《中医杂志》、《新中医》等刊物上发表过学术论文多篇。

一、白虎汤加减治疗暑温一例

金某，男，6岁。

初诊：1957年8月21日。

主诉及病史(家长代诉)：患儿3日前突然发热、头痛，继而高热，测体温在40℃上下，不思饮食，烦躁不安。昨起呕吐频作，嗜睡，时躁动抽搐，间发谵语。经西医穿刺作脑脊液化验，确诊为乙型脑炎。

诊查：唇口干燥，脉弦滑数。因诊病时患儿牙齿紧咬，故舌苔未察。测腋温39.7℃。

辨证：证属暑温偏热。

治法：治宜辛凉重剂，佐以凉开法，主以大剂量白虎汤加减。

处方：石膏120g　知母9g　甘草9g　银花15g　连翘15g

另以安宫牛黄丸1丸，溶于汤药中，分5次鼻饲。

二诊：服上方药2剂，体温即降至38℃，惊厥呕吐已止，能进饮食，但仍有时谵妄不识人，大便5日未解。脉沉数有力，舌苔黄燥。此为阳明里热仍实，宜合调胃承气取釜底抽薪之义。

处方：石膏60g　玄参9g　甘草4.5g　酒军9g　玄明粉4.5g　连翘12g　忍冬藤15g　莲子心9g　紫雪丹1.2g

三诊：上方药服1剂后，大便已通，体温降至37.5℃，神志完全清楚，谵语已除。继以上法，减其制，并佐养阴之品，调理旬日而愈。

【按语】乙型脑炎属中医“暑温”之范畴，由温热邪毒所致。因火热暑戾变化迅速，初起即表里俱热，或很快陷入营血。吴鞠通曰：“白虎为暑温之正例也。”确有见地，在此论启示下，我借鉴余师愚创制的清瘟败毒饮，多主以辛凉重剂白虎汤合安宫牛黄丸、紫雪丹，重在驱邪、解毒辟秽、清心开窍，火毒一退，诸症自解，虽重症亦奏效甚捷。

（孙学东　整理）

二、参附汤合三生饮治疗中风脱证一例

谈某，女，50岁。

初诊：1955年3月25日。

主诉及病史：白天赴田间途中，猝然昏仆于地，当即被村人发现抬回家中，并急邀余往诊。

诊查：视之患者呈昏迷状态，不省人事，大汗淋漓，口微张，唇白舌淡而胖，体型肥胖；闻之喉中痰声辘辘，呼吸微弱；触其肌肤稍凉，切其脉细滑。家属告知患者有高血压病，常感头昏头痛。

辨证：此属中风脱证，夹有痰浊闭阻，症情危笃。

治法：急宜回阳固脱，稍佐化痰，取参附汤合三生饮之方义。

处方：人参15g　黄芪24g　制附子15g　生南星9g　生姜5片

嘱家属浓煎徐徐喂服。

服药1剂，喉中痰声辘辘与出汗明显减轻，肌肤渐温。上方药服3剂后，患者逐渐苏醒，但不能言语，右侧肢体偏瘫。盖肥人多痰，故仍从痰论治，以十味温胆汤加减主之。服药20余剂，虽然右侧肢体活动仍感不甚灵便，但已能扶杖独立行走，亦能料理自己日常生活，历18年之中风未复，后因他病亡故。

【按语】此例中风，虽未至医院检查，但据其平素患有高血压病，结合症情，当属脑出血。发病即为脱证，病极危笃，故首先急投大剂参、附，倍加黄芪以益气固脱，救本为先；又闻痰声辘辘，且患者形体肥胖，虑及肥人多痰，故稍佐生南星、生姜以化痰，而力挽垂危。苏醒之后，更以十味温胆汤，用意亦重在祛痰，并佐以扶正。此案自始至终治不离痰，说明治疗中风不可执着，必须随证变化，方能获取显效。

（虞胜清　整理）

三、天麻钩藤饮加减治疗中风一例

杨某，女，66岁。

初诊：1980年9月8日。

主诉及病史：突发左半身不遂已2天。素有高血压病20余载，近日因操持家务过累，前天下午突然发病，当即送某医院，诊断为脑血栓形成，今日由家人背来门诊。

诊查：左上肢麻木无力，不能持物；左下肢酸软乏力，难以抬步。语言謇涩，口唇麻木，头昏头胀，反应迟钝，大便干燥，唯神志尚清。血压190/106mmHg。脉象弦数，舌苔薄黄。

辨证：此属精血过耗，偶因操劳过度，阳气暴张，气血逆乱，遂成中风之证。

治法：治宜滋肾活络，佐以平肝、养心，以天麻钩藤饮加减。

处方：钩藤12g　菊花9g　桑寄生15g　牛膝9g　当归9g　赤芍12g　川芎4.5g　首乌藤12g　地龙12g　黄芩9g　枣仁9g　菖蒲9g

投药10剂，言謇即除，左侧肢体活动好转，已能做小量活动。血压降至160/90mmHg。唯仍感乏力，药后嗜睡，脉细弦。故取补阳还五汤义，加黄芪18g，再增龟板24g以加强滋阴潜镇之力。

上方随证加减，连服药月余，左上肢活动恢复，左下肢能行走，余症亦除，且能操持家务。追访至今未发。

【按语】此例乃肝肾不足、阳气暴张易致气血逆乱、瘀阻脉络，遂成中风之证。故以桑寄生、牛膝、当归、龟板、黄芪等补肾培元以扶根本；赤芍、川芎、首乌藤、地龙等活血通络以除瘀阻；钩藤、菊花、黄芩以清热平肝，菖蒲、枣仁安神开窍。施治正邪兼顾、补通并用，取效甚著。

（虞胜清　梁菊生　整理）

四、辨证治愈眩晕两例

例一　王某，女，80岁。

初诊：1980年10月29日。

主诉及病史：患者素有高血压病，经常感觉头昏，但不甚严重，近3个月来病情有增无已，故来我处求治。

诊查：头晕目眩，尤以夜间为甚，站坐则感天旋地转，两目昏花难睁，只能躺卧；伴耳中鸣响，四肢酸楚，颈项强，烦躁，二便尚调。脉弦细，沉取乏力，舌苔薄黄。血压230/100mmHg。

辨证：证属高年精血亏损于下，亢阳逆扰于上。

治法：治宜滋肾抑阳。

处方：杭菊花9g　钩藤9g　桑椹12g　首乌9g　杜仲9g　牛膝9g　当归12g　白芍9g　葛根6g　黄芩9g　草决明12g　石决明24g

上方药服5剂，眩晕即止，视物较清，项强烦躁皆除，耳鸣减轻。脉细苔薄，血压趋于正常。继以丸药滋之，饮剂清之，合而为功，以资巩固。

处方：首乌片4瓶，早晚各服1次；杭菊花100g，并水浸泡，代茶饮服。

【按语】眩晕之病机，以肝脾肾为要。故治疗有调肝、健脾、益肾等法。老年人眩晕总以滋肾为基础，结合诸法合用。该例八旬高龄，故先予滋肝肾、养精血、抑亢阳之汤剂；眩晕既止，则予有益寿功效的首乌片、菊花茶饮，乃治中有防、防中有治也。

（梁菊生　整理）

例二　石某，女，75岁。

初诊：1983年1月15日。

主诉及病史：眩晕30余年，反复发作，此次于1周前复发，曾晕倒1次。

诊查：现症自觉天旋地转，两目畏光，闭目静卧则稍宁，睁眼稍动则加剧，如坐舟车之中，心中漾漾欲呕，甚则呕吐苦水；腹脘痞胀不适，纳食不思，口干不欲饮，头目胀痛，平素大便干燥。脉滑而细，苔薄黄微腻。

辨证：证属脾运不健，痰浊内阻。

治法：治宜健脾化痰，方以六君子汤加减。

处方：太子参 12g　茯苓 9g　半夏 9g　陈皮 9g　莱菔子 12g　竹茹 9g　川朴 9g　焦军 6g　泽泻 9g　甘草 6g

服 5 剂药后，大便通畅，眩晕、恶心即止。

【按语】此例为痰浊中阻，致清气不升；而痰浊之生则由脾虚，故先予化痰为主，兼以健脾。病势缓解后则当专力培土，以正本清源。一般应用六君子汤健脾化痰，但本例患者大便素来干燥，故用六君子汤去白术，加焦军、川朴、莱菔子，避其滞留之弊，取其通腑之功；痰生于湿，故用泽泻泻水气而化痰。成方化裁，取舍得当，故取效甚速。

（刘德麟　梁菊生　整理）

五、滋肾通阳、调理气血法治疗胸痹一例

丹某，男，63 岁。

初诊：1981 年 4 月 23 日。

主诉及病史：心前区憋闷，阵发性心绞痛无规律发作月余。患者于 1956 年患高血压病，1961 年又罹糖尿病，1972 年出现心前区闷痛，在北京某医院诊为冠心病。心绞痛发作时需服硝酸甘油、心痛定等方可缓解。1973 年曾患脑血栓，左侧半身不遂，经治疗恢复正常。

诊查：现症左胸前区憋闷，气短，不耐劳累，稍劳则心绞痛发作。精神欠佳，左侧体温低于右侧，左手握物发抖，汗少，腰酸软无力，口干纳少，大便微干。脉弦细，沉取无力，舌苔薄。血压 130/90mmHg（服用降压药），血糖 237mg％。

辨证：此属老年肾阴素亏，胸阳不振，血气不和。

治法：治宜滋肾通阳，兼理气血。

处方：瓜蒌 15g　薤白 12g　首乌 12g　桑椹 15g　桑寄生 12g　当归 9g　太子参 12g　牛膝 9g　枳壳 9g　赤芍 9g　川芎 4.5g　三七粉 1g（冲服）

上方药服 7 剂后，自觉精神转佳。继以此方为主，调治半年余，心绞痛基本未发作，血糖降至 118mg％，临床症状改善，血压稳定，并在治疗至 4 个月时恢复全日工作。只有在特别劳累时才出现胸闷，但稍事休息即可缓解。1981 年 10 月 20 日在某医院作心电图检查，T 波低平，较前好转。后改服丸剂，以资巩固。

处方：西洋参 30g　首乌 45g　桑椹 45g　茯苓 30g　生黄芪 30g　瓜蒌 45g　薤白 30g　枣仁 30g　桑寄生 45g　牛膝 45g　枳实 30g　三七 30g

共为细末，炼蜜为丸，每丸 10g，日服 2 丸。

1 年后，患者来告知：上药服用 3 料，后因工作需要外出半年余，身体较为健康，虽有时劳累，但不曾发生心绞痛。

【按语】胸痹心痛，其病机与心胃肝肾有关，尤与心肾关系密切。肾虚则精不上承，致使心气失养，胸阳不振，阴浊内生，气血失调。治疗上应注意和阴通阳、心肾兼顾。本例患高血压病、糖尿病、冠心病等多种疾患，证情较为复杂，但若把握住胸痹心痛之主证，采用滋肾通阳的

方法，调阴阳，和气血，标本兼顾，攻补兼施，使频繁发作之心绞痛得以控制，心电图转佳，其他疾病也得到相应改善，此即中医治病求本思想的体现。

（梁菊生　整理）

六、降肺化痰、止逆平喘法治疗哮证一例

霍某，男，9岁。

初诊：1985年1月6日。

主诉及病史：患儿自3岁起即患哮吼喘咳，6年来发病频繁。尤其每至冬季必大发作，几不间断。病发时张口抬肩，痰鸣如拽锯，不能仰卧，大汗淋漓，面唇暗紫，饮食俱废，痛苦莫名。每月因急性发作而进医院抢救2至3次，缓解时犹喘促气堵，喉中痰鸣如笛，呼吸困难，胸腹翕张，气短声微，稍动则胸闷憋气、汗出涔涔。平素易罹感冒，常发寒热，以致形瘦体弱，影响发育，常因病辍学。

诊查：脉细，舌暗，苔薄白。

辨证：证属痰浊蕴阻，肺失肃降。

治法：治以降肺化痰、止逆平喘，以苏子降气汤合厚朴麻黄汤化裁。

处方：苏子叶各9g　杏仁9g　半夏9g　茯苓6g　麻黄6g　甘草6g　苇茎24g　沙参15g　前胡9g　橘红9g　厚朴9g

服上方药30余剂，至春节期间，虽时值隆冬，哮喘亦明显减轻，能在室内活动，不似以前痛苦。服药至60余剂，症情基本控制，若不作剧烈活动，几如常人。至服药90剂时，竟自能一气登上3楼，除稍感心慌、心跳外，余无不适，并已上学复课。

【按语】哮喘一病，医家大都视为顽疾，临证颇感棘手。本例患儿3岁即病，持续6年之久，加之小儿属稚阴稚阳之体，故选方用药尤难入手。案中所选苏子降气汤，诚为化痰降逆良方。而厚朴麻黄汤，黄竹斋谓其“治表邪不除，而水寒射肺，乃表里寒水两解之剂也。《素问·咳论》云‘此皆聚于胃，关于肺’，盖土能制水，地道壅塞则水不行，故君厚朴以疏敦阜之土，俾脾气健运而水自下泄。”二方合用，取效甚著。其中厚朴于哮喘确为要药，黄氏所论可谓真知灼见。所以去姜、辛、桂、味、石膏等寒热敛散之品，是纠其偏颇之弊；加苇茎、沙参之清润，正合肺脏清宣柔润之性。综观本案，用药意在轻巧灵动，不使寒、热、燥、腻太过，既考虑小儿稚体，又顾及肺之娇脏。故服药90余剂，哮喘之证稳步好转，沉痼之疾完全控制，能使人不感欣慰乎！

七、定喘汤加减治疗咳喘一例

李某，女，18岁。

初诊：1984年8月2日。

主诉及病史：咳喘15年，每于夏季发作。近年来病势加重，其他季节亦有小发作。经外院诊断为“喘息型支气管炎”，迭进中西药，无明显效果而来就诊。

诊查：自诉咳嗽、喘促发作月余，稍动则加剧，至夜尤甚，不得睡卧。喉中痰声辘辘，痰多而粘稠，色黄白相间，咯吐不爽，胸闷短气，口干时欲饮。体温正常，纳食尚可，大便尚调，小便色黄。脉弦稍滑，舌苔薄黄。

辨证：证属痰浊内蕴，有化热之势。

治法：治以平喘化痰、稍佐清热之法，以定喘汤主之。

处方：白果 12g 冬花 12g 杏仁 9g 厚朴 12g 橘红 9g 麻黄 9g 沙参 18g 苏子叶各 12g 半夏 9g 黄芩 9g 前胡 9g 甘草 6g

服药 7 剂，咳喘减轻，胸闷渐舒。遂于原方加生芪 18g，配沙参以益肺气。再进药 7 剂，咳喘几除。嗣后以上方增减，再服药 10 余剂，以巩固疗效。随访年余，未见再发。

【按语】喘证夙有宿根，多为外因诱发。初感属寒证者居多，久病则痰浊内蕴每易化热，当此之时，往往寒热错杂，单纯寒证或单纯热证者少见。《摄生众妙方》制定喘汤，本为外寒客热之咳喘而设；临证不必拘泥有无外寒，凡寒热错杂之喘证，均可投之。余屡试屡验，即或多年宿根，若用之得宜，一旦拔除，亦非罕见。

（周立民 整理）

八、消补并施法治疗胃痛一例

殷某，女，22 岁。

初诊：1980 年 1 月 7 日。

主诉及病史：胃脘胀痛持续 8 月余。自诉 1975 年曾患十二指肠球部溃疡，经中西药治疗已好转。1979 年 4 月胃痛腹胀骤作，经当地医院确诊为胃扭转，经用中西药多方施治，其间曾住院 3 月余，病势不减，故从外地来京诊治。

诊查：脘腹胀满，胃痛阵作，好发于清晨及午后，食后更甚；喜暖拒按，呕吐泛酸，不思纳食，每日仅能进食三两左右；形体消瘦，体重已减轻 10 余斤；精神萎顿，面色㿠白，四肢不温；大便秘结，2～3 日一行。脉象弦细，舌苔薄白。

辨证：证属脾虚兼有积滞。

治法：治宜消补兼施，方用仲景厚朴生姜半夏甘草人参汤合厚朴三物汤化裁。

处方：厚朴 15g 台党参 18g 干姜 9g 半夏 9g 甘草 6g 枳实 9g 焦军 9g 焦槟榔 9g 神曲 9g 山楂 9g 麦芽 9g

二诊：1 月 17 日。

服上方药 10 剂后，胃脘胀痛渐减，呕吐已除，纳食稍增，每日已能进食五两，唯大便仍偏干。药已中的，前方去焦槟榔，加莱菔子 9g，守方再进。

三诊：2 月 1 日。上方药连续服 2 周后，腹胀显著减轻，胃脘偶感隐痛。以上共服药 25 剂，症情日趋稳定。患者来京已久，要求带药返回。仍宗原方出入。

处方：厚朴 12g 干姜 12g 半夏 9g 甘草 6g 党参 18g 砂仁 6g 枳实 9g 焦军 12g 神曲 9g 山楂 9g 麦芽 9g

患者回去坚持服用上方药。后来京告知：服药后于 3 月初胃脘胀痛完全消失，纳食恢复正常，日进食量已达 1 斤左右，故恢复工作。经当地医院 3 次钡餐检查，均证实胃扭转已痊愈，十二指肠亦未见异常，故自行停药。

【按语】胃扭转应属中医学“腹胀”或“胃痛”之范畴。仲景于腹胀之寒热虚实，辨之甚详。《伤寒论》厚朴生姜半夏甘草人参汤，为“发汗后、腹胀满”而设，主脾虚腹胀；《金匮要略》厚朴三物汤，主气机壅滞、府气不通之腹胀。两方合用，既能补益脾气，又可行滞通府，与本例脾虚兼有积滞之病机颇为合拍。其中大黄一味，用焦而不用生者，制其苦寒之气，以免更伤脾气。以干姜易生姜，重在温养脾阳。酌加焦槟榔、神曲、山楂、麦芽、莱菔子等品，助其行滞消导之功。

如此则补虚而不滞实，通泄而不伤正，共奏温运脾阳、行气导滞之功，而获效满意。可见使用经方切忌生搬硬套，全在辨证确切，灵活运用，诚所谓“师古而不泥古”者也！

（孙学东 虞胜清 整理）

九、清利湿热、疏肝利胆法治疗胁痛一例

王某，女，69岁。

初诊：1979年4月11日。

主诉及病史：右胁肋及右上腹绞痛反复发作10余年。此次于年初发病，某大医院诊为胆囊炎，动员手术治疗，本人因考虑年老体弱而未同意，经人介绍来我处就诊。

诊查：自诉右胁及右上腹部剧烈疼痛，经常发作，多由劳累过度、受凉或生气引起。发作时绞痛难忍，连及右肩背和腰部。伴有发热、恶心、大汗淋漓等症，一般需注射吗啡、杜冷丁等药方可缓解。现感腹胀痛，畏多食；大便时干时稀，每日1～2次；2天前吐蛔2条，以往曾服驱虫药亦未见下虫。脉弦细滑，苔薄腻。

辨证：证属湿热蕴结中焦，肝胆疏泄失职。

治法：治宜清利中焦湿热，调和肝胆气机，方用小柴胡汤加减。

处方：柴胡9g 半夏9g 黄芩9g 白芍9g 郁金9g 泽泻12g 滑石12g 元明粉4.5g 枳壳6g 三仙各9g 金钱草24g 党参9g 甘草6g

二诊：4月19日。上方药服8剂后，右上腹疼痛减轻，腹胀亦减，纳食稍增；大便已正常，1日1次。唯觉腰背部酸痛，小便频灼。脉弦细滑，苔薄黄。湿热之邪未尽，以上方出入。

处方：柴胡9g 黄芩9g 半夏9g 白芍12g 陈皮6g 泽泻9g 川断12g 川楝子6g 寄生15g 三仙各9g 甘草9g 茯苓9g 当归9g 金钱草24g 太子参9g

三诊：4月26日。药后右上腹部疼痛已止，腹胀亦除，二便正常，腰背部微有不适。湿热已清，气机已畅，疏泄复常。原方去陈皮，加生薏仁18g，再服药7剂，巩固疗效。并嘱其避免受凉、生气、饱食。随访3年未再复发，其间仍从事劳动或操持家务。

【按语】 胆为“中精之府”，根据“六腑以通为用”的原则，治疗胆囊炎多采用疏肝利胆、清热利湿结合苦寒攻下的方法。本例辨证属湿热蕴结中焦、肝胆疏泄失常，但虑及患者年近古稀，病程较久，又反复发作10余年，不宜峻下，故用小柴胡汤减姜、枣，增郁金、枳壳、陈皮等疏肝理气，泽泻、滑石、金钱草、茯苓等祛湿利胆，以白芍配甘草柔阴止痛，三仙消食。尤妙者以玄明粉少量泻热导滞以通府气，《药品化义》谓其味咸、性苦寒，能泻“六府邪热”，作用较缓和，无大黄峻下克伐之虞，用之本例甚为合拍。二诊邪去大半，大便转常，遂减去玄明粉，增当归、川断、寄生，配以太子参、甘草补肾益气和血。本病治疗，既立足于证，更着眼于人，扶正以驱邪，祛邪不伤正，活法机圆，故能取得较为满意的疗效。

（孙学东 周新民 整理）

十、清利湿热、健脾滋肾法治疗水肿一例

刘某，男，23岁。

初诊：1984年4月27日。

主诉及病史：面浮肢肿复发半年不消。患者于1983年元月突发浮肿，在本市某医院住院

治疗，诊断为急性肾小球肾炎，症状缓解后出院。近半年来前症复发，经中西药治疗，效果不显，转诊于余。

诊查：头面四肢浮肿，晨起则头面上肢为甚，目胞肿如卧蚕，手掌肿胀；午后则下体为甚，足背按之凹陷不起。伴腰酸腿软，头晕乏力，不耐疲劳，烦躁多梦，胃纳减少，小便短黄。尿常规检查：蛋白（＋＋＋），白细胞（0～1），颗粒管型（0～1），透明管型（1～2）。脉细而滑，舌苔薄黄微腻。

辨证：证属湿热蕴结，脾肾两亏。

治法：治宜清利湿热，健脾滋肾，方以猪苓汤加味。

处方：猪苓 12g　泽泻 12g　滑石 15g　阿胶 12g　茯苓 12g　石苇 18g　车前子 9g　太子参 18g　生芪 18g　茅根 18g　川牛膝 9g

服上方药 7 剂后，尿量明显增加，浮肿减轻。药已中的，仍守前法，随症加减。

服药调理 4 个月余，肿消而体力有增，面色红润，尿检蛋白（—），细胞、管型均消失。1 年后来院复查，未见异常。

【按语】水肿病，其制在脾，其本在肾，迁延日久，必损伤脾肾二脏。本例患者病历年余，湿蕴化热，以致脾虚不运，肾阴又亏。治疗时如一味利湿，则更耗肾阴；若单纯滋阴，又易敛湿困脾。仲景猪苓汤，功能育阴制水，益以太子参、生芪益气健脾，并增茅根、滑石等品清利湿热，既可顾及脾肾之本，又能清利湿热而消肿。虽久病缠绵，又何愁不愈！

（袁群　整理）

十一、调理气血、祛风除湿法治疗产后痹证一例

张某，女，30 岁。

初诊：1980 年 9 月 13 日。

主诉及病史：周身关节疼痛加重 1 个月。患者于去年 10 月产后不慎风寒，引起周身关节疼痛，开始痛如针刺，尤以手指关节为甚，经多方求治未见好转，近 1 个月来症情加重，故来我处就诊。

诊查：现症全身大关节包括肩、肘、膝、髁以及腰、项部走窜疼痛，活动明显受限，不能久坐及下蹲，行走亦感困难；手指关节酸痛肿胀，不能握拳及自行穿衣，生活难以自理；畏风寒，受凉或天气变化则痛势增剧。纳食稍减，二便尚调。脉弦细，苔薄而滑。

辨证：病属产后痹证。

治法：治宜调理气血，佐以祛风除湿。

处方：当归 12g　白芍 9g　川芎 4.5g　生地 15g　生黄芪 15g　防风 12g　秦艽 12g　桑寄生 15g　羌独活各 12g　牛膝 12g　生苡仁 24g　白术 9g

以上方化裁，投药 30 余剂，手指关节肿胀消除，疼痛亦止，全身关节活动自如，生活能够自理；仅感周身稍有酸楚。继续坚持服药半月余，诸症基本痊愈。

【按语】产后痹证，多缠绵难已，甚至罹患终身。患者为病痛所苦，多情绪悲观，易耗散气血。临证若一味祛邪，徒用攻伐，易伤正碍胃，使正气难复，旧病不已，又添新病。故应于祛风散寒除湿或清热以驱邪之同时，注意调理气血，运用得当，往往使患者精神振作，体质增强，从根本上改善机体状态，提高抗病能力，从而加速痹痛缓解，乃至痊愈。

（孙学东　虞胜清　整理）

十二、填精补髓、充养筋骨法治疗痿躄一例

王某，男，27 岁。

初诊：1985 年 3 月 12 日。

主诉及病史：双下肢软弱无力逐渐加重 3 个月余，曾到某医院神经科检查，未予明确诊断。患者结婚已半年，婚后 3 月即感腰膝酸软，但于工作生活尚无大碍。尔后，两腿无力与日俱增，以致不能跑步及下蹲、起立，行走困难，上、下公共汽车颇为不便，登楼亦极其费力，严重影响工作与生活。且大便秘结，5～6 日一行，小便失禁。所幸饮食睡眠尚可。

诊查：脉来弦细，舌苔薄白。

辨证：证属肾精不足，筋骨失养。

治法：治当填精补髓，充养筋骨，地黄饮子加减。

处方：当归 15g　苁蓉 15g　牛膝 15g　熟地 24g　远志 6g　茯苓 12g　萸肉 15g　麦冬 15g　五味子 15g　菖蒲 9g　附子 12g

服用上方药，双下肢无力逐渐好转，仅治 20 余日，即完全恢复正常，上车登楼、蹲起行走，一如常人，二便症状亦除。嘱其节欲慎养，以后未再服任何方药。

【按语】痿躄，指肢体筋脉弛缓、软弱无力、日久废用、甚者肌肉萎软瘦削之病证，多发生于下肢。临证施治，多重肝肾，盖肝主筋、肾主骨也。本例显系新婚燕尔房劳过度，毁伤肾精，骨髓失充，筋脉失养所致。故取地黄饮子，以熟地再添麦冬，填根本之阴；苁蓉、附子等补阴中之阳；萸肉、当归、牛膝温肝而强腰健膝；茯苓、菖蒲、远志补心通肾。弃薄、姜、肉桂、巴戟等辛散温热之品不用，为免过于耗散之弊。故而精气渐充而痿躄自复。成方活用，随证加减，不可拘泥，由此而窥一斑。

十三、调和阴阳、益气固肾法治疗遗尿一例

张某，女，19 岁。

初诊：1985 年 3 月 11 日。

主诉及病史：患者经常遗尿，尤其为参加期终考试复习功课时过于劳累，故遗尿转频，每夜必发。现虽考毕，已休整月余，且临晚严格控制饮水，仍未能中断夜遗。

诊查：体质瘦弱，面色㿠白，身倦乏力，头晕心悸，声音低怯。脉细弱，舌淡苔白。

辨证：证属阴阳不和、肾失温摄。

治法：治以调和阴阳、益气固肾，以桂枝加龙骨牡蛎汤主之。

处方：桂枝 9g　白芍 9g　甘草 6g　生芪 18g　龙骨 24g　牡蛎 24g　生姜 3 片　大枣 5 枚

嘱服药 7 剂。服药期间，遗尿未作，精神亦增。

二诊：仍守原方，增生芪至 21g。继进药 7 剂，其间又因劳累过度，曾遗尿 2 次，但不似以前劳则每夜必发。

三诊：精神自适，除体质偏弱以外，余无所苦。仍于上方加生芪至 24g，并增桑椹 15g、菟丝子 12g、山药 15g，嘱其坚持服药。以后随访，未再发病。

【按语】患者素体亏虚，加之劳累过度，耗伤心神而伤阳气，肾气受戕而失固摄，以致遗溺

频作，实属阴阳两虚。仲景桂枝加龙骨牡蛎汤，本意为虚劳里急、亡血失精、阴阳两虚之证而设。病虽不同，机理则一，故余每于遗尿证用之，良多效验。若配以黄芪更佳，《汤液本草》云："黄芪……又补肾脏之气，为里药，是上、中、下、内外三焦之药。"可见其能温肾元，助三焦气化。一方一药，配合得当，确为遗尿之克星。

（以上由虞胜清　周新民　整理）

十四、清肝泻火、凉血解毒法治疗缠腰火丹一例

段某，男，48岁。

初诊：1985年12月12日。

主诉及病史：右下胁肋部起红粟疹块已月余，在某医院诊断为"带状疱疹"，服药罔效，遂就诊于余。

诊查：患者感觉局部疼痛灼热，有如刺螫，动则尤甚。查其患部，相当于右腋中线4～5肋间，有密集成簇、大小不等之水疱，呈带状分布，根足部为紫红斑，周围皮肤亦焮赤，但未破溃糜烂。伴口干而苦，心烦，夜不能寐。脉弦滑数，苔薄黄。

辨证：证属肝经火郁、热蕴血分。

治法：治宜清肝泻火，活血解毒，以小柴胡汤加减。

处方：柴胡9g　白芍12g　半夏9g　黄芩9g　连翘15g　栀子9g　白芷6g　薄荷6g　尾连9g　忍冬藤18g　制乳没各9g

上方药服5剂后，疼痛大减，水疱已见结痂，患部潮红减退，惟活动时稍感疼痛。效不更方，守原方，继服药5剂，并嘱其戒烟酒、少食辛辣刺激之物以善后。

【按语】本例患病部位于胁肋间，属肝胆之分野，肝经郁火为患当无疑义。然《素问·至真要大论》曰："诸痛痒疮，皆属于心。"因心主血脉，若肝火肆虐，势必引动心火而增血热，不可不虑。故选用小柴胡汤时，去人参、姜、枣，防其助热；益以栀子、尾连等苦寒之品，意在清泄心火，与清肝胆郁火之黄芩互相配合，再增乳、没二味活血通络、消肿止痛。理法对头，丝丝入扣，方能应手而效。

（袁群　整理）

十五、辛凉宣肺、清营解毒法治愈风温一例

张某，女，3岁。

初诊：1979年3月10日。

主诉及病史：咳喘伴高热3日。经某医院确诊为小儿病毒性肺炎。

诊查：发热较甚，测体温达40℃。咳嗽气喘憋闷，咯痰黄稠，烦躁不安，面赤头汗出，口渴引饮，鼻翼有轻微煽动。脉滑数，舌苔薄黄。

辨证：证属风温犯肺，有逆传心包之势。

治法：治宜辛凉宣肺、清营解毒，以麻杏石甘汤加味。

处方：麻黄6g　杏仁9g　生石膏18g　银花9g　连翘9g　丹皮9g　生地9g　甘草6g

另以紫雪丹3g，分2次冲服。

服上方药 2 剂，体温渐降，咳喘减轻，情绪安定。继以上方加减，再进药 2 剂，体温即降至正常，精神转佳。唯有轻微咳嗽，更以千金苇茎汤合生脉散加减，调治数日而诸恙皆平。

【按语】小儿病毒性肺炎，属于中医温病范畴。叶桂云："温邪上受，首先犯肺，逆传心包。"一方面指出温病顺传的规律；另一方面也提示逆传的可能，即风温之邪侵袭肺卫，可以不循卫气营血次第顺传于胃（气分），而逆传心包（营血），此论于小儿风温尤具意义。因小儿血气未充，脏腑娇嫩，易寒易热，易实易虚，外感风热最易邪陷神脏。故余主张在小儿病毒性肺炎之早期，已现发热、气喘、烦躁等症，虽未见神昏抽搐，但应乘其邪势未盛之时，采取有力措施，投以辛凉宣肺、清热解毒之剂，甚至早投紫雪丹清心开窍，积极防范其逆传心营，方能迅速分泄其邪，奏效乃捷。

（孙学东　整理）

【编者评注】刘老先生是著名的中医内科学家，师古不泥古，敢于创新。本例风温患者咳喘伴高热 3 日，体温高达 40℃，咳吐黄痰，烦躁不安，面赤头汗出，口渴引饮，鼻翼有轻微煽动，脉滑数、舌苔薄黄。治以辛凉宣肺、清营解毒，使热退喘平。如按一般温病的理论，本病辨证只能辨为肺热壅盛，治疗应清气分之热。清营解毒之法只能用于营分证，即"入营犹可透热转气"。刘老认为本病有逆传心包之势，所以提前使用清营解毒，并加紫雪丹清心开窍，积极防范，使邪不能入心营，这是对叶天士温病理论的发展。

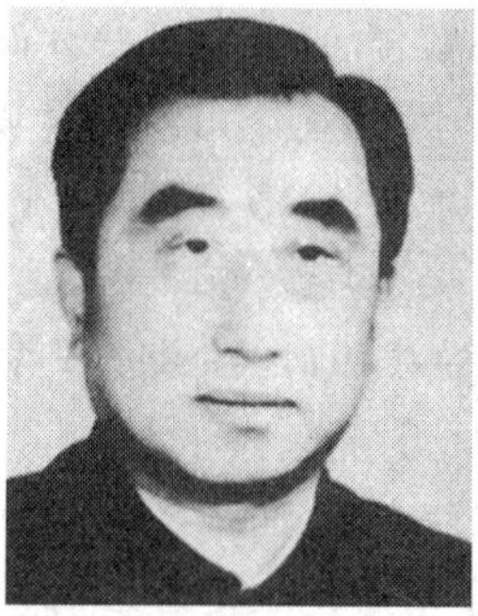

刘弼臣医案

【生平传略】

刘弼臣，1924年生，江苏省仪征县人。中医教授，主任中医师。医学得自师传，尝问业于孙谨臣、时逸人等中医名家，后又毕业于上海复兴中医专科学校、江苏省中医师资进修学校。

从事中医临床、教学工作40余年，擅长中医儿科，临床经验丰富，对医学理论研究亦有很高造诣，且倾心治学，勤于总结，对发展中医儿科事业有一定的贡献。

历任北京中医学院第一附属医院老中医经验研究室主任、北京市中医学会理事、中华全国中医学会理事、全国高等中医药学院教材编审委员会委员、《光明中医》杂志副主任委员、《中国农村医学》杂志编委会常委、北京市第八届人民代表大会代表等职。

主要著作有：《中医简明儿科学》、《医宗金鉴·幼科心法要诀白话解》、《中医儿科学》、《医学百科全书中医儿科学分卷》、《中医儿科教学参考资料》等，并先后在各种医刊杂志上发表过多篇学术论文。

一、辛温宣肺、开泄肌腠法治愈小儿高热一例

伍某，男，8岁。

初诊：1982年11月28日。

主诉及病史：证经16天。初起高热无汗，鼻流清涕，头痛形寒；继则高热不退，汗出不透，疲乏无力，食思不振，小便微黄，大便隔日1次。予阿斯匹林口服后热度暂降，俄顷汗收则身热复高。西医诊断为病毒性感冒。迭经青霉素水剂肌注，中药以三黄石膏汤加减和人工牛黄治疗，热仍不解，遂来我院求治。

诊查：现症身热日轻夜重，热前略有形寒，手足微凉，面色不华，微有咳嗽心烦，口干不欲饮水。舌苔白而根腻，脉象浮数无力。检查：体温39.5℃，咽红，肺呼吸音略粗，胸透（一），血象：白细胞总数8000/mm^3，中性58％，淋巴42％。

辨证：证属外邪遏表，未得宣教，以致高热不退，形寒肢凉。

治法：治当疏散外邪，宣肺解表，以免邪遏致变。宗荆防解表汤加减。

处方：荆芥 10g　防风 6g　薄荷 3g　淡豆豉 10g　柴胡 10g　黄芩 10g　枳壳 5g　连翘 10g　陈皮 3g　炙甘草 3g　生姜 2 片　大枣 5 枚　葱须 3 个

3 剂，每日 1 剂水煎，分 3 次服。另用五粒回春丹 6 瓶，早晚各一瓶，汤药送服。

二诊：药后身得透汗，形寒肢凉已解，身热趋降，白天体温 36.7℃，晚间体温 37.1℃左右，面色转红，睡眠安静，食纳转佳，小便略黄，大便正常。苔色微黄，脉象缓滑。证属身热趋解、余邪未尽之象，治当清肃。宗柴胡温胆汤加减。

处方：柴胡 10g　黄芩 10g　茯　苓 19g　炙甘草 3g　陈皮 5g　半夏 5g　枳壳 5g　竹茹 5g　生姜 2 片　大枣 5 枚

3 剂，每日 1 剂水煎，分 3 次服。

【按语】外感高热有风寒和风温之别。本例初起有高热无汗、形寒头痛、鼻流清涕等症。是为风寒遏表之证，治当辛温宣肺、开泄肌腠，以收“体若燔炭、汗出而散”之功。由于前医过用寒凉凝滞之品，如三黄石膏、人工牛黄之类，反使表邪郁遏不得宣散，以致高热不退，延将两旬不愈。余着手诊治之时，虽然病程较长，发热较高，但无津伤，且热前有形寒肢凉之象，仍属表邪郁遏，未能宣达。根据“有一分恶寒，便有一分表邪”的辨证原则，故仍以疏散外邪、宣肺解表为上策，采用荆芥、防风辛温发汗，以散表邪；葱须、豆豉通阳发汗、宣泄除烦；柴胡、薄荷、连翘透邪达表，以清郁热；枳壳、陈皮畅利气机；生姜、甘草散邪和中。3 剂汤药服后，旋即收到“轻可去实”的效果。

二、辛温宣化法治厥热胜复一例

栗某，女，12 岁。

初诊：1974 年 10 月 18 日。

主诉及病史：证经 10 年。每年约有 2～3 次高热，持续 3～4 周；每次高热，人多伴有寒战，热势弛张，每次波动在 3℃～4℃之间，常自然缓解，经 3～5 周的间歇，又再次发作。发作时除寒热外，常伴关节疼痛，偶见肿胀。曾经两度来北京检查，按风湿病治疗未效。嗣后又到上海、天津、武汉、南京等地治疗，选用激素、抗风湿药、抗生素及环磷酰胺等，均未获得显效。2 周前因突发高热、关节疼痛、皮肤有大小不等的斑疹，再次来京住入某医院。当时检查：咽红，肺(一)，心尖部可闻及Ⅲ度收缩期杂音，肝肋下 1.5cm，脾可扪及，颈部淋巴结可触及。白细胞 17800/mm^3，中性 80%，淋巴 20%。血色素 8g%，血沉 80mm/h，胸透(一)，心电图示：Ⅰ度房室传导阻滞。诊为变态反应性亚败血症，应用抗生素及中药乌梅丸加减治疗效果不佳，遂邀余会诊。

诊查：症见身热不解，体温可达 39.8℃，热前寒战，面色㿠白，手足发凉，恶心呕吐，胸脘痞闷，全身酸楚，关节疼痛。舌苔滑腻，脉象沉细。

辨证：证属素体阳虚，感受湿热之邪，邪从湿化而归太阴，阻遏中阳，以致阴阳不相顺接，阳气不能达于四末。

治法：治当苦辛微温，以开湿郁，宣畅气机，以迫中阳。

处方：桂枝 10g　附子 10g　干姜 1.5g　生苍术 3g　炙甘草 3g　草蔻 10g　陈皮 5g　木香 3g　茯苓 10g　炒白术 10g　炒白芍 10g

3 剂，每日 1 剂，水煎分 3 次服。

二诊：药后寒战肢厥已解，身热渐退，高热时已不超过 T38.3℃，恶心呕吐未作，脘闷身痛亦减。两脉渐起，转为濡滑，苔润舌质略红。此湿郁开化，中阳宣畅之象，暂以原方增损。

处方：党参10g　炒白术10g　干姜1.5g　炙甘草3g　附子6g　炒白芍10g　桂枝6g　茯苓10g　陈皮5g

3剂，每日1剂，水煎分3次服。

三诊：身热已解，面色转润，精神佳，纳食馨，二便调和。苔白脉缓。复查白细胞$10000/mm^3$，中性70%，淋巴30%，血沉40mm/h，血色素10g%。上方药不可久服，防其增热，改用芳香宣化，以善其后。

处方：藿香10g　炒川朴3g　茯苓10g　半夏5g　陈皮5g　炒白术10g　炒白芍10g　炙甘草3g　生姜2片　大枣5枚

连服药20剂后，身热未作，临床症状消失，体检未发现异常，住院观察半年后出院。

【按语】变态反应性亚败血症，是一种变态反应性综合征，多发生于儿童。本例持续10年不愈，实属少见。根据患儿高热弛张，伴有全身酸楚、关节疼痛，故诊为湿热之邪内蕴、阳气郁遏不宣。正如《证治准绳·幼科》所云："若身热沉重，走住疼痛，乃湿热相搏，风热郁而不得伸也"。但湿属阴邪，加以病久体虚，致使寒凉凝滞，遏阻中阳，阴阳不相顺接，出现高热肢厥、脉象沉细之象。因此，临床上虽然表现一派高热，但本证实属寒厥。诚如《证治准绳·幼科》所云："热而脉数，按之不鼓，此寒盛格阳，虽形体似热，实非热也"。寒凝湿滞，非辛温则不能祛寒开凝通闭，故用四逆汤加桂枝、草蔻辛温散寒，通阳开郁；湿归太阴，唯宣化方可使热邪随湿而去，故用苍术、木香、陈皮、茯苓、白术理气化湿，渗利和中，以冀中焦调和，则阴阳上下庶可顺接。方中干姜、附子虽然偏于辛温燥热，取其收敛阳气，复伍为药性寒，相互约制，一寒一热，全在配伍得当，故药后肢蹶即解，身热趋降，收到"厥热平衡"之效。

三、芳香宣化、清利湿热法治疗湿遏热伏一例

尹某，女，10岁。

初诊：1981年5月21日。

主诉及病史：证经3个月。初起发热恶寒，伴有恶心呕吐，继则寒热往来，热前恶寒，待体温上升至39℃后，即转为恶热，数小时后，汗出则体温自行下降，神疲倦怠，上腹部隐痛。曾在某医院检查：白细胞$15800/mm^3$，中性80%，淋巴20%，转氨酶150单位，诊为胆道感染。经用红霉素静注，口服新诺明，维生素B_1维生素C等，症状未见好转，遂来我院求治。

诊查：现症寒热往来，热有定时(下午体温多可高达39.5℃)，汗出不畅，面色萎黄无华，精神倦怠，食欲不振，强纳则泛恶，腹部胀满，右上腹微痛，大便正常，小便微黄，睡眠不好。舌苔水黄而腻，舌微赤，脉象濡滑。检查：右上腹有压痛，白细胞$10800/mm^3$，中性70%，淋巴28%，单核2%，胸透正常，肝功能正常，血沉20mm/1h。

辨证：证属湿热蕴蒸，气机不畅。

治法：治当芳香宣化，清利湿热，宗蒿芩清胆汤加减。

处方：青蒿10g　黄芩10g　鲜藿香10g　鲜佩兰10g　陈皮5g　竹茹10g　马尾连6g　半夏5g　碧玉散10g(包)　赤苓10g　枳壳5g

3剂，每日1剂，水煎分3次服。

二诊：药后遍体微汗，身热微退，腹部胀满已减，右上腹痛消失，惟略有恶心，食思不振。舌苔微腻，脉象濡滑。证属湿热阻滞中焦，治拟和中化湿，以肃余邪。

处方：青蒿10g　黄芩10g　马尾连5g　藿香10g　竹茹10g　陈皮5g　半夏5g　六一散10g(包)　香稻芽10g　姜皮1g

3剂，每日1剂，水煎分3次服。

【按语】 湿热之邪犯人，初起大多困阻肌表，病在上焦。若湿热困中，邪归太阴，脾胃受病，则气机升降失调，症见胸脘痞闷、大便溏滞不爽，甚至高热憎寒，倦怠乏力、四肢沉重，面色光亮而淡，头晕且胀，舌苔白腻，脉象濡软，往往病程较长，病情相对稳定。叶天士云："伤寒多有变证，温热虽久，在一经不移"，实即指此而言。

本例证经3个月，烧有定时，仍见寒热往来，伴以腹胀恶心、神疲纳呆、舌苔水黄、脉象濡滑，显属湿遏热伏。其治疗关键，主要在于化湿，湿开则热去。此时虽有热邪，亦不可过用寒凉，以免凝滞，诚如章虚谷云："湿盛而脾不健运，浊壅不行，自觉闷极。虽有热邪，其内湿盛，而舌苔不燥，当先开泄其湿，而后清热，不可投寒凉，以闭其湿也"。故用青蒿、黄芩、马尾连清泄湿热，鲜藿香、鲜佩兰芳香宣湿，陈皮、半夏、枳壳、竹茹消痞降逆，赤苓、碧玉散清利湿热，从而收到化湿和中、高热解除之效。此外，高热时间虽长，但正气耗伤并不显著，主要原因是湿邪缠绵所致，临床时切勿误为虚证，纯用补法，以犯"误补益疾"之戒。

四、通腑泻热法治疗肺炎喘嗽一例

李某，男，3岁。

初诊：1983年3月16日。

主诉及病史：患儿于3月14日午夜1时许突然发热无汗，惊惕不安，清晨时身热又见增高，伴以咳嗽气急，呕吐，烦躁不安。至某医院急诊，收住院诊治。入院后检查，体温升高至40.2℃，呼吸急促，鼻翼煽动，面呈苍白，口唇紫绀，咽红，心率140次/分，两肺满布细密湿性啰音。X线检查：两侧肺叶有大小不等片状浸润阴影。外周血象：白细胞9800/mm^3，中性58%，淋巴42%，诊为病毒性肺炎，并发心力衰竭。除给予清热镇静止咳等对症治疗外，并施以输液、给氧等支持疗法。迨至翌日中午，因患儿出现陈-施呼吸，遂邀余会诊。

诊查：壮热(39.8℃)，有汗不解，咳憋喘促，鼻煽而干，手足厥冷，神烦嗜卧，哭无涕泪，腹胀而满，二便闭塞。舌苔糙腻，舌质红绛，两脉弦滑数大有力。

辨证：证属温邪化火，火毒逼迫气营，形成热深厥深之证。

治法：治当上病下取，通腑泄热。宗犀连承气汤加减。

处方：犀角粉1.5g(冲)　生地10g　黄连1g　风化硝5g(化服)　生大黄10g(后下)　生甘草3g　连翘10g　赤芍10g　淡竹叶10g　生石膏25g(先下)

1剂，水煎分3次服。

二诊：药后大便畅泻2次，体温逐渐下降(38.3℃)，手足转温，喘促鼻煽显著平定，咳嗽转爽。舌苔化薄，尖仍红赤，脉象尚呈弦滑。证属温邪痰热渐化，余邪尚蕴肺胃，治当清热化痰，宣肺止咳。

处方：南沙参10g　桑叶10g　生石膏25g(先下)　杏仁10g　黄芩10g　黛蛤散10g(包)　海浮石10g

3剂，每日1剂，水煎分三四次服。

三诊：身热已解，呼吸平稳，咳嗽轻微，脉弦已和，惟有口渴喜饮，倦怠嗜卧，苔薄质红。此为温邪余焰未熄，治宜养阴清热，以善其后。

处方：南沙参 10g　麦冬 10g　生地 10g　石斛 10g　玉竹 10g　地骨皮 10g　黄芩 10g　炙杷叶 10g　大贝母 6g

1 周后经该院胸透检查，肺部阴影已吸收，痊愈出院。

【按语】病毒性肺炎一般多系外邪闭肺、痰热内蕴所致。治疗总以宣肺止咳、清热豁痰为主。但本例病情来势急暴，邪热不得外泄，因而迅即气营两燔，出现哭无涕泪，咳憋不已，抬肩喘息，摇身撷肚，呼吸短促不匀等“肺气垂绝”现象，大有危殆之势。此时肺之化源将竭，若宣提肺气，开之则会促其肺气闭绝，故治当釜底抽薪，上病下取，实则泻之。盖肺主一身之气化，通调水道，与大肠相表里，通利大肠，适以减轻肺之壅塞。故用风化硝、大黄、生甘草调胃通下以泄热，犀角、生地、赤芍、黄连、石膏凉营解毒以泄热，药后身热趋降，热深厥深解除，收到“急下存阴”之效。

小儿形体娇柔，必须正盛邪实方可使用下法；否则，将有胃气损伤之虞。正如《温病条辨》指出：“热邪最易伤阴，往往下后正虚，邪气复聚”。本例主要是掌握了舌苔糙腻、脉象弦滑、高热不退、二便闭塞的腑实证群，故当机立断，下后效如桴鼓。根据笔者经验，如果津伤明显，口干舌红绛而津少者，可用鲜沙参、鲜石斛、鲜生地、鲜芦根养阴生津，佐以少量苦寒泄热之大黄、黄连、黄芩清热通下，亦常达到“清滋而不碍胃，通下而不伤正”的目的。

五、温振胃阳、蠲饮定喘法治疗肺炎痰喘一例

李某，女，8 个月。

初诊：1958 年 12 月 18 日。

主诉及病史：患儿因发烧，气喘于 12 月 1 日住院。入院前 1 周，发热，咳嗽，3 天后热势增高，气喘不平，曾服氨茶碱及磺胺类药物，注射青霉素未见好转。入院时体温 38℃，气喘鼻煽，两肺有弥漫性细小水泡音，白细胞总数 10200/mm^3，中性 60%，淋巴 35%，单核 1%。胸透：右肺中下野见有大片状模糊阴影，不甚致密。即按肺炎治疗，注射青、链霉素及用对症疗法，仍然持续高烧，气喘加重，又增用金霉素、氯霉素、红霉素治疗。至 12 月 12 日症状加重，体温高达 39.2℃，1 日间升降变化很大，嗜睡，面色发青，气喘痰壅，大便稀黄。胸透：两肺大片状阴影，右肺上野及中野，左肺下野阴影模糊。采用中药疏宣肃降法治疗 5 天，体温降而复升，气喘痰涎壅盛，胸透同上，炎症未见吸收，遂邀余会诊。

诊查：现症身热不扬，咳嗽不爽，气喘不已，痰声辘辘，满口稀沫，腹胀纳呆。苔白腻，指纹暗而不明，兼之口角青气浮浮，山根露青。

辨证：证属病久体虚，阴阳稚弱，加以乳水不运，以致胃阳不振，水停心下，上泛而作喘鸣。

治法：治当温振胃阳，蠲饮定喘，苓桂术甘汤加味主之。

处方：云茯苓 10g　桂心 1.5g(后下)　炒白术 5g　炙甘草 1.5g　陈皮 3g　炒半夏 3g　莱菔子 3g　姜皮 1g

5 剂，每日 1 剂，水煎分 3 次服。

二诊：药后痰化喘平，面转红润，精神佳，食欲振，腹不胀。苔薄白，胸透，肺部阴影吸收大半。前方既合病机，再拟温振胃阳，以善其后。

处方：云茯苓 10g　桂心 1.5g(后下)　炒白术 5g　炙甘草 1.5g　生姜 2 片　大枣 5 枚　焦三仙各 10g

5 剂，每日 1 剂，水煎分 3 次服。

【按语】此例初起本系外感夹滞，由于绵延未解以致痰阻胸中、支塞肺胃，原可投以苦辛通降，开中焦痰实，通宣肺气之闭，而收热解痰化、喘平满减之效。无奈坐失良机，迁延时日，乃至患儿病久体弱，中焦阳虚，纳食不运，造成水饮内停，痰随气逆，以致气喘复作，痰涎壅盛，身热降而复升。因此，在治疗方面必须温运阳气，培中渗湿。故用茯苓补脾化湿，既可补土生金，又能利水渗饮。然而痰饮之所以为患，多由气化不行；气化之所以失常，又由于阳气不足，故辅以桂心温阳化气，与茯苓同伍，共治已停痰饮。白术、甘草培中健脾，使中焦健运，白术能运化水湿，以壮痰饮再生。复加陈皮、半夏、莱菔子利气化痰，干姜温振胃阳，姜皮以利水饮，而使中阳恢复，则气化行，脾气健运则痰饮去，诸症遂解而愈。当时若执小儿体禀纯阳不可妄用温补之剂，如参、芪、术、附、姜、砂等药，又何能奏功。

六、清宣肺胃、涤痰宁心法治疗痰热扰心一例

陈某，女，13岁。

初诊：1977年11月30日。

主诉及病史：2周前高热、流鼻涕、咳嗽，按感冒治疗后，高热虽降，但低热不退，持续在37.5～38℃之间，仍汗出，心悸不宁，体怠乏力，食欲不佳，时有咳嗽气粗，咯痰不爽，小便短黄，口干欲饮，大便正常。查体咽红，肺部听诊未闻及啰音，心率120次/分，心律不齐，肝在肋下1.5cm，脾未扪及，血沉20mm/1h，白细胞总数8200/mm^3。X线胸部透视：肺无异常，心影不扩大。肺功能正常，抗“O”1∶400。心电图检查：Ⅱ度房室传导阻滞，呈文氏现象，印象为病毒性心肌炎，即用青霉素肌肉注射，口服维生素C、阿司匹林等治疗1周。因收效不显而要求中医诊治。

诊查：体温37.4℃，伴有咳嗽、口干，略痰不爽，胸闷，不思饮食，活动后汗出心悸，烦躁不安，小便黄，大便干，苔微腻，舌红，脉数而结代。咽红，心率110次/分，节律不整。

辨证：证属痰热内羁，肺胃转输不利，内扰心窍，以致心悸神烦。

治法：治以清宣肺胃，涤痰宁心，宗栀子豉汤合半夏泻心汤加减。

处方：山栀3g　淡豆豉10g　黄芩10g　半夏6g　马尾连6g　淡干姜1.2g　莱菔6g　远志10g　生石膏30g（先煎）　蚤休15g　炙杷叶10g

3剂，每日1剂，水煎分3次服。另用珠黄散6瓶，早晚各服1瓶。

二诊：低热趋降，咳嗽觉爽，心悸心烦减轻，大便已解，小便尚黄，略有胸闷，心电图复查：I度房室传导阻滞。证属肺胃转输趋利，痰热扰心向平。再拟原方加减，以希一鼓荡平，庶无贻患。

处方：山栀　3g　淡豆豉10g　黄芩10g　半夏6g　马尾连3g　淡干姜1g　莱菔子6g　枳壳6g　川郁金10g　蚤休15g　柏子仁10g

3剂，每日1剂，水煎分3次服。

三诊：迭进清化痰热之品，身热已降，咳痰亦蠲，心悸胸闷未作，舌红脉缓，心电图复查：窦性心律。拟以沙参麦冬饮加减，养阴清热，以善其后。

处方：南沙参10g　麦冬10g　生地10g　石斛10g　玉竹10g　怀山药12g　生山楂10g　生谷麦芽各10g　枳壳5g　川郁金5g

3剂，每日1剂，水煎分3次服。

【按语】此例由于痰热内蕴，肺气失宣，胃失和降，肺胃转输不利，因而熏蔽清窍，神不守

舍，舍空而痰热乘之，以致出现心悸神烦、溲黄便干、胸闷苔腻、脉象结代等。病邪已经传里，故用山栀、豆豉宣泄去烦，以治心中懊侬；黄芩、黄连性苦味寒，以清上中之热；半夏、干姜辛温，以开中焦痰实；石膏、远志、蚤休清热解毒，涤痰宁心；莱菔子、炙杷叶降气化痰，宣肺止咳。配以珠黄散涤痰通腑，镇静安神，则清宣肺胃、涤痰宁心之功更著。痰热既清，病势顿挫，因而达到“祛邪则正安”的目的。

七、生脉散加味治心悸汗多一例

吕某，女，11岁。

初诊：1978年5月20日。

主诉及病史：年余前感冒后自觉心悸汗多，气短神疲，咳嗽少痰，睡后易惊，惊则汗出心慌。曾在外院作心电图检查：窦性心律不齐，偶见过早搏动，诊为病毒性心肌炎。口服心得安、维生素B_6、维生素C、安定等。一年多来，服药则心悸好转，停药则心悸又作，甚则汗出。面色㿠白，不能活动，活动后则心悸不已，遂来门诊求治。

诊查：心悸面白，自汗出，气短神倦，口渴咽干，舌红脉细，心率100次/分，偶有间歇。白细胞总数9800/mm^3，血红蛋白11g%，血沉18mm/h。X线检查：心肺正常。心电图示：窦性心律不齐。

辨证：证属病久气虚，汗多阴伤。气阴两亏，则血少虚羸。

治法：治当气阴两补，宗生脉散加味，缓图为佳，不求速效。

处方：党参10g　麦冬10g　五味子10g　炙甘草6g　桂枝10g　黄芪10g　白芍10g　大枣5枚　阿胶10g(烊化)　生姜2片

10剂，每日1剂，水煎分3次服。

二诊：药后精神转振，心悸气短好转，汗出已少，病情稳定。再从原议增损治之，以希接效乃佳。

处方：党参10g　麦冬10g　五味子10g　炙甘草5g　大白芍10g　桂枝10g　茯苓10g　阿胶珠10g　生姜2片　大枣5枚

10剂，每日1剂，水煎分3次服。

先后共进药60余剂，临床症状消失，心电图大致正常，基本告愈。

【按语】此例由于病久，心悸汗多，耗损心血。血为阴类，阴虚则盗汗。汗多不仅耗伤津液，而且也能耗散心气，形成气阴两伤，延久未复，以致机体功能严重失调，久而不愈。故用生脉散两补气阴，并以炙甘草汤加减，以治“心动悸，脉结代”。调治两个多月，病久气虚，血少虚羸好转，基本康复。

八、血府逐瘀汤加减治疗血瘀心悸一例

陈某，男，9岁。

初诊：1977年9月3日

主诉及病史：1年前患急性传染性肝炎，治疗有所好转。继则苦于服药，病情有所反复。消瘦，胸痛，性情急躁，经常鼻衄，肝区时痛，活动后心跳加快，因而住院检查。心率110次/分，偶有停跳，肝在肋下2cm，脾未扪及，白细胞总数10000/mm^3，血沉30mm/1h，TTT9单位。

TFT(++),G. P. T. 300 单位,心电图检查:窦性心律不齐,T 波倒置,诊为迁延性肝炎,并发病毒性心肌炎。经用心得安、保肝药和中药 50 余剂治疗后,心悸减轻,惟胸胁疼痛不已。特请会诊治疗。

诊查:心悸胸痛,胁疼纳差,面色暗困,神情呆滞,舌有瘀斑,脉涩不利,偶有结代。心率 70 次/分,节律不整。

辨证:证属血瘀气滞,心络挛急。

治法:现宜活血化瘀,佐以调中治之,宗血府逐瘀汤加减。

处方:当归 10g　赤芍 10g　桃仁 10g　红花 10g　炙甘草 3g　柴胡 10g　川芎 6g　枳壳 5g　川楝子 10g　桔梗 5g　生山楂 15g

5 剂,每日 1 剂,水煎分 3 次服。

二诊:药后胸胁痛减,心悸仍作,舌旁仍有瘀斑,脉涩不利。再拟原方加减治之,以希接效。

处方:当归 10g　赤芍 10g　桃仁 10g　红花 10g　柴胡 10g　枳壳 10g　川楝子 10g　蒲黄 10g　五灵脂 10g　炙鳖甲 15g(先煎)　生山楂 15g

10 剂,每日 1 剂,水煎分 3 次服。

三诊:胸胁痛已,心悸未作,舌质紫暗瘀斑大减,食思转振,面转红润,肝肋下 1cm,G. P. T. 正常。心电图复查:窦性心律。再拟活血理气和中,以善其后。

处方:当归 10g　赤白芍各 10g　生地 10g　川芎 5g　红花 10g　广郁金 5g　陈皮 5g　枳壳 10g　生姜 2 片　大枣 5 枚

10 剂,每日 1 剂,水煎分 3 次服。

【按语】此例由于肝炎失治,影响疏泄功能,以致气血不能调畅。气之与血,如影随形,气行则血行,气滞则血瘀,气不行血,则血流不畅,故胁肋疼痛、性急气逆。血随气涌,则经常鼻衄。病久气滞,血流瘀结,故以血府逐瘀汤、失笑散以活血化瘀,使心络畅通而悸痛自止。

九、温振心阳、益气定悸法治疗心阳虚脱一例

李某,男,5 岁。

初诊:1978 年 3 月 21 日。

主诉及病史:证经 8 日,初则发热形寒,咳嗽有痰,呼吸气粗,心烦泛恶,睡眠不安。经用青、链霉素肌注,口服阿司匹林、维生素 B_1、维生素 C 等治疗,身热下降(38℃),但咳痰不爽,胸闷憋气加重,精神困惫,面色欠华,小便微黄,大便溏薄,活动后心慌汗出。咽红,肺部呼吸音粗糙,心律不齐,心率 140 次/分,偶有漏跳,肝在肋下 1.5cm,脾未扪及。白细胞总数 $10500/mm^3$,中性 60%,淋巴 40%。G. P. T180 单位。X 线检查,肺纹理粗,心影正常。心电图检查:窦性心律不齐,T 波低平,Q-T 间期延长。诊为上呼吸道感染,病毒性心肌炎。继用青、链霉素肌注、口服复方新诺明、维生素 B_1、维生素 C、异丙嗪、吸氧、输液等,体温 37℃,面色苍白,咳嗽痰多,气逆作喘,汗出唇绀,肢端发凉,手足微肿,苔色白腻,脉象沉细而快,心率 150 次/分,节律不整,肺部有湿啰音,肝在肋下 3cm。X 线胸透:两肺小片状阴影,心影扩大。病情显示,病毒性心肌炎伴发急性心力衰竭。

诊查:诊得脉数,面色苍白,汗出肢凉,咳逆不爽,痰多。

辨证:证属邪盛正衰,心阳欲脱。

治法:亟当温振心阳、益气定悸,宗参附龙牡救逆汤加减。

处方：附子 10g　生龙牡各 15g（先煎）　五味子 10g　大白芍 12g　炙甘草 6g　五加皮 10g　万年青 10g　煨姜 2 片　大枣 5 枚

1 剂，另用别直参 15g，浓煎兑服。

二诊：药后汗出，肢肿消失，手足转温，面色略华，惟尚咳逆痰多，心悸胸闷，苔白，脉细弦。心率 120 次/分，节律不整，肺部仍有湿啰音，肝在肋下 2cm，白细胞 8800/mm^3，血沉 20mm/1h。证势略平，再拟温阳定悸，化痰和中，宗桂枝甘草龙骨牡蛎汤加味。慎防反复。

处方：桂枝 10g　炙甘草 6g　生龙牡各 15g（先煎）　附子 10g　五味子 10g　茯苓 10g　橘皮 3g　干姜 1g　五加皮 10g　万年青 10g

3 剂，每日 1 剂，水煎分三四次服。

三诊：迭进温阳定悸之品，面色转华，精神转振，咳痰已平，活动时尚有心悸。效不更方，再拟原方加减治之。

处方：桂枝 10g　炙甘草 3g　生龙牡各 15g（先煎）　附子 6g　大白芍 10g　五味子 10g　生姜 2 片　大枣 5 枚

5 剂，每日 1 剂，水煎分 3 次服。

四诊：临床症状基本消失，心率 84 次/分，节律整齐，肝在肋下 1cm，肺部未发现异常。心电图复查：窦性心律。证情稳定，改拟六君子汤加味，以善其后。

处方：党参 10g　茯苓 10g　炒白术 10g　炒白芍 10g　炙甘草 3g　橘皮 3g　半夏 3g　生姜 2 片　大枣 5 枚

5 剂，每日 1 剂，水煎分 3 次服。

【按语】此例病邪深陷，正气内溃，出现面色苍白，汗出肢厥，脉象沉细等一派虚寒败象。此时治疗重心不在邪之多少，关键在于挽救欲脱之元阳。故用参附回阳，龙牡镇摄，五味子、白芍酸收固脱；炙草益气和中，姜枣调和营卫。五加皮、万年青强心利水，此乃根据现代文献报道，有利于改善心肌营养代谢，终于收到温振心阳、益气定悸之效，达到"正固则邪去"的目的。

十、温肾纳气、肃肺止咳法治疗小儿哮喘一例

李某，男，10 岁。

初诊：1964 年 9 月 21 日。

主诉及病史：哮喘 5 年，夙根未愈，兼患遗尿，不仅每晚必作，甚至白天也不能自控。迭服桑螵蛸、破故纸、缩泉丸等药，遗尿已瘥。但哮喘时犯，迄无已时。今春 2 月以来，哮喘感冒交替而作，体质虚弱已极，虽启窗露隙微风徐来，亦可迅即出现鼻塞流涕；每次感冒后，哮喘发作则加重。迭用百喘朋、氨茶碱、肾上腺素小剂量合谷穴位注射等已不发生作用。应用中药小青龙汤及麦味地黄丸等收效不显，哮喘处于持续状态。

诊查：目前，哮喘每晚必大发，殆无虚夕；发时咳逆倚息，汗出如淋，面色黄白，痰涎上壅如潮，声达户外；纳食不甘，手足时温时厥；唇娇苍白，苔白舌淡，脉象细弱。

辨证：证属病久体虚，卫外无权，藩离失固，因而易感外邪。肾失固摄，肺脾俱虚，以致气化失常，纳气无权，虚痰上泛。

治法：治当温肾纳气，肃肺止咳。不宜再投麻桂，以免犯"虚虚"之戒。

处方：制附片 20g（先煎 90 分钟）　茯苓 10g　旋覆花 10g（包）　法半夏 12g　麻黄根 10g　淫羊藿 18g　杜仲 18g　薤白 10g　杭巴戟 18g　苏子 6g　苏梗 10g　陈皮 6g　杏仁 10g

细辛 1.8g　泽泻 10g　炙甘草 3g　枳壳 6g

5 剂，每剂浓煎 3 次，两日服完。

二诊：服药后哮喘发作减轻，汗出减少，手足转温，纳食略甘。苔薄白，脉缓滑。效不更方，再拟原方继服药 5 剂，以希接效，而免反复生变。

【按语】哮喘是一种极其顽固的病证，往往经年累月不愈，甚至成为终身痼疾。

此例哮喘五年不愈。这次发作，前后长达 9 个月，运用各种方法治疗，卒不能效。考其原因，主要由于哮喘反复发作导致肺气耗散，波及脾肾。肺气耗散、则卫外之阳不能充塞腠理，故汗出如淋，常常易为外邪所侵，加重喘咳。肺脾关系密切，子病往往及母，脾虚则面色黄白，纳食不甘，健运失职，不能为胃行其津液，则积湿生痰，上贮于肺，阻塞气道，肺管因而狭窄，气机升降不利，痰随气升，则呼吸困难，气急喘促；同时气体出入，又复引动停积之痰，是以痰涎上涌如潮，哮鸣之声达于户外。痰本水也，源于肾，肾阳虚亏，不能蒸化水液，致使水湿蕴积成痰。而且肺肾同源，肺主出气，肾主纳气，出纳失职，则肺气宣降失常，造成“正虚痰伏，邪动痰升”的复杂局面。治疗中尤其感到棘手的是不断外感；每次外感后，喘势则加重一次，喘势还未平息，感冒又作。补虚苦无机会，散邪又虑伤正。虽然前医根据“外邪为标，正虚为本”，采用小青龙汤治标、麦味地黄治本的标本同治方法，但有失重点，补虚未能达到目的，外感仍然不断发生，治疗始终处于被动，以致患儿弱不经风，虚羸已达极点，随时都有可能危及生命。在这种情况下，麻桂绝非所宜，不得不应用大剂量的附子、巴戟天、淫羊藿、杜仲以温补命火，细辛、甘草温经散寒，复以麻黄根敛汗收汗，茯苓、泽泻利湿渗饮，枳壳、薤白、旋覆花宽胸宣痹，苏子、苏梗、杏仁、陈皮、半夏降气化痰止咳，形成一张补中寓消、降中有宣、敛中有散的大方。虽然消补宣降敛散相结合，但重点仍在温肾扶正。尤其为了减少附子毒性，水煎 90 分钟，使其充分发挥附子的温阳强壮作用，结果疗效十分满意。

据患儿家长反映，患儿自 9 月 21 日开始服药后，至第 6 剂时喘势大定，每夜喉中没有喘鸣。但是遇有天气骤冷，喘势仍作，较前减轻。服药到 50 天时，改为每日 1 剂，哮喘已经完全平定。最近曾两次感冒，且发高烧，但哮喘并未引发。嗣后应用此方，先后共治 20 余例久治无效的哮喘患儿，均获得很好的疗效。

【编者评注】刘老先生是著名的中医儿科学家，他长期从事儿科临床工作，积累了丰富的临床经验。本例小儿哮喘病史五年，每晚必发，发时咳逆倚息，汗出如淋，面色黄白，痰涎上涌，手足时温时厥，舌淡苔白，脉细弱。曾用西药多种及中药小青龙汤及麦味地黄丸等收效不显。刘老根据患儿病久体弱、肾失固摄、肺脾俱虚、气化失常、纳气无权、虚痰上泛的病机，治以温肾纳气、肃肺止咳。方药补中寓消，降中有宣，敛中有散，以恢复肺的宣发肃降功能，因而取得很好的疗效。刘老治疗本例患儿，补消并用，宣降同施，敛散兼进，并重用附子 20g 之多，都是前人治疗经验中所鲜见的，因而丰富了中医儿科治疗学的内容。

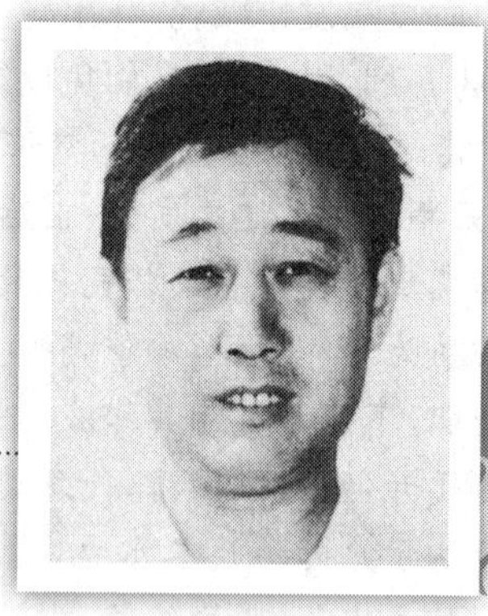

王永炎医案

【生平传略】

王永炎,1938年生,天津市人。主任中医师,中医教授。1962年北京中医学院首届毕业生。毕业后留校工作,曾长期跟随著名中医学家董建华教授临床应诊,学术思想上深得董氏真传。临床擅长内科,尤其对中医脑病(神经内科)的研究,理论上有较高的造诣,实践上有比较丰富的经验;主持中风病诊视规范及辨治规律的临床研究,曾获北京市1985年科技进步三等奖;由他担任负责人的《中风病血瘀证的临床与实验研究》、《中风病系列方药临床研究》和《急证中风病科研》等几项研究工作,均为国家级科研专题;在科研设计和思路方法上,均有独到之见。

主要著作有《中医健康文库脑血管病》,已译成日文在日本出版;《实用中医内科学》撰写脑系统病部分计9万余字。此外还在国家和省级期刊杂志上发表学术论文30余篇。1983年晋升为副教授,1986年晋升为主任医师、教授。

历任北京中医学院东直门医院内科副主任、医务部主任、常务副院长,中华全国中医内科学会副主任委员兼秘书长,北京中医学院院长。曾任北京中医学院副院长兼护理系主任,北京中医学院学报副主编,中华全国中医学会副会长,中华全国中医学会内科学会主任委员。

一、清肝熄风、活血通络法治愈口僻一例

崔某,女,19岁。

主诉及病史:素常月经后错,色黑有块,本月延期半月未至,头晕口苦,心烦易急,躁汗频多。午睡贪凉,临近窗口,突受外风,发为右侧口眼歪斜(周围性面瘫),前服防风通圣丸及牵正散加减约一周未见明显效果。

诊查:舌苔薄白,舌质偏红,脉细弦稍数。

辨证:为肝经郁热,邪热外蒸,以汗出受风,是外邪引动内风,现无表证。

治法:治拟清肝熄风,活血通络。

处方:夏枯草15g　钩藤30g　菊花10g　黄芩10g　乌梢蛇6g　地龙10g　赤白芍各

10g　草红花 10g　鸡血藤 15g　川牛膝 15g　水蛭 6g

服药 3 剂明显好转，服药至 9 剂而愈。

【按语】患者素有瘀血内阻，故诊见月经后错，色黑有块；血瘀气滞，瘀久化热，引动肝火，上扰心神，干犯清窍，故头晕、口苦、心烦；外感风邪引发肝火，循经上扰，阳化风动，以致口僻不遂，故用清肝熄风，活血通络法。方中夏枯草、黄芩清肝火，钩藤、菊花另加乌梢蛇清肝熄风，地龙、赤白芍、红花、鸡血藤、川牛膝及水蛭活血通络，川牛膝尚能引血下行，取血行风自灭之意也。

二、辨证治愈颤证两例

例一　清化痰热、养血活血法

赵某，男，59 岁。

主诉及病史：3 年前发现双手震颤，尔后逐年加重。入院时查双手震颤属静止型，幅度中等，写字可见明显震颤线条，影响工作、生活，生活自理亦感吃力。

诊查：双手震颤始动时间 2.5 秒，拐弯时间 2.5 秒。兼有头晕眠差，心胸闷痛，汗多。舌质暗有瘀点，舌苔根部黄腻，脉细弦滑。

辨证：以气阴不足而气虚生痰，阴虚生热，痰热内盛以致内风动越，证属痰热风动。

治法：治以清化痰热，养血活血为法。

处方：全瓜蒌 30g　胆南星 10g　竹沥 30g　钩藤 15g　天麻 10g　珍珠母 30g(先煎)　丹参 15g　赤芍 10g

另选用羚羊角粉 1.5g，随汤药分 2 次冲服。

经治疗半月，出院时震颤幅度变小，程度变轻，可以自控，写字前后对照明显好转，生活可以自理，始动时间缩短为 1.6 秒，拐弯时间缩短为 1.8 秒。治疗前后两次脑电图对比，治疗前 α 波指数为 28%，而治疗后 α 波指数为 52%，前后对照 α 波指数有明显提高。本例疗效判为临床治愈。出院后门诊随访半年，病情稳定。

【按语】患者年逾五旬，气阴自半，气不足则运化差，痰湿聚；阴不足则虚热生，肝风煽。因而痰热内盛，内风动越，致双手震颤。风痰热上扰心神，填塞清旷之区，故见头晕眠差，心胸闷痛，汗多，舌暗。本病在本为气阴不足，在标为痰热生风，治以标本兼顾。羚羊角清肝熄风，全瓜蒌、胆南星清化痰热，钩藤、天麻平肝熄风，丹参、赤芍活血通络。全方共奏清化痰热、养血活血之功。

例二　培补肝肾、活血熄风法

许某，男，51 岁。

主诉及病史：1968 年起发现右上肢震颤，渐进发展为四肢震颤。

诊查：入院时查四肢震颤幅度大，程度重，肌张力增高呈铅管样强直，书写困难，始动时间为 3.3 秒，拐弯时间 3 秒，兼有头晕，腰酸。舌暗苔薄自，脉弦数。

辨证：证属肝肾不足，血瘀风动。

治法：治用培补肝肾，活血熄风。

处方：何首乌 15g　生地 15g　玄参 10g　钩藤 15g　白蒺藜 10g　生牡蛎 30g(先煎)　丹参 15g　赤芍 10g　杜仲 10g　珍珠粉 0.3g(分冲)

经服药 10 天出院，震颤幅度明显减轻，右手为中等度，左手为轻度，肌张力增高程度也减轻，始动时间为1.25秒，拐弯时间2.2秒，写字情况较前好转，生活基本上可以自理。治疗前后肌电图和脑电图对比：治疗前肌电图可见明显群放电位，治疗后群放电位明显减少。治疗前脑电图α波指数为20%，治疗后α波指数为46%，前后对照α波指数有明显提高。判为疗效显著进步而出院。

【按语】患者年逾五旬，正气亏损，肝肾不足。肝主筋，肾主骨，肝肾不足则筋骨痿软；肾为作强之官，主司技巧，肾亏技巧不能，作强失司，故见肢体不自主震颤，且伴有头晕、腰酸、舌暗等症。治用培补肝肾、活血熄风之法，选用何首乌、生地、玄参、钩藤、白蒺藜平肝熄风、培补肝肾，丹参、赤芍活血、熄风，共奏功效。

三、清化湿热、益肾助阳法治疗痿证一例

高某，男，17岁。

主诉及病史：患者于1周前患肠炎，腹泻日两三次，不发热，胸闷周身不适，经治肠炎已愈。入院前两天四肢瘫软无力且渐进性加重，四肢麻木酸痛，自觉胸部发憋，自汗频生，口渴喜凉水，但饮后恶心欲吐，尿少色黄，排尿困难。于1973年8月10日入院。

诊查：神志清楚，心肺正常。舌苔薄黄腻，脉濡滑数。颅神经查无异常，四肢对称性弛缓性瘫，双上肢肌力3度，双下肢肌力2度，肌张力低，腱反射均低，有腓肠肌压痛，未查出肯定的深浅感觉障碍，未引出病理反射。脑脊液检查：蛋白41.5mg%，糖>50mg%，白细胞2个/mm^3。

西医诊断为格林-巴利综合征。入院后第1周四肢软瘫又有加重，双上肢肌力下降至2度，双下肢肌力下降至1度，西医治疗给氢化考的松200mg/日，加15%氯化钾10ml静点12天，后改强的松20mg/日，服20天，后逐渐减量停药。

辨证：为湿热阻络，筋脉弛缓致痿。

治法：治用清化湿热活络，少加解毒之品。

处方：薏仁30g　白术10g　茯苓12g　黄芪10g　赤芍15g　鸡血藤30g　桑枝30g　板蓝根12g　忍冬藤12g　六一散12g(布包)

二诊：服药3剂后，胸闷憋气好转。又服药6剂，黄腻苔已化净，口渴溲黄已除，惟四肢软瘫无明显进步，双下肢冷汗出，腰腿酸痛，脉滑而缓。改拟益肾助阳，健脾化湿活络。

处方：桑寄生30g　川断15g　仙灵脾12g　熟地15g　桂枝15g　苍术12g　苡仁30g　羌独活各10g　细辛3g　威灵仙15g

本方加减连服药30多剂，四肢软瘫逐渐康复，于9月30日查双上肢肌力近5级，双下肢肌力4级，可以下地锻炼走路，遂出院。

【按语】湿热之邪，灌注筋脉关节，气血流行不畅，筋脉失养，筋骨不用，故见痿。此患者一周前湿热中焦、升降失司、脾湿内困，故见胸闷、口渴、腹泻，湿热缠绵不除，弥漫经络，病情发展致痿。治疗当用清化湿热，祛除病因，同时要活络解毒，使湿热祛、气血通。标实已祛，湿邪困脾，伤阳耗气本象又显，故用益肾助阳、化湿通络之法以收功，获得良效。

四、辨证治愈头痛三例

例一　平肝醒脾、熄风活络法

范某，女，28岁。

初诊：1977年10月。

主诉及病史：平素爱生闷气，又兼操劳，3年前第一次发生左侧偏头痛；发作前眼前冒金花，视物模糊；发时剧痛，坐卧不安，头胀痛刺痛有搏动感，痛重则恶心、呕吐，约数小时后缓解；以后每月都有发作，西医诊断为血管神经性头痛，给服麦角胺制剂，先可缓解，而后渐渐失效。近1年来阵发性偏头痛，持续性全头痛，头沉胀，重时痛如锥刺，痛处固定不移，发时仍有搏动感，兼有眩晕、目干涩、耳鸣、口苦、恶心、食少、食后腹胀，月经后延、色黑有块，性情急躁易怒，难以入睡。

诊查：舌质暗红，舌边有紫色瘀斑，舌苔薄白中心淡黄，脉沉细弦。

辨证：痛乃郁怒伤肝，劳倦伤脾，肝郁化热日久，暗耗肝阴而虚阳上扰，脾伤则湿浊内停而升降失常，偏侧头痛有搏动感是属郁热滞气，进而血络瘀阻，故每逢肝阳夹湿浊、瘀血蒙窒清阳之时必发头痛。

治法：治拟平肝醒脾，熄风通络。

处方：钩藤30g　菊花10g　珍珠母30g(先煎)　生龙牡各30g(先煎)　苡仁30g　省头草10g　白芷6g　赤芍15g　川芎30g　川牛膝15g　竹茹10g　荷梗10g

服药3剂头痛减轻，原方药又进3剂痛止；1周后复发，但程度较前轻，继服汤药24剂，后改丸药，1年来未复发。

例二　肝胃两清、熄风活络法

冯某，男，46岁。

初诊：1977年8月。

主诉及病史：左偏头痛5年，发作前有视野缺损的先兆症状，发作时左颞侧可触及血管搏动；头痛伴眼肌麻痹，左眼外展受限，左侧颜面痛觉减弱，恶心呕吐，夜睡不实。不发作时左额颞侧有麻木发胀不适感，西医诊断为血管神经性头痛，久服麦角胺及索米痛等药。

诊查：舌质暗红，苔薄黄，脉弦滑数。

辨证：证属少阳阳明郁热化风，瘀血阻滞脉络。

治法：治拟清肝胃热，熄风活络。

处方：夏枯草15g　龙胆草6g　知母10g　赤芍15g　生石膏30g(先煎)　川芎30g　川牛膝15g　钩藤30g　祁蛇10g

服药3剂头痛锐减，自觉头部有一种数年来少有的清爽感；睡眠安适，惟晨起头晕。上方去知母、生石膏、龙胆草，加白蔻3g。再服药3剂，病情又轻。9天后因睡眠不好偏头痛又发作，但程变较轻。舌质暗红苔黄腻，再守前意加重活血之力。

处方：夏枯草15g　密蒙花10g　水蛭10g　白蒺藜12g　珍珠母30g(先煎)　草红花10g　川芎30g　川牛膝15g　鬼箭羽10g　三七面2g(分冲)

服药3剂头痛未发，左颜面麻木已除，左眼外展受限明显好转、尚有露白。带方回原地继续治疗。

例三　清热育阴法

斯某，女，41岁。

初诊：1974年10月。

主诉及病史：1968年因精神受刺激，曾有癔病性痉挛发作，并患偏头痛。最近一年偏头痛发作频繁，每月十数次，痛有搏动感，伴前额胀痛，痛重恶心；口苦咽干喜冷饮，耳鸣，手足心热；大便秘结，常三五日一解。西医诊断为血管神经性头痛，久服麦角胺制剂疗效渐差，发作严重时当地医院给肌注杜冷丁并服水合氯醛，于熟睡几小时后尚可缓解。

诊查：舌苔淡黄而干，脉沉细弦滑。

辨证：证属久病阴虚阳亢，肝胃郁热上冲，血瘀脉络。

治法：治拟清肝胃活血络为主，适当加育阴生津之品。

处方：龙胆草 6g　夏枯草 15g　知母 15g　生石膏 30g　川芎 6g　川牛膝 30g　竹叶 6g　菊花 10g　全瓜蒌 30g　生大黄 10g　芒硝 6g(分冲)　生地 30g　天花粉 15g　石斛 10g

二诊：服药 3 剂头痛减轻，腑气已通，诸症皆有好转，改拟芎芷石膏汤加味再治。

处方：川芎 30g　白芷 6g　生石膏 45g(先煎)　黄芩 10g　白蒺藜 10g　赤白芍各 15g　淡豆豉 10g　青黛面 2g(分冲)　肉桂面 1g(分冲)

三诊：服药 15 剂，头痛已除，转回原治疗单位观察。

四诊：1977 年 6 月。患者来京复诊，最近两年偏头痛明显减轻，数月一发，继服前诊方药，病情尚可控制，发时疼痛不重。本次因外感高烧头痛，经治表证已解，但偏头痛复发，剧痛，恶心呕吐，口苦口干，便秘。舌质暗苔黄腻，脉细弦尺脉沉弱。证属脾虚湿浊化热，风阳上窜，血瘀阻络，再拟清热燥湿、活血通络为法。

处方：鲜藿佩各 10g　茯苓 15g　白蔻 3g(打)　苡仁 30g　黄芩 10g　滑石块 15g　白蒺藜 10g　钩藤 30g　菊花 10g　川芎 12g　赤芍 15g　川牛膝 15g

五诊：以本方加减服药 15 剂，头痛逐渐减轻，痛止一周，带方回原单位继续治疗。

【按语】头痛一证，当分外感与内伤。外感尤以风邪为主，内伤尤以肝、脾、肾三脏失调为主，并多因七情内伤所致。例一，郁怒伤肝，思虑伤脾，郁久化热，治当以平肝醒脾活络为法，选用川芎定痛饮加减。例二，患者左偏头跳痛，左颜面麻木，伴恶心呕吐、眠差、脉弦滑，为痰凝阻滞、少阳郁热、循经上犯，治疗重用夏枯草、龙胆草清肝胆郁热，川芎、赤芍活血，坚持服用收到良效。例三乃肝郁日久，暗耗阴血，虚热内生，脉络阻滞，故头痛伴口苦咽干、耳鸣、手足心热等，治用养阴生津退热而奏良效。

五、小柴胡汤加味治疗热病验案三例

例一　梁某，男，19 岁。

主诉及病史：2 天前突然恶寒，继之发热、咳嗽，进而牵引右胸掣痛，痰多色黄，口渴欲饮，饮后欲呕，不思饮食，溲黄便干。

诊查：苔薄黄，脉弦滑而数。查体温 39.2℃，血压 120/70mmHg，右肺呼吸音明显减弱，血白细胞总数为 16500/mm^3，中性 86%，右下肺大片状阴影，西医诊断为大叶性肺炎。

辨证：证系肺胃蕴热，热在气分。

治法：治以解热为先。

处方：柴胡 15g　黄芩 10g　半夏 10g　生姜 2 片　生甘草 3g　生石膏 45g(先煎)

服药 3 剂，体温恢复正常，上方减石膏，加枳壳 10g。又服药 3 剂，咳嗽、胸痛减轻。共服药 12 剂，胸透病灶有吸收，血象恢复正常。

例二　张某，男，25 岁。

主诉及病史：因高热、右胁痛甚 3 天入院。素有胃疾，时而脘腹隐痛，纳谷不馨，乏力气短，于 3 天前饮食不慎，发现右胁疼痛并且逐渐加重，牵引肩背，继发高热，时时嗳气，泛吐黄水，口苦咽干，小便黄赤，大便秘结，3日未解。

诊查：舌质红苔黄，脉弦数。查体温39.6℃，巩膜轻度黄染，腹平软，右上腹压痛明显，肝脾未扪及，莫非氏征阳性，血白细胞14800/mm³，中性88%，淋巴12%，黄疸指数20单位，谷丙转氨酶80单位，尿三胆阳性。西医诊断为胆道感染。

辨证：证属肝胆热盛，腑气不通。

治法：治拟清利肝胆，通腑泻热。

处方：柴胡30g　黄芩15g　半夏10g　生姜2片　生甘草3g　生大黄15g

二诊：服药3剂，体温退至38℃，右胁痛减轻，呕吐止、大便通，但溲及巩膜仍黄。改上方去大黄，加茵陈30g，金钱草10g，广郁金10g。

三诊：又服药6剂，黄渐退，胁痛止，体温正常。

四诊：再服上方药6剂，基本痊愈。后以香砂六君子汤调理脾胃而收功。

例三　罗某，女，36岁。

主诉及病史：5天前发现尿短、尿急、排尿不畅，溲黄，继之发热而尿频尿急加重，尿道热涩疼痛，胁腹胀痛，恶心纳差。

诊查：舌苔薄黄、中后部黄腻，脉弦滑数。查体温38.5℃；膀胱区轻压痛，血白细胞13600/mm³，中性82%，淋巴18%。尿镜检白细胞(15～25)，红细胞(0～3)，蛋白(+)，尿培养为大肠杆菌，西医诊断为泌尿系感染。

辨证：证属膀胱湿热。

治法：治用清热兼利湿热。

处方：柴胡30g　黄芩15g　半夏10g　生姜3片　生甘草3g　黄柏10g　地榆15g

二诊：服药3剂，体温恢复正常，尿频尿急尿痛锐减。

三诊：又服上方药3剂，症状消失，尿常规镜检转阴，尿培也转阴。嘱再服上方药6剂以巩固疗效。

【按语】此案三例热病，其一为大叶性肺炎发热；其二为胆道感染发热；其三为泌尿系感染发热；均以小柴胡汤加味而治愈，体现了中医的异病同治思想。小柴胡汤为少阳枢机之剂，和解表里之总方。少阳之气游行三焦，而司一身腠理之开合。柴胡味苦微寒，黄芩味苦寒。其治则正如《内经》谓："热淫于内，以苦发之。"故成无己认为："热气内传，攻之不开，而迎而夺之，必先散热，是以苦寒为主。"例一外感风寒，入里化热，热在气分，肺胃热甚，故痰多色黄、胸痛、口渴、苔黄，方用小柴胡加生石膏清阳明气分之热而收功。例二素有胃疾，加之饮食不节，脾胃失运，肝胆不利，痰浊宿食内停，郁而化火而致肝胆湿热、腑气不通，故以小柴胡加茵陈、大黄、金钱草清利湿热，通腑泻热。例三为湿热下注膀胱而见发热溲黄、尿痛、排尿不畅，故以小柴胡加黄柏、地榆清利湿热，故而收功较速。此三例发热虽均以小柴胡汤加减治愈，但各有不同兼证，治疗亦异。

六、化痰通腑饮治愈中风两例

例一　化痰通腑、平肝熄风法

杨某，男，53岁。

主诉及病史：以左侧偏瘫4天而入院。入院查：意识清楚，血压150/90mmHg，有左侧偏瘫，偏身麻木，口舌歪斜，左上肢肌力0度，左下肢肌力Ⅱ度，属重偏瘫。左侧肌张力高，左侧腱反射亢进，并可引出病理反射。腰穿脑脊液无色透明，初压 140mmHg。西医诊断为脑血栓形成，定位于颈内动脉系统，患者有慢性胃炎的合并症。

诊查：左半身不遂，左偏身麻木，思睡，意识朦胧已有日半。口舌歪斜，头晕，大便 4 日未解，痰白粘不易咯出。舌质淡红，舌苔黄厚腻，脉象弦滑，偏瘫侧脉大有力。

辨证：证属中风中腑，后转为中经，风痰上扰，痰热腑实。

治法：先拟化痰通腑、平肝熄风为治。

处方：生大黄 10g(后下)　芒硝 6g(分冲)　全栝蒌 30g　黄芩 10g　半夏 10g　钩藤 30g　菊花 10g　竹沥水 30g(分冲)　生甘草 3g

二诊：服药 2 剂，大便已通，黄腻苔渐化，头晕稍有减轻，偏瘫亦轻，肌力左上肢 0 级升至Ⅰ级，左下肢Ⅱ级升至Ⅲ级。改用平肝化痰加入活血通络之品。

处方：钩藤 30g　菊花 10g　全栝蒌 30g　黄芩 10g　半夏 10g　陈皮 6g　赤芍 10g　草红花 10g　桑枝 30g

三诊：上方药服 6 剂后，左上下肢肌力恢复至Ⅳ级，有人搀扶可以锻炼走路，左偏身麻木也明显好转。继服上方药 10 剂后，基本痊愈，出院。门诊随诊半月，已能半日工作，又治 1 个月后，恢复全日工作。

例二　化痰通腑、清心开窍法

关某，女，65 岁。

主诉及病史：以突然昏仆、右半身不遂、失语 3 天入院。入院查：昏迷，体温 38.5℃，血压 150/90mmHg，右偏瘫为完全性弛缓性瘫痪，右肌张力低，腱反射低，并可引出病理反射。腰穿脑脊液为血性，压力为 270mmHg。西医诊断为脑出血，合并有肺部感染。

诊查：起病急骤，发热，昏迷，右半身不遂，失语，口唇干。舌痿苔薄黄腻，脉滑数有力。

辨证：证属中脏闭脱，以阳闭为主。

治法：当责之痰热蒙闭清窍。先拟化痰通腑，清心开窍为法。

处方：全瓜蒌 30g　胆南星 10g　天竺黄 10g　生大黄 10g　芒硝 6g(分冲)　菖蒲 10g　郁金 10g

二诊：上方药服 7 剂，同时采用清开灵 40ml 兑入 10%葡萄糖液 5000ml 中静脉滴注，抗生素控制感染等措施，患者仍昏迷，颈强直，牙关紧；但身热已退，大便已通。舌质红，苔薄黄干腻，脉细弦滑数。改用育阴熄风化痰之剂。

处方：生地 12g　玄参 12g　生牡蛎 30g(先煎)　夏枯草 15g　钩藤 30g　菊花 10g　天竺黄 6g　胆南星 10g

三诊：上方药连服 3 剂，并服牛黄清心丸每次 1 丸，日服两次(鼻饲)，于昏迷 12 天后神志转清。

以后又用育阴益气、活血通络之剂治疗 1 个月，遗留有右侧轻偏瘫，可以扶杖步行，言语不清而出院。

【按语】中风为本虚标实之症，在本为肝肾亏损、气血不足，在标为痰瘀内阻、风火相煽。此二例患者病情均为中风极期，以标实为主。中焦被痰热湿邪阻滞，不能升清降浊，影响气血运行布达，对半身不遂康复则大为不利。考前人治中风用三化汤(厚朴、枳实、大黄、羌活)，通腑泻热，除滞降痰。此二例均用化痰通腑饮加减化裁，遏制鸱张之病势，使病情逐渐向愈而安。此方是我院于 1974 年以来，针对中风急性期出现痰热腑实证而特设，观察五百余例患者，约半数以上者取得较好的疗效。度过急性期，痰浊实邪已祛，本虚之象渐显，或气虚血瘀、或肝阳上亢、或虚风内动，抓住病机之本，运用平肝熄风、益气活血等法而善后调理。

【编者评注】王永炎教授是著名的中医内科专家，在国内对中风病的研究堪称独树一帜。本案例一以左侧偏瘫四天入院，诊见思睡已一日半，左侧半身不遂、口舌歪斜、大便4日未解，痰白粘不易咯出、舌质淡红、苔黄厚腻、脉弦滑。例二以突然昏仆、右半身不遂、失语3天而入院，诊见发热昏迷、口唇干燥、舌痿苔薄黄腻，脉滑数有力。两例患者虽然轻重不一，但均表现为痰热腑实之证，治疗均以化痰通腑为主，切中病机，使患者很快转危为安。中风病病因多为中焦痰热蕴结、消灼津液所致。因腑气不通、浊邪上扰心神发生意识障碍，使病情加重。故临证及时通腑泻热，一可使腑气通畅，气血得以敷布，通痹达络，能促进半身不遂的好转，胃肠的痰热积滞得以降除，又可克服气血逆乱以防内闭。王氏等曾运用化痰通腑饮（瓜蒌、胆星、大黄、芒硝）治疗急性缺血性脑卒中符合痰热腑实证者158例，总有效率达85.4%。可见正确应用化痰通腑法是抢救中风急证的重要环节。

黑龙江名医医案

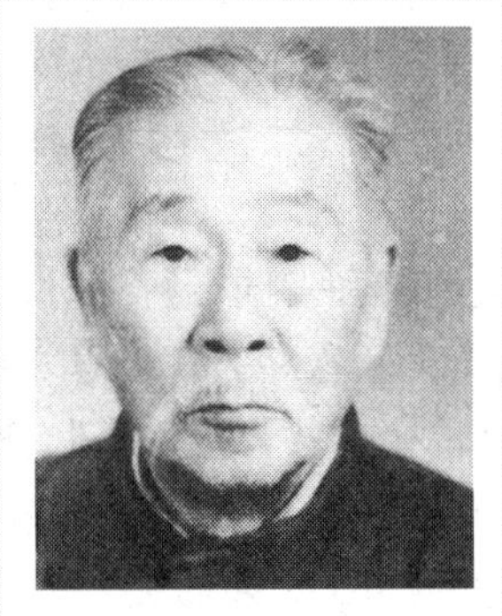

高式国医案

【生平传略】

高式国，1902年生，河北省宁河县人。中医副研究员。1920年中学毕业后曾任私塾学校教师，同时自学中医，先后拜吕泰交、蒋鹤青、吴道善等人为师。1928年开始正式悬壶，曾游医于长春、佳木斯等地。1951年进中医学西医进修班深造，1955年参加哈尔滨道里区卫生所工作，任中医科主任；次年，转入黑龙江省中医进修学校执教，讲授《内经》与针灸学；1958年又调到黑龙江省中医药研究所工作，历任中医内科、外科、针灸科主任和针灸经络教研室主任，1981年定为副研究员，1983年退休。

高氏毕生穷研医经，对针灸学说亦有较深入的研究。主要著作有《内经补正》、《针灸穴名解》等。

一、凉被外敷、清热解毒法治愈疹后滞热一例

50年前，余在依兰太平镇同义成药店行医。业主刘雨滋抚宁人，其第3子疹后滞热，消瘦懒食，时时以凉药滋之。延本镇老医诊治，迁延2个月之久。儿之六叔，与我同室宿，告余曰："小三完了，怕是活不到明天了。"余思应用凉药而郁热不解者，非医药之过也；所以然者，醒则怀抱，睡则火炕，是内寒之而外烙之也，故不愈，亦不死。余谓其六叔曰："既无生望，可用峻法治之。"教以掘地半尺置儿坑中，两旁培潮土，只露胸腹，免碍呼吸。汝不见生痘小儿，死而埋之有得活者耶。即热毒郁凉得解也。儿叔以为然，急告兄嫂。少时刘雨滋来，问余曾有经验否？余绐之曰："经验数次矣。"雨滋首肯而去。少时而儿六叔来曰："嫂不允奈何？"余告用麻袋装凉土，以凉被褥铺土上，使儿卧之。其母仍不允。且曰："如此重病再受大凉，岂不速其死乎？"儿六叔又以告余。余曰："将土袋置小桌上，铺以凉被。"刘六强夺其侄，置之桌上，盖以凉被。其母到店房哭骂曰："我儿还未死，就让往地下撂，乱出主意。倘有好歹，我和他算账。"其夫来劝，

扯回后室。余深悔热心太过。少时儿六叔来曰："睡着了，额上有汗。"余曰："被稍温，则换凉者。"少时其父来曰："汗大出了。"余曰："覆以温被。"儿睡至傍午而醒。雨滋问可否与食？余曰："与稀粥"。举家大喜，当日热退，数日而痊。余所以敢坚持冻法者，有鉴于哈尔滨店客之父，卧凉地而热毒解也。此后余用此法救人多矣。

【按语】本案应用凉被外敷清热解毒法治愈疹后滞热1例，颇有特色。本病患者疹后滞热，前医凉药清热而郁热不解，家长护理不当，即"醒则怀抱，睡则火炕"。患者发疹由肺热入营外泄所致。疹后滞热仍肺热不解，根据"肺合皮毛"理论，故用凉被外敷，清解郁热，其病告愈。

二、移情易性法治愈顽固不寐一例

余在长春天地街和发同行行医时，冬日清晨，一官翁为子延医，翁唐姓，人多识之，其子名福海，所恋一女子为豪家夺去。彼思之不寐，将1个月矣。见患者年30许，面㿠白，脉弱数，自云愿吃小量丸药。余曰： "汝病正归脾丸症也。"归途余告唐翁曰："无须服药，可延其友朋来，诱与竹战(打牌)，移转其神思，必真动输赢乃可。则彼无暇念及恋人矣。"其父点首，依余言行事。仅买丸药(归脾丸)10丸而去。铺中柜伙皆笑余痴。执事人霍振芳谓余曰："此老乃京中官家，肯出钱服贵药。"盖谓余无作业术耳。临年终，唐翁来，携礼物两份，曰："小包给先生，大包给柜上。"霍陪坐攀谈。唐叟言："我家福海经你们先生治愈矣。先生真有妙法。如此重症，柜上仅卖10丸药，我特来补补亏情。"

【按语】善医者，先医其心，而后医其身。中医一贯注重心理因素在治疗中的积极作用。本例运用移情易性法治愈顽固不寐，就是用转移注意力的方法，以减轻病症。

三、局方清心丸治愈头痛二例

某病头昏沉热痛，余先用降火清热之剂，症重者多不愈，后改用局方牛黄清心丸治之，效而简便，有时加减则效力减低，盖脑亦心也，乃全身整体之中心。非"心生血"之脏器，乃"心藏神"之大脑也。先当识此，勿令误也。

又某妇人，年约40余，患头痛，掣连目系，余以局方清心丸为治。愈后又来告曰："吾症曾经西医检查，乃脑中生瘤。今又往检查，瘤已消失。"余大惊异，以为平平之药而能有此奇效，想来古方功能被埋没者，当更多也。

【按语】《和剂局方》的牛黄清心丸是治疗气虚血亏、虚烦不眠、头晕目眩或肝风内扰、挟痰挟火、横窜经络所致头痛、半身不遂等症的常用有效中成药。方中以山药、参、苓、术、草、干姜、大枣补脾益气；以归、芎、芍、麦门冬、阿胶补血养血，滋肾柔肝；以神曲、大豆卷健脾化湿；肉桂、蒲黄疏通血滞；重在牛黄清心热，豁痰定惊，犀角凉血解毒；羚羊角清肝热而平熄内风；朱砂清心安神除烦；麝香、冰片醒脑开窍，活血通经络。配合其余诸药，功能补益气血、清心热、豁痰开窍、熄风通络。

四、四物汤加清解剂治愈白血病一例

余答友人问："白血病，中医古籍不载。以名义推之，当为白细胞增多。"曾有患者，介绍人先秘告曰："此白血病也。"及诊其脉细弱而已，与前之所谓白血病，个个不同。谨能据证论治。

于法则活血补气，增液清热。于药则当归、赤芍、桃仁、红花、黄芪、生地、浙贝、牛膝、枳壳、丹皮、地骨皮之类。治此等症，未曾留心记忆，亦未追查结果，只有王兆英之症，尚能记其大略，记述如下：

1983 年有王兆英者，女性，30 余岁。面白气短脉数弱。处方：四物汤加生芪、桃仁、红花、怀牛膝之类，连服多剂。愈后上班后劳累反复，发灼热。换方：去芪地，加石膏、双花、连翘之类，又服多剂愈。1984 年反复，仍予如上诸药变通更换。1985 年反复，脾脏肿大，呼吸觉窒，换方去补性，加川楝子、三棱、莪术、延胡索之类，其人往来次数较多，时间持续较久，故能略记梗概。常有先者去而介绍后者来，由此测之，愈者较不愈者为多。

【按语】白血病是造血组织的一种原因尚未完全明确的恶性增生性疾病。与中医的血证、积聚、虚劳等证相类似。本案由于机体正气不足，易受毒邪侵袭，由表入里，正虚邪盛，伤及营阴，阴血不足所致，故用四物汤加银花、连翘、石膏之类，扶正祛邪，标本兼顾，因而颇获佳效。

五、麻黄汤加味治愈皮下虫症一例

1964 年春令，一妇人年 40 余，来求诊病，自挽其袖，舒出一臂曰：皮下有小疙瘩，有微痛，捏之则痒，两臂及背部、两腿前面均有之，西医诊断为皮下有囊虫，其妇怕开刀，不敢令治。余思此症在脉无可考。仅能依症状治之。

处方：麻黄汤加苏子一两，青皮、陈皮、大腹皮各三钱。

煎服取汗。后多日来复诊，其告曰吃药见轻，吃到 12 剂捏之皮下核软矣，触之亦不痒。

【按语】皮下囊虫病是指皮下组织有可以自由移动的皮下结节，与周围组织不粘连。本案根据《素问·阴阳应象大论》："其在皮者，汗而发之"的理论论治。寒邪阴凝，气血流行不畅，肺合皮毛，皮毛闭塞，故用麻黄温通发散，外可宣透皮毛腠理，内可深入积痰凝血，《神农本草经》有"破癥坚积聚"的记载。桂枝温经活血通络。杏仁、苏子宣肺利气。青皮、陈皮、大腹皮疏理气机。

六、针刺会阳治愈腹泻危症一例

1946 年，余在佳木斯自设诊所行医。初夏时，一农妇抱 2 岁男孩求诊。置儿桌上，解被视之，黑瘦如漆柴，哭无声，目不睁。其母曰："无他病，只是泻肚，近 2 个月矣。"时同道李医名崇五，促余开会。余忙忙然以针点刺两会阳，儿尚知痛，大哭无泪。余不索针费。促其速去，妇即裹儿抱走。

阅 3 个月后，时至初秋，该妇又抱儿来，持礼物言谢。余已不识之矣。妇曰："汝不记上次治病不收针费之事乎？"余问儿病如何？妇将怀抱之儿放之地上，跑走如常。余大喜曰："无意中救人一命。"妇曰："上次之来，谁家都不给治，全说不能活。先生竟救活他。"余问还另吃药否？曰不曾吃。

余初治其病时，见其危状，以为万无生理，知其不可为而为之，非意其必愈也。只针 1 次而竟得活，实出意外。针道其神乎哉。看来医之治病，凡属未死，均有幸生之望。后余反复思之，刺会阳以回其阳，而助其内热，则虚寒得补也。

【按语】本例针刺会阳穴治愈腹泻危症，确有"针通其神乎哉"。会阳为足太阳膀胱经穴，别名为利机，其部位在骶部长强穴外侧一寸五分，故治泄利不止、肠炎、痢疾等有显效。

七、四物汤加味治愈腹胀重症一例

余在长春和发同行应诊时，执事人霍某之亲戚某，在下九台设药店。其妻年50余，月经未断，小腹胀甚，诸法使用不效。知其非孕，用杀虫剂亦不效。计划返原籍待死，来长春辞亲故，顺脚抵红十字病院求治。日本人云须剖检，患者惧而不肯。拟明日返九台，临行霍某荐余予诊，余以为彼从大医院来，无诚意于我。勉以试诊，塞责而已。其脉正常，但稍沉弱。观其腹膨大而软，岂可言无病，不得已，为处四物汤加黄芪、山萸、山药、龙骨、牡蛎，以强其心，而不顾其病。其夫乃药商，细研余方，以为平安无碍，乃服之。其夜由小便大下水泡，觉如鸡卵大，被褥尽湿。次晨又服药，又下少许，腹胀全消，而病大愈。按此剂非攻水而下水泡如鸡卵。惜其夫未留一二枚作考验。后以补气引血法善其后。

后余与友人王某言之，王曰：是虫也。我年幼时家养1猪，身不肥，而腹大坠地。祖母曰此猪水油必多。待杀后，则盈盆者，俱水泡也。我以小竹枝戳之，泡易破。视其不破之泡，上有小黑点，点外有四足搦动，独余所见之，他人目力弱者不之见也。

余因想用杀虫驱虫药，而此虫不下，用非杀虫之剂而虫大下，其或药之功能有发掘未尽者欤，或药物混合，化出特异功能欤。此余所以有疑议也。此病不常有，无从探讨，愿我同道随时随地加以留心，以供医道开展之助。

【按语】本案腹胀是由于气血不足、血行不畅、气机郁滞而致。《成方便读》有“血虚多滞”之说，故用四物汤加黄芪、山药等调益营卫、滋养气血。熟地、山萸、归、芍、芎补血而不滞血，行血而不伤血；黄芪、山药益气健脾；龙骨、牡蛎滋阴潜阳。诸药相伍，滋而不腻、温而不燥、补而不滞、刚柔相济、阴阳调和。

八、消风散治愈奇痒一例

1985年，黑龙江省文史馆馆员马某之子患奇痒症，痒发须痛搔之，10年余矣。初尚轻，今痒不可忍，来求治。解衣露皮肤，身面俱多小红疙瘩，极痒，自云必搔破至见血，痒乃止，血干结痂，则又痒。余曰：血风疮也。此乃风与血合，化毒之气，不得发泻，故发奇痒，必搔破见血，毒得外泻，则痒止结痂，而血毒之气又闭，复又发痒。用“消风散”：荆芥、防风、苦参、胡麻、蝉蜕、甘草、木通、当归、苍术、知母，牛蒡子、生石膏、生地。

其人肥壮，药量加多，服至五六剂症见轻，10余剂愈十之八九。初治时药缺胡麻，效力小。中期数剂，购得胡麻仁，药力较大。后期数剂，其皮痂脱落大半，现出肌肤本色；尚有零星小颗粒，挤之少出粘水；自云大便干。药加大黄二钱，双解之。昨日又来云无痛苦矣，但稍痒，稍痒即解矣。

此症北方多有，余常遇之。其中以此人最重，治亦较难。我国版图纵横数千里，南北气候大异，人民体质不同，罹疾亦不同，用药贵重亦不同。此《内经》所以有异法方宜之论也。

【按语】本例运用消风散治疗奇痒，确有疗效。本方载于《外科正宗·卷之四杂疮毒门》，治疗“风湿侵淫血脉，致生疮疥，瘙痒不绝”。如湿疹、风疹等。风毒之邪侵袭人体，与湿热相搏，内不得疏泄，外不得透达，郁于肌肤腠理之间而发。风性“善行而数变”，“风胜则动”，痒自风来，故皮肤瘙痒。风毒宜疏散，湿热宜清除，又因风毒湿热之邪易伤人阴血，故治宜疏风养血，清热除湿。方中荆、防、牛蒡、蝉衣开发腠理，透解在表之风邪，有“止痒必先疏风”之意；苍术、苦参、木通清利湿热；石膏、知母清热泻火；当归、生地、麻仁和营养血润燥；甘草解毒和中，调和诸药。

九、五苓散加味治愈阴痒一例

李姓媪，年50余，阴道奇痒，多处治无效。其女曰曾患糖尿病，今糖尿病减轻，痒症未愈反而加重。诊其脉沉数有力，乃湿热下注，淤而毒化也。尿当浊，问其果然。以五苓散加知柏、滑石、地骨皮、木通、贯众、木贼、蒺藜之类，煎汤服。

3日后来复诊，曰症大减，仅溺时有微痛。其脉仍数而力减。仍与前方加减之，去白术改苍术，加土茯苓一两。竟愈。母女俱喜，余窃自思之，治病苟得其理，则难者亦易，若不求其理，而专泥古方，碰巧则效如桴鼓，碰不巧，则欲出无门矣。

【按语】本案阴痒因湿热循肝经下注阴器而发病，其辨证要点为阴部奇痒难忍，带下量多，色黄如脓。故本例用知柏、滑石、地骨皮、木通、茯苓、泽泻、猪苓等，清利湿热，杀虫止痒。

十、退热活血补气法治愈午后灼热一例

1954年7月，余在自家行医。友人引其亲戚来求诊。男性，年50余，主诉午后发灼，身面热赤，灼至夜静乃止，安睡如常，明日午前动作一如常人；午饭后又灼，有时量其体温39℃。如此者20多天，近来身体逐渐衰颓，喜静室瞑坐。其脉沉细无力。经医数人，多谓阴虚之灼。余曰慢性病，不能速愈，无须易医。退热须活血，活血先补气。用王清任血府逐瘀汤治之，加生黄芪、玄参。

连服5剂药，症大减，后数日改方，去黄芪，减量，2日服1剂，每剂煎2次。又连服药10剂而愈。或曰：此症可称“无名热”。

患者病久，历经多医，略知药性，问曰：“今所服者本无凉药，而能退灼。向所服者，石膏、知柏、芩连、双花、连翘，反而不能却热者，何也？”余曰：“王冰有言‘寒之不寒是为无水，热之不热是为无火。’《内经》曰：‘水火者阴阳之征兆也。汝病‘本’则阴虚，‘标’为阳亢，徒以寒药攻其标弱之热，犹对垒相持也。今以补气引血之法为之，是不攻其标而固其之本，犹不战而屈之兵也。如此医法，成功缓，而稳准无失。即所谓‘王道无近功’也。”患者大笑。

【按语】本例午后发热是由瘀血内停、气血郁遏不通所致。《灵枢·痈疽》指出：“营卫稽留于经脉之中，则弦而不行，不行则卫气从之而不通，壅遏不得行，故热。”此对瘀血发热也较有启发。故用王清任的血府逐瘀汤治之。此方系由桃红四物汤合四逆散加桔梗、牛膝组成。因气阴不足，故加黄芪、玄参益气养阴。

十一、大剂参赭镇气汤治愈胎气上冲一例

1947年，吾友张某之妻，年40余岁，怀孕6个月，胎气上冲，面赤热，冲则昏厥，天吊，窒息。其夫惊惧，延余与治。余曰：“用镇降药，恐胎儿难保。”张指其长幼诸儿曰：“汝应怜此为儿，不使失母。莫顾腹中小血胞也。”余乃决意，宁坠胎救母命。因与《衷中参西录》大量参赭镇气汤，党参用两许，先固其本。生赭石、龙骨、牡蛎亦加半倍。半夏、牛膝少酌增。

药下病除，胎亦未坠。举家大喜。张曰：“非汝大胆，何能得救。”余曰：“非你家病人，吾亦

不敢大胆。”彼此同笑。

《内经》所言有故无殒者，实至言也。转又思之，治病难，主病尤难。事在不能两全时，应舍其轻而顾其重。后此胎儿产生。颧额俱赤，口颐皆白。视其身，脐上赤而脐下白。在母腹时，其母气血上冲之故也。此儿在幼小时，每至夏令，则面部先肿赤，后亦渐减轻。

【按语】参赭镇气汤出自《医学衷中参西录》，治疗“阴阳两虚，喘逆迫促，有将脱之势”。本案胎气上冲乃由中虚气弱、气逆不降、阴阳升降失调所致，故见喘息憋气、面赤热、嗳气呕恶，则用大剂党参益气调中，“借赭石下行之力，挽回将脱之元气，以镇安尊定之”；赭石甘寒质重，平肝镇逆，降冲气上逆；半夏降逆和胃；龙骨、牡蛎重镇潜阳，牛膝引药下行。

十二、童便炒红花治愈血崩经验

余治血崩，惯用红花童便炒研酌服。以为独创之奇。30年前，遇同道王某。结识倾心，交为契友。一日坐谈，王言其师高学良出诊归来。弟子问何病？师曰：血崩。问用何药？曰：四两红花。因有客未及下问。事后亦未提及，今师已故去，问津无由矣。余笑曰：“此药或另有制法。”王谓然曰：“请勿言。共猜其制法。”于是相背默写。余有恃无恐，仅写“童便”2字。王曰：“吾猜得矣。”覆纸案上。余视彼所写则“童便炒焦细研”。彼看余所写仅“童便”2字。相与大笑。虽然意相同，但不意其必是也。余曰：“是吾试用屡屡矣。”王佯怒曰：“何不早言，费我老多神思。”余服王之敏捷且虚心也。后遇女医刘某，云其师僧下，善用童便炒红花止血。乃知余与王某俱猜中也。今王某已死。俟当为文祭而告之。余常用此法颇效。有瘀，童便引；无瘀，黄酒引。无须多费群药也。

【按语】血崩是指妇女不在行经期间阴道突然大量出血，来势较急，血量较多。《医学心悟·妇人门》曰：“《经》云：阴虚阳搏谓之崩，此言热迫血而妄行也。”而在《妇科心法要诀·崩漏总括》中有“妇人经血忽然大下不止，名为经崩。若其色紫黑成块，腹胁胀痛者，属热瘀”的论述。血崩由瘀血不去、新血不得循经而行所致，故以红花活血通经，祛除瘀血。配合童便，其味咸而走血，滋阴降火，消瘀血而止血崩。

（以上由边伟整理）

【编者评注】高老先生治病，屡出奇兵而常制胜。如他治血崩，常以大剂红花、童便拌炒，既能化瘀又能止血，临床试用，屡获良效。再如治张氏之妻，胎气上冲，发则面赤昏厥，天吊窒息。高老先生用大剂参赭镇气汤，药下病除而胎亦未坠。理遵古代经旨“有故无殒”，用药则取近代张锡纯《衷中参西录》之方，实为合拍。

高仲山医案

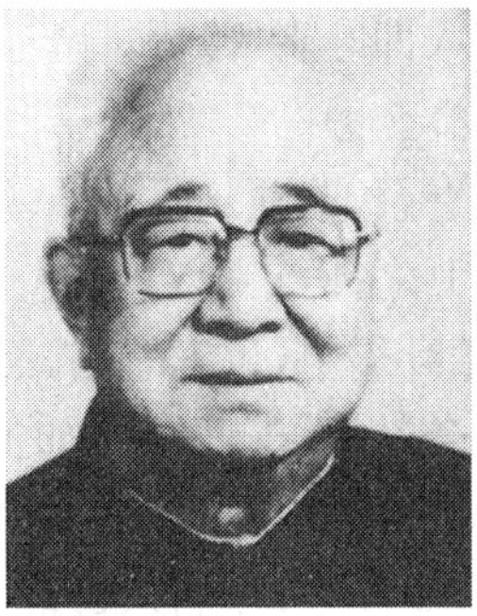

【生平传略】

高仲山(1907—1986),吉林省吉林市人。中医教授。出身于中医世家,幼承庭训,学有渊源。1926年赴上海中国医学院深造,5年后以优异成绩毕业,并获学士学位。翌年即悬壶于哈尔滨市,并被推举为哈尔滨市中医研究会会长。从此,毕生致力于中医临床和中医教育工作,以发扬中医学为己任,曾先后培养出500余名中医后生,均为当今东北中医事业之砥柱。学术上,尊崇岐黄,效法仲景,虽有家学可承,但不故步自封;兼听博采,融各家之长于一炉,邃密医理,探幽阐微,独具新意。主张远读《内》、《难》,精研《伤寒》、《金匮》,近习《温病条辨》等专著,并要提纲挈领,明钩主旨,验于临床,不能有学无识而为藏书之箱箧。临证内外妇儿无所不及,长于内科,更以治疗急性热病(传染病)而闻名东北。

高氏一生不畏难险,为维护中医事业作出了卓越贡献。青年时期曾作为中医代表参加抗议伪政权推行"废止旧医法案"的斗争;1932年创办并主编《中医月刊》杂志,为继承与发扬中医药事业不遗余力。新中国成立后,出任黑龙江省卫生厅副厅长,先后领导创建黑龙江省中医药研究所、黑龙江中医学院,并兼任所长和副院长。历任黑龙江省人民委员会委员,省人大常委会委员、省政协常委,黑龙江省中医学会理事长、中华全国中医学会理事等职。

除著有《妇科学》、《汉药丸散膏酒标准配本》等著作外,还曾先后发表过学术论文150余篇。

一、急救回阳汤治愈霍乱两例

1932年,松花江洪水决堤,哈尔滨半城被淹。粪便污物浮留地面,腐臭冲天,饮用水严重污染,终于在夏末秋初之际,酿成霍乱病大流行。染霍乱者不可数计;尸横街头,惨不忍睹。

适值余从中国医学院毕业来哈行医,被红十字会聘为义务医师。每日诊治患者一二百人,昼夜应诊不停。所见之霍乱多属阴霍乱,症见大吐大泻,吐泻无度,脘腹绞痛,大渴喜冷饮,冷汗如油，四肢厥逆，或两腿转筋，或两臂抽搐，脉象沉伏，指纹塌陷，如洗衣妇手。顷刻虚脱，立见危亡，死不旋踵。当急予温中回阳之剂，急救回阳汤主之。

处方：熟附子 40g　党参 40g　干姜 20g　白术 20g　甘草 15g　红花 15g　桃仁 15g

水煎服。药入即吐者，冷服；频吐者，频服；吐甚者，先以玉枢丹与小苏打同研调服止吐，是时再服汤药以发挥药力。

工作 2 个月有余，治愈病人数以千计。自此，余之医名始为众知。下举 2 例，以示一斑。

例一　周道尹之孙，年七旬有余。

诊查：患者蜷卧榻上，目眶塌陷，面色死灰，气息微弱，几无生机。自昨日起吐泻无度，至天明已不省人事。余诊之，头面湿冷如油，四肢厥而不温，皮塌肉陷，脉象微弱，仅存一息，卧如僵尸。

治法：余虑其年高之体，病入膏肓，恐难回生。无奈其家人苦求，遂处以前方，参、术用至一两(50g)，红花、桃仁增至五钱(25g)。嘱取大沙锅，3 剂同煎，即刻灌服，不拘时间，以不吐为度。

二诊：当晚，周家管事回复，患者吐泻均止，手足渐暖，邀余再诊。遂往，见冷汗已止，面色苍白，可扶坐言谈片刻。舌质淡，苔白腻，脉沉中兼缓。知其已有转机，阳气来复。予附子理中汤，每日 1 剂，旬日竟瘳。

例二　殡葬工人王顺者，与余为邻。

主诉及病史：一夜间忽暴吐下泻，所下之物状如米泔，四肢冷麻，筋脉拘急，叩门请医。

治法：余见其吐泻频作，家中又无人煎药扶侍，故予玉枢丹 6 锭，先研 3 锭调服。

药下须臾，吐泻即止。脉转缓象，汗消筋柔。嘱将余下 3 锭研磨，分 3 次服用；另予自制回阳救急丸 6 丸，每次 2 丸，随玉枢丹同服。

翌日午后，诸症全无。继令糜粥自养，将息数日而愈。

【按语】霍乱为患，病势急骤凶险，且有阴霍乱与阳霍乱之别，临证须细别阴阳，不可混淆。

阴霍乱者，系瘟毒传染而成。一经染之，即吐泻不止，以致阴津暴失，阳随阴脱，危在顷刻。正所谓："吐下之余，定无完气。"然医者，当明津以载气，气以摄津之理。此刻，若不立回其阳，反补其阴，则雪上加霜，适得其反，终误人命。殊不知回阳者所以敛阴，阴阳调和，是为正治。

急救回阳汤用之应手，灵验无比。使用时亦可随证变通。若转筋剧者，加木瓜、乌梅；痛剧者，加吴萸；体弱者，重用参、术；呕甚不能进药者，先调服玉枢丹；病危者，于服药间隙予以淡盐汤，服药时间不必拘泥，可频服多饮，以求回阳救阴。

阳霍乱者即今之所谓急性胃肠炎。多由外感风寒、内伤饮食所致。治疗常用藿香正气丸、解毒活血汤、苏合香丸等变通，均为有效良方。

二、普济消毒饮合安宫牛黄丸治愈大头瘟一例

古某，男，45 岁。

初诊：1937 年 4 月。

主诉及病史：头肿大如斗，皮色焮红，病已半月，延医数人，其效不显，病渐恶化，邀请往诊。

诊查：见其仰卧床上，胸高气粗，体若燔炭，头肿如斗，目合难开，眼角流脓，耳孔肿塞凸出并亦流脓水，神昏谵语，烦渴喜冷饮。家人告之：大便已 10 日未解。切其腹坚而满，诊其脉数而大；望其舌苔赭黄干厚，咽喉红肿。

辨证：此乃感受温热疫毒之邪，上攻头面而发。病久失治，热陷心包，兼有腑实之证。

治法：遂拟清瘟解毒，豁痰开窍之法，予普济消毒饮加减，兼服安宫牛黄丸治之。

处方：连翘 15g　川连 10g　黄芩 15g　牛蒡 10g　玄参 20g　桔梗 10g　板蓝根 15g　马勃 10g　僵蚕 10g　薄荷 7.5g　贯众 10g　柴胡 10g　纹军 20g(后下)　芒硝 10g(分 2 次冲)

水煎分 2 次服，同时以汤送服安宫牛黄丸 2 丸。

二诊：翌日复诊，身热大减，大便已解，便出燥屎黑硬，患者神志渐清，偶能识人，烦渴亦减，舌脉同前。嘱继服前方药。

10 日后一男子忽入诊所，向余倒身跪拜。连称："感激救命恩人。"仔细观之，此人正是古某。见其头肿全消，舌转红赤，脉象稍数。为清其余邪，投以清瘟败毒饮 2 剂以为善后。

【按语】大头瘟症，多由天行温热疫毒感染而成。发病之初，状似感冒，继之则以鼻额焮红肿起，渐及耳目头项。初起可用荆防败毒汤，及重当用东垣普济消毒饮主之。因此患者病程较长，且兼邪陷心包、津伤热结之征，故于方中加纹军、芒硝通腑泻热，兼服安宫牛黄丸，共奏清瘟解毒、醒神开窍之功。

三、牛黄承气汤治愈瘟黄一例

柴某，男，35 岁。

初诊：1960 年 3 月 22 日。

主诉及病史：1960 年 3 月 17 日午夜，因意识不清七八个小时而急诊入某医大附院治疗。经检查，诊为急性传染性肝炎、急性黄色肝萎缩、肝昏迷。3 月 22 日下午应邀会诊。

诊查：不省人事，知觉全无，目赤睛定，瞳孔缩小，舌短口噤，遍身黄染如金，身热不扬，躁扰不宁，循衣摸床，时时呕呛，呕出暗红色汁液；已 10 多日未大便；小溲每日 1 次，色如啤酒。脉数而实。

辨证：脉症合参，此病属于瘟黄，已热入心包，肝风内动。

治法：急宜开窍清心与釜底抽薪同进。

处方：用牛黄承气汤：安宫牛黄丸 2 丸，另加牛黄 1g，大黄 25g。每次以大黄煎汁送服丸药及牛黄，每 4 小时服 1 次，夜间停服。待能大便两三次，则停用大黄。

因患者口噤难开采用鼻饲；鼻饲失败，又改由肛门注入给药。当夜很平静，无躁动谵语，无呕呛，仍昏迷。次日午夜，突然抽搐，经用葡萄糖酸钙仍不能控制，继续以前方保留灌肠。

3 月 24 日晨开始呢喃自语；9 时，挣扎坐起小便；10 时，能识亲友。但仍时发抽搐，全身颤动。再用前方口服。

3 月 25 日，患者意识清楚，但时有幻视、抽搐、谵语等症，脉象滑实。此时神志虽清，郁热仍盛，肝阴耗损，肝风内动，故抽搐幻视。虽经灌肠导便，因胃肠津液未复，仍有燥粪结滞。拟急下存阴，加用清心疏肝解毒之品。

处方：犀角 5g　生地 20g　白芍 10g　丹皮 10g　川连 8g　生石膏 30g　柴胡 10g　黄芩 10g　栀子 10g　知母 10g　黄柏 10g　茵陈 15g　甘草 10g

水煎服，1 日 2 次。兼服牛黄安宫丸 2 丸，每日 3 次，另加牛黄 1g，大黄 25g 煎汁送服，夜间停服。

3 月 25 日下午，患者重又昏迷，谵语躁扰，左下肢抽搐较剧。

3 月 26 日，再次清醒，能正确回答问题，但有阵发性抽搐，其口角与肢体常有不自主动作。

继服前方药。

3月27日，患者虽见清醒，但狂躁加剧，骂詈抓胸；舌起芒刺，苔黄腻，脉滑实；仍无大便。急投利胆通便、救阴泻热、急下阳明之剂。

处方：大黄30g　厚朴10g　枳实15g　元明粉15g

水煎服，1日2次。嘱服后大便泻下2次即停服。兼服安宫牛黄丸3丸，牛黄1g，每日6次。

3月29日，患者于前晚大便1次，极干燥臭秽。近2日抽搐较频，每一二小时发作1次；发作时口角㖞斜，目珠上吊。意识清楚，精神委靡，极度倦怠。黄疸日益加深。因郁热已久，引动肝风，拟于25日处方中加羚羊角2.5g，以清热熄风。

4月3日，患者抽搐已除，但黄疸不退，神志呆钝，倦怠懒言，有时狂躁不安，骂詈谵语。再拟安宫牛黄丸3丸，牛黄1g，1日6次，连服12次，汤药暂停。

4月6日，患者精神好转，但脉散，全身发斑，紫红如云片，皮肤金黄。此系正邪交争关键时刻，如果脉能逐渐恢复，斑能顺利透发，则病势可趋好转；若正气不能胜邪，脉不能复，斑不得透，则危险难救。应于前方加重剂量，以清热解毒，凉血化斑，维护心包。

处方：安宫牛黄丸4丸，每日6次，每间隔1次加服牛黄1g。

4月8日，服药后逐渐好转，已无狂躁谵语之象，能自进饮食，自知便溺。红斑布满全身，脉转弦数。再予前方药。

4月11日，红斑与黄疸均稍减退，患者自觉胸中满闷，心烦不宁。此关温邪未尽，邪热伤阴之故。拟滋阴清热，化斑解毒法。

处方：犀角10g　生地20g　白芍15g　丹皮15g　元参15g　寸冬15g　黄连10g　山栀10g　石膏50g　知母20g　柴胡10g　子芩10g　黄柏10g　茵陈15g　粳米10g

水煎服，1日2次。兼服安宫牛黄丸4丸，1日4次。

4月12日，病情好转，言谈清楚，能翻身活动，3餐均可自进。昨夜颈项胸背满起白痦，胸闷随之减轻，心中稍感清爽。黄疸与红斑均渐消退。仍服前方药。

4月17日，白痦消退，遍身瘙痒，肝脏肋下可1横指，剑突下4横指，质硬有压痛，脾不大，无腹水。

处方：生地50g　元参15g　寸冬15g　石膏50g　川连5g　栀子10g　子芩10g　知母10g　甘草10g　粳米10g

水煎服，1日2次。兼服安宫牛黄丸4丸，1日4次。

4月26日，患者除觉倦怠无力外，别无所苦。安宫牛黄丸改为每次2丸，每日2次。汤药同前。

4月27日，停服安宫牛黄丸，汤药同前。

4月29日，肝脏右季肋下3cm，较前稍软。上方减生石膏为25g，再服3剂，停药观察。

5月3日，患者又觉胸中闷热，身体麻木，黄疸稍有加深。服4月17日方药。

5月4日，胸中闷热已除，黄疸减轻，身不麻木，食欲亦好。再服前方药5剂。

5月23日，患者可以下床活动，饮食、二便、睡眠、意识等均正常。按4月17日处方投药，改为每日1剂。

6月27日，前方药减半量服用。

7月6日，黄疸全退，一切症状均消失，肝脏未触及，停服中药观察。

8月18日，实验室检查：总蛋白6.57g%，白蛋白3.65g%，球蛋白2.82g%、高田氏反应

(一)，麝香草酚浊度试验3单位，黄疸指数3单位，凡登白试验直接反应与间接反应均(一)，胆红质0.35mg%。遂于1960年8月23日痊愈出院。

愈后25年中，曾多次随访，患者一直健康工作，无任何自觉症状，肝功能完全正常。

【按语】本病可因外邪突然而起，亦可由中焦湿热而并发。本例初起仅现卫分被郁症状，因失于辛散，致使传里化热；进一步胃腑热结，不能清降，邪热深入营血，内陷心包熏灼肝胆，最终热盛动风，发展到猖獗难制的地步。这种传变，完全符合于湿热病的发病规律，但却无不以阳明为变化的枢纽，正所谓："阳明为湿热之薮"。此乃本病辨证的重点，也是治疗的关键。

治疗上，初诊重在抢救昏迷，清心泻热以治标，急下存阴以阻遏病邪的发展，采用牛黄承气汤(安宫牛黄丸调生大黄末)为有效的措施，另加牛黄助其不及。但热入营血，阴液受其损害，急下存阴系釜底抽薪的急救方法，只能阻止热邪继续伤阴，不能回复已受损的阴液，所以配合白虎汤清气，黄连解毒汤泻火，犀角地黄汤及增液汤凉血育阴。在较长的治疗过程中，根据病情变化，灵活给药，重点突破，但用药出入始终未离以上原则，收效显著，使濒死者得生。

在用药方法及给药途径上，吸取西医之长处，酌情采用鼻饲或灌肠等法，使中医传统治疗急症之法更趋完善。

以上方法治疗瘟黄(传染性肝炎、急性黄色肝萎缩、肝昏迷)，经临床多次应用，反复验证，效果满意，经得起重复和时间的考验，受到普遍重视。

四、清热解毒导滞法治愈奇恒痢一例

王某，男性，13岁。

初诊：1975年10月19日

主诉及病史：半年来时见便中带血，或便后滴鲜血，以后呈脓血便。曾诊为"阿米巴痢疾"，"结肠炎"。最后住省某医院，确诊为"多发性非特异性溃疡性结肠炎"。经服中西药无效，病情日剧，卧床不起，精神委靡，颜面苍白，口唇干裂，口角糜烂渗血，腹痛里急，便脓血频频，日夜50余次，色黑褐，每次约20ml左右。因口舌、咽喉疼痛，水食不能下咽。心悸懊侬。经该院剖腹探查，结肠呈灰黑色，聚集成坨，探针轻触即出鲜血，认为肠已坏死，无法施行手术，随即关腹缝合。遂邀余会诊。

诊查：舌红糜烂，脉滑数。

辨证：审证求因，本病属湿热毒邪滞留肠中日久不得荡除，致使肠腑败坏，频频下痢脓血。肺与大肠相表里，大肠湿热邪毒逆攻，故导致下痢喉痛之奇恒痢危候。

治法：拟清热解毒导滞法。

处方：当归20g　白芍20g　枳壳25g　木香5g　槲片15g　川连15g　黄芩15g　桂枝10g　吴茱萸10g　山楂15g　厚朴15g　甘草10g

水煎3次，日服3次。

二诊：10月20日。服上方药2剂，腹痛咽痛有所减轻，便脓血次数减少，可少进米汤，自己能坐起。效不更方，嘱其再服，并严格控制饮食。

三诊：11月5日。口舌糜烂已愈，咽痛腹痛更减，尚觉口唇干燥，每日大便六七次，可见血丝与粘液。舌苔白黄而腻，脉仍滑数。上方加粉丹皮15g，冬瓜仁30g，炒蒌仁10g。水煎服，如前法。

四诊：11月22日。近日每天大便2次，无脓血，仅时有粘液，不成形。恶心、舌赤脉滑数。

其肠中滞留之邪基本得清，但下痢日久，正气极虚，阴阳不相维系，应谨防滑脱。拟补气固脱法。

处方：煨诃子 10g　煨肉蔻 10g　杭白芍 20g　全当归 20g　焦白术 10g　台党参 10g　清半夏 10g　生甘草 10g　炙粟壳 10g　川黄连 5g　鲜姜片 5g　广木香 4g　肉桂心 10g

水煎服，如前法。

五诊：11 月 29 日。腹已不痛，大便成形，每日一二次，无脓血，恶心已除。仍宗四诊方，加黄芩 10g 继服。

六诊：12 月 7 日。诸症继续好转，大便日 1 次，腹痛、脓血便皆除。前方减粟壳、清夏，继续服用。另用苦参 50g，乌贼骨 25g，地榆炭 25g，黄连 15g，水煎取汁保留灌肠。日 1 剂。

七诊：12 月 26 日。诸症皆愈。大便日 1 次，黄软而成形。除消瘦体弱外，别无所苦。经西医系统检查，其慢性非特异性溃疡性结肠炎已愈，于 12 月 27 日出院。

在整个治疗过程中，未用西药。

出院后 3 年中多次随防，其胃肠功能完全恢复正常，已恢复学业。

【按语】奇恒痢是奇异于一般恒常痢疾之意，是痢疾症中较凶险的一种。此症成因，多为久痢不愈，复伤于饮食不当，或感于时邪疫毒而发，治疗不当，则立见危亡。《中国医学大辞典》奇恒痢条谓："此症下痢喉痛，气呛喘逆，由火逆攻肺，有立时败绝之势，宜急用大承气汤下之，然多难愈。"

本例日夜便脓血 50 余次，食水难进，肠腑败坏，处于"立时败绝"之时，抓住湿热毒邪壅滞这一症结，取通因通用之法，卓然见效。继而根据邪却正虚之象，立益气固脱之法；其后又随症调理，终收全功。

五、前后分消、峻下逐水法治愈水肿一例

战某，男，45 岁。

初诊：1941 年秋季。

诊查：胸高气粗，腹大如鼓，经询病已半月，初起尿少，腹胀身肿，逐渐气息难续，不能仰卧，大便秘结，小溲涩闭，渴欲饮水，水入则胀甚。余详察之，见其肿势虽盛，但皮色光亮且润，舌胖大而深红，苔黄厚干燥，脉沉滑兼数，应指有力。

辨证：脉证相符，属燥实阳水；形气俱实，尚可承受重药。

治法：遂立前后分消、峻下逐水之法。

处方：黑丑 10g　野军 25g　甘遂 10g　大戟 10g　芫花 10g　木香 4g　青皮 10g　橘皮 10g　竹叶 10g　车前 10g　元明粉 15g(分 2 次冲服)

水煎服 2 次。嘱其服药后若泻水量多，则后药暂缓；否则继服之。另嘱：自服药当日起，禁盐 100 日。

是夜，战家人叩门来报，如法服药 1 剂不久，即开始大溲大泻，下黄水近半洋油桶，立觉气息通畅，腹软。嘱啜小米粥后，继服前方药 1 剂。

二诊：3 日后，患者面肿已消，腹水亦减大半，下肢仍肿胀光亮，按之凹陷，顷刻复起，脘腹闷胀，渴不欲饮，小溲短赤。苔腻微黄，脉沉滑稍数。此属湿热蕴结中焦，脾运失司，气机不畅，水道失调。立清热、行气、利水之法，大橘皮汤加味。

处方：茯苓 10g　白术 10g　泽泻 10g　猪苓 10g　官桂 10g　滑石 20g　甘草 10g

木香 4g　陈皮 20g　槲片 10g　防己 10g　车前 10g　竹叶 10g　灯心 4g

水煎服 3 次。

三诊：连服药 6 剂，水肿病象尽消，二便正常。将息数日后，可从事劳动。60 天后，因犯禁盐百日之戒而肿势又起，守前法酌减药量，投数剂即愈，此后未再复发。

【按语】遇危重之疾，需综观全局，谨守病机，消除顾虑，果敢用药。此例虽病势危重，但素体较壮，形气俱实，知尚有转机。因病重恐药轻无济于事，故选峻剂重药，舟车并进，直达病所，使水热之邪分消于二便，气行水化，水利气通，立见分晓。然此峻剂不宜久服，若贪功心切，则欲速而不达。故待水势减退之际，改用大橘皮汤加味，徐徐缓图，终收全功。

水肿病强调忌盐，绝非概而论之。当视病程、病势而定。一般重病初起或病情初见好转时应禁盐，待病情稳定后可逐步改为淡盐食，直至获愈方可与常人同，此乃巩固疗效所需。本例在病获初愈后 60 天因食过咸之品，使病势再起，亦从一个侧面说明忌盐之重要，切莫等闲视之。

六、扶正固脱、清热凉血法治愈呕血一例

高某，男，36 岁。

初诊：1981 年秋季。

主诉及病史：患"胃及十二指肠球部溃疡"多年，最近经某医院胃镜检查，提示溃疡仍存。近日因饮酒而致胃脘剧痛难忍，并口吐鲜血数升。继而恶心呕血频作，血色鲜红夹有瘀块，大便黑如胶漆。在当地医院治疗不效，遂来哈投医。

诊查：神疲消瘦，蜷卧呻吟，颜面苍白，舌红苔薄黄；闻呼气臭秽；切四末湿冷，脉涩无力。

辨证：此虽胃中热盛，但亡血者，气必亦脱。

治法：古人有谓"有形之血不能速生，无形之气所当急固"。拟扶正固脱法。

处方：人参 25g(先煎)　生地 15g　麦冬 15g　白芍 20g　知母 10g　黄芪 25g　阿胶 10g(烊化)　甘草 10g

水煎取汁，少量频服，日进 1 剂。

二诊：2 日后复诊，痛势已缓，仍频频呕血，量不多，色紫或红，嗳气。脉细，舌象如前。余见其已有气血来复之象，遂立清热凉血止血法，投以祖传清凉饮。

处方：犀角 10g　丹皮 10g　黄芩 10g　柴胡 10g　生地 40g　芍药 20g　茅根 20g　血见愁 20g　藕节 20g　白及 10g

6 剂，服法如前。

三诊：呕血已止，无恶心，可啜少许粥汤。仍嗳气；脘闷，按之痛而硬，大便色黑。舌红苔黄厚，脉细稍弦。

处方：柴胡 15g　黄芩 10g　黄连 10g　清夏 10g　蒌仁 20g　莱菔子 10g　青皮 10g　陈皮 10g　槲片 10g　香附 10g　草蔻 10g　丹皮 10g　藕节 15g　茅根 15g　血见愁 15g　白及 10g

水煎服。糜粥调养，忌食辛辣之品。

连服上方药 12 剂，诸恙皆平，便潜血(—)。又予香砂六君子汤 4 剂以善其后，患者喜归故里。

【按语】本例素有胃肠之损，积热内蕴；又逢饮酒，引动宿疾，两热相召，热邪传经，灼伤胃

络，迫血妄行，上溢而为呕血。治当以止血为急务。但因骤然亡血，气随血脱，若急于止血，置气脱于不顾，势难收效；且气虚无力帅血，多致血瘀不行，反而血不归经。故宗益气固脱法，君参、芪益气以摄血；佐芍、草缓急而安胃，果然气血来复。

清凉饮乃祖传之有效方剂，适用于血分有热而致的多种血证。其特点是：寓散瘀于凉血止血之中，合养阴于清热之内，配伍严谨，有止血而不留瘀之功。尤对呕血、咳血、肌衄效果最佳。此例仅服药6剂则血止，非一般止血剂可及也。

血止后仍嗳气、脘闷，按之痛而硬；舌红，苔黄厚，脉弦，乃痰热互结之征。仿仲景师之遗训，拟加味柴胡陷胸汤，使痰除热清、痞塞顿失。余以为，于清热化痰之中多用行气之品，一则调络和血，使瘀不再作；二则健脾和胃，使痰无化源，有一举两得之效。

七、疏肝利胆通腑法治愈自身胁痛一例

余自1977年夏季开始，经常感觉右胁下隐痛，满闷不舒。每于进食豆制品、奶制品或蛋类而痛重，痛剧时向右肩背放散，并常引起恶心、呕吐，往往需注射杜冷丁止痛。与同道们谈及，均认为可能是胆道疾患，劝余系统检查。1978年春，在京开会期间又复发作。经解放军总后医院做胆囊超声及X线胆囊造影显示：胆囊内充满结石，状如石榴子；脂餐试验胆囊几无收缩，遂诊断为“胆囊结石”。欲留住院手术治疗。因考虑会议任务未完成，故而推辞。

返哈后，自忖行医五十余载，可为他人解除病忧，何不自己服药尝试？于是自处方如下：

处方：软柴胡15g　清半夏10g　醋青皮10g　瓜蒌仁15g　虎杖根15g　广木香5g　枳壳10g　生大黄10g　元明粉5g　海金沙20g　金钱草20g　酒白芍15g

服药至20剂时，除疼痛稍轻外，余无著变。服至50剂时，偶觉右胸胁中水声辘辘，随之嗳嗝数次，胸胁胀满感觉顿失。此后，胁痛仅发数次，痛势极微，试食前述豆制品等食物亦未见发作，故继服前方药数剂而作罢。

1979年末，余到南宁江滨医院疗养，经超声波及X线复查，胆囊结石已荡然无存，胆囊收缩及排空功能良好，结石之恙遂告痊愈。

【按语】胁痛一症，古今多有论述。早在《内经》中就已明确其发生多由肝胆为患。其因不外情志不遂，饮食不调，痰积血凝，虚劳病损，致发气郁、血淤、湿热、阴虚等诸变。胆结石一病即属此范畴，且非单一因素所致，临床见症亦多复杂。

古人治肝胆病喜服柴胡、青皮。二者入肝胆经，散邪理气实为良药。然此二药久用有耗气耗血之虞，需佐以白芍。仲景先师善用白芍治疗拘挛诸疾，所设方剂甚多；诸家本草对白芍亦多详述，既养血柔肝，又泻肝缓急，实乃治肝胆病之圣药。大金钱草清热化湿并解毒消肿；海金沙甘寒下行并清热解毒；虎杖根利湿活血并通络止痛。三药配伍，益胆排石甚佳。同时取清夏、蒌仁、木香、枳壳以行气宽中，散结消痞；取硝、黄以助海金沙下行之力。诸药合用，以奏全功。

八、复脉饮治愈心悸一例

齐某，男，57岁。

初诊：1980年5月22日。

主诉及病史：患高血压、冠心病5年。1978年曾出现心肌梗死，心力衰竭，长期服用地高

辛。1980 年 5 月 12 日出现心房纤颤。因对奎尼丁有特异性反应，又难以耐受电除颤，遂请余诊治。

诊查：心悸不安，眩晕，胸闷气短，神疲乏力，面色暗滞少华，上腹部浮肿，纳少；舌质胖嫩，有齿痕；苔白润，脉结代。测其血压为 160/90mmHg，心率 110～120 次/分，心电图提示：心房纤颤；ST-T 段改变；Ⅱ、Ⅲ、aVF 异常 Q 波。

辨证：病属心血不足，心阳不振之心悸证。

治法：拟益气养血，温阳复脉法，复脉饮主之。

处方：炙甘草 50g　红人参 15g　柏子仁 15g　桂枝 10g　麦冬 10g　生地 20g　阿胶 15g（烊化）　鲜姜 10g　大枣 10g

二诊：服上方药 4 剂后，症状明显改善，心悸偶尔发作，脉象沉弱偶有结代。效不更方，续进药 6 剂。

三诊：2 周后，稍有胸闷乏力，神疲，上腹部仍见浮肿。复查心电图正常。原方加茯苓 10g、泽泻 10g。嘱服药 3 剂，以冀巩固。

【按语】心悸一证，病因十分复杂，多与内伤七情、久病劳损、痰饮、时邪、血瘀等因素有关。对心悸的论治最早见于《伤寒论》182 条："伤寒脉结代，心动悸，炙甘草汤主之"。本例乃心血不足、阴阳俱虚之体，无阳以宗其气，无阴以养其心。余宗炙甘草汤之意，易火麻仁为柏子仁，名复脉饮。取七分阳药，三分阴药，用治此类心悸（冠心病心律不齐），每获良效。

九、攻下导滞法治愈腹痛一例

王某，女，年 50 余。

诊查：气息急促，因剧烈腹痛而呻吟不止，痛不欲生。口唇干燥，舌苔干裂，脉象滑实，其脘腹饱满并可见跳动，以手触之，似一羊头向外顶撞。细查其腹，肠形可及，有如丘陵一般。半年来大便无规律，常见球状便，伴腹痛，午后低热。迄今已月余未正常排便。

辨证：此乃阳明腑实无疑。

治法：非峻剂不可下，乃立攻下实热，导滞散结法，以大承气汤合当归导滞汤化裁。

处方：大黄 30g（后下）　元明粉 20g（分 2 次冲服）　枳实 15g　厚朴 15g　芍药 10g　当归 10g　黄芩 10g　黄连 10g　吴茱萸 10g　肉桂 5g　木香 5g　槟榔 10g

水煎分 2 次服，嘱服药后若大便 3 次以上，则停药再诊。

再诊：隔日，患者昨日服药 2 次后，排出黑硬燥粪数十枚，腹痛立减。查其腹，跳动感不甚明显，但仍坎坷碍手，知尚有燥粪未能排出。虑其年老体弱，阴津大亏，故取增水行舟法，前方大黄、芒硝减半量，合增液汤继服。

三诊：患者精神清爽，腹痛消失、日唇及舌苔转润，六脉平和。切其腹，跳动感消失，腹满胀硬亦除。

【按语】年老之人，气血不足，阴津亦亏，肠道失于濡润，常易出现大便秘结之象。日久渐成腑实，故而每见潮热，最终导致阴津大伤，痞满燥实俱备之重证。然而做为医者，视病人近月余无大便，尚无动于衷，实在令人感慨。

此例病程缠绵半年之久，体力消耗之大自不必言，故治疗中当照顾全面，既取之攻下（承气汤），又配以导滞（当归导滞汤）；既破其壅滞（枳、朴），又调其气血（归、芍、槟、木）。同时寒温并用，取芩、连清热，取萸、桂反佐助诱导之力，诸药合用，共成攻下实热、导滞散结之功。

十、清肺化痰饮治愈哮喘一例

赵某，女性，40岁。

初诊：1973年秋。

主诉及病史：哮喘三载有余，经年不愈，秋冬尤甚，胸中窒闷，不能平卧。屡屡延医，均无显效。西医诊断为支气管哮喘。

诊查：就诊时，虽由二人搀扶登楼，仍感体力难支，哮喘大作，喉中痰鸣，气息艰难，汗出频频，口唇青紫。舌深红，苔黄腻，脉弦滑而数。究其病因，乃于1次暴怒后而发。

辨证：此由肝火犯肺，进而损伤肺阴所致。

治法：宜平肝清肺法，自拟清肺化痰饮加清热平肝之品。

处方：前胡 15g　苏子 10g　桑皮 15g　杏仁 10g　陈皮 10g　玄参 15g　连翘 10g　瓜蒌仁 15g　黄连 10g　黄芩 10g　丹皮 10g　栀子 10g　钩藤 10g　生草 10g

水煎服3次，日1剂。

二诊：前方药服3剂，觉气息通畅，哮喘几无发作，夜可平卧，胸闷减轻。观其口唇已无青紫；脉象滑数。知其肝火已减，遂于前方去钩藤、栀子、丹皮，加五味子5g，继服。

三诊：前方药服6剂，患者只身就诊，精神清爽，气息如常人，唯脉数。此肺热留恋、阴津未复之故，乃处以养阴清肺汤。连服药10剂，多年之疾尽除。

【按语】《经》曰："怒则伤肝"；"五志烦劳，皆属于火"；"诸气冲上，皆属于火"。本例患者平素肝胆有热，又暴怒引动肝火上犯于肺，灼津成痰，闭塞气道，肺失肃降之职，故而哮喘痰鸣，气息艰难。痰火久郁，气机壅滞，血行不畅，故而胸闷如室，口唇青紫。舌脉均显痰火壅盛之征。治疗采用标本同治之法，清热化痰与平肝益阴并举，少佐丹皮配合瓜蒌仁以行气活血，使痰火散，气道利，哮喘自止。

自拟清肺化痰饮，来源于《医宗金鉴·痘疹心法要诀》中清气化毒饮和《景岳全书》中神秘汤2方。前者为治疗小儿麻疹毒热内攻而致喘满方，后者为治疗上气喘急不得卧方。多年来，余取2方之长随证化裁，主治肺热喘嗽诸疾（包括急慢性支气管炎，支气管扩张继发感染，支气管哮喘，肺原性心脏病继发感染等），症见咳嗽或哮喘，痰黄粘稠，舌红苔黄腻，脉滑数者，疗效可观。其基本组成如下：前胡、苏子、桑皮、杏仁、陈皮、玄参、连翘、蒌仁、黄连、黄芩。

兼血瘀者加丹皮、赤芍；兼气滞者加厚朴、香附；兼湿盛者加茯苓、防己、木通；兼咳血者与家传清凉饮（见案六）合方。相辅相成，每易获效。

十一、自制药膏治愈酒渣鼻一例

余某，男，年近60。

主诉及病史：1978年3月，在京参加全国科学大会期间，予见其鼻头肿大如胆，皮色紫红，上面密集脓疱，两颊亦满布红点，甚为苦恼。因周后余即将出国考察，特请诊治。

处方：净水银 50g　大枫子仁 50g　核桃仁 50g

制法：将大枫子仁与核桃仁一并捣烂，入乳钵内，加入水银，研至不见银星为度，即成褐色药膏。置于瓷皿或玻璃瓶内贮放。

用时取药膏一小块，裹在纱布内拧至出油，轻擦患处，每日数次，不要洗脸。

予既往虽屡用此方治愈多人，但在短期内能否治愈，尚无十分把握。故每日观其用药后的变化。3日后，见脓疱渐退，紫红色变浅，面颊红点消失。6日后，脓疱完全平复，肿胀消退，仅皮色稍暗。嘱其携此药，如法擦用，直至不再复发。

3个月后，予与之又在省政协会上聚首。见其鼻头及面颊光滑如常人，仅鼻准头皮色稍暗，余某说：自用药后，至今未再复发。

【按语】酒渣鼻一病，虽对人体健康无大影响，但因有碍于面貌美观，常给患者造成精神上的苦闷和烦恼。本病成因，多为脾胃湿热上熏于脾肺之窍，热结血瘀，甚则腐化而为脓疱。此病多见于长期嗜酒，或消化不良，大便秘结，或妇女血分郁热而月事愆期之人。

上述药膏，屡试屡验，效果极佳。且擦此药膏无刺激，愈后无瘢痕。个别人用药后，面部可有轻度浮肿，需暂停数日，待浮肿消后，再用则无虞。

在治疗过程中，如能配合服用清利湿热或调理脾胃之剂，其效尤佳。

十二、大剂养阴清肺汤治愈白喉一例

邹某，男，24岁。

初诊：1938年10月。

主诉及病史(家人代诉)：神昏谵语，壮热躁扰。发病10余日，初时以为感冒，但自觉喉内介之如梗，满喉发白，硬而不痛，饮水则呛；继而热势转盛，大便燥结，昏不识人。几经医治，均无转机。

诊查：余观其舌苔黑燥，舌面及口唇均干裂，喉内白腐如白垩状，口出气臭。

辨证：此属白喉重症，火盛津枯之势已成。

治法：观其前服诸药，亦均以养阴清肺汤为主，本属正治，其病当愈，何以不效？细思忖之，乃其剂量不足耳，遂以增人其量而治之。

处方：生地100g　玄参50g　麦冬50g　贝母25g　薄荷10g　丹皮25g　白芍25g　大黄25g　元明粉20g(另冲服)　甘草10g

嘱其水煎分3次服，每3小时1次，日进3剂。

次日凌晨，患者家属来告：昨夜服完1剂药后，排出燥屎甚多，神智渐清。但见胸背起斑疹如粟，色鲜红，询问是否再服前药。余以为乃药见功效，热毒外解之征，仍需继服前方药，只将大黄、元明粉减半服之。

二诊：2日后前往诊视，家人告之：为逃避“隔离防治*”，昨日病人已起身行走，现藏在4楼棚顶。余听后甚感惊异，遂上楼探望。见病人神清热退，喉内白腐渐脱，饮食无碍，二便已趋正常，脉象无力。故于前方减去大黄及元明粉，其余药剂改为常量，令其日服1剂，直至病愈而止。服药期间慎起居，忌油腻，糜粥自养。

半月后，患者同家属前来致谢。其前后共服药20剂，已完全康复。

【按语】时疫白喉属凶险重症，虽有风火、风毒、阴寒、伏热、虚火、燥疫之分，但以后者为多。本案即属燥疫白喉，非一般药力而能获效，临证时须当机立断，大胆施药。程氏养阴清肺汤，专为燥疫白喉而设，但视病情之轻重，药量常需倍增，始能药到病除。此外，值患者火盛津枯之际，遵仲景先师急下存阴之法，重用纹军、元明粉，以冀获釜底抽薪之功；但应中病即止，以

* 伪满时期所立传染病法，凡属烈性传染病患者必须收容隔离，被隔离者生还无几，故病家多设法避之。

防伤正。

白喉之治，当时刻顾及津液，禁用发汗解表之药，犯之则发痉厥，立见危亡，不可挽救，常须识此，勿令误也。

（以上由高雪整理）

【编者评注】高老先生治温病重症，颇具独到经验。识证胸有成竹，用药胆大量重，方药击中要害，因此常能起沉疴危证于一旦。如他治白喉一案，其用方不奇，选自程钟龄之经验效方养阴清肺汤，为何他医用此方而不愈，高老用之 3 天却使疾病大见转机，20 天后而使患者康复如初？诀窍全在剂量上。患者年轻体实，邪势鸱张，一派火盛津枯之象，用大剂养阴清肺、通腑泄热，生地用至 100g，大黄用至 25g，元明粉用至 20g。故药后排出燥屎甚多，神志渐清，热毒外解，病情显见好转。再用原法稍减通腑之品，击鼓再进，遂神清热退，喉中白腐渐脱。此等卓效，非胆大药重岂能获功？

钟育衡医案

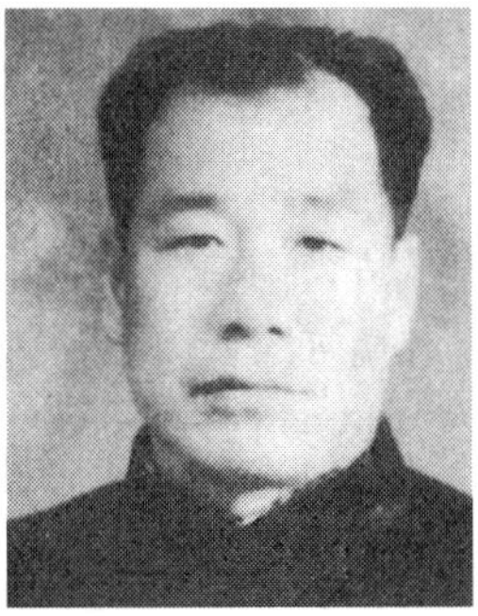

【生平传略】

钟育衡，1908 年生，河北省易县人。中医教授。三世业医。中学毕业后，在易县明德中医专授馆学习，兼承庭训，历四年毕业，又去天津仁爱医院学习西医 3 年，1931 年到哈尔滨开业行医。1955 年被哈尔滨医科大学聘为中医科主任，1980 年定为中医教授。

行医 50 余年，用药果断、慎重、简炼，喜用“经方”而不失古人之准绳，重视“时方”而深明立方之精邃。临床擅长内科杂症。常以平淡无奇之味，而收桴鼓相应之功。

历任哈尔滨医科大学校务委员、哈尔滨市人大代表，市中医学会副理事长、黑龙江省政协委员、黑龙江省中医学会理事等职。曾在多种医学杂志上发表学术论文 10 余篇。

一、峻补真阳治愈痼寒一例

朴某，男，40 岁。

初诊：1934 年夏。

主诉及病史：患者以种水稻为生，久受冷水浸渍。20 岁时患腰以下寒冷彻骨，厚衣重裘不能使其转温，虽炎夏伏暑离不开皮衣皮裤。结婚多年无子。曾用大量附子、肉桂、鹿茸等药治疗无效。

诊查：就诊时，患者下肢与阴部扪之冰手。舌质淡，苔薄白，脉沉缓。

辨证：此为真阳虚衰，阴寒内盛之证。

治法：当骤补真阳。

处方：石硫黄 5g　川断 6g　杜仲 6g

共为细面，分 10 次服，日服 1 次。

二诊：服药无何不适，证同前。更增石硫黄 5g，服法同上。

三诊：肢体转温，但仍自觉凉冷透骨。

处方：石硫黄 20g　川断 20g　杜仲 20g

服法同上。

四诊：患者知温，但畏寒怕冷。

处方：石硫黄 50g　杜仲 40g　川断 40g

上药为面，分 20 次服，日服 2 次。

五诊：患者下腹及阴部温暖如常，时有畏寒。继用前方药，服法同上。

五次诊治后痊愈。次年其妻生一男孩。

【按语】证奇，方奇，药奇，效更奇。石硫黄为热性有毒之品，一般多外用。若真阳不足，阴寒内盛，服石硫黄得法，可收良效。本方以石硫黄为君温补真阳，用川断、杜仲为臣补肝肾兼通经络。有补有通，寒盛可除，真阳得复，嗣育自能。服石硫黄应从小量开始，逐渐增量，以免过量中毒。石硫黄不可入煎，面服为宜。服后大便稍稀，不足为虑。

二、涤痰法治愈癫狂一例

赵某，男，23 岁。

初诊：1936 年春。

主诉及病史：神情抑郁不寐 2 个月余，一日突然目睛直视，恚怒不语，口角流涎，痰多粘结成块，大便干结。

诊查：面色青，目窠黑。舌边尖红绛，白厚苔，脉弦滑。

辨证：此为郁怒伤肝，思虑伤脾，肝郁化火，脾虚停湿，湿火相搏，煎炼成痰，痰迷心窍，神不守舍，遂成癫疾。

治法：姑且以涤痰之法治之。

处方：猪牙皂角 9g　柴胡 6g　半夏 10g　化橘红 10g　炙远志 10g　盔沉香面 3g（分 2 次冲服）　茯神 15g　胆星 10g

1 剂，水煎分 2 次温服。

二诊：服药后排便较多，且夹有大量粘液，流涎减少，咯痰如故，面目之色稍浅，脉象弦滑。证系顽痰仍在，继用前方加味。皂角改为 10g，加煅青礞石 15g，麝香 0.02g（冲服）。2 剂，日 1 剂，服法同前。

三诊：患者能正确回答问话，自觉头晕，欲寐，痰多易出，大便通畅，仍多粘稠之液。目睛灵活，面青大减，目窠仍黑。舌边尖暗红，舌苔如前，脉弦滑。痰邪尚在，继服上方药 4 剂。

四诊：患者独自前来就诊，神清，头晕已止，可操持工作，纳食增加，夜寐安稳，痰涎已无，时而胸闷，面目颜色正常。舌边尖淡红，脉象弦缓。再投上方药 2 剂，以防痰邪滞留。

五诊：患者如常人，无何不适。舌尖红，脉弦缓。且以疏肝解郁之法，除致癫之因，投越鞠丸加味。

处方：川芎 20g　苍术 20g　神曲 10g　香附 30g　广木香 20g　盔沉香 10g　焦栀子 25g　枳壳 15g　青皮 15g　柴胡 15g　合欢花 20g

共为细面，炼蜜为丸，6g 重，每日 3 次，每次 1 丸，白开水送下。

【按语】治疗此证，尤妙在猪牙皂角一味，涤顽痰，利九窍，增前人治癫狂之所未备。

三、泻心汤治愈衄血一例

耿某，男，23 岁。

初诊：1980年3月8日。

主诉及病史：酒后鼻衄住院治疗22日未愈。

诊查：面色淡白，两目有神，大便干燥，小便色黄，口干不多饮，脉沉滑数。

辨证：证为醇酒所伤，湿热内蕴，湿热相搏，迫血上出清道遂致衄血。

治法：治以清热燥湿，凉血止血。投大黄黄连泻心汤。

处方：大黄10g　黄连10g　黄芩10g

1剂，武火轻煎，大黄后入，取汁分2次温服。

二诊：大便已通，衄血已止，脉象滑数。继用上方药3剂，服法同前。

3剂之后，未再衄血。

【按语】湿热积于阳明，上干清道而衄。《金匮》云"心气不足，吐血衄血，泻心汤主之"。正谓邪热迫血妄行之证。用此方使热得清、湿得祛，阳明之气得顺，血可自止。

四、酸以安蛔法治愈蛔厥一例

陈某，女，56岁。

初诊：1979年10月20日。

主诉及病史：3日前突然脘腹剧痛，恶心呕吐，初按胃痉挛治疗，效果不著，时发时止，渐趋频繁。

诊查：现症右胁肋剧痛阵作，气上冲胸，甚者有钻顶之感，手足厥逆，呕吐苦水痰涎。切诊腹部软平，心下按之痛剧。脉象沉弦，舌质淡红，舌苔薄。

辨证：此为蛔厥之证。

治法：姑且以安蛔之法治之。乌梅重用25g，煎汤取汁100ml，顿服。

二诊：服药一个半小时吐出蛔虫1条，诸症悉减。继用杀虫法，以杜绝致病之根。

处方：使君子20g　苦楝皮20g　石榴皮25g　南瓜子100g　川椒10g　乌梅25g　细辛5g　干姜10g　川军10g

1剂，水煎取汁清晨空腹顿服。

服药后，便蛔虫1条，蛔厥之证痊愈。

【按语】《伤寒论》厥阴蛔厥，原系寒热错杂证，故用乌梅丸治疗。此证无寒热错杂，只用乌梅一味制伏蛔虫，不用他药为伍。且蛔厥缓解之后，继而用杀虫之品，以彻底清除致病之因，尤有见地。

五、辛甘化阳法治愈心悸一例

姚某，女，26岁。

初诊：1980年6月20日。

主诉及病史：产后10日发热、恶寒、头痛、项背痛，自服止痛片2片，汗出证减，又服止痛片2片，大汗淋漓，继而精神恍惚，身倦乏力，气短，心悸，经西医抢救好转，但心悸不止。病发距今已半月余。

诊查：现症心悸，夜寐欠佳，畏寒。脉虚数，舌质淡苔白。

辨证：证为产后气血不足，复因大汗伤及心阳。

治法：拟温扶心阳之法。

处方：桂枝15g　炙甘草10g

3剂，每日1剂，水煎分2次温服。

二诊：服药后心悸大减，畏寒已无，睡眠好转。投益气温阳之法，以善其后。

处方：黄芪15g　桂枝10g　白芍15g　炙甘草10g　生姜3g　大枣9枚

2剂，每日1剂，水煎分2次温服。

【按语】汗为心之液，汗多心阳被伤，用辛甘化阳法而愈，足以证明仲景之方用之得当，可收立竿见影之效。

六、甘温除热法治愈内伤发热一例

马某，女，30岁。

初诊：1980年10月17日。

主诉及病史：产后第5天，突然恶寒发热（体温39.5℃），按感冒治疗无效，某院以高热待查收入院治疗。住院后经详细检查，除轻度贫血外，无阳性体征，诊断未定，用青霉素等抗生素治疗无效。9月2日转我院治疗，1个月余仍无好转，今日邀余会诊。

诊查：现症每日上午发热甚（体温39℃以上），恶寒轻，倦怠懒言，虽发热而近衣被，纳食呆滞，面色萎黄，二便调和、脉象沉数无力，舌苔薄白。

辨证：证为产后血虚，外感袭表，日久不愈，中阳被伤，气虚下陷，阴火上乘，由外感转为内伤发热。

治法：停用西药。投补益中气、甘温除热之法。方用补中益气汤加味。

处方：炙黄芪25g　红人参10g　炙甘草10g　陈皮5g　白术10g　当归10g　升麻3g　柴胡5g　川芎8g　生姜3g　大枣5枚

7剂，日服1剂，水煎分3次温服。

二诊：恶寒已无，发热减轻（体温37.5℃），精神好转，饮食增加，面色萎黄。舌苔薄白，脉象虚缓。继服上方药1周，服法同前。

三诊：发热已止，余症皆大减，患者要求出院。据病情虽发热恶寒已退，但形体虚弱，气血未复，投八珍汤以善其后。

【按语】内伤发热与外感发热，途殊治异。本案初外感而终内伤，以甘温除大热很有见地。

七、辨证治愈黄疸两例

例一　王某，女，50岁。

初诊：1980年10月9日。

主诉及病史：20日前，忽胁脘剧痛，甚如刀割，痛而汗出，恶心，呕吐绿苦水，口苦，善太息，寒热往来，不欲饮食。西医诊断慢性胆囊炎急性发作，西药治疗不效。

诊查：就诊时除上症外，5日未大便，小便短黄，目黄，身黄，身体较胖。舌边青紫，舌苔干黄。歧骨右较膨隆，按之痛甚，表面光滑，疑为肿大之胆。脉弦而滑。

辨证：此乃湿热之邪踞于少阳，兼气滞血瘀之证。

治法：治以疏解少阳，清热利湿，佐以理气活血之法。大柴胡汤化裁。

处方：柴胡 10g　黄芩 10g　半夏 10g　桃仁 15g　红花 10g　莪术 10g　三棱 10g　元胡 15g　木香 20g　郁金 20g　茵陈 20g　枳壳 15g　大黄 10g(后下)　芒硝 10g(烊化)

3 剂，日服 1 剂，水煎分 2 次温服。

二诊：服药后大便得通，余无著变。上方大黄、芒硝减半，继用 4 剂。

三诊：疼痛减轻，呕吐停止，寒热消失。继进上方药 7 剂，服法同前。

四诊：疼痛消失，黄疸减退，大便一日两次，饮食增加，两目有神。舌边青紫，舌苔薄黄，脉沉弦。继用上方药 7 剂，法同前。

五诊：诸症悉退，身无所苦，歧骨右之癖块已无。停药，以清淡饮食自养。

【按语】湿热内蕴，胆汁外溢，兼气血郁滞，以大柴胡汤加理气活血之品而愈。方中木香用量之大，可知独具匠心。

例二　孙某，男，45 岁。

初诊：1975 年 7 月 27 日。

主诉及病史：今年 3 月 3 日，因胆石症而摘除胆囊。7 月 5 日又突然胃脘绞痛，连及腰背，寒热往来，继而面黄，目黄，小便黄赤，纳食呆滞。西医诊断胆总管结石，梗阻性黄疸。

诊查：就诊时，除上证外，两日未大便，脉弦细数，舌质紫暗，舌苔黄厚。

辨证：证为湿热蕴结中焦，胆汁不循常道而外溢，兼气滞血瘀之故。

治法：以清热利湿、软坚散结法治之，佐以理气活血之法。

处方：柴胡 10g　黄芩 10g　胆草 15g　木通 10g　金钱草 50g　木香 20g　元胡 15g　枳壳 15g　大黄 10g(后下)　红花 10g　桃仁 10g　人参 15g　芒硝 10g(分 2 次烊化)

2 剂，每日 1 剂，水煎分 2 次温服。

二诊：恶寒发热已止，大便已通，便色灰白，疼痛减轻，精神好转。舌边尖紫红而暗，脉弦数。继服上方药 2 剂，服法同上。

三诊：大便稀溏，色浅黄，便中有大如黄豆、小如秫米、黄白色结石共 9 块，症状减轻，纳食增加。舌脉同上。继服上方药 3 剂，法同前。

四诊：药后又排出绿豆至黄豆大、黄色及红色结石 6 块。疼痛基本消失，黄疸大减。脉弦有力，舌质红，苔薄黄。继投上方药 3 剂，服法同前。

五诊：大便日 2 次，色深黄，黄疸已除。舌质红润，脉象沉缓。用清热利湿排石之法，荡涤余邪。

处方：金钱草 50g　郁金 10g　木香 10g　枳壳 15g　茵陈 50g　茅根 25g

水煎分 2 次温服，每日 1 剂，连服 1 周。

六诊：服药未再排出结石，无任何不适。

【按语】湿热煎炼成石，阻塞胆道，胆汁外溢而致黄疸。本案与前案同为黄疸，本案以湿热为重，前案以血瘀偏甚，治之有别，宜细玩味。

八、黄连汤治愈胃脘痛一例

蔡某，女，40 岁。

初诊：1980 年 7 月 3 日。

主诉及病史：胃脘胀闷疼痛，胸中烦热，时而呕吐苦绿水，纳食呆滞，食冷物胃脘痛剧，且腹痛泄泻。西医诊断慢性胆囊炎，用青、链霉素治疗无效，邀余会诊。

诊查：患者上症仍在，神志清晰，形体消瘦，两目有神。舌质较淡，舌苔薄白。心下拘急，按之痛甚，未触及癖块。脉象弦缓。

辨证：证为上热下寒，脾胃不和之故。

治法：治以清上温下，健脾和胃，拟黄连汤加味。

处方：黄连 8g　干姜 8g　半夏 10g　人参 8g　甘草 8g　桂枝 6g　青皮 10g　柴胡 6g

3 剂，每日 1 剂，水煎分 2 次温服。

二诊：服药后呕吐已止，胃脘疼痛减轻，纳食增加，大便溏，舌脉同上。继用上方药 6 剂，服法同前。

三诊：诸症皆减，但心下时有痞闷。寒热已平，肝气不疏。继用调肝疏气之法。

处方：柴胡 10g　郁金 8g　木香 5g　青皮 10g　元胡 10g　陈皮 10g　神曲 10g　川楝子 6g　砂仁 3g　炙甘草 5g

每日 1 剂，水煎分 2 次温服，连服 1 周。

服药 1 周后疾病痊愈。

【按语】急者治其标，胃有热、脾有寒，用黄连汤清上温下，使其寒热得平，急证得以缓解。缓者治其本，肝失疏泄、木不疏土，用调肝疏气之法，除其致病之因。前后连贯，其意无不到矣。

九、调和营卫兼扶正法治愈产后感冒一例

李某，女，27 岁。

初诊：1980 年 9 月 3 日。

主诉及病史：7 月分娩，产后 25 日偶感风邪，自此周身疼痛，恶风自汗，持续 2 个月之久。

诊查：舌质淡，舌苔薄白，脉缓无力。

辨证：此为产后气血不足，复感风邪，营弱卫强之中风证。

治法：治以调和营卫，益气养血之法，取桂枝汤合当归补血汤。

处方：桂枝 15g　白芍 15g　炙甘草 10g　黄芪 50g　当归 20g　生姜 5 片　大枣 5 枚

3 剂，每日 1 剂，水煎分 2 次温服。

二诊：恶风自汗已止，周身疼痛大减。继服上方药 3 剂。

共服药 6 剂，诸证皆痊，已上班工作。

【按语】桂枝汤调和营卫，驱散在表之风邪；当归补血汤益气养血，培补产后之正虚，此证此方，一拍即合。

十、大补阴丸治愈胎滑骨蒸一例

王某，女，39 岁。

初诊：1945 年秋。

主诉及病史：患者 1 年内流产 3 次，流产过程相同：怀孕后 40 日左右骨蒸发热，神疲肢倦，曾用寒凉及养血安胎等药物不效，渐至身无半缕，卧于土地之上，借土地之凉以缓解骨内之热，直到孕后 2 个月余流产，疾病不药而愈。今又妊娠近 40 余日，前症复作而求治。

诊查：形体消瘦，面色微红，自觉壮热而扪之不热，但欲寐。脉沉细滑数，舌质深红少津，光亮无苔。

辨证：此为真阴不足之证。

治法：拟大补真阴之法，取大补阴丸化裁。

处方：大生地 50g　砂熟地 50g　盐黄柏 20g　盐知母 25g　炙龟板 60g　炙鳖甲 50g　山萸肉 15g　枸杞果 15g

1 剂，先煎龟板、鳖甲 2 小时，再合诸药煎 30 分钟，取汁分 2 次温服。

二诊：服药后诸症减轻，继用药 2 剂。

三诊：发热已退，无任何不适。更进药 1 剂，法同前。

直到足月分娩，身无疾病。生一男孩，身体壮实。

【按语】本案真阴亏损，胎儿失养而屡屡自堕，其骨蒸发热殊为严重，亦为明证。非大补真阴，无以奏效。龟板通任脉而滋养真阴，鳖甲达肝血且清除虚热。两者均为滋补真阴之品，故为本方君药。然而两者都具破积消癥软坚功能，为避免伤害胎儿，据古人久煎取其味，可起补益之功，轻煎取其性，可有行散之效的经验，采取久煎龟板、鳖甲之法，从而取得祛病安胎的效果。

（以上由崔振儒整理）

【编者评注】钟老先生治病，药方不奇，但能在平淡中见奇功。如治胎滑骨蒸一案，患者骨蒸劳热，屡屡堕胎不育，曾用养血清热安胎法无效，钟氏根据其舌质深红少津、光亮无苔等症，辨为真阴亏虚，用大补阴丸峻补真阴，其中知柏、地黄量重而收养阴清热之功，龟板、鳖甲填督充任而退虚热。人体正气得到扶植，故胎气安宁，胎儿无恙。特别是据证采用久煎龟板、鳖甲，只取其味的方法，尤有独到之处，亦反映出钟老先生临证构思精巧、照顾全面之一斑。

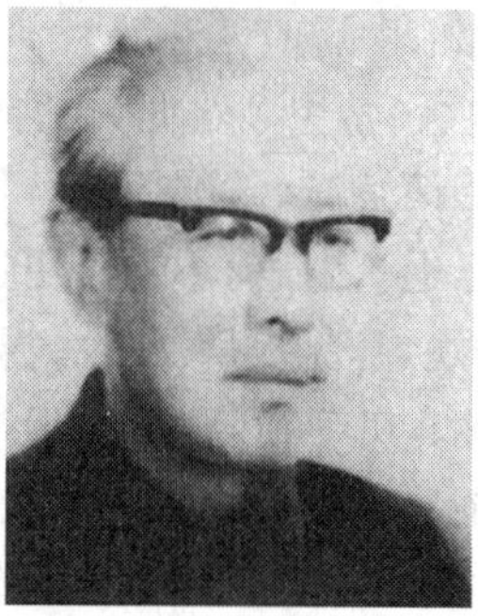

韩百灵医案

【生平传略】

韩百灵,1909年生,辽宁省台安县人。中医教授。世医出身,自幼习诵四书五经。弱冠之年,拜晚清秀才臧鸿儒为师,攻读诸子百家文选。13岁时,不堪民间缺医少药之苦,立下弃儒学医之志,遂潜心岐黄,私淑长沙,博览唐宋金元明清诸家之言,总以老庄之道、阴阳之理统御其学。闲暇之时,广交益友,遍访良师,承仰吉林名医韩秀实、王化三,悉得真传,历时九载,医学甚丰。1930年,经考试获得中医师证书,从此跻身医林,至今执业50余年。

韩氏临床精通内、妇、儿科,尤擅长中医妇科。曾任黑龙江中医学院教授、学院学位委员会副主任、省高教局技术顾问、省政协委员、光明函授中医大学顾问、全国中医学会理事等职,并有中医妇科博士学位授予权。

著作除《百灵妇科》、《中医妇产科学》(主编)外,还曾在期刊杂志上发表学术论文50余篇。

一、滋水涵木、助水行舟法治愈经闭一例

陈某,女,35岁,已婚。

初诊:1985年8月。

主诉及病史:18岁月经初潮,每二三月一行,经量正常。婚后五孕一产,产后流血较多。此后月经至今未潮,年逾两载,虽治亦无转机。

诊查:平素头眩健忘,目涩耳鸣,腰膝酸软,手足心热,口干不欲饮,夜寐多汗。舌红无苔,脉弦细数。

辨证:证属肾气未充,肝失濡养,精血不足,胞脉虚空,无水舟停。

治法:投以添精养血,补阴清热之方。

处方:炙鳖甲15g　龟板20g　生地25g　当归15g　白芍20g　山萸肉15g　阿胶15g　地骨皮15g　盐柏10g　白薇15g

水煎服,10剂。

二诊：口干、目涩、盗汗悉减，头眩耳鸣症除。舌脉同前。原方减白薇，加杜仲、川断各20g，继服药10剂。

三诊：腰膝渐觉有力，精神爽慧，小腹、乳房微胀，有经血欲潮之感。脉转弦滑。宗二诊方减炙鳖甲、地骨皮、盐柏、阿胶，加巴戟、牛膝、益母草各15g，白芍易赤芍。嘱服药3剂。

四诊：月经来潮，行经2天，量少，色淡红。舌红苔薄，脉弦缓。

处方：熟地 20g　山药 15g　白芍 15g　枸杞 15g　川断 20g　杜仲 20g　牛膝 15g　寄生 15g　女贞 15g　旱莲草 15g　仙灵脾 20g　仙茅 20g

水煎隔日一服，经期停药，经后再依法服之。

经过3个月的调治，患者终于月事如期，获得痊愈。

【按语】本案经闭属精血不足，无水舟停。全由先天肾气尚未完实，婚后产众亡血所致。依乙癸同源、精血互生之理，施滋水涵木、助水行舟之法而收全功。

二、黄连温胆汤治愈妊娠恶阻一例

许某，女，25岁，已婚。

初诊：1975年秋。

主诉及病史：婚后半年，停经50余日，尿妊娠试验(+)，诊为早孕。近10日内，呕恶懒食，不欲闻食臭，食入即吐，不食亦呕，口泛酸苦，吐黄绿色水，带有血丝。病后痛苦异常，虽延医数人而病势不减。

诊查：余见其神疲体瘦，面红唇干，善作太息，舌红苔黄燥，脉呈弦滑数象。询知胸胁胀满，心烦易怒，大便秘结，小溲黄赤。

辨证：实属肝胃郁热之证。

治法：遂拟清肝和胃法治之。

处方：黄连 15g　芦根 15g　麦冬 15g　竹茹 15g　茯苓 15g　橘红 15g　枳实 15g　大黄 3.5g

水煎服，2剂。

二诊：服药已，呕吐稍止，大便通，可日进碗许粥汤。舌红苔微黄，脉息稍转平和，不似前者有力。前方加白芍、生地各15g。继服药4剂。

三诊：呕吐已止，饮食如常。脉滑而缓，此肝胃平复之象。勿需服药，嘱其调养情志，慎戒房事，可保万全。

【按语】《沈氏女科辑要》云："呕吐不外肝、胃两经病。"《女科经纶》载："恶阻呕吐，大抵寒者少，热者多。"恶阻从肝从胃从热论治，此先贤遗意也。本案在病机上着眼于肝胃郁热；治疗上清肝所以摄纳肝阳，使肝热得除，肝郁得伸；和胃所以调畅胃气，使逆气得平，腑气得通。郁热除，肝胃和，恶阻焉能不愈?！是以便秘者用少量大黄，旨在清热通秘，兼能降逆止呕，有一举两得之功，而绝无堕胎之患。

三、温阳益肾法治愈滑胎一例

陆某，女，28岁，已婚。

初诊：1973年夏。

主诉及病史：结婚5年，妊娠4次，每当受孕3个月左右，即无故流产。经医屡治不效，其邻人张某介绍余所就医。

诊查：询问病由，陆称：婚前身体健康，月经正常。婚后初妊，未足3个月，胎儿自堕。此后再孕，即求医调治，然流产连发，众医束手。虽服汤丸百余剂，均枉费心机，形体日羸，似属不治。索其服药之方，有从气血虚弱论治者，有从脾虚气陷论治者，有从血海伏热论治者，有从肾不荫胎论治者，不一而足。

诊察所见：精神疲惫，头眩健忘，面色晦暗，腰膝酸软，形寒肢冷，夜尿清频，唇舌淡润，六脉沉弱。

辨证：据四诊合参，当属肾阳不足，命火虚衰，冲任不固。

治法：予以温阳益肾，调补冲任之方。

处方：熟地15g　山药15g　五味子10g　菟丝子15g　巴戟15g　补骨脂15g　杜仲15g　川断15g　寄生15g

嘱水煎服数剂。

二诊：服药10剂后，诸症皆减，脉象沉缓。此阳气已生，肾气渐复。宗前方加人参10g、白术15g，嘱其配成丸药久服。

三诊：时陆某已怀孕50余日，常感头眩倦怠，心烦呃逆。嘱其按原方每周服药2剂，分房静心，可保无虞。后于翌年秋顺产一男婴。

【按语】滑胎一证，或如期而堕，或屡孕屡堕，多因肾虚、气虚、血虚、血热、外伤而致。本案即属肾虚为患，由命火不足、纵欲伤肾所致。故治疗上应注重肾阳，俾阳生阴长，精足气盛，胎元方可牢固。

四、补益肝肾法治愈产后身痛一例

张某，女，32岁，已婚。

初诊：1975年春。

主诉及病史：产后40余日，恶露不止，延续月余，但无所苦。近10日来，恶露虽绝，但肢体重滞，乏力少气，于是求医调治。服疏解之药数剂，病势反剧。

诊查：现周身痛楚难当，关节屈伸不利，手足心热，失眠善惊。面白颧赤，语弱无力，舌淡少津，脉弦细数。

辨证：四诊合参，当属产后阴血大亏，百骸空虚，筋脉失养所致，非表邪滞络之故。

治法：治宜养阴填络、强肾柔肝。

处方：当归15g　熟地15g　白芍20g　川断15g　寄生20g　杜仲20g　牛膝20g　木瓜15g　狗脊15g　龙骨20g　牡蛎20g

水煎服，6剂。

二诊：晋药6剂后再诊，疼痛骤减，脉转弦细，此阴血将复。加龟板20g、女贞子15g、黄芪15g更助其力。继服药10剂，诸症皆除。再进药4剂，方消复萌之虞。

【按语】本案产后恶露不止，亡血耗阴，失血伤气，更加误用疏解之品，发动气血趋表，致使周身筋脉骨节失荣，故而疼痛难当。筋骨者，肝肾之所合。方中除用龙骨、牡蛎收敛气血、安神定悸外，其余诸药阴阳兼顾，肝肾并补，具有柔筋壮骨之功，俾使精血充沛，肝肾得养，柔刚得复，而疼痛自除。

五、清热解毒化瘀法治愈胞宫内痈一例

李某，女，年30许。

初诊：1965年夏。

主诉及病史：经省、市各大医院确诊为“急性盆腔炎”。据患者自述：产后五六日恶露涩少，继而点滴不下，小腹硬痛，手不可近，按之有鸡卵大包块，发高烧达39℃以上，曾注射各种抗生素和内服解毒化瘀药，但体温持续不降，小腹疼痛加剧，包块日以益大，又服活血化瘀中药数剂，亦无效果，故转院医治。

诊查：望其面色深红，唇舌紫暗而干，苔黄燥；听其语言壮力，呼吸气促；问其现状，称心烦不宁，食入即吐，口苦饮冷，大便不通，小便如茶，身有寒热，小腹刺痛，阴道不断流出污浊之血，恶臭难闻；按其小腹有硬块如儿头大，稍按即痛不可忍；切其脉象弦滑而数。体温40℃。

辨证：据脉症分析，时值炎热季节，产时亡血耗气，子门大开，邪毒乘虚而入，而致恶血当下不下，蓄积胞内，毒血相搏，蕴结日久，遂成“胞宫内痈”，故诸症若斯。

治法：当即予以清热解毒化瘀之方。

处方：双花25g　连翘15g　大黄5g　丹皮15g　桃仁15g　公英20g　地丁20g　生石膏20g　三棱10g　莪术10g　甲珠15g　黄柏10g　乳香15g　没药15g

水煎服，2剂。

二诊：服药后1日内腹痛加剧，阴道流出大量恶臭脓血，便下燥屎数枚，小溲浑赤，体温降至37℃，口干不甚渴，饮食稍进。诊其脉象弦滑稍数。知其胞内余脓未尽，败血未除，仍以前方减生石膏，加姜黄15g以行恶血。

三诊：随服药2剂后，阴道流出黑紫血条血块，小腹疼痛减轻，二便已通，体温正常，惟神疲乏力，脉弦细而缓。此邪去正衰，气血不足之证，又拟益气养血之方以善后。

处方：人参10g　当归15g　白芍15g　生地15g　怀牛膝15g　麦冬15g　龟板20g　山萸肉15g

又连服药4剂，前后调治1周，痊愈出院。

【按语】“胞宫内痈”一证，前人鲜有论述。至若恶露不下，明·楼英在《医学纲目》中说：“产后恶露方行，忽然渐少，断绝不来，腹中重痛，此由血滞，宜桃仁汤；如有大痛处，必作痈疽，当以痈疽法治之。”阐明产后恶露不下可以成痈。本案在辨治上抓住毒热、血瘀、痈脓三者，宗仲景大黄牡丹皮汤和《妇人大全良方》桃桂当归丸意，据证化裁，切中病机，因能效如桴鼓。

六、辨证治愈不孕两例

例一　大石某，日本专家，女，年40许，已婚。

初诊：1976年夏。

主诉及病史：婚后12年未孕，夫妇双方均做过生殖系统检查，已排除器质性病变，惟女方子宫稍有后倾，虽经日本、中国许多著名妇科医生诊治仍无奇效。今求子心切，欲借中医神力，遂我夫妇夙愿。

诊查：望其形体不丰，面色暗滞，神情抑郁，舌苔微黄；询知急躁多怒，经期乳房胀痛，月经按期，血量涩少，色紫黑成块，呃逆便结，手足干烧；诊其脉象，弦涩有力。

辨证：四诊所见，证属肝郁不孕，乃肝郁气滞，疏泄失常，胞脉受阻，以致不能摄精成孕。

治法：治以疏肝解郁，理血调经之法，方用百灵调肝汤加减。

处方：当归 15g　赤芍 15g　川牛膝 15g　川芎 15g　王不留行 15g　通草 15g　川楝 15g　瓜蒌 15g　丹参 15g　香附 15g　皂刺 5g

水煎服，3 剂。

二诊：晋药 3 剂后，自觉食欲不振，体倦乏力。又加白术、山药各 15g 健中实脾。

三诊：再晋药 3 剂，诸症减轻，饮食有味，乳胀消失，但现腰痛不适。遂守原方减瓜蒌、皂刺，加川断、寄生各 15g，嘱其久服。

1977 年，大石夫妇在黑龙江大学任教期满返回东京。翌年春大石夫人产一女婴，取名大石花，借松花江的“花”字，祝愿中日友谊源远流长。

例二　赵某，女，28 岁，已婚。

主诉及病史：婚后 3 年余未孕。

诊查：观察赵某神形，全无病态；问其配偶，答曰健康；再询月事，云：18 岁初潮，3 至 6 月一行，至今如是。诊其脉象，弦细而数，两尺尤沉。

辨证：细思之，证属肾虚不孕，治在先天，必补无疑。

治法：当即处以补肾填精之方。

处方：熟　地 20g　山萸肉 20g　枸　杞 15g　山药 15g　菟丝子 15g　白芍 20g　杜仲 20g　川断 20g　寄生 20g　鳖甲 15g　龟板 20g

水煎服，隔日 1 剂，连服药 2 个月。

后获知，赵某回原籍后，服药不及 2 个月即身怀有孕，足月顺娩一男婴，特来函致谢。

【按语】中医治疗不孕症，重点在于调经，具体有调肝、补肾、化痰诸法，王清任更有逐瘀一说。肝郁、肾虚导致的妇女不孕，在临证中较为常见。盖肾为先天之本，元气之根，关乎生殖；肝司血海，疏泄为用。封藏固秘，疏泄以时，胞宫蓄溢有常，才能经事如期，摄精成孕。若先天不足，或后天房事所累，或欲念不遂，情志抑郁，则易致肾虚、肝郁而导致不孕。至若堕胎、滑胎而后不孕者，责之于肾，治必无误。

所举两案肝郁不孕症，治以百灵调肝汤。方中当归、赤芍、牛膝、川芎活血调经、除陈生新；川楝、瓜蒌、丹参、香附疏肝解郁、理气调经；王不留行、通草、皂刺上通乳房，下达胞宫，为通郁散结之要药。若肾虚不孕者，方用百灵育阴止崩汤，减去塞流之品，加入龟板、鳖甲、菟丝子、枸杞等，大补真阴。

七、辨证治愈因狂致痉两例

例一　杨某，女，23 岁。

主诉及病史：1978 年 6 月，患者返城探亲，因事端与邻人口角，猝发神志失常，哭笑骂詈，语无伦次，渐作颈项强直，舌强语謇，痰涎壅盛，两目直视，呼之不应。其家人惊恐万状，火速来舍求余往诊。

诊查：见其挺若弯弓，反张，斜卧榻上，面红唇赤，目瞪不转，牙关紧闭，躁扰不安，神志不清，呼吸气促，时作太息。撬牙窥舌，苔黄而燥；诊其脉象，弦大有力；询问二便，其母曰：大便秘结，小溲短赤。

辨证：观此脉症，明是暴怒伤肝，痰火攻心之证。

治法：速投调肝降火涤痰之剂。

处方：黄连 15g　栀子 15g　石决明 20g　羚羊角 5g　菖蒲 15g　钩藤 15g　大黄 5g　枳实 15g　白芍 15g　生地 15g　丹皮 15g

令服上方药 3 剂；同服牛黄安宫丸，日 2 服，每服 1 丸。

二诊：3 日后其母携其复诊，云：服药后 1 剂痉止，2 剂神安，3 剂能进饮食。现觉眩晕倦怠，手足心热。察其舌红无苔，脉弦细和缓，知是火热伤阴之故，遂守原方减去黄连、栀子、大黄，加牡蛎、龟板各 20g。嘱服药 4 剂以善其后。

例二　李某，女，20 岁。

主诉及病史：经期触怒，愤愤不已，一夜辗转，鸡鸣入眠，醒来哭歌笑语，骂詈毁物，家人莫能止。邀邻里膂力过人者，挟持李某来院求治，途中忽然目瞪口噤，颈项强直，一如反张。

诊查：余闻其家人所述，观其面色晦暗，唇角赤紫，两目天吊，瞳孔散大，太息频频；切其脉弦涩有力。问及月经，对曰：已止。

辨证：此亦由狂致痉之证，其本在肝，其标在血，其变在神。

治法：镇肝理血、开窍安神，刻不容缓。

处方：石决明 20g　当归 15g　生地 15g　牛膝 15g　桃仁 15g　红花 15g　白芍 15g　枳壳 15g　菖蒲 15g　钩藤 15g　甘草 10g

水煎服 3 剂。同服牛黄安宫丸，每服 1 丸。

二诊：晋前方药 3 剂后，痉止神清，月水已通；但胸脘痞闷，颈项四肢动作不便；脉弦缓。依前方加瓜蒌 15g 以开胸中郁塞，连服药 3 剂，可保病痊。

【按语】因狂致痉，其责在肝。肝体阴而用阳，气急而多变；以怒为志，舍魂于血，淫气在筋。夫肝之为病，升之不熄为风阳，抑而不透为郁气。升则痰动，风则不宁，抑则血滞，郁则不疏，神乱筋急，故能为狂为痉。上述两案，一是气郁化火，一是气郁血滞，总因疏泄无权。二者同因异病，得治亦殊。案一之治，寓调肝于降火涤痰之中，但须防苦寒伤阴；案二之治，仿血府逐瘀汤意，理血与镇肝并施，且无枉耗木气之弊。患此证者，青年妇女较为多见，临证切记中病即止，不可剩勇追寇，以防他变。

八、清热滋阴、凉血止血法治愈虚劳血证一例

郭某，男，13 岁。

初诊：1980 年复。

主诉及病史：1 年前逐渐出现头晕目眩、心悸乏力、鼻衄、齿衄、肌衄等症。经哈医科大学附属医院检查，确诊为"再生障碍性贫血"，虽经多方医治，但病势日重。遂经人介绍求余诊治。

诊查：见其面白颧赤，舌干红无苔，脉弦细数，并有便秘溲赤，手足心热，盗汗失眠，口干舌燥等症。

辨证：依脉症辨之，乃阴亏血热之证。

治法：予滋阴清热、凉血止血之方。

处方：生地 15g　茅根 20g　小蓟 20g　白芍 25g　牛膝 10g　丹皮 15g　栀子 15g　骨皮 15g　大黄 5g　知母 15g　生草 5g

水煎服，10 剂。

二诊：服上方药后脉症同前。上方加石膏 25g。再服药 10 剂。

三诊：口不甚干，二便已调。上方减去大黄。再服药10剂。

四诊：衄止，上方加龟板25g、玄参15g。更进药10剂。

五诊：诸症无存。遂于上方加炙鳖甲25g，天冬15g，牡蛎20g，羚羊、犀角各5g，嘱其配成丸药久服。

经1年多的悉心医治，前后服药百余剂，患者病愈复常，察访至今无恙。

【按语】本案当属血证虚劳，由先天禀赋亏虚、日久渐积而成。究其病源，其本在肾，其标为热，其变是血。故宜先治其标与变，后治其本。临证之中，分清缓急，最为首要。

九、清肝熄风化痰法治愈癫痫一例

陈某，男，8岁。

初诊：1984年8月。

主诉及病史：患儿于1981年出现阵发性强直痉挛抽搐，每月发作一两次不等，以后逐渐加重。近1年来每月发作四至六次，每次持续5分钟，抽搐前偶有惊叫，抽搐时口吐涎沫，喉中痰鸣，抽后嗜睡，醒如常人。经全身和神经系统检查，未见异常，脑电图呈中度变化，临床诊断“癫痫”。

诊查：面红唇赤，烦躁不安，口渴，便秘，溲赤。舌红苔黄腻，脉弦滑数。

辨证：合参而论，证属肝风痰热。小儿为稚阴稚阳之体，脏腑娇嫩，神气怯弱，受邪之后，邪易深入。邪郁化热，生风生痰，风痰内作，外为癫痫。

治法：不可急图，缓治为善。

处方：钩藤50g　羚羊角15g　全蝎15g　琥珀25g　朱砂15g　石决明50g　珍珠母15g　冰片10g　牛黄5g　菖蒲10g　枳实50g　胆星25g　天竺黄25g　黄芩50g　栀子25g

共研细面，每服2g，日服3次，饭前温水送服。

服药4日后，癫痫发作1次，时间持续约3分钟。服药后第1个月发作3次；第2个月发作1次，仅持续1分钟；症状明显好转。

【按语】肝风痰热所致的癫痫，治宜清热涤痰、平肝止痉。案中处方为韩百灵教授自拟，方名“癫痫灵”。经临床验证，此方不仅对癫痫有效，而且也适用于小儿多动症、紧张性行为、高热惊厥以及中毒性脑病属痰热为患者。应用本方时，切记中病即止，不宜久服。表证未解者，可伍以解表透邪之剂；阳明腑实者，可与攻下剂同用；若神昏肢冷、大汗淋漓、口开目合者，先回阳救逆，后投此方。

十、育阴止崩汤治愈崩漏一例

邓某，女，16岁。

主诉及病史：患崩漏2年之久，初潮即有此疾，月经三五月一潮，潮则崩淋不止，延续月余，非药不止。止则停久不行，行而其崩益甚，多方求医，治皆罔效。形消体瘦，弱不禁风，唯借输血苟全性命。市某医院无奈，劝其手术切除子宫，邓某不肯。遂经人介绍前来舍下就医。

诊查：余见其言语断续，气力不接，体瘦如柴，面白如纸，唇淡无泽，想是沉疴重症，堪难治愈。然医乃仁术，扶困救危，在所不辞，遂问之曰：“诊断若何？”答曰：“功能性子宫出血”。余喜而慰之：吾能治之，勿急。

辨证：诊脉验舌，一派阴亏之象。

治法：当下予以育阴止崩汤加味。

处方：生地 25g　白芍 20g　鹿角胶 25g　山药 15g　川断 20g　寄生 20g　杜仲 20g　海螵蛸 25g　蒲黄炭 20g　炒地榆 50g　黄芪 15g　当归 15g　山萸肉 15g

水煎服，10 剂。

二诊：半月后邓某与其母来舍复诊，告曰：病势大转，虽流血未止，但其量减半，精神日振，饮食知味。经诊脉辨证，处以原方倍炒地榆，嘱再服药数剂，其血当止。

三诊：1 周后复诊，果如所言，遂减去塞流之品，加入五味、龟板、巴戟各 15g，令其连服药月余后配成丸药久服。

经 1 年余，邓某月经以时而下，量质正常，病体康复，重返学校。

【按语】初潮女子患崩漏者，以肾虚为多，且虽下血不止，但无所苦，致使医者举措茫然。本案从肾阴不足、封藏失职论治者，其因有二：一则初潮即崩，示肾气尚未完实；二则症见腰膝酸软，头晕耳鸣，五心烦热，口干不欲饮，乃阴亏之象也。其舌必红，其脉必沉弦细数，主水亏火旺，正合《内经》"阴虚阳搏谓之崩"之旨。及其治也，澄源、塞流，先止其血；固本、澄源，再善其后。阴虚者，阳必不足，是以气弱；水亏者，火必炎上，因而生热。故阴虚为患，可致虚寒虚热两端，不可不察。育阴止崩汤中有地、芍、山萸育阴；有川断、杜仲、寄生补肾；当归和血，鹿角胶止血，海螵蛸涩血；黄芪、山药补气摄血；蒲黄、地榆凉血止血。全方从阴引阳，从阳引阴，所固在肾，所摄在血，有固本塞流之妙用，为治崩之良方。

（以上由韩锋整理）

【编者评注】上述医案，反映了韩老先生丰富的临床经验。从其治崩漏一案可见一斑。该患者久崩体弱，据证辨脉，一派阴虚之象。治予育阴止崩汤，以大剂滋阴养血，止血塞流，终使重病大有转机。复诊时经血虽少而未止，则重用炒地榆 100g 止血活血，终于 1 周后血止。后又以养阴益肾法巩固调治而收全功。韩老先生根据患者年少肾气未充，又见一派阴虚肾亏之象，遵"阴虚阳搏谓之崩"之旨，先塞流止血，再固本澄源善后，药用自己验方，可堪后学效法。

马骥医案

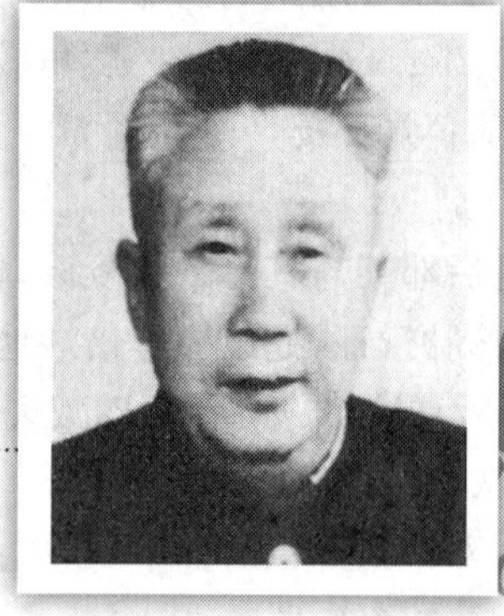

【生平传略】

马骥，字骏伯，1913年生，北京市人。中医教授。出身于中医世家。幼随祖父承先公读经书及医典，颇得真传。1941年参加中医考试，取得中医师资格，即在哈尔滨悬壶，主治伤寒热病及杂症。为了达到中西汇通，后又曾在哈尔滨医学专门学校求学，系统学习西医知识。

1950年，首创哈尔滨市中医联合医疗机构。1954年后，曾任哈尔滨市中医进修学校校长，哈尔滨市卫生局副局长。1963年调黑龙江中医学院，曾任附属医院副院长，1978年定为教授职称。并曾先后担任黑龙江省中医学会副理事长、中华全国中医学会理事等职，历任黑龙江省政协常委，黑龙江中医学院附属医院技术顾问。

临床擅长内科杂症，曾发表论文10余篇，其治疗胃脘痛的经验，已输入电脑并验于临床推广应用。

一、大剂葛根加石膏汤治愈伤寒发衄一例

丁某之侄，男，年30许。

主诉及病史：昨日归自塞上，罹头身痛，体热如灼，苦楚难当，入夜续发鼻衄。举家惶惶，乞速往诊之。

诊查：见病人倚坐床隅，年可三十，面色通赤，气息促急，唇焦舌干，苔薄白燥，鼻出血，点滴不成流。切其肌表，壮热无汗，灼手而干光。察其脉，浮紧且数。腹诊之，胸肋扇张，虚里动甚，腹软无癥结。质以病发颠末。谓：远行归来，乘车感寒，途中恶寒发热，项似拔，首如劈，腰肢酸痛不堪言；昨夕嗣发鼻衄，口渴心烦，欲得冷饮。

辨证：余以其体若燔炭，无汗脉紧，乃系伤寒表闭之征；舌干唇焦，烦渴引饮，则为热炽于里之候。

治法：治必开表逐邪，清肃里热，表里双解，始为得法。拟葛根加石膏汤，倍其量，使服后温复取汗。

二诊：初服，得微汗，烦热身痛小瘥。以其禀赋素强，着再加法服之。待汗出适度，则身凉脉和，头项柔适，腰肢轻爽，鼻衄自止矣。

三诊：少予调理之剂。嘱善自将息，数日循愈。

【按语】丁某侄病，乃里有积热，表为寒束，即俗所谓“寒包火”者也，本属大青龙汤证。然以其项似拔，首如劈，故余权用葛根汤。以葛根甘凉，能起阴气而生津液，滋筋脉而舒其牵引，对项背强急有特效。伍以麻、桂、生姜，辛温开表以发汗，逐肌表之邪尽从玄府而出；更加寒凉清肃之石膏，用其清里之郁热；芍药佐桂枝以解肌，同草、枣则缓身痛，斯表里得双解矣。至于鼻衄，乃火郁于里，上僭而伤鼻之络脉，若表邪除，里热清，则衄自止。

二、柴胡桂枝汤治愈寒热不解一例

邻妇王氏，年30余。

主诉及病史：尝患寒热，久不瘥。其夫偕来乞诊之。妇谓：病发于2个月前，初时状类冒风，周身酸楚，继则头疼，寒热互作，再则汗出身凉。如此者，日辄四五发，迁延日久，多方求医弗效。询以证之余绪。云：病后心烦口苦，胸胁懑胀，呕而纳少，每欲太息，惟二便尚可。

诊查：观其舌，质赤而苔白。脉则细弦微数。抚其肌表，尚乏热候。

辨证：循求其理，盖缘初婴风邪，荏苒失治，内犯少阳，邪气沉滞，深伏难去，而外证犹未尽解。

治法：治当太少兼顾，解少阳加以和表，拟以柴胡桂枝汤，佐以恒山二钱。着日服1剂，俟证将发与之，复被取微汗。

首剂尽，即获效，寒热日一发。3剂竟，寒热解，邪已服矣。其夫来舍致谢焉。

【按语】王妇寒热久不解者，当属太少并病，邪滞于少阳。其初乃由太阳受邪，内传于少阳，以邪气轻微，未成大患。当前之寒热，乃太少之邪将欲自解，而正虚不能鼓邪外出耳。余用柴胡桂枝汤，重在和解少阳，使邪仍从表除。合桂枝汤意在调卫和营，祛太阳留滞之余邪。加恒山者，助柴胡以除伤寒寒热之邪，斯太少之证可并解矣。

三、重剂白虎合大承气汤治愈伤寒发厥一例

赵君，男，年不惑。

主诉及病史：1年酷夏罹热病，族人来邀往诊之。及至，问夫人以终始。答：伊婴疾将10日，初寒热，体不适。邻医某投以表剂，弗效。嗣证转加，热盛汗多，烦渴索冷饮，便闭腹胀，谵妄不休；进则四肢冰冷，人事不觉矣。

诊查：临榻诊之，见其面色深赤，若敷油垢，鼻孔四周暗似烟熏，神昏息迫，鼾声大作，双睛瞪圆，直视不瞬，唇焦揭卷，牙关噤急。撬齿察其舌，缩卷如球状，塞于咽中；苔黧黑龟裂，满布芒刺。抚其肌表，热势猛，汗濈然出；四肢厥寒，冷逾肘膝，痉瘈而振掉不止。胸腹之表，见赤疹十数颗，大若黍粒。扪其腹，硬满坚实，深部磊砢应手。久扪之，则感热自内发。脉沉迟滑实。

辨证：余以为证属温邪炽于阳明，里实既甚，痞满燥坚；热极于里，阳郁不伸，热深厥亦深；火热上窜，干扰神明，致昏懵痉瘈。

治法：治必清下兼施，方可有济。拟以重剂白虎与大承气之合方，益以犀角、栀、芩辈。煎取汁，命家人撬齿徐徐灌入之。

半日许，1剂竟，腹鸣后，大便通；所下之物状类凝胶，色暗如煤，其气奇臭，捶之不可开。

二诊：翌朝复诊，证不瘥，腹中骨突尚未尽除。依前方增损之，更下浊物若干。

三诊：3日再诊，脘腹柔软，神识转清，身凉汗止，肢厥复常，脉沉弱和缓矣。惟大热之余，

气津烁耗，烦冤体躁。继酌竹叶、石膏及吴氏增液之合方，着服四五剂。嘱惜神节食，将息如法。经旬往探，形神渐旺。月半后，驱车来舍，谢以“恩同再造”之语。

【按语】肢冷厥逆，有阴阳寒热之别，辨证中极关重要。有关“厥”之病机、证候，《伤寒论》曾谓：“凡厥者，阴阳气不相顺接便为厥。厥者，手足逆冷是也。”寒厥亦称阴厥，其证手足逆冷，吐利烦躁，脉沉迟细微，甚者沉细欲绝，其证较易辨识，必治以四逆、白通汤辈，以温经回阳救逆，自不待言。惟热厥之发，起自脏之热炽，亦称阳厥，故必先发热而后见厥，此与先发虚寒吐利而后见厥之寒厥证大异。热厥证，后世别之为在经与在府。其在经者，谓热邪散漫于阳明之位，口干舌燥，烦渴引饮而不止，自汗出，脉洪大而滑，治宜寒凉清肃之白虎汤，以清解阳明之热邪。若热邪深凑入胃，与宿食搏结，大便难下，见痞满燥实之腹候，必谵语妄言，潮热多汗，手足濈濈汗出，脉沉实而滑；四肢见厥逆者，是则阳邪郁闭，不畅达于四肢，是热深厥亦深矣，治非大承气汤攻积泻热、消壅破结不为功。若于斯须之间，辨证未明，便处汤药，非但不能济其急，且必遗人以灾殃，医家之任重，岂可不慎哉。

四、清热熄风、攻下破瘀法治愈热病发狂一例

李叟者，山左人，年古稀。

主诉及病史：夏遭热病，其子来，延诊之。询病情于家人。子谓：父初病，尝发身热，遍体多汗，渐则谵言妄语，昏昏若狂状，自昨朝已不识人矣。媪称：十日来，三更医，证转甚，乞为挽救。语未竟，泣涕已下。

诊查：入室，视叟偃蹇床第，气粗面赤，口呢喃不辍，时而叫呼，四肢瘈疭，振掉不休。扪其腹，脐下坚实而拒按。身虽无大热，惟手掌足心灼人。胸腹多粘汗，其气腐臭刺鼻。更询以二便之情，则云：大便四五日不行；溲短深赤，色染衣，难涤去之。察其舌质紫暗，有黑斑，苔褐燥，见龟裂。脉象沉滑弦实。

辨证：依证辨之，当为温邪化火，三焦尽焚。君令不行，则神志蒙懵；将失统帅，则瘈疭振掉，脏被火伤，血泣不行，则下凝于少腹之分。

治法：宜予清热熄风、攻下破瘀为宜。乃仿桃核承气汤，益以羚、丹、栀、芩辈。

服药 1 剂，大便下，谵妄减。乞再诊，脐腹未尽缓，瘈疭仍时发。依前方增减之，2 剂而少腹软，瘈疭不发，神清索食矣。惟沉疴乍愈，饕不可不禁，3 日后，果食复，再发热，其子更来邀诊。见叟脘腹膨脝，苔黄溺赤，烦冤懊恼，热自内发。拟以枳实栀子豉汤，佐入大黄、麦芽、山楂肉。服药 2 剂，胀消热却，神情豁然。规以糜粥素餐，平心静息。2 个月后，其子偕来致谢意矣。

【按语】李叟之病，初无发热恶寒之表证，而直见身热多汗，谵妄如狂，少腹硬满，舌质紫暗，且有瘀斑诸症。此与《伤寒论》所谓太阳随经入府者之里证同而表证异。以病发于炎夏，明是温热之邪，感而入脏，代火伤营，血泣不行，下瘀乎少腹之分而硬满。以心统血脉，主神明。血病则神志迷惘，甚则如狂发狂，即所谓血结膀胱者也。以病新发，而非久瘀，故用桃核承气汤加味而收功，故勿须乎抵当汤丸也。

五、大柴胡加芒硝汤治愈蓄血发狂一例

李某，年 20。

主诉及病史：尝患热病，其父延诊之。质病情于其母。母曰：儿初病，苦身热，且寒栗，服药

曾取汗，不得瘥，嗣转往来寒热，神志错乱，时有谵妄，如醉如痴。

诊查：近榻视之，病者兀坐床笫，二目不转，神若木鸡，问之不答，近之则怯走。父母劝谕再再，始允临床诊视。抚其肌表，并无大热，但发蒸汗。捺其腹，脘胁膨满，少腹急结畏按。舌质紫绛，苔黄燥裂。脉沉实弦滑。询及二便之通闭。母答谓：四五日不大便；溺少，色重黄。

辨证：以为病初邪犯太阳，失治化热，内窜阳明，而少阳之证犹未罢；热甚化火，灼伤脏络，血淖泽而结于下焦。

治法：治非少阳、阳明并解、逐瘀泻实不为功。余作大柴胡加芒硝汤方，增入桃、丹、郁金之属。

仅服药2剂，便通腹软，谵妄不发，脘畅胁舒。损其量，再投之，精明有神，问对有序矣。

【按语】李子之疾，起自太阳不解，内犯于少阳。表虽解，然往来寒热、心下痞硬，少阳之诸症未除；且五六日不大便，阳明之里已成实矣。其所以谵妄失志，当由热集于里，伤及营血，上僭君主，致神明懵乱。若血为热败而淖泽，在腹必下凑于膀胱之位，而为少腹急结矣。大柴胡汤为少阳阳明之专剂，和少阳兼泻里实，加桃、丹、郁金、芒硝之属，则凉血破瘀之功尤著焉。

六、黄龙汤治愈热病伤胎一例

景泉刘翁之子媳，年30余。

主诉及病史：夏月婴时疾，翁来邀诊之。之寓所，乃悉妇以患热而胎堕矣。询终始于姑，云：媳妊近届娩期，卒染时疾，初发寒热，嗣大渴，饮无度，便闭腹胀，虽延医，无寸效。其后儿娩出，病势转加，始发谵，渐昏蒙，莫解人事。

诊查：就榻视之，如姑所言，见妇面紫赤，满布油污，神昏息迫，鼻鼾口噤，目直唇焦。启齿察其舌，质紫绛，苔厚燥，黧黑龟裂。切其肌表，热盛而汗濈然出。诊其腹，痞满而坚实，少腹急结，恶露续下未止。脉沉实而滑。

辨证：余以为证属感于温邪，入里化热，胃家成实，火伤冲任。

治法：治必攻下实邪，兼顾其正。当向乃翁告以病情势急，必须攻下，惟碍于新产，较难立法。翁请为尽力挽救。乃仿黄龙汤意，拟大承气，益以参、归、玄、地，使煎成启齿灌之。

1剂药尽，矢气频转。翌朝倍其量，下燥矢20余枚，坚似顽石，其腹立缓；半日许，神转清，身热已蠲其大半。第三日复诊。妇谓：身尚感有热，蒸蒸若炊状。料其或将战汗，使煎参芪汤服之，饮以牛乳。未几，汗泄淋漓，少顷热尽解矣。再师清燥养营之法，酌方消息。近1周，形神已旺，乃辍药。加意食养，月半渐复原。

【按语】孕妇受妊，古有悬钟之喻，诚然也。刘妇之胎堕，缘于时疾之大热，伤及冲任，致胎无所养，钟自不保矣。

妊期之治，经有"有故无殒"之教，然刘妇胎堕后，阳明之里热证转甚，神识昏蒙，热蒸汗出，痞满坚实，少腹急结，势非清下而不解，惟复碍于新产之后。无已，乃拟大承气汤，益以固气养营、培阴制火之品，下之其证立减。再以参芪汤，益气实表，助其战汗。末更以缓剂调理之，谷肉果菜尽其宜，将息月半始复原。

七、大柴胡加石膏汤治愈颐毒睾肿一例

王姓，男，年30余。

主诉及病史：1959年春，龙江地域颐毒流行，群居之所，罹者尤多，松江北岸染斯疫者，一工区间竟达百十人。王姓者山左人，体颇健，患斯疾势特重，收容入院救治之。

诊查：其症寒热互作，热多寒少，渴索冷饮，耳目聋瞑，呕不纳食。两颐下洪肿，其热灼手，痛掣肩背不可忍。双睾热肿，大可及拳，重坠痛甚。脉洪大滑数。舌赤唇焦，苔燥龟裂。询知大便已三许日未下，溲赤而短甚。

辨证：余以为疫毒染自口鼻，贯膈入及募原，窜走三焦。

治法：三焦者，隶属少阳，治必和解少阳，清火解毒，始克有济。乃书大柴胡加石膏汤方，益以连翘、大青叶、忍冬花、栀子数品，使1日煎服2剂。

服药尽，发战汗，热势顿挫。增减前方。再入桃、丹，服药五六剂，颐睾赤肿渐消。减其制，续服之，经2周，诸症悉除，欣然离院矣。

【按语】前贤对养生、防病，经验丰富，特于传染之疫病，已早具卓见。如《素问·刺法论》曰："五疫之至，皆相染易，无问大小，病状相似。"《内经》中对葆精全神际病之论，尤贯彻乎始终。若"邪之所凑，其气必虚"，"邪之所在，皆为不足"，"正气存内，邪不可干"等等，可谓要言不繁矣。

王某所染之疫气，当自口鼻染易而来，其势之速，窜及三焦。上则耳目聋瞑，口渴引饮，两颐下洪肿赤热，痛彻肩背；中则心烦懊恼，呕不纳食；下则两睾肿大，痛不可耐。余以为三焦隶属少阳，且其寒热互作，亦为少阳之主证，故酌柴胡剂而取意外迅效焉。

八、重剂白虎泻心汤治愈热哮昏冒一例

吕某，年14。

主诉及病史：禀素弱，偶值感冒，发寒热，嗣证转剧。入军医院儿科求治。医师遍试诸抗生素剂，屡会诊，皆罔效，邀余往诊之。

诊查：入室视儿，仰卧于榻，面赤神昏，鼻煽息迫，口唇焦裂，喉中吼鸣，声若拽锯，呼气焚热灼手。启齿察其舌质深赤，苔黄燥。抚其肌表，热壮汗多，膈间膨膨，虚里动甚。脉滑而疾。质以证治颠末，医师谓：是儿以高热入院，虽经施治，其证转剧，神昏将近2日矣。

辨证：余以为证因初感风热，诊治失时，阳邪化火，内犯清金，肺失清肃之令，以致发为热哮。火邪上犯清空，心主神明失守，则见蒙懵之候。

治法：故当拟以大清膈热之剂，以重剂白虎汤与泻心汤为合方，益以贝母、栀子、瓜蒌根等，使煎成去滓鼻饲之。

翌朝赴诊，见儿哮顿减，神清汗止，身热轻微，可进糜浆半盏。依前方之半，再服药七八剂，邪悉解矣。嗣出院，酌予丸方，命常服之，经一稔，体转壮。

【按语】喘哮二证，治当有别。盖喘有虚实之分，哮有寒热之异，是不可不详辨也。喘之治，虚在肾，实在肺，治须补泻分明。哮之治，寒则温，热则清，是又不易之定法也。

吕儿之证，面赤唇焦，神昏息促，喉中鸣声若拽锯，当属热哮无疑，故医家屡用平喘之剂而罔效，是不知火炙而金将败矣。余拟辛凉肃杀之白虎重剂，大清肺胃浮游之热邪，伍以栀、芩、连、檗，苦泻三焦诸脏之实火。如斯，一剂知，三剂差，十许剂而痊可，是知二证之不可同一治也。呜呼！视死别生，实为难矣。

九、乌头汤加味治愈股膝痛痹一例

李叟，山左籍，年逾60。

主诉及病史：炎暑之季，以劳乏，临户纳凉，神疲入寐，寤后左膝股痛不可当，遣媪来，延诊之。

诊查：未入室，闻呼痛声。入见邻人十余辈，群集慰问。询以经过，谓因值暑贪凉，为户牖邪风所袭，左膝股冷痛拘急，掣及腰胯，手不可近。试使屈伸，痛莫敢试。抚其股膝，肌肤清冷。脉沉紧有力。

辨证：余以为寒邪客诸脉中则血泣，泣则血虚，虚则筋失养，拘急且痛。

治法：治必逐寒通脉，使邪出表，乃酌《金匮》乌头汤，益以桂枝、牛膝、苍术、独活，使如法煎服之。命饮药后，拥被温复，病所置热水囊，饮以姜汤，俾助其取汗。

如斯，1剂知，痛立减。续服药3剂，冷痛止，膝股屈伸若平时矣。

【按语】川乌头辛温有大毒，为逐寒止痛之要药，然用之失当，每易中毒。故用时必依大乌头煎、乌头汤、乌头桂枝诸方煎法及服法，始可得效而安全。若草乌头，其毒尤烈，用之更当审慎焉。陶隐居谓："乌头、天雄、附子毒，用大豆汁、远志、防风、枣肌、饴糖并解之。"余用斯品，皆使文火久煎，并遵《本经》"若用毒药疗病，先起如黍粟，病去即止，不去倍之"之法，故效著而无害。

李叟之病，乃为痛痹。《素问·痹论》曰："风寒湿三气杂至，合而为痹。寒气胜者为痛痹。"《素问·宣明五气论》曰："痛者，寒气多也。有寒故痛也。"斯证因寒湿胜于关节筋脉肌肉之分，故掣急而痛，不可屈伸，是寒则收引也。乌头汤君以乌头，气味辛温，除寒湿痛痹；麻黄发表通阳，出汗散邪；芍药、甘草，除痹缓急而止痛；更加黄芪，实表气以御邪。余疗寒湿痹，诸药不效者，屡依本方增味而得效。

十、清热育阴、补虚宁神法治愈神强失寐一例

张某，40已过。

主诉及病史：体素健。因过烦劳，致发失寐，2个月来未交睫。屡就医，无著效。由家人扶持，前来乞诊治。

诊查：余察其精明皆暗，形钝神痴，直若泥塑者。转而质诸妇。妇谓：渠自病发，神识变异，与食则餐，投浆即饮，不眠不休，若其弗自知者。切之肌表，绝乏热候，脘腹绵软无症结，惟掌心灼热炙手。观其舌，质焮赤，苔薄白无津。脉细数滑利甚。索视前医方案，盖皆补心、归脾之属。

辨证：余以为病缘烦劳，久则气阴俱耗，热自内生，阳亢阴亏，阴不承阳，则坎离不交，难于成寐。

治法：治必清热育阴、补虚宁神之法，始克有济。乃仿酸枣仁汤与黄连阿胶汤二方意，增入干地黄、丹参、玄参、远志肉，着日服药1剂。

5日后，妇来告，谓夫初得寐，然尚不实。以原方更增合欢皮、节菖蒲、夜交藤，嘱续服之。历2周，张来谢，自谓寤寐若常，食饮俱佳。睹其神态爽然，问答有序，着善将息，不日而瘳。

【按语】张之失寐，起自烦劳，致营阴不足、津液去多。阳胜阴微，则阴阳偏颇，呈坎离不济

之象。余之用二经方，意在撤离火而滋坎水、补阴敛阴以和阳，斯水火交而得寐矣。

十一、通脉四逆合参术汤治愈误药变证一例

陈某，年近40。

主诉及病史：禀赋素弱，偶来乞诊治。一年溽暑之夜，以室中热闷，启户纳凉，神疲而寐。寤后周身酸楚倦重，就医求治，服汤剂不解。适同人某来访，遣以安宫牛黄丸数丸，促陈服之，谓为“时疾良药”。当入夜突转肢端清冷，吐利并作，神困欲寐。举家惶惶，邀速往诊。

诊查：入室，见陈蜷卧于榻，面唇青暗，精明无光，吟声低沉而乏力。察其舌象，紫黑却无苔。抚其四体，冷近肘膝，脘腹瘠陷，绵软无痛。持其脉，沉微欲绝。索视前医用方，盖辛凉疏表之法，虽不中病，亦不致证于骤变。再询原委，得悉误服丸剂所致。

治法：余乃拟通脉四逆加参术汤，倍其量，着于邻近药肆撮2剂，煎成分次缓缓煎服之。

经半日，2剂竟，吐利瘥，肢冷渐复，糜粥少进。乞再诊，守原方，损其量，少增橘皮，麦蘖。再三数剂，元气大旺，精明有神，扶杖步行于室。嘱其惜神节食，月尽始瘳。

【按语】药者，医之兵也，用之得当，则济人命于指掌；失当，即戮人于瞬息之间，信斯道之任重而难明也。陈之值厄，当缘素体阳虚，更遭外寒，治应辛温和表，伍以扶正之剂。然由不谙药性，误服犀、黄、栀、连大寒之品，几至不救。是知药之为物，动关死生，岂可忽忽哉。

十二、安神解郁、清热涤痰法治愈气郁发癫一例

张姓贾，年30已过。

主诉及病史：体素丰，设肆于靖宇街之西端，偶以谋为不遂，致发癫疾。婴疾半载，入院求治未效。余以细故访其邻，父闻而固请之。

诊查：入室，见病者面色通赤，气促而频太息，睹客来则疾起欲避走，经善温慰，始允诊视。余察其胸懑短气，喉中痰鸣；舌质赤，苔白厚燥；脉象弦滑微数。转质家人以颠末，妇谓：伊之初病，精神恍惚，语无伦次；进而两目直视，口中呢喃，入夜独坐，时怒时笑，与食则餐，与饮则饮，若其不自知者。再询其前后，谓：大便三数日未行，溲短而赤。

辨证：余以为思则气结而神伤，神伤则恐惧自失而心无主；气结则肝脾不调而涎沫生，致发短气痰鸣；且气郁久必化火，故脉、舌均见热候。

治法：转思当取安神解郁、清热涤痰之法，乃仿柴胡加龙骨牡蛎汤与小陷胸汤二方之意，增入香附、枳实、郁金、菖蒲为一方，嘱服药10剂。

再请诊，神志渐清，膈畅痰消。不更方，损其量，续服之。经半月，神志清爽，知饥素食，言笑复常矣。

【按语】愁忧思虑，极易伤及心、肝、脾三脏。盖忧思则气结，脏气闭塞而不行，五脏之神伤矣。心伤则神明为之不敛，即狂悖妄言，甚则登高弃衣，不辨亲疏。肝失将军之权，或忿怒而横乘中土，或易惊而眠不安，是则因人因证而异也。脾之疾，约为二端：一为饮食所伤，或抑郁忧思所致；一则土衰木乘，必中枢失运，饮食不化而聚为痰涎，入经络引发种种怪证，是又必随其禀之强弱、性之柔刚而见证异耳。

余治张某所用之二方，乃以柴胡、香附、郁金疏肝以解郁；龙牡、菖蒲开窍以安神；芩、连、大黄除烦而清热；瓜蒌、半夏、茯苓豁胸而逐痰，诸药协力，得奏捷效。徐灵胎氏谓：“柴胡加龙骨

牡蛎汤，能下肝胆之惊痰，以之治癫痫必效”。余以为信然。

【编者评注】本例气郁发癫，病起于谋为不遂，愁忧思虑，伤及心肝脾三脏。马老先生诊治取安神解郁、清热涤痰之法，以柴胡、香附、郁金疏肝解郁，龙牡、菖蒲开窍安神，芩连、大黄除烦清热，瓜蒌、半夏、茯苓豁胸逐痰，诸药协力，故获捷功。古人曰：“改易心志，须药扶持”。这话是一点不假的；从中也可以看到马老先生丰富的临诊经验。

郑侨医案

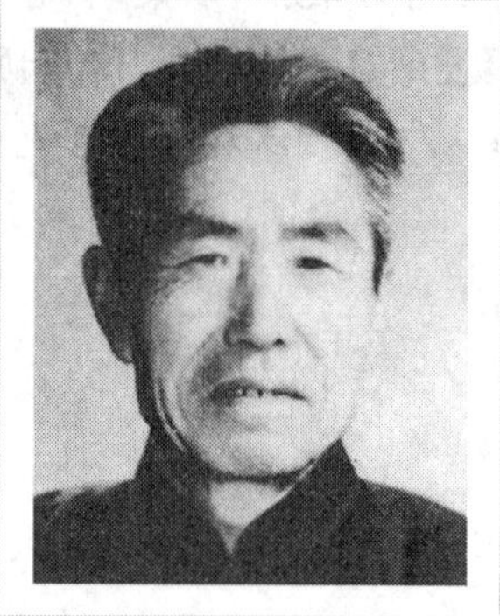

【生平传略】

郑侨，1913年生，黑龙江省肇东县人。主任中医师。8～14岁就读于私塾，15岁拜当地名医马步云先生为师，学业7年，22岁悬壶，迄今业医50余年。

1953年进黑龙江省卫生干部训练班学习，1958年又入北京中医学院师资教学研究班深造，学验俱丰。曾任黑龙江省肇东县中医院院长、主任中医师。

临床擅医内妇科杂症，曾在期刊杂志上发表过学术论文多篇。

一、散表寒清里热法治愈咳喘一例

张某，男，59岁。

初诊：1972年5月。

主诉及病史：有慢性气管炎3年之久。平时常咳嗽短气，痰多粘稠，近日外出返家后咳嗽加重。发热恶寒，头身疼痛，心烦口干，咳嗽喘促息短、呼吸不利、咯痰不爽、喉中痰鸣。

诊查：面色苍白颧赤，口唇紫、舌尖赤，苔白厚中黄而干，脉浮滑。

辨证：证属外寒里热咳喘病。

治法：治宜解表散寒宣肺、清热化痰。方宗麻杏石甘汤加味。

处方：炙麻黄15g　杏仁15g　石膏50g　金银花25g　海浮石20g　橘红15g　茯苓20g　炙杷叶20g　生草10g

水煎服，每剂二煎，取汁250ml，早晚分2次温服。

二诊：咳喘减，呼吸气畅，痰鸣消失，恶寒头痛身疼均除，脉转缓滑。据此表寒解，痰热渐清，肺气欲复。仍用前方，炙麻黄减至10g，加前胡20g以助清肺降火之力，清残留之邪而复肺气。服法同前。又服药5剂，咳喘止，诸症除而愈。

【按语】从脉证分析，此为外寒束表，素有痰热蕴伏，外邪引动痰火上犯于肺，阻碍肺窍，肺气不宣，气道失利，故发生咳喘病。治疗采用辛凉宣泄、清肺平喘剂，麻杏石甘汤加金银花、海浮石、炙杷叶，取其清热化痰、理气利肺之力；加前胡为利肺、降痰火之要药。

二、首用宣肺化痰、继用壮水益肾法治愈哮喘一例

孙某，男，48岁。

初诊：1975年5月。

主诉及病史：患哮喘病10年之久，西医诊为“慢性支气管炎、肺气肿、肺源性心脏病”。主症：心悸气短，咳嗽喘息，喉中痰鸣如拽锯，冬季加重。近日咳吐黄痰成块，呼吸困难，喘息，不能行动，有时胸中烦热、口干渴。

诊查：颜面颧赤，体质消瘦，面色枯而不润。舌赤，苔灰白，脉细数、关弦数。

辨证：证属肾阴不足，心阳独炽，虚火上炎灼金，痰火相结，肺失肃降之哮喘证。

治法：治拟二法：首用宣肺化痰法；继用壮水益肾法。

处方一：前胡20g　杏仁15g　牛蒡子20g　桑叶20g　花粉20g　橘红15g　炙杷叶20g　海浮石20g　茯苓20g　生草10g

水煎服1剂二煎，取汁250ml，早晚分两次温服。

处方二：熟地50g　山药50g　泽泻40g　茯苓40g　丹皮30g　萸肉30g　五味子30g　黄精50g　蛤蚧1对　川贝50g

共为细面，炼蜜为丸10g重，1次1丸，1日3次。

先服一方药10剂，再服二方药10天，为一疗程。

二诊：前法用2个疗程，哮喘止，诸症消失。嘱之服健脾强胃之剂，助气血化生以扶正气。追访三年，哮喘证基本控制。

【按语】类此哮喘证，临床较为多见，多系阴亏阳旺、五脏虚损所致。究其因，不外起居不慎，形寒饮冷，损伤脾肺；复兼过度耗精，肾精虚极，金水不相滋生，水火不相既济，心阳独旺，虚火上炎，灼津成痰，清道不利，肺失肃降，则发生哮喘。治据“损者益之”、“精不足者，补之以味”的原则。首用苦辛咸寒之品急治其标，速清痰降火、止嗽定喘、宣达肺气；继用甘温酸咸之督气丸加味以治本，填精益髓、壮水益肾、助肺肾相依、制虚火，以复肺之相辅之职，促气化之司，畅心肺气血之循行。如此五脏安和，哮喘自退矣。方中必用五味子，以其性温、五味俱备、酸咸为多、收敛肺气、滋肾水而益心；贝母微寒，泻心火、散肺郁、润心肺、宁嗽定喘；蛤蚧咸平，补肺肾益精，定喘止嗽；黄精甘平，补中益气、益脾胃、润心肺、填精益髓、安五脏。服健脾强胃之剂以善后，意在壮胃气、健脾运，助气血生化，运精藏于肾，达培土生金、金水互生之功，故能巩固疗效。

三、滋阴抑阳、凉血止血法治愈咳血一例

曲某，女，29岁。

初诊：1970年4月。

主诉及病史：患咳血病2年之久，西医诊为“支气管扩张”。有慢性肝炎、风心病史。主症：月经赶前，动则淋漓不断，血色紫黑。午后发热，咳血，血色先紫黑后鲜红，少则5天咳血1次，多则10天咳1次，有时可连续咳血两天，咳血量多达500ml。胸痛、心跳气短、失眠易惊，四肢酸痛，口干渴不欲饮，食少便秘、小便黄浊。

诊查：颜面苍白少华，口唇青，舌质淡无苔，体质消瘦，精神不振。呼吸气短，语声急躁。脉

弦数。

辨证：病属肝阴不足，阴亏阳炽，灼伤肺络咳血证。

治法：治拟滋阴抑阳、敛阴柔肝，生血固络、凉血止血之剂。

处方：山药 50g　石斛 25g　玄参 25g　麦冬 20g　生白芍 20g　当归 15g　龙骨 25g　牡蛎 25g　藕节 50g　茅根 20g

1 剂两煎，取汁 300ml，早午晚 3 次温服，连服 10 剂。

二诊：服药后咳血止，3 个月未犯。嗣后犯时血量很少。仍用前方加大小蓟 50g，龙牡各改为 50g。服法同前，连服 15 剂。

三诊：脉象缓滑，月经调，咳血止，诸症消失。惟心悸失眠，食欲欠佳。此系阴充阳平，肺阴回、络脉复。因失血日久，血不荣心，脾胃失调之故。改服益气滋阴养肺，生血补心安神，佐以健脾消食之品。

处方：党参 25g　麦冬 15g　花粉 20g　当归 15g　炒枣仁 25g　鸡内金 20g　神曲 20g　麦芽 20g　竹茹 20g

服法同前，连服 8 剂愈。追访 3 年未犯。

【按语】从脉证分析，证属七情郁结，肝郁化火犯肺，耗伤肺阴，阴亏阳炽，络脉损伤咳血证。脉弦数是肝郁化火之脉；经血赶前，淋漓不断，日多不止，是肝火伤阴，肝阳偏旺，肝不藏血，血热妄行之故；胸痛为肝气郁结，疏泄条达失调，气机闭阻之证；心跳、气短、失眠为失血过甚，血少不荣心、神不归舍之象；便秘、小便黄浊、口干渴不欲饮，为阴亏阳炽、肺之气阴耗伤、肺失肃降之职；因肺与大肠相表里，通调水道下注膀胱故也。四肢酸痛为母病及子，肝肾阴亏，筋骨失养。治拟滋阴抑阳、敛阴柔肝之剂，即“壮水之主以制阳光”之义。佐以固络凉血止血之品，其中玄参、藕节、龙骨、牡蛎、白芍为重点药物。用此之意，宗《素问·生气通天论》：“阴平阳秘，精神乃治”，使阴充阳平、络复血止而愈。最后服益气滋阴养肺之品，以复肺之气阴；和服生血补心安神之品，以复心之阴血；佐以健脾消食之品，调和脾胃，助气血生化之源而收功。

四、清热凉血、滋阴复络法治愈大衄一例

姜某，男，14 岁。

初诊：1974 年 11 月。

主诉及病史：西医以“出血热”待查，收入院治疗。血常规：红细胞 300 万/mm^3，白细胞 15800/mm^3，血小板 4.4 万/mm^3。

诊查：七窍（目、鼻、口、二便）出血，周身有黍米大出血点，午后发烧、烦躁，口干渴。面色、口唇、舌质色赤，苔白中黄燥，脉弦数，肌肤烙热，胃腹按之不痛。

辨证：病属中医衄血范畴。审证求因，为外邪客入，从阳化热，灼伤络脉，动血之大衄证。

治法：治拟滋阴清热、凉血止血复络法。

处方：生地 20g　玄参 25g　金银花 20g　连翘 15g　广角 5g　大青叶 10g　丹皮 10g　白芍 10g　茅根 25g　大小蓟 25g　藕节 25g

1 剂两煎，取汁 250ml，频频服下，一日尽剂。

二诊：服药 3 剂，衄血减半，诸症悉轻。舌苔微润。此乃阴津欲回，热邪渐清，营血欲调之征。仍用前方去白芍，加麦冬 15g 治之。

三诊：前方药服 5 剂，发热、口干、烦躁均除，身上出血点消失，衄血证解。脉转弦滑。惟大

便时带血。此为热清邪去、阴生阳平、营血欲回之兆;大便下血乃肠道阴络未复。前方加生地榆 20g,服法同前。

四诊:前方药服 3 剂,诸症除,七窍未有出血,脉缓和。血常规:白细胞 8500/mm^3、红细胞 380 万/mm^3、血小板 8.6 万/mm^3。此乃邪去正复,继用犀角地黄丸服之,金银花煎汁为引送服,每次 1 丸,1 日 2 次,服 1 周。清热解毒凉血以善后,防遗患于后。

【按语】《金鉴》云:"失血身凉脉小顺,大疾身热卧难凶。"七窍出血,脉弦数,身烙热,病已险笃。针对客邪从阳化热,阳盛乘阴,损伤络脉,迫血妄行之病机,治以重剂滋阴清热,直折其阳热而生津,佐以凉血止血复络之品,共使溢血循经归脉,达衄止之目的。方中生地、玄参、广角、金银花、连翘滋阴清热解毒;丹皮、茅根、大小蓟、藕节凉血止血复络。复诊去白芍加麦冬者,取其助滋阴清心之力,救护神明之主,防热犯心包。用地榆炭,取其固肠络止便血除余患,共奏阴充阳平,热清络脉复之功。

五、增液汤加味治愈温病误汗竭阴一例

宋某,女,35 岁。

初诊:1974 年 6 月。

主诉及病史:初病发热、口渴、微恶寒、头身痛、咳嗽,经用中西药发汗止咳,未愈。现卧床不起。主症为咳嗽气短,心烦,眩晕,口渴喜凉饮,不思食,周身痛,小便短赤,大便燥结不下。

诊查:面色潮红,口唇色赤干裂;舌质赤,苔黄厚、根部焦黑干燥。脉急促无力。

辨证:病属春温误汗耗伤阴液坏病。

治法:治拟滋阴清热、壮水制阳法,方宗《温病条辨》增液汤加味。

处方:生地 25g　元参 50g　麦冬 20g　知母 20g　天花粉 20g　生白芍 20g　金银花 25g　连翘 20g　桑叶 20g　板蓝根 25g　甘草 10g

1 剂,水煎 2 次,取汁 300ml,早、午、晚分 3 次温服,连服 3 剂。

二诊:服药后,诸症显效,大便下燥屎数枚;小便量较前多、色变黄。温邪渐去,阴液微允,气阴欲复,继用前方再服药 3 剂,服法同前。

三诊:诸症悉除,二便调,已能起床活动,脉转缓滑。此温邪去,气阴渐复。惟觉体弱乏力、气短,为温病康复之初,津、精、血、液未充之故。方取生脉散加味,酸甘化阴以善后。

处方:党参 30g　麦门冬 20g　五味子 15g　山药 50g　桑叶 20g　金银花 20g　甘草 10g

水煎服,连服 5 剂。

【按语】"温邪上犯,首先犯肺,逆传心包。"病发于春,发热口渴、咳嗽、微恶风寒,是温热之邪犯肺,治当辛凉解表,清热宣肺,摄护阴液,以防病变。治反辛温发汗,造成一派阴竭坏症。脉急数无力是气阴大伤,阴亏阳亢;小便黄赤短少、大便燥结不下,示无水行舟,津伤已极;且唇干裂、苔黄厚、舌根部焦黑干燥,肾阴将涸已见。肾者,阴液之根,病为温病误汗阴欲竭无疑。故治拟《温病条辨》增液汤加味,滋阴壮水以制阳,清热解毒以驱温邪,急救其阴。方中重用元参 50g,取其咸寒润下,滋阴制阳;麦冬滋阴润燥,生地养阴清热,共达增水行舟之义,使肠润燥屎下,直折热淫,存护阴液。加知母、花粉清肺胃之热而生津,津生阴存则口舌诸阴竭之证除。金银花、连翘、桑叶、板蓝根清热解毒,以宣达肺气,驱蕴伏之温邪、益气阴。白芍敛阴柔肝,以防阳动生风。善后取生脉散加味,酸甘化阴,固护气阴。

本案之戒，在于病虽有便燥，是温热之邪灼津，加之过汗竭阴所致，切不可急拟攻下，酿成引邪内陷、重伤阴液之弊。

六、凉血解毒、清热养阴法治愈温病误汗热入营血一例

李某，男，36岁。

初诊：1975年6月。

主诉及病史：患者意识不清，神昏谵语，躁动不宁。家人曰已病月余。初病发烧咳嗽、头身痛、微觉恶寒。就医服药后，身大汗出而病未瘥，后经多方治疗病仍未愈，日渐加剧。现卧床不起，不食，口渴喜凉，却不欲饮，小便黄赤，大便热结旁流味臭。

诊查：颧赤，目眦，白睛赤，口唇破裂，舌红绛，苔中根部黄焦起刺，齿龈渗血，身有散在紫色斑点。口鼻气热，呼吸气促。扪之四肢肘膝厥冷，脉微急数无力。

辨证：据四诊所见，病属温病误用辛温发汗、阴伤液耗、热入营血坏病。

治法：治拟清热解毒凉血，养阴生液法。方宗《温病条辨》清宫汤加味。

处方：生地20g　元参25g　莲须10g　连翘20g　麦门冬20g　广角15g　丹皮20g　金银花50g　白芍20g　甘草10g

1剂2煎，取汁300ml，4小时一次，1日服尽。

二诊（翌日）：前方药1剂尽服，神识清，谵语止，嘱之再服药2剂。

三诊：齿龈渗血止，全身斑点渐退，余症悉减。营血之热欲去，阴津渐生，心包之热邪亦随去。见有四肢颤动，系肝阴亏阳旺、肝风内动之兆。继前方加平肝镇静之钩藤25g、石决明25g，1剂两煎，取汁250ml，早、晚2次温服，再服药3剂。

四诊：诸症悉除，二便调，示三焦气化复。脉转缓滑无力。已能起床活动，可食少量米粥。心包、营血之热邪已除，气阴回复。但病后体弱，当滋充精、津、血、液，改服酸甘化阴、守阴留阳之生脉散，佐以资脾健胃增液之品。

处方：党参25g　麦门冬15g　五味子15g　山药50g　鸡内金20g　神曲20g　麦芽20g　陈皮10g　元参25g　甘草10g

水煎服，服法同前，连服4剂。

【按语】病系温热病误用辛温发汗之剂，致津液耗竭，温热未去，热邪深入营血酿成坏病。辨证要点：身上紫色斑点、口渴不欲饮、目眦白睛红赤、齿龈渗血、舌质红绛等，均系温热入营血无疑。大便热结旁流味臭，非阳明腑实热结实证，乃热结肠道、传导失司、清浊不分。四肢肘膝厥冷非亡阳之厥冷，乃热深厥深、热极则寒之厥冷。脉微非亡阳之欲绝之微是血热营伤、气阴亏极、脉道不充，故微而急数无力，乃阴液枯竭、孤阳独炽之脉。病属危笃，故投清热解毒、凉血养阴生液之剂，以挽千钧之虞。方中广角、莲须清心包之热邪；生地、元参、麦冬生水以滋阴液；金银花、连翘、丹皮以清热解毒、凉血消斑，清营分之热，以复气阴；白芍、钩藤、石决明敛阴柔肝，镇静熄风。热邪清，阴液充，阴平阳秘，则病愈。

七、扶正固本、化瘀削坚法治愈癥瘕一例

于某，女，69岁。

初诊：1977年6月。

主诉及病史：发病7个月余。1976年11月经肿瘤医院检查诊为“结肠癌”，待做病理检查。主症：左肋下部有包块如成人拳头大，坚硬，痛有定处。腹膨大有腹水，胃胀不思食，便秘，小便短少、色浅黄，眩晕，倦怠。

诊查：精神疲惫，表情痛苦，颜面苍白，唇紫，舌质淡红有紫点、无苔。脉弦涩，原体重80kg，现降至57.5kg，自己不能行动。

辨证：证属气滞血瘀癥瘕病。

治法：治拟益气健脾、化滞削坚、活血行瘀法。宗《医学衷中参西录》理冲汤加味。

处方：黄芪25g　党参20g　于术20g　山药25g　知母20g　天花粉20g　三棱20g　莪术15g　鸡内金25g　当归20g　桃仁20g

1剂2煎，取汁300ml，早、晚2次温服，连服10剂。

二诊：腹膨大消半，肿块缩小，仍然食少胃胀，便秘。脏腑气化机能微调，三焦之职欲复，气滞微散，血行渐畅。仍有脾胃健运失司之故。改服自拟消食汤加减，以扶脾胃运化之机，助气血生化之源，通利三焦。

处方：党参25g　白术25g　茯苓25g　神曲25g　麦芽20g　陈皮20g　白蔻10g　厚朴15g　枳实15g　大腹皮20g　泽泻15g　木通15g　酒大黄7.5g　甘草10g

1剂2煎，取汁300ml，早、晚2次温服。

三诊：胃和食增，便调，小便利量多，腹消如常，肿块同前，脉转弦滑。脾胃健运、机能渐调，脏腑功能欲复，三焦气化功能已畅，气血循行微利，癥瘕渐散。仍用理中汤加味，集中攻坚削积，以散癥瘕。嘱连服药10剂。

四诊：服药后饮食倍增，体力已复，行动自如，肿块缩小如鸭卵，诸症悉减，脉转缓滑。改服加减消食汤，前方减酒大黄、泽泻、木通，加香附20g，嘱连服药10剂。

停药月后，体重增至77.5kg，诸症消失，肿块如鸭卵未发展，已如常人，无任何不适，可做简单家务劳动。追访3年，病未复发，8年后因脑出血病故。

【按语】从脉证分析，本例系肝郁气滞，脾运无权，气血来源逐渐减少；脏腑机能日衰，气机不疏；以致气行失利而后血瘀；瘀血凝结日久形成坚硬肿块，固定不移而疼痛。“癥者徵也”，有形可征，肿块固定、坚硬牢固、推之不移，就是积或称为癥；“瘕者假也”，可以推移转动，忽聚忽散，就是瘕或称为聚。一般认为积为血病，聚为气病，本例先气病而后致成血病，故定为癥瘕。因脏腑机能衰弱，气机失调形成本证，故治疗采取益气健脾之品，以壮脏腑之气机；用化滞破积削坚之品，以消肿块；用活血行瘀之品，以推动营卫循行，舒通血脉，助破坚消积之力。兼服益气健脾、消食化积之剂，助气血生化之源，以培固后天之本，亦为消癥破积必须佐用之治法。

八、逐瘀血生新血法治愈产后败血发狂一例

一产妇。

初诊：1963年仲秋。

主诉及病史（家人代诉）：患者产后7天，恶露不下，发烧，腹胀痛不可近手。躁动不宁，两目直视，神识不清，时而两手抓胸，时而谵狂，不避亲疏，语无伦次。

诊查：颜面青紫，舌质紫绛，苔薄白。有时呻吟，呼吸息促。脉沉涩，扪之少腹有硬块、拒按。

辨证:病属产后败血凝结不下,攻心致发狂证。

治法:治拟生血益心、逐瘀通经法。

处方:当归 20g　丹参 25g　坤草 20g　泽兰 20g　炒芥穗 5g　桃仁 15g　红花 7.5g　香附 25g　延胡索 15g　甘草 10g

水煎服,1 剂两煎,取汁 300ml,早、午、晚分 3 次温服。

二诊:前方药服 2 剂,恶露渐下,色紫暗有血块;腹胀痛止,他症亦趋好转;仍时而语无伦次,谵狂躁动。此系败血未尽,上犯心包,神明被扰之故。前方去芥穗、香附,加节菖蒲、郁金以利心窍、醒神明。《本草》记载:菖蒲辛温能开心孔、利九窍;郁金轻扬上行入心包络,治妇人经脉逆行,产后败血攻心、颠狂失心。

三诊:前方药服 3 剂,患者神志清,交谈如常人,扪之少腹濡软,脉转缓滑,血下微量、色正常。此为瘀血化、恶露尽、心气通,嘱前方药再服 2 剂,后神清心爽而痊愈。

【按语】本案因由产后恶露闭阻胞脉,败血上犯心包而致发狂。病属邪实,治当速下恶血方能使病愈。虑其产后体虚,治宜攻补兼施。补中寓攻,使补而不助邪,攻实不伤正,邪去脏腑气血不损,无遗患于后。配方筛选妇科经产良药,取当归、丹参、坤草、泽兰为主辅,当归甘温和血养血,为血中之气药;丹参色赤入心包络,破宿血生新血,调经脉,功兼四物;坤草入心包肝经,行血去瘀生新;泽兰和血散郁,通九窍,养血气,破宿血,补而不滞,行而不峻;佐以炒芥穗入肝经气分,其气温散,行血气;桃仁入血分,泄血滞生新血;红花入心经生心血,破瘀生血;延胡索治产后暴血上冲,走而不守,行血中气滞,气中血滞;香附乃血中之气药,止诸痛;甘草为使,调和诸药。

九、大补气血、益阳固表法治愈产后痉证一例

某妇人,28 岁。

初诊:1977 年秋末。

主诉及病史:产后 7 天,突然大汗淋漓,四肢厥冷,牙关紧闭、口吐白沫,项强抽搐。家人求医往诊。

诊查:见其颜面苍白,唇周白,舌淡无苔,两目青暗直视,呼吸短促。诊视间,患者又复发抽搐。询之,患者产时失血量多,现恶露仍多,自觉头晕心悸不安。按之腹濡无硬块,脉浮大无力中空,沉取似有似无。

辨证:证属气血双亏,表阳不固,外邪虚中致痉。

治法:治宜大补气血、益阳固表,宗《金鉴·妇科心法》产后中风惟大补之义。方用十全大补汤加味。

处方:当归 20g　川芎 10g　酒芍药 15g　熟地 25g　人参 25g　白术 20g　茯苓 20g　炙草 10g　黄芪 50g　桂枝 10g　牡蛎 50g　双钩藤 20g

1 剂 2 煎,取汁 300ml,4 小时一次,1 日服尽。

二诊:前方药服 2 剂,肢温痉止汗无,六脉转细弱无力。此系气血渐复,卫气固,肝风平之兆。继以补血汤加味,生血通阳为法。

处方:当归 25g　黄芪 50g　熟地 20g　枸杞 20g　龙眼肉 25g　山药 25g　党参 25g　炙草 10g

1 剂 2 煎,取汁 300ml,早、午、晚分 3 次温服。

三诊：前方药服3剂，诸症未发，脉缓滑无力，唯觉心悸难寐。此系过汗损伤心阴；汗乃心之液，过汗伤阴，当补心阴，心阴充，神归于舍则安。方取生脉散益气生津，佐以补心安神、通心气之品。

处方：党参25g　麦冬15g　五味子15g　节菖蒲15g　炒枣仁20g　牡蛎50g　山药25g　枸杞20g　炙草10g

煎服法同前。服5剂。药后患者神爽食佳而愈。

【按语】《经》云："阴在内，阳之守也，阳在外，阴之使也。""阳者，卫外而为固也"。本病属阴不能守、阳不能固为患。因由产时失血过多，阴损及阳，血虚气弱，筋脉失养；且产后百节弛张，阳虚不固；复感外邪引动内虚之因而发病。治拟十全大补汤，峻补已伤之气血，固表阳、壮内虚之体以治本。方中重用黄芪，佐以桂枝、牡蛎、钩藤补阳固表止汗，平肝熄风止痉。继用补血汤加味，生血通阳，平补肝肾，资补脾胃，补气生津益肺，以调达脏腑，令其平和。痉止后，留心悸难寐之疾，酌其过汗心阴耗伤，心气未复，故用益气生津之生脉散加酸枣仁、节菖蒲、牡蛎敛心神，通心气，镇静安神以收功。

十、逐瘀生新、清热解毒法治愈产后发热一例

李某，女，29岁。

初诊：1976年10月。

主诉及病史：产后8天，突然恶露不下，少腹胀痛拒按，高热，微白汗，头晕目眩，耳鸣心悸，大便干，小便赤。经治高热不退，故入院治疗。诊为"产道感染"。体温39.2℃，经治体温下降，持续在38℃左右，诸症反复不已，及求治于中医。

诊查：见其颜面苍白颧赤，口唇色淡；舌淡红、边略紫，苔薄。语声急促。脉弦涩沉细数。

辨证：证属产后营血虚衰，阴不能守，阳浮丁外，致头目眩晕，耳鸣心悸，白汗等；脉弦涩，恶露突然不下，少腹胀痛拒按，为虚中有实，乃瘀血停于胞宫，阻滞气血运行；瘀血化热，灼伤津液故便秘溲赤；阴亏阳炽故高热不退。

治法：治拟逐瘀生新，清热解毒法。

处方：当归20g　丹参20g　坤草20g　泽兰20g　炒芥穗7.5g　焦楂15g　知母20g　麦冬15g　金银花40g　炙草10g

1剂两煎，取汁250ml，早、晚2次温服。

二诊：前方药服3剂，恶露下，带有少量血块，腹痛减，体温降至37.5℃，他症均减。此为瘀血下，阴津渐充，热邪清。继用前方加减。

处方：当归20g　丹参20g　坤草20g　泽兰20g　炒芥穗7.5g　酒芍15g　寸云30g　陈皮15g　金银花25g　甘草10g

水煎服，服法同前，再服3剂。

三诊：恶露正常下，便调溲利，腹痛除，体温稳定在36.5～36.7℃之间，他症均除。此瘀下热解，邪去正安。

【按语】此例产后发热不退，是虚实相兼致热，此热非单清热药可解，治必补虚以扶正，逐瘀而驱邪实，正盛邪去而热自解。方中当归、丹参、坤草、泽兰逐瘀生新，达驱邪扶正之功；知母、麦冬、寸云（即寸芸，是肉苁蓉的药材名）清热养阴增液；使津液得充，二便正常，瘀下热去。重用金银花清热解毒，防败血成痈，防治感染。

十一、辨证治愈视瞻昏渺两例

例一 程某,女,26岁。

初诊:1983年9月。

主诉及病史:两目眵多,视力减退,视物昏渺不清,久视头目痛。头晕目眩,口苦咽干,胁痛,烦躁易怒。经省眼病防治所确诊为"白点状视网膜炎"。

诊查:面色黄赤,两目外观正常,目眵多,口唇红,舌质赤,苔黄微干,脉弦细数。

辨证:证系七情郁结,气滞血瘀,精气不能上注于目;肝郁化火,肝火上炎,肝之目窍脉络损伤;故酿成视瞻昏渺。

治法:宜首服清肝明目之剂,继用调肝理脾之品,佐以活络明目之剂。

处方:栀子15g 黄连15g 生地20g 车前20g 蒲公英50g 草决明30g 菊花20g 蝉蜕15g 蒺藜20g 木贼20g 茺蔚子20g 甘草10g

水煎服,1剂两煎,取汁300ml,早、晚2次温服。守方服药10剂。

二诊:目眵减少,视力有恢复,久视目疼已愈,口苦咽干头晕等诸症除。前方加减再服药10剂。

处方:菊花20g 蝉蜕15g 蒲公英50g 草决明30g 蒺藜20g 青葙子20g 木贼20g 茺蔚子20g 黄连10g 甘草10g

服法同前。

三诊:诸症均愈,经省眼病防治所复查:白点状病灶减少、视力较前恢复,视物如常。改用逍遥汤加减,调和肝脾,助气血生化,运精于目而善后。

处方:当归20g 白芍20g 白术20g 茯苓20g 柴胡15g 蝉蜕15g 蒺藜20g 草决明30g 青葙子20g 茺蔚子20g 木贼20g 生甘草10g

再服药10剂病痊愈。至今未复发。

【按语】视瞻昏渺,久之可导致青盲。本病属慢性眼病,多虚或虚实相兼,其因不外肝肾精血亏极,精不上荣;或心营亏损,神气耗散;或脾不化精微,精气不能上注于目。本案乃虚实相兼,治有先后,首则清肝明目,泻肝火而治标实;继则调理肝脾佐以明目,补脏之虚而治本。前后服药共30剂病愈。

例二 宋某,女,33岁。

初诊:1983年6月。

主诉及病史:发病半年之久,右眼视力减退至0.1,眼球充血,视物昏花、变形、模糊不清,头晕易怒,经期头目痛。

诊查:颜面黄赤,舌红苔白微腻,脉弦细数。经省眼病防治所确诊为"右眼中心性视网膜脉络膜炎"。有高血压史。

辨证:证属平素肝阴不足、肝阳上亢,久之脉络失和、血脉阻滞、精不荣目。"精脱者,目不明",故形成视瞻昏渺证。

治法:治拟滋阴潜阳,平肝明目之剂。

处方:菊花20g 白芍20g 玄参25g 怀牛膝20g 草决明30g 钩藤20g 石决明50g 蝉蜕15g 蒺藜20g 青葙子20g 木贼20g 茺蔚子20g 黄连15g 蒲公英50g 甘草10g

水煎服，1 剂两煎，取汁 250ml，早、晚各服 1 次。连服药 5 剂。

二诊：视力有所恢复，眼球充血退尽，诸症减，脉弦细不数。此系阳平阴生，脉络渐畅，阴精欲注于目之兆。守前方再服药 10 剂。

三诊：视力又复，近处视物清晰，无变形感，头晕除。此系眼目脉络调和。前方去怀牛膝、黄连、玄参，再服药 10 剂。

四诊：视力恢复到 0.8，正值经期，腹胀，复因暴怒而头目痛甚。此系怒气引动肝阳，肝郁乘脾，肝脾不调，运精不及，为防目盲再发，改拟逍遥汤加减，调理肝脾，佐以清肝明目之品以巩固疗效。

处方：当归 20g　白芍 20g　茯苓 20g　柴胡 15g　白术 20g　香附 20g　菊花 20g　蝉蜕 15g　钩藤 20g　草决明 30g　木贼 20g　生草 10g

水煎服同前法，1 日 1 剂，连服 1 周。

五诊：诸症消失，为善后再服前方药 5 剂。半年后追访，病未复发。

【按语】本例系本虚标实之视瞻昏渺证。虚者，肝阴血不足，脉络失养，精不荣目，故见视物昏花、经期头目痛、脉弦细等。实者，肝阳上亢，阴阳不调，血脉阻滞，故见眼球充血、头晕易怒、脉数等。故治拟滋阴潜阳、平肝明目之剂。方中白芍、玄参、石决明、蒺藜、钩藤滋阴潜阳，乃平肝必用之品；草决明、青葙子、木贼、蝉蜕，乃明目必用之品；茺蔚子去瘀生新而明目；牛膝活血逐瘀；蒲公英清热解毒散结；黄连清热明目；最后用逍遥汤加减善后，以调和肝脾、畅理气机、助气血生化、运精于目，防病复发。

十二、温阳固表、益阴和营法治愈温病误汗亡阳一例

张某，男，40 岁。

初诊：1970 年夏初。

主诉及病史：患者僵卧，牙关紧闭，意识不清，大汗不止。家人诉：已病 10 余天，初发病，头身痛，发热口渴，微恶风寒，经医服药未愈。昨日请医服药后，突然大汗淋漓、四肢抽搐、小便不利、怕风。

诊查：见其颜面苍白，两目青暗，舌质淡苔薄白。呼吸气弱，口鼻出冷气，扪之汗凉。六脉微细，重按似有似无。

辨证：病系温病误用辛温发汗而伤卫阳，阴液大泄之亡阳证。

治法：治拟温阳固表、益阴和营增液法。方用桂枝加附子人参汤。

处方：人参 50g　桂枝 15g　白芍 20g　熟附子 15g　大枣 4 枚　甘草 15g

嘱其家属速将药 1 剂 3 煎，取汁 400ml，将牙撬开，频频灌下，一夜服尽。

二诊：翌日，患者已能坐饮米粥，恶风漏汗止，便利，四肢自如，诊脉转缓和。此系阳回表固，气复阴充。为善后，继服益气生津、资补脾胃之剂，以恢复耗伤之气血。用甘温性平柔之党参 50g、大枣 5 枚，煎汤代茶饮，连服药 1 周。

【按语】本案亡阳证，系太阳温病误用辛温解表过汗所致。仲景云："太阳病，发热而渴，不恶寒者，为温病。"病者初疾恰是。又云："太阳病，发汗，遂漏不止，其人恶风，小便难，四肢微急，难以屈伸者，桂枝加附子人参汤主之。""桂枝加附子汤大补表阳也，表阳秘则漏汗自止，恶风自除矣，汗止津回，则小便自利，四肢自柔矣。"用本方则循此意。

患者因过汗心阴大伤，津液亏极，阳随津泄，六脉微细、重按似有似无，有顷刻阳脱气散之

险，故用药贵在倍量人参，大补即将耗散之真气，以挽生机。桂枝加附子人参汤，可用于诸杂证，我在临床中常用之。有其证，便可用其方，凡有冷汗淋漓、恶风、四肢厥逆，或不省人事、牙关紧闭、脉微欲绝者，均属阳脱气散之征，煎汁频服，均有显效。

【编者评注】郑老先生临证特点是善于抓住主症，因而辨证清晰，处方用药贴切。本例温病误汗所致的亡阳症，病情危笃，郑氏抓住过汗伤卫阳，阴液大泄之特征，急以温阳固表、益阴和营为法，方用桂枝加附子人参汤，进药 1 剂即转危为安。可见其功力之深厚也。

杨书章医案

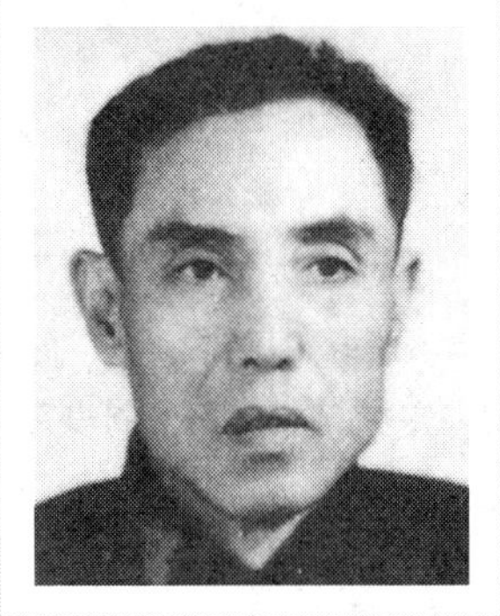

【生平传略】

杨书章,1917年生,辽宁省盘山县人。主任中医师。少年时跟吉林省名医赵名坤先生学医,后入洮南医学研究所深造。1938年开始行医至今。

临床擅长内、妇、儿科,尤长于伤寒、温病,而对治疗温热病的清热解毒、滋阴保津、回阳固脱三法,更有深刻的体会。1978年定为主任中医师职称。

曾任龙江县中医医院院长,现任龙江县人大常委会副主任。

曾在期刊杂志上发表过学术论文多篇。

一、乌梅丸加减治愈厥阴证一例

韩某,女,36岁。

初诊:1954年11月16日。

主诉及病史:患者2日前突然胃脘痛,心中烦热,气上冲胸,连日不已,不欲饮食,呕吐特甚,其味酸臭,四末时凉。

诊查:面色灰暗,舌淡苔白,脉微欲绝。

辨证:此属上热下寒,中气不运,胃逆脾陷,阴阳不接之厥阴寒热错杂证。

治法:急当清理寒热,以辛温苦寒之乌梅丸加减施治。

处方:乌梅20g　细辛5g　干姜15g　黄连10g　当归15g　附子15g　桂枝15g　人参15g　黄柏15g　半夏10g

水煎温服2次,1剂。

二诊:11月17日。药后心烦少安,呕吐已止,肢温脉正,余症悉平。守法守方继进药1剂而痊愈。

【按语】厥阴病临床罕见。本案亦非仲景厥阴乌梅丸证全貌,尚无消渴吐蛔之象,可见临床上运用伤寒之理法方药辨治规律,不可刻板地遵经之语,强求症状悉具。张景岳《古法通变》说:"有此法未必有此证,有此证未必有此方,即仲景再生,而欲尽踵其成法,吾知其未必皆相合"。主要是体会仲景之意。本例患者虽原无蛔虫,但邪入厥阴,上热下寒,中气不运,胃逆脾降，阴阳之气不相顺接，仍以清理寒热之乌梅丸方加减。方用乌梅为君，去蜀椒加半夏安胃止吐；附子、桂枝、干姜、细辛温阳散寒而挽厥逆；人参、当归调补气血；黄连、黄柏清热除烦。寒热错杂故用辛温苦寒、五味兼备的复方，而获速效。

二、辨证治愈湿温两例

例一 沈某，男，42岁。

初诊：1957年8月6日。

主诉及病史：发病10余日，全身不适，食欲不振，病情逐渐加重。近日畏寒发热，头痛昏重，胸脘满闷，心烦少寐，小便短涩。

诊查：苔白中黄，脉来滑数。

辨证：湿温日久，邪蕴气分，漫布三焦。

治法：宜以化湿清热为治。

处方：黄芩15g 茵陈15g 芦根15g 半夏10g 滑石15g 栀子15g 通草5g 竹茹10g 枳实15g 连翘15g 甘草10g

水煎2次温服，2剂。

二诊：8月8日。药后畏寒发热渐解，而显身重不适。稍能安寐，但仍头痛昏重，胸闷不思纳谷。舌黄转化，苔白腻，脉转缓滑。伏温渐解而蕴湿仍留三焦，既见转机，守法再进，加入淡渗之品，使湿邪有所出路。

处方：黄芩15g 茵陈15g 芦根15g 半夏10g 滑石15g 通草5g 竹茹10g 枳实15g 甘草10g 赤茯苓15g 泽泻15g

水煎2次温服，2剂。

三诊：8月10日。药后畏寒发热已解，头痛昏重减轻，小溲正常，夜寐安适，胸脘渐舒，食纳增加。舌苔白腻转化，脉仍缓滑。既见效果，再依前方加味施治。

处方：黄芩15g 芦根15g 白蔻15g 茵陈15g 半夏10g 竹茹10g 枳实10g 滑石10g 通草5g 甘草10g 茯苓15g 泽泻10g

水煎2次温服，1剂。

四诊：8月11日。伏匿留恋三焦之邪已解，湿邪从小便而去，舌脉渐转正常，诸症悉平，停药以饮食调补而痊愈。

【按语】湿温病乃湿中蕴热，蒸酿所致。由于湿性重浊，其来也渐，势虽缓而不易骤化，非若寒邪之一汗而解，温热之一凉即退。本例湿温、湿热漫布三焦，发热不解，头痛昏重，系湿热弥漫上焦之象；胸闷纳呆，确为中焦湿蕴之征；小便短涩，湿热在于下焦之故。湿为阴邪，温为阳邪，性质矛盾，治疗上需两方面兼顾，故以化湿清热两法，佐淡渗疏利之品，使湿热之邪外泄。一诊之后，邪热渐减，而三焦蕴湿未去，又在原法中去苦寒之栀子、连翘，加赤茯苓、泽泻淡渗利湿。二诊之后病见转机，再于前方中加白蔻以和中益气。三诊之后诸症悉平，漫布三焦之湿热尽解。湿温是一大病，大病瘥后，气血津液亏虚，故末诊嘱其以饮食调养，而病愈体复。

例二 王某，男，39岁。

初诊：1957年4月17日。

主诉及病史：发热、头痛、微恶寒、全身不适，已10余日。近来病情逐渐加重，恶寒战栗，午后热甚。不时汗出，汗出热解，继而复热，如此反复，周身骨节烦痛，精神不振。

诊查:舌苔灰滞,脉弦细而数。

辨证:湿热蕴结于经络,骨节烦痛,寒战高热。湿热粘滞难移,不能随汗排出,所以常汗出之后热退,不久复又发热。

治法:宜以疏通经络,清泄湿热图治。

处方:薏米 20g　防己 15g　木瓜 15g　杏仁 15g　连翘 15g　栀子 15g　桂枝 15g　半夏 10g　滑石 15g　通草 5g

水煎 2 次温服,3 剂。

二诊:4 月 20 日。脉转弦数,苔转白腻,恶寒稍减,头痛消失、汗收,仍发热不解,骨节烦痛。经络湿热,留恋关节。再拟原法加走泄经络间湿热之品。

处方:防己 15g　木瓜 15g　杏仁 15g　连翘 15g　薏米 15g　栀子 15g　桂枝 15g　半夏 10g　滑石 15g　通草 5g　海桐皮 10g　黄芩 10g

水煎 2 次温服,2 剂。

三诊:4 月 22 日。药后恶寒发热已解,骨节烦痛大减,忽又胸闷不欲饮食,两胁时痛。热虽去而湿邪阻滞清阳,气机不得宣畅。再守原法加减,疏利气机、清泄湿热。

处方:厚朴 15g　白蔻 15g　杏仁 15g　连翘 15g　薏米 15g　半夏 10g　滑石 15g　通草 5g　防己 15g　竹茹 10g

水煎 2 次温服,2 剂。

四诊:4 月 24 日。药后蕴于经络之邪已湿化热清,骨节烦痛消失。阻滞气机之邪已去,胸闷胁痛并减。但此时湿热虽出,元气大伤,而见气弱倦怠,声颤乏力,睡眠不酣,脉虚无力,急以人参 25g,水煎徐服,大补元气。服独参汤后,睡眠安适,气弱乏力恢复,停药以饮食调养,而获痊愈。

【按语】湿温病,湿聚热蒸,蕴于经络,出现寒战热炽,骨节烦痛,这是本例的主证。其伴有汗出热解,继而复热,是湿热互相蒸发而来,湿热粘腻,留滞在内,不能随汗排出,故热退复热。邪蕴经络,一时不能骤化,所以一诊药后未见明显转机,仍守原法加味,宣通经络,清泄湿热。二诊药后,寒战发热已解,骨节烦痛大减,热虽去痛虽减而湿邪阻滞清阳,气机不得宣畅,胸中为清阳之地,故忽又胸闷胁痛,再依原法加入疏利气机之品奏效。三诊药后,蕴于经络之邪已湿化热清,骨节烦痛消失;阻滞气机之湿邪已去,胸闷胁痛并减。四诊时病邪虽去而元气大伤,出现气弱倦怠,声颤乏力,睡眠不酣,脉虚无力。邪去而大虚之候尽露,急用独参汤徐服,大补元气,服后正气得以恢复,一切正常,停药以饮食调养。

三、柔肝运脾、温肾化水法治愈臌胀一例

李某,男,44 岁。

初诊:1976 年 9 月 18 日。

主诉及病史:黄疸病史近 5 个月。初起于本年 4 月中旬,不思纳谷,食后胸腹胀闷,面目身黄,小便浑黄,右胁下隐痛,经用中西药治疗,延至 3 周黄退。近 2 个月来症状明显,腹胀和右胁痛加剧,腹部逐渐增大,脉络怒张,颈胸部微见血痣,呈丝纹状,下肢浮肿。呼吸气短促,不时太息。切其肝大而硬,腹满如囊裹水。经某医院诊断为肝硬化腹水。

诊查:面色淡黄无华,舌质似苍老象,苔燥中黄,脉象两寸弦细、关尺微涩。

辨证:病位主要在肝,肝失疏泄,肝虚传脾,脾失健运;脾虚传肾,水气内聚。此属水湿不能

正常转输排泄之臌胀病。

治法：当以柔肝运脾，温肾化水为治。

处方：鳖甲 20g　党参 15g　白术 15g　元胡 15g　郁金 15g　当归 15g　白芍 15g　桂枝 15g　丹参 15g　赤茯苓 20g　大毛 15g　薏米 15g

水煎温服，6 剂。

二诊：9 月 24 日。服 6 剂药后，胸腹胀闷稍减，右胁下隐痛觉轻，小便短涩，大便二日一行，余症同前，舌脉均无转变。无形肝气渐有流通之机。再拟柔肝运脾、温肾化水法，守原方增损图治。

处方：鳖甲 20g　郁金 15g　白芍 15g　元胡 15g　肉桂 10g　赤茯苓 15g　槟榔片 10g　薏米 15g　佛手 15g　党参 15g　白术 15g

水煎 2 次温服，5 剂。

三诊：9 月 29 日。大便每日一行，小溲欠畅，胸腹仍为之胀闷。腹围渐小，病有转机。但三焦决渎失常，膀胱气化不利，水湿停留不化，治宜疏肝运脾，理气行水。

处方：厚朴 15g　青皮 15g　鳖甲 15g　枳实 10g　佛手 15g　白芍 15g　槟榔片 15g　茵陈 15g　赤茯苓 15g　桂枝 15g　白术 15g　泽泻 15g

水煎温服，4 剂。

四诊：10 月 2 日。药后小溲较多，便软日二行，腹胀时轻时重，右胁痛消失，腹围见小，下肢肿消，苔白中黄，脉沉细濡。三焦复其决渎之职，膀胱气化得行。惟肾阳仍虚，不能温养脾土，致便软、纳呆。再以疏肝理脾温肾之法。

处方：鳖甲 20g　党参 15g　茯苓 15g　白术 15g　肉桂 10g　薏米 15g　山药 15g　白芍 15g　佛手 15g　广砂仁 10g

水煎 2 次温服，4 剂。

五诊：10 月 6 日。连日来小溲通畅，大便已转正常，腹部大见濡软，腹围明显见小，食纳渐佳，舌转滑白，脉转弦细。既见效果，守法再进，前方加黄芪 20g、石斛 15g。水煎 2 次温服，3 剂。

六诊：10 月 9 日。腹水全消，腹围恢复正常，胸腹舒畅，饮食日增，夜寐安适，二便如常，舌正脉缓。守前方继进药 2 剂，以事巩固。

【按语】臌胀一症，每因肝不条达，失于疏泄，肝虚传脾，脾失健运，脾虚传肾，水湿停聚。肝、脾、肾三脏俱病，水谷稍微不能正常输布，以奉养其他脏腑；水湿不能正常转输，以排泄于体外。本案主治大法，柔肝运脾、温肾化水。始治胸腹胀闷稍减，胁痛觉轻，无形肝气渐有流动之机，故继则守原法加入行水之品。药后气化得行，小溲较多，腹围见小，下肢肿消，惟肾阳虚不能温养脾土，以致便软、纳呆，故末诊治疗守前方加入补虚理脾之品，从而饮食日增、腹水全消而获痊愈。

四、补肾纳气、止咳定喘法治愈哮喘一例

赵某，女，30 岁。

初诊：1980 年 10 月 4 日。

主诉及病史：咳嗽喘息，痰鸣有声已近 4 年，多发于冬春两季。近来平均每月发作 2 次，曾多方治疗，未得显效。今逢气候乍寒。病情加重，呼多吸少，气急不得平卧，咳嗽汗出，便溏溲

黄，不思纳谷。

诊查：舌质红、苔薄腻，脉象虚数，两尺微弱。喘不得卧，汗出便溏，当属肺虚；舌红苔薄，脉虚数。

辨证：系属阴亏，肾阴亏虚，肾不纳气。此乃肺虚及肾之虚喘。

治法：治宜补肾纳气，止咳定喘。

处方：冬虫草 5g　沙参 15g　枸杞 15g　石斛 15g　川贝 10g　桑皮 15g　百合 15g　冬花 10g

水煎 2 次温服，3 剂。

二诊：药后喘息已平，睡眠安适，但仍咳嗽汗出。病有转机，守前方继进药 4 剂。

三诊：药后咳嗽已止而能平卧，虚汗已收，二便正常，但五心烦热。舌红苔薄，脉仍虚数。此阴虚之象，再拟滋阴止咳平喘为治。

处方：冬虫草 5g　沙参 15g　枸杞 15g　石斛 15g　知母 15g　川贝 10g　百合 15g　桑皮 15g　麦冬 15g

水煎 2 次温服，3 剂。

四诊：喘平、咳止、汗收、呼吸均匀。舌象正常，脉象沉缓。改用丸剂缓补，巩固疗效。综合前方。继予补肾纳气、止咳定喘之剂。

处方：冬虫草 5g　沙参 15g　枸杞 15g　石斛 15g　知母 15g　川贝 15g　桑皮 15g　百合 15g　麦冬 15g　冬花 10g　茯苓 15g　天冬 15g

共为细面，蜜丸 10g 重，日服 2 次，每次 1 丸。服丸药 3 周后已如常人。1 年后随访未再复发。

【按语】肾虚作喘之证，乃肺之气阴亏耗，不能下荫于肾，肾之真元伤损，根本不固，气失摄纳，上出于肺，出多入少，逆气上奔而为病。本例哮喘，病久体虚，喘不得卧，咳而汗出，为肺虚及肾之虚喘。肾为气之根，下元不固，失于摄纳，故拟补肾纳气、止咳定喘为治。药后病有转机，但见五心烦热之阴虚象，又在原法中加滋阴之品收效。善后改用丸剂缓补，使肾气得以固藏，而哮喘自平。

五、自拟五苓连贝饮治愈顿咳一例

吴某，女，4 岁。

初诊：1952 年 1 月 19 日。

主诉及病史：患儿于 2 周前始咳嗽流涕，时有微热，近来逐渐加重。咳时面赤握拳，舌向外伸，弯腰曲背，涕泪交流，一经发作，连续不断，吸气喉中吼声，每日顿咳 10 余次，夜间尤为频繁，咳后吐出粘稠痰涎而告停息。

诊查：舌苔薄腻，脉来滑数。

辨证：此属肺系受感，痰湿渍肺，气道壅遏之顿咳证。

治法：法宜降湿浊、化痰涎、利气养肺，自拟五苓连贝饮施治。

处方：白术 7g　泽泻 7g　猪苓 5g　茯苓 10g　桂枝 5g　黄连 5g　川贝 5g

水煎徐服，服时加白糖少许，给药 1 周。

复诊：1 月 26 日。服药 1 周后顿咳次数大减，咳时痉挛缓解，吸气吼声消失。苔腻略存，脉转沉滑。湿浊已降，痰涎减少，气道已通。既见转机，守法再进。依前方继服药 1 周，顿咳已告痊愈。

【按语】小儿顿咳，乃因外染时邪、肺卫受感、肺失清肃、湿浊阻滞气道、气道不利所致。痰湿渍肺，气道壅遏，故而痉挛性咳嗽，间歇发作。本案治法，降湿浊，化痰涎，利气养肺。独取一方，自拟五苓连贝饮徐服，方用白术、泽泻、桂枝、猪苓、茯苓疏利肺中之湿痰，涤除肺卫之浊涎，而使气道通畅；川贝止咳，黄连清肺系之余热，共治2周即愈。五苓连贝饮屡用多效，实乃顿咳之良方。

六、滋肾补肺法治愈失音一例

孟某，男，50岁。

初诊：1980年8月16日。

主诉及病史：患者干咳年余，失音2个月。不能发音，腰脊酸软，体倦乏力，潮热盗汗。

诊查：舌光红无苔，脉细数。

辨证：此属肺肾阴虚，阴津不能上承之失音证。

治法：宜滋补肺肾之阴虚，拟地黄饮子加减图治。

处方：生地黄25g　巴戟15g　山萸15g　石斛15g　寸云15g　首乌15g　沙参15g　茯苓15g　麦冬20g　钩藤15g　百合15g　知母10g

水煎2次冷服，6剂。

二诊：8月23日。药后即能发音，语音低微，但仍腰酸乏力，潮热盗汗。舌红无苔，脉细而数。即见转机，守原方加玉竹15g，继进药4剂。

三诊：8月27日。语音恢复正常，热平汗收，干咳消失，微觉腰酸乏力。舌转淡红，脉转弦细。再依初诊方加玉竹15g，冬虫草10g，共为细面，蜜丸10g重，每日2次服，每次1丸，以滋肺肾之化源。药后痊愈。

【按语】失音多起因于肺阴素虚；由肺及肾，以致肾阴亦虚；肺主气，声音由气而发；肾藏精，精化以为气，鼓动声道而发音；肺为声音之门肾为声音之根；肺脉通会厌，而肾脉挟舌本，肺肾阴亏，阴津不得上承，会厌失于濡养滋润而致失音。故本例治疗独取一方，滋补肺肾之阴虚而愈。

七、甘寒生津、养阴润燥法治愈消渴一例

冯某，男，19岁。

初诊：1978年4月10日。

主诉及病史：渴而多饮，饮而无度，尿多浑浊，已近2个月。经某医院诊断为糖尿病，曾用过胰岛素治疗，停药复发。

诊查：烦渴多饮，小便频数，口干舌红，脉细而数。

辨证：胃热蕴灼，肺胃津伤，肺津输布不足，欲饮水自救；肺失治节，致水液直趋于下，故小便频数量多，此属燥热伤阴之消渴症。

治法：拟甘寒生津，养阴润燥法图治。

处方：石斛15g　知母15g　麦冬20g　白茅根20g　生地15g　枸杞15g　巴戟10g　玉竹15g　花粉10g　白人参15g　竹茹10g

水煎2次温服，5剂。

二诊:4月15日。药后心烦稍安,口干稍减,但仍渴而多饮,饮而无度,小便频数而量多。舌边红、苔薄黄,脉细数。燥热伤阴,肺胃津伤,除心烦口干外,主症未见转机。治宜养阴润燥、生津止渴,守前方加减。

处方:天花粉15g　知母15g　麦冬20g　生地20g　白茅根15g　玉竹15g　元参15g　石斛15g　白人参15g　竹茹10g

水煎2次温服,4剂。

三诊:4月19日。渴饮和小溲之量渐减,黄苔转化,脉仍细数。既见转机,守法继进,拟前方加味。

处方:天花粉15g　知母15g　麦冬20g　生地20g　枸杞15g　葛根15g　白茅根15g　玉竹15g　元参15g　石斛15g　白人参15g　竹茹10g

水煎2次温服,4剂。

四诊:4月23日。药后渴饮量大减,余症悉平,但仍小便频数。肾阴不足,肾气不固,封藏失职。当以滋肾养阴、生津止渴施治。

处方:玉竹15g　枸杞15g　巴戟15g　石斛15g　生地15g　麦冬15g　桑螵蛸10g　知母15g　白人参15g　芦根10g

水煎2次温服4剂。

五诊:4月27日。服药4剂后,渴饮已愈,小溲趋向正常。肺津得以输布,肾气封藏职守,舌正脉缓。守前方继进药3剂,以善其后。

【按语】消渴之因,多由情志郁结,郁而化火,酿成燥热,燥热弥漫三焦。三焦者乃脏腑间脂膜连网而和胰腺相连;三焦燥热,上下相传,传于上则肺燥津干,口渴多饮,饮而无度;传于下则肾阴被耗,摄纳不固,尿多而浊。其病理主要是阴虚、燥热两个方面,虽分为上、中、下三消,实际上三多症状往往同时存在,仅在表现程度上有所偏重。本例治法,因无消谷善饥症状,故不以清胃之品施治,而以甘寒生津、养阴润燥综合治疗,随症加减。善后着重滋肾养阴,使肾气封藏职守,约束有权,而消渴自愈。

八、温肾补土、淡渗利湿法治愈水肿一例

尤某,女,39岁。

初诊:1972年4月9日。

主诉及病史:水肿月余,近致遍身肿胀,目窠上微肿,咳逆而喘,脘腹胀满,小便短涩。

诊查:舌苔滑白,脉象沉濡。

辨证:肾阳虚寒,脾土被侮,土不制水,水邪泛滥,上凌于肺,阻遏而为咳嗽,外溢而为浮肿,内聚而为腹胀。

治法:拟温阳化浊、崇土制水法图治。

处方:茯苓25g　肉桂15g　川附子5g　白术20g　猪苓10g　陈皮15g　大腹皮15g　广砂仁10g　泽泻15g　五加皮15g　姜皮15g

水煎2次温服,4剂。

二诊:4月13日。药后目窠肿消,喘咳稍平,但仍腹胀。继以温阳化浊、分利水湿之剂,使水邪有所出路,以防上逆喘闭之险。守原方加减。

处方:茯苓15g　肉桂15g　川附子5g　木瓜15g　白术15g　猪苓10g　大腹皮15g

广砂仁 10g　泽泻 15g　五加皮 15g　桑皮 15g　姜皮 10g

水煎 2 次温服，4 剂。

三诊：4 月 17 日。上凌水气渐有疏通之机，咳喘已平，腹胀较轻。守法守方继进药 3 剂。

四诊：4 月 20 日。药后头面肿消，遍身浮肿渐减，食纳渐增，但仍小便短涩。再拟淡渗分利、疏导湿浊之剂。

处方：广木香 10g　茯苓 15g　槟榔片 15g　木瓜 15g　桂枝 15g　泽泻 15g　猪苓 10g　车前子 15g　竹叶 10g　白术 15g

水煎 2 次温服，4 剂。

五诊：4 月 25 日。肿胀消退，小便通畅，阴邪凝结之水已趋融化，脾肾二经得以温煦，舌脉已转正常。再拟脾肾双补善后。

处方：山药 15g　巴戟 15g　茯苓 15g　泽泻 15g　厚朴 10g　党参 15g　白术 15g　薏米 15g　广砂仁 10g　桂枝 15g

水煎 2 次温服，3 剂。药后而获痊愈。

【按语】　水肿之证，肾病主因，涉及脾肺；肾为水脏，职司二便，受脾土之制，承肺金之肃，生化精微，排泄水液。肾病则水饮停蓄，泛滥莫制，伤脾而作胀，迫肺而成喘。本例水肿，肾阳虚衰，釜底乏薪，蒸化无力，则浊阴凝聚，旁溢为患。始治温阳化浊、崇土制水，适当增进肃肺之品；继则疏导化浊，分利水湿，使水邪有所出路；终则脾肾双补，化浊邪而消肿胀，病愈复康。

九、补益脾气肝血、佐以清热安胎治愈滑胎一例

孙某，女，33 岁。

初诊：1976 年 4 月 14 日。

主诉及病史：婚后 8 年，接连流产 4 次，孕后每到四五个月之间即突然漏血，漏下 10 余日即坠，屡次进行安胎治疗，仍不能保。今又怀孕 3 月余，近来心烦微热，胸闷纳呆，腰酸乏力。

诊查：舌苔黄腻，脉象沉滑。

辨证：此属气血亏损，肝热脾虚，胎失滋养。虽未漏血，不久即有漏血滑胎之险。

治法：法当补气养血，和肝理脾，清热安胎。

处方：当归 15g　黄芩 15g　酒芍 15g　党参 15g　茯苓 15g　白术 15g　杜仲炭 15g　川断 15g　鹿角胶 10g　枳壳 10g　广砂仁 10g　陈皮 10g　甘草 10g

水煎 2 次温服，4 剂。

复诊：4 月 18 日。服药 4 剂腰酸即愈，心中烦热亦瘥，饮食渐佳。舌转白腻，脉仍沉滑。既见效机，守法守方继进 3 剂停药，直至足月而平安分娩。

【按语】本案患者 4 次流产，已成滑胎之证，其致滑胎原因，系属气血亏损，肝热脾虚，胎失滋养，冲任不固，不能摄血载胎，至期无外因而数坠，成滑胎不禁之顽证。治宜调养肝脾、补益气血为主，佐以清热安胎，使受损之胞宫得以充养，胎元得冲任之脉系固，故能保胎而直至足月平安分娩。是方屡治多效，实乃经验所得。

十、滋阴潜阳、活血通络法治愈厥心痛一例

吴某，男，56 岁。

初诊:1975 年 5 月 8 日。

主诉及病史:发病近 5 个月。始发为胸闷,近而心前区痛,一般在夜间发作,昼间疲劳或饱食亦易发作,痛时引肩背。经某医院诊断为冠心病、心绞痛。心烦、头眩晕,夜寐不宁,睡中常因憋气而致醒。

诊查:面带浮火之象,舌边尖红,苔薄,脉弦数。

辨证:素体阴虚,肝阳上亢,手厥阴心包络之脉瘀滞,血流不畅,心失所养之厥心痛。

治法:治以滋阴潜阳,活血通络。

处方:丝瓜 25g　当归 15g　生地 15g　石斛 15g　丹参 20g　女贞子 10g　红花 15g　桃仁 15g　沉香 5g　钩藤 15g

水煎 2 次温服,5 剂。

二诊:5 月 13 日。药后肩背痛较瘥,眩晕减轻,心前区痛和胸闷依然。戴阳之象渐平,气血瘀滞未疏,舌边尖红转淡,脉弦不若前之绷急,数势较缓。继宜滋阴潜阳、和畅脉络。

处方:丝瓜 25g　钩藤 15g　红花 15g　乳香 15g　沉香 5g　石斛 15g　丹参 20g　茯苓 15g　女贞子 10g　生地 15g　桃仁 15g

水煎 2 次温服,5 剂。

三诊:5 月 18 日。药后气血瘀滞较之疏畅,心痛渐减,脘闷尚作,脉弦已缓,数势已平,肝肾阴虚,心气仍未充复。再拟滋养肝肾、和畅脉络。守前方加减。

处方:丝瓜 25g　女贞子 10g　钩藤 15g　生地 15g　红花 15g　桃仁 15g　元胡 15g　当归 15g　石斛 15g　丹参 20g　瓜蒌 25g

水煎 2 次温服,7 剂。

四诊:5 月 25 日。服药 1 周后,诊其脉已趋平和,气血亦有协调之机,手厥阴脉疏畅。心阴得育,虚阳自潜,诸症悉平。再进养心阴、摄心阳、理气和络之剂,以事巩固。

处方:丹参 25g　党参 20g　茯苓 15g　麦冬 15g　荷叶 10g　半夏 10g　钩藤 15g　当归 15g　生地 15g　石斛 15g　红花 15g　远志 15g

水煎 2 次温服,7 剂。

服药 1 周后,六脉和缓有神,心气煦复,病获痊愈。

【按语】厥心痛之症,乃足厥阴肝阴虚,阴虚阳亢上逆,乘手厥阴心包络,致包络之脉瘀浊,血流不畅,滞塞不通,心失濡养,不通则痛,而厥心痛作矣。心阳不振,瘀浊阻滞心络而心胸急剧作痛。手厥阴心包络之脉,起于心胸,循行于左肩背,络于左手中小指,故痛时引及左肩背而肢麻。本例主因,由于素体阴虚,肝阳上亢,脉络失和,血流不畅,故始终以滋阴潜阳为主,活血通络为辅为治疗原则,收到良好的效果。二、三诊之后,气血瘀滞较之舒畅,而肝肾阴虚显露,心气仍未充复,再拟滋养肝肾、和畅脉络。药后阴虚得复,虚阳得潜,心阴得育,气血亦有协调之机。善后养心阴,摄心阳,理气和络,获得良效。

十一、清热熄风、凉血解毒法治愈小儿风痉一例

赵某,男,3 岁。

初诊:1953 年 4 月 6 日。

主诉及病史:突然精神不振,发烧、呕吐,当天晚即抽搐,神识不清。

诊查:两目斜视,颈项强直,呼吸喘促。舌红苔黄,脉来滑数。

辨证：此风温毒热犯肺，卫气同病，直入营血，内热动风，发为风痉。

治法：急以清热熄风，凉血解毒法图治。

处方：生石膏 15g　知母 5g　生地 10g　钩藤 10g　犀角 5g　芦根 5g　蝉蜕 5g　栀子 5g　石决明 5g　僵蚕 5g　黄芩 5g

水煎徐服，1 剂。

二诊：4 月 7 日。服药 1 昼夜后，发热渐减，抽搐略轻，周身皮肤出现少许斑点，仍喘促呕吐。两目无神，苔黄腻，脉滑数。守原法继进药 1 剂，如前徐服。

三诊：4 月 8 日。药后发热依然，项强抽搐之势大减，呕吐渐止，喘促略平，周身未见新斑出现，神识已清，苔腻脉数。再拟原法加减。

处方：生石膏 15g　知母 10g　生地 10g　黄连 5g　钩藤 10g　犀角 5g　芦根 5g　蝉蜕 5g　僵蚕 5g　石决明 5g　黄芩 5g　花粉 5g

水煎徐服，1 剂。

四诊：4 月 9 日。药后发热大减，项强抽搐消失，喘促已平，呕吐已止，啼哭有声，睡时露睛，饮食渐佳，苔腻脉数。再依前方加元参 5g，麦冬 10g，1 剂，如前徐服。

五诊：4 月 10 日。全身斑点消失，身和，舌润，脉缓，神识清楚，睡眠安适，睡时两目闭全，食欲大增，二便正常。停药以饮食调养。

【按语】小儿风痉，发病急骤，始见发热，传变极快，风温毒邪由卫分迅速传入气分、直入营血。火势冲逆则呕吐、壮热、项强；毒盛营血则身发斑点。热盛动风则抽搐。《诸病源候论》说："小儿风痉之病，状如痫，而脊背项强颈直……"本例风痉，系风温热毒内蕴肺胃，侵入营血，气血两燔，热盛动风之证，故取清热熄风、凉血解毒法治疗，借苦寒泻热药物，减轻或消除火盛扰及心肝症状以熄风。抽搐缓解后，当以甘寒养阴之品，守法加入元参、麦冬滋阴养液，而获良效。

十二、自拟返春丹治愈阳痿一例

刘某，男，29 岁，已婚。

初诊：1979 年 2 月 15 日。

主诉及病史：阳痿早泄近 2 年，少寐多梦，神疲体倦。始为临房早泄，举而不坚，继则阳事不举。婚后 3 年无子。

诊查：面色无华，舌淡苔薄，寸关脉缓，惟两尺独弱。

辨证：此属肾阳亏虚，命门火衰之阳痿。

治法：宜温补命门，益肾扶阳为治，自拟返春丹施治。

处方：何首乌 50g　熟地 25g　冬虫草 10g　枸杞子 25g　淫羊藿 25g　丹参 50g　巴戟 25g　寸云 25g　五加皮 25g　山萸 25g　黄芪 500g

先以水煎黄芪 3 次，去滓取汁，加热浓缩至少半数，再纳群药，煎至无汤为度，晒干为细面，蜜丸 15g 重，每服 1 丸，早、晚 2 次服。

二诊：3 月 15 日。服药 1 个月后，睡眠安适，神色渐复，体力增强，临房早泄已愈，尚举而不坚。守原方继进药 1 料。

三诊：4 月 16 日。又服药 1 个月，肾阳渐充，命火已壮，面色正常，舌转淡红，六脉和缓有神，阳痿痊愈，从而夫妇和睦。1 年之后喜得一子。

【按语】本案阳痿系由肾阳虚弱、命门火衰所致。拟以温补命门、益肾扶阳之剂，则阳虚火衰得复，阳痿获愈，从而由肾亏火衰引起的诸症亦随之消失。拟方命名返春丹，言其服药后如物得春阳之象，生机渐返，徐徐向荣，升发兴起。方中何首乌补益命门，填精扶阳；枸杞、熟地、寸云补肾壮阳；淫羊藿温补而兴阳固精；冬虫夏草有阴阳双补之义；五加皮强壮宗筋机能；人体督脉称阳脉之督网，为一身阳气之所汇，故用紫丹参直充督脉而健神；补益元阳之虚，妙在大量黄芪。是方屡治多效，胜过参茸、三肾。

十三、和解少阳法治愈伤寒一例

孙某，男，35岁。

初诊：1953年5月20日。

主诉及病史：感冒持续10余日不解，寒热往来，胸脘满闷，食欲欠佳，口苦微渴，周身酸楚，心烦热、咽干痛。

诊查：舌淡红苔白，脉弦细而数。

辨证：时值春末夏初，当地流行感冒，本病虽似重症流感，但以伤寒理法辨证，多属少阳脉证，邪正相争于半表半里，以致少阳枢机失和。

治法：宜和解枢机、清泄郁热，宗小柴胡汤加减。

处方：柴胡25g　黄芩20g　半夏15g　甘草10g　栀子15g　连翘15g　荷叶10g　陈皮15g　生姜5片　大枣5枚

水煎2次温服，2剂。

二诊：5月22日。药后寒热已平，胸脘渐舒，食纳渐佳。往来寒热虽解，内热灼津、正气未复，故仍口苦咽干，心烦微渴，舌苔滑白，脉象弦数。守原法加味，和解清热。

处方：柴胡25g　黄芩20g　半夏15g　人参15g　甘草10g　栀子10g　连翘15g　葛根15g　荷叶10g　生姜15片　大枣5枚

水煎2次温服，2剂。

三诊：5月24日。脉弦转缓，舌苔转化，内热已清，正气渐复，津液布扬，心烦微渴已解，口苦咽干消失。再拟小柴胡汤原方1剂，以善其后。

【按语】少阳居半表半里，病至其经，既可转出太阳之表，也可转入阳明之里。本例邪在少阳，因而表现往来寒热，既非发热恶寒之表证，又非发热不恶寒之里证，而且具有胸满不欲食、口苦咽干等主症，这是邪正相争于半表半里之间。虽少阳证不悉具，但其主要脉证实属少阳枢机失和之象，故以和解枢机、清泄郁热为治。药后寒热虽平而正气未复，少阳胆热上蒸、热灼津液，所以仍现口苦咽干，又在原法中去陈皮之辛香，而使清热力强，增进人参、葛根以扶正透邪，诸症悉平。善后宗小柴胡汤原方1剂，病愈体复。

【编者评注】综观杨老先生医案，深感其辨证精确，立法得当，用药简明。本例伤寒（流感重症），一般医家多用板蓝根、大青叶之类清热解毒，而杨老先生却取小柴胡汤加减而治愈，充分体现了其辨证施治的独特风格。

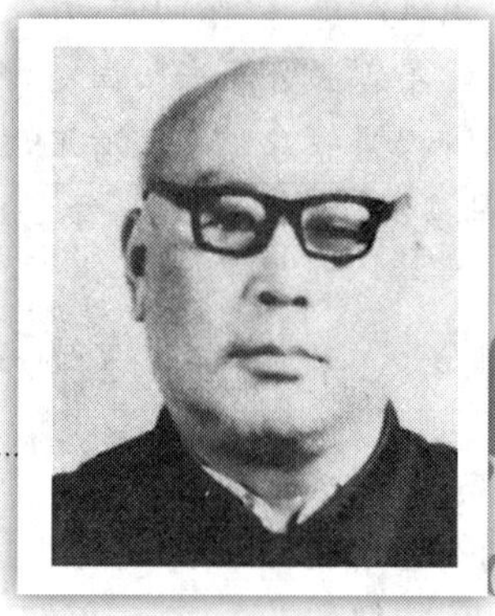

柯利民医案

【生平传略】

柯利民，1921年生，黑龙江省庆安县人。主任中医师。幼年曾在私塾读书5年，其父是乡村医师，故从小受家庭影响，酷爱中医学。后从韩子庚、李凤林先生学医，出师后自行开业，曾任区卫生所所长、县卫生院门诊所所长。1958年曾到北京中医学院教学研究班学习2年，回省后历任黑龙江中医学院伤寒教研组组长、附属医院门诊部主任、中医学院科研处负责人、各家学说教研室主任，墨龙江省中医学会秘书长等职。

行医40余年，临床擅长温热病及内科杂症。曾任黑龙江中医学院主任医师，黑龙江省中医学会副会长。

曾主编《黑龙江省老中医经验选》，并曾发表过学术论文10余篇。

一、辨证治疗水肿二例

例一　温补共用法

邱某，男，48岁。

初诊：1974年6月4日。

主诉及病史：1958年起患腰痛、浮肿、头昏等症，反复发作，多次住院医治，诊断为“慢性肾炎、尿毒症”。

诊查：面色苍白，恶心呕吐，腰疼痛，浮肿。舌苔白腻、脉沉缓。血压140/90mmHg，尿蛋白(+++)，红细胞(1～3)，白细胞(3～5)，尿素氮45.4mg%，二氧化碳结合力53.7容积%。

辨证：观其脉证，乃以肾阳虚为主。

治法：治宜补肾固本，降浊治标。方用六味地黄汤加减治之。

处方：熟地15g　茯苓20g　泽泻15g　山萸肉15g　山药20g　白术15g　茅根50g　车前子15g　肉桂5g　半夏15g　陈皮15g

二诊：连服药3剂，恶心呕吐消失，水肿仍重。

处方：黄芪25g　熟地15g　茯苓15g　泽泻15g　山药15g　坤草15g　补骨脂15g　茅根25g　桂枝15g　附子5g　白鲜皮15g

三诊：温服药10剂后，水肿渐消，腰痛减轻，但觉咽干、口燥、心烦，舌稍红，脉转弦细。此乃温热之品伤阴之故，故减去桂枝、附子，加入枸杞子15g，女贞子15g，菟丝子10g以补阴。

此后治疗，多以上方为基础，略有加减，又治1月余，头昏减轻，尿蛋白（++），颗粒管型（1～2），夜尿症状好转。

处方：黄芪50g　白参10g　当归15g　白芍15g　陈皮15g　桂枝7.5g　附子5g　枸杞子20g　车前子15g　茅根50g　麦芽15g

继服上方药1个月后，头晕、水肿、腰痛均好转，血压136/80mmHg，尿检除蛋白仍为阳性外，其他均已正常。嘱其继服归脾丸和六味地黄丸以巩固疗效。又服1个月后停药，恢复工作。

【按语】本例初时标本兼治，但以降逆和治水肿为主。继而温补共用，注意阴阳二者之间的相互转化，随时调整阴阳药物的比例，待症状基本消除后，以健脾补肾巩固疗效，从而收到缓解症状的满意效果。

例二　调和肝脾法

曲某，男，48岁。

初诊：1977年5月4日。

主诉及病史（家属代诉）：平素性情急躁，春节前患感冒后胁痛腰疼、尿频浮肿。经某医院门诊检查，诊断为“急性肾炎”，当即住院治疗，但症状经常反复，日渐恶化，遂出院料理后事，托人接余往诊。

诊查：现症见全身浮肿，胁腹胀痛，饮食不进，烦躁哭泣，尿少。尿常规检查：尿蛋白（+++）、白细胞（1～3）、红细胞（3～5）、颗粒管型（1～3）、透明管型（3～5），叩诊浊音，呼吸急促，面色黧黄，苦闷面容，舌质淡苔白微腻，脉象沉弦。

辨证：根据四诊所见，为肝郁克脾，脾虚运化失职之水肿。

治法：治宜调和肝脾。

处方：党参15g　陈皮15g　茯苓15g　砂仁15g　广木香5g　炒白术20g　大腹皮15g　桑白皮15g　茜草根15g　茅根25g　甘草10g

水煎服，嘱服药4剂。

二诊：浮肿已消大半，思食，余症皆减，舌质淡红、苔薄白，脉象沉弦。药已中病，前方药再服4剂。

三诊：浮肿全消，余症尽除，已能在室内活动，每餐可食2碗稀饭、2个鸡蛋，但觉体弱乏力。尿常规检查：蛋白（+），其他均已正常。舌质淡红苔薄白，脉象沉缓。此乃肝脾已趋调和，病久虚象毕露，治宜补益脾胃。

处方：党参20g　炒白术15g　茯苓15g　广木香5g　砂仁15g　五加皮20g　黄芪25g　甘草10g

服药20剂后，诸症皆减而告痊愈，尿检阴性，至今未发。

【按语】本例水肿为肝郁脾虚型，中医学认为“肝水者，其腹大，不能自转侧，胁下胀痛。”治宜理气健脾，用香砂六君子汤合五皮饮，易姜皮之燥，加茜草根入肝经以活血，茅根清热利尿；血行则水行，共奏调肝理脾消肿之效。《内经》云：“饮入于胃，游溢精气，上输于脾，脾气散精，上归于肺，通调水道，下输膀胱，水津四布，五经并行。”是以脾胃运健、肾脏营养充足而使其功能正常；这是中医整体观念在治疗中的体现。

二、壮水制火法治愈中风后遗症一例

曹某,男,59岁。

主诉及病史:1976年5月突然眩晕目黑,继则双目失明、语謇、流涎涕、右下肢不用,当即去某大医院,诊断为“脑血栓形成”,收住院医治,经用中西药综合治疗,住院40余天,后好转而出院。

诊查:邀余医治时,症见眩晕目花,语言謇涩,口干舌燥,下肢轻度不用,拄拐可于室内活动,小便正常,大便干燥,面色红,舌质微绛、苔黄,脉象沉弦略数。

辨证:据四诊所见,辨为阴虚火旺之中风后遗症。

治法:宜“壮水之主,以制阳光”之法治之。方用地黄饮子加减。

处方:生地35g　巴戟肉15g　山萸肉15g　寸云100g　石斛20g　茯苓15g　菖蒲15g　远志15g　寸冬15g　五味子7.5g　牛膝15g　白芍15g　三七面2.5g

水煎,日服2次。

共服药30余剂后,上述症状大有好转,不但在百步内能视物,而且可拄拐到室外散步。继用此法配制丸药服之,至1977年症状全部好转,完全康复,秋季即上班工作,1978年冬季可骑自行车去郊外打猎。直至今日身体康健。

【按语】 本例中风后遗症,据四诊所见,乃阴虚火旺所致,故取“壮水之主,以制阳光”之法治之,方用地黄饮子加减,并重用生地35g、寸云100g以滋阴壮水,故药进30余剂而诸症均消。

三、宣中清热化湿法治愈湿遏热伏一例

陈某,男,29岁。

初诊:1964年9月20日。

主诉及病史:发热已4个多月,体温在37～38℃之间,在某医院住院2个多月,曾做透视、化验等多种检查,未发现其病因,诊断为“无名热”,治疗无效而出院。

诊查:现症见头痛身重,发热,午后尤重;倦怠乏力,胸闷,不欲饮食,口渴不欲饮,二便正常。面色淡黄,舌质淡苔白腻,脉濡而微数。

辨证:此属邪气留恋气分,形成湿遏热伏之证。

治法:治宜宣化畅中,清热利湿,方用三仁汤加减。

处方:生苡仁25g　杏仁15g　白蔻15g　通草7.5g　淡竹叶7.5g　川朴10g　半夏15g　滑石20g　丝瓜络20g

水煎服,2剂。

二诊:服药2天后已不发热,其症大减,苔白腻已退大半。药已中病,仍以前方再投药2剂。

三诊:诸症已愈,自觉乏力,此乃病后脾虚之故。嘱服健脾丸10丸,每次1丸,日3次,姜枣煎水送下。药后病获痊愈。

【按语】 湿热证的治疗较为复杂,必须化湿结合退热;退热容易,化湿较难,若不先化湿,热亦难清。本案虽已发热4个多月,察其脉证仍属湿邪留恋气分,故选用宣化畅中、清热利湿

之三仁汤，加活血通络之丝瓜络，以助化湿之功；辨证准确，方药得中，4 剂而告痊愈。

四、六神汤为主治愈小儿低热一例

王某，男，8 岁。

初诊：1977 年 8 月。

主诉及病史(家长代诉)：低热已历 4 个月余，精神不振，纳呆便溏，腹痛喜伏卧，或手按则缓，经医院检查，病因不明，曾用链霉素 1 个月不见疗效。

诊查：追其原因，3 个月前患感冒，服安宫牛黄丸 2 粒，高烧虽退，但低热不愈。平素喜冷饮，面黄体瘦，精神不振，舌质淡苔薄白，脉滑无力。

治法：治宜滋养脾胃，六神汤主之。

处方：党参 100g　焦术 100g　茯苓 15g　山药 100g　扁豆 25g　陈皮 75g　砂仁 50g　炙甘草 50g

共为粗末，每次服 25g，大枣 1 枚、生姜 1 片，水煎 2 次拧汁服之，连服 1 个月，诸症痊愈。

【按语】　小儿为“稚阴稚阳”之体，素嗜生冷，脾阳已虚，又服苦寒之药伤及脾阴，阴阳俱虚，不能传化饮食，内以伤津液，虚火妄动，此时切不可用消导之剂，亦不可用苦寒直折，唯有滋养脾胃才能奏效。

五、辨证治愈低热四例

例一　于某，女，15 岁。

初诊：1976 年 6 月 20 日。

主诉及病史：因前月感冒，高热 38.5℃，经用解热镇痛和抗生素类药物，高热已退，但尚有低热，体温每日 37.5℃左右，已有 20 余日，经胸透、抗“O”试验、血常规、尿常规等检查，均未见异常。曾用清热解毒中药无效。

诊查：现时头痛，倦怠乏力，纳谷不佳，二便正常。观其面容萎黄，精神颓靡，察其舌质淡红、苔薄白，诊其脉寸浮缓尺微弱。

辨证：此乃感冒之后邪未尽除，致使营卫不和而发热。

治法：拟以解肌退热之法，宗张仲景桂枝汤之原方。

处方：桂枝 10g　白芍 15g　甘草 10g　生姜 3 片　大枣 3 枚

水煎服，嘱服药 2 剂。

服药 1 剂而热退，以后未再复发。

【按语】　低热之证较为常见，其致病原因亦很复杂。本例高烧后转为低热，仅见头痛、微恶风、倦怠乏力，脉象阳浮阴弱，故辨为营卫不和之发热，用桂枝汤调和营卫，增强患者本身之机能来驱邪外出，1 剂而退热。余曾用此法治疗这种病人数 10 例，均收到满意效果。

例二　张某，女，38 岁。

初诊：1976 年 10 月 9 日。

主诉及病史：初病经期感冒，高烧退后持续低热已 5 个多月，每日午后开始发热(37～38℃)，曾进行多种检查，但病因不明。中西医治疗无效。

诊查：诊见头痛如针刺，身痛，心烦而悸，少寐多梦，纳呆，便秘，月经愆期并有痛经。察其面色萎黄，舌边红有瘀斑，苔薄白，脉左弦右涩。

辨证：此属邪热内陷血分，瘀血阻滞，血行不畅之发热。

治法：治宜活血通络之法，宗王清任血府逐瘀汤加减治之。

处方：当归 15g　生地 20g　桃仁 15g　红花 10g　赤芍 15g　柴胡 15g　枳壳 10g　川芎 15g　牛膝 15g　鸡血藤 25g　甘草 10g

水煎服，日 2 次，嘱其服 5 剂。

二诊：药后发热已轻，诸症悉减，惟仍心悸失眠，脉象仍左弦右涩，舌边瘀斑有消退的现象。前方减去鸡血藤，加龙骨、牡蛎各 25g，炒枣仁 20g。水煎服，日 2 次，连服药 10 剂。

三诊：前方药服 10 剂后诸症悉愈，月经来潮亦无不适感，但有时心烦、善叹息、少寐，查其脉弦细，舌质淡红，苔薄白。此乃瘀血已去，肝胆之邪未解，改用柴胡桂枝龙骨牡蛎汤加减。

处方：柴胡 15g　桂枝 7.5g　黄芩 15g　半夏 15g　党参 15g　当归 15g　酒军 5g　生龙骨 25g　生牡蛎 25g　夜交藤 20g　朱砂末 2.5g(冲服)

水煎服，日服 2 次，共服药 15 剂。

四诊：前症痊愈，食欲增加，体质已感健壮，已上班工作。查脉象弦缓，舌无变化。嘱其早服逍遥丸，晚服归脾丸，连服 1 个月，以善其后。

【按语】　本病经期感冒发烧，曾用解热消炎药治疗，高热虽减而低热久治不愈。本着“审证求因”的辨证施治原则，此乃热邪未尽与血相搏，瘀血阻滞经络，非单纯退热或滋阴药所能收效。故采用理气祛瘀的血府逐瘀汤加活血通络之鸡血藤，使血随气行，瘀去热退；继用柴胡桂枝龙骨牡蛎汤，解除肝胆之余邪；后以补益心脾之法而获全效。

例三　李某，女，36 岁。

初诊：1974 年 2 月 11 日。

主诉及病史：低热已 1 年余，曾住某医院半年，但未查明病因。

诊查：诊见每天午后发热(37.5℃左右)，头晕，口干咽燥，食欲不佳，心悸少寐，体倦无力，两腿酸软，夜间尤甚。月经过期，量少色淡。二便正常。观其身体瘦弱，精神不振，舌质淡红，舌根部微有白苔，咽部微红，脉象沉细稍数。

辨证：此乃阴虚发热。

治法：治宜养阴清热之法。

处方：大生地 25g　元参 15g　麦冬 15g　白芍 20g　丹皮 15g　知母 10g　薄荷 15g　炒枣仁 20g　甘草 10g

水煎服，日 2 次，服 5 剂。

二诊：2 月 22 日。已 3 天未发烧，口干咽燥已愈，余症未有明显改变，脉沉细。药已中病，仍宗前法加减治之。

处方：生地 25g　麦冬 15g　元参 15g　白芍 15g　丹皮 15g　五味子 7.5g　鸡血藤 25g　陈皮 15g　炒枣仁 20g　山萸肉 15g

水煎服，日 2 次。嘱其再服药 10 剂。

三诊：3 月 15 日。患者愉快来舍，告知已 20 多日未发热，只是月经至期未潮，时有心悸，余无痛苦。观其形容已似常人，诊其脉沉细微弦。此乃热久伤阴，冲任受损，血海不足，治宜养血滋阴之法。

处方：熟地 10g　麦冬 15g　白芍 15g　当归 20g　菟丝子 15g　女贞子 15g　山萸肉 15g　远志 15g　茯苓 15g　补骨脂 15g

水煎服，日2次。继服药10余剂，已能上班，未再复发。

【按语】 阴虚发热多在午后，临床较为常见，应辨清病因病机，分清标本而施法，方能奏效。本例午后发热，头晕、咽干、面赤，乃肝肾阴虚不能恋阳、虚阳外越而致，故用养阴清热之法。方中生地、元参、寸冬、知母以养阴清热；白芍以敛肝阴，配丹皮以凉血而降伏火；酸枣仁滋养肝阴；鸡血藤以养血通络；薄荷入肝经，能清利头目；甘草泻火，以调和诸药；合而用之，以奏养阴清热之功。服药5剂而退热，口干咽痛减轻；继而减去辛凉疏散之薄荷，加入滋养肝肾之山萸肉、五味子，理气和胃之陈皮而获得痊愈。

例四 张某，男，64岁。

初诊：1964年4月。

主诉及病史：低热，尤以下半夜和上午为重，甚则畏门隙风，恶风怕冷，自汗出，头晕少气懒言，形体消瘦，大便溏、日二三次。

诊查：察其面色晦暗，舌质淡而无华，舌体胖有齿痕，苔薄白而滑，脉象沉细弱，查其腹部柔软，无明显压痛。

辨证：综合以上脉症，辨为脾肾阳虚证。

治法：治以温中法，投以补中益气汤合附子理中汤治之。

处方：生芪25g 焦术20g 陈皮15g 升麻8g 柴胡10g 党参15g 川附子10g 炮姜10g 炙甘草15g 生姜3片 大枣3枚

水煎服，10剂，日服2次。

二诊：5月6日。服药5剂后，症状大减；10剂服完后，低热已痊愈，食欲稍增，大便已正常，惟感全身乏力。舌质红苔薄白，脉象沉滑。此乃脾阳渐复，表阳已固，肾阳仍虚，投以附子理中汤加助肾阳药以治之。

处方：党参15g 焦术15g 炮姜15g 川附子5g 故纸15g 金樱子20g 淫羊藿15g 枸杞子15g

水煎服，10剂，日2次。

随访：5月20日。服药后诸症已愈，身体已有所恢复，可从事一般体力劳动。

【按语】 本例低热，乃脾肾阳虚所致，故治以温中为法，方用补中益气汤合附子理中汤主之，由于药证相符，故初诊即获良效。二诊时脾阳渐复，肾阳仍虚，故再以附子理中汤加助肾阳之味调理善后而收功。

【编者评注】 柯氏治病，思路广阔，主法用药十分灵活。如治低热诸例，各据其证施治，或用桂枝汤调和营卫，而解肌表之邪；或以活血通络祛瘀法，治邪热内陷于血分、瘀血不畅而引起的发热；或以养阴清热法治阴虚内热；或用益气温阳法，甘温以除热；或以六神汤，重用党参、焦术(各100g)，治小儿气虚之低热。此外，对湿遏热伏之证，则取宣中清热化湿法，攻其气分之邪。可见，柯氏治低热一病，治法层出不穷，各有特色。由于切中病机，故获佳效。

张琪医案

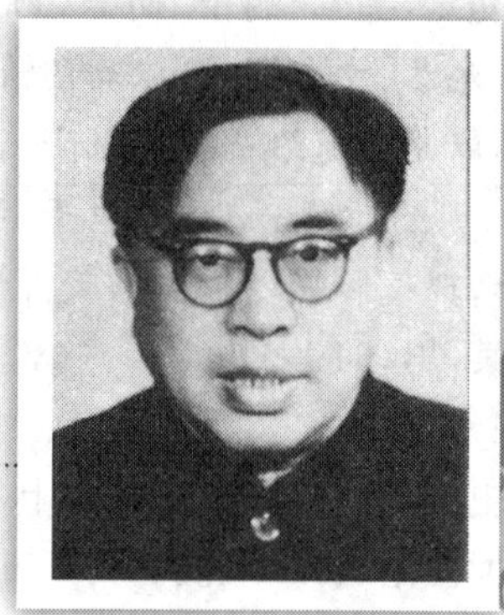

【生平传略】

张琪，1922年生，河北省乐亭县人。中医研究员。出身于中医世家，受业于祖父，青少年时即熟谙《内经》、《伤寒论》等经典著作。1944年行医于哈尔滨，1955年调黑龙江中医进修学校任教，1957年调入黑龙江中医药研究所（现为黑龙江中医研究院），历任中医研究室主任、副所长，黑龙江中医研究院研究员，兼任黑龙江中医学院教授。

临床善治内科杂症，对桂枝汤、柴胡汤、承气汤等经方的应用均有所创新，并以柴胡加龙骨牡蛎汤化裁治疗精神、神经等疾患，收到可喜的成果。

主要著作有《脉学刍议》、《临床经验集》等，还曾在期刊杂志上发表过学术论文多篇。

一、乌药顺气汤治愈麻木一例

李某，男，47岁。

初诊：1983年1月24日。

主诉及病史：隆冬“三九”，两脚着拖鞋送友于室外，逗留20分钟许，随觉两脚麻木，继之逐渐上移至脐腹，麻痹不仁，知觉迟钝。

诊查：症见面色无异常，两下肢感觉迟钝，二便正常，脉象沉紧有力，舌润口和。

辨证：此腠理疏豁，风寒之邪外袭，阻于经络，卫阳不能护持，风寒之邪循经脉上移，故麻木逐渐扩展。《证治汇补》所谓：“因营卫之行涩，经络凝滞所致”。

治法：宜顺气以驱风寒，气顺风寒除则经络通，营卫通调，麻木自愈。宜乌药顺气汤主治。

处方：乌药15g　川芎15g　麻黄10g　白芷15g　僵蚕15g　橘红15g　枳壳10g　桔梗10g　甘草10g　生姜15g

二诊：2月16日。连服上方药6剂，麻木大减，从脐部缩至两膝以下。继用上方加木瓜15g，陈皮15g。又服药6剂，两膝以下麻木全除而愈。

【按语】 乌药顺气汤为济生方，治风胜气壅。气壅是正气不通，风胜是邪气不除，两者互为因果。本方功用在于顺气而祛风，乌药、枳壳、桔梗皆行气利气之品，麻黄、白芷、僵蚕、川芎、生姜散风寒，活血通络。正邪表里兼顾，故能气顺风除而顽麻得以蠲除。

二、礞石滚痰丸加味治愈狂证一例

袁某，女，47岁。

初诊：1984年6月14日。

主诉及病史：素有精神失常病，经治已愈数年，近因思虑太过，精神抑郁，遂又发病。由家人陪伴来诊，代述精神错乱，时语无伦次，骂人，夜不能寐，心中烦热，头痛，常欲出走，大便秘结。

诊查：舌苔黄厚，脉象沉实，神态呆滞，表情淡漠。曾服西药安眠镇静之剂罔效。

辨证：此属痰热内结，扰乱心神。

治法：须泻热除痰，以宁心神。

处方：礞石(捣碎)25g　大黄10g　黄芩15g　沉香15g　生地20g　朱寸20g　玄参20g　甘草10g

二诊：6月25日。服上方药6剂，大便下行，初则坚硬粘臭，继则黄褐，日1次；精神转佳。据家人述近1周内神志清晰，未见语言错乱骂人之状；烦热亦减；不需服西药亦能入寐3～4小时。舌苔转薄，脉象沉滑。此痰热渐除，心神稍安之佳兆，但近2日因停药大便又未行。再拟以癫狂梦醒汤加大黄泻热主治。

处方：桃仁30g　香附15g　青皮15g　柴胡15g　半夏15g　木通15g　陈皮15g　腹皮15g　赤芍15g　桑皮15g　苏子20g　甘草15g　大黄7.5g

三诊：8月6日。一个半月间，共服初诊方与二诊方各12剂，二方药交替服之，病已痊愈。

【按语】 张景岳谓："狂病多因于火，或谋为失志，或思虑郁结，屈无所伸，怒无所泄，以致肝胆气逆，木火合邪……故当以治火为先，或痰或气，察其微甚而兼治之。"此论与本案病因病机皆相符合，故以滚痰丸泄其热攻其痰，连服药6剂痰热下神志安，继以王清任癫狂梦醒汤疏郁活血。盖此病皆思虑不遂、气血郁结，故痰热清后，尤必须活血以使气血条达。滚痰丸与癫狂梦醒汤二方药交替服之之意，在于消除痰热复萌之象，巩固气血畅通之效。（注："朱寸"即朱砂拌寸冬）

三、黄连阿胶鸡子黄汤加味治愈不寐一例

张某，男，32岁。

初诊：1985年9月15日。

主诉及病史：自述因事不遂，情志抑郁而不能寐，2个月来每日几乎通宵不眠，五心烦热，有时方有睡意即突然惊醒。精神疲倦，痛苦异常，历用中西安眠镇静药皆未收效。

诊查：观其面色憔悴，目暗少神，舌光红无苔，察其脉象弦滑而数。

辨证：综合分析，当属情志怫郁，志极动火，心血暗耗，阴不涵阳，心肾不交之证。

治法：宜清心火育阴潜阳法，用黄连阿胶鸡子黄汤加味。

处方：黄连10g　黄芩10g　阿胶15g　白芍15g　生地20g　玄参20g　生赭石30g　珍珠母30g　五味子15g　枣仁20g　夜交藤30g　甘草10g　鸡子黄1个(冲)

二诊：9 月 29 日。服上方药 12 剂，心烦大减，能入睡 4 小时。药证相符，原方不变，继服。

三诊：10 月 6 日。服药 6 剂，睡眠大好，能入睡 6 小时；心烦大减，精神转佳。脉象弦滑，舌红有薄苔。此心火初平、心肾相济之兆。药证既符，毋庸更张。

处方：川连 10g　阿胶 15g　白芍 15g　生地 20g　玄参 20g　鸡子黄 1 个（冲）　珍珠母 30g　生赭石 30g　夜交藤 30g　枣仁 25g　五味子 15g　甘草 10g　茯苓 15g

四诊：10 月 13 日。服药 6 剂，睡眠继续好转，能入睡 7～8 小时，但尚有心烦，不耐怫郁。脉弦中带缓象，舌红白苔。阴分已复，继用上方药以善其后。

【按语】　本案不寐症，舌红无苔脉弦滑数，为心火亢盛、肾阴不济，故心烦难忍不能卧寐，以《伤寒论》黄连阿胶鸡子黄加育阴潜阳宁神之剂而愈。黄连、黄芩清心火，阿胶、芍药滋肾水敛阴液，妙在鸡子黄既宁心涵液，又滋育肾阴。然本案患者 2 个月彻夜不寐，病情十分顽固，用此方虽药症相符但终嫌力薄，故加入生地、玄参育阴，珍珠母、赭石潜阳，酸枣仁、夜交藤、茯苓安神宁心，以辅助之，俾热清阴复，则心肾水火既济，是以效如桴鼓而迅速痊愈。

四、补肾宁心摄纳法治愈夜游症一例

姜某，女，13 岁。

初诊：1984 年 11 月 30 日。

主诉及病史：患夜间遗尿、夜游 1 年余。今年 7 月因被车撞倒，当时昏迷，经抢救后复苏，但夜游加重，每晚必发，遗尿也随之加重，几无虚日，睡不安。

诊查：面色无泽，舌淡红，脉沉。

辨证：心肾两虚，神志不得潜藏。

治法：宜补肾摄纳，宁心安神。

处方：龙骨 20g　牡蛎 20g　益智仁 15g　远志 15g　龙齿 15g　山药 20g　五味子 15g　熟地 15g　甘草 10g　人参 10g　枣仁 15g　菖蒲 15g

二诊：12 月 6 日。服上方药 6 剂，夜尿减少，隔一二日一遗；仍有夜游，睡眠不安；面色较红润，舌淡红，脉沉。初见效机，仍以前方出入。

处方：人参 15g　枣仁 15g　菖蒲 15g　茯神 15g　远志 15g　龙骨 15g　龙齿 15g　牡蛎 20g　益智仁 10g　桑螵蛸 10g　熟地 20g　枸杞 15g　山药 15g　甘草 10g　枣仁 15g　五味子 15g

三诊：12 月 13 日。服上方药 6 剂，夜游大减，梦中出走时间亦缩短；遗尿基本控制，近 1 周未遗尿。精神状态良好，入寐多梦。舌红，脉沉迟。前方加附子 10g、肉桂 10g。

以上方出入每日 1 剂，至 1984 年 12 月 23 日就诊时，1 周内仅夜尿 1 次。至 1985 年 1 月 3 日来诊时，夜游、遗尿均未发作，但尚有夜间多梦，梦后易惊。此心肾气虚尚未全复。再以补肾固摄宁心之剂继服，以竟全功。

处方：龙齿 15g　人参 15g　龙骨 20g　牡蛎 20g　远志 15g　益智 15g　菖蒲 15g　山药 20g　熟地 20g　桑螵蛸 15g　茯神 15g　五味子 15g　合欢 15g　甘草 10g　附子 10g　肉桂 10g

随访病已痊愈。

【按语】　中医学虽无“夜游”之病名，但医籍书对夜游、遗溺之症状尚不乏记载，如孙一奎说：“遗溺遗失也，梦中遗失醒而后觉，童稚多有之，大人少有也。夫童稚阳气尚微，不甚约束，好动而魂游,故夜多遗失。""好动魂游夜多遗失"。此与本案之夜游遗溺殆相符合,其病机为心肾气虚,神志失藏,下元阳虚不固所致。神志浮越于外不得潜藏,故夜不安枕而外奔;下元阳虚不能约束,致有遗溺失禁之患,责在心肾气虚。故以熟地、山药、杞子、五味补肾,人参、茯神、菖蒲、枣仁、远志养心,龙骨、牡蛎、桑螵蛸、益智以收敛固摄,复加附子、肉桂以温补肾阳,相辅相成,故能奏效迅捷。

五、百合地黄汤加味治愈百合病一例

卫某,女,37岁。

初诊:1979年9月11日。

主诉及病史:因与邻居不和,长期心情抑郁,遂于1976年10月开始自觉有人与己说话,开始声音小,继则声音大。至1978年加重,甚至在嘈杂声中,幻听说话之声亦不减弱。某日曾幻听有人教以持刀刎颈,幸被家人发现,未致肇事。经当地各医院精神科会诊,有谓神经官能症者,有谓精神分裂症者,皆未能定,经中西医治疗无效,来哈投亲求诊。

诊查:除上述表现外,精神痴呆,表情淡漠,沉默不语,少眠多噩梦,恐惧,心悸,头昏。舌尖赤苔白干,脉象浮滑。

辨证:诊为百合病。证为阴虚阳浮,神不归舍,是以精神恍惚、幻觉幻听。

治法:治宜滋阴潜阳,收敛神气。

处方:百合 50g　生地 20g　生龙骨 20g　生牡蛎 50g　远志 15g　寸冬 15g　五味子 15g　茯苓 20g　陈皮 15g　甘草 10g　竹茹 15g

二诊:10月4日。服药10剂,精神好转,痴呆之状有明显改善,有时眉宇之间微露笑容。幻听仍有,但较少较轻,自言自语大为好转。再以前方增减加重养心之剂。

处方:百合 50g　生地 20g　生龙骨 20g　生牡蛎 50g　远志 15g　寸冬 15g　茯苓 20g　合欢花 30g　小麦 50g　甘草 15g　大枣 6枚　五味子 15g

三诊:10月16日。服药10剂,精神状态进一步好转,时有笑容,能入睡5～6小时,噩梦减少;仍幻听有人说话,但已大减,自言自语能够控制。脉象浮滑,舌苔薄干,继用前方药治疗。

四诊:10月30日。服上方药10剂,精神恍惚明显好转,睡眠好转,噩梦减少;但仍有幻听声音已小。胸烦闷。脉象沉,继用前方药稍加理气之剂。

处方:百合 50g　生地 20g　生龙骨 25g　生牡蛎 20g　合欢花 20g　甘草 15g　小麦 50g　红枣 6枚　香附 15g　柴胡 15g　青皮 15g　赤芍 15g　陈皮 15g

五诊:11月13日。服上方药12剂,病情继续好转,精神状态大为改观;但仍有幻听唯已极轻,胸烦闷,脉沉。改用疏郁活血理气之剂。

处方:桃仁 25g　香附 15g　青皮 15g　柴胡 15g　半夏 15g　木通 15g　陈皮 15g　腹皮 15g　赤芍 20g　苏子 15g　桑皮 15g　甘草 15g　小麦 50g　红枣 5枚

服上方药10剂后,幻听基本消失,睡眠亦好,食纳增加,谈笑自如,神色较前判若二人。嘱停药观察。

【按语】　本案诊断为百合病,似与《金匮要略》百合病的症状"欲食不食、欲卧不卧、欲行不行"不甚符合,但神志恍惚、精神不定的表现则完全相同,故亦诊断为此病。根据《诸病源候论》及《医宗金鉴》,谓本病除起于伤寒大病之后者外,亦可由于平素情志不遂所引起,与本案的致病因素亦十分符合。

精神魂魄各安其所，则生机勃勃，精力健旺，《内经》有五神藏之说。阴虚阳浮则神魂游荡，悠悠忽忽，幻觉幻听，此本案病机之所在，治用百合地黄汤合龙骨、牡蛎及甘麦大枣汤，滋阴潜阳益心气，收摄浮越之神气，使归其宅，诸症大减；最后尚遗小有幻觉，心胸烦闷。考虑此属气血凝滞于心窍，神气为之所阻，是以余症未能完全消除，前段属虚，故用前药而收功，本段属实。改用《医林改错》癫狂梦醒汤以活血疏郁，治之而愈。

六、地黄饮子加味治愈痿证一例

刘某，女，22岁。

初诊：1979年10月12日。

主诉及病史：今年6月初，被汽油味熏蒸昏迷而仆倒于汽油锅内，苏醒后发现左小腿麻痹不仁，脚趾亦不能活动，经医院会诊，未做定论，经腰穿未发现异常。住院4个月，用中西药治疗无好转，于1979年10月12日来门诊医治。

诊查：左小腿麻痹不仁，全无知觉，瘫痪，足冷至膝，自觉麻痹从膝关节有逐渐向上扩展的趋势；肌肉萎缩；舌润脉沉弱。恐成残废，患者精神甚为恐惧。

辨证：审脉论证，似属气虚血滞，经脉痹阻。

治法：宜补阳还五汤加味治疗。

处方：黄芪100g　赤芍15g　川芎15g　归尾15g　地龙15g　红花15g　桃仁15g　丹参20g　甘草10g　炙马前子面1g(冲服)

二诊：10月25日。服上方药15剂，左下肢一度有热感，但触之仍凉，仍无知觉，瘫痪不用，肌肉萎缩；舌白腻，脉沉弱。用前方药症无好转，考虑单瘫麻痹不仁，寒冷，脉沉弱，当属肾元不充、筋骨痿软之痿证，改用地黄饮子加味，温肾元补肝肾法治疗。

处方：熟地30g　石斛20g　寸冬15g　五味子15g　菖蒲15g　远志15g　苁蓉20g　巴戟20g　肉桂7.5g　附子7.5g　枸杞20g　牛膝15g　菟丝子20g

三诊：11月18日。服上方药18剂，左下肢有明显温热感，脚尖能上翘，左右可轻微活动，稍能启步。脉沉稍有力。病有转机，继用原方加味主治。

处方：熟地30g　苁蓉20g　石斛20g　巴戟20g　菟丝子20g　玉竹20g　五味子15g　菖蒲15g　牛膝15g　杞子20g　寸冬15g　附子7.5g　肉桂7.5g　狗脊15g　甘草10g

四诊：12月5日。服上方药20剂，左下肢知觉已恢复，有温热感，能站立，不用扶杖能走一段路，但跛行，小腿阵阵发麻。脉沉舌尖红。此肾元渐充，筋骨得养，症已明显好转，继以前方主治。

处方：熟地30g　苁蓉20g　石斛20g　寸冬15g　玉竹20g　巴戟20g　菟丝子20g　杞子20g　白芥子15g　川断15g　五味子15g　牛膝15g　附子7.5g　肉桂7.5g　生草10g

五诊：1980年1月25日。服上方药40剂，左脚功能完全恢复正常，近日甚至滑冰2次，肌肉萎缩亦好转。嘱停药观察。

【按语】　本案中医辨证，初按气虚血滞、经络痹阻，但服药15剂未收效果。考虑患肢寒凉不痛不痒，麻痹不仁，瘫痪不用，当属痿证。《素问》谓"肝主筋，肾主骨"，血不足则筋痿，精不足则骨痿，其症乃肝肾亏损、阴阳俱虚、筋骨失于濡养所致。采用河间地黄饮子补肝肾滋阴助阳，濡养筋骨以恢复肢体功能。近人有用此方治疗脊髓灰质炎恢复期之下肢瘫痪者，以及脊髓炎遗留下肢瘫痪等症，其病机皆肾元亏虚，督脉失充，与本案病虽不同，病机则同，异病同治，故亦用此方取效。四诊方加入白芥子于大队补药中，取其化痰通络，补而不滞，阳和汤与熟地、白芥子同用，其意相同。

七、清热利湿、活血解毒法治愈呕吐一例

何某，男，41岁。

初诊：1977年5月18日。

主诉及病史：月初感冒发烧，3天后尿少浮肿，继而恶心呕吐、烦躁不安。尿常规：蛋白(++)，红细胞(3～5)，颗粒管型(0～1)。非蛋白氮108mg%，二氧化碳结合力32容积%。血压170/110mmHg，诊断为慢性肾炎，慢性肾功不全，尿毒症，入某院住院治疗效果不显。

诊查：患者表情抑郁，烦躁不安，夜不能寐，恶心呕吐，厌食，尿少浮肿，腹满便秘。脉弦滑有力，舌边赤苔白腻。

辨证：为湿热毒邪蕴于血分，上逆犯胃干扰心神。

治法：治宜清热利湿，活血解毒之品。

处方：连翘25g　桃仁15g　红花15g　当归15g　葛根25g　赤芍20g　柴胡15g　生地20g　醋炙大黄7.5g　银花40g　公英50g　泽泻15g　甘草10g

二诊：5月22日。服药3剂，大便日行1次稍溏；烦躁及恶心随之消除，精神转佳；能少量进食。此湿浊渐除，毒热渐清之候，继用上方，勿须变更。

三诊：5月28日。服药7剂，非蛋白氮检查：5月23日为65mg%，5月28日为42mg%。二氧化碳结合力39.5容积%。病人精神大好，夜能入睡，食纳好转，大便仍日行1次稍溏。此示毒邪湿浊俱见蠲除，病势逐渐好转，但仍浮肿，尿量未增，1昼夜约700ml。脉弦滑带数，宜前方增减佐以利水之剂。

处方：草果仁15g　茵陈20g　醋炙大黄7.5g　茯苓20g　白术15g　桃仁15g　赤芍20g　红花15g　葛根20g　木香10g　银花40g　公英50g　泽泻20g　甘草10g

四诊：6月7日。服上方药6剂，食纳继续好转，精神转佳，心烦消除。舌苔已由腻转薄，脉象沉取滑而有力。但腹胀尿少不见好转，非蛋白氮35mg%，二氧化碳结合力49.1容积%。湿热毒邪俱大见消除，唯脾胃不和、升降失司，宜东垣热胀中满分消丸，理脾以除湿，清胃以祛热。

处方：茯苓20g　猪苓20g　白术15g　泽泻15g　黄芩15g　川连10g　砂仁5g　川朴15g　枳实15g　半夏15g　陈皮15g　姜黄15g　党参15g

五诊：6月13日。服上方药5剂，尿量增多，一昼夜1300～1400ml左右，腹胀明显减轻，浮肿消退，食纳继续好转。继服上方药。

六诊：6月18日。继服上方药4剂，腹胀全消，尿量增至1500～2000ml。食欲较好，每餐二三两。仍腰酸不适，咽稍痛。脉象弦滑，苔白。尿常规检查：蛋白(+)，红细胞(3～5)，白细胞(2～5)，颗粒管型(0～1)。改用清热解毒利湿之剂。

处方：连翘25g　桃仁15g　白花蛇舌草50g　滑石20g　竹叶15g　生地20g　甘草10g　赤芍20g　茯苓20g　车前20g

七诊：6月29日。服上方药6剂，患者已无明显自觉症状。尿常规检查：尿蛋白(+)，红细胞(2～5)。其余皆阴性。脉弦滑，舌苔白。继服前方药。

后连续复诊，均无明显自觉症状，尿蛋白(＋)，余皆阴性。血压持续在130～150/80～100mmHg之间。

【按语】 本例慢性肾炎、尿毒症，临床表现以恶心呕吐、烦躁不安、腹满便秘、舌边赤苔白腻、脉弦滑为主症。辨证为湿热毒邪蕴结血分，上逆犯胃，干扰心包。治法宜王清任解毒活血汤，加醋制大黄泄热，银花、公英解毒以襄助解毒活血之力。药后恶心及烦躁症状迅速消失，尿素氮亦遂之下降，继又加草果仁辛开化浊，连续服之使湿热毒邪得以蠲除。后阶段以尿少腹胀为突出症状，乃脾胃升降失司，湿热中阻，又用东垣热胀中满分消丸理脾化湿，泄热除满，俾脾胃和谐，恢复其运化功能，故而小便增多，腹满消除，病获缓解。

八、益气温阳通络法治愈心悸一例

王某，女，36岁。

初诊：1984年4月6日。

主诉及病史：3年前患心肌炎，一直有胸闷气憋、心悸怔忡诸症。近1年来出现早搏，每分钟10余次；全身乏力，手足厥冷；经用异搏停、慢心律等西药治疗，无明显效果，故来本院门诊治疗。

诊查：症状如上。舌紫滑润，脉象结代。

辨证：为心气与心阳两虚，络脉瘀阻。

治法：治宜益气温阳通络。

处方：红参15g　五味子15g　麦门冬15g　薤白20g　桂枝15g　附子15g(先煎)　丹参20g　郁金10g　黄芪30g　甘草10g

二诊：5月17日。服药6剂，早搏减少，每分钟2～3次；手脚转温；自述为近1年来罕见之现象。周身有力，脉象亦较振，结代减少。此心阳初振，但患者有口干、咽干现象。防止伤阴，继续在益气温阳中兼顾阴液。

处方：红参15g　麦冬15g　五味子15g　黄芪30g　丹参20g　郁金15g　当归20g　薤白15g　附子15g(先煎)　桂枝15g　杞子15g　玉竹20g　甘草10g

三诊：10月13日。服上方药25剂，周身有力，手脚温暖，早搏消失，心悸气短等症皆愈，脉象沉缓，舌润。继续以益气宁心之剂，嘱服若干剂以善后。

【按语】 本例为心气与心阳两虚，络脉瘀阻，辨证以脉象迟而结代、手足厥冷、舌滑润为气阳两虚主症；舌紫、胸闷气憋等为络脉瘀阻，乃虚中夹瘀之证。治疗用人参、黄芪益气，附子、桂枝、薤白助阳通阳，丹参、郁金活血通络。前后服药30余剂，积年心悸竟告痊愈。

二诊时，手脚转温，脉象结代减少，心气心阳有所恢复，但患者出现口干、咽干等阴分不足现象。张景岳谓："善补阳者，必先于阴中求阳。"故在第二方于益气扶阳中加入枸杞、玉竹合生脉饮以顾阴。

九、燥湿化痰、温中降逆法治愈眩晕一例

庞某，男，33岁。

初诊：1984年2月3日。

主诉及病史：发作性眩晕3年，每发则视物旋转如坐舟车、恶心欲吐。经几所医院检查排

除颅内占位性病变，诊为“美尼尔综合征”，久治效果不佳。近日病情加重，一周内发作数次，伴有头痛、多汗、胸闷、恶心欲吐、乏力足冷。

诊查：面色青晦不荣。舌质紫暗，脉沉。

辨证：为厥阴寒邪夹痰湿上逆。

治法：治宜燥湿化痰，温中降逆除眩。

处方：半夏 20g　天麻 15g　白术 15g　茯苓 15g　橘红 15g　干姜 10g　吴萸 15g　人参 15g　生姜 15g　红枣 5 枚　钩藤 15g

二诊：3 月 8 日。服前方药 6 剂，近日眩晕未发作，精神转好，仍有头痛、食少、恶心，舌仍紫暗、脉沉，继以前法调治。

处方：吴萸 15g　人参 15g　生姜 15g　红枣 5 枚　半夏 15g　天麻 15g　钩藤 15g　白术 20g　干姜 15g　茯苓 15g　白附子 10g　甘草 10g

三诊：3 月 15 日。此期间曾两次复诊，均以原方加减共服药 6 剂，眩晕一直未发作，精神恢复，食欲增进，面色略见红润，头痛消失，脉沉有力，舌转淡紫。于前方加五味子 15g，继服药 6 剂以善其后。病情稳定，于近日返回原单位。

【按语】本案眩晕、呕恶、胸闷，伴有头痛身重、面色青晦不荣、足冷、脉沉、舌紫暗等，色舌脉证综合分析，当属足厥阴寒邪上逆与足太阴痰厥之证。寒邪循经上犯与足太阴痰湿厥逆而上，二者相互肆虐。治当从厥阴与太阴合治，宜吴茱萸汤与半夏天麻白术汤二方化裁，前者温寒降逆，后者理脾除痰湿，寒邪与痰湿除则诸症霍然而愈。

吴茱萸汤原治厥阴头痛，余于临床治厥阴寒邪上犯之眩晕亦颇为有效。《内经》谓“诸风掉眩，皆属于肝。”肝为刚脏，以风、火、热证居多，但肝经寒邪上逆之眩晕亦非罕见，余于临床遇之甚多，此案仅其中之一耳。

十、疏肝泄热、化痰熄风法治愈抽搐一例

王某，男，27 岁。

初诊：1984 年 12 月 16 日。

主诉及病史：5 年前因感受风寒之邪而发生抽搐，初发病时正于行走间，开始发作时自感下肢活动困难，随之不能行走，逐渐延至手臂。抽搐时无角弓反张及口吐涎沫症状，意识清楚。以往半月左右发作 1 次，持续 1～2 小时，近 1 年发作频繁，3～5 天发作 1 次，持续半小时左右。发病前自觉心胸满闷压抑，随之发病。曾做脑电图，未见异常。

诊查：舌紫苔腻，脉沉。

辨证：为风寒之邪深入经隧，筋脉失养。

治法：治宜温经通阳，驱风散寒，以小续命汤化裁。

处方：桂枝 20g　附子 10g　川芎 15g　麻黄 10g　党参 15g　白芍 15g　杏仁 15g　防己 15g　防风 10g　黄芪 30g　甘草 10g　僵虫 15g

二诊：12 月 23 日。服前方药 6 剂，抽搐减轻，1 周内只发作 1 次，但时间延长到 1 小时左右。此外邪得除，经脉稍通之兆。苔腻、脉沉弦。乃邪气内郁肝胆，肝风与痰热交阻，宜疏肝化痰、泄热熄风之剂。

处方：桂枝 20g　白芍 20g　柴胡 15g　龙骨 20g　牡蛎 20g　大黄 7.5g　半夏 15g　黄芩 15g　甘草 15g　丹参 15g　僵虫 15g

三诊：1985 年 1 月 13 日。服前方药 12 剂，自觉症状大为好转，抽搐时间明显缩短，约 10～15 分钟。近 2 日自觉稍有胸闷不适，但未抽搐，手足厥冷。舌紫、苔白、脉弦细。此肝经血虚寒凝，不能充达四末所致，治以温经散寒，养血通脉。

处方：桂枝 15g 白芍 20g 当归 20g 细辛 5g 甘草 10g 木通 10g 大枣 8 枚 红花 15g 赤芍 15g 丹参 20g 鸡血藤 30g

半年后其亲属告知，服上方药后一直未发病。

【按语】抽搐，又名瘛疭，常见于热病过程中，为风火相煽、热灼津液、筋脉失养所致。除此之外，风寒湿邪外中亦可发生瘛疭，由于风寒湿邪外中，深入经隧，经脉痹阻，筋脉失养而致。本案即居后者，故先以小续命汤驱逐风寒湿邪、温通经脉、柔养筋脉。服药后发作次数减少而时间延长，发作前胸闷气憋，苔腻脉弦。分析病机，前药外邪虽除，而肝胆气郁与痰热交阻，故发病前先胸闷气憋，继之即抽搐发作，因与柴胡加龙骨牡蛎汤化裁，疏肝泄热、化痰熄风，从内风论治。服药 12 剂，胸满大减，抽搐基本得以控制，但又出现四肢厥冷、苔白脉弦细证候，又属肝虚血凝，不能充达四末。改用当归四逆汤加活血化瘀之品，温经散寒、养血通脉，以收全功。

本案共诊三次而三易其方，立方遣药是根据不同阶段的证候，运用医者的临床经验，选择相应的辨证方法，予以有效的治法及组方，体现了中医辨证的灵活性。

十一、地黄饮子治愈中风一例

刘某，男，47 岁。

初诊：1984 年 2 月 10 日。

主诉及病史：患者素患脑动脉硬化症，2 周前觉右上肢酸麻无力，不能持重。今年 1 月 28 日夜间醒来发觉右侧上下肢体偏瘫，口眼㖞斜，喝水呛，舌强，语言謇涩，血压 160/110mmHg。在某院诊断为“脑血栓形成”，经用低分子右旋糖酐等药治疗，右侧肢体偏瘫有所好转，舌强难言。故邀为会诊。

诊查：症状如前，舌质红，无苔，脉象右虚弦、左细弱。

辨证：为心肾阴亏，肝风内动，夹痰浊上犯，是以舌喑不能语，足废不能用，为肾虚内夺之风痱证。

治法：宜河间地黄饮子化裁，大补肾阴，少佐温阳之品，使阴阳相济，水升火降，以平熄内风。

处方：熟地 40g 石斛 15g 麦冬 15g 五味子 15g 菖蒲 10g 远志 15g 苁蓉 20g 巴戟 15g 枸杞 15g 菟丝子 15g 肉桂 7.5g 附子 7.5g

二诊：3 月 2 日。服上方药 13 剂，右侧偏瘫明显好转，借助手杖能行走 10 余步，上肢亦能屈伸，言语亦有恢复，但舌仍不灵活。舌质红，右脉虚弦稍有力、左脉弦细。药症相符，继用前方治之。

三诊：3 月 28 日。服上方药 20 剂，扶杖可行百步，言语基本恢复正常，口眼歪斜消失，饮水自如，唯觉头痛、头昏、健忘，血压 140/95mmHg。脉象右弦滑，左弦细无力。效不更方，继用前方药。

四诊：4 月 30 日。再服上方药 6 剂，病情继续好转，舌更灵活，语言大好，头痛减轻。前方药不变，继服以巩固疗效。随访患者已上班工作。

【按语】本例为肾虚内夺之风痱证。肾为水火之宅，肾元亏耗，阴不维阳，虚阳浮越，是以眩晕肢麻、足废不用。水不归元，痰浊上壅，窍络阻塞，因而舌强不能言而为喑，宜用河间地黄饮子化裁，重用熟地、枸杞、菟丝子、五味以滋补肾水，辅以巴戟、苁蓉、桂附以助肾阳，菖蒲、远志养心开窍，俾水火济、心肾交，则痰浊化而内风熄。方中山茱萸药缺，故以枸杞代之。此方余常用于中风先兆，对眩晕肢麻、足软、舌强、脉象弦大或虚弦、舌红等属于肾元虚衰者多效。

十二、以虫类药为主搜剔风邪治愈真中风一例

温某，男，53 岁。

初诊：1983 年 3 月 5 日。

主诉及病史：患者体质肥丰，于 2 个月前睡醒后，发觉颜面有麻木感，继之口角歪斜，逐渐加重，口眼向左歪斜较甚；右侧面部肌肉僵硬，面颊肌肉动作不灵；患侧表情肌瘫痪，额纹消失，眉低下，眼睑、口角下垂，流唾液。曾经某大医院诊断为重度颜面神经麻痹，经中西药及针灸治疗不效，来本院门诊求治。

诊查：症状如上。诊其脉浮滑，舌苔白。

辨证：为风痰入络，营卫阻滞，气血不畅。

治法：宜祛风化痰通络法；然鉴于风痰入络较深，病情较重，须用虫类药以搜剔风邪。

处方：乌梢蛇 15g　全蝎 5g　蜈蚣 1 条　天麻 15g　僵蚕 15g　白附子 15g　天南星 10g　麻黄 10g　钩藤 15g　半夏 15g　秦艽 15g　黄芩 15g　防风 10g　红花 15g　甘草 10g

二诊：3 月 11 日。服上方药 6 剂，右侧面部肌肉大见疏松，口角歪斜有明显好转，眼睑下垂及口角流涎均见好转。药证相符勿须变更，嘱继服上方药。

三诊：4 月 25 日。服上方药 30 剂，口角歪斜已基本恢复正常，仅右眼睑稍下垂，眼睑上部肌肉稍僵硬。舌苔脉象已缓和。继以祛风通络配合针灸以善其后。随访痊愈。

【按语】《金匮·中风历节病脉证并治》篇所指之中风，包括西医学的脑血管意外及颜面神经麻痹等多种疾病。原文谓："邪入于络，肌肤不仁。"又谓："络脉空虚，贼邪不泄"等等，与颜面神经麻痹之病机颇为相符。风邪从外入者，必驱之从外出。喻嘉言谓："挟虚者，非补虚则风不出；挟火者，非清热则风不出；挟气者，非开郁则风不出；挟湿者，非导湿则风不出；挟痰者，非豁痰则风不出。"喻氏论外风夹内因，必除其内因，外风始得出，此深切符合辨证法思想。本案患者体肥多痰，故从外风夹痰论治，在祛风诸药中加入白附子、天南星、半夏以除痰而病遂瘥。

十三、生脉饮加味治愈胸痹一例

华某，男，65 岁。

初诊：1975 年 8 月 15 日。

主诉及病史：8 月 7 日工作中突然发生心前区紧束感，随之心绞痛发作数次，伴呼吸困难而入某院。经心电图检查，诊断为急性前间壁心肌梗死。经中西医结合抢救，8 天来病情不稳定，谷草转氨酶 300 单位持续不降，心电图 ST 段始终抬高，血压 90/60mmHg，病势未脱离危险。

诊查：诊见患者神志清晰，心前区憋闷，气短，口干喜饮，口唇破，五心烦热，食欲不振，睡眠

不佳。舌质暗红、光净无苔,脉象沉涩。

辨证:为气阴两伤,络脉痹阻。

治法:治宜益心气滋阴,通络化瘀。

处方:红参 15g　寸冬 15g　五味子 15g　生地 25g　玄参 15g　丹参 20g　丹皮 15g　生麦芽 20g

二诊:8 月 31 日。服前方药 12 剂,症状明显好转,心前区舒畅,五心烦热减轻,睡眠转佳,食欲增进。舌质转红,仍光净无苔,口渴喜饮,脉象沉、涩象消失。心电图示:陈旧性前间壁心肌梗死。气阴复,络脉通,仍以前方加减。

处方:红参 15g　寸冬 15g　生地 15g　玄参 20g　五味子 15g　丹参 20g　丹皮 15g　花粉 15g　沙参 20g　甘草 10g

三诊:9 月 12 日。上方药服 10 剂,口渴消失,睡眠好,食欲增进,全身较前有力。舌红润薄苔,脉沉。继以益气养心之剂善后。前方减花粉、玄参,加柏子仁 15g、远志 15g。

药后病情稳定而出院。

【按语】本例急性前间壁心肌梗死,经中西医结合抢救 8 天,未脱险境。中医辨证以其伴有口干喜饮、口唇破、五心烦热、舌暗红光净无苔、脉沉涩,辨证为气阴两伤、络脉痹阻。气阴虚为本,络脉阻为标。阴虚则营血不能润养,气虚则无力推动营血运行。心之络脉阻滞,不通则痛,故见胸痹心痛。以益气滋阴、通络化瘀治疗,用药后除症状明显好转外,心电图 ST 段抬高转为正常,谷草转氨酶下降至正常值,病情趋向稳定,最后缓解出院。

本病例在笔者会诊前,除西药肝素外,中药用大剂量活血化瘀之剂。活血化瘀是根据西药辨病观点而用,忽视了中医辨证,所以未能取效。通过本病例的治疗,可见辨证论治是中医的特点,但个别情况下亦不能排除辨病,应该将二者有机地结合,才有助于提高疗效。

十四、重用伏龙肝配合他药治愈滑泻一例

孙某,男,61 岁。

初诊:1984 年 6 月 15 日。

主诉及病史:素罹肝病,经检查确诊为早期肝硬化。从 1980 年 5 月初消化不良,继而泄泻,逐渐加重,日腹泻 4～5 次,溏便,食纳减少,体质消瘦,经中西药治疗皆未收效,转来我院门诊求治。

诊查:症状如上述。见其面色晦暗无华,舌红少津,脉象沉弱。

辨证:综合病史证候分析,当属日久之滑泻,其原总由脾虚,食少纳呆、久泻不禁致仓廪匮乏,生化无源,病情较重。

治法:先以桃花汤与诃子散二方化裁以固肠止脱。

初服 3 剂,下泻次数减少,似有效,但继服之则又泄泻如故。窃思涩肠止泻治疗法固然不容置疑,而初服效继则无效者,乃药轻病重之所使然耳。忆及伏龙肝为土灶中经柴草熏烧之焦土,入脾胃经,为温中燥湿之佳品,治腹痛腹泻便血崩漏等病,取其温中固涩之功,因予以伏龙肝为主合桃花汤、诃子散二方化裁。

处方:伏龙肝 100g　赤石脂 50g　炮姜 10g　诃子 20g　米壳 15g　山药 20g　白术 20g　川连 10g　甘草 15g

复诊:服上方药 12 剂,泄泻日减为 2 次,大便转成条状。药既对症,嘱其继服上方药。又

连用药10剂，大便转为日1次，稍溏；食纳亦增，体重增加3kg。随访除早期肝硬化病外，余皆痊愈。嘱其注意戒食生冷油腻之物，以利脾胃运化功能之恢复。

【编者评注】张氏治病，善用经方或诸家名方。由于构思灵活，善于化裁，故常获良效。如治顽固滑泄一例，久用桃花汤、诃子散收涩而不能止其泄，究其原因，久泻阳虚，肠中沉寒痼冷，积久不化故也。伏龙肝为土灶中久烧之焦土，性温，能除寒燥湿而复脾阳，重用100g，短期内即见转机。其取效之关键，一在选准药味，二在重用药量。若用伏龙肝15g、30g，此等沉寒积冷之疾，轻描淡写，自当无济于事耳！

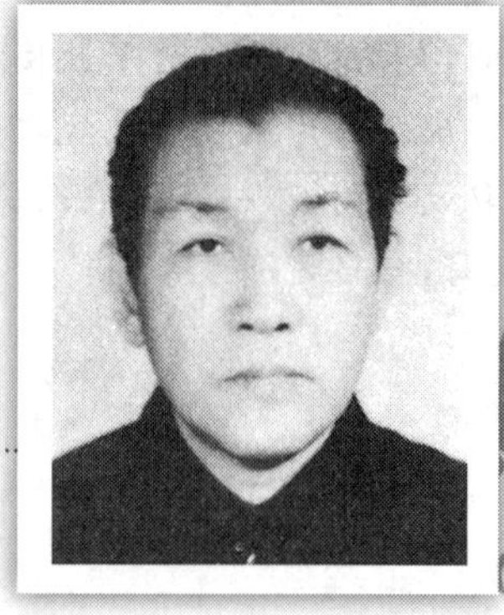

王德光医案

【生平传略】

王德光，1924年生，天津市宁河县人。主任中医师。18岁随舅父孙玉坡先生学医，23岁悬壶于牡丹江市。工内科、针灸科。

临床40余年，学术上重视对《内经》、《伤寒论》的研究，强调熟记经旨，不断领会；推崇金元四大家之成就与其敢于创新精神。对刘河间之寒凉、张子和之攻下，颇有心得，尝师其法，验于临床，每获良效。

王氏精通日文，除多次在国内刊物上发表日译汉译文外，并曾参加人民卫生出版社《中医大辞典》的汉译日工作，为中日两国医学学术交流作出了贡献。

曾任牡丹江市中医医院顾问、中华全国中医学会黑龙江省分会理事、牡丹江市分会理事长。

一、一味甘遂治愈顽痰一例

单某，男，40岁。

初诊：1970年1月15日。

主诉及病史：1969年夏，因郁怒日久，常觉脘闷胁痛，纳呆泛酸，头晕耳鸣，失眠乏力。曾经余诊视，其脉弦而沉，舌赤苔薄黄。予疏肝理气、健脾和胃之品调理之。月余，诸症逐渐缓解，惟觉左背部相当于肺俞、心俞穴部位，约6cm×7cm范围有寒冷感，虽重裘亦不能解。初起尚不介意，2个月后，局部寒冷感加重，经中西医多方治疗数月无效。

诊查：其人身躯略肥胖，脉沉滑而细，舌淡苔薄白。

辨证：因思此病起于郁怒，肝失条达，疏泄失权，以致津液随气郁凝结于局部而成痰；肝郁缓解后，停痰未能随之而消，反而胶着日甚。

治法：拟用丹溪“郁痰则开之”之法，予疏肝解郁，化痰通络之剂治之。月余，其症如故。此乃药力尚微，非攻下逐痰之猛剂，不足以触动久着经络之顽痰。

处方：遂疏煨甘遂末2g，装胶囊内，晨起空腹时一次顿服。投药为3日量，嘱其“中病即止”，不必尽剂。

二诊：1月18日。据云服药1剂后，当日泻下约10余次，背部寒冷感顿减；服第二三剂药后，泻下已不似第1日之频繁，而患部之冰冷感则完全消失。

【按语】王隐君云："痰之为物，随气升降，无处不到……或背心常作一点冰冷。"(《医述》)其论与本例病证相符。此等胶固之顽痰，原非一般理气化痰、通经活络之品所能奏效，必须用峻烈逐水药以荡涤之。甄权谓甘遂能"去痰水"，盖此药除快利通下外，尚能搜剔顽痰巢穴，无论其潜伏于皮里膜外，或胶着于经络之中，只要正气尚充，多能一鼓而下，痼疾亦随之而愈。

《经》云："大毒治病，十去其六；常毒治病，十去其七"。此患者服第1剂药后，症状已明显缓解；本应停服，以免伤及正气。然据余观察，初服甘遂，多反应强烈，至于连续再服，则效果递减，反应轻微，不致过于伤正。病去后，只要患者平日不虚，亦无需再用补剂，正如张子和所云："陈莝去而胃肠洁，癥瘕尽而荣卫昌，不补之中，有其补存焉"(《儒门事亲》)。故"糜粥自养"，自能恢复。

二、健脾和胃、行气化瘀法治愈胃脘痛一例

汪某，男，42岁。

初诊：1976年11月9日。

主诉及病史：患消化性溃疡病8年。此次劳累感寒，胃脘疼痛。得食与热则痛减，痛处喜按，泛酸，嗳气，大便潜血阳性。3天前参加宴会后，前症转重，呕吐频频，吐物为大量清水，上腹胀满，腹中雷鸣，痛如刀割，阵阵加剧，痛处固定不移，拒按，疼痛攻筑右侧胁肋、腰背部，口干，不能食，大便4日未通，小便量少而黄。经X线钡餐透视，诊断为完全性幽门梗阻，准备手术治疗。因家属不同意手术而邀余往诊。

诊查：见其形体消瘦，颜面苍白，神疲气短，四肢不温，六脉沉弦虚细，舌淡，苔白厚腻。

辨证：乃脾胃虚寒为主，兼有气滞、血瘀、肝旺之象。

治法：拟健脾疏肝，理气化瘀，降逆和胃。用黄芪健中汤、柴胡疏肝饮、小半夏汤三方出入加减。

处方：黄芪35g　白芍40g　桂枝20g　生姜20g　甘草20g　柴胡15g　陈皮15g　五灵脂15g　郁金15g　生半夏20g　玄胡索15g　良姜15g

浓煎，分多次频频饮之。服药前先用胃管吸尽胃内液体。

二诊：11月11日。服药2剂后，饮水不吐，腹痛大减，仍感脘闷，不思食，舌苔脉象无明显变化。原方加白蔻10g，以醒脾快气。

三诊：11月13日。腹痛完全缓解，能饮少量牛乳，舌苔转薄。原方去生姜，减柴胡、半夏量(各为10g)，以防耗阴。停止输液。

四诊：11月15日。腹痛明显减轻；10余日之便秘，今日始通下；胃纳转佳，惟感全身乏力。舌苔薄白，脉象较前有力，仍有弦象。原方加党参30g，莱菔子10g，以扶正益气，消食导滞。

五诊：11月22日。前方药连服1周，饮食正常，二便通畅，胃脘已无任何不适。

【按语】张介宾认为：胃脘痛"因寒者十居八九，因热者十惟一二"(《景岳全书·心腹痛》)。笔者之经验，亦以寒者为多。在慢性病中，外寒多为诱因，内寒乃为其本。本例属于脾阳不振、寒由内生，更因天气转寒、饮食不节，以致宿疾大发，清阳不升，胃气上逆，气滞血瘀痰阻等证，纷至沓来。用黄芪健中汤温养中焦，以振脾阳，即以治其本。伍用疏肝、理气、化瘀之品，使木郁得疏，气机流畅，自无乘土之患。

小半夏汤降逆止呕、温化痰饮，本方中用之以治其标。生半夏之功优于制半夏，已为多数临床医家所证实。用胃管吸尽胃中积液者，亦为治疗痰饮方法之一。可使痰饮速消，以免重伤脾胃，并可避免其稀释药液，影响疗效，俾药物能迅速发挥其功能。

三、重剂葛根汤加味治愈长期腹痛一例

李某，男，41岁。

初诊：1979年8月1日。

主诉及病史：1967年开始，腹痛发作，约二三日1次，每次疼痛5～10天。发作期间，只有轻重之差，并无缓解之时。经中西医久治不愈。

诊查：其病位于下腹及两胁，位置表浅，呈拘挛性痛，胃脘部无所苦，饮食二便尚正常。X线钡透未见明显变化。脉弦而细，舌赤，苔薄白。扪其腹部挛急拒按，侧腹尤甚。阅其历年来中药处方，则散寒、清热、补虚、疏肝、活血化瘀等法迭进无效。

辨证：此乃病在肌腠而不在脏腑，故以上诸法无应。

治法：腹肌挛急疼痛，长达10余年之久，说明其证非常顽固，不用重剂解肌之方，则难以收功。方用葛根汤加味。

处方：葛根40g　麻黄5g　桂枝20g　白芍50g　炙甘草10g　生姜10g　大枣10枚　生地30g　山药20g

连进药3剂，疼痛大减。自谓10余年来，腹部从未如此舒畅。仍用原方，分量减半，又服药7剂而愈。

【按语】葛根汤原为太阳病项背强几几或欲作刚痉而设。项背强几几，即颈项部、上背部肌肉紧张、挛缩之意。本例属于慢性病，亦无太阳证，但腹肌痉挛，疼痛难忍，其病势实较项背强几几为甚，故重用葛根汤解肌，加生地、山药，补脾肾之阴以生津，助葛根解肌之力；重用芍药散逆和营，以加强舒散挛急之功。

四、清热除蒸、益气养阴法治愈骨蒸潮热一例

李某，女，43岁。

初诊：1972年5月10日。

主诉及病史：患肺结核病10年，外院诊为慢性纤维空洞型肺结核。低热2年，体温波动于37.2～37.8℃之间。曾到省外某结核病医院治疗8个月，低热始终持续不退，身体日渐羸瘦。20天前，突然发热恶寒，午后体温高达40℃，伴有汗出。西医除继续应用链霉素加异烟肼外，并联合使用广谱青霉素、红霉素、四环素等静脉点滴，但体温仍波动于38.5～40℃之间。病势日渐沉重。

诊查：视其蜷卧于床，大骨枯槁，大肉陷下，颧红唇焦。舌瘦而红绛，苔薄黄而干。频频咳嗽，以致昼夜不能成寐；咳痰量少，痰咳于口却无力吐出。音低气喘，转侧须人搬动。体温达39.5℃，微有虚汗。口干渴，每次仅能饮一二匙凉开水，日进少许稀粥，溲黄便秘。六脉细而无力，数极而疾（1分钟140次）。

辨证：乃痨瘵日久，阴虚火旺，进而气阴两虚，阳极阴竭，元气将脱之候。所幸尚能饮水，日进少许稀粥，证明胃气未绝，犹有一线生机。

治法：急需益气养阴，润肺化痰，清火除蒸，以期标本兼顾。拟秦艽鳖甲散出入为方。西药除抗痨药外，其他一律停用。

处方：秦艽20g　鳖甲40g　地骨皮40g　柴胡20g　青蒿20g　当归15g　黄芪35g　红人参15g　川贝15g　甘草10g　石斛20g　丹皮10g　紫菀15g　麦冬20g　黄芩15g

芦根 35g　玄参 30g

浓煎，一昼夜分 6 次温饮之，使其药力均匀，且一次服用量不要过大，以免脾胃虚弱不能容纳或因寒凉损伤胃气。

二诊：5 月 12 日。前方药连进 2 剂，咳嗽转轻，热势已减，午后体温 38.5℃，夜能成寐，语言略有力，食量稍增，精神振作。舌苔、脉象无变化。原方加竹叶 15g，以清虚热。

三诊：5 月 14 日。服药 4 剂后，咳嗽已明显减轻，饮食日增，午后体温 37.5℃，午前在 37℃以下，虚汗已止，尿量增多，解下燥屎数枚。脉细数（每分钟 130 次），舌润，苔薄而黄。此乃气转津回、邪热渐清之象。为巩固疗效，原方药再进 3 剂，1 日分 3 次温服。

四诊：5 月 17 日。面色恢复正常，口不渴，语言有力，气喘大减，日间能坐起两三小时。2 年来之低热亦已退清，晨间体温仅 35.5℃，午后始达 36.2℃，胃纳日增。脉细弱而数（每分钟 120 次），苔薄微黄。乃邪热已除，正气尚虚。法当益气健脾，清肺保全。

处方：生地 30g　麦冬 15g　玄参 30g　川贝 15g　紫菀 15g　红人参 10g　黄芪 35g　芦根 20g　白术 15g　陈皮 15g　甘草 10g　石斛 15g

服药 10 余剂后，潮热未见反复，体温正常，仅有轻微咳嗽，二便通顺，并能下床行走片刻。舌苔薄白，脉象较前有力仍见数象（120 次/分），停用中药。

半年后随访，已能做轻微家务劳动，始终未再发热。脉仍细数（每分钟 120 次）。

【按语】低烧 2 年，肾阴大亏，复加高热二旬，致阴愈虚而火愈旺。肺主一身之气，久患痨瘵，肺气虚损，火热伤及肺肾及其他诸脏。脾司中气，主肌肉四肢，脾气大伤，故症见无力吐痰，难以转侧，气喘音低等险证。本例在标有火热燎原之势，在本有阴阳绝决之虞，治宜标本兼顾。故重用秦艽鳖甲散以清热养阴，加人参大补元气。

张景岳指出："凡患虚损者，脉无不数，数脉之病，惟损最多……岂皆热病乎。"（《景岳全书·脉神章》）本例患肺痨十载，自肺以下五脏之气皆受损，故当发热时，其数脉不仅属热，尚属"愈虚则愈数，愈数则愈危"（《景岳全书·脉神章》）之候。热退气充后，脉至数虽减，但仍达每分钟 120 次，且于半年后复查仍无变化，足证其人元气大亏，短时间不易恢复，或成终身之痼疾而不能恢复。由此可见，数脉在虚损证的诊断及预后方面，有其重要意义。

五、一味鲜人参救治阳脱证一例

卜某，男，62 岁。

初诊：1966 年 9 月 5 日。

主诉及病史：8 天前，后头部生一疖肿，约蚕豆大，无何全身不适，自行揉按 2 天，未用任何药物，疖肿消散。5 天前，略感身体违和，未予介意。至 9 月 3 日，发热，头痛身疼。当地卫生员用青链霉素肌注，未能控制。入夜，壮热恶寒，头痛如劈，体温高达 40℃；该医又用抗生素静点以及口服解热药等仍无效。9 月 4 日，寒战壮热之后，继之以汗出，一日反复发作数次，壮热时体温高达 40.5℃，伴有谵语，烦躁，口渴。至 9 月 5 日晨 6 时许，高热汗出之后，突然体温骤降，四肢冷过肘膝，血压 30/? mmHg。当时余随下乡巡回医疗队恰至该村，应邀会诊。

诊查：患者神识恍惚，似睡非睡，呼之能应，面色苍白，口鼻气冷，腋温不及 35℃，六脉举按皆无，舌赤苔黄而干，并已 10 余小时无尿。

辨证：乃大汗亡阳、阳气暴脱之象，况年逾花甲，肾气已衰，预后凶险。所幸尚能咽水少许，证明胃气未绝。

治法：该地盛产人参，乃急取五披叶鲜人参200g，切碎浓煎。自晨起7时许，将药徐徐灌入。2小时后，患者神志清醒，肢体转温，血压回升至70/50mmHg；上午10时，血压达100/80mmHg，脉细数有力，体温升至37℃，患者精神振作。继而又采取鲜人参200g，浓煎饮之。至中午12时许，血压达120/80mmHg，10余小时之尿闭，至此通下，排尿约200ml，脉象转洪数，体温38℃，已能进流质饮食。继用清瘟败毒饮以及抗生素等中西药调治4日，鲜人参共用600g，血压始终稳定，热退身安而愈。

【按语】单用一味鲜人参，成功地抢救阳脱重证，实不多见。人参大补元气，元气者何？即人身元阴元阳之气也。此气由于“三焦”的通路敷布于全身，推动五脏六腑、四肢百骸的机能活动，为生命之源泉。元气充则脉绝不见者能使之升，肾气将绝者能使之起。且血压回升之后能保持稳定，而无忽上忽下之弊，证明人参实为回阳救逆之良药。

本例似以参附汤治阳脱，更为对证。但因条件所限，一时购置不及，不得已而单用人参，终于挽回生命。

六、小半夏汤加味治愈妊娠恶阻一例

马某，女，26岁。

初诊：1982年3月8日。

主诉及病史：妊娠2个月后，恶心呕吐。经中西调治月余，反而日趋恶化。初起尚能进少许饮食，至妊娠3个月呕吐加剧，食物入口即吐，饮水片刻亦复吐出。经入院点滴输液，脱水及酸中毒症状虽有缓解，但恶心呕吐如故。妇科医生见其过于衰惫，拟中止妊娠，以防意外。

诊查：其人消瘦，倦怠，头晕，气短音低，口干思饮，闻到药味亦呕逆欲吐，大便7日未行。脉数而细，舌干红绛，苔薄黄。

辨证：乃胃失和降，津液大亏，气阴两虚之象。

治法：宜益气养阴，和胃降逆。但患者难于服药，乃选用近于无味的小半夏汤加味，以治其标。

处方：生半夏20g(捣碎)　生姜20g(切)　代赭石70g(捣细)　竹茹10g

煎汤300ml，每饮1口，频频饮之，1日之内服完1剂。

二诊：3月10日。呕吐明显减轻，能食粥少许，大便未通下。舌苔仍薄黄。原方代赭石改为150g。

三诊：3月12日。前方药服用1剂后，大便通下羊矢状燥屎三四枚。将赭石改为50g。

四诊：3月27日。前方药连服15剂后，呕吐止，饮食增，大便正常而愈。

【按语】恶阻有肝郁、脾虚、痰阻之分，宜分型而治。但本例属于急症，生命垂危，理应先治其标，以止呕为当务之急。呕止饮食增加，脾气自充，脾气充则痰自化。脾为生血之源，血足则肝郁自疏。故治标实寓治本之意。

选用无味之药治疗恶阻，亦为成功之关键。若气、味俱厚，反助其呕吐之势。至于服药方法，亦宜讲究，一次只饮一口，或一二匙，则多能坚持服完。

恶阻之便秘，常因呕吐伤津所致。张锡纯常用代赭石以降逆通便，治疗妊娠恶阻。本例伍用于小半夏汤之内，以收相得益彰之效。

七、益肾精固冲任法治愈滑胎一例

王某，女，38岁。

初诊:1976年8月5日。

主诉及病史:已婚15年,孕6次,滑胎5次。滑胎自妊娠3个月至6个月不等。西医妇科检查,无阳性体征。自1962年第一次流产以来,曾多次经中西医治疗无效。

诊查:患者体质健壮,面色红润,胃纳、睡眠、二便正常,无腰腹酸痛等症。舌质淡,苔薄白,脉沉。

辨证:乃肾气不能作强,冲任不固。

治法:拟补肾养血,固冲任,安胎。用泰山盘石散、所以载丸、寿胎丸数方加减。

处方:菟丝子200g 续断80g 寄生100g 阿胶100g 熟地130g 当归50g 白术80g 杜仲80g 枸杞80g 巴戟天80g 鹿角霜80g 大枣肉50枚 覆盆子50g 砂仁20g

制成丸剂,每服10g,日3次。服至妊娠7个月以上时为止。

患者用本方直至分娩,从未间断。顺产一胎二女,母子康健。

【按语】张景岳云:"安胎之法不可执,但当随证随经,因其病而药之,乃为至善"(《景岳全书·妇人规》)。本例患者身体康健,精力充沛,并无其他寒热虚实之见症,似乎无证可辨。但滑胎之本,即为虚证,法当重补其虚。因冲为血海,任主胞胎,二脉为胎儿发育之根基,冲任不伤,不致胎滑。冲任起于胞中,根于肾经,又受后天水谷之滋养,故与脾肾相关。本例实已涉及脾肾两脏及冲任二脉。故重用补肾之品如菟丝子、熟地、鹿角霜、枸杞子等以安血室而固冲任;以补脾之品如白术、枣肉等健脾胃以滋血之源而养胎。用砂仁、续断者,乃遵经旨"虚者引而行之",以收通补之功。

八、针药并施、扶正祛邪法治愈劳淋一例

李某,女,34岁。

初诊:1966年9月1日。

主诉及病史:7个月前,第5胎顺产后少腹坠胀,尿频,常不及登厕而溺出。5个月前,更兼小便涩痛,淋漓不畅。治疗后疼痛有所减轻,但尿频失禁转重。稍咳嗽、用力则有尿排出,一日夜小便10余次,量甚少。

诊查:其人面部虚浮,舌质红,苔白而腻,尿色微黄,少腹胀满,头晕腰酸,气短力乏,食欲不振,脉沉细无力而滑。

辨证:乃产多乳众,脾肾两虚,中气下陷,膀胱失约,兼有湿热阻滞之证。

治法:拟培补脾肾,清热补中。用左归丸合补中益气汤出入为方。

处方:黄芪20g 党参20g 升麻10g 柴胡10g 当归15g 川芎10g 熟地20g 山萸肉15g 枸杞15g 菟丝子15g 牛膝15g 白花蛇舌草30g

二诊:9月6日。小便涩痛减轻,腻苔已化,唯遗溺如故。仍用前方并针刺中极穴,入针得气后,行补法,使其酸麻感直抵阴中,留五呼,深吸气出针。针后,遗溺立时减轻。隔日针1次。

三诊:9月21日。小便恢复正常,已无失禁现象。其余诸症皆明显减轻。

【按语】本例为产乳过重,气血两亏,脾肾虚损,兼有湿热之邪阻于下焦。脾虚不能升清,亦不能制水,肾虚则封藏不固,膀胱失阖。法当健脾益气,升其清阳,即以制水,补肾养阴,助其封藏,强化膀胱之阖。久病多瘀,故用活血、补血之品,以化瘀生新。佐清利湿热之味,以祛余邪。标本兼顾,攻补并施,故服药有效。而尿失禁仍不愈者,虽系久病体虚,短期不易收功,但

经络之气受阻，亦为不能速效之根蒂。中极穴乃膀胱经之募穴，募为脏腑之气结聚之所，针此穴用补法以调整膀胱之气化功能；本穴又为足三阴经与任脉之会，使肝、脾、肾三脏之经气得以流畅通调。余之经验：本穴不必久留针，只要得气，针感能达阴部即可，尤其与汤剂合疗时，更宜如此。即《灵枢·九针十二原》曰："刺之而气不至，无问其数，刺之而气至，乃去之，勿复针"之意。总之，只此一穴即能振奋三脏一腑之功能，加以扶正祛邪之剂，针药并用，故而收效迅速。

九、针药并施、疏肝解郁法治愈经期头痛一例

张某，22岁，未婚。

初诊：1981年5月6日。

主诉及病史：14岁月经初潮时，即患经期头痛。初起在经前1周左右发病，月经过后即止，疼痛程度较轻。自20岁后，头痛发作提前至经前2周，疼痛较前加剧。如此反复发作，1个月之内仅有五六日缓解期。发病时始自左侧，迅即扩散至整个头部，伴有头晕目眩、项强、心烦易怒、呕逆、乳胀等症。月经周期、出血量、血色等无何异常。其母年轻时，亦曾罹患是疾。

诊查：脉沉细而弦，舌尖红，苔薄白。

辨证：此乃先天禀赋不足、肾阴亏虚、冲任受损导致肝郁气滞，继而脾虚生痰、痰阻经络所致。

治法：法宜滋阴疏肝，理气活血，化痰通络。

处方时适值头疼发作，痛楚不堪。乃急用针刺疗法以折其病势，缓其所苦。先取左侧风池深刺之，使其酸麻感直达指端，头痛顿减。方用逍遥散加减。

处方：川芎 35g　白芷 10g　白芍 20g　柴胡 10g　云苓 10g　白术 20g　香附 15g　生姜 10g　熟地 20g

每日1剂，并轮换针刺一侧风池穴，每日1次。

二诊：5月9日。头痛明显减轻，惟仍有头晕、呕逆，胃纳欠佳。原方加生半夏20g。停止针刺疗法。

三诊：5月12日。头痛大减，呕逆未发，继服原方药3剂。

四诊：5月27日。本日适在经期前7天，头痛复发，脉症如前，仅疼痛程度较轻。仍按前法，针药并施以治之。3日后，头痛止，继服原方药至月经期过。

此后，嘱其每届经前10天即来院治疗，至月经过后为一疗程。5个疗程后，头痛完全缓解，随访3年未发。

【按语】川芎乃血中气药，功能行气开郁，配柴胡、香附尤能加强其疏肝理气之力。川芎治严重之肝郁头疼时，用量宜重。伍用生半夏、白术、茯苓、生姜，以健脾降逆而化痰；熟地、白芍益肝肾而无耗阴之弊。

风池穴为治疗偏正头痛之要穴，仲景尝用之以治太阳中风之头项痛。此穴乃手足少阳、阳维之会。少阳与厥阴相表里，故用之可治肝郁头痛。针药并施，有相得益彰之效。

【编者评注】王老先生擅治内科杂证，在针灸方面亦有丰富的临床经验，每遇急证，常针药并施，收效颇佳。如治经期头痛一案，在患者发作加剧时先以针刺缓解痛势，再予疏肝解郁汤剂内服，因而迅速达到止痛目的。此外，王老先生还擅长用单味药治疑难病症。如用煨甘遂末一味治顽痰，单味鲜人参抢救阳脱，均有独到之处，值得后学深究。

吉林名医医案

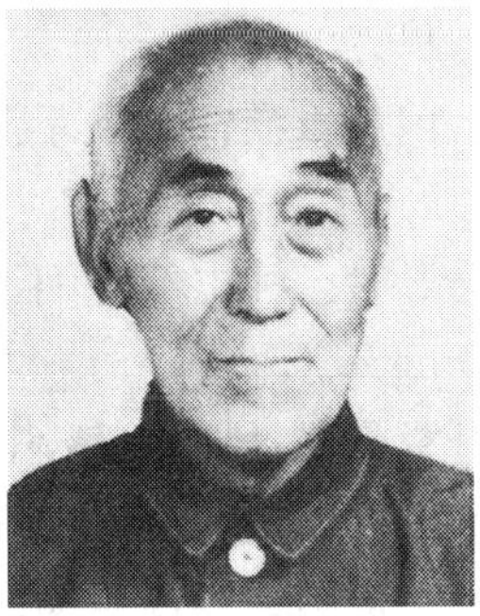

段英廉医案

【生平传略】

段英廉(1904—1986),辽宁省铁岭人。主任医师,15岁即从舅父张凤楼学医,19岁在本地行医,后又转至海龙县、长春市等地悬壶。1954年调长春市中医院工作,曾任内科主任、副院长、院长等职。曾为该院名誉院长。还先后被卫生部聘为中医专题委员会委员、科学技术委员会委员,吉林省主任医师级考试委员会委员,还曾当选为中华全国中医学会理事、吉林省和长春市中医学会副理事长、理事长。

临床擅长内科,尤其对肾炎、臌胀等杂病的治疗有独到之处,喜用简方和验方,药虽平淡,但常获奇功。曾撰学术论文多篇。

一、辨证治愈水肿四例

例一 尤某,男,43岁。

主诉及病史:5年前曾患肾炎,经治病情有所缓解。某日忽然发烧(体温达38~40℃),腰痛,尿短赤,双足浮肿。经服用消炎、解热、利尿等西药无效。继而小便点滴皆无,大腹肿胀,全身浮肿较甚,干呕不能食,气短烦躁,心悸神呆,昏愦不寐。检查:尿蛋白(++++),尿素氮149mg%。经几个大医院均诊断为尿毒症,预后不良。遂请余会诊。

诊查:脉沉数兼有紧象,舌苔黄腻,腹部膨隆,按之有压痕。

辨证:病因肾之脉络素郁,复因热毒之邪入侵,以致热势弥漫,脉络壅塞,气血流通受阻,水液内不得输于膀胱,外不得泄于皮肤,气化逆壅于上,遂发生凌心侮脾诸证。

治法:应以清热、通络、达郁、恢复肾之主水功能为主,以增强心力、补脾助运,平逆行水为辅。

处方:黄柏30g　知母30g　公英30g　杞果30g　党参20g　黑丑15g　丁香15g　杏仁15g　黄芪15g　干姜15g　远志15g　桂枝15g　木通10g　半夏10g　山萸肉20g

黑生地 50g(切碎)

嘱其连服药 2 剂(开方时已下午 3 时),下午 5 时服第 1 剂头煎;至夜间 12 时将第 2 剂头煎再服;翌晨 7 时将 2 剂之次煎合服。

患者服药后,第 2 日傍晚排尿约 300ml,渐能入睡;一夜排尿数次,一次比一次量多,浮肿减轻。第 3 日腹胀干呕好转,精神亦较好,全身微有汗意。检查:尿素氮降至 80mg%。脉象亦略见缓和,舌苔稍退。嘱其再服前方药,1 日 1 剂。服药 2 剂后病情日益好转,但每至夜半时分心中烦躁不安达 2 小时,知其心脉仍有邪热郁闭,遂用栀子、远志各 10g,连服 2 剂而愈。

例二 常某,男,28 岁。

主诉及病史:因患重症肾炎尿毒症,在本院住院治疗无效,遂转至上级医院住院医治,病情日益发展。

诊查:邀余会诊时已神志不清,不能对答。10 余日未进饮食,气息奄奄,脉微细按之欲无。检查:尿素氮 149mg%。

辨证:此乃肝肾阴虚,风阳上越,中气太虚不能维持经络气化运行,危在顷刻。勉为疏方。

处方:大熟地 50g(切碎) 大生地 35g(切碎) 肉豆蔻 25g(切末) 枸杞果 50g

二诊:服此药 1 剂精神好转,能稍进饮食;服 4 剂后,食欲稍好转,体力渐渐恢复,能起坐饮食,惟浮肿一日比一日加重。此乃肾之利水功能未能恢复,脾之运化功能较弱,水液蓄流于脏腑、肌肉、皮肤之间。今其人能食,气力较充足,水液不能完全蓄流于中而外溢于皮肤,故使全身浮肿日益加重。尤在泾曰:"……病入脏者深而难出,气竭不复则死,入腑者浅而易通,气行脉出即愈。从口流四肢者,病自内之外故可治,从四肢流来入口者,病自外而之里故不可治。"据此,凡病由内向外转归是为顺症,今只要补助正气,恢复其肾主水液和脾主运化之功能,加以宣泄皮水之药,即能使浮肿消退。

处方:党参 20g 甘草 10g 半夏 10g 杏仁 10g 茯苓 30g 泽泻 10g 干姜 10g 知母 10g 麻黄 10g 桂枝 10g 双花 10g 公英 10g 生地 35g 杞果 40g 公丁香 10g

三诊:上方药连服 7 剂,尿量增加,身汗出数次,水肿逐渐大消。

患者出院后继续服上方药月余而愈,各项化验检查均正常。追访 7 年余,一直正常工作。

例三 李某,女,23 岁。

主诉及病史:患肾炎 1 年余,住某医院治疗数月而不效。全身浮肿,小便不利较甚,羸弱不能起床。检查尿蛋白(++++),肾功能低下,前医仍按常规消炎利尿来治疗,每日注射大量青霉素。

辨证:知其用寒凉过度以致阳气大伤而从未滋阴,阴分又极其亏虚。

治法:治宜行水滋阴,温肾达络。

处方:党参 20g 黄芪 10g 甘草 10g 黑丑 10g 杏仁 10g 半夏 10g 生地 50g(切碎) 枸杞果 50g 公丁香 10g 干姜 10g 桂枝 10g 远志 10g

连服上方药 10 余剂,浮肿腹水痊愈。

例四 某患者,男。

主诉及病史:14 岁患肾炎,在长春各医院治疗数月不效,遂转至上海某医院治疗,每日服用大量激素(强的松 60mg)住院 3 个月仍不少愈。不能起床,神情淡漠,沉默少言,眩晕较甚。遂请中医治疗。

诊查:诊时患者腿软,小便赤涩;全身浮肿,两足尤甚,按之有压痕;脉弦大而数。

辨证:此证属肾阴大虚不能养肝,肝阴虚极而阳气浮越。

处方:生地 35g　枸杞果 50g　公丁香 10g

煎水服之,1 日 1 剂。

上方药连服 7 剂而精神好转,能起坐言笑。继服药 15 剂病情进一步好转,乃令其将强的松减至 20mg,并投以治慢性肾炎综合方。

处方:党参 20g　黄芪 10g　葶苈子 10g　杏仁 10g　黑丑 8g　甘草 8g　干姜 10g　知母 20g　黄芩 10g　远志 10g　桂枝 10g　公英 10g　大生地 35g　公丁香 10g　枸杞果 50g　五味子 10g

服上方药 10 余剂后诸症好转,乃停服激素。继服药至 30 余剂时病痊愈。

【按语】水肿的病理变化主要在肺、脾、肾三脏。肺失通调,脾失转输,肾失开合,均可使全身气化功能发生障碍,导致水液潴留,泛滥为肿。三者之间,相互联系,相互影响。肾虚不能温煦脾土,致脾不健运;水湿停聚,则湿困脾土;脾虚气血乏源,血不化精,肾精亏乏则肾气更虚。故辨证中应注意本病的寒热、虚实、阴阳及脏腑之间的转化。例一为邪热弥漫,伤及肾阴,肾与膀胱开合失司,气化失职,水液泛滥,故清热养阴、利水消肿,佐以益气调中。例二为脾虚不能制水,肺失宣肃,不能通调水道,故以参、苓、草等健脾;使脾气得实,则自健运;以麻黄、杏仁、桂枝等宣肺利水。例三为脾气虚弱兼有肝肾阴虚,故治以益气健脾,滋阴补肾。例四为虚实夹杂、寒热错杂之肾性水肿,治以标本兼顾,祛水而不伤正,补虚而不壅滞。四例均为肾性水肿,其用药特点为扶正祛邪、养阴益气、利水消肿。

二、调补肝肾法治愈虚损一例

蔡某,男,24 岁。

主诉及病史:12 岁时患再生障碍性贫血,屡经治疗,愈而复发 3 次。最近发病较重,红细胞已减至百万左右,血小板 3 万,白细胞 2000 多,体力衰弱,时时齿衄、鼻衄,每周必输血 300ml,否则不能起床。食欲不振,精神倦怠。

辨证:证属虚损。

治法:治宜补肝肾养阴血,兼通经络。

处方:双花 20g　甘草 8g　龙眼肉 75g　干姜 10g　知母 20g　远志 10g　黄芩 10g　桂枝 10g　公英 10g　生地片 35g　公丁香 10g　五味子 10g　当归 35g　枸杞子 50g

上方药连服 3 个月,验血各项指标正常,恢复健康,并娶妻生子女各一。追访 10 年未复发。

【按语】《内经》指出:"中焦受气取汁,变化而赤,是为血","心火之下,阴精承之"。血之生成是由于心火之化,而血之源则为中焦脾胃水谷之精及肾脏之精华。人体水谷精华和肾之精华,均由经络输送,如经络输送之职失常则血之来源亦断绝,其生血之机能亦遂受阻而病。故治以补肝肾养阴血而兼通经络,血之生化充盈,其输送之职亦健,因而用此方治疗再生障碍性贫血每获良效。

三、干姜知母合剂治愈顽固胃脘痛一例

陈某,年 50 余。

主诉及病史:素有胃痛症,每年犯数次,犯则疼痛难忍。此次发作甚重,痛不可忍,一日连去医院数次,注射杜冷丁、内服颠茄等药皆无效,转而求余诊治。

治法：余仿朱氏之意用干姜10g、知母30g，煎水服之，下咽30分钟后疼痛即止，后每犯病则服之皆验。以至根治永不复发。

【按语】此方出自《丹溪心法》，余用之治胃痛效果较好。张景岳曾批评其寒热不分。殊不知慢性病灶之形成往往寒闭于外、热蕴于中，单用偏寒偏热之药皆不全面。干姜辛温，能温中祛寒，知母苦寒，能清热、滋阴降火，一温一寒，相互配伍，治寒热夹杂之胃脘痛颇效。

四、生地汁为主治愈婴儿便血一例

王某，婴儿。

主诉及病史：生下1日即大量便血。西医拟用输血法治之，但因婴儿脉管太细，针头无法插入，束手无策，求余治之。

治法：余查找古今中医文献，见有用生地汁调蜂蜜能止婴儿便血者。因蜂蜜一时难觅，遂以大枣代之，时时以小匙灌之，经一昼夜而便血停止。

【按语】生地汁为养血益阴之品，兼能凉血散瘀，蜂蜜健脾缓中。本案新生儿便血原因不明，但本方虽简，疗效明显，故录作参考。

五、张氏急救回阳汤治愈小儿吐泻垂危症一例

张某，4岁。

主诉及病史：于冬季忽然吐泻交作。

治法：始用胃苓汤治之无效，渐至四肢厥逆；又用四逆汤连服3剂，吐泻仍未止，虚羸已极，且目睛上窜，气息奄奄。遂改用《医学衷中参西录》之急救回阳汤，1剂而吐泻止，精神好转，再服而目睛亦不上窜，共服药3剂而痊愈。

【按语】回阳之药一般都用附子、干姜、肉桂之类。方书记载有数个急救回阳汤，大都以附子、干姜、肉桂等温热之药为主。张氏之急救回阳汤并无热药，除人参、甘草外，方中之山萸肉、生山药都是滋阴敛阴之药。并用朱砂解毒、童便清热。盖因吐泻已极，津液大亏，肝风欲动，阴阳将脱，故用斯方补气敛阴而获得奇效。

六、自拟攻补兼施方治愈臌胀两例

例一 刘某，男，43岁。

主诉及病史：曾患慢性肝炎数年，以后发展到肝硬化，屡经中西医治疗无效。1959年来院求治。

诊查：初诊时，面色枯晦，身体羸瘦，疲倦乏力，食欲不振，腹部肿大，腹围92cm。脘腹胀满，腹部静脉曲张，小便短少，脾大四横指。肝功化验：硫酸锌浊度20单位以上，麝香草酚浊度16单位，碘反应（+++）。总蛋白4g/L，白蛋白1.5g/L，球蛋白2.5g/L。脉弦细。

治法：先投补正疏满利尿剂五六剂，效果不显。后以攻补兼施法，连服药七八剂，腹满减轻，食欲增多，腹水渐消。服药至20余剂后，浮肿已消退十分之七，身体亦觉强壮。改服补正兼疏满利尿方数剂，惟脾大尚未消退，经1年后才能逐渐消退而愈。现观察20年以上，未再发。

例二 洪某，男，36岁。

主诉及病史：因患肝硬化，住本县医院治疗数月无效。1969年4月来长春就医。

诊查：初诊时，腹部胀满，绷急，腹围90cm，食欲不振，尿少，便秘，羸瘦。肝功能检查：碘反应（＋＋＋），硫酸锌浊度20单位以上，麝香草酚浊度20单位以上，总蛋白4.1g/L，白蛋白1.6g/L，球蛋白2.5g/L，黄疸指数20单位以上。脉弦稍数。

治法：投以攻补兼施方加大黄10g、白术10g、柴胡5g。

服药数剂胀满减轻，遂将大黄减至不用，又连服药20余剂，腹水全消，腹胀缓解，食欲大增，肝功恢复正常而痊愈。追访10余年未再发。

附：攻补兼施方

组成：东党参（东北党参）10g　黄芪15g　半夏10g　黑丑10g　甘草10g　干姜15g　远志10g　桂枝10g　知母20g　黄芩10g　公英10g　大生地片（切开里面全黑者为佳，里面白色或黄色者勿用）35g　公丁香10g　山楂片30g　枸杞50g

方义：用党参、黄芪补益气化，半夏降逆，黑丑攻下水邪。党参、黄芪得半夏、黑丑则补而不壅，黑丑、半夏得党参、黄芪则攻而不伤。用生地、枸杞养阴，用丁香温胃暖肾。生地、枸杞得丁香则补阴而不凝滞，丁香得生地、枸杞则温通而不伤阴。干姜、远志、桂枝辛温宣通以助肝气之条达，知母、公英、黄芩苦寒清热，以治因肝郁而生之热。干姜、远志、桂枝得黄芩、知母、公英则温通而不助热，知母、黄芩、公英得桂枝、干姜、远志则苦寒而不凝闭。山楂味酸，善化坚，酸入肝能敛肝软坚，并有防止干姜等辛温宣通之药伤阴之弊。服用本方药如嫌利尿之功太缓，可兼服利尿西药，但量不必太大。

【按语】我治疗肝硬化，多以此方加减化裁。如内热者，加胆草8g；便秘者，加大黄5～10g；便软者，黑丑减半，并加白术15g。服数剂后有时发生溏泄，可暂停服用。待泻止再续服之。此方药连用五六剂至十余剂病势减后，即不需每日必服，可隔三五日服用1剂，至病势大轻为止。

七、瓜蒂散治愈胸痞一例

某妇人，28岁。

主诉及病史：久患胸膈满闷、气短，颜面虚浮。

诊查：视其面目光泽，脉沉而浮，按之有力。

辨证：知系痰涎留于胸膈。

治法：用瓜蒂散催吐其宿痰。

处方：甜瓜蒂（轧面）1.2g　党参5g　半夏5g　大枣10枚

药后3时许，频频呕吐，连吐3次，胸膈满闷、气短即愈。

【按语】瓜蒂散是《伤寒论》之经方。用瓜蒂散催吐，只要诊得脉沉紧有力，又无贫血气虚症状，均可服用，其效甚捷。仲景原方用瓜蒂、赤小豆、豆豉煎服，此例改用党参、半夏、大枣，是我临床中自制的验方。

【编者评注】瓜蒂散一般常用于实证之呕吐，瓜蒂、赤小豆、豆豉，皆驱邪之物。本例患者脉症示虚，故改用党参、半夏、大枣等品，以达扶正祛邪之意。于此可见段老先生审证之精，用药之当。

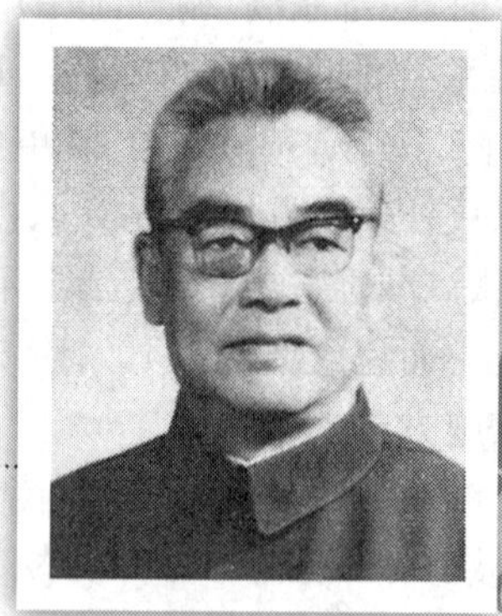

胡黎生医案

【生平传略】

胡黎生,1919年生,山东省黄县人。主任中医师。出生于六代骨伤科医学世家,幼承庭训,攻读医典,汇通诸家,学识渊博。1943年以优异成绩考取中医师执照,应诊4年,疗效卓著。1947年移居长春,创立胡氏正骨诊所,应诊之暇,博览群书,撷采众长,技业日精。1949年全国医务人员考试,胡氏为吉林省骨外科第一名,荣获卫生部颁发的中医师证书。

胡氏从事中医骨伤科治疗工作40余年,辨证精确,施治灵活,经验丰富,在用小夹板固定治疗骨折和软组织损伤方面,手法稳、准、轻、捷,夹缚合理,综合各家之长,有自己的独特风格,因而疗效显著。

新中国成立以后,历任长春市医院骨科顾问、吉林省中医进修学校(长春中医学院前身)讲师、吉林省人民医院骨科医师、长春市中医骨外科学会主任委员等职,曾任吉林省中医中药研究院骨伤科医院名誉院长、中医研究所名誉所长,吉林省中医学会理事,吉林省中医骨伤科学会副主任委员,中华医学会吉林省分会理事等职。

主要著作有《中医骨伤科学讲义》等。

一、手法治愈右肱骨外科颈外展型骨折一例

石某,女,59岁。

主诉及病史:1小时前摔倒,右肘部触地后,右肩剧烈疼痛,不能抬举。

诊查:右肩部肿胀,肱骨外科颈压痛,X线片示:右肱骨外科颈横断,断端前内成角。

诊断:右肱骨外科颈外展型骨折。

治疗:(1)夹板制备:取三层椴木胶合板4块,宽度均窄于上臂横径;前、外、后侧板之长度,自肩峰至肘横径上2cm,修剪夹板四角,4板均用绷带缠绕4~6层,上端用蝶形胶布贴好,使其成一个环套。前、外、内侧板常规加垫成三点挤压。用一寸带穿过前、外、后侧夹板上端的胶布套孔,于肩上作结。

(2)整复与固定:患者仰卧位,患肢伸直,上助手用布带绕过腋下,向肩上方提拉;下助手握

患者前臂及腕部，对抗牵引约2～3分钟，当重叠和嵌入被牵开后，术者立于患侧，先纠正前后移位，再用拇指推按近折端向内，其余手指环握远折端内侧向外扳提；下助手同时将患肢内收，即可纠正骨折的移位和成角，在持续对抗牵引的同时，让患者坐位，将准备好的夹板放置于患肢，寸带绕过胸背在健侧腋下放一棉垫结扎，用3条1cm宽胶布分别贴绕四块板的上、中、下段，再用两条2.5cm宽胶布分别由前侧夹板过肩粘于后侧夹板上，于外侧板绕肩贴于后侧寸带上。检查患肢桡A搏动良好，前臂中立位屈肘90°悬吊胸前。

(3)内治，按三期分治用药，即初期用活血丸，中期用接骨丹，后期用壮筋续骨丹。

伤后第33天摄X线片：骨痂中等量，解除固定；外用熏洗药，并进行功能锻炼。

【按语】伸直位牵拉能减少分力，使牵引力明显增大，便于复位。患者重叠嵌入较重者要徐徐持续牵引，时间可适当延长，手法整复应在骨折断端牵开后方可实验。用三条胶布分别贴绕四块夹板的上中下段可防止夹板左右移位，使夹板及压垫切实起到挤压固定作用，较单纯三条扎带更加稳定。超肩的两条胶布可固定夹板，防止肩、肘关节练功时松动滑脱。

如并发前臂骨折时，后侧夹板应改用下端至掌指关节处之“屈肘联合夹板”增加依托力。

据不完全统计，用此种方法整复固定治疗肱骨外科颈骨折43例（内收型11例，外展型32例），均获得较满意的效果。

（钟理　赵路　孙业　整理）

二、手法治愈右侧肩锁关节全脱位一例

潘某，女，35岁。

主诉及病史：因车祸右锁骨外端疼痛，经石膏固定症状不减，转我院治疗。

诊查：解除石膏检查，右肩关节活动受限，锁骨外端显著隆起，弹拨征（＋＋＋），X线片示：右肩锁关节间隙显著增宽，锁骨外端上移位2cm。

诊断：右肩锁关节全脱位。

治疗：用“∞字绷带加屈肘绷带上肢悬垂法”固定之。术者按压脱位之锁骨，将内衬厚纱布垫的长方形硬纸壳置于锁骨肩峰端。助手用一条宽胶布固定硬纸壳，胶布两端达胸背部乳头水平线；继用后“∞”字绷带固定，将两条长30cm胶布自压垫开始交叉贴至“∞”字绷带外缘，后余者留置于上臂。肘屈90°、前臂中立位，经肩上压垫至肘，经绷带数周，以胶布固定肩肘绷带前后侧，最后反折留置胶布贴于“∞”字绷带上。

治疗57天复查，X线显示：右肩锁关节近解剖复位，临床治愈。4个月复查，伤肢活动正常。

【按语】①此法主要原理在于“∞”字绷带加硬纸壳固定保持复位相对稳定，肩肘绷带对脱位局部可产生上下方向相反的平衡拉力，即上肢重力拉脱位近端向下，绷带通过肘下又可产生向上的拉力，托牵脱位远端向上，会使脱位关节面、肩锁韧带、喙锁韧带断端紧密接触、保持准确良好的复位，有效地控制再脱位。②肩部反折胶布及屈肘绷带前后固定胶布对防止“∞”字绷带和肩肘绷带滑脱，对维持复位和固定有主要作用。③对合并肩胛骨颈骨折者，务必先拔伸整复，待肩胛骨颈嵌顿解除后，本法才能发挥作用。胡老对肩锁关节脱位患者多采用此法治疗，疗效可靠。4年来治愈30余例。

（孙业　赵路　整理）

三、手法治愈右侧多发性肋骨骨折一例

张某，男，45 岁。

主诉及病史：右季后肋部被木头砸伤后疼痛，呼吸困难，但未咯血，伤后 3 天来诊。

诊查：伤员全身状态尚好，未发现实质脏器损伤。局部：腋前线右第 8～11 肋骨触及明显压痛及骨擦感。

诊断：右侧第 8～11 肋骨骨折。

治疗：患者端坐，双手抱头，令其做深吸气运动；同时，术者两手拇、食指分别握持骨断端反移位方向牵拉、轻轻按压断端，骨折复位。整复满意后行胸围式绷带硬纸壳加压固定，即于骨折断端，将内衬 15 层厚平纱布垫之硬纸壳，用两条 2cm 宽胶布横向固定在胸壁，继通过锁骨上横置吊带 1 条，再用三列绷带自骨折处开始沿胸廓横径做围胸式缠绕 20 层左右，拉起吊带绕于对侧锁骨上。按骨折初期给药，嘱患者半坐位。

2 周复查症状基本消失，X 线显示少量骨痂。4 周后复查骨痂丰富，治愈。解除固定物，进行功能锻炼。

【按语】本法取材方便，操作简便，且固定稳妥可靠，固定后多数患者反映疼痛显著减轻，随时可调整松紧，痛苦少，易于接受。因而本法最适于在农村推广，即使对单发性肋骨骨折，本法同样能收到较好疗效，优于其他固定方法。

（孙业　整理）

四、手法治愈左侧胫腓骨螺旋型骨折一例

范某，女，15 岁。

主诉及病史：摔伤后左小腿肿痛，功能障碍 3 天未诊。

诊查：解除石膏托，见左小腿中下段显著肿胀，足旋后 20°，有反常活动。X 线示：左胫骨中段，腓骨下段螺旋骨折，远折段旋后。

诊断：左侧胫腓骨螺旋型骨折。

治疗：患者仰卧，膝关节屈曲 130°～150°，两助手对抗牵引 3～5 分钟；术者立于伤侧，右手握持胫骨近端，左手握其远端，令近位助手固定膝关节，远位助手徐徐旋前至足中立位。取胶合板两块，0.5 寸宽弹性竹片两块，1 寸宽竹片一块，以棉花、纱布按小腿形状塑形。先置内、外侧夹板，绷带缠绕超踝固定，继置前、后竹片超踝包绕整个小腿，用一条胶布通过跟骨加固内外侧夹板，再用 4 条寸带固定。术后摄 X 线片：旋转畸形转正，对位对线佳。

治疗 30 天复查：骨折线模糊，临床治愈，解除固定物，外用熏洗药，进行功能锻炼。第 51 天复查：断端骨痂丰富，症状消退，踝关节正常。

【按语】①胫腓胃螺旋骨折整复要点：术者双手分别握持胫骨上、下折端的同时，助手反移位方向旋转，手法必须稳、准、轻、柔。持续对抗牵引则为整复良好的前提条件。②螺旋骨折板不固定，胡老按小腿外形生理曲线临时塑制的小腿夹板，加之绷带平均加压，着力稳妥，超踝关节固定，保持伤足中立位置等均能增加骨折稳定性，几年来收诊此型骨折者百余例，均获较好疗效。③对于小腿横断、重叠、粉碎等型骨折，应酌情选用适当手法，只要术前设计合理，人力组织得当，均可免于手术。④小腿骨折整复固定后，护理极为重要，保持屈膝、小腿外展中立

位、小腿后方垫以软枕，都是必要的方法。按骨折移位方向，悬空或垫高足跟（警惕压创）。⑤骨折局部软组织过度损伤，局部压力增高，易致胫前肌综合征等严重并发症，因而胡老主张手法轻柔，骨折早期避免频繁整复，固定松紧适当，即时调整固定物，非但能减少合并症发生，也利于断端稳定。

（孙业　整理）

五、手法治愈右侧三踝骨折合并胫距关节半脱位一例

姜某，女，21岁。

主诉及病史：滑冰摔倒外翻位扭伤后，右踝关节肿痛，不能活动，校医院摄X线片，诊为"三踝骨折"。手法整复，针织夹板固定3天，症状不减，于1981年1月21日转我院治疗。

诊查：右踝关节高度肿胀，延至小腿中段及全足，足背有2cm×1.5cm水疱，踝关节屈伸受限明显，足略下垂，足背动脉搏动尚好。X线片示：右外踝螺旋骨折，远折端外侧旋转移位，内踝撕脱，后踝斜形骨折，移位轻度，胫距关节内侧间隙显著增宽，胫骨下端前缘嵌于距骨顶点。

诊断：右侧三踝骨折，合并胫距关节半脱位。

治疗：以棉花纱布预制适应踝部生理曲线胶合板两块，1寸宽竹片1块、外踝夹板下端加1.5cm厚纱布垫。伤员仰卧，屈膝130°，两助手分别抱膝、握足背足跟，对抗牵引3～5分钟；远位助手逐渐背屈踝关节至90°，此时术者双手环抱内外踝对向挤压并内翻，远位助手同时协助使足内翻，并屈伸踝关节数次，无障碍则表示骨折、脱位矫正。创面敷0.1%雷夫奴尔湿布，置超双踝夹板，横跨足跟缠绷带4～5层，后踝置一纱垫，再置后侧竹片，以绷带缠绕固定，最后用一条胶布横跨足跟加固双踝夹板。术后摄X线片：解剖复位。

内治按三期分治给药，嘱其渐进性练习踝关节屈伸功能。

治后30天症状基本消退，X线示：中量骨痂。50天骨痂丰满，解除固定物，外用熏洗药，继续练功。60天功能基本恢复，半年后复查功能完全恢复正常。

【按语】踝部骨折最为常见，仅两年内不完全统计就有48例，其中三踝骨折4例（9%）。随访结果，均恢复正常劳动能力。胡老主张整复前务须明悉病因病机，具体分析，辨证施治，避免千篇一律。如本案猛力摔伤，踝过度外翻，致内踝韧带撕裂，足后移外翻，胫距关节向后外脱位又致外、后踝骨折，故整复当以矫正脱位为先；前后脱位矫正后，稍抱踝同时使足内翻，侧方移位及骨折即基本矫正。应当指出：诸法又以"拉（牵引）"为主，顺移位方向拉开，为反移位整复之基础，故胡老认为"拉开后无须用大力"，此即胡老手法轻柔、敏快之内涵。

胡老采用的夹板固定法，方法独特，操作简便，器材易做，容易掌握；顺应肢体生理曲线塑板，符合生理要求。此乃胡老将中医学辨证论治原则在骨伤科学中的运用和发展；西医学也认为"顺应生理曲线"符合生物力学原理，为维持骨折稳定性之本。动静结合，早期练功，分期用药，医者与患者合作等基本原则均在"胡氏整骨"中巧妙运用。

（赵路　孙业　整理）

六、手法治愈左桡骨下段骨折并下桡尺关节脱位一例

张某，男，16岁。

主诉及病史：骑自行车摔倒时腕部触地，肿痛不能活动，经某医院拍片及治疗仍未奏效，于

伤后3天来诊。

诊查：自带X线片示：左桡骨下段横断骨折，骨折断端重叠移位约1cm，远折段向背侧移位，下桡尺关节间隙增宽，并纵向移位。

诊断：左桡骨下1/3骨折并下桡尺关节脱位。

治疗：手法整复。患者平卧，伤肢外展，属肘前臂中立位，助手握患肢肘部；术者一手握患手部，拔伸约3～5分钟，另手拇指和其他四指分别按压远、近折端并反向推按，同时掌屈尺倾远折段，矫正桡骨掌背侧移位，并于骨折上下端尺桡骨间隙中行掌背侧夹挤分骨，使骨折断端复位；在拔伸下，再用力扣握桡尺骨下端使脱位关节紧密复位；检查下桡尺关节不松弛，即该关节脱位已矫正。患肢以前臂适度夹板固定，背侧用超腕板，掌侧置分骨垫，尺侧板不超腕，桡侧板上下端置平垫，固定腕手于微掌屈及尺倾位。完成固定后，摄X线片示：骨折对位对线良好，下桡尺关节已复位。

内治按骨折三期分治用药。

治疗4周，症状消失，拍片复查显示：骨痂中等量。解除固定物，外用熏洗药，进行功能锻炼。2周后复查，功能已完全恢复正常。

【按语】桡骨下1/3骨折合并下桡尺关节脱位，系少见之骨折，为直接外力或间接传达暴力所致。按作用力方向不同，可分成不同类型，治疗当具体分析受伤机制，辨证施治，不可拘泥于常规的整复方法。

胡老治疗骨折的特点是：先矫正骨折重叠移位，继矫正侧方移位，最后矫正下桡尺关节脱位。骨折重叠及侧方移位矫正后，桡腕关节面恢复正常角度为矫正下桡尺关节脱位之关键。

（胡妍　整理）

七、手法治愈左手第1掌骨基底部骨折并掌腕关节脱位一例

焦某，男，35岁。

主诉及病史：左手拇指被机件砸伤，肿痛1天。局部肿痛，拇指功能障碍，于1984年3月6日来院诊治。

诊查：摄X光片：右手第1掌骨基底部粉碎骨折，并向桡侧成角畸形成掌腕关节脱位。

治疗：行手法整复，拇指外展竹片固定。

(1)固定器材制备：取宽2～2.5cm，厚1.5～2.5cm、长20～25cm之弹性较好之竹片一块，修剪四角，在距一端7cm处以酒精灯烤成30度角弯形，以绷带包缠；准备2cm宽、15～20cm长粘膏条3条，与竹片等宽之10层方形棉纱压垫一块，5列绷带1卷。

(2)整复固定：患者坐位，伤肢放松，助手以双手握住病人患侧腕部，术者一手握患拇指，持续牵引，在逐渐外展拇指的同时，术者另手向掌侧轻轻按压向桡背侧移位之骨折部，听到咔嚓声，即见成角畸形矫正。继在第1掌骨基底部向桡背侧搂压，矫正侧方移位及掌腕关节脱位。复位后术者用手按骨折及脱位部，令病人屈伸拇指，活动良好即复位成功。以5列绷带包绕拇指、手掌手背及前臂下段，置棉纱压垫于骨折端，胶布固定之；放置预定之外展竹片，务使其凸角抵住鼻烟窝，以三条胶布分别固定第1掌骨头部、腕部及竹片之前臂端。再以5列绷带缠绕加固。固定后拍X线片，示骨折、脱位已全部复位。令其行掌指关节功能锻炼。

(3)内治：按三期分治用药。

治疗3周，X线示中等量骨痂，解除固定物，加强功能锻炼并外用熏洗药1周，功能完全恢

复正常。

【按语】临床上，第1掌骨骨折或腕掌关节脱位屡见不鲜。多年来，用胡老传统手法及用外展竹片固定法治疗第1掌骨骨折合并腕掌关节脱位，收到满意疗效。①胡老外展竹片固定法，突角为30～45°，为最适合拇指生理要求之角度，因而固定可靠，再移位的可能性较小。②紧贴皮肤之包衬绷带有平均加压作用，又能防止胶布直接贴于皮肤而致接触性皮炎。③外展竹片远端不超越掌指关节，以利于掌指及指间关节功能锻炼。固定目的要求制动第一掌骨。④腕部及前臂远端固定胶布不可过紧，以防阻碍血运，以固定掌骨头最为合适。固定后应留诊观察1小时左右，待局部无剧痛、麻木、青紫等，患肢悬吊胸前做功能锻炼方能令其回家，嘱其每隔4～5日复诊调整固定物1次。愈后解除固定物，外用熏洗药及练功，对伤指功能的完全恢复具有特殊作用，不可忽视。胡老对各种骨折都强调后疗法，这是以最大限度恢复患肢功能为治疗目的积极治疗思想。

此法操作简便，合乎生理要求，固定可靠，便于随时调整，又便于外制动关节，功能锻炼，有利动静结合和功能恢复，能缩短疗程，且易于推广。

（赵路　整理）

八、手法治愈跟骨骨折一例

庞某，女，67岁。

主诉及病史：右足跟摔伤后肿痛3天，于1983年12月13日来院就诊。

诊查：右足跟及踝部软组织明显肿胀，内侧皮下瘀血，跟骨剧压痛及冲击痛。X线片示：右足跟骨可见T形骨折线，远端骨块分离约0.7cm。

诊断：右足跟骨粉碎性骨折。

治疗：予手法整复及夹板固定。患者仰卧，膝关节微屈，一助手夹握其大腿及膝部，术者左手握持足背，右手握持足跟，拔伸3～5分钟，在拔伸下尽量跖屈踝关节，用右手按压分离之骨块，然后用双手大鱼际扣压挤捺跟骨内侧，再做踝关节背伸跖屈活动。整复满意后用超踝内外侧夹板，上达小腿中点，下超过足跟，略窄于小腿及踝部横径。据踝部及足跟生理曲线塑形，内衬棉垫，踝下内外侧加垫。用绷带夹缚后，用宽胶布横跨内外侧板下端呈U字形贴于两板之上，使跟骨两侧压垫有效地固定在跟骨内外侧，固定时松紧要适宜。嘱患者抬高患足，做踝关节功能锻炼。

内治按骨折三期分治。

27天症状基本消失，X线片示：骨折复位满意，断端骨折线模糊。夹缚6周后解除固定物，外用熏洗药并进行功能锻炼。3个月后复查，伤足恢复正常功能。

【按语】跟骨骨折多系由高处坠下所致，易造成跟骨体向内外侧增宽，跟距关节塌陷，关节结构破坏。胡老用拔伸、扣压、挤捺手法，纠正跟骨体的增宽及骨折移位，足背伸跖屈通过关节模造作用，促进跟距关节结构的恢复。这些是恢复跟骨负重功能的关键。跟骨内外侧压垫防止跟骨体增宽促进复位；U形胶布固定加强内外侧板对跟骨体的压力，增强固定作用；早期功能锻炼，促进消肿，利于跟距关节结构的恢复，同时可减少创伤性关节炎的发生。经临床证明，此法治疗跟骨骨折方法简便，疗效满意。

（赵路　整理）

九、手法治愈左尺骨上段骨折并桡骨头脱位一例

徐某，女，18岁。

主诉及病史：昨晚坠于地沟内，左手触地跌伤，肘部肿痛不能活动而来诊。

诊查：左肘关节及前臂明显肿胀，肘后下方尺骨向后侧成角畸形，可触及骨擦音，异常活动，肘外后侧隆凸，可触及脱出之桡骨头，压痛广泛明显，肘关节屈伸及前臂旋转功能均受限，腕手运动功能及感觉未见明显异常改变。X线示尺骨上段为短斜骨折，断端向背侧桡侧成角，桡骨头向后外侧脱出。

诊断：左尺骨上段骨折并桡骨头脱位（屈曲型）。

治疗：拟手法复位夹板固定。

（1）手法复位：患者平卧，患肢置中立位，一助手握患肢上臂中段，另一助手握腕部顺势拔伸，矫正重叠，并将前臂逐渐旋后；术者一手拇指置于脱出之桡骨头后外侧，四指置肘前方，拇指用力向内及掌侧推按桡骨头，有回位声表示桡骨头脱出已复位成功。在两助手拔伸下，术者两手拇指将尺骨断端向掌侧按挤，使尺骨断端复位。术者一手握住已复位尺骨断端及桡骨头部，做肘屈伸活动，无受阻即复位成功。

（2）固定方法：在前臂掌侧上段置一分骨垫，桡骨头部置一半环型垫，均用胶布固定，在掌背侧及尺桡侧分别放置适度夹板，而尺侧板上下端均置平垫，绷带夹缚。固定完成后，拍片检查，尺骨骨折已解剖复位，脱出之桡骨头已复位。患肢屈肘悬吊胸前，嘱做腕手功能锻炼。

（3）内治：按三期分治用药。5天后复诊，尺骨骨折对位良好，脱出之桡骨头已复位，痛肿胀见消退，调整夹缚，每周复诊调整固定1次。2周后渐做肘关节屈伸功能锻炼。5周后复查，患肢肿胀完全消退，骨折脱位均对位良好。拍片复查：骨折线稍模糊，有骨痂形成，已临床治愈。解除固定物，外用熏洗药，加强肘屈伸及前臂旋转功能锻炼。又2周后复诊，患肘功能完全恢复正常。

【按语】本例屈曲型尺骨上段骨折并桡骨头脱位，其发病机制和骨折类型很典型，对这类外伤应问清致伤机制，是辨证和立法的有利依据。

术者在复位前必须了解骨折移位及桡骨头脱出方向，要熟知伤情，手法稳准，治自多效。

（梁玉文　整理）

十、手法治愈右肘关节后脱位合并肱骨内上髁粉碎性骨折一例

某，女，48岁。

主诉及病史：下电车时被人拥倒，右前臂伸直旋后位手掌触地后，肘关节疼痛，不能活动2小时，于1985年12月7日来诊。

诊查：右肘关节变形，肘窝空虚，肘后三角关系异常，肘关节摇摆，并有骨擦感。摄X线片示：右肘关节后脱位，远端并向桡侧移位，肱骨内上髁撕脱、粉碎，骨折片卡于关节内。

治疗：

（1）手法整复：伤员仰卧，两助手分别握持其上臂上端、前臂下端，伸直位对抗牵引3分钟；术者双手环抱其肘关节，四指在前，拇指在后，对向推移同时，令远位助手渐屈肘关节至90°，继术者摇摆肘关节，并环抱拢聚肘关节矫正侧移，再反复屈伸肘关节。功能正常，即表示骨折

脱位矫正。复摄X线片：骨折、脱位矫正，解剖复位。

(2)夹板固定：复位后行屈肘联合夹板绷带固定(参见案一)，内上髁处置10层纱布垫；以2cm宽、20cm长弹性较好的竹片，顺前臂长轴方向用胶布固定之，再以绷带缠绕加固，屈肘90°悬吊于胸前。5天调整固定1次。

(3)内治：以"胡氏三七活血丸"内服2周。

治疗2周复查，肘关节肿痛消失，屈伸功能完全恢复正常，唯肘内侧韧带略松弛，X线示：肱骨内上髁骨折骨折线模糊，临床治愈。解除固定物，投"胡氏壮筋续骨丹"，外用熏洗药，并进行功能锻炼。

【按语】肘关节后脱位临床多见，系因伸肘旋后位手掌触地时间接暴力致尺骨鹰嘴后移，肱骨内上髁撕脱和侧方移位。此症救治及时，复位容易，并可完全恢复功能，手法整复效果相当满意。如延误治疗造成陈旧性损伤，则即便手法整复，功能也会受限制。故早期诊断、早期治疗十分重要，本案2周痊愈，即是明证。

胡老整复肘关节脱位，无论后脱位或前脱位，均强调要较长时间伸直位对抗牵引，以使肌肉充分松弛。脱位远、近两段平行移位，骨端重叠矫正为复位奠定良好基础。摇摆和双手环抱及反复屈伸肘关节，既可矫正侧方移位，又利于关节内骨片复位。胡老有时尚采用牵引旋转前臂以矫正桡骨小头脱位和肱骨内、外髁骨折移位，同时，有舒理筋脉之功效。

屈肘联合夹板使前臂有所依托，又便于早期屈伸功能的锻炼。后脱位，需于肘后夹板后加20层纱布垫，目的在于防止肘关节屈伸时再脱位。

新鲜肘关节脱位固定时间以2周左右为宜，以利于关节囊和肘关节周围韧带愈合，时间过短愈合不佳，时间过长则影响肘关节功能恢复。

几年来，胡老用上述方法治疗肘关节脱位数十例，均获较好疗效。

(孙业　钟理　整理)

【编者评注】胡老先生从事中医骨伤科临床40余年，在用小夹板固定治疗骨折和软组织损伤方面有自己独特的风格，手法稳、准、轻、捷，夹缚适度。本例右肘关节后脱位合并肱骨内上髁粉碎性骨折，病情较为复杂，但经胡老先生用手法治疗及用胡氏壮筋续骨丹，仅用2周时间，即告痊愈，就是明证。

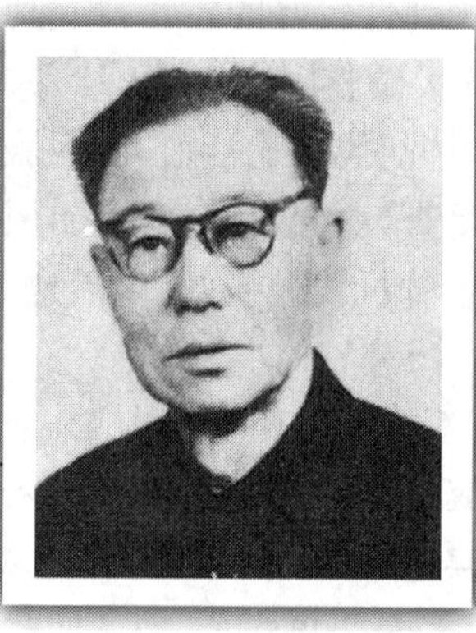

高宜民医案

【生平传略】

高宜民，1920年生，辽宁省沈阳市人。中医主任医师。曾任吉林省浑江市中医学会名誉理事长，市中医院名誉院长，市政协副主席，吉林省中医学会理事等。

高宜民幼年家道清寒，无力攻读，遂弃读学医，矢志岐黄。1936年秋，受业于沈阳名医张子舟老先生。高老从师5年，发奋求学，早起晚睡，苦读深思，遇有疑难，载于笔记，待师得便则请教于膝前，夫子常阅而解之，从而启蒙开塞。白日则侍诊于侧，注意其诊病论理，详观其遣方用药。对疗效显著的病例，细细玩味其理、法、方、药的运用，从旁领会其实际经验，使理论与实践得到结合。经过5年刻苦学习，终于出师。后又继续攻读岐黄，通过严格考试，取得中医师资格。先悬壶于桑梓，后行术于浑江，积累了丰富的临床经验，在中医内科、妇科、儿科等方面颇有心得。

一、和解表里为主治愈太少合病一例

胡某，女，50岁。

初诊：于1980年2月11日。

主诉及病史：时值孟春，残寒尤冽。年老体弱，素有咳嗽宿疾。病之初起，恶寒发热，头项强痛，四肢关节酸楚，无汗，寒后发热，汗之热不解。近数日寒热往来，心烦欲呕，不能进食，右胸胁及上脘隐痛，咳嗽痰稀有沫，腹胀，小便自利，大便不燥。

诊查：舌质微红，上布条状白苔，脉弦数，偶见结代。

辨证：此属太少合病之证。

治法：宜和解表里，宣散宽中之法。

处方：麻黄10g　苏叶15g　柴胡15g　前胡20g　杏仁15g　菊花20g　枳壳20g　郁金15g　木香10g　川朴15g　陈皮20g　甘草10g

取3剂水煎服。

二诊：2月15日。表邪渐解，少阳微和，头身痛减，寒热微发，咳嗽略瘥，咳时泛恶，饮食欠佳。

处方:柴胡 15g 前胡 20g 杏仁 20g 桔梗 10g 半夏 15g 藿香 15g 陈皮 20g 羌活 15g 茯苓 25g 川朴 20g 枳壳 20g 甘草 10g

取 3 剂水煎服。

三诊:2 月 18 日。寒热已除,头身清爽,胁痛、泛恶俱失,咳轻未止,喉间不利,痰白纳少。仍属肺胃余邪未清。

处方:炙麻黄 10g 杏仁 15g 前胡 20g 桑皮 20g 茯苓 25g 半夏 15g 橘红 20g 紫菀 20g 冬花 15g 莱服子 20g 焦三仙 45g

取 3 剂水煎服。

【按语】本例系太阳、少阳同时发病,未见燥粪,腹无所苦,邪未传里;苔白不干,脉不洪大,津液未伤;头项强痛,周身酸楚,知邪在表;往来寒热,胸满欲呕,病犯少阳。法当解太阳之表,和少阳之枢,本此施治,药后渐次平复。

二、三方合裁治愈温病一例

赵某,男,15 岁。

初诊:1983 年 7 月 5 日。

主诉及病史:5 天前头痛身痛,微恶寒,翌日即高热咽痛,口干舌燥,喜冷饮。经用西药解热镇痛剂及抗生素等口服、注射均不效,体温升至 40℃。乃延余至其家往诊。

诊查:症见壮热灼手,面红目赤,呼吸气粗,时作谵妄,咽喉红肿,口渴引饮。诊其脉洪数有力,舌质深红,苔黄少津。

辨证:乃邪入气分。

治法:宜清透气热,以白虎汤方合银翘、柴葛等化裁为法。

处方:生石膏 50g(先煎) 知母 10g 甘草 10g 黄芩 10g 金银花 15g 连翘 15g 桔梗 15g 芥穗 10g 板蓝根 10g 柴胡 15g 葛根 15g 羌活 10g 丹皮 10g

取 2 剂水煎服。

午饭后服药 1 次,3 小时后服第 2 次,晚 5 时许热势渐退,身轻神爽,次日诸症悉平。

【按语】时值炎暑之初,少儿不谙避应时气,伤于暑热之邪,直犯气分,故病之伊始即迅速出现壮热头痛、面目赤红、吐纳息粗、时作谵妄、咽喉肿痛、口渴引饮等一派阳热伤津之象,此乃邪热直迫气分所致;治以清热宜达之法,以透泄暑热慓悍之邪,施白虎汤合银翘加柴葛为治,恰中肯綮,药罢病除。

三、清热凉血、益气育阴法治愈热入血室一例

白某,女,26 岁。

初诊:1971 年 5 月 24 日。

主诉及病史:妊娠 6 个月,原因不明而早产,产后即感全身不适,血流不止,旋即发热头痛,逐日加重,西医诊断为“产后感染”,住院治疗。先后曾用多种抗生素,不效则易,但仍高热不退,流血日甚。后邀余会诊。

诊查:颜面苍白,虽高热而舌唇色不甚红,少苔无津,脉虚芤而数。自诉头晕头痛,发热恶

寒，心悸力衰，口干苦喜饮，夜不入寐，少寐呓语喃喃。

辨证：余诊为“热入血室”证，形成邪盛正虚，气血两燔之候。

治法：须扶正祛邪，标本间行之法。

处方：白干人参 15g　当归 15g　生地 20g　白芍 20g　丹皮 10g　地榆炭 15g　柴胡 20g　葛根 20g　青蒿 20g　地骨皮 20g　金银花 20g　白茅根 20g

取 3 剂水煎服。

药后热势大减，下血量微。继以清热凉血、益气育阴之剂，数剂后居然得瘳。

【按语】本患者盖属肾阴素耗，相火独偏，烁伤阴血，胎元受损，血热妄行而致早产。既产阴血再耗，百脉空虚，外邪乘机袭之，直犯营血，致气血两燔；血为热迫，胞脉不摄，故有如堤溃水泄之势，乃标本俱急之候。急予扶正祛邪、清气止血兼顾之法，方可澄源固本而塞流，依此为治，果获速效。

四、辨证治愈产后发热合并癃闭一例

赵某，女，24 岁。

初诊：1984 年 3 月 31 日。

主诉及病史：患者 6 天前临产，因产程过长，室内温度较高，汗出不已，复受风邪所袭，初则全身瘙痒，瘖瘰骤布，须臾便觉恶寒发热，体温达 38.9℃，头身俱痛。妇产科医生及时用药，但不效。此时产妇又并发尿潴留，尿液点滴不出，膀胱充盈欲裂，但产妇却毫无自觉。无奈施以导尿术，管入膀胱，尿如涌泉，未几下腹又膨隆如前，仍不能自溲，复导之。如此反复，仍不能随意排溺，最后留置导尿管。如是 6 天之久，高烧、瘖瘰、尿潴留均未稍缓。故延余往诊。

诊查：产妇面色潮红，高热息粗，瘖瘰连如云片，尿液点滴自流（导尿管）。脉浮洪而数，舌质深红，苔黄乏润。

辨证：证属风热炽盛，充斥三焦之象。诊为“产后发热合并癃闭”。

治法：拟和解表里，活血解毒，清热利尿之法。

处方：当归 15g　川芎 15g　赤芍 15g　柴胡 10g　连翘 15g　金银花 20g　白鲜皮 15g　木通 10g　泽泻 15g　车前子 20g　金钱草 25g　冬葵子 15g　竹叶 15g　灯心 5g

取 2 剂水煎服。

二诊：4 月 2 日。药后瘖瘰消退，身热大减（37.6℃），癃闭未能解除，尿道觉有异物感。因长时间导尿刺激而尿血，并有纳少泛恶等状。拟和解益气，宜透邪热，通调解毒之法。

处方：党参 25g　柴胡 15g　金银花 20g　连翘 20g　鱼腥草 25g　蒲公英 30g　石韦 25g　泽泻 20g　金钱草 25g　竹茹 20g　竹叶 15g　白茅根 25g

取 2 剂水煎服。

三诊：4 月 4 日。体温复常（36.5℃），排尿虽已有知觉，但仍不敢撤出导尿管。由于热退身爽，已无他顾，可专理癃闭。联想产后一直恶露不多，小溲不利，盖为败血所阻，导致膀胱气化受遏，故在原方基础上酌加活血化瘀药，以开州都之闭。

处方：当归 15g　丹参 15g　红花 10g　桃仁 15g　金银花 20g　连翘 20g　蒲公英 25g　土茯苓 20g　泽泻 20g　瞿麦 20g　旱莲草 20g　小蓟炭 20g　白茅根 25g

取 2 剂水煎服。

四诊：4 月 6 日。今晨撤出导尿管。尿意频发，可自行排出，但每因尿道刺痛而溺时不爽，溺程较长，且为血尿，胃纳不佳。宗前方兼顾胃气。

处方：白茅根 25g　旱莲草 20g　鱼腥草 25g　金钱草 20g　泽泻 20g　土茯苓 20g　甘草梢 15g　金银花 20g　连翘 20g　蒲公英 25g　缩砂仁 10g　陈皮 20g

取 2 剂水煎服。

共诊 4 次，投药 8 剂，病情日减，渐见功效。4 月 9 日家属特来致谢，病已痊愈。

【按语】产后发热乃常见之病，但并症之多、缠绵不愈实不多见。缘于初产，交骨滞开，产程延时，产妇必然紧张，加之室内温度又高，产妇汗出，风冷之邪乘虚而入，直侵肌腠，表为邪闭，遂至高热、痦瘤等症并生；恶露未尽，瘀阻胞脉，影响膀胱气化功能，故致小便不通。当时揣度，痦瘤小恙也，兼顾即可；高热虽重，亦可速解；惟尿闭为强敌所在，须以重兵劲旅克之。所料不谬，2 剂药后痦瘤即消，服药 4 剂高热全解，6 剂药后尿闭始瘥，最后 2 剂为清余邪以善后耳。

五、补气活血、疏风通络法治愈风中经络一例

邢某，女，55 岁。

初诊：1981 年 7 月 3 日。

主诉及病史：昔有右半身肌肤麻木，不甚灵活，但未留意。此次发病前 2 天，在江边洗衣服，水冷遭凉，陡觉右侧上下肢麻木，上臂抬举不起，右腿软麻难支，被人扶助回家。继而出现胸闷太息，眩晕耳鸣。

诊查：来诊时，步履蹒跚，行走艰难，右上下肢几达痿软偏废。查舌质淡红，苔白而润，脉弦缓无力。

辨证：此为风中经络之证。

治法：拟补气活血，疏风通络法。

处方：黄芪 50g　川芎 15g　当归 20g　地龙 15g　党参 30g　红花 15g　桂枝 15g　鸡血藤 30g　丝瓜络 20g　路路通 20g　羌活 20g　秦艽 20g　怀牛膝 25g

取 3 剂水煎服。

二诊：麻木程度减轻，肢体微可抬动，头晕胸闷亦较前减轻。按原方继服药 3 剂。

三诊：上下肢运动灵活，可自己行走，但觉腿软无力，坐卧稍久则感麻木。头晕胸闷十减七八。仍本原方增加育阴壮水之品，以固其本。

处方：黄芪 50g　党参 30g　当归 20g　川芎 15g　红花 15g　丝瓜络 20g　路路通 20g　枸杞 20g　女贞子 20g　怀牛膝 25g　白菊花 20g　鸡血藤 30g

取 3 剂水煎服。

【按语】原有半身肌肤麻木、运用不灵，实中风之前兆也。五旬之龄，气血已衰，复为冷水所激，血循不周，故在原病基础上加速其发作。治用补阳还五汤加减，乃补其气血，和其营卫，通其经隧，驱其稽邪之剂。药中病机而收全功。

六、疏利肝胆法为主治愈黄疸一例

冯某，男，31 岁。

初诊：1976 年 11 月 25 日。

主诉及病史：10 天前发病，初起状似感冒，发热恶寒，头身疼痛，病势逐渐加重。尿黄如

油，大便色白，胃纳不佳，泛恶厌油。

诊查：右胸及胃脘胀痛拒按，巩膜黄染，颜面及皮肤皆黄。脉弦数有力，舌质深红，苔白腻。

辨证：参据脉证，本病由于肝脾湿热，蕴结郁蒸，充斥于经络，弥漫于腠理，发越肌表，而成黄疸病。

治法：须疏利肝胆，清化湿热，佐以宽中行气之法。

处方：茵陈 50g　黄柏 25g　大秦艽 20g　白鲜皮 15g　苦参 15g　板蓝根 25g　蒲公英 50g　广郁金 20g　金铃子 25g　延胡索 20g　木通 15g　枳壳 20g　厚朴 20g

取 3 剂水煎服。

二诊：药后尿色转淡黄，大便色正常，进食知味，胃纳顿增，胁痛大减，巩膜黄染亦略见退，病情已趋向愈之机。惟仍有头痛重胀感，盖属湿热蒸越所致，再守前方加减治之。

处方：茵陈 50g　龙胆草 15g　黄柏 15g　大秦艽 20g　白鲜皮 15g　苦参 15g　板蓝根 25g　白茅根 50g　蒲公英 50g　延胡索 20g　金铃子 20g　白菊花 20g　枳壳 15g

取 3 剂水煎服。

三诊：病势日减，皮肤黄色基本消退，巩膜黄染明显变浅，饮食、二便均已复常。此后继续服药 20 余剂乃告痊愈。

【按语】黄疸是以身黄、目黄、尿黄为主的证候，多因感受外邪或饮食无节、湿热伤及肝胆、蕴阻中焦、胆液不循常道逆而外越所致。本例患者饮居无节，劳作无度，内伤外感兼而有之，加之湿郁伏火侵及肝胆，伤及脾胃，内外合邪为患，故发此病。治以疏肝利胆、清热除湿之法，使肝胆疏泄条达、脾胃和顺，黄疸自愈矣。

七、养阴清肺、解毒排脓法治愈肺痈一例

王某，男，29 岁。

初诊：1974 年 2 月。

主诉及病史：患者原罹空洞型肺结核，于住院治疗期间因感冒高热不解，愈觉胸痛气急，咳嗽加剧，咯脓血痰，盗汗潮热，夜寐不安，食欲大减，形体日益消瘦，病势日趋严重。

诊查：舌质赤红，苔黄腻而干，脉滑数无力。

辨证：一派阴虚火旺，金水两亏之象。此为肺痈。

治法：用养阴清肺，解毒排脓法，以缓金为火烁之急。

处方：芦根 50g　薏苡仁 50g　冬瓜仁 50g　桔梗 20g　鱼腥草 25g　丹皮 15g　沙参 20g　生地 25g　双花 50g　白茅根 50g　藕节 15g　贝母 15g

取 3 剂水煎服。

二诊：潮热大减，咳嗽胸痛及脓血痰均显著减轻，精神亦振作，胃纳见增，夜寐稍安，脉仍有滑数象，但不似初诊时躁疾，舌质舌苔亦有改变，少见津液。继宗前方加减。

处方：芦根 50g　茅根 50g　桔梗 20g　鱼腥草 25g　双花 25g　沙参 20g　百合 25g　贝母 15g　瓜蒌皮 20g　生地 25g　丹皮 15g　寸冬 15g

取 3 剂水煎服。

三诊：病势大有转机，潮热已微，脓血痰已不复见，食欲日增，夜可安眠，但尚有咳嗽盗汗，舌苔渐薄而润，脉转细数。为促其正复，祛其余邪，仍参前法佐加扶正。

处方：黄芪 25g　当归 10g　黄精 20g　玉竹 20g　沙参 20g　石斛 20g　白及 15g

百合 20g　桔梗 15g　贝母 10g　寸冬 15g　甘草 10g

取 3 剂水煎服。

之后本上法出入继服药数剂，乃告痊愈。而原病肺结核症状，也大有改善。

【按语】原患空洞型肺结核，肺虚火盛，再感外邪，直犯肺卫，表里合邪，郁燔胸膈，津液被煎成痰，痰热壅塞肺络而致血瘀，痰热血瘀交阻，肺络腐坏而成脓，故咳脓血痰浊，腥臭不堪。况其原病即重，再染此病，有如火上加油，气阴备耗，正衰邪亢，病势益趋严重。治以清热解毒、养阴排脓之法，以缓金为火烁之急，方用千金苇茎汤加减，投药数剂之后，病情日缓，正气渐复，足见药证相应矣。

八、滋阴降火、养肺培元法治愈肺痨一例

狄某，男，23 岁。

初诊：1980 年 2 月 26 日。

主诉及病史：春节后始觉头晕乏力，饮食减少，继则咳嗽胸痛，气息不利，自汗盗汗，时发潮热。胸部拍片，发现右肺上野出现空洞，周围呈斑条状阴影，密度增高，西医诊断为浸润型肺结核。因对链霉素过敏而求诊于中医治疗。

诊查：脉见细数，形体瘦弱，颜面少泽而两颧反红，肺痨外貌明显。

治法：治以滋阴降火，养肺培元法。

处方：党参 20g　黄精 25g　生地 20g　二冬 40g　沙参 25g　百合 20g　贝母 10g　炙百部 10g　当归 20g　桔梗 25g　白前 15g　甘草 10g

取 3 剂水煎服。

二诊：药后无明显变化，盖因病重日久，正气虚亏，病蒂牢实，故持原方继进药 3 剂。

三诊：6 剂药服后，气阴稍复，咳嗽减轻，余症亦均有转机。于原方减当归、白前，加五味子 10g、玉竹 20g、功劳叶 15g。取 3 剂水煎服。

四诊：病情好转，咳嗽、胸痛已大减，低烧、盗汗极微，饮食增进，肢体轻快，精神振作。由于病势向愈，情绪由忧化喜。再参原方出入。

处方：太子参 20g　百合 20g　沙参 20g　白及 15g　生地 20g　贝母 10g　知母 10g　紫菀 20g　炙百部 15g　地骨皮 20g　黄精 20g　玉竹 20g

取 3 剂水煎服。

五诊：既往症状几乎全失，偶发咳嗽亦极轻微，故本上方继续服药。先后共服中药 40 余剂，经拍片复查，见右肺空洞已愈合，索状阴影密度减轻，故陆续按前方随症变通治之。于 5 月中旬再拍胸片，结果肺结核为吸收好转期，处于稳定状态，症状悉平。

【按语】本例患者当时乃未婚青年，但其素质较弱，相火内焚，营阴被耗。肺为火刑而痨虫作害，故肺络损而空洞成。至于骨蒸潮热、自汗盗汗、胸闷气短、咳嗽痰血等乃肺痨固有症状。缘于阴虚火旺，烁伤金液，营卫气血无所不亏，脏腑经络诸虚百损，故治以滋阴降火、补肺固金之法而速见功效。

九、益气生津润燥、滋肾润肺顾胃治愈消渴一例

周某，男，56 岁。

初诊：1978年3月2日。

主诉及病史：春节以来口渴异常，虽大量饮水而渴不得解；尿多而频，有甜味，食量较常增多，全身乏力，日渐消瘦。素有咳喘宿痰，近亦随之加重。于本市某院检查尿糖(＋＋＋＋)，诊为糖尿病。

诊查：来诊时其形体消瘦，精神委靡，面色枯黄，舌色暗淡微紫，苔白而干，脉弦数无力。

治法：用益气生津，滋阴润燥法。

处方：黄芪50g　党参50g　沙参25g　石斛25g　麦冬20g　玄参20g　熟地50g　玉竹25g　山萸肉15g　丹皮15g　知母15g　花粉25g

取3剂水煎服。

二诊：药后尿频已减，日解三四次，但尿色混浊如浓茶，口中微觉干渴，不甚饮水，惟心中烦乱，纳谷欠佳。继守原法，滋肾润肺为主，兼顾其胃。

处方：黄芪50g　党参50g　石斛25g　沙参25g　麦冬20g　玄参20g　泽泻15g　萆薢15g　陈皮15g　枳壳15g　焦三仙各15g　五味子10g

取3剂水煎服。

三诊：口渴已除，尿量复常，尿时甜味已消。因咳喘宿痰发作，以兼顾之法参前方加百合、紫菀、瓜蒌仁等，因病情稳定，方无大变，先后共服药50剂，糖尿病症状消失，验尿糖阴性，咳喘亦减大半。消渴至今未再复发。

【按语】 此患者年老而有咳喘宿疾，肝、肺、肾三脏俱病，阴虚而火亢，气血津液消长不能相抵，脏腑枯燥，故苦饮水以自济，惜乎气化失司而难于输布，虽罄甘泉之水亦难解阴津之竭。治疗本病总应滋阴抑火填源以润燥。若病久气阴大伤、阴阳俱衰，则须阴阳并补之法。

十、辨证治愈历节风两例

例一　耿某，女，26岁。

初诊：1977年12月17日。

主诉及病史：患者于产后四五天时，觉下肢酸痛而沉，逐渐加重，两腿不能屈伸，足跟不敢着地。20天后只能仰卧于床，不敢微动，动则痛不可当，头汗如珠。邀余至其家就诊。

诊查：见其脉弦紧，舌质色淡，苔白腻。

辨证：盖因产后气血正虚，卫阳不固，风冷乘虚侵袭肌肤，深入筋骨，遍及关节。

治法；治宜温经驱风活血通络之法。

处方：桂枝10g　独活15g　寄生20g　威灵仙15g　川牛膝20g　木瓜20g　五加皮20g　当归20g　川芎15g　乳香10g　没药10g　炮山甲15g

取3剂水煎服。

二诊：12月20日。药后未见明显效果，宗前法加强药力。

处方：桂枝20g　制川乌10g　蕲蛇20g　炮山甲15g　当归20g　川芎15g　桃仁15g　红花15g　川牛膝20g　乳香10g　没药10g　桑寄生20g

取3剂水煎服。

三诊：12月29日。腿痛稍见缓解，但觉全身无力，头晕纳少，宗原方出入。

处方：黄芪25g　当归15g　川芎15g　桃仁15g　红花15g　羌独活各20g　威灵仙20g　桂枝25g　制川乌10g　蕲蛇25g　炮山甲15g

另用蜈蚣3条，研细末，匀2次以汤药冲服。取4剂，水煎服。

四诊：1978年1月4日。药后病机大转，可自行转侧，他人稍助亦可坐起，胃纳渐增。自此，每日服药1剂，方无大变，至1月20日，自己能独立活动，生活可自理，并能做些轻微家务，惟仅觉腰酸腿软，怕凉，肢体乏力。又连续服药10余剂乃告痊愈。

例二 姜某，女，44岁。

初诊：1980年2月26日。

主诉及病史：1年前，其女患病入某医院住院治疗，姜某留院陪护，夜宿无垫木床，未几即觉全身发紧，关节疼痛，逐渐加重，屈膝困难，两踝关节红肿，肘、腕、指关节均肿痛发亮，渐至足不能抬，臂不能举，步履艰难，行动须他人搀扶亦不易移步；手腕附近及下肢皆出现皮下小结，异常坚硬，经某医院外科诊断为“类风湿”，投予强的松、消炎痛等口服，虽可稍减痛苦，但药力一过，一如既往。曾服中药再造丸、活络丹等，非但无效，反而痛重。

诊查：来诊时见其脉沉弦而数，舌质暗红，苔薄白而干。

辨证：此属寒湿侵入经脉，阻滞于关节，气血运行不畅，郁久化热，脉道壅涩，势必成瘀，故至关节肿痛不利。

治法：治当除湿清热，行血化瘀。

处方：苍术25g　黄柏15g　薏苡仁25g　秦艽20g　当归20g　川芎15g　威灵仙20g　桑枝25g　桂枝10g　木瓜20g　川牛膝20g　海风藤25g

取3剂，水煎服。

二诊：2月29日。药后无明显变化，继用清热化瘀通络法。

处方：防己20g　川牛膝20g　忍冬藤30g　秦艽25g　桑枝30g　丝瓜络25g　桃仁15g　红花15g　羌独活各15g　地龙20g　山甲珠15g　蜈蚣2条

取3剂，水煎服。

三诊：3月3日。疼痛减轻，右手可以上举，屈伸较灵活，各关节红肿亦消退。守原意治之。

处方：川芎15g　忍冬藤30g　薏苡仁50g　地龙20g　白花蛇20g　炮甲珠15g　丝瓜络20g　羌独活各20g　桃仁15g　红花15g　乳香10g　没药10g

取5剂，水煎服。

四诊：3月7日。痛定肿消，关节活利，行路不必搀扶，少有颠踬。陆续服药至4月初旬，先后共服药30余剂，病告痊愈，行动基本自如，带药数剂归里。

【按语】历节风又名白虎历节、痛风等，为痹证之一种。其所以名曰历节者，因其痛遍全身百节也。本病主要是由风、寒、湿毒所致；因人体有强弱之分，受病有轻重之别；故治疗时审因辨证尤为重要。偏于风邪者，宜以祛风为主，而佐以除湿散寒之品；偏于寒邪者，应以温经散寒为主，而佐之以疏风燥湿之药；若关节红肿热痛者，则当以清热燥湿为主，而驱散风邪为之佐。但诸痹之治均应辅以活血行瘀之药，所谓“治风先治血，血行风自灭”，其理至当。如例一耿姓妇，产后四五天即觉下肢酸痛而重，证属寒湿乘虚侵入机体，20天后竟仰卧于床，不敢少动，动则号叫汗出，是因寒凝湿滞、脉络严重受阻所致，故用温经散寒除湿通络加以活血行瘀为法，服药40余剂而痊愈。例二姜姓妇，病之伊始，亦属寒湿所侵，然邪滞经络、郁而化热，故致周身关节焮肿作痛，游窜不定，此属风湿热郁遏经络、凝滞于关节所致，故除通用驱风活络、行血散瘀之药外，则重用清热燥湿之品，从而肿消痛定直至痊愈。

十一、通淋化浊法为主治愈膏石淋一例

程某，男，34岁。

初诊：1981年9月21日。

主诉及病史：素有腰痛、阳痿病。上月初，始见小便混浊而稠，色白如脂膏，每有泥沙状颗粒混杂，小溲淋漓不爽，溺后尿道涩痛，下腹不适连及腰痛。旬日来感觉神倦体惫，日暮昏沉。

诊查：诊其脉弦滑而数，舌质红，苔白而滑。

辨证：乃湿热蕴结下焦所致。

治法：拟通淋化浊，清利湿热法治之。

处方：土茯苓30g　萆薢25g　泽泻25g　石韦30g　菟丝子20g　莲须20g　杜仲25g　怀牛膝25g　鸡血藤30g　冬葵子20g　白茅根50g　五加皮30g

取3剂，水煎服。

二诊：药后尿液稍有澄清，可见颗粒状物排出，尿道仍涩滞作痛。湿浊已开始消化，循前法出入治之。

处方：金钱草30g　海金沙15g　石韦25g　白茅根50g　土茯苓30g　泽泻25g　萆薢20g　莲须20g　沙苑子25g　盐骨脂15g　川续断20g　五加皮25g

取3剂，水煎服。

三诊：尿色转清，偶有混浊或颗粒物，尿道涩痛基本消失。继参前方为治。

处方：金钱草30g　海金沙15g　石韦25g　土茯苓30g　白茅根50g　冬葵子20g　鱼腥草25g　鸡内金15g　萆薢20g　杜仲25g　川续断20g　五加皮25g

取3剂，水煎服。

四诊：药后病情大减，尿色复常，颗粒物已不复见，尿道不痛，小腹亦无不适，仅觉腰酸膝软。阳痿乃旧病，盖肾亏未复之故，改服补肾扶阳剂治疗。

【按语】淋病的特点是尿频、尿急、尿痛，小溲短涩不利，并有石淋、气淋、血淋、膏淋、劳淋之分，但临床所见往往混杂相间出现。本例患者初起尿如米泔，混浊而稠，并有颗粒状凝结物排出，乃是"膏石淋"，由于湿浊热邪下注膀胱所致，治以通淋化浊、清利湿热法，药未10剂而痊愈。

十二、辨证治愈癫狂两例

例一　张某，男，55岁。

初诊：1977年1月29日。

主诉及病史(家属代诉)：患者平时为人笃厚，沉默寡言。因与他人争吵，自觉有理难申，心中憋气窝火，耿耿于怀而骤然发病。十几天来，精神失常，胡言乱语，哭笑交作，情绪紧张，惶恐不宁，肢体肌肉颤动，心神烦扰，夜不成寐，意欲奔走。胃纳呆滞，大便燥结。

诊查：诊其脉沉弦而实，舌苔黄腻。

辨证：证属情志抑郁，肝失条达疏泄之机，郁而化火生痰，遏阻清窍所致。

治法：治以疏肝解郁，安神宁志，豁痰开窍之法。

处方：生铁落50g(先煎半小时)　纹川军15g　郁金25g　香附25g　木香15g　茯苓50g

半夏 15g　炒枣仁 35g　远志 25g　夜交藤 50g　石菖蒲 15g　龙齿 50g(先煎)　合欢花 20g

取 3 剂,水煎服。

二诊:药后精神复常,睡眠安静,饮食如初。为巩固疗效,仍本前法服药。

处方:远志 25g　炒枣仁 25g　柏子仁 15g　丹参 15g　郁金 20g　香附 20g　木香 15g　枳壳 15g　合欢花 20g　半夏 15g　茯苓 25g　麦冬 15g

取 3 剂,水煎服。

药后精神康复如常,未再复发。

例二　张某,男,19 岁。

初诊:1983 年 6 月 1 日。

主诉及病史:考试落榜,精神刺激过度,立时神志错乱。有时如痴似呆,两目直视,目不转睛,不食不寐,胆怯心惊,默默不言,百问不答,四肢震颤;有时却又狂妄暴躁,云有人对其欲行加害而持械自卫。口流痰涎,悲忿无常,始轻渐重。

诊查:来诊时已历 1 个月之久,迭经中西药治疗未能获效。切其脉沉弦而细,察其舌尖赤红,苔厚粘腻。

处方;大黄 15g　川朴 20g　枳实 20g　槟榔片 20g　清半夏 15g　郁金 20g　远志 20g　枣仁 30g　合欢花 40g　夜交藤 50g　石菖蒲 20g　沉香 10g

取 2 剂,水煎服。

二诊:精神稍醒,可稍入睡及进少量饮食;问话可作些回答,但不够准确或呓语。仍属神未安舍。

处方:郁金 20g　石菖蒲 20g　远志 20g　枣仁 30g　合欢花 30g　夜交藤 50g　川朴 20g　枳实 20g　槟榔片 20g　菊花 20g　丹参 25g　大黄 10g　半夏 15g

取 2 剂,水煎服。

三诊:精神已清醒,进食不多,昨日偶发一阵错乱。本上方原意连服药 5 剂。

四诊:神志已完全复常,记忆力也日渐增强,诸症悉失。为巩固既获疗效,继服药 3 剂。

处方:远志 20g　枣仁 25g　石菖蒲 20g　郁金 20g　合欢花 25g　菊花 20g　当归 20g　女贞子 20g　钩藤 20g　香橼 20g　香附 20g　僵蚕 15g

【按语】癫狂之为病,皆由七情过极、五志化火、痰气郁蒙心窍所致。例一因与他人争吵,有理难申,忍屈抑郁,郁久化火,痰火蒙心而致神志失常。拟开郁化痰、安神宁志法,数剂而愈。例二因昔日抱负已成幻想,心肝暴郁,致使精神顿时错乱,治疗首宜开郁豁痰、安神宁志之法。方药本此意投之,服 20 余剂患者逐步心绪安静,神明清醒而痊愈,后染他疾而来诊,云未再复发。

十三、葛根芩连汤加味治愈疫毒痢一例

赵某,女,8 岁。

初诊:1975 年 8 月 3 日。

主诉及病史:病之伊始,发热恶寒、头痛、腹痛、心烦懊侬,继而泛恶呕吐、腹痛泄泻,渐下脓血,里急后重,不思饮食,躁动阵发,烦转不安。家长见病势日甚,遂送往某医院住院治疗。入院后诊为中毒性痢疾,已臻危笃之期,经过抢救治疗,病情未能控制,反而热势日炽,四肢厥冷,逐渐出现昏瞀谵语,竟见摸床撮空之恶候,某医院遂下病危通知书。在此情急之下,延余往诊。

诊查：患儿面色晦黄，肌肉消损，两眼凹陷，目瞑而不合，气息微弱，胸腹灼热而膨满，四肢厥逆，不时干哕，烦乱不宁，便意频而量微，有时少下脓血，稠粘腥秽，口燥舌红乏津，苔薄黄不润，渴而不欲饮，脉沉细而数。

治法：病势确属危恶，姑拟葛根黄芩黄连汤加味施治，试观效应。

处方：葛根 10g　黄芩 10g　黄连 7g　甘草 7g　苍术 10g　厚朴 7g　陈皮 10g　藿香 7g　佩兰 10g　半夏 7g　扁豆 15g　白头翁 10g

取 2 剂，水煎服。

二诊：8 月 5 日。药后身热见减，神态稍安，便次顿少，于哕呕逆基本稳定，脓血便几乎不见，有进食要求。病势已大有转机，效不更方。为开和胃气，加焦三仙各 5g，鸡内金 5g，取 2 剂，水煎服。

三诊：药后身热平复，精神转振；便色转黄，日 2～3 次；饮食渐增。为巩固疗效，促进正复，改投参苓白术散加味（汤剂），以调和肠胃。药后诸症消失，调养数日而痊愈。

【按语】本案疫痢，系由湿浊热毒蕴结肠中，邪毒亢盛，胃阴受劫，和降失常，以致中气败损并发噤口痢。治以和中降逆、清热解毒、利湿补土法，用葛根芩连汤加味，药不数剂，转危为安。

【编者评注】疫毒痢发病急骤凶险，证情危急，一般临床常用白头翁汤合等药汤。然本例由于中气败损，过度苦寒，恐伤中更甚。针对这种情况，高老先生果断地选用药性相对平和的葛根芩连汤加减主之，既可祛邪，又可鼓舞胃气上行，用轻剂而去大实，护中气而本得固，其效果之佳，令人叹佩。

任继学医案

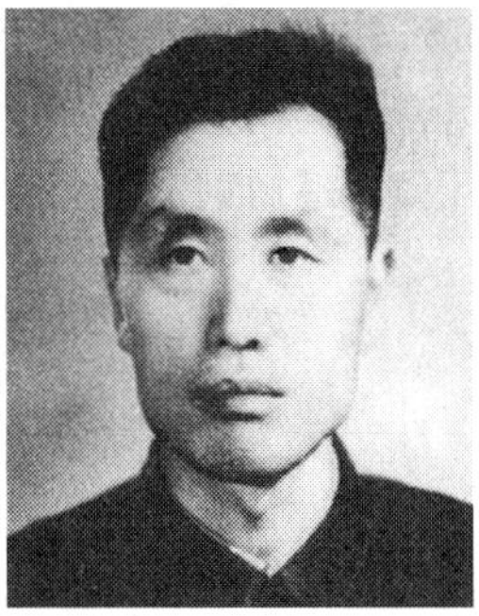

【生平传略】

任继学，1926年生，吉林省扶余县人。中医教授。曾任中华全国中医学会常务理事、中华全国中医学会内科分会常务委员、中华全国中医学会理论整理研究会委员、中华全国中医学会吉林省分会常务理事、中华全国中医学会吉林省长春分会理事长、中国红十字会吉林省分会理事、长春中医学院教授、内科教研室主任等职。

任氏少年拜当地名老中医宋景峰先生为师习医。由于资质颖悟，勤奋刻苦，侍诊五载有余，尽得师传。其后在当地行医，擅长内科，挽逆救危，活人甚众，声誉颇隆。50年代赴长春、北京等地深造，学业日深，医术精湛。1956年受聘执教于长春，先后从事中医教学、医疗、科研工作近40年。临床对肾、心、脑、急性热病的诊治颇有独到见解。已发表中风辨治、气化学说、相火初探等论文50余篇。

一、宣肺通腑法治愈感冒误治一例

张某，男，40岁。

初诊：1982年秋。

主诉及病史：气候突变，身着失宜，感受风寒之邪，头痛、喉痒、鼻塞、流清涕、恶寒、发热、咳嗽、胸闷，口不渴。舌质淡红、苔薄白、脉浮紧。此为风寒感冒，但某医误辨，投以银翘解毒丸，不但表邪未解，反而邪闭于内。某医院用大量青霉素、链霉素、红霉素治疗，病情仍不解，日益加重。应邀会诊。

诊查：症见喘满、胸高、气粗、鼻翼煽动、壮热，并有手足厥冷、口渴、大便秘结。舌质红赤、舌苔厚腻而干、脉沉数有力。

辨证：此乃风寒之候，误用辛凉之剂，引邪入内，化热灼肺所致。

治法：宣肺通腑法为治。

处方：桑白皮 15g　桔梗 10g　杏仁 15g　枳壳 15g　川军 10g　朴硝 5g(冲)

二诊：服上方药2剂后，咳嗽喘满明显好转。改用清肺泄热法。

处方：百部 15g　白前 15g　黄芩 15g　海蛤粉 15g　橘红 15g　山栀子 15g　苦桔梗

15g　连翘10g　甘草5g

服药4剂后，霍然而愈。

【按语】风寒感冒误用辛凉，内闭于肺，肺气逆而不降，津液不布，聚而为痰，痰气壅塞，肺气有余而咳嗽喘满；肺与大肠相表里，继而导致大肠传导失常，腑气不通，浊气不出，反蒸于肺，胸中气塞则喘不能卧、胸高气粗，便秘、烦躁、口渴之症必见。法宜宣肺通腑为主。宣肺则肺气宣发而肃降功能恢复；通腑则腑气得畅而壅塞之气得散。终使上焦得宣，中焦得运，气化复常，咳喘之疾自得愈矣。

二、疏肝利胆法治愈胆胀病一例

郝某，女，34岁。

初诊：1982年11月初。

主诉及病史：患胆胀病3年余，右胁胀痛而闷，甚则痛剧，腹胀纳呆，口苦嗳气，矢气频发，大便时溏时干，午前发热，午后身寒。经多方治疗无效，故来我处就诊。

诊查：舌红苔白而厚，脉弦迟。

辨证：此病先病于胆，而后病于肝，导致肝气不舒，少阳生发之气不宣，引起上热下寒之证。

治法：法取疏肝利胆，调和阴阳。以乌梅丸加减主之。

处方：乌梅10g　细辛3g　炒川椒10g　炮姜15g　姜黄连10g　姜黄柏10g　肉桂5g　姜黄20g　酒洗茵陈25g

共服药15剂，病得痊愈。

【按语】肝胆相表里，互为相关。若是先病于胆者，胆失通降之能，少阳生发之气内郁，肝失疏泄，胆汁排泄受阻，导致肝郁胆胀，故应取疏肝利胆，调和阴阳之法。方用乌梅丸，正是治疗厥阴肝经寒热错杂之证。厥阴内寄相火，阴中有阳，及其为病，每厥热相兼，寒热错杂，惟有乌梅丸一方，寒热并用，为邪正兼顾之计也。

三、辛开苦降法治愈痞满一例

焦某，男，67岁。

初诊：1982年10月15日。

主诉及病史：1年前因发恼怒而两胁胀闷疼痛，继而腹满，胃脘不适。经服疏肝理气之品治疗不愈，日益加重，故来我处就诊。

诊查：症见胃脘痞满，嗳气不出，饭前甚轻，饭后较重，逸则为轻，劳则为重，遇寒遇热均甚；二便如常；舌质淡红，苔腻、黄白相兼，脉沉弦而濡。

辨证：此乃肝郁克脾，中焦失运所致之痞满证。前医用疏肝理气，过用则耗气燥血而伤正，更使脾胃失调，中焦升降呆滞，故痞满之证乃发。

治法：惟附子泻心汤辛开苦降以除痞为宜。

处方：附子15g　姜黄连5g　酒黄芩15g　酒大黄3g　蜜升麻3g　半夏4g

共进药8剂，其病获愈。

【按语】肝气郁滞，木克脾土，脾之运化无权，脾气不升，胃气不降而发痞满之证。又过用理气之品，一伐肝木，二伤中土，中焦气化闭塞，痞满加重。惟附子泻心汤，以三黄泻热除痞，附子温经扶阳，诸药合用以达辛开苦降，除痞祛满之效。

四、温肾壮阳法治愈劳淋一例

沈某，女，37岁。

初诊：1982年7月15日。

主诉及病史：2年前即发腰痛，小腹坠胀，尿频、尿急、尿道有灼热感，大便干。经某医院用青霉素、庆大霉素治疗数月不愈。后又经多方治疗，时好时犯，劳累加重，故来我处就诊。

诊查：症见腰酸膝冷，少腹坠胀冷痛，四肢欠温；尿频、尿急，遇热减轻，遇寒加重，劳累尤甚；舌质淡红，苔白而润，脉沉濡无力。

辨证：此乃病久肾阳不足，膀胱气化不利之劳淋证。

治法：法取温肾壮阳为主。方用济阳汤加减。

处方：通草15g　附子5g　肉桂10g　盐茴香15g　威灵仙10g　姜黄柏15g　盐知母10g　仙茅15g　地肤子50g

共服药20余剂，其病告愈。

【按语】肾为水火之脏，元阴元阳所居之处，久病肾阳虚衰，命火不足，不能温煦膀胱，膀胱气化不利，开阖失约而致此病。药用附子、肉桂、茴香直入肾经，温肾壮阳补命火；仙茅助命火、祛寒除湿；地肤子入膀胱、通利小便；威灵仙入膀胱、祛寒积，专治少腹冷痛；知母、黄柏佐桂附、仙茅，以启温化之力，邪去正复而病愈。

五、辨证治愈肝积两例

例一　理气行血调脾法

郭某，男，50岁。

初诊：1963年2月上旬。

主诉及病史：6年前患无黄疸性肝炎，经住院治疗2个月余，基本治愈，惟腹胀、便秘不除，兼有纳呆、消瘦等症。近10天加重，特来我处就诊。

诊查：症见眩晕，身重乏力，腹胀，食则胀甚，纳呆消瘦，右胁下闷痛，下肢浮肿，口苦咽干，嗳气矢气，便秘尿赤，舌红赤有齿痕，苔灰黄厚腻。扪之右胁下肝大触边，质硬，有压痛。脉弦而有力。

辨证：此乃肝积之证。

治法：宜理气行血调脾。方用肝脾双理汤化裁。

处方：三棱25g　莪术25g　生牡蛎30g　生鳖甲50g　柴胡40g　土鳖虫10g　青蒿25g　骨碎补15g　鸡内金40g　马鞭草35g　大腹皮15g　草蔻10g

共进药40余剂，症状消失。复投上方加三七15g，调理善后而愈，至今未复发。

【按语】病毒久伏于肝，导致少阳邪气内伏，正气受折，邪气渐绌其血，肝血与邪相结而不散，经气不行，络血为瘀，肝体失养所致。本方既能疏肝理气、活血化瘀，又能调理脾胃。方中三棱、莪术入肝入脾，破血行气，消积止痛；柴胡、大腹皮疏肝解郁消肿；鳖甲、青蒿、生牡蛎入肝脾，软坚散结，宣利血滞，平肝益阴；鸡内金、草蔻消食积，健脾胃；马鞭草、土鳖虫、骨碎补逐瘀和肝；上药合用，共成理气行血调脾之剂，兼有软坚消积之功。

例二　攻补兼施法

李某，男，36 岁。

初诊：1964 年 4 月 15 日。

主诉及病史：3 年前患黄疸性传染性肝炎，经服茵陈蒿汤，病情好转。2 年前旧病复发，曾服中西药，病情未见好转。同年被诊为早期肝硬化。近日来，自觉两胁胀痛，腰酸痛，时有面部浮肿、失眠多梦、咽干鼻燥，时有鼻衄，头重脚轻、午后全身翕翕发热，喜冷饮，手足心热；大便时干时溏，小便黄赤灼热，时有嗳气，矢气，故来我处就诊。

诊查：形体消瘦，面色红暗而黄，口唇红干，爪甲青紫，腹部膨隆有血痣，右胁下肝大三指，脾大二指。舌赤尖红，无苔，脉沉弦有力。

辨证：此乃病邪久居肝络、肝脉瘀阻所致之肝积。

治法：法以行气活血化瘀消积，佐以甘补。

处方：党参 15g　桑椹子 50g　龟板胶 15g　甲珠 15g　鸡内金 20g　郁金 15g　牡蛎 50g　生鳖甲 50g　三棱 15g　莪术 15g　水蛭 5g　土鳖虫 10g　生地 40g

以本方为主加减，共服药 56 剂，病情稳定好转。

【按语】 本病系热邪久居肝络，气结不行，络脉瘀阻，营卫失调，阻遏气化运化，水道欲通而不行，肝体受损所致。法宜攻补兼施。方中党参健脾益气；桑椹子、生地、龟板胶养阴清热；甲珠活血化癥、推陈致新；郁金破气行郁；内金消积；三棱、莪术、水蛭行气破血，消积化癥；生牡蛎、生鳖甲软坚化积。上药同用，功能疏肝理气，活血化瘀，软坚消积，兼补肝体，具有九攻一补之效。

六、清肠饮加减治愈狐惑并发肠痈一例

姜某，女，35 岁。

初诊：1982 年 7 月 29 日。

主诉及病史：口、舌、眼、外阴多次溃烂已 3 个月，曾诊断为“白塞病”。因西药过敏，来我院住院治疗。住院第 6 天，突然发热，体温达 38.5℃，右下腹部有局限性疼痛，少腹亦痛。查白细胞 $24400/mm^3$，中性 79%。外科会诊：诊断为白塞病合并急性阑尾炎，建议手术治疗。妇科会诊：白塞病合并附件炎。因病涉及内、外、妇科，手术又困难，故暂定中医内科治疗。

诊查：症见面红身热，口眼干涩，心烦，口不渴，右下腹部痛而拒按，少腹亦痛，大便秘结。舌质红绛，苔黄腻，脉滑数。

辨证：此乃狐惑并发肠痈。

治法：立清热解毒，行气活血，荡涤肠胃法。方用清肠饮加减。

处方：蒲公英 50g　败酱草 50g　白花蛇舌草 20g　丹皮 15g　赤芍 20g　大黄 10g　地榆 20g　胡麻仁 10g　枳壳 10g　甘草 5g

急煎连服药 2 剂。次日晨，排便多次，量多，右下腹、少腹疼痛大减。

又投上方药 4 剂，腹痛清除，热退，饮食增进，二便如常。续治 10 余天，痊愈出院。

【按语】 本证乃湿热内盛、气血瘀滞所致。湿热之毒侵袭口、舌、眼、外阴，导致腐蚀溃烂为狐惑；继而湿热之毒流侵于阑门，气血瘀滞，发为肠痈，异病而同源。本方重用公英、败酱草、连翘、白花蛇舌草苦寒清热解毒，佐以枳壳行气，赤芍、丹皮凉血活血，大黄、麻仁润肠通腑，共奏

破气机痞塞、祛除热毒之邪、荡涤肠胃瘀浊之效。

七、凉血清热法治愈血分实热一例

关某，女，38岁。

初诊：1981年6月3日。

主诉及病史：因血小板减少而入院。

诊查：现发热，体温达到38.3℃，皮肤有瘀斑，下肢瘀斑成片，鼻衄齿衄，月经量多，面赤心烦。舌质红，苔黄燥，脉洪数。查：血小板1万/mm^3，红细胞250万/mm^3，血色素6g%。

治法：急用清热凉血解毒法。方以羚羊地黄汤加减。

处方：羚羊角3g(单煎)　生地60g　白芍20g　丹参20g　丹皮20g　玄参15g　石膏100g　知母20g　黄芩10g　甘草10g

服药6剂，热退血止。再投十全大补汤14剂，血小板已达12万/mm^3，血色素9g%，红细胞300万/mm^3，瘀斑皆消退，显效出院。

【按语】热毒伤及营血，血分有热，热迫血溢之证，急当清热凉血解毒。方中羚羊角清热凉血解毒，生地养阴清热凉血，丹皮、丹参活血散瘀，玄参清营解毒，白芍和营泄热，重用石膏、知母、黄芩兼清气分之热，甘草泻火解毒，诸药配合，药到病除。

八、引火归原法治愈真寒假热一例

杜某，男，58岁。

初诊：1982年6月初。

主诉及病史：因患重症肾盂肾炎合并急性肾功能衰竭，在当地医院医治无效，转我院住院治疗。

诊查：现发热(38.7℃)尿少；浮肿，下肢为重；按之没指；头痛，自汗，口渴不欲饮，腰痛膝软，气短心悸，四肢发凉。舌质红，苔黑而滑润，脉洪大无力。尿常规检查：蛋白(+++)，红细胞(3～5)，白细胞(8～9)。尿素氮59mg%，二氧化碳结合力32容积%。

辨证：证属肾病日久，水毒内潴，肾阳虚衰，寒盛格阳，阳浮于外之真寒假热证。

治法：治宜温补肾阳，引火归原。药用金匮肾气丸加减。

处方：附子10g　肉桂5g　熟地15g　山萸肉25g　丹皮15g　茯苓15g　泽泻15g　淫藿叶15g　巴戟天15g　砂仁15g　益智仁15g

服药6剂，热退症除。复查尿常规正常，尿素氮19mg%，二氧化碳结合力56容积%，好转出院。

【按语】真寒假热是阴证似阳的一种证候表现，治疗时既不可清热，更不能解表，只能引火归原，使阴阳平衡，虚火不升，其热自退。

九、滋阴益肾、升清降浊法治愈水毒证一例

赵某，男，39岁。

入院日期：1972年3月17日。

主诉及病史：1959年患急性肾炎，后曾反复发作。今年3月初又复发，腰疼，尿少、色黄赤，全身乏力，恶心呕吐，大便干，咳嗽气短，经当地医院诊为慢性肾炎，治疗无效而来我院住院治疗。

诊查：入院时，血压130/90mmHg。面色晦黄无泽，眼睑浮肿，舌红苔白腻，脉沉迟。下肢轻度浮肿，指压痕（++）。化验检查：非蛋白氮41mg%，二氧化碳结合力33容积%，血浆蛋白4.0g%；尿检查：蛋白（+++），红细胞（30～50），白细胞（5～6），颗粒管型（1～2）；血常规：血色素13g%，红细胞473万/mm^3，白细胞5500/mm^3。西医诊断为慢性肾炎、尿毒症。

辨证：属慢性肾风、水毒证。此由肾阴受损，久而不复，以致脾、肺、肾三脏功能紊乱，致使清阳不升，浊阴不降而成。

治法：治宜滋阴益肾，升清降浊。

处方：炙附子15g　仙茅10g　杞果15g　女贞子20g　海马粉10g（分3次冲）　土茯苓200g　泽泻25g　白豆蔻10g　桑椹子25g

二诊：服药4剂后，恶心呕吐及气短减轻，二氧化碳结合力由33容积%升至60容积%。

处方：党参2g　土茯苓200g　白茅根100g　泽泻3g　杞果5g　肉苁蓉3g　桑椹子3g　炙附子2g

守此方加减服12剂后，非蛋白氮33mg%，二氧化碳结合力60容积%，尿蛋白（+），红细胞（3～6），白细胞（4～6）。自觉症状消失。原方药又服4剂，蛋白尿（±）余化验均正常，5月29日临床治愈出院。

【按语】肾风日久不愈，水邪蓄积化为腐浊，伤及脾肺肾，进而清者不升、浊者不降而上逆。故用滋阴益肾、升清降浊之剂，病情始见好转。但水为阴邪，阳虚是本。标急已解，本象必现，故以温肾之剂缓图其本。

十、理气通闭泻实法治愈产后乳痈并发肠结一例

杨某，女，24岁。

入院日期：1982年8月3日。

主诉及病史：产后乳痈50天不愈。近4天全腹胀满疼痛难忍，呕吐，大便秘结，多次用滋阴通便之剂无效，故住我院治疗。入院第2天，病情加重。

诊查：症见全腹绞痛拒按，呕吐频作，既无大便，亦无矢气。舌质红，苔黄腻，脉弦数有力。查白细胞21600/mm^3，分叶73%。

辨证：此乃产后乳痈并发肠结。

治法：立理气通闭泻实法。方用厚朴三物汤加减。

处方：厚朴40g　川军5g　枳实15g　木香5g　煨皂角3g　白芷5g　桃仁5g　柿蒂15g　川楝子15g　羌活10g

服药1剂，阵阵腹痛，有排便感，但欲便不得。上方去羌活、白芷，加荔枝核、橘核各50g，附子10g，生地25g，元参25g。

服药3剂后，排出黑褐色便多次，量多，腹痛大减，病情大有好转。查白细胞9800/mm^3。前方去皂角、附子、荔枝核、橘核，加石斛30g、玉竹15g，扁豆15g以生津养胃。再以四君子汤善其后，饮食增进，二便复常，1周后痊愈出院。

【按语】本例乃因气机受阻、邪气内结所致。不应拘于产后之虚，不用攻凉之品，而应遵

《内经》有故无殒之旨。今重用厚朴、木香、枳实行气导滞散满，佐以皂角通便之妙，共收通闭导泻、行气荡实之效，诸结乃解。此即"通则不痛"、"痛随利减"之理也。

十一、泻心通腑法治愈狐惑一例

李某，男，41岁。

初诊：1982年11月上旬。

主诉及病史：2年前口舌生疮、糜烂，两目红赤生疮，肛门部亦糜烂生疮、时有疼痛。曾在某院住院治疗，用大量激素无效，故来我处就诊。

诊查：舌质深红，苔黄腻，脉虚数。

辨证：心与小肠相表里，此系小肠有热，邪热伤于心所致之狐惑病。

治法：法取泻心通腑、引热下行。方用导赤散合泻心汤。

处方：木通 5g　黄连 10g　生地 10g　黄芩 15g　酒大黄 5g　灯心草 3g　竹叶 5g

共进药15剂，其病告愈。

【按语】此狐惑病口舌生疮、糜烂，病发于小肠；小肠为火之府，病则火扰于内，火性炎上，上犯于心，甚则火毒下注肛门，发生肛门生疮、糜烂、疼痛；总之，火热之邪内蕴，上犯下注所致。泻心之三黄大苦大寒，具有泻火解毒作用；再加导赤之地黄凉血；竹叶之清心火；木通、灯心草之降心火，引火从小便而出，则邪去病愈。

（以上由南征、范国良、盖国忠整理）

【编者评注】狐惑一病，颇为难治。任老先生治疗本例，取导赤散合泻心汤，药仅7味，迭进15剂而愈，获效甚捷。任氏用导赤散以引火从小便出，用泻心汤以引火从大便出，此构思布局之奇，令人叹服。

辽宁名医医案

孙允中医案

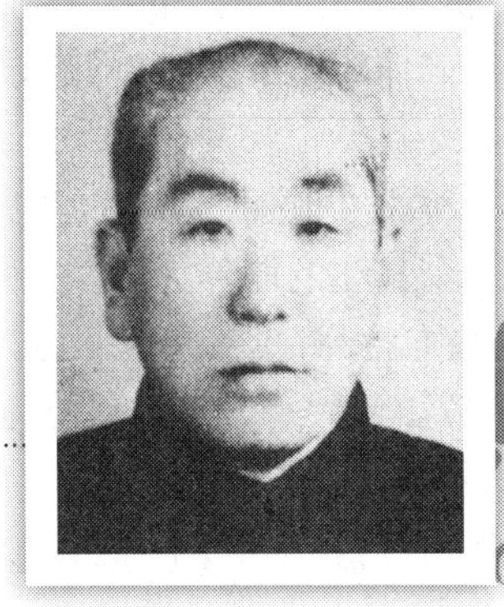

【生平传略】

孙允中，1902年生，辽宁省沈阳市人。中医教授，主任中医师。父亲是位颇负盛名的老中医，在家庭的熏陶下，中学毕业后就立志学医，仅用3年时间，就能熟练地背诵《医宗金鉴·四诊心法要诀》、《名医方论》等书，并掌握伤寒及杂病的证治。

1929年赴沪学文，在上海新民大学里，又三次博览《黄帝内经》，仔细钻研诸家评注，进一步深究《伤寒论》、《金匮要略》，系统地掌握中医理、法、方、药的一整套理论。同时，作为辽宁省中医代表，参加全国医药团体代表大会，抗议取缔中医的提案，终于使国民党当局的阴谋未能得逞。

1935年起，在沈阳市天益堂行医。1955年调辽宁中医学校任教，1958年辽宁中医学院成立后，又调该院执教，先后从事中医临床、教学工作60年。曾任辽宁中医学院附属医院内科主任、辽宁中医学会副会长、辽宁中医学院副院长，辽宁省政协委员，中华全国中医学会理事。曾任辽宁中医学院教授、主任中医师。

主要著作有《伤寒讲义》、《内科讲义》、《儿科讲义》、《儿科病中药疗法》、《孙允中临证实践录》等，还在期刊杂志上发表学术论文20余篇。

一、大青龙汤治愈表实里热证一例

曲某，男，65岁。

初诊：1976年10月26日。

主诉及病史：近日来恶寒发热，无汗，倦怠无力，精神恍惚，心烦。经某医诊断，认为是“少阴证”，急用姜附回阳之品，以济燃眉之急。其老伴疑惑不定，遂找我诊断。

诊查：望其颜面晦暗不泽，闻其声音鼻塞不爽，问其病因言喝酒受凉而得，切其脉搏浮而略数，按其两下肢皮肤灼热。

辨证、治法：我根据患者的病情认为：大青龙汤症状具备，至其精神恍惚、嗜睡等与大青龙证的烦躁不得眠有些距离，因老年患病又兼精神极度疲劳，患者表面虽无烦躁，但有心烦之症遂拟处方如下。

处方：生石膏 35g　麻黄 10g　桂枝 10g　杏仁 10g　炙甘草 10g　大枣 5 枚

虑及患者年老体弱，发汗太过可能导致虚脱，遂令将药分为 3 次温服，每 2 小时服 1 次，如得汗出可停服。

二诊：10 月 27 日。服药 2 次后，全身微汗出，所有症状均告消退。患者面有喜色，饮食稍进，身体尚虚乏，令其注意调养为要。拟麦门冬汤 2 剂以善后。

【按语】本病有精神恍惚、嗜睡状态，可能被误认为“少阴证”之“但欲寐”；但身体疼痛，难以转侧，脉象浮而略数，却不见微细；两腿皮肤灼热而不见发凉，此与“少阴证”有霄壤之别，临证处方，岂可疏忽?!

本证发热恶寒，周身疼痛，不汗出而烦躁，脉象浮而略数，此系风寒表实证合并里热证，用大青龙汤发汗解表，清热除烦而病愈矣。

二、和解表里法治愈少阳证一例

许某，女，81 岁。

初诊：1975 年 5 月 9 日。

主诉及病史：旅途偶感风寒，头痛，咳嗽。抵沈阳后因洗澡受凉，始见发热，经用抗生素和白虎汤合治，病势不减。寒热往来，咳喘痰稠，胃脘饱胀，口苦咽干，呕逆便溏。

诊查：舌质淡红，苔黄白相间，左脉细数，右脉弦数。

辨证：此为太阳表邪未解，转入少阳。

治法：法当和解表里。

处方：柴胡 10g　黄芩 10g　半夏 10g　白人参 10g　生姜 3 片　大枣 5 枚　瓜蒌 15g　桔梗 10g　枳壳 10g　杏仁 15g　桑叶 10g　桑皮 10g　紫菀 10g　双花 15g　甘草 7.5g

3 剂，水煎服。

二诊：5 月 12 日。热退神清，纳食亦佳，喘咳渐轻，二便如常。仍宗原方加焦槟榔 15g，羚羊角 0.5g(单煎另兑)，3 剂而安。

【按语】“有一分恶寒，便有一分表证”，不可妄投清里之剂，实为经验之谈。本案一因年迈体衰，不能鼓邪速出；二因早施白虎，以致邪气留连，转入半表半里，遂用小柴胡汤和解少阳而取效。

三、温阳解表法治愈少阴兼表证一例

贾某，男，30 岁。

初诊：1983 年 1 月 5 日。

主诉及病史：身体素虚，寒冬之际，偶受风寒，以致无汗，恶寒较重，发热较轻，疲乏无力，嗜睡，口渴喜热饮，尿清长。

诊查：脉象不浮反沉细。

辨证：此为少阴证表邪未去故也。

治法：拟以温经助阳，散寒解表之法。

处方：麻黄 15g　炙附子 10g　细辛 5g　甘草 7.5g

水煎分 3 次服。

二诊：1 月 6 日。诸症悉减，精神亦佳，又服原方药 1 剂而愈。

【按语】本病颇合《伤寒论》之少阴病，"始得之反发热，脉沉细，麻黄附子细辛汤主之。"用麻黄发汗，附子、细辛温经回阳，甘草和中，使内外阴阳平衡而病除矣。

四、白通汤加减治愈阴盛格阳一例

洪某，男，36 岁。

初诊：1984 年 6 月 22 日。

主诉及病史：房劳后两三天自觉身体不适，后又突发寒热，鼻塞流涕，面赤稍晦，头疼身痛无汗腰痛。先经西医诊治不见好转，后经某中医投数剂辛温发散之品，汗出太多，以致四肢厥冷，烦躁不宁。家属找我会诊。

诊查：诊其脉微欲绝，大汗出，烦躁不宁。

辨证：久之恐其汗出亡阳，有下厥上竭之虞。

治法：再三思索，应急投敛阴通阳之剂，兼以驱邪外出之法。拟白通汤加白芍、茯苓、党参、桂枝等治之。

处方：炙附子 15g　干姜 20g　葱白 3 茎　胆汁 1 匙　童便 2 盅　炙甘草 20g　桂枝 10g　白芍 20g　党参 30g　茯苓 15g

1 剂，先煎群药过滤，再兑猪胆汁、童便等，再煎一两沸，分 2 次服。

二诊：6 月 23 日。病情稍有好转，出汗少，厥逆轻，烦躁梢减，精神亦安，脉沉细稍数。拟用上方续服药 2 剂，以观究竟。

三诊：6 月 25 日。病情大见起色，一切症状消失。改用六君子汤，连服多剂而收全功。

【按语】此病初起误汗，以致太阳表邪未解，表气先虚，少阴亦虚。此系太少表里为病，为阴盛于内、格阳于外，遂出现以上各种危象。用白通汤以通阳，佐以胆汁、童便，以阴引阳，加白芍、茯苓以敛阴合阳，党参助气固脱，桂枝调和荣卫，炙甘草和中。服药后诸症悉平，复以六君调理而愈。

五、白虎汤加味治愈温热证一例

薛某，男，48 岁。

初诊：1978 年 8 月 11 日。

主诉及病史：月初患感冒，恶寒发热，骨节疼痛。某医嘱进退热药，热急退忽起，到今日体温达 38.7℃，旋请中医会诊。

诊查：脉象沉数，舌黄赤，苔薄黄而干燥。口渴汗出，咽微痛，鼻衄，大便干，神志不清，但无谵语。

辨证:余认为温热之邪已入阳明经证。

治法:无胃家实不能用硝黄峻下,应以辛凉重剂佐以甘寒之品,拟白虎汤加味治之。

处方:生石膏 50g 知母 30g 甘草 15g 粳米 20g 芦根 30g 茅根 30g 丹皮 15g

水煎分 3 次服,2 剂。

二诊:8 月 12 日。脉沉数稍缓,舌质赤变红,苔薄黄略干。口渴轻,汗止,咽痛消失,鼻衄已止,神清。惟肌肤有微热,小便短赤,稍有呕逆,体温 37.7℃。

处方:生石膏 50g 知母 30g 甘草 15g 粳米 20g 芦根 30g 茅根 30g 丹皮 15g 半夏 15g 竹叶 15g 党参 20g 麦冬 20g

水煎每剂分 3 次服,2 剂。

三诊:8 月 15 日。脉象缓和,苔质淡红,苔少。精神佳,饮食稍进,体温 37℃。再以白虎汤和竹叶石膏汤进退治之。

【按语】白虎汤能清热生津,治疗阳明经证热盛或温热入气分,症见高热、口干舌燥、烦渴引饮、面赤恶热、汗出、舌苔黄燥、脉洪大或沉数有力者。后用竹叶石膏汤亦能清热生津、益气和胃,为气阴两伤者设之,相辅相成,合而为用,以收全效。

六、白虎加人参汤治愈温热误表一例

宫某,男,35 岁。

初诊:1982 年 7 月 5 日。

主诉及病史:外出游览,晚间回家自觉浑身疲倦无力。翌日晨头疼身痛、恶寒发热、自汗口渴。请某中医诊治,认为寒暑交加所致,选用发表之剂。服药后头痛如裂、发热汗出、心烦神昏。

诊查:脉洪大、苔薄白、体温 38.5℃。

辨证:由于前医误表,促使津液亏损,乃出现以上种种症状。

治法:予白虎人参汤加味治之。

处方:生石膏 50g 知母 20g 党参 40g 炙甘草 15g 粳米 30g 麦冬 20g

水煎分 3 次服,2 剂。

二诊:7 月 6 日。头痛、恶寒、发热均减轻,汗止,烦渴、神昏皆消失。苔淡白。体温 37.2℃。精神佳,饮食可。嘱其按原方连服药 3 剂而瘥。

【按语】溽暑天气偶中暑温,遂发现全身不适,加上某医误发其表乃病。幸用白虎人参汤加味,以白虎消其暑热,用党参与之助气兼生其津液,故连服药 3 剂而愈,后调养而安。

七、先下热结、后救阴液法治愈热结于里一例

梁某,男,56 岁。

初诊:1982 年 7 月 15 日。

主诉及病史(家属代诉):昨日 5 时许工作完毕回家,自觉发冷打寒战,后发热汗出,咳嗽喘促,躁扰不宁,烦渴引饮,四肢厥逆,不能入睡,病势颇急。请两位中医诊治,其一认为汗出亡阳,其一认为阴阳俱虚。家人认为两位医生诊断不一,莫衷一是,遂邀我会诊。

诊查:望其面色晦暗,声音低沉,切其寸脉伏,其他部沉细略数。腹部拒按。

辨证:复思良久,此系外假寒而内真热也。

治法:决定用大承气汤合白虎汤治之。

处方:大黄 20g　枳实 15g　厚朴 15g　甘草 10g　生石膏 25g　知母 15g　芒硝 10g (2次兑服)　粳米 20g

水煎,先服1剂。

二诊:7月16日。自诉服药后腹中作响,后下球样燥屎十多枚,汗出亦有所收敛,咳喘亦平,能入睡,但觉疲乏无力。此为邪去而正虚之象,速宜养阴救液,兼清余热。

处方:竹叶 10g　生石膏 30g　半夏 10g　人参 15g　炙甘草 10g　麦冬 20g　粳米 15g　生地 15g　元参 15g　石斛 15g

水煎服,2剂。

服药后余热清,津液生,体力复而病愈矣。

【按语】此系外假寒而内真热之证,先寸脉伏、触腹拒按,为阳明内实热结于里之证。热盛迫津外溢,故多汗、口渴。阳明燥结不除,故四肢厥逆,躁扰不宁。其脉伏,正如《伤寒论》所说:“四肢见厥热转深”者是也。初用大承气汤合白虎汤下其热结,后用竹叶石膏汤加生地、元参、石斛等滋阴救液,恢复体力而收全功。

八、达原饮治愈湿温一例

李某,男,10岁。

初诊:1961年3月12日。

主诉及病史:憎寒壮热,朝轻暮重,头痛胸闷,恶心呕吐,渴不欲饮,心烦意躁,小便短赤,大便不爽。曾服扑热息痛,汗出而热不衰;又用中药泻剂,利后则烧不退;注射青霉素等亦不见功。

诊查:病已9日,大便溏薄。舌苔白腻,脉濡数。

辨证:此为邪伏膜原,湿热内阻。

治法:治以开达膜原,辟秽化浊。

处方:厚朴 7.5g　黄芩 5g　白芍 10g　知母 5g　草果 5g　滑石 10g　佩兰 4g　葛根 10g　甘草 5g　柴胡 5g

3剂,水煎服。

二诊:3月17日。1剂药后,小溲增多;2剂药后,呕恶止,能进饮食;3剂药后,身热去,头痛胸闷大减,惟又觉大便不爽。依原方去佩兰、葛根,加槟榔 2.5g,续进药2剂。

三诊:3月20日。药后诸症悉除,稍感身倦。又调理3日,身无不适。

【按语】年幼气馁,未病先虚,湿热阻遏少阳三焦,邪正交争,时起时伏,纠缠不休,汗之、下之,皆非所宜。本当开达膜原,和解枢机,辟秽化浊,清热护阴,方取达原饮,略事出入而正伸邪退。

九、射干麻黄汤加减治愈寒饮表邪一例

吴某,女,25岁。

初诊:1979年1月25日。

主诉及病史：素有痰饮，寒冷季节偶感风寒，即患痰喘咳嗽。

诊查：喉咙里有“咯咯”痰声，如水鸡鸣。痰多而嗽少，喘息不得卧，舌质赤，苔白，脉象浮滑。

辨证：根据脉症结合，证属夙有痰饮，复感外寒，气逆作喘。

治法：治以消痰饮，散表邪，降逆气为法，以射干麻黄汤加减治之。

处方：射干 15g　麻黄 10g　生姜 10g　细辛 5g　紫菀 15g　冬花 15g　半夏 15g　五味子 10g　橘红 15g　大枣 5 枚　茯苓 15g　麦冬 20g

3 剂，水煎服。

二诊：1 月 29 日。服药后咳喘减轻，痰涎减少，恶寒亦退。嘱其按原方续服药 6 剂。

三诊：2 月 6 日。病情完全缓解。嘱其按方再服药 6 剂，以期巩固。

【按语】《金匮》云：“咳而上气，喉中水鸡声，射干麻黄汤主之”。本案患者寒饮夹表邪，咳逆上气，与经旨相符。方中射干、紫菀、款冬花降逆气；麻黄、细辛、生姜散表邪；半夏消痰；橘红疏气；大枣、五味子安中敛正气；麦冬生津止咳；茯苓利湿祛饮邪。全方散中有收，开中有合，用于本病恰到好处。

十、解毒清肺、祛腐生新法治愈肺痈一例

于某，男，36 岁。

初诊：1981 年 8 月 12 日。

主诉及病史：患者面黄肌瘦，右侧胸部满痛拒按，不思饮食，大便秘结。病情加重时则吐腥臭浊痰，继而吐脓，如米粥样。缠绵不愈已数月余。

诊查：舌质深赤，苔黄白厚，脉滑数。

辨证：此系风热郁滞于肺，久之痈毒溃而正气伤损之肺痈证。

治法：治以解毒清肺，祛痰排脓，祛腐生新法。

处方：桔梗 15g　甘草 10g　桑皮 20g　瓜蒌仁 15g　川贝 15g　枳壳 15g　当归 15g　炒杏仁 15g　百合 15g　橘红 15g　藕节 20g　大黄 7.5g

3 剂，水煎服。

二诊：8 月 17 日。服药后，咳嗽脓血稍轻，但腥臭味仍未全除，嘱其续服 6 剂。

三诊：8 月 28 日。脓血全消，精神亦振，饮食渐进，大便不燥，睡眠好，其他均和平。嘱其按前方去大黄再服药 12 剂。药后肺痈痊愈。

【按语】桔梗、甘草升提肺气，清利胸膈；甘草、桑皮、杏仁、百合补肺利气而清火；瓜蒌仁、川贝润肺除痰；当归和血；枳壳、橘红利气；藕节清肺止血；大黄润便，使郁热下行。如是，则诸药互相协力而收功。

十一、玉女煎治愈齿衄一例

黄某，女，27 岁。

初诊：1976 年 9 月。

主诉及病史：1 个月来，齿龈肿痛，衄血鲜红，口渴引饮，头痛目眩，便秘尿赤。

诊查：舌红苔薄黄而燥，脉弦滑。

辨证:齿属肾,龈属胃,肾阴不足,胃火炽盛,则见齿衄。

治法:治以滋肾阴,清胃热。

处方:生石膏35g　知母15g　生地30g　麦冬25g　牛膝15g　茅根50g　玄参30g

服药3剂,便通火降,衄止肿消。续服药3剂,肾阴得复,胃火尽清。

【按语】本例为阳明气火有余、少阴真水不足之齿衄,正合玉女煎之主治,并易熟地为生地,更加玄参、茅根,凉血止血之功更著。

十二、急下存阴法治愈血厥一例

刘某,女,82岁。

初诊:1977年8月3日。

主诉及病史:1周前悲切太过,复因大怒,晕厥仆地,不省人事。醒后无偏瘫,但终日嗜睡,头痛如裂,四末冰冷,面赤唇紫,大便数日未解,腹满,恶逆。

诊查:舌红苔黄干,脉沉弦有力。

辨证:此缘肝阳素旺,怒后血随气逆,气血上壅,清窍蔽塞,则昏无所知,属实证血厥。

治法:阳明腑实,宜急下存阴,并引血下行。

处方:玄参20g　麦冬15g　生地20g　赭石50g　大黄15g　牛膝50g

3剂,水煎服。

二诊:8月8日。大便通下,神志转清,恶逆已止,可进饮食,四末转温,头痛减轻。治以活血化瘀,镇肝熄风之法。

处方:赭石30g　牛膝30g　地龙15g　丹参20g　川芎15g　生地15g　赤芍10g　当归10g　香附10g

服上方药6剂,康复如常。

【按语】《景岳全书》云:"血厥之证有二,以血脱血逆皆能厥也。……血逆者,即经所云血之与气并走于上之谓"。本例属于后者,初诊阳明腑实,仿三化汤,以赭石、大黄速通大肠,且配牛膝引血下行,配增液汤以增水行舟,防其年老肠燥,火盛津枯。二诊病已去半,用一派活血之品配香附行气相助,赭石、地龙镇肝熄风,效力益显。

十三、健脾益气、补肾固摄法治愈溺血一例

张某,男,61岁。

初诊:1977年1月6日。

主诉及病史:半年前曾尿血。宗《金匮要略》"热在下焦者尿血"的论治。方疏小蓟饮子,清热止血,7剂而安。最近病又复发,较前为重,小便自遗,血出淡红,无热涩感,小腹下坠,腰脊酸痛。

诊查:面色萎黄,精神困乏,头晕耳鸣。舌淡苔薄白,脉虚弱。

辨证:此为劳倦过度伤及脾肾二脏,脾不统血,肾不固摄之故。

治法:治宜健脾益气,补肾固摄。

处方:黄芪25g　白术25g　煅龙骨25g　生地20g　白芍20g　川断15g　煅牡蛎25g　茜草10g　海螵蛸15g

6剂，水煎服。

二诊：1月15日。尿色接近正常，尿检：红细胞(＋＋＋)。续服药6剂，变化不大，验尿结果与前相同。小便不禁，腰脊酸痛，余症稍减。脾肾皆虚，但其年高肾虚尤甚，初方药侧重补脾而补肾不足，固摄无权，因而初效即止，应以补肾为主。

处方：黄芪20g　白术20g　煅龙骨20g　阿胶15g　桑寄生20g　川断15g　煅牡蛎20g　茜草10g　海螵蛸15g　菟丝子15g　肉苁蓉15g

6剂，水煎服。

三诊：1月24日。尿色正常，尿检：红细胞(2～3个)。气力及腰脊较前强壮，头晕耳鸣消失，小便可以控制。再服药3剂病瘥。

【按语】景岳云："凡治血证，须知其要。而血动之由，惟火与气耳。故察火者，但察其有火无火；察气者，但察其气虚气实，知此四者，而得其所以，则治血之法无余义矣"。本例症见小便自遗，血出淡红，无热涩之感，且小腹下坠，腰脊酸痛，面色萎黄，精神困乏，均为气虚无火之象。脾虚则统摄失司，肾虚则固涩无权，然补气固涩是为大法，方为《医学衷中参西录》中女科方安冲汤及寿胎丸之变通，益脾强肾，因而获效。

十四、清骨散治愈风温犯肺证一例

周某，女，32岁。

初诊：1971年5月17日。

主诉及病史：感受风温，半月有余。初起恶寒发热，鼻塞流涕，咳嗽气急，右胸疼痛，咯铁锈色痰。西医诊断为右下叶大叶性肺炎。曾用青霉素、链霉素、氯霉素、金霉素、红霉素、雷米封等，并服中药加味桑菊饮，高热不退(39℃)，午后尤甚。

诊查：面色晦暗，精神委靡，虚汗乏力，胸痛气短，舌红苔黄，脉细数。

辨证：素体阴亏，感受温邪，留连日久，耗津动液，颇有入营之虞。

治法：治以清气透营、滋阴退热。

处方：银柴胡15g　胡黄连10g　麦冬25g　白薇15g　生鳖甲25g　地骨皮25g　丹皮10g　知母15g　生贝母15g　生桑皮25g

3剂，水煎服。

二诊：5月22日。热减(37℃)，症状亦轻。复投药3剂，诸症消失，脉静身凉。

【按语】桑菊饮乃辛凉轻剂，主治风温初起、邪袭肺卫之证，但若热邪内传、营阴受伤，则鞭长莫及。如本案即属温邪不解、留连日久、入于阴分之证，非桑菊饮所能奏效。吴鞠通曾立有青蒿鳖甲汤，并指出："邪气深伏血分，混处血络之中，不能纯用养阴，又非壮火，更不得任用苦燥"。要言不繁，阐明治则，案中所用清骨散，即仿其意。

【编者评注】清骨散出自《证治准绳》，本是治疗阴虚发热的良方。本例风温犯肺，留连日久，耗津伤液，颇有入营之虞。孙老先生抓住此病机，取清气透营为法，投清骨散主治，药仅3剂而获效，可见其功力非浅也。

临床上，常中有变，变中守常，知常达变，因证而异。这充分体现了中医群体在辨证论治过程中思维的灵活性；也充分反映了孙老先生在治疗本案过程中的机智。堪为后学师法之。

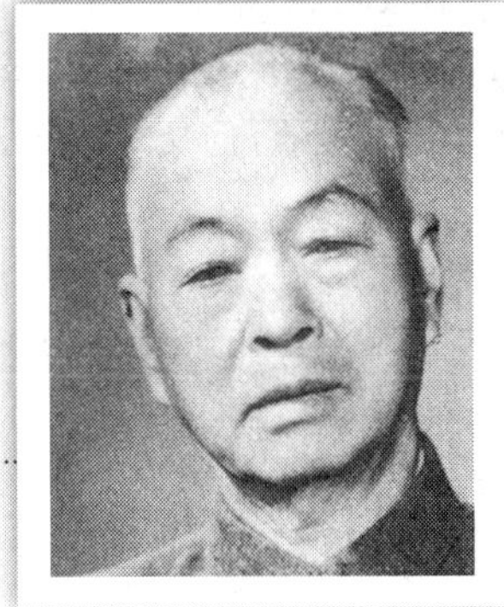

吴佩衡医案

【生平传略】

吴佩衡，名钟权（1886—1971），四川省会理县人。18岁时，受业于当地名医彭恩溥门下。卒业后行医，为创业访贤，于1921年从四川省游历过滇。1930年代表云南中医界应邀赴沪，出席全国神州中医总会，抗议汪精卫取缔中医之反动条例，为中医事业的生存和发展做出了积极贡献。1939年被选为昆明市中医师公会理事长，1942年又被选为云南省中医师公会理事长。1945年创办《国医周刊》。1948—1950年期间创立云南省第一所中医学校——云南省私立中医药专科学校，任校长。新中国成立后，历任云南省中医进修学校副校长，云南省中医学校校长，云南中医学院院长，中华医学会云南分会副会长，《云南医药杂志》编辑委员会副主任，云南省政协常委等职。1956年被选为全国政协委员，1959年选为全国文教卫生群英大会代表，同年加入中国共产党。

吴氏毕生致力于研究仲景学说，不囿于滇地物燥，麻桂只宜冬季使用之说，根据伤寒六经辨证采用大剂四逆、白通等方，拯救了不少垂危患者。对阳虚阴寒证的治疗，积累了丰富的经验，形成独特的学术流派，对云南中医学术的发展影响很大。对附子的临证应用，尤有独到之处，对瘟疫与温病的治疗也有不少宝贵的经验。

主要著作有《伤寒与温疫之分辨》、《中医病理学》、《伤寒论条解》、《伤寒论新注》和《吴佩衡医案》等。

一、桂枝汤治愈小儿急惊风一例

柯某之长子，一岁半。

主诉及病史：1922年阴历九月初六日晨，寐醒抱出，冒风而惊，发热，自汗，沉迷，角弓反张，手足抽搐。

诊查：目上视，指纹赤而浮。唇赤舌淡白，脉来浮缓。

辨证：由于风寒阻遏太阳气运行之机，加以小儿营卫未充、脏腑柔嫩、不耐风寒，以致猝然抽搐而成急惊风证。

治法：此为太阳肌表之证，以仲景桂枝汤主之，使中于太阳肌腠之邪，得微汗而解。

处方：桂枝尖 10g　杭芍药 10g　甘草 6g　生姜 10g　小枣 7 枚

加入粳米一小撮同煎，嘱服后温覆而卧，使得微汗。

1 剂药后，即热寐，汗出热退；次日霍然。

【按语】此证利在急治，倘迁延日久，别生变故，难以逆料。案内桂枝全方，力量甚足，故效如桴鼓。

二、逐寒荡惊汤治愈小儿慢惊风一例

张某之次子，生甫一岁。

初诊：1914 年 3 月。

主诉及病史：患小儿惊风证，病颇危笃，3 日来抽搐不已。

诊查：余诊视之，指纹青黑透达三关，脉沉细而弱，舌苔白滑。面唇青暗，闭目沉迷不省，时而手足拘挛抽掣，乳食不进，夜间发热，大便泄泻绿色稀粪。询及病由，患儿始因受寒感冒起病，初有发热咳嗽，大便溏泄。某医以清热解表药 2 剂，服后白昼身热见退，夜晚又复发热，咳泻未止。继又拟消食清热药 2 剂，服后病不减，忽而风动抽搐。该医以为肝经风热，又以平肝驱风镇惊药 2 剂，病情反日趋沉重而成是状。时病已 10 余日。

辨证：余思寻之，良由小儿气血未充，脏腑娇嫩，不耐克伐。风寒初起，只须轻宣透表，其病当愈。尔乃误以清热之剂，又复以消食、平肝、驱风等法，元阳受损，正不胜邪，遂致寒痰内壅而成三阴虚寒之慢惊风证。

治法：病势已危重，若辞不治，实非我医者应尽之责，力主逐寒荡惊汤挽救之。

处方：上肉桂 6g(研末，泡水兑入)　公丁香 3g　炮姜 10g　白胡椒 3g(捣)　灶心土 130g(烧红淬水，澄清后以水煎药)

上方药喂服 2 次，稍顷，呕吐涎痰一小盏，风状略减，抽搐较轻，两眼已睁，目珠已能转动寻视。再喂药 1 次，又吐涎痰盏许，风状已定，抽搐不再发作，咳嗽亦平，夜晚已不再发热。患儿之父母见病已恢复，甚为欣慰，但见其子体质羸弱，认为宜培补脾胃，自拟理中地黄汤 1 剂喂服。殊料服后移时风动抽搐又起。余往视之，询问缘由，方知患儿大病虽有转机，然寒痰阴邪尚未逐尽，滋补过早，固必增邪，且有碍于阴邪外祛，寒痰内阻，遂致慢惊风复作。仍以逐寒荡惊汤并加附片 15g，喂服后又吐涎痰盏许，畅泻酱黑色稀便 2 次，抽搐平息，且能吮乳，并闻啼声。照原方去胡椒、公丁香，加砂仁 6g，甘草 6g，附片增至 30g，煎汤频频喂服。药尽 2 剂，诸症痊愈。

【按语】此证由于风寒感冒误治而成。由于详细询问病史，始知病经清热、消食、平肝、驱风等以致元阳受损、寒痰壅滞、三阴虚寒而成慢惊风证，故以逐寒荡惊汤治之，效果显著。后因补之过早而增邪，慢惊风证复作，再以逐寒荡惊汤加附片等治之而愈。可见临证问诊，详求病之始末，对于辨证论治甚为重要。

三、辨证治愈瘟疫病误治阳极似阴证两例

例一 马某，男，30岁。

初诊：1920年3月。

主诉及病史：患瘟疫病已七八日。

诊查：延余诊视，见其张目仰卧，烦躁谵语，头汗如洗，问其所苦不能答。脉象沉伏欲绝，四肢厥逆，遍身肤冷。唇焦齿枯；舌干苔黑，起刺如铁钉；口臭气粗。以手试之，则口气蒸手。小便短赤点滴，大便燥结已数日未通。

辨证：查其前服之方，系以羌活、紫苏、荆芥、薄荷、山楂、神曲、枳实、厚朴、栀子、黄连、升麻、麻黄及葛根等药连进4剂，辛散发表过甚，真阴被劫，疫邪内壅与阳明燥气相合，复感少阴君火，热化太过，逼其真阴外越，遂成此热深厥深阳极似阴之证，苟不急为扑灭，待至真阴灼尽，必殆无救。拟下方治之。

处方：大黄26g（泡水兑入） 生石膏30g 枳实15g 厚朴15g 芒硝10g 知母12g 生地60g 黄连10g

服药1剂，病情如故。服药2剂后大便始通，脉息沉而虚数，但仍神识蒙眬，问不能答。照方再服药2剂，连下恶臭酱黑粪便，臭不可当，其后口津略生。又照原方再服药2剂，大便始渐转黄而溏，舌钉渐软，惟舌中部黑苔钉刺尚硬，唇齿稍润，略识人事，索饮而渴，进食稀粥少许。照前方去枳实、厚朴，加天冬、麦冬各15g、沙参20g、生地12g、甘草6g，将大黄分量减半。连进药4剂后，人事清醒，津液同生，苔皮渐退而唇舌已润，唯仍喜冷饮。继以生脉散加味善后。

处方：人参15g 寸冬15g 当归10g 生地15g 杭芍15g 五味子3g 生石膏10g 黄连5g 甘草6g

连服3剂而愈。

【按语】患者不省人事，不能询及渴饮与否，但抓住壮热面赤、口气蒸手、唇舌焦燥、鼻如烟熏等实热主症，即当愈下，切勿迟疑，以免贻误病机，证变难挽。

例二 张某之妻，年四旬余。

主诉及病史：体质素弱，患痰饮哮喘咳嗽多年，屡服滋阴清肺之药罔效。余拟以小青龙汤加附子及四逆二陈加麻辛汤等治之，服十多剂后病愈而复健康。数年后，于1920年3月感染时疫。初起发热而渴，头体痛。某医以九味羌活汤加麻黄、桂枝1剂，服后则汗出而昏厥，乃延余诊视。

诊查：脉沉伏欲绝，肢厥肤冷，唇焦齿枯，口不能张，问其所苦而不能答。

辨证：此系瘟疫误表过汗伤阴，疫邪传入阳明之腑，复感少阴君火，热化太过，邪热灼阴，其阴欲绝。

治法：急予养阴生津之剂，方用生脉散煎汁，频频喂服。

处方：米洋参10g 麦门冬26g 北五味子6g 生甘草6g

二诊：药汤下咽后数刻，脉来沉数，肢厥渐回，口气仍蒸手。邪热未溃，仍照前方加生石膏50g，生地40g，知母、贝母各30g。

三诊：是晚再诊视，脉来洪数，人事稍清，视其苔黄黑而生芒刺，壮热渴喜冷饮，小便短赤，大便燥结不通。《内经》云："热深者，厥亦深也。"今得前二方以济之，促其真阴内回、阳热始通，故反呈现壮热烦渴饮冷等症，邪热内炽不退，燥结阳明，真阴仍有涸竭之虞。当即主以凉下救

真阴，拟白虎承气汤加味1剂。

处方：生石膏26g　知母16g　沙参16g　生大黄10g(泡水兑入)　枳实13g　厚朴13g　芒硝6g　生甘草6g　黄连5g　生地16g

四诊：服上方药1剂后，大便始通，苔刺渐软，身热稍退；又服第2剂，热退六七，口津稍回，仍渴喜冷饮；续服第3剂，乃下黑燥粪，恶臭已极，热退七八，已不见渴，稍进稀粥。又照此方去枳、朴，加天冬、麦冬各40g。

五诊：上方药连进2剂后，脉静身凉，津液满口，惟尚喜冷饮。仍照原方去芒硝，并将石膏、大黄减半，加入当归16g、杭芍13g。

六诊：上方药连进4剂而愈。继以四物汤加党参、口芪，调理10余日而康复。

【按语】此阳极似阴危笃之证，连进凉下药9剂，始将疫毒邪火扑灭净尽，转危为安。本证燥热合邪，消灼真阴，津液涸竭，危在旦夕。如不用釜底抽薪之法，连用大凉大下之剂，万难奏效。诚言有是病、用是药。如方药对证，石膏、大黄亦妙药也。

四、桂葛汤治愈小儿时疫痢一例

孙某，女，1岁。

初诊：1961年8月29日。

主诉及病史：因发热1日，腹泻10余次，粪便带红白粘液，以"菌痢"收住儿科病房治疗。入院时体温39℃(肛表)。大便培养检出志贺氏痢疾杆菌。经用氯霉素、多粘菌素，并内服清热解毒止痢中药治疗，但腹泻不止，体温仍在39.5℃左右。于8月29日邀余会诊。

诊查：面赤身热，体温40.5℃(肛表)，衰弱无神，唇口干燥，眼膛凹陷。时闻啼声，气息低弱，不思乳食，自汗出，稍动则易惊怖。询及今日大便已泻10余次，每次便量不多，红白粘液混杂，小便短少。指纹色赤而浮，舌苔粉白。

辨证：此系内伤饮食，复感表邪，表证不解，邪气又陷入阳明，遂成太阳阳明合病下痢之证。如过早施用清热止痢及苦寒泻下之剂，易伤里气；若表邪深陷，则痢无止期。

治法：此证已属二阳合病，当以解表兼以升提之法治之。建议暂停其他中西药物，拟桂枝葛根汤1剂。

处方：桂枝10g　葛根10g　杭芍6g　生姜2小片　小枣3枚　甘草3g

二诊：9月1日。当晚喂药2次，至夜有微汗出，身热稍退，体温39℃(肛表)。次晨又煎服第3次，日内照方服完2剂。每次喂药后片刻，均有热汗徐徐外出。于30日晚体温已降至37.8℃(肛表)，终日未见泻利。至9月1日，体温37.2℃(肛表)；大便解2次，已为粪质，色黄而溏薄，未见脓血状物。据其母所诉，患儿热退之后已不再发惊，能安静熟睡，稍进乳食。此时虽然发热已退，腹泻已止，但见面色转淡，嗜卧无神，指纹色淡、隐隐可见，口唇回润，干渴之状已不见，舌苔薄白转润。此系病邪已退，中焦脾胃虚弱，须当调补中气，健运脾胃以善其后，拟归芍理中汤加味治之。

处方：潞党参10g　炮姜6g　肉桂5g　当归6g　杭芍5g　白术6g　砂仁3g　公丁香7粒　甘草3g

三诊：9月4日。上方药连服3剂，患儿于服药后第二三两日，均未解大便，今日则大便2次，色黄微溏；体温已平，精神转佳，乳食如常。大便培养病菌2次，均未检出痢疾杆菌。调理数日，痊愈出院。

【按语】本例为小儿时疫痢，辨证属于太阳阳明合病，治疗当以解表兼以升提之法，如过早使用清热止痢、苦寒泻下，不仅表证不解，且苦寒伤阳伤气，痢不能愈。

五、扶阳温化法治愈伤寒病少阴寒化证一例

曾某，男，17岁。

初诊：1943年10月25日。

主诉及病史：始因饮食后受寒起病，发热，恶寒，头体痛，延某中医诊视，以清凉解表药2剂无效，遂住院治疗，施以针药，发热虽退，然病势则日益沉重，延请数医会诊，一致诊断为"肠伤寒"且有肠出血或肠穿孔之虑，决定施用输血方法挽救。输血后病势未减，愈见危笃，竟宣告无救，遂于1943年10月25日延余诊视。

诊查：询知患者病已19日，身已不发热，但腹中膨胀，小腹疼痛，不时呻吟，小便短赤，大便七八日不通，饮食不进，日夜眼不交睫，卧床不能转侧，唯以矿泉水饮之。舌苔白滑而厚腻，不渴饮，脉搏弦紧，重按则无力而空。

辨证：此系伤寒坏病，病邪深入少阴之脏寒证，阳气内虚，阴寒太盛，寒水阴气内结如冰霜，腹内阴霾四布，发热虽退但里寒已极。二便不通，乃系阴寒凝结，真阳大虚，无力运行，非热结之证可比也。一线生阳有将脱之势，病势垂危，颇为费治。

治法：惟有扶阳抑阴温化之法，使在上之寒水邪阴由口中吐出，中下之寒水邪阴由二便排泄，使阳回阴退，方可转危为安。以仲景通脉四逆汤加吴萸、上桂治之。并告知病家，倘若服药后发生呕吐涎痰或大便泻下切勿惊疑，为病除之兆，一线生机，可望挽回。

处方：白附片160g　干姜30g　上肉桂16g(研末，泡水兑入)　茯苓26g　吴萸6g　甘草6g

二诊：10月26日。昨服上方药后，旋即呕吐涎水碗许，系病除之兆。脉搏弦紧已退而转和缓，大便溏泄1次，小便解3次；惟小腹尚痛，时作时缓。缘病程日久，阳神太亏，里寒太重，虽已见效，然病重药轻，力不胜病，犹兵不胜敌；犹幸气不喘，痰不鸣，手足温暖，脉和缓较有神。继以大剂扶阳温化，务使阳回阴退，始可转危为安。

处方：白附片260g　干姜60g　吴萸20g　西砂仁6g　上肉桂16g(研末，泡水兑入)　公丁香6g　茯苓30g

三诊：10月27日。昨日清晨服药后，又呕吐涎水约2碗；下午服药后又吐1次，大便泻利数次；均属"冰霜化行"，病毒邪阴由上下窍道溃退。舌苔仍厚腻，舌质红活，面唇色泽亦转红润，体温如常，脉搏和缓较有神根，腹胀微痛，膨胀已减去十之六七。大关已过，然病久阳神太亏，邪阴尚未除净，仍以大剂扶阳辅正主之。

处方：白附片300g　干姜60g　上肉桂16g(研末，泡水兑入)　甜马槟榔6g(去壳，捣)　吴萸6g　台乌药4g　西砂仁6g　茯苓30g

四诊：10月28日。服药后共排泄大便16次，每次多少不一；今晨又大便2次，均为夹水之稀薄粪便，始而色乌如酱，今晨渐转黄色，此系胃中生阳渐复之兆。体温37℃，脉搏每分钟80次。今日解小便6次，色淡黄而清，但于每次小便时均觉茎中刺痛，良由病毒下泄刺激作痛，非热盛之证可比也。昨夜渴喜热饮，缘腹中阴霾四布、水邪滔天，今得离照当空，阴霾四散，寒水化行，惟以阳神太虚，无力化气生津，滋润缺乏，故喜热饮灌溉滋养百骸，非热甚灼阴之渴饮也。偶尔喜食冷物，乃厥阴之气不相顺接，阴阳不和也。矢气连连，府道已通，浊气下降也。

病状虽已大减，险象已脱，惟肝肾之阴气尚未肃清，元阳正气尚未全复，故左腹留有痞块作痛。最可欣慰者，今晨已略进食物，显见胃气转和，生阳来复，可期痊愈矣。大病初退，贵宜调护谨慎，勿使过食伤胃，过劳伤神，避受风寒为要。仍以扶阳辅正主之。

处方：白附片 300g　干姜 50g　茯苓 30g　苡仁 16g　上肉桂 16g（研末，泡水兑入）　波蔻仁 3g（捣）　西砂仁 6g　甘草 10g　白胡椒 2.6g（捣）

另合服乌梅丸 2 枚。

五诊：10 月 29 日。脉已和缓，每分钟 72 次，体温 37.6℃，大便 6 次。小便已较清长而淡黄，茎中微觉刺痛，腹中痞块已全消，面色渐转红润，鼻准亦现光泽，舌苔已退去十之六七，胃口已开，食量较增，腹痛已愈，此时遍体出白痦。大病已退，元阳渐复，可逐步转入善后调养。病退药减，仍以扶阳辅正主之。并嘱其忌服生冷水果、酸寒食物、嫩鸡蛋、甜酒及一切粘腻之品。慎风寒，节饮食为调护之要。

处方：白附片 160g　干姜 30g　茯苓 16g　大枣 3 枚　上肉桂 10g（研末，泡水兑入）　波蔻仁 5g（捣）　苡仁 16g　甘草 6g　元肉 5g

六诊：10 月 30 日。今晨体温正常，脉搏和缓，舌根仍白腻；大便 2 次，稀溏量少，小便淡黄清长，腹中微觉䐜胀不舒，食量日增；考虑其脾胃尚虚，消化力弱，每餐均与定量粥食。因大病初愈，余寒邪阴尚未肃清，元阳正气亦未全复，仍坚守扶阳辅正之大法，数剂即克，决无生变之虑。

处方：白附片 300g　干姜 50g　甘草 10g　吴萸 6g　上肉桂 16g（研末，泡水兑入）　白胡椒 3g（捣）　波蔻仁 6g（捣）　茯苓 30g

病已痊愈，精神饮食均佳，形神尚弱，拟四逆汤加味 1 剂，继以黄芪建中汤、桂附理中汤及归脾养心汤等善后调理 10 余日，精神渐复，出院回家休养。此后体质恢复如常。

【按语】此例伤寒少阴寒化之证，真阳大虚，阴霾四布，非大剂辛温之品不足以取效，若不大胆用之，势必贻误病机，不能使病者转危为安。

六、扶阳抑阴法治愈小儿伤寒病并肠出血危证一例

张某之子，年 8 岁。

初诊：1945 年 4 月 23 日。

主诉及病史：患伤寒病已 10 余日，原住院治疗，病势日趋严重，遂将病儿接回家中，1945 年 4 月 23 日延余诊视。

诊查：面青唇白而焦；舌质红而润，无苔；脉象弦紧，按之则空虚无力；体表潮热，日轻夜重；神识昏愦，言语昏乱；腹胀如蛊，曾大便下血 2 次，大便短少而赤；形体瘦羸。

辨证：此系伤寒病，寒入阴分，致腹中阴霾四布，元阳大虚，已成危证，恐有生阳将脱之虞。

治法：当以扶阳抑阴治之。然温热之药服后，触动阴寒，必有吐泻之状；由于正气太虚，一线残阳将脱，唯恐吐泻之时又易痰鸣气喘虚脱，考虑再三，只有背城一战，方有挽回之机，犹豫迟疑，错过病机，则追之莫及矣。急以通脉四逆汤加上肉桂主之。

处方：黑附片 100g　干姜 26g　生草 10g　上肉桂 10g（研末，泡水兑入）　葱白 2 茎

是晚 7 时，张君复来寓告知，服药 2 次，旋即呕吐涎水，继则泄泻黑粪，腹胀已消去其半，幸未气喘痰鸣，唯精神太弱。已有转机，宜原方药再进 1 剂。

二诊：4 月 24 日晨。昨日服药后吐泻，腹胀若失，弦紧脉象已平，潮热亦退。缘伤寒大病

日久，元阳太耗，臌胀虽消而邪阴未净，阳神未充，散乱无主，尚见沉迷无神，时有烦乱昏语。然病情已有转机，毋须置疑。仍以扶阳抑阴主之。

处方：附片 130g　干姜 26g　上肉桂 13g(研末，泡水兑入)　西砂仁 4g　茯神 16g　炙远志 3g　生草 4g

三诊：4 月 25 日。昨服药后已不再吐，大便溏泄 3 次，色已转黄，此系胃阳来复之兆。烦乱已平，神识亦清明，体温、脉搏已转正常，能稍进食物。病势逐渐减退，大有转危为安之象，可期痊愈矣。唯阳神尚虚，邪阴未净，仍以扶阳扶正主之。

处方：附片 130g　干姜 26g　上肉桂 10g(研末，泡水兑入)　西砂仁 6g　法夏 6g　炙远志 6g　炙冬花 6g　茯神 15g　甘草 6g

四诊：4 月 26 日。唇舌红润，脉较有神，精神较佳，饮食大增。继用黄芪四逆汤加味调理善后。

处方：附片 130g　干姜 26g　上肉桂 10g(研末，泡水兑入)　北黄芪 15g　炙远志 6g　生草 6g

【按语】此病属危证，元阳大虚，必须有胆有识，急以大剂四逆扶阳抑阴，方能转危为安。方中附片用至 130g，可谓剂量之大，令人胆寒。但古人云“有是证，用是药”，药证合拍，亦无殒也。斯言信然。

七、回阳饮治愈厥阴证一例

海某，女，19 岁。

初诊：1959 年 1 月 3 日。

主诉及病史：患者行剖腹产失血过多，经输血抢救后，突然高热 40℃以上。经用青霉素、链霉素等治疗，数日后体温降低，但神识昏愦，呼吸困难，白细胞高达 2 万以上。因病情危重，不敢搬动，故未做 X 线检查。当时西医未做明确诊断，继续以大量广谱抗生素治疗，并配合输液及吸入氧气，均未效。延某医则投以麻杏石甘汤 1 剂，病情更趋险峻，乃延余诊视。

诊查：患者神志不清，面唇青紫灰暗，舌质青乌，鼻翼扑扑煽动；呼吸忽起忽落，似潮水往复；十指连甲青乌；脉弦硬而紧，按之无力而空。

辨证：盖此病已入厥阴，肝肾之阴气内盛，非传经病，系真脏病，心肾之阳衰弱已极，下焦之真阳不升，上焦之阴邪不降，一线残阳将绝，已现衰脱之象，危殆费治。

治法：唯有扶阳抑阴，强心固肾，尽力抢救垂危。主以大剂回阳饮(即四逆汤加肉桂)。

处方：附片 150g　干姜 50g　上肉桂 10g(研末，泡水兑入)　甘草 20g

因附片需要先煨三四小时，方能煨透无毒，故让患者先服上肉桂泡水，以强心急救之。并预告病家，服此方药后可能有呕吐反应，如呕吐之后喉间痰声不响，气不喘促，舌色转红，尚有一线生机。若不如此，则为难治。

二诊：昨日服上方药后果如余言，呕吐涎痰后已见转机，神识较前清醒，嗜卧无神，已能缓慢回答询问，可以吃流汁，舌尖已见淡红色，舌苔白滑厚腻，口唇青紫较退，两颊紫红，鼻翼不再煽动，呼吸仍困难，但已不再起伏如潮，开始咳嗽，咯大量脓痰。脉仍弦滑而紧，按之而空。衰脱危候大为减轻，仍以扶阳温化主之。

处方：附片 150g　干姜 50g　上肉桂 10g(研末，泡水兑入)　半夏 10g　茯苓 20g　甘草 8g

三诊：神志清醒，语音清楚，面颊微转润红，指甲唇舌青紫已退十之八九，鼻头、目眶微青，午后潮热，喘咳气短，咯大量脓痰，惟喉间时有痰阻，脉弦滑。病情已转危为安，再以上方加减主之。

处方：附片 200g　干姜 100g　茯苓 30g　橘红 10g　上肉桂 10g(研末，泡水兑入)　公丁香 5g　法夏 10g　甘草 8g　细辛 5g

四诊：面颊微红润，口唇、舌质青紫已退，呼吸渐趋平稳，午后潮热已退，咳嗽、咯脓痰稍减少，胃气已开，能进食，人事言语已近常态，脉转和缓。大便溏泄，系病除之兆。夜卧多梦，系阳不胜阴，邪阴扰乱，神驰不宁所致。大病初退，坎阳尚虚，寒温邪阴未净，再以扶阳温化主之。连服药三四剂可望康复！

此时患者情况好转，可以搬动，经 X 线检查发现双肺有多个大小不等的圆形空洞，内容物已大半排空。血液细菌培养报告：检出耐药性金黄色葡萄球菌。西医最后诊断为“耐药性金黄色葡萄球菌性急性严重型肺脓疡”。

处方：附片 150g　干姜 50g　广陈皮 8g　炙麻茸 8g　杏仁 8g(捣)

连服上方药 4 剂，一周后诊视，患者喜笑言谈自如，精神、饮食业已恢复，病状若失，至此痊愈。

【按语】病至危笃之时，处方用药非大剂不能奏效。因此，处方用药应当随其病变而有所不同。惟临床辨证，务须察明阴阳、表里、虚实、寒热，然后再针对证候之实据而下药。只要诊断确切，方药对证，药量充足，即能克敌制胜，转危为安。古有“病大药大，病毒药毒”之说，故面临危重证候勿须畏惧药毒而改投以轻剂。否则，杯水车薪，敷衍塞责，贻误病机，则危殆难挽矣。

八、四逆茵陈五苓散为主治愈阴瘅证一例

方某，男，28 岁，未婚。

主诉及病史：患者肝脾肿大，全身发黄已 8 年，曾先后住昆明军区某医院及省、市级医院治疗，效果不显著。继而出现腹水肿胀，腹围达 98cm，黄疸指数高达 100 单位。经军区某医院剖腹探查，取肝脏活体组织做病理检验，证实为“胆汁性肝硬化”。遂于 1959 年 7 月由市级某医院转来中医学院门诊部就诊。

诊查：病体羸瘦，面色黄暗晦滞无光，巩膜深度黄染，周身皮肤亦呈深暗黄色，干枯瘙痒而留有抓痕。精神倦怠，声低息短，少气懒言，不思食，不渴饮。小便短少，色深黄如浓茶；腹大臌胀，四肢瘦削，颜面及足跗以下浮肿；两胁疼痛，尤以肝区为甚。扪之，肝肿大于右肋沿下约二横指，脾肿大于左肋沿下约三横指。脉沉取弦劲而紧，舌苔白滑厚腻而带黄色，少津。

辨证：因阳虚水寒，肝气郁结不得温升，脾虚失其运化，湿浊阻遏中焦，胆液失其顺降，溢于肌肤，故全身发黄。阳虚则湿从寒化，水湿之邪泛滥于内，脾阳失其运化，日久则成为腹水肿胀之证。肤色黄暗不鲜，似阴黄之象。此病即所谓“阴瘅证”。

治法：法当扶阳抑阴，疏肝利胆，健脾除湿。以四逆茵陈五苓散加减治之。

处方：附片 100g　干姜 50g　肉桂 15g(研末，泡水兑入)　吴萸 15g(炒)　败酱 15g　茵陈 30g　猪苓 15g　茯苓 50g　北细辛 8g　苍术 20g　甘草 8g

二诊：服上方药十余剂后，黄疸已退去十之八九，肝脾肿大已减小，小便色转清长，外肿内胀渐消，黄疸指数降至 20 单位；面部黄色减退，已渐现润红色；食欲增加，大便正常，精神转佳。

然患病已久，肝肾极为虚寒，脾气尚弱，寒湿邪阴尚未肃清，宜再以扶阳温化主之。

处方：附片150g　干姜80g　茵陈80g　茯苓30g　苡仁20g　肉桂15g(研末，泡水兑入)　吴萸10g　白术20g　桂枝尖30g　甘草10g

三诊：服上方药6剂后，肝脾已不肿大，胁痛若失，小便清利如常，面脚浮肿及腹大膨胀已全消退，饮食、精神倍增，皮肤及巩膜黄染已消退。经市某医院复查，黄疸指数已降至3单位。脉象和缓，舌苔白润，厚腻苔已全退。此水湿之邪已除，元阳尚虚，再拟扶阳温化之剂调理之，促其正气早复，以图巩固效果。

处方：附片150g　干姜80g　砂仁15g　郁金10g　肉桂15g(研末，泡水兑入)　苡仁30g　佛手20g　甘草10g

服上方药七八剂后，患者已基本恢复健康。1年后询访，肝脾肿痛及黄疸诸症均未再发作。

【按语】此证实由阳虚水寒、寒湿内滞、肝气郁结不疏所致。阳虚则水邪泛溢，肝郁则易克伐脾土，脾虚不能健运，湿从寒化而至肝脾肿大、腹水、黄疸诸证丛生。余所用各方，旨在温暖肾寒，疏肝解郁，健运脾湿，化气行水。寒湿内滞之证，施以温化之剂，犹如春和日暖，冰雪消融，故能治之而愈。

九、温阳解表化饮法治愈童子痨一例

张某，男，8岁。

初诊：1922年6月。

主诉及病史：禀赋不足，形体羸弱，平素多病，时有腹痛，多痰慢咳而少食。此先天不足，脾虚不运，阴寒夹水湿内渍。1922年6月某日，受寒而起病。

诊查：脉来浮滑，兼有紧象，指纹色淡而青；舌苔白滑，质含青色。涕清，咳嗽而加痰涌。发热、恶寒，头昏痛，喜热饮。

辨证：缘由风寒表邪引动内停之寒湿水饮，肺气不利，清肃不降，脾不健运，水湿不化，阻遏太阳经气出入之机。

治法：拟小青龙汤加附子以助阳解表、化饮除痰。

处方：附片30g　桂枝尖10g　麻茸3g　北细辛3g　杭芍6g　五味子2g　小枣7枚　生姜10g

二诊：服药后得微汗，身热始退，表邪已解，但咳嗽痰多而清稀。此乃寒痰未净，脾肺之气尚虚，守原方去杭芍、麻茸，加茯苓10g，白术12g。

三诊：连进药2剂，饮食已如常。惟仍涕清痰多，面浮，午后尚有潮热，自汗，腹中时而隐隐作痛。此表邪虽解，寒痰内饮尚重，今得辛温之剂以运行，内饮欲溃，务期祛尽停饮寒痰，沉痼始除。殊不料张君对余信任不专，另延中医数人诊视，有云“误服附子，中毒难解”。有云“系湿热阻遏中焦”，处方均以清热利湿。数剂后，不但原病不减，反见沉重，涕清如水，午后潮热更甚，汗出淋漓，咳痰气息短弱而兼喘促，食物不进，形体枯瘦，四肢厥冷，已奄奄一息。又改延某西医诊治，断言“误服姜附，已将肺液烧干”，竟主服“保肺药水”，并云有起死回生之效。服药后顷刻遂现风状，双目上视，唇缩而青，肢厥抽掣，汗出欲绝，命在旦夕。张君惊惶不已，又急促余诊视之，并具述误治经过。余不忍坐视待毙，尽力挽回颓绝，主以大剂加味四逆汤治之。

处方：附片100g　干姜40g　砂仁10g　上肉桂10g(研末，泡水兑入)　甘草10g

四诊：上方药连服2次，风状减，已不抽掣。

五诊：次日复诊，诸症亦有减轻。

六诊：再服药2剂，突见周身浮肿，咳嗽多痰，但潮热已退，厥逆回温，能稍进饮食。乃告之此系阴寒水湿之邪被阳药温运化散，元气回复之征。现仍阳弱气虚，须待温扶。照原方加口黄芪、白术、茯苓。连进数十剂始奏全功。

此证即所谓"童子痨"也，前后施治，共服附片约十余市斤，并无中毒反应，亦未见将阴液烧干，且患儿病愈之后，身体健康，体质丰盛胜于病前，多年无恙。

【按语】痨多从阴虚论治，但并不尽然。临床宜因证论治，因治选方，切不可墨守成规。本例用加味四逆治愈童子痨，足以证明此点。

十、温阳通络法治愈乳痈两例

例一 尹某，女，25岁。

初诊：1969年春季。

主诉及病史：产后6日，因右侧乳房患"急性乳腺炎"赴某医院就诊，经用青霉素等针药治疗，病情不减；又改延中医外科诊治，认为系热毒所致，当即投以清热解毒之剂，外敷清热消肿软膏。连用5剂，诊治10余日，寒热不退，右侧乳房红肿疼痛反而日渐增剧，遂延余诊视。

诊查：症见发热恶寒，清晨体温37.4℃，午后则升高至39℃左右。头疼，全身酸痛，右侧乳房红肿灼热而硬，乳汁不通，痛彻腋下，呻吟不止。日不思饮食，夜不能入眠，精神疲惫，欲寐无神。脉沉细而紧，舌质淡而含青，苔白厚腻。

辨证：此系产后气血俱虚，感受风寒外邪，致使经脉受阻，气血凝滞。后又误服清热苦寒之剂，伤正而益邪，遂致乳痈加剧。

治法：法当扶正驱邪，温经散寒，活络通乳。方用麻黄附子细辛汤加味。

处方：附片30g 麻黄9g 细辛5g 桂枝15g 川芎9g 通草6g 王不留行9g 炙香附9g 生姜15g 甘草6g

二诊：昨日连服上方药2次，温覆而卧，数刻后则遍身漐漐汗出，入夜能安静熟寐，今晨已热退身凉，顿觉全身舒缓，头身疼痛已愈，右侧乳房红肿热痛减去其半，能稍进稀粥与牛奶，痛苦呻吟之状已减。脉已不紧，沉细和缓。舌质青色已退而转淡红，苔薄白，根部尚腻。药虽见效，然余邪未尽，气血未充，继以扶阳温化之法治之，方用茯苓桂枝汤加味。

处方：茯苓15g 桂枝15g 川芎9g 通草6g 细辛3g 炙香附9g 苡仁15g 附片45g 生姜15g

三诊：上方药连服2剂，右侧乳房红肿硬结全部消散，乳汁已通，眠食转佳。唯气血尚虚，以黄芪建中汤调理善后。连服药4剂，诸症获愈。半月后，乳汁渐多，又能照常哺乳。

例二 谢某，女，24岁。

主诉及病史：产后六七日，因夜间起坐哺乳而受寒，次日即感不适，恶寒发热，头身疼痛，左乳房局部硬结，肿胀疼痛。经省某医院诊治，服银翘散、荆防败毒散等方加减数剂，发热已退，仍有恶寒，左乳房硬结红肿不散，反见增大，疼痛加剧。1周后，创口溃破，流出少许黄色脓液及清淡血水，经西医外科引流消炎治疗，半月后破口逐渐闭合。但乳房肿块未消散，仍红肿疼痛，乳汁不通，眠食不佳。每日午后低热，懔懔恶寒，历时1个月未愈，1963年某日延余诊视。

诊查：病如前述，但见患者面色㿠白，精神疲惫。脉沉细而弱，舌质含青色，苔白厚腻。

辨证:此乃寒邪失于宣散,郁闭阻滞经脉血络,迁延未愈,血气耗伤,正气内虚,无力抗邪外出。局部虽成破口而脓根未除尽,创口虽敛而痈患未能全部消除,此即所谓养痈而遗患也。

治法:法当温通里阳,排脓消肿,散结通乳。方用白通汤加味。

处方:附片 150g 干姜 15g 川芎 10g 当归 15g 桔梗 10g 皂刺 9g 赤芍 10g 通草 6g 细辛 5g 白术 12g 葱白 3 茎

二诊:服上方药 2 剂后,恶寒、低热已解,体温正常,左乳房红肿硬结渐消。惟乳头右下方复觉灼热、刺痛,局部发红,稍见突起。此系得阳药温运,气血渐复,血脉疏通,正气抗邪,已有托脓外除之势。脉沉细而较前和缓有力,舌质青色已退,舌心尚有腻苔。继以上方加香附 9g。

三诊:连服药 2 剂,腐败之血肉已化脓成熟,局部皮肤透亮发红。

四诊:又服药 3 剂后,脓包自行溃破,流出黄色脓液半盅多,疼痛顿减,红肿消退。再以温经扶阳、调补气血之四逆当归补血汤加白术、杭芍、桂枝、川芎等连进 4 剂,脓尽肿消,创口愈合,病告痊瘳。

【按语】 以上两例乳痈,均以温通里阳、活络通乳而治愈,与一般清热解毒消肿之法迥异,可见乳痈之病并非全为热证,临床不宜固守成方。

十一、用肉桂急救寒闭(误服蚕沙酒引发危证)一例

姚某,女,18 岁。

初诊:1924 年 2 月。

主诉及病史:因上年患白喉证服寒凉药过多,以致信期不调,三五月一至,时时"发痧"。此系阳虚血寒已极无疑。该女因天癸数月不至,用蚕沙二两泡酒服之,冀使通达,殊不料服两小盏后,经未通而骤发危象。延某医诊视,断言无救,未拟方而去。随即延余诊视之。

诊查:症见六脉俱绝,唇爪俱黑,面目全身皆发青;牙关紧闭,用物拨开,见口舌亦青黑;四肢厥逆,不省人事,气喘欲脱。

辨证:缘由体素虚寒,且服过量蚕沙酒,亦系寒凉之物,致成纯阴无阳之候,病情险恶。

治法:余始疑无救,然口中气息尚存,不忍坐视而归。若用他药,恐为时不及,急以上肉桂泡水灌之,偶咽下一二口,其气稍平。又速频频灌喂,喘息渐定,稍识人事,目珠偶动,呼之乃应。继而复诊,脉仍不见应指。余思寻之,暴病无脉系闭,久病无脉乃绝。此乃暴病所致,肉桂强心温暖血分之寒,服之气机稍回,必有生机。约 2 小时方过,病者始能言语,言其周身麻木,腹中扭痛,忽而大泻酱黑稀便。再诊,脉隐隐欲现,色象稍转,气微喘,扶之以卧;试其舌,青黑冰指,乃以大剂回阳饮治之。

处方:黄附片 60g 干姜 20g 上肉桂 20g(研末,泡水兑入) 甘草 10g

二诊:次日诊视,六脉俱回,轻取弦紧,重按无力而空。唇舌青黑悉退,唯面部仍稍带青绿色。觉头晕、体痛,腹中冷痛,喜滚饮。此阳气尚虚,里寒未净,宜击鼓直追,才能定夺。

处方:天雄片 60g 干姜 12g 黑姜 12g 甘草 6g 上肉桂心 10g(研末,泡水兑入) 桂枝尖 12g 炒吴萸 6g 半夏 12g 茯苓 15g

连服药数剂,厥闭遂瘳。

【按语】 此证由于素体阳虚,复又误服蚕沙酒而致阳微阴盛,急以大剂回阳治之,阳回阴去,转危为安。

十二、白通汤加肉桂治愈伤寒病少阴阴极似阳证一例

杨某,男,31岁。

初诊:1923年3月。

主诉及病史:始因微感风寒,身热头痛,连进某医方药10余剂,每剂皆以苦寒凉下并重加犀角、羚羊角、黄连等,愈进愈剧,犹不自反,殆至危在旦夕,病已20日,始延余诊视。

诊查:斯时病者目赤,唇肿而焦,赤足露身,烦躁不眠,神昏谵语,身热似火,渴而喜饮滚烫水,小便短赤,大便已数日不解,食物不进,脉浮虚欲散。

辨证:此乃风寒误治之变证。缘由误服苦寒凉下之药太过,已将真阳逼越于外而成阴极似阳之症,外虽现一派热象,是为假热,而内则寒冷已极,是为真寒。如确系阳证,内热熏蒸,应见大渴饮冷,岂有尚喜滚饮乎?况脉来虚浮欲散,是为元阳将脱之兆。

治法:苦寒凉下之品,不可再服,惟有大剂回阳收纳,或可挽回生机。病象如此,甚为危笃。急拟白通汤加上肉桂1剂治之。

处方:附片60g　干姜26g　上肉桂10g(研末,泡水兑入)　葱白4茎

拟方之后,病家云及是晚因无人主持,未敢煎服。次晨,又急来延诊,余仍执前方不变,并告以先用上肉桂泡水试服,若能耐受,则照方煎服,舍此别无良法。病家乃以上肉桂水与服之。服后旋即呕吐涎痰碗许,人事稍清,自云内心爽快,遂进上方药。服药1剂后,病情较减,即现出恶寒肢冷之象。午后再诊,身热约退一二,已不作烦躁谵语之状,且得熟寐片刻,乃以四逆汤加上肉桂主之。

处方:附片100g　干姜36g　甘草12g　上肉桂10g(研末,泡水兑入)

服上方药后,身热退去四五,脉稍有神,小便赤而长,略进稀粥。再剂则热退七八,大便始通,色黑而硬;惟咳嗽痰多,痰中带血。病家另延数医诊视,皆云热症,出方总不离苦寒凉下之法。由于前医所误之鉴,又未敢轻试。后因患者吃梨1个,当晚忽发狂打人,身热大作,有如前状,又急邀余诊治,始言吃梨之事。余视之,舌白而滑,仍喜滚饮,此阳神尚虚,阴寒未净,急欲扶阳犹不及,反与滋阴清凉之水果,又增里寒,病遂加重。即告以禁服生冷水果及清凉苦寒之药,仍以大剂回阳祛寒之剂治之。照第二方加倍剂量,并加茯苓30g,半夏16g、北细辛4g,早晚各服1剂。共连服6剂,3日后再诊,身热已不作,咳痰渐愈,饮食增加,小便淡黄而长,大便转黄而溏。又照方去半夏、细辛,加砂仁、白术、口黄芪,每日1剂,连进药10余剂,诸症俱愈。后体健胜于前。

【按语】病有真热证与真寒证之分,又有真热假寒证与真寒假热证之别。然真者易识,而假者难辨。《内经》曰:"治病必求于本。"即凡病当须辨明阴阳之意也。

【编者评注】吴老先生诊病善别阴阳,此例一派阳热证候,前医数以苦寒清热不效,吴老抓住渴喜热饮,脉浮虚欲散,辨其为真寒假热,大胆使用辛热回阳之剂而获良效。

吴老善用附子,且剂量之大,令人惊佩,如本例即用至100g,有的病例甚至用至300g。吴老虽重用附子,但均先煎2至3小时以去其毒,故而有益无害。其首创的肉桂泡水频服,用于急救阳微阴盛之证,每获良效,亦堪效法。

廖浚泉医案

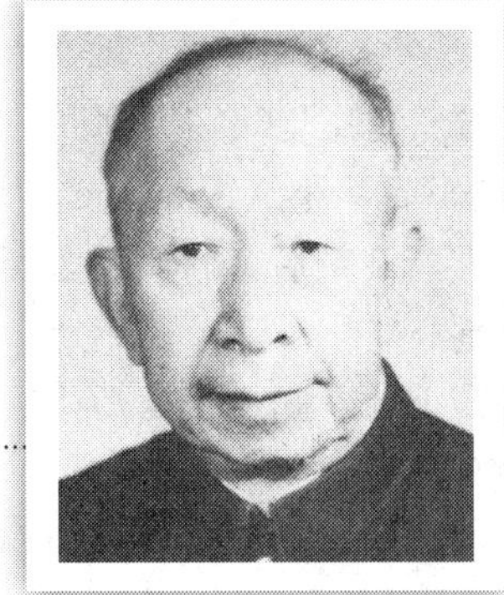

【生平传略】

廖浚泉，1915生，云南省昆明市人。中医主任医师。幼年家贫，7岁读书，15岁辍学。师事昆明儿科名医康诚之。1935年经中医师考试及格后，在师家襄诊，一面临证，一面继续学医。1949年独立开业。1955年到云南省第一人民医院工作至今。1959年12月加入中国共产党。历任中医科主任，主任医师等职。曾任省第一医院咨询委员会委员，云南省卫生厅专家咨询委员会委员，中华全国中医学会云南分会副理事长，云南省中医研究所顾问，云南中医杂志副主编，中华全国中医学会内科学会顾问等职。

临床擅治内科、儿科疑难大症。本《内经》"治病必求于本"的原则，在邪盛正衰时，喜用经方，力求抓住症结，单刀直入。对绵延波折入疾，又多采用时方周到细致，有方有守，用药慎重。

主要著作有《廖浚泉儿科医案》，《中医儿科证治经验》，并撰写论文多篇。

一、分段辨证治愈水肿一例

郭某，男，14岁。

主诉及病史：因发热伴尿少、腰痛、颜面四肢水肿，于1964年8月13日住院。经检查，诊断为急性肾小球肾炎合并尿毒症。入院后用抗感染、利尿、降压等方法治疗18天，病情无改善，故请中医诊治。

诊查：壮热20余日，体温持续在38.5～39℃之间；颜面四肢俱肿，皮色光亮；腰痛；小便短少不畅，色如酱汁；喘息鼻衄，泛恶呕吐，不思饮食；全身皮肤现红色疹点，瘙痒不休，大便秘结已数日。舌苔白腻微黄，脉浮数有力近弦。

辨证：系风水夹热，三焦气道闭塞，决渎无权，湿浊阻滞，蕴于膀胱，郁久化热，病势危笃。

治法：治宜通调水道，清宣肺气，宽中化湿，利尿解毒，先拟麻杏石甘汤加味。

处方：麻黄3g　生石膏12g　法半夏10g　厚朴6g　甜葶苈6g　连翘10g　杏仁6g　苡仁24g　小红饭豆12g　甘草1.5g　生姜3片　大枣3枚

二诊：服上方药2剂后，发热略减，微出汗，鼻衄，皮肤现红色疹点。此乃湿热郁火，木火上炎，邪气外达，阳络受伤。仍宗前法酌加平肝降火之品。

三诊：服上方药2剂后，鼻衄止，皮肤疹点消退，余症依旧。舌淡红苔黄腻，脉滑数。拟疏凿饮加减。

处方：羌活6g　秦艽6g　大腹皮6g　槟榔6g　茯苓皮12g　川椒目3g　木通10g　泽泻10g　商陆10g　小红饭豆10g

四诊：服上方药2剂后，精神转佳，饭食增进，小便1日达1250ml，浮肿稍减。再以清热利湿，疏通水道之剂。

处方：生石膏15g　知母10g　苡仁25g　益元散10g　黄芩6g　茵陈6g　地骨皮12g　桑皮10g　大腹皮10g　侧柏叶10g　连翘10g　厚朴6g　藕节4个　竹茹10g

五诊：随症加减续服药5剂，下肢浮肿减轻，小便增多，尿色转红褐；尚潮热头痛，烦躁神疲，口干鼻衄，食少便秘，腹胀腰痛。舌苔薄白腻，脉弦数。用育阴清化法。

处方：青蒿10g　鳖甲15g　白薇5g　丹皮6g　生地15g　白茅根15g　苡仁24g　知母10g　秦艽10g　桑皮10g　大腹皮10g　竹茹1团

六诊：经用清宣利湿、育阴解毒诸法，水肿消去大半，小便通畅，呕吐腹胀腰痛均止，饮食增加。惟体温波动，头目眩晕，左耳痛，烦躁不安，口干唇赤，咳嗽无痰，血压150/100mmHg。舌质红，脉弦细而数。此余热不尽，营阴耗伤，虚阳上越，相火灼金；拟育阴潜阳，滋水降火佐渗利之剂，以黄连阿胶汤加味。

七诊：服上方药2剂后，继以益气养阴，清热利湿之品化裁，连进10余剂，诸恙大有好转，水肿十去八九，尚心慌气短，神倦消瘦，颜面潮红，肌肤不荣，大便秘。舌淡红，脉细数无力。久热不退，正气受伤，营血亏耗，阴不敛阳；治以滋阴养血，益气和营为治。方以炙甘草汤化裁。

八诊：上方药服2剂后发热即平；再进药2剂，心慌烦躁诸症若失，神气好转，水肿全消。惟手足颤抖不能自主，头晕昏眩，口干唇红。舌淡红，脉细弦。继以滋肾养肝，益气健脾兼除湿之剂作善后调治，方用杞菊地黄汤、异功散加减，常用药物如女贞子、夏枯草、钩藤、黑芝麻、阿胶、龟板、麦冬、莲子等。

九诊：调理20余日，诸症均愈，小便清长，肉眼未见血尿，镜检尿中红细胞极少，白细胞(+)，管型(−)，蛋白(+)，血压正常，未见浮肿复发，于10月17日出院。后门诊追踪观察8个月余，一切良好。

【按语】此例病情复杂，病势较急，其辨证施治可分三个阶段。初期：表邪未解，水湿内蕴化热，水肿壅盛，以祛邪治标为主，采用开鬼门、洁净府兼清里热等法。方中麻黄、杏仁、苏叶等品，除能解表散邪外，且有疏宣开肺之效，此即属癃闭治法，取上窍得通、下窍始能开泄之意，故尿闭得以解除。中期：肿势渐退，但正气耗伤，出现阴虚阳亢、水不制火诸症，经施用育阴潜阳、滋阴降火佐以渗利等标本兼顾之剂，取效甚捷。末期：水肿全部消除，而正气尚未恢复，临床表现为气阴两虚、肝木失调征象，以扶正治本为主，而用益气养阴、培补肝肾之剂调治而愈。由此可见，中医中药对本病的治疗确有效果。

关于商陆的运用：在肿症初期正实邪实胃气不衰的情况下可用，若邪实正虚用商陆，必须配用扶正健脾和胃之品。

（杨嘉福　张海鹤整理）

二、温阳益肾健脾法治愈久泻一例

俞某，男，6个月。

主诉及病史：因腹泻蛋花样便12天，于1972年12月19日入院。经检查，诊断为单纯性消化不良并脱水。经治疗效不显，病情日渐危重，遂请余紧急会诊。

诊查：患儿腹泻已13天，近日腹泻加重，次数不分，体温38℃，无涕泪，弄舌，烦躁不安，口渴饮水，小便不利，面色白，山根筋青，目眶凹陷，睡卧露睛。舌苔白腻，脉细数无力。

辨证：久泻脾阳下陷，又发热口渴、烦躁不安，病邪已入少阴，有阴盛格阳之势，病已沉重。

治法：亟宜白通加猪胆汁汤主之。

处方：川附片15g(开水先煨)　干姜5g　葱白2寸(后下)

水煎3次，汤成；将童便30ml、猪胆汁6ml炖温加入；分成6次服。

二诊：12月21日。服中药后各症减轻，体温降至正常，昨夜大便次数减少，汗多。舌淡红苔薄白，指纹微青，脉细弱。系脾阳大虚，运化失职，治宜温中散寒，健脾止泻。

处方：川附片15g　炮姜3g　白术10g　公丁香1.5g　茯苓12g　甘草1.5g　党参10g　诃子肉3g　上肉桂2.5g　浮小麦12g　大枣2枚

三诊：12月22日。昨日腹泻4次，夜间3次，患儿仍口渴饮水，舌质淡白，指纹微青，脉细弱。病属邪陷三阴，泻久津液大伤。

处方：朝鲜白参6g　川附片15g　炮姜3g　甘草1.5g　苍术10g　苡仁10g　上肉桂1.5g　公丁香1.5g　诃子肉3g　乌梅丸1丸(分6次调服)

四诊：12月23日。今早10时以后未解大便，小便增多，有汗，面白筋青，舌淡白。病势好转，仍守前法损益之。

处方：朝鲜白参6g　白术10g　茯苓10g　甘草1.5g　砂仁3g　莲子10g　川附片15g　炮姜3g　苡仁10g　炒麦芽10g　大枣2枚

五诊：12月26日。服药2剂后，腹泻日仅2次，其色黑绿有不消化物；仍自汗口渴，面黄筋青，舌白。系脾元未复，消化不良，津液受伤。以附子理中汤加黄芪12g、肉桂1.5g、砂仁3g、诃子肉3g、扁豆10g、浮小麦12g、大枣3枚等加减出入为方，缓缓调理，连服5剂。

六诊：1973年1月3日。近日大便每日1次，为半干半稀状，手足发凉，形瘦，性情焦躁。乃病后脾元虚，肝木侮土之象。

处方：苏条参10g　白术10g　茯苓10g　甘草1.5g　银柴胡6g　杭芍6g　陈皮3g　扁豆12g　浮小麦12g　炮姜3g　大枣3枚

带上方药出院调理，并嘱注意饮食，后病告痊愈。

【按语】泄泻的辨证，关键在寒热两个方面。《内经》指出："诸病水液，澄彻清冷，皆属于寒。诸呕吐酸，暴注下迫，皆属于热。"又云："多寒则肠鸣飧泄，食不化。肠中热，则出黄如糜"。基本阐明了中医对此病的认识。张仲景对协热下利、三阴下利及霍乱篇的辨证论治，则更进一步充实和完善。

本病例患儿曾根据大便内发现吞噬细胞及脓液、体温升高等考虑为菌痢，用葛根芩连汤而病势转重。详审脉证，综合分析，患儿久泻次数不分，两目深陷，呕吐烦躁，已是少阴病阴盛格阳证，亟以白通加猪胆汁汤服治。童便、猪胆汁取其反佐作用，防止热药不致被阴寒所格拒，既冀达到回阳救脱目的，又有降逆止呕、除烦生津之功，且能交通心肾之阴，滋补真阴。继以温中健脾、益气生津、收敛止泻而获痊愈，足见儿科审证求因、治病求本的重要。

（廖伯筠整理）

三、温阳救逆法治愈小儿慢脾风重症一例

李某，男，7个月。

初诊：1963年6月13日。

主诉及病史：患儿呕吐泄泻，完谷不化已1周，诸药不效。

诊查：视其面白夹青，目光呆滞，昏昏欲睡，疲惫无力，小便极少，唇淡脉迟，舌淡红，苔淡黄薄腻。

辨证：诊为脾虚中寒，运化失职，有慢脾风象。

治法：病势沉重，因此温阳救逆法。

处方：附片18g　上肉桂3g　干姜5g　公丁香1.5g　白胡椒10粒　灶心土30g(烧红焠水，煎沸兑药)

二诊：药后次日呕吐即止，泄泻仍频，色绿呈稀水样，口干思水，神色呆滞，山根筋青，舌红少津。有阴盛格阳之象，治以白通加猪胆汁汤。

处方：川附片30g　干姜10g　胆汁炒半夏6g　葱白2寸(童便每次兑半小酒杯)

三诊：3日后来诊，泄泻已止(大便2日未行)，食欲精神转佳，微咳易怒，小便清长，口不渴面黄，舌淡红、苔白腻。病后脾虚气弱，治以扶阳温中，健脾补气善后。

处方：附片18g　潞党参10g　白术10g　炮姜6g　炙甘草1.5g　茯苓12g　法半夏6g　陈皮3g　白蔻仁5g　杭芍6g　浮小麦12g　大枣2枚

【按语】患儿吐泻、完谷不化、面色青白、昏睡目光呆滞及疲惫唇淡脉迟等，已属慢脾风证，故用逐寒荡惊汤加附片温阳救逆，固本逐寒。二诊下利不止，口干舌红少津，乃阳亡阴竭危证，亟以大剂白通加猪胆汁汤通阳救逆，终以温阳健脾，使病速痊愈。《福幼编》指出：慢脾风“实因脾胃虚寒，孤阳外越，元气无根，阴寒至极，风之所由动也。治宜先用辛热，再加温补。”张景岳说：“附子温中回阳，为慢惊圣药，如元气未脱，用之无有不效”。以上皆经验之谈，可作借鉴。

（廖伯筠整理）

四、健脾燥湿、活络通痹法治愈小儿痿证一例

陈某，男，1岁2个月。

主诉及病史：右下肢行动不便13天，于1959年3月29日入院。入院时检查：右下肢膝反射消失，痛觉好，肌肉不萎缩，右下肢弛缓性瘫痪。西医诊断：小儿麻痹证(恢复期)。入院后即以针灸治疗为主，选穴如足三里、环跳、风市、阳陵泉、悬钟、足临泣等，隔日1次，并邀余会诊。

辨证：诊为风湿滞络，气血失于温煦。

治法：治予补益气血，活络通痹。

处方：黄芪15g　当归6g　桂枝6g　杭芍6g　怀牛膝6g　防己6g　白术10g　五加皮10g　寄生10g　生姜2片　炙甘草3g　小枣5枚　2剂

二诊：大便溏泄，每日五六次。系寒温失调，脾湿不化，治以温中健脾，燥湿止泻。

处方：肉桂5g　茯苓15g　白术10g　泽泻10g　猪苓10g　苍术10g　厚朴10g　陈皮5g　半夏6g　砂仁3g　甘草3g　2剂

三诊：泄泻已止，右下肢仍痿软不用；缓则治本，以温阳祛寒，活络通痹。

处方：附片15g(先煎1小时)　桂枝6g　杭芍6g　独活6g　川芎6g　陈皮6g　寄生10g　茯苓10g　五加皮10g　怀牛膝10g　生姜2片　大枣2枚　甘草3g　2剂

四诊：饮食不慎，泄泻又作。脾虚湿甚，以胃苓汤加味，服4剂后泄泻已止。右下肢瘫痪较改善，能站立。再方健脾燥湿，活络通痹，缓缓图治。

处方：潞党参12g　白术12g　茯苓12g　苍术12g　陈皮6g　怀牛膝10g　千年健10g　吴萸1.5g　木瓜6g　苡仁12g　生姜2片　大枣2枚　甘草3g

针、药治疗35天，右下肢功能逐渐恢复。

【按语】小儿麻痹证属中医学痿证范畴，本病例脾虚湿甚，泄泻反复发作，故根据脾主肌肉又主四肢之说，以健脾燥湿、活络通痹，配合针灸治疗，使病获痊愈。

五、辨证治愈婴儿黄疸臌胀一例

张某，男，初生69天。

初诊：1984年7月30日。

主诉及病史：因巩膜、皮肤及小便发黄，大便白色，于1984年7月25日住院。入院时检查：肝在肋缘下2cm，剑下2.5cm，双肺底可闻湿性啰音，肝功能3次化验均不正常，连续3次尿检均检出细胞浆内包涵体。西医诊断为巨细胞性包涵体病。经采用抗感染、保肝和对症治疗，效果不佳，特邀中医会诊。

诊查：患儿巩膜及全身皮肤发黄，面黄中夹青，小便短黄，大便溏色灰白，腹胀如鼓，青筋暴露，咳嗽痰鸣，哭声无力，精神疲惫，头不能立，舌淡苔白，指纹青滞，直透三关，脉沉迟无力。

辨证：乃寒湿阻滞，肝失疏泄，为阴黄证。

治法：治当温中化湿，理气和胃，以茵陈五苓散加味。

处方：茵陈6g　桂枝6g　败酱6g　佛手6g　半夏6g　陈皮6g　白术10g　茯苓6g　猪苓6g　泽泻10g

2剂。每剂煎2次，合成100ml，分5次服完，隔2小时服1次。

二诊：8月3日。症如上述。大便泄泻日五六次，呕逆不思饮食。仍用上方加炮姜5g，谷麦芽各6g，2剂。

三诊：8月6日。服药4剂后，黄疸有所减退，但腹胀大如鼓，肠鸣泄泻频仍，大便色白，咳嗽气喘，喉间痰鸣，食后呕吐，面黄夹青，舌苔白腻，指纹青滞，脉沉小无力。此系寒湿不化，风痰上壅，脾虚气滞，治以温中散寒，祛风豁痰，健脾理气。

处方：上肉桂6g(冲服)　小白附子12g(开水先煎半小时)　公丁香2g　白术12g　茯苓15g　甘草1.5g　青陈皮各3g　法半夏6g　诃子6g　肉蔻霜6g　炮姜5g　2剂

四诊：8月9日。泄泻咳嗽减轻，呕吐已止，能少进乳食，小便黄，精神委靡，头仍不能立，面黄筋青，脉沉细无力。乃阳虚中寒，脾湿不化，仍用温阳散寒，健脾理气。

处方：上肉桂6g(冲服)　川附片10g(开水先煎半小时)　白术15g　茯苓15g　公丁香2g　青陈皮各3g　诃子4g　肉蔻霜6g　炮姜5g　茵陈5g　佛手6g　甘草1.5g　4剂

五诊：8月16日。黄疸逐渐消退，腹胀大减，饮食增进，大便转黄日2次，精神转佳，头颈能立，惟面色萎黄，鼻头色青，舌淡红，指纹淡青。脾阳不足，寒湿气滞，再方温阳健脾，和中理气。

处方：川附片10g(煎法同前)　潞党参10g　白术12g　炮姜5g　甘草1.5g　砂仁4g　半夏6g　台乌药6g　陈皮6g　佛手6g　大枣3枚

服药4剂后腹胀全消，二便正常，神色转佳，治愈出院。

【按语】巨细胞包涵体病，临证很难治愈，死亡率高，西药效果不佳。廖老初诊即诊断为黄疸兼臌胀病，属寒湿阻滞之证，以茵陈五苓汤加味，黄疸虽有所减退，但患儿痰鸣喘咳、腹胀大如鼓是为主要矛盾，故用白附子、半夏散寒燥湿而祛风痰；肉桂、炮姜散寒温中，肉蔻固涩收敛，益黄散调气和中，药后痰喘呕逆泄泻均减。又由于儿体阳气衰微，头不能立，更以白附子易川附片，回逆汤回阳救逆，茵陈除湿利胆，佛手理气健胃，继续运用益黄散调气和中以消臌胀。《素问·脉要精微论》云："头者，精明之府，头倾视深，精神将夺矣。"由于药已对症，故服后精神转佳，腹胀亦减。继用附子理中汤加味温固中焦，理气健胃，使患儿转危为安，化险为夷。这说明中医辨证论治的长处，如遣方用药得当，则能解决疑难病症。

（余耀萍、廖伯筠整理）

六、宣肺清热法治愈风温一例

杨某，男，2岁半。

初诊：1963年2月12日。

主诉及病史(其母代诉)：患儿昨夜突然高烧，身如燔炭，气喘无汗，远道而来请余急诊。

诊查：量其体温40.4℃，昏迷惊惕，不思饮食，面赤烦躁，舌质红苔薄腻，脉浮数而滑。

辨证：此乃外感风温，兼肺胃伏热，恐热炽生风。

治法：急拟疏解表邪兼清里热之剂。

处方：麻黄3g　杏仁6g　生石膏12g　甘草3g　瓜蒌仁6g　桑皮6g　黄芩5g　淡豆豉6g　葱白2寸　猴枣散1瓶(分2次兑服)

二诊：服药后汗出，发热减退(体温37.7℃)，鼻衄口臭，食少欲呕，腹鸣，大便2日未行，舌苔薄腻而黄，脉缓滑。系表邪已解，里热未尽，食积痰滞，中焦不化。拟方以温胆汤化痰导滞，加黄连、栀子清解里热，藿香梗、麦芽、焦楂芳香和胃，消食导滞，更加秦艽、郁李仁润肠通便。药后大便通畅，诸症痊愈。

【按语】风温一病，系"春月受风，其气已温"的一种新感症。本例患儿由于风温夹痰热互阻肺胃，肃降之令不行，阳明之热内炽，已现昏迷惊惕，热甚生风之象。本《内经》"体若燔炭，汗出而散"之旨，以麻杏石甘汤加葱豉、黄芩、瓜蒌、桑皮等加强辛凉解表、清肺平喘之力，并用猴枣散化痰而镇惊，故服之而热退。第二方药服之则里热解，腑气通，病霍然而愈。说明小儿体温虽高，只要审证用药精当，收效亦速。

（廖伯筠整理）

七、辨证治愈暑温神昏一例

李某，男，7岁。

主诉及病史：患儿发热10天，抽搐昏迷4天，于1975年8月30日入院。

诊查：发热，昏迷不语，项强，牙关紧闭，大便难，舌边尖红苔白腻，脉滑数。

辨证：系暑热夹湿，痰蒙心窍。

治法：拟解暑祛湿，化痰开窍，熄风降火为治。

处方：藿香 6g　法半夏 10g　黄芩 6g　瓜蒌仁 10g　郁金 6g　胆南星 3g　枳实 6g　陈皮 6g　茯苓 12g　僵蚕 10g　蜈蚣 2 条　芦荟 3g　黑芝麻 12g　2 剂

二诊：神志渐清，发热亦退，项强食少，舌苔灰黑，脉滑微数。痰热未尽，邪恋经络，肝木不条，治宜清化痰热，疏理肝脾。

处方：法半夏 10g　陈皮 6g　茯苓 12g　甘草 3g　枳实 6g　竹茹 1 团　生姜 2 片　银柴胡 10g　杭芍 10g　郁金 10g　瓜蒌仁 10g　谷麦芽各 10g　2 剂

三诊：右侧肢体麻木不灵，自汗，舌淡红苔薄白，脉滑数。阴虚血不荣筋，肝木不条之象，治以养阴疏肝兼活血通络。

处方：银柴胡 10g　杭芍 10g　枳壳 6g　甘草 3g　鳖甲 12g　牡蛎 12g　橘络 6g　桑枝 12g　苡仁 18g　木瓜 6g　鸡血藤 12g　甘草 3g　2 剂

四诊：仍有低热(体温 37.5℃)，但神志清醒，头痛，口渴饮水尿多。舌淡红苔白燥，脉滑数。系暑温夹湿之邪留恋未尽，拟解暑清热，勿使复燃。

处方：藿香 6g　连翘 10g　芦荟 3g　生石膏 15g　知母 6g　粳米 25g　甘草 3g　刺蒺藜 10g　郁金 10g　竹茹 1 团　荷叶 4 角

五诊：发热已退，神疲嗜睡，鼻塞流涕，自汗，咳嗽有痰，食欲不振。舌质淡红苔白腻，脉滑数。表虚风邪束肺，湿痰凝滞，脾失健运，宜益气固表，兼宣肺化痰和胃。

处方：黄芪 12g　白术 10g　防风 5g　苍耳子 10g　辛夷花 6g　半夏曲 10g　陈皮 5g　苏子 10g　厚朴 6g　谷麦芽各 10g　甘草 3g　小枣 5 枚　2 剂

六诊：诸恙悉退，唯面黄而浮，足跗微浮。舌淡红苔白腻，脉缓。乃病后气虚，脾湿不化，治以益气健脾，利湿消肿。

处方：黄芪 15g　白术 12g　防己 6g　甘草 3g　苡仁 15g　桑皮 10g　大腹皮 10g　防风 3g　茯苓 12g　生姜皮 3g　大枣 3 枚

上方药服 4 剂后痊愈出院。

【按语】本病例入院前曾经西药治疗，高热虽减，于会诊时仍昏迷不语，项强，牙关紧闭，表现暑温夹湿、痰热蒙蔽心窍之象，故以解暑祛湿、化痰开窍、熄风降火之法；服药后神志渐清，项强少食，发热亦退，用四逆散、温胆汤加味，病势已见转机，又以疏肝养阴、活血通络兼清余热，调理善后，适中病机，因此获效较速。

(廖伯筠整理)

八、润燥养阴法为主治愈湿温下血一例

邓某，男，7 岁。

初诊：1961 年 7 月 22 日。

主诉及病史：因不规则发热 2 个月余，高热嗜睡 8 天，于 1961 年 7 月 14 日入院。入院时检查：体温 40.3℃，神志模糊，表情淡漠，全身皮肤弹性较差，皮下脂肪少，两眼无神而闭，目眶稍凹，舌苔厚腻，颈部稍有抵抗感，胸部肋骨显见，两肺呼吸音低。血检：白细胞总数 3400/mm^3，红细胞总数 285 万/mm^3，肥达氏反应“H”1/1280，血培养检出伤寒杆菌。大便潜血试验

强阳性。西医诊断:伤寒并肠出血。用合霉素及大量凝血剂等治疗,肠道出血尚未控制而请中医会诊。

诊查:湿温病邪入下焦,大便黑色,腹胀痛,嗜睡,舌光红尖起刺,脉弦数。热邪伤阴,血液妄行,宜育阴清热,生津止血法。

处方:阿胶 10g　生地炭 10g　杭芍 6g　甘草 2g　沙参 6g　麦冬 10g　玉竹 6g　黄连 1.5g　炙艾叶 3g　莲子 12g　谷芽 10g

二诊:7 月 23 日。诉昨夜至今晨未解大便,腹仍胀痛,口渴溺短,皮肤起红疹奇痒、微发热,舌光红,脉濡数。系阴伤血燥、肺胃郁热,宜养阴生津之中少佐轻透之品。

处方:生地 10g　荆芥炭 6g　阿胶 10g　云连 1.5g　桑叶 6g　杭芍 6g　沙参 10g　麦冬 10g　甘草 2g　谷芽 10g　银柴胡 6g　枳壳 5g

三诊:7 月 26 日。发热至 39.6℃后又退至正常,大便溏泄棕色夹杂,腹胀痛,皮疹消退,舌质转淡红、脉弦细。脾阴两虚,余邪未尽,治以扶正健脾生津。

处方:熟地 10g　怀山药 10g　生扁豆 12g　白术 10g　吴萸 1.5g　炮姜 3g　沙参 10g　茯苓 10g　陈皮 3g　谷芽 12g　甘草 3g　杭芍 6g　2 剂

四诊:潮热(体温在 37.4～38℃之间),腹胀,大便溏薄色黄,舌淡红苔薄白,脉弦细。余热留恋,肝脾不调,治以调肝脾,清余热。

处方:银柴胡 10g　杭芍 10g　苡仁 12g　陈皮 3g　石斛 6g　厚朴 6g　胡黄连 3g　谷麦芽各 10g　茵陈 6g　大腹皮 6g　芦根 10g　甘草 3g　2 剂

五诊:患儿入夜潮热,白昼则退;面赤自汗,腹时作痛,大便色黄绿;舌淡红,脉弦数。此为余邪留伏阴分,治以养肝阴,退虚热。

处方:青蒿 5g　白薇 3g　鳖甲 12g　甘草 3g　地骨皮 10g　女贞子 10g　杭芍 6g　谷芽 12g　橘络 5g　苡仁 12g　银柴胡 10g　2 剂

六诊:潮热未退,夜间高达 39℃以上;烦躁不安,腹胀便溏;舌苔淡黄,脉濡数。乃阴虚作热,脾土不振所致。宜柔肝清热,和胃化湿。

处方:鳖甲 15g　胡黄连 1.5g　银柴胡 6g　杭芍 10g　女贞子 10g　苡仁 18g　橘络 5g　谷芽 12g　鸡内金 2 枚　牡蛎 12g　白薇 3g　甘草 2.5g　2 剂

七诊:今日体温正常,嗜食善饥,午后腹胀,微咳,精神疲倦。舌淡红中心微腻,脉濡弱,再方清理之。

处方:银柴胡 6g　杭芍 10g　川贝母 6g　法半夏 6g　陈皮 3g　谷麦芽各 10g　鸡内金 2 枚　甘草 1.5g　苡仁 18g　茯苓 12g　地骨皮 10g　女贞子 10g

八诊:体温平稳,咳嗽汗多。舌淡红,脉濡缓。病后脾虚气弱,津伤肺燥,治宜培土生金。

处方:沙参 10g　白术 10g　茯苓 10g　甘草 3g　玉竹 10g　麻黄根 6g　浮小麦 12g　牡蛎 12g　麦冬 6g　杭芍 10g　陈皮 3g　法半夏 6g　桔梗 3g　谷芽 12g　2 剂

九诊:诸恙均减,惟有时腹痛,面黄形瘦神疲。舌苔薄白,脉濡缓。以健脾养肝之剂善后。

处方:苏条参 10g　怀山药 10g　莲子 10g　橘络 3g　杭芍 10g　甘草 3g　台乌药 10g　银柴胡 10g　女贞子 10g　旱莲草 10g　苡仁 12g　谷芽 12g

【按语】湿温下血,既为常规,又属危重,证候亦错综复杂,寒热虚实并呈,应本《内经》“善诊者,察色按脉,先别阴阳”的原则,具体分析病情,亡阳者亟宜回阳固脱止血;亡阴者当以育阴清热止血。本例舌光红起刺,脉弦细数而无汗出及肢厥,为湿热化燥、伤阴动血之证,故以润燥养阴为法。尔后阴虚作热，脾土不振，实质明了，选方用药力求恰如其分。可见湿温成疾其来也渐，其去亦迟，尤其在酝酿化热下血的过程中，缠绵难愈，这与湿温非寒非热、粘腻淹滞的性质有很大关系。

（廖伯筠整理）

九、寒热并用法治愈婴儿胎黄腹泻鹅口疮一例

某女婴，5月20日出生。

初诊：6月5日。

主诉及病史：生后两三天，皮肤开始发黄，并逐渐加重，伴有腹泻，以新生儿黄疸收入院。入院时检查：巩膜及皮肤轻度发黄，口腔粘膜及舌体均充血明显，两颊有白色乳块样分泌物，咽中红，腹软，肠鸣不活跃。3次粪检均有霉菌。西医诊断为：(1)生理性黄疸；(2)霉菌性肠炎；(3)鹅口疮。入院前曾用维生素及制霉菌素药物治疗，病情未改善。因患儿体质瘦削，泄泻绵延，黄疸未退，于6月5日请中医会诊。

诊查：面目皮肤悉黄10余日；腹泻每日5～6次，色黄绿带粘液；口糜两颊满布白腐，发热体温38.2℃，唇焦舌赤红而干，指纹浮色紫。

辨证：此乃湿热郁蒸心脾，肠胃消化不良。

治法：治以清热解毒，淡渗利湿。

处方：茵陈5g　苡仁10g　败酱6g　佛手柑3g　连翘5g　蝉蜕2g　赤芍5g　焦黄伯2g　钩藤5g(后下)　甘草2g　白通草2g

清水煎2次共成60ml，分6次服完，2剂。

二诊：体温波动在37～38℃之间，泄泻增加，每日9次，腹部微胀，余症如前，详审病情，虽湿热作祟，投清利之方不应，系脾虚湿热不尽，上热下寒之证，改用温中健脾，滋阴利湿，拟用胃关煎加味。

处方：熟地6g　怀山药10g　扁豆6g　吴萸5粒　炮姜炭2g　白术10g　茵陈2g　茯苓10g　车前仁10g　谷麦芽各6g　甘草1.5g

三诊：泄泻减至每日4～5次，色绿褐；面黄筋青，夜间多啼。乃肝木乘脾，运化失职，治以益气养阴健脾温中，理气止泻。

处方：生地6g　公丁香7粒　诃子6g　青陈皮各2g　苏条参6g　肉豆蔻3g　茯苓10g　杭芍3g　苍白术各6g　甘草2g

四诊：兹证如前，仍用上方药2剂。

连续服药4剂之后，黄疸消退，大便性状正常，检查已无霉菌，鹅口疮亦痊；惟舌红少津，系脾虚津液未复，再以胃关煎加太子参、茯苓、杭芍、麦芽等以善其后，治愈出院。

【按语】生理性黄疸、霉菌性肠炎、鹅口疮均为新生儿常见疾病，中医文献大都认为系胎热蕴于心脾，湿热熏蒸于胎等因而成。初诊时，拟用茵陈、薏苡、败酱、连翘、通草等药清利湿热，并选用昆明民间草方“初生儿开口药”（由黄柏、钩藤组成），加蝉蜕取其清热解毒、祛风镇惊，服药后病情依然不减反而腹泻加重。盖婴儿如初生之萌芽，体质脆弱，易虚易实，易寒易热。故改用胃关煎加味，药后腹泻较减，但口唇舌色焦赤，则为阴虚有火之象，腹胀痛泻则系脾虚中寒之症。用药顾此而失彼，如予滋阴清火则腹泻胀痛更甚，若予温中散寒则又虑心火上亢，用药颇为棘手，一再踌躇遂用益黄散（公丁香与肉蔻）温中散寒止泻，生地合芍药清热凉血而养阴，

二者寒热并用,燮理阴阳,刚柔相济,立方周匝,切合病情,故获良效。尔后兼以益气养阴调理脾胃,病遂痊愈。

(廖伯筠整理)

十、表里标本兼顾法治愈胸痹心痛一例

陈某,男,55 岁。

初诊:1983 年 11 月 7 日。

主诉及病史:今年 1 月以来,常因疲劳或睡眠不好而出现心慌,时有气喘。7 月份以后常感心前区有压缩感。11 月 1 日中午 12 时,突发热恶心,继而出现心前区刺痛,放射至左肩部,并伴有头昏心慌,而住院。患者入院 1 周,发热、呕吐频作,心前区疼痛,曾吐出蛔虫 1 条,不进饮食,服西药效果不好,于 11 月 7 日请中医会诊。

诊查:证见发热 1 周(体温 38.2℃),有汗不解,头痛身痛,呕吐频作,吐出黄绿水及蛔虫 1 条,心前区刺痛,不能进食,口苦大便秘结,小便短赤。舌苔黄腻,脉沉细而数。

辨证:诊为胸痹外感风邪,内夹积滞,蛔虫上犯,胃失降和。

治法:拟用表里两解,兼和胃降逆。

处方:桂枝尖 10g 赤芍 10g 独活 10g 白芷 10g 木香 6g 吴萸 3g 黄连 6g 半夏 12g 瓜蒌 15g 薤白 6g 枳实 10g 竹茹 10g 生姜 3 片 苏合香丸 2 丸(早晚各服 1 丸)

二诊:发热较减(体温 37.5℃),呕吐已止,但觉头昏自汗心悸,有时谵语。舌苔厚腻而黄,脉细滑而数。系心阳不足,营卫失调,兼夹湿热痰瘀,拟和营宁神敛汗,兼清热化痰活血。

处方:桂枝 10g 赤芍 10g 龙骨 15g 牡蛎 15g 瓜蒌仁 15g 桃仁 10g 红花 6g 半夏 12g 黄芩 6g 生姜 3 片 大枣 5 枚 炙甘草 4g

三诊:潮热(体温 37.5℃)汗稍减,口渴肢冷,大便 6 日未行,腹胀有矢气,心前区阵痛,口苦食少呕逆,夜卧不安,心烦谵语。舌赤苔黄腻,脉弦滑而数。系肝胆郁热,痰瘀交阻,治当和解兼通腑气。

处方:炒柴胡 10g 赤白芍各 10g 枳实 10g 半夏 12g 瓜蒌仁 15g 丹参 15g 川楝子 10g 元胡 10g 降香 6g 甘草 3g 礞石滚痰丸 10g(分 2 次吞服) 2 剂

四诊:潮热已退,大便畅行 2 次,有汗,左胸部隐痛,头昏食少,脘腹气胀,精神疲惫,闭目则见异物。舌质淡红苔已退薄,脉沉缓无力。乃心气不足、脾失健运、神不守舍、邪怯正衰之候,治当益气健脾、养心安神。

处方:白人参 10g 白术 15g 朱茯神 20g 半夏 12g 乌药 12g 白蔻仁 10g 枣仁 15g 龙骨 15g 牡蛎 15g 浮小麦 20g 桂元肉 15g 3 剂

五诊:患者凌晨自觉背恶寒,后感烘热,但体温正常,自汗,左胸闷痛,头昏神疲,腰膝酸软无力。舌质淡红苔薄白,脉沉细尺部弱。系病后心阳不足、营卫不和、脾肾亦虚,治当温阳和营兼固脾肾。

处方:川附片 30g(开水先煎) 桂枝 10g 杭芍 15g 丹参 15g 明党参 15g 白术 15g 檀香 10g 砂仁 6g 茯苓 20g 炮姜 10g 大枣 5 枚 寄生 15g 续断 15g 巴戟 12g

连用药 6 剂,诸恙悉平,遂出院回家休养,继续门诊调治。2 年后随访,病未发作,身体康复。

【按语】冠心病心绞痛为老年一般常见疾患，本病初发为表里不清、胃失降和，故发热身痛呕吐频作，以桂枝汤解表和营；由于胃气上逆，故去方中之甘草大枣等滋腻之品，加左金丸、木香、枳实、竹茹、陈皮疏肝理气、降逆止吐，瓜蒌薤白半夏汤治胸痹，苏合香丸辛温开窍，缓解心痛。继则潮热有汗，大便闭结，以少阳里实为重，故用四逆散加味条达肝经郁热，礞石滚痰丸导滞泻下，使实邪痰瘀消除。由于采用以泻为补之法，故脉静身凉。嗣后邪怯正虚，心神失守，自汗心悸，方用扶正安神。阳虚则背恶寒，以附子汤为主，加调和营卫之桂枝汤，并加寄生、续断、巴戟以补肾壮腰。本病为本虚标实，应从病机转化而辨证施治，分清标本先后，遣方用药切当，故能使患者迅速痊愈。

（廖伯筠整理）

十一、通利三焦法治愈癃闭一例

杨某，男，64岁。

初诊：1984年11月25日。

主诉及病史：冠心病，心脏扩大，心衰Ⅱ°，脑栓塞左侧偏瘫后遗症20多天。近2天来无尿，全日尿量仅约100ml，西医拟诊为急性肾功能衰竭，遂于11月25日下午请余会诊。

诊查：小便点滴俱无已2天余，气喘咳逆，饮食不进，饱恶心泛，大便不畅带粘液，时而烦躁，时而昏睡，面赤而浮，足胕浮肿。舌质红苔黄腻，脉细数无力。

辨证：诊为心气不足，湿痰凝肺，脾失健运，肾虚膀胱气化不运。

治法：治当益心气，宽中化湿豁痰，以利州都。

处方：上肉桂（冲服）10g　知母10g　焦黄柏6g　法半夏12g　全瓜蒌10g　薤白6g　石菖蒲6g　藿香梗10g　砂仁6g　白术15g　茯苓20g　紫丹参15g

二诊：11月26日。服上方约6小时后小便已畅通，病情有转机，大便带粘液，仍感心泛不思饮食，气喘微咳，精神疲惫。舌苔黄腻而燥，脉结代。证属心气不足，津乏上乘，兼夹湿痰。治以扶正益气生津，兼宽胸理气，除湿化痰。

处方：种洋参10g　紫丹参15g　法半夏12g　上肉桂6g（冲服）　黄连3g　石菖蒲6g　陈皮6g　白蔻仁6g（后下）　檀香10g　茯苓20g　柏子仁15g　甘草4g　3剂

三诊：11月29日。饮食增进，二便正常，惟口干思饮，时有头昏气短，食后胃脘不舒。舌光红苔薄白，脉滑数结代。乃心营不足，津液不升，脾胃不和。

处方：太子参20g　玉竹12g　丹参15g　法半夏12g　茯苓15g　檀香6g　砂仁6g　台乌药12g　百合20g　佛手10g　元肉15g　荷顶5个

另服洋参丸1日2丸。

四诊：12月3日。患者诸恙均减，饮食尚可，大便1日2次，小便夜频，劳则心悸。舌淡红苔淡黄，脉细滑而数。此属脾肾两虚心气不足。

处方：黄芪30g　潞党参20g　茯苓15g　丹参15g　檀香6g　砂仁6g　法半夏12g　山药15g　益智仁10g　菟丝子15g　枣仁15g　蛤粉15g

连服药6剂，一般情况正常而出院。

【按语】本例病情严重而又复杂，辨证匪易，关键在于60小时无尿。廖老本着急则治标的原则，排除少阴阴盛格阳证外，当机立断从三焦论治。小便点滴俱无是为“癃闭”，责在下焦，滋肾通关丸功效甚宏，其剂量可以倒置，灵活运用。重用肉桂以助命门之火，鼓舞膀胱的气化作用，少用知柏以清湿热而滋阴利水。心气不足，湿痰凝肺，治在上焦，栝蒌薤白半夏汤能通阳散结、豁痰下气。饮食不进，饱恶心泛烦闷，治在中焦，故用藿梗、砂仁、白术、茯苓宽中理气，健脾化湿；菖蒲芳香开窍，逐痰去浊；丹参活血祛瘀，从而达到通治三焦、标本兼顾之目的。利尿之目的达到，才能挽回危逆。继之患者心烦不思饮食，咳嗽气喘，精神疲惫，脉结代，乃心气大虚、胃气衰败，故以种洋参及洋参丸大补元气，恢复阴液；白蔻仁醒脾开胃，乌药有温胃顺气之功，百合滋养肺胃之阴。尔后以益气生津、养心安神、调补脾肾而告痊愈。

（廖伯筠　冯跃整理）

十二、益气养阴为主治愈虚羸痰喘一例

阎某，男，56岁。

初诊：1974年10月24日。

主诉及病史：患慢性咳嗽，咯白色粘痰20余年。常于每年冬季发作。近5年来上述症状加剧，伴心慌气喘。此次病发肺炎，经治疗尚未控制。近10日来体温高达39.6℃。患者极度衰弱，时有抽搐，咯大量白色泡沫痰，心慌气促，呃逆不已，不能成寐，痰检多次发现霉菌。病情十分危险，故邀余会诊。

诊查：发热10余日，咳嗽痰多，呃逆频作，心中烦不得卧，胁下疼痛，口苦，大便3日未解，小便频数，面黄肌瘦。舌光红无苔，脉弦滑细数。

辨证：证系久热伤阴，肾水不济，心火燔灼，津枯气逆胃败。

治法：为防厥脱之变，亟宜益气养阴，滋水清火，予和胃之剂，用黄连阿胶汤加味。

处方：阿胶（烊化冲服）15g　吉林白参10g　杭芍10g　鸡子黄（调化冲兑）1枚　黄连5g　黄芩6g　柿蒂5枚　菖蒲3g

二诊：10月25日。体温37.6℃，呃逆减轻，稍能安卧，经灌肠大便已行，惟腹中感觉灼热，胁下仍痛，精神疲惫，不思饮食。舌光红如镜面，脉沉细而数。此属邪气已去八九，真阴仅存一二之症，治当益气养阴，滋填潜镇，兼调和肝胃，用复脉法。

处方：吉林红参10g　生地15g　麦冬12g　五味子3g　鳖甲15g　龟板15g　牡蛎15g　公丁香10粒　黄连3g　法半夏10g　陈皮5g　柿蒂7枚　竹茹6g　枇杷叶4片　炙甘草3g　3剂

三诊：10月28日。体温正常，呃逆已止，惟少气懒言，嗜卧无神，食欲不振，微咳嗽，大便难。脉舌同上。元气大虚，津液枯竭，治宜扶正养阴，益气生津而固胃气，以上方损益。

处方：吉林白参12g　生地12g　麦冬10g　阿胶10g　火麻仁15g　杭芍10g　炙甘草5g　五味子3g　玉竹10g　鱼腥草15g　冬虫草12g　莲子15g　2剂

四诊：10月30日。体温在36.6～37.7℃之间，胸部摄片示肺部炎症开始吸收，头昏气短自汗，腹中灼热，口干欲饮冷，食少心烦神疲，微咳有痰。舌光红无苔，脉细数。气阴未复，再方益气养阴，潜阳和胃。

处方：吉林白参10g　麦冬10g　五味子3g　玉竹10g　莲子10g　杭芍10g　鳖甲15g　牡蛎15g　法半夏10g　陈皮3g　黄连1.5g　竹茹6g　谷麦芽各12g　炙甘草3g

增减服用6剂，每剂均加冬虫草10个同煎。

五诊：11月11日。患者体温已趋正常，惟感头昏而眩，气短神疲自汗，腰膝酸软，口干不多饮。舌红转润，脉细微数。病后正虚，治宜益气养阴、培元固本，用大补元煎加味。

处方：吉林白参 10g　黄芪 24g　当归 10g　山萸肉 6g　熟地 10g　杜仲 12g　山药 15g　枸杞 12g　砂仁 6g　浮小麦 15g　牡蛎 15g　炙甘草 3g

增减服用 6 剂。

六诊：11 月 18 日。2 天来因饮食不慎，大便泄泻如水样，腹中雷鸣疼痛，头昏无神，气短自汗肢软。舌淡红，脉缓弱。为脾虚中寒，消化失职，卫气不固，宜温中健脾，固表止汗。

处方：吉林红参 10g　白术 15g　炮姜 6g　甘草 3g　黄芪 30g　茯苓 20g　白蔻仁 10g　天麻 10g　法夏 10g　杭芍 10g　龙骨 15g　浮小麦 15g　大枣 4 枚　3 剂

七诊：11 月 29 日。泄泻已止，食后腹胀，脐腹不舒，呃逆时作。选用香砂六君汤加味连用 6 剂后，仍自汗恶风，心烦失眠气短。舌淡红，脉细微数。证系心脾两虚，营卫不固，宜益气固表，养心安神。

处方：吉林红参 10g　黄芪 30g　杭芍 15g　桂枝 10g　炙甘草 5g　枣仁 15g　益智仁 10g　龙骨 15g　牡蛎 15g　浮小麦 20g　巴戟 12g　炮姜 6g　大枣 5 枚　6 剂

八诊：睡眠改善，汗出减少，下床活动感觉下肢酸软，有时烘热，骨节疼痛。12 月 6 日胸部摄片示：肺炎合并霉菌感染。经治 1 个月余，肺部病灶绝大部分已吸收，仅左心膈角区尚见少许纤维化病变。属病后内伤虚损之证，继续调和营卫、补肺健脾、养心安神，选用黄芪建中汤、六君子汤、酸枣仁汤等方，选加桑寄生、杜仲、补骨脂、女贞子、旱莲草、五加皮、豨莶草等固肾强壮筋骨之品调理善后，于 1975 年 1 月 30 日康复出院。

【按语】此例病情较重。根据《素问·上古天真论》关于保合天真则能长有天命的理论，结合患者病史，咳嗽 20 多年，每年冬季均要发病，伴心慌气喘，全血细胞减少等，已俱肝肾亏损、下虚上实、精血枯槁、形体衰败之象，故贼邪害之，大剂攻邪而伤正，反致高热、虚羸、呃逆之症，危殆立至。中医学认为，大病之后，或以虚羸至极，或以虚损误攻而出现呃逆，都是不祥之兆。此病由于邪热损伤元气，真阴欲竭，心火肾水不相既济，出现心中烦不得卧之证。呃逆之作，亦阴阳各自为道，不相交互所致。廖老按少阴热化证治，黄连阿胶汤主之，务使已离之水火重行既济，并加白参扶真元而顾中气，菖蒲养心宁神，合柿蒂以开胃止呃，如逆流中挽舟，使病转危为安。继而递进复脉法益气养阴，潜阳和胃；加用冬虫草计约百余个，益肺肾、强精而起亟，并有抑菌抗感染的作用。或问：病人咯大量白色泡沫痰，似有阳虚，何以不用温阳复脉法而用养阴复脉法？盖本证着眼点在舌光红如镜面之上，咎其病机，如张景岳说："无论阴阳，凡病至极，皆所必至，总由真阴之败耳。然真阴所居，惟肾为主……肾水亏则水不归源而脾痰起，肾水亏则心肾不交而神色败，肾水亏则盗伤肺气而喘嗽频，肾水亏则孤阳无主而虚火炽……虚邪之至，害必归阴，五脏之伤，穷必及肾。"虑其滋腻碍胃，每佐半夏、公丁香、陈皮等理气和胃，使之寒热相制，刚柔相济，更能切合病情。嗣后用大补元煎、黄芪建中诸方补阴扶阳，调理善后，皆内伤虚损之治法。

（廖伯筠整理）

【编者评注】廖老先生治疗疑难重症，辨证精当，善于抓住疾病发展变化过程中的主要病机，灵活变通，每每起重症于危时。本例为慢性支气管炎合并肺部霉菌感染，久病咳喘，正气已虚，又加年迈，宿病新感，使病情更为复杂。廖老抓住久患热病，真阴亏耗，即热尚盛之病机，用黄连阿胶汤加味，标本兼顾，使阴阳相济而发热得减。再用复脉、大补元煎等从本治之，层次清楚，用药准确，使其转危为安，给人以极深的启迪。

张沛霖医案

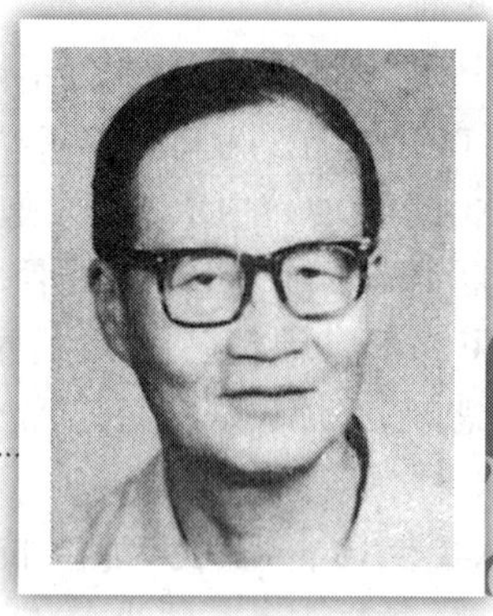

【生平传略】

张沛霖，1927年生，浙江镇海人。主任中医师。毕业于上海新中国医学院，又继承其父张德运老中医传统针灸，行医始于1947年。曾任云南省昆明市延安医院针灸科主任，主任中医师。学术上继承家传针灸绝技，讲究辨证论治，经脉首辨虚实，而后决定该针该灸，当补当泻。临床擅长治疗冠心病、中风病（出血期）、气滞血瘀的脑血栓、哮喘等疑难杂证。

主要著作有《针灸治疗急性阑尾炎100例分析》、《简易针灸学》等。曾发表《论督脉》、《论针灸治厥》、《论针灸辨证与针灸补泻》等多篇论文。为发展中医针灸事业作出一定贡献。

一、达邪清痰法治愈哮喘一例

宋某，男，61岁。

初诊：1981年9月1日。

主诉及病史：哮喘多年，每发病必先咳嗽，寒热，而后引动哮喘，气急痰鸣如水鸡声，倚息短气不得卧。

诊查：舌苔腻中隐黄，脉滑数已过寸口，而二尺虚细不足。

辨证：苔黄腻为新感热化，脉细于两尺为素体肾虚；再细望动静坐卧皆能引动哮鸣痰喘，显为新感风热所致。

治法：有邪当达，有痰当清。

处方：取风池、天容、列缺、丰隆，以泻胸中逆气，清表热化痰。

三诊：喘与痰俱减，患者已能倚卧与静坐，脉亦从滑数转缓。

处方：取天突，鱼际浅泻从卫置气，以助肺之肃降，使痰热减而气顺，又取中脘肃生痰之源。

八诊：咳与哮喘均已显减，苔腻亦化，脉尚细数，二尺犹细而不足。

处方：改取肺俞、膻中，先泻后补，既能祛邪，又顺肺气；再从太溪补其肾源。

十诊：诸恙均已好转，起居自如，脉二尺仍细弱不足，气息仍短。

处方：取肺俞，仍先泻后补，又以关元善其肾元之虚。

【按语】患者哮喘已久，每因新感风热引动哮喘，久则肾气无以润肺，而成难治之症。采用达邪清痰、先泻后补法而获效。虑其久喘，故常灸肺俞、膏肓五六壮，使成灸疮，有预防哮喘复发的作用。

二、补脾益心法治愈胸痹一例

张某，女，58 岁。

主诉及病史：胸痛胸闷 9 个月余，心电图示不完全性右束支传导阻滞，冠状动脉供血不足。持续用中西药治疗效不显，于 1985 年 6 月 11 日转用针灸治疗。

诊查：素体脾虚，腹胀，肢节厥冷，虽风和日暖仍有寒意，脉轻按如浮而实濡，稍动即数并伴脉结。

治法：迫在治心，法当从本元治之，先补其脾阳，并益心气。

处方：取中脘、气海、郄门、足三里，重点在气海用提插法补之。

五诊：腹胀减轻，胸气稍安，脉率略有早搏，仍显不足，扣气海左右仍有鼓音，进食三四小时后仍有腹胀。

处方：取少阴之四满、中注以助其气机。

十二诊：腹胀之甚常与胸闷胸痛相连，且每于夜半发作，符合阴病夜发规律。脉已无早搏。尚需持之时日，仍守前法。

十五诊：二尺脉仍不足，趺阳脉不起，腹胀已明显减轻，胸闷胸痛缓解三四天。

处方：取关元、气海补之，再以艾灸温之；复取足三里、上巨虚、太冲补之。

十八诊：先从手厥阴宽其胸，扶其中气，而后着重从少阴、阳明治之，使趺阳脉渐起。以后又连续 10 余诊巩固之，心胸脾胃诸症得以渐痊。

【按语】本例病在心，关系到脾胃，用补法针刺阳明、太阴经穴，脾胃气机条达，故胸闷、脉结等诸症好转。

三、滋肾潜阳、理气化瘀法治愈真心痛一例

高某，男，60 岁。

主诉及病史：胸闷、心悸、胸痛 11 年，诊为冠心病，心律紊乱，频发房性早搏与房颤，主动脉弓内径增宽，以及左房左室内径增大。长期服用切心律，冠心宁，效多不显。患者动则气急，心慌，胸闷胸痛。

诊查：脉结代、乍缓乍数，趺阳脉仅大于寸口，督脉之四、五、六虚陷，按之有压痛。

辨证：拟诊心气不足，血不养脉，督脉无以扶脏气转输，气滞重于血瘀。

处方，取百会、前顶、灵台、内关、阴陵泉补之，以灵台为主调补心气。

三诊：诊时房颤频发，脉率达 120 次/分，心慌，胸闷，眩晕，四肢厥冷。

处方：急取气海补之，先扶中气；再以大陵、郄门镇之。

针后 10 分钟后脉率渐平(95 次/分)，再补交信以滋肾，百会、前顶以镇潜，脉率续降至 90 次/分。

四诊：晨起常有房颤，针灸后渐觉胸宽气舒，脉细数，结象减。

处方：取灵台、心俞补之，再取百会镇潜，复取中脘、气海、大陵、郄门、照海补之。

七诊:头昏沉,脉细数而无力。气血不足以上荣,故卧则安,坐行稍多即头昏,脉已无早搏。继以前法治之。

十诊:脉转数,并偶有结代,神不自安,太溪趺阳之脉均显不足,以气行而血不随行,故虽效而常自懊恼。拟从任脉扶其阴,合太阴统其血。

处方:取璇玑、华盖、巨阙、水分、三阴交从荣置气以提插补之,再以内关镇之。

十二诊:诸症显减,脉气转缓,趺阳、太溪亦较调和。继以前法治之。

十三诊:因家事忿郁,一时又呈房颤征象,脉促(110次/分),脉律不齐,胸苦闷、烦躁不安。

处方:取华盖、膻中提插补之以升其清气,并取不容、鸠尾、巨阙泻之以行心气之滞,复取水分、阴交补之,留针观察,直待脉气来复,胸闷渐缓,再补大陵以镇怔忡,留针半小时待胸闷解而出针。

十五诊:诸症平静未起,脉律齐,即取手足少阴以善其后。

处方:取灵道、太溪、气海补之。

十六诊:晨起即心慌胸闷,脉不数,而心率速于脉率。

取关元补之,复温灸之。

十八诊:诸症促减,心率亦见减慢,偶有结代亦无何苦。病情稳定。

【按语】冠心病并发房颤为临床危重症。本例辨证为心气虚,由气滞血瘀所致,针刺治疗以补法为主,经用益气滋肾之法,胸闷明显好转。

四、泻法针刺为主治愈眩晕耳聋一例

杨某,男,50岁。

主诉及病史:眩晕耳聋1年,于1983年10月19日自贵阳来此针灸。

先为眩晕,继之视物旋转,右耳渐聋无所闻,发病每伴呕吐,曾3次进五官科病房治疗。后左耳又渐聋,并有耳鸣。

诊查:二脉寸口独虚,尺脉沉寻细小,二关弦急。以其齐颈探之,风府之一有筋崩起,且压之颇痛,向下并见足太阳天柱强几几。

辨证:拟诊为督脉与足太阳湿热交蒸所致。

处方:取耳门、天柱、支正、飞扬泻之。

二诊:针后即感耳蒙如启,眩晕亦减;不慎因沐浴当风,一时二耳如闭。此为外蒙风邪、太阳气闭,证属暴聋,取手足太阳开之。

处方:取后溪(双)、支正(双)、飞扬(双)、金门(双),均从卫置气泻之。

三诊:针后眩晕显减,耳聋随之好转,仍有耳鸣。续用前法,加听会(双)泻之。

九诊:二脉已匀,尺脉亦自调,风府下督脉与足太阳亦无挛急。

处方:取风府、耳门、肩中俞、大杼、养老、跗阳泻之。

十二诊:诸症消失,启程在即。

【按语】眩晕为风、为痰所致者多见,此例辨证为湿热内攘督脉及太阳经脉所致。针刺以泻二经之湿热使病缓解。继因当风病又加重,再以针刺开手足太阳之经气,使病明显好转。可见辨证论治在针灸治疗中仍属重要。

五、泻阳明湿热法治愈腹痛长期不愈一例

张某，男，67岁。

主诉及病史：左上腹长期作痛，病起于下痢之后，直肠镜有溃疡可见，西医诊为溃疡性结肠炎。大便常带脓血。1985年5月29日来针灸科治疗。

诊查：左上腹隐隐作痛，天枢触之焮热胀痛，深压如有热肿癥瘕，脉取弦急，尺脉紧，而趺阳反小于寸口耳细。

辨证、治法：阳明腑经湿热内攘，急泻其合，并开足太阴。

处方：取左天枢、大横、隐白、内庭提插之。

三诊：患者舌大而褐，二脉仍然弦急，肠热之清非数诊可克，大便转干燥，溲赤。

处方：合下巨虚泻之。

四诊：腹痛显减，天枢压之痛，已柔和无胀肿之感，仍持原法。

五诊：脉已转缓，大便日一行，腹中隐痛渐减，切脐弦紧应手。仍以阳明进之。

处方：复取天枢（双）、上下巨虚、足三里（双）泻之。

持上法十诊后，诸症显减，脉亦缓。

处方：复取水分、气海、足三里以善其后。

十五诊后，久治不愈之溃疡性结肠炎得以缓解。

【按语】本例为湿热之邪留恋肠道，与气血相搏结，使肠道传导失司，脉络受伤，腐败化为脓血而痢下赤白；气机阻滞，腑气不通则腹痛。治以泻阳明湿热，故取大肠募穴天枢、下合穴上巨虚、胃经合穴足三里等通调阳明腑气，使气调而湿化滞行。

六、泻阳补阴法治愈阳强一例

董某，男，37岁。

主诉及病史：阴茎异常勃起，于1983年8月28日初诊。

病发已历10天。先腰痛，小溲短赤，失眠，继之阴茎异常勃起，性交则疼痛难忍。

诊查：二尺脉弦长有力，口苦，渴欲饮而不解渴。

辨证、治法：此为筋疝，泻足厥阴，补足少阴治之。

处方：泻行间，补太溪、三阴交、气冲，益阴而制之上之相火。

二诊：针后疼痛仅减轻半天，继之疼痛转剧，二尺脉仍弦长，而二寸脉按之不显。足少阴与手太阴乃金水同源，宜补泻兼施。

处方：取列缺、会阴、曲骨、气冲、三阴交补之，泻行间。

四诊：阴茎已初缩，二尺脉亦渐弛。守益阴之法以善其后。

共诊20次，色脉已一如常人，病告痊愈。

【按语】阴虚火旺，以致阳强，治疗抓住泻足厥阴之虚火，补足少阴之阴液，取“补水以制阳光”之意，而获得良好效果。

七、泻阳明冲脉之热法治愈不孕症一例

高某，女，29岁。

主诉及病史：婚后年半不孕，于1983年1月12日来针灸诊治。

经行每伴腹痛，痛发如有气上冲，并恶心、倦怠、带多。

诊查：脉细数而二尺不足。

辨证：此为肾气虚，太溪脉反筑筑然，热蕴胞宫，冲脉经气失调。

治法：拟泻足阳明并冲脉之热，于每经行前2周针灸5次。

处方：取关元、三阴交补之，水道、归来、气穴、横骨、上巨虚泻之。

六诊：经前左少腹仍隐隐作痛，恶心、带多、倦怠，伴左上腹隐痛。加大横泻之。

七诊：左上腹压痛减轻，尺脉压之不起。

处方：取气海、三阴交补之，天枢、外陵泻之。

九诊：月经量转多，色泽由暗变鲜，腹痛止，关脉弦细，二尺弱。

处方：取中极、阴交、三阴交补之，归来、太冲泻之。

十五诊：经前少腹胀而不痛。守前法。

二十诊：二尺脉按之渐缓，脉证具有起色。又持续治疗3个月后，已怀孕。

【按语】冲脉经气失调，以致月经失调而不孕。针刺泻阳明、冲脉之热，月经渐调，邪热渐退，冲脉胞宫血脉畅达，故能有子。

八、泻阳补阴法治愈长期盗汗一例

杨某，男，58岁。

主诉及病史：盗汗持续10年不止，长年汗出如浸，于1985年4月19日前来就诊。

汗出每于朦胧将醒之际，一待晨光从暗转明，即阵阵身热汗出。

诊查：脉来沉细，尺脉反盛于寸口，太溪脉细弦反大于趺阳。

辨证：此阴虚于内不能敛阳，阳浮于外，腠理疏松而致汗泄。

治法：当泻手阳明，补任脉、足少阴。

处方：取三间、阴郄泻之，太溪、复溜、阴交补之。

二诊：泻其阳后即遍身疲乏，补其阴则夜寐加深，脉反沉取有力，浮取似濡，改从督脉中枢调阳明之枢机，与任脉相呼应以互调阴阳。

三诊：汗出大减，从督脉调之。

处方：取悬枢、中枢泻之，取左肾俞补之，右肾俞泻之。

八诊：汗出明显好转，仅晨起自汗出。

【按语】久病盗汗，阴虚阳亢之体所致。泻阳补阴，调督任而和阴阳，使10年之疾豁然而解。

九、泻热法治愈肠痛一例

李某，男，22岁。

主诉及病史：腹痛，伸足腹痛加重，来急诊治疗，因惧于手术，遂于1979年3月1日特来针灸。

诊查：患者体壮健，病起于暴急奔走，忽右腹痛重，拒按，有肌强直及反跳痛，伸直足则痛引右腹，壮热，白细胞1万/mm^3。脉浮滑而沉，天枢隐隐作痛。

辨证：此为热结大肠，热蕴为痈。

治法：泻足阳明上巨虚以除腑热，佐曲池以清经热，留针一刻，即觉腹内凉爽，复每隔4小时泻上巨虚1次，4次后痛消，翌日痊愈。

【按语】针刺治疗肠痈，止痛效果显著，泻热消痈亦快，对肠痈初起不失为急症急治的良好措施。

【编者评注】肠痈为外科急症，其病势急，变化快，现大多采用手术及药物治疗。张氏治本例用针刺泻阳明经腑之热，仅15分钟即取得效果，以后每4小时1次，仅治疗4次，即使本病痊愈，方法简便易行，取效快，可见针灸治疗急症大有可为，值得深入探讨。

张震医案

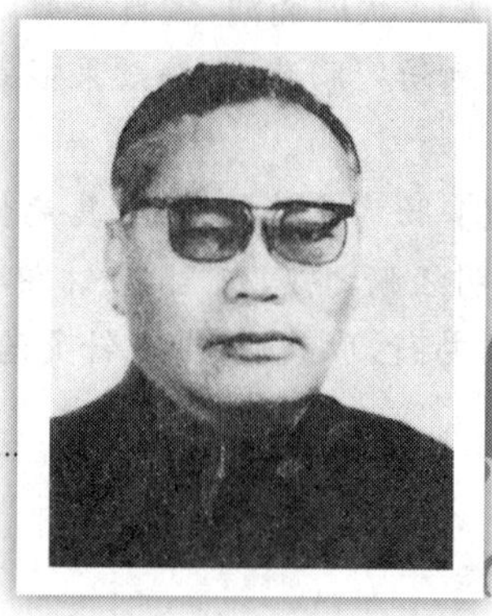

【生平传略】

张震，1928年生，中医主任医师。云南省昆明市人。早年就读于省立英语专科学校，1954年毕业于云南大学医学院六年制医疗系，1959年毕业于成都中医学院三年制中医研究班。曾任云南省中医研究所所长，《云南中医杂志》主编，中华全国中医学会理论研究委员会委员。

从事中医临床诊疗工作近30年，潜心研究中医证候鉴别诊断、杂病及疑难病症的治疗规律，取得可喜的成绩。近年来从事中医证候学和中医临床治疗学的研究，在中医证候概念、证候的自然层次结构、证候的现代分类方法等方面提出一系列新的见解。

主要著作有中医《疑似病证的鉴别与治疗》，并参加《中医症状鉴别诊断学》、《中医证候鉴别诊断学》、《中医临证治疗学基础》的编写工作。先后发表学术论文30余篇。此外还为美国、法国、意大利、西班牙等国学者讲授中医基础理论及辨证论治课程。

一、益气养血、调补肝肾法治愈长期低热一例

邓某，男，45岁。

初诊：1975年6月13日。

主诉及病史：长期发热持续不退半年余，迭经治疗而腋下体温仍处于37.4～38℃之间。现觉头昏肢软，两肋隐痛微胀。每当集中精力看书或阅读文件之际则易昏昏然进入梦乡。食纳二便无明显改变。

诊查：舌质淡，苔薄白而润，脉濡细，两尺不足。

辨证：气血亏乏，肝肾不足。

治法：益气养血，调补肝肾，兼清虚热。

处方：黄芪20g　太子参15g　生地15g　地骨皮12g　柴胡9g　枣仁10g　淡竹叶3g　桂元肉10g　佛手9g　大枣4枚　生草6g

二诊：7月6日。连服上方药6剂后，体温逐渐恢复正常，但觉日间工作时精神尚差，胁部

仍感隐疼。上方去淡竹叶，加黄精 15g、生枣仁 10g，继进药 4 剂。

药后诸症消失，体温正常，精神转旺，日间已无思睡现象。

【按语】《证治汇补》云："无表证而身热者，内伤里热也。"盖内伤之慢性发热，一般多属于虚证范畴，常因精气亏耗、水不制火、虚阳外浮使然，临证所见每以持续低热者居多，且病程缠绵难以速已。大凡低热久羁而身不耐寒者，阳虚有之；但热而不寒者，当思其阴虚血少；寒热交错而又俱不突出者，常为阴阳俱虚、营卫失调、血虚气郁所致。龚廷贤云："饮食劳倦伤脾，则不能生血，故血虚发热，热则气散血耗而无力"。乃言血虚发热与气虚发热之互有关联。至于气虚何以酿热，历来争议殊多。有谓脾胃气虚，阴火上冲，或心火内炽使然者；有谓内伤脾胃，脾虚胃热，升降失常，浊气上腾而致者；有主脾运失健，气血生化无源，血虚而生内热者。近人则多倾向于气虚阳越之说。本案治法亦以益气之品为君，辅以养血、滋肾、疏肝、清虚热，故而药后获效。

二、益气养血、滋肾柔肝法治愈右眉独落一例

李某，男，43 岁。

初诊：1972 年 2 月 9 日。

主诉及病史：右眼眉无故脱落，已 2 年余。先是逐渐脱落，约 1 年多时间掉去 3/4，仅余内端少许。近数月来右眉脱落殆尽。左眉依旧。经中西药物治疗均未见效。

诊查：舌质微淡，脉小濡，两尺略差。头顶光秃，右眉全无。余无明显异状可见。

辨证：肝肾不足，气血失养之候。

治法：益气养血，滋肾柔肝。方予黄芪五物汤加味。

处方：口黄芪 20g　秦当归 15g　熟地 18g　首乌 12g　川芎 6g　白芍 12g　女贞子 12g　枸杞果 12g　陈皮 10g　生甘草 6g

服上方药 4 剂后，右眉毛逐渐复生。2 个月后完全恢复原貌，竟与左眉相齐。

【按语】毛发乃血之余，而眉亦然，全赖气煦血濡方得荣润茂盛。今其人舌淡脉濡，气血不充，毛发失养，故眉脱而发秃。眉际乃足太少两阳经循行之所，而太阳与少阴、少阳与厥阴相为表里，关系殊密，"脏之气行于腑，腑之精归于脏"，病涉肝肾，其眉遂脱。方取黄芪五物汤加味，益气养血、滋肾柔肝，俾精血复充而毛发重生矣。

三、疏达气血、理脾益肾法治愈跌仆瘘躄一例

何某，男，40 岁。

初诊：1972 年 5 月 4 日。

主诉及病史：患者素性嗜酒。2 个月前曾因酒后跌仆，自 2 米高的台阶上跌下，随即出现肢体活动障碍，继而卧床不起，翻身进食全须旁人持扶。经用西药治疗月余，未见改善。

诊查：现两手手指无法屈伸，上肢麻木胀硬，两脚萎软无力，右腿不能活动。胃纳不振，溺黄便干，口淡无味，夜眠欠佳，右半身无汗。脉沉弦、左尺不足，舌边尖略红，苔薄白，心微腻。

辨证：证系酒后跌仆、气血逆乱，肝失柔养，脾运不健之候。

治法：治宜首先疏调气血，柔肝理脾。至若益肾之法，缓图亦可。

处方：当归 15g　生地 12g　白芍 10g　茯苓 15g　怀山药 15g　钩藤 10g　党参 12g

川芎 10g　青皮 10g　丝瓜络 3g　生草 6g

停用一切西药，每日进此方药 1 剂，分 3 次温服。

二诊：服上方药 2 剂后，觉左手较前有力，已能握烟斗吸烟。

三诊：续服药 4 剂，两手麻胀感减轻，手指已略可屈伸，惟左手较差。右腿略能活动，胃纳亦有改善。

四诊：守用上方药 1 周后，手指屈伸更为灵活，右下肢亦较前有力，已能抬举，扶杖下床行走，已能自握餐具进食。溺色变清，舌质转淡，苔薄白而润、已无腻象，脉左尺仍弱。此是脾运渐复，湿邪已退，露出本虚。改予温养气血，调和营卫，补益脾肾之法。

处方：口黄芪 15g　太子参 18g　桂枝 10g　当归 12g　白芍 10g　白术 12g　怀山药 12g　杜仲 15g　淫羊藿 15g　炙甘草 6g

连服药月余，诸症日渐轻释。终于弃杖自行，肢体伸屈自若，食眠二便俱转正常，治愈出院。

【按语】跌仆损伤，纯属意外，酗酒之人，尤易发生。凡受创较剧者，每有相应之证候可见，其证又与其人之秉赋体质及内脏功能密切相关。

人身之皮、肉、筋、骨、脉"五体"，本为五脏所主。筋骨损伤者，易在一定程度上影响及于肝肾，故虽平素肝肾康健者，此时亦每现不足之状。若肝肾之精血不充，则筋骨必失其养，此对创伤之修复极为不利。故外伤内治之法，急则活血理伤，缓则滋养肝肾。然四肢百骸欲获得足够之荣养与濡润，实又有赖于脾胃机能之健旺，水谷精微运化布输之正常，故调理脾胃乃是外伤内治之重要环节之一。上案得效，其理亦本乎此。

四、滋肾养心、宁神固精法治愈惊梦自遗一例

杨某，男，41 岁。

初诊：1972 年 11 月 4 日。

主诉及病史：遗精频作已 2 年余。夜梦多，非噩梦、色梦，而大都属于情绪焦虑、心情紧张者，如常临异乡探亲访友而超假未归，或私自外出玩忽职守将受处分等。每逢惊梦，则精液随即自遗。近数月来，虽在日间觉醒之际，一旦因某事而情绪紧张，精液亦自遗泄不已。因觉体力不支，有行将待毙之虑。

诊查：舌形坚敛，尖赤津少，六脉沉细略数。

辨证：证属心肾阴虚，神不守舍，玉关失固。

治法：拟滋肾养心，宁神固精法治之。

处方：熟地 15g　秦当归 12g　杜仲 15g　朱茯神 12g　菟丝子 10g　麦冬 12g　龙齿 20g　双钩藤 15g　金樱子 12g　莲须 10g　生甘草 6g

二诊：11 月 21 日。服上方药 4 剂后，遗精次数显著减少，惟夜梦尚多。前方加五味子 3g。

三诊：12 月 6 日。进上方药 6 剂，遗精已止，梦亦大减，日间情绪已能自控。夜间虽偶有惊梦，但已无精液自遗现象。再守原方 3 剂，以资巩固。

1975 年元月 9 日因他病来诊，谓上症痊愈之后，迄今未再复发。

【按语】夜梦纭绕而神思焦虑，乃心阴不足之候。《金匮》云："心虚者，其人多畏，合目欲眠，梦远行而精神离散"，此之谓欤。心阴虚而阳独亢，坎离失济，水亏火旺，扰动精室，逼启玉关，故精液滑脱不禁、暗自遗泄。欧阳文忠公有"反忧感其心，万事劳其形，有动乎中，必摇其

精"之名句，虽非指此，然其理一也。前贤谓"有梦遗精乃心病，无梦自遗为肾疾"，由是观之，信然。

五、宣清湿热法治愈风温一例

胡某，女，30岁。

主诉及病史：发热恶寒，咳嗽，体倦头痛，胃纳呆滞已有周余，经肌注青链霉素及中药止嗽散，羌活胜湿汤等未见好转而来院就诊。

诊查：体温38.5℃。脉濡数，舌红苔腻，根垢。

辨证：系湿热郁表，肺火宣降之证。

治法：治拟宣湿清热、芳化疏表之法。

处方：淡豆豉10g　佩兰叶10g　茯苓15g　淡竹叶3g　藿香10g　杏仁10g　连翘10g　通草5g　银花5g　苡仁20g

服药1剂后微汗出，寒热全解，咳减一半。继服药2剂，诸症完全消失。

【按语】此虽为湿热郁表之证，但已有入里碍中之苗头，故予宣清湿热疏达之法，通过轻开上焦，宣发肺气，以消除在卫或在肺之湿热邪气。因肺合皮毛，肺气得宣，则遏郁于表卫之邪自易驱散。且肺为水之上源，宣畅肺气，又可使在体之湿邪随水道之通畅而排除，从而达到"分消"之目的。此即"气化则湿亦化，气行则湿亦行"，"湿邪既去，则热无所附，势孤易除"之理。宣清湿热法若用之得当，则可顿挫病势，阻止其向纵深发展。宣湿之品，通常可选杏仁、桔梗、白蔻仁、郁金等；清热之药，可予桑叶、连翘、银花、竹叶、薄荷等。

六、辨证治愈湿热证两例

例一　王某，男，40岁。

主诉及病史：1个月前因急性阑尾炎行手术切除，术后创口感染，局部脓肿形成，又经切开引流等外科治疗。现腹部创口已愈合，但低热(38℃±)持续旬月不退。

诊查：自诉四肢无力，胃纳呆滞，稍食即感恶心、尿黄，便溏泄，排泄不爽。脉濡细而数，苔薄腻色白，舌质暗红夹青。

辨证：证属湿热中毒，气血郁滞。

治法：拟化湿清热，理气活血之法治之。

处方：杏仁10g　白蔻仁10g　苡仁20g　厚朴10g　法夏10g　竹茹1团　通草5g　砂壳10g　红花5g　广木香5g　生草3g

服药1剂后，觉腹中舒适，胃纳增进，恶心感减轻，体温降至正常。再服上方药2剂，精神食欲继续改善，但夜间兴奋难眠，苔渐净化。上方加茯神10g、建菖蒲6g，继服2剂，症状全无。

【按语】湿热之邪常阻滞人体气机，因而易使中焦闭塞，脾胃功能受抑制，导致水谷气化失常，清阳不升，浊阴不降。治宜芳香走窜之品以苏醒脾胃，枢转气机，激活人体自身之运化功能，俾中焦气机复其常态，从而使蕴积于体内之湿邪或湿浊得以通过透化而消散。在此基础上兼以清热活血，故收事半功倍之效。本人临床运用化湿清热之法，常以佩兰、藿香、石菖蒲、郁金等化湿；以竹茹、黄连、芦根、大青叶等清热。

例二　万某，男，31岁。

主诉及病史：右小腿条索状痛性硬结已2年余，近时加剧，时有红色条结出现，曾诊断为静脉炎。2个月来，右足背又有静脉炎现象，且呈慢性进行性发展，经治无效。

诊查：脉沉细而弦，舌质暗红，苔白腻多津。

辨证：其病殆由寒湿外侵，壅塞脉络，日久郁热，致成湿热阻络、血滞成积之证。

治法：治以燥湿清热，活血通络法。

处方：苍术20g　黄柏6g　牛膝6g　生地21g　细辛1g　生苡仁30g　橘络3g　银花15g　元胡10g　红花10g　枳壳10g

连服药8剂后，局部红色条索状硬结消失，疼痛显著缓解。再服药3剂，硬结完全消散。

【按语】凡寒湿之邪入侵人体，阻滞于经络之间，郁久化热而成湿者，或湿热证中之属于湿盛型者，宜予辛温苦燥之品配合其他清热药物，以燥湿清热。但辛燥药物亦不可过度，否则有伤津液之弊。燥湿药物一般可选苍术、厚朴、法夏、草果等；清热之品可选黄芩、黄连、黄柏、栀子、银花等。

总之，湿热证一般属于实证，治疗总以攻病逐邪为主。通常予清化分消之法以孤立并削弱邪势，阴柔腻补之药则非所宜。如何秀山所云“参术之属，究宜慎用，庶免反助湿热为患之流弊”。

治疗本证，须从患者实际出发，针对具体情况，灵活地综合运用祛湿与清热两法，同时辅以其他相应的治疗措施。关键在于认证精确，立法恰当，用药缓急得宜、刚柔相济。凡热盛湿微者，用药宜多柔少刚；若属湿盛热微者，则要多刚少柔。因为阴柔之药虽能削减热势，但易阻扰湿邪之排出；而辛香刚燥之品，虽可祛湿，但又有助热之弊。所以，用药宜“刚柔相济”。叶天士主张“以苦辛寒治湿热”，确是经验之谈。

七、渗湿清热法治愈湿温一例

杨某，女，19岁。

主诉及病史：1个月前曾患肠伤寒，愈后2周再度发热，血培养检出伤寒杆菌。复经西医治疗周余，但高热（40～41℃）持续不退。

诊查：现症脘闷纳呆，渴不欲饮，多汗，恶心；腹泻水样便，每日3～4次；鼻衄，尿黄，心悸，失眠；苔白腻心垢，脉濡数，左关略强。

辨证：证属气分湿热，秽浊阻中。

治法：治拟清热渗湿，辟秽畅中，予芳化淡渗、清热祛湿之品。

处方：银花15g　佩兰叶12g　竹叶5g　茯苓20g　苡仁18g　厚朴10g　白蔻仁10g　滑石12g　炒白茅根15g

服药1剂后，体温由40.3℃降至38℃，但腹仍闷胀，上方去银花、竹叶，加木香5g、白扁豆12g、炒麦芽15g，再服药1剂。此后体温未超过37℃，苔转薄白，脘闷腹胀减轻，胃纳增加，仅大便微溏，四肢无力。改予参苓白术散善后，4剂痊愈。

【按语】本例以渗湿清热法取效。所谓渗湿清热，即予淡味渗利及清热药以消除郁阻于体内之湿热。此法祛湿并不以利尿为主要手段。因湿热内蕴，过于通利小便会徒伤阴液，热易化燥，故只宜芳化淡渗，轻宣湿邪，兼以清热，分消邪势。故常与化湿畅中等法合用而增强疗效。渗湿一般可选苡仁、通草、茯苓、大豆黄卷、冬瓜皮、扁豆衣等，清热可用灯心草、桑白皮、茵陈、白茅根等。

八、利湿清热法治愈癃闭一例

丁某,男,62岁。

主诉及病史:因肾绞痛入院,经治后疼痛缓解,但出现尿闭。4天来仅涓滴3次,每次不满10ml,经多方治疗仍然无尿。

诊查:体温38℃左右,面肢浮肿,腹部胀满,口苦纳呆,恶心欲呕,口咽干燥,渴不欲饮,便秘色黑。脉滑数,左弦,舌质暗红,苔黄厚腻。

辨证:乃湿热郁闭,三焦失宣之证。

治法:拟利湿清热,宣畅三焦治之。

处方:杏仁10g　白蔻仁10g　苡仁15g　厚朴10g　法夏10g　通草5g　滑石20g　淡竹叶3g　泽泻12g

二诊:次日大便已行,尿量仍少,腰部胀痛,两下肢及阴囊浮肿,口苦恶心,呕吐较频,舌质紫暗,气滞湿阻血瘀之象已更加显露,当加强除湿、理气活血,兼以清热。

处方:杏仁12g　苡仁20g　茯苓30g　猪苓20g　泽泻18g　木通6g　车前子12g　广木香5g　红花10g　赤芍10g　法夏10g　枳实10g

三诊:服上方药2剂后,尿量略增,病情渐有好转。服至7剂后,尿量每日达2000ml以上,并自动排出豌豆大之砂粒状结石1枚,血中NPN亦由110mg%降至正常范围。持续治疗2周,尿转清长,症状完全消失。

【按语】凡湿热郁闭三焦,致决渎失司,症见水肿少尿或无尿等,宜用利湿清热之法通利清降以逐邪。李东垣云"治湿不利小便,非其治也",湿既去,热易随之而解,对于小便涓滴全无之患者更为合拍。推而广之,若湿热蕴积于下,致小便短赤涩痛者,或湿热郁蒸肝胆,致身黄而小便不利者,皆可予利湿清热之法,均可选用茯苓、猪苓、泽泻、车前子、木通、海金沙以利湿,银花、栀子、竹叶、萹蓄、瞿麦以清热。

九、宣肺祛风、活血化瘀法治愈鼻渊一例

黄某,女,32岁。

主诉及病史:患过敏性鼻炎已数年,累治未愈。此次发作特剧,头闷疼,鼻塞而痒,喷嚏连连,清涕常流,殊觉不适。

诊查:苔薄白,舌质略紫暗,脉弦,便干尿黄。

辨证:证属伏风夹瘀,肺窍失宣。

治法:治予宣肺祛风,活血化瘀。

处方:杏仁10g　防风10g　苍耳子6g　白芷10g　川芎10g　红花6g　连翘10g　蝉蜕5g　丹参15g　桔梗6g　甘草5g

服上方药4剂后,鼻炎即愈,半年未再发。

【按语】本例鼻炎反复,久治未愈,常法用之无效,殆风邪伏肺不时发作,久郁致瘀使然,故舌质已有紫暗现象。除宣肺祛风外,尚用一派活血化瘀之品,取"久病入络"之意。

十、活血化瘀、理气通络法治愈腰腿痛一例

李某，女，36岁。

主诉及病史：因背负重物，劳力过度，致椎间盘脱出。现腰痛月余，痛引左腿并向足根放射，行走不便，入夜剧痛难眠，辗转呻吟不已。近日左腿亦感麻木，步态不稳。

诊查：脉涩，舌质紫暗。

辨证：证属经络瘀阻，营血失溉。

治法：治用活血化瘀，理气通络之法。

处方：当归15g　赤芍10g　丹参15g　川芎10g　鸡血藤20g　桃仁10g　红花10g　郁金12g　地龙3g　香附10g　姜黄10g

二诊：局部痛况略减，夜仍失眠。上方加夜交藤20g。

三诊：病况略定，但四肢无力，腰膝酸软，脉仍细涩，舌青。虚象已露，加益气补肾之品以扶正驱邪。

处方：口黄芪20g　潞党参15g　当归15g　鸡血藤20g　怀牛膝6g　淫羊藿12g　地龙3g　红花10g　杜仲15g　川芎10g

四诊：疼痛明显减轻，步态转稳，已可下床活动。舌渐转常，脉象亦有改善。但觉少腹发胀。上方加木香6g，台乌10g。

药后腰腿痛完全消失，少腹亦已舒缓。

【按语】“气行则血行”，血之运行全赖气之推动，故活血化瘀宜紧密结合理气通络。本例瘀血症状比较典型，具有痛区固定、入夜疼剧、舌质紫暗，脉涩等症。治后椎间盘仍然脱出，但自觉症状得以消除。

十一、活血理气安神法治愈外伤头痛一例

韩某，男，45岁。

主诉及病史：日前因翻车受伤，当时曾昏迷约10多分钟，复苏后即感头昏头晕，难以举首，四肢及腰部活动不灵。

诊查：现觉头昏痛，腰痛不能转折，夜间失眠，记忆力明显减退。惟胃纳尚可，二便自调。舌质暗红，脉沉略弦。

辨证：证属瘀血郁阻，神识受扰。

治法：治予活血化瘀、理气安神为主。

处方：当归15g　生地15g　川芎10g　白芍12g　桃仁10g　红花10g　苏木10g　荷顶3个　夜交藤20g　生草5g

二诊：脉微数，舌质红，苔薄黄，眠仍差。上方去川芎、苏木、桃仁，加茯神15g，川连0.2g。

三诊：睡眠好转，食纳增进，精神转旺，四肢灵活，腰痛亦缓。

【按语】外伤史亦有指导辨证施治之意义，瘀血之证尤其如是。脑震荡一症，每易留下顽固性头痛头昏等后遗症；腰部软组织挫伤也易成为宿伤。但若及时施予活血化瘀、理气调血之法，则可减少或避免后遗症的发生。本例虽无明显之瘀血症状，而外伤便是致瘀之由，因此用上方获效。

十二、温阳通脉、养血化瘀法治愈痿躄一例

高某，女，27岁。

主诉及病史：月前分娩，娩后2周突觉两下肢痿软无力，不能任地，无法站立及行走。头昏背凉，溺清便溏。近日来病情增剧，双上肢亦感无力，起坐均赖人扶持，生活完全不能自理。

诊查：面色㿠白，爪甲色淡，舌淡润而色暗，苔薄白，六脉濡细，两尺微涩。

辨证：证属血虚阳弱，督脉瘀阻。

治法：治拟温阳通督，养血化瘀之法。

处方：川附片30g　黄芪24g　当归15g　杭白芍12g　丹参15g　鸡血藤15g　巴戟12g　鹿角霜21g　桂枝10g　锁阳12g　生姜3片　大枣4枚　炙甘草6g

上方药连服8剂后，诸症渐解，两手活动自如，步履如常。

【按语】此例产后痿躄，西医诊为急性感染性多发性神经根炎，然按中医病机分析，则因新产血虚，卫阳不敷，故面白爪淡，肢体痿软无力；舌质青暗，尺脉涩，背冷，乃是督脉瘀阻之故。所以本案既非"肺热叶焦"，亦非"湿热不攘"等使然，因此治疗也未"独取阳明"，而是以养血化瘀、补肾通督收功。于兹可见辨证论治须从患者之实际出发，决不可墨守成规。

【编者评注】本病西医诊断为"急性感染性多发性神经根炎"。临床表现以肢体痿软无力为主，严重时可有呼吸和吞咽困难，甚至危及生命，属中医的痿证范畴，以下肢痿软无力为主的又称为痿躄。辨证以脾肾两虚为主。张氏抓住本例为一新产产妇，产后血虚阳微、瘀血内停，以致筋肉失养的特点，治疗以温阳通督、养血化瘀为主，仅8剂药即获全效，辨证精当，疗效甚捷，堪称范例。

广西名医医案

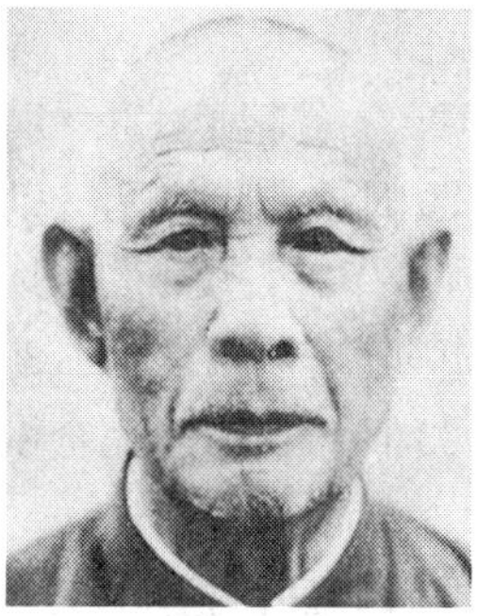

陈伯勤医案

【生平传略】

陈伯勤，1897年生，广西壮族自治区玉林市人。主任中医师，出身于中医世家。1917年旧制高等师院毕业后从医，新中国成立前曾任广西公路局局医，兴业县医学研究社社长，兴德中学校医。新中国成立后曾任广西玉林市卫生协会主任，玉林市政协常委，广西壮族自治区五届人大代表，四届政协委员，玉林地区人民医院中医师，玉林地区中医院副院长，主任中医师，中华全国中医学会广西分会理事，玉林地区分会理事长等职。

从事中医临床工作60多年，对中医理论有一定研究，临床经验丰富。主要著作有《妇科治验》、《中医诊疗概要》、《医经汇编》等。

一、滋养肝肾为主治愈暴盲一例

周某，男，4岁。

初诊：1979年9月25日。

主诉及病史（其父代诉）：于1979年8月19日起高热7天，抽搐昏迷2天后双目失明，迄今已1个月。住某医院儿科，诊为“病毒性脑炎”，经积极抢救，热退身凉，抽搐停止，神志渐清，但视力完全丧失。请眼科会诊，眼球、瞳孔及眼底未发现异常，诊为“双皮质盲”。神经科会诊，诊为“脑炎后大脑皮质性盲”。曾使用ATP、脑组织液、金刚烷胺等药治疗，未见显效，转中医治疗。

诊查：症见双目失明，面色㿠白，前额青筋显露，烦躁不安，体形浮胖，舌质淡红，指纹浅蓝达气关。

辨证：此属肝阴不足、肝风夹痰上扰、瘀阻经络所致。

治法：治宜养肝熄风，化痰通络，佐以祛瘀。

处方：钩藤9g　全蝎3g　天麻9g　草决明15g　白菊花15g　杞子12g　川芎3g

地龙 6g　独活 9g

3 剂，每天 1 剂。水煎分 2 次服。嘱家属忌鱼腥、萝卜等物。并配合电针视区、光明等穴，每天针 1 次，每次留针 30 分钟。

二诊：10 月 3 日。服药 3 剂，夜能安寐，双目已有光感，但夜间盗汗。继守上方，加北黄芪 15g，以加强益气固表之力。服 6 剂。

三诊：10 月 11 日。视力已逐渐恢复，能认人认物及拾捡丢在地面上的玩具。仍守原方 3 剂。

四诊：10 月 15 日。患儿已能自己走路，白天可去玩耍。此乃风邪渐去，正气渐复，治宜滋养肝肾。

处方：杞子 12g　谷精草 12g　草决明 15g　首乌 12g　桑椹子 12g

五诊：10 月 20 日。服上方药 3 剂后，已能辨明物体的颜色，精神好转，面色红润。但 2 天来皮肤出现皮疹，瘙痒。舌质淡红、少苔。指纹浅红达气关。仍守上方，易熟地为生地，加丹皮 6g、蕤仁 9g，以增强清肝明目之力。3 剂。

六诊：10 月 23 日。视力已完全恢复，皮疹消退。守原方去丹皮，嘱 2 天 1 剂。服药 9 剂以巩固疗效。

七诊：12 月 2 日。病情稳定，唯夜间时有惊悸，胃纳不振，舌淡苔白。仍以滋养肝肾，健脾宁神之法调治。

处方：杞子 9g　菊花 9g　象牙丝 15g（先煎）　茯神 15g　泽泻 6g　蕤仁 12g　怀山药 12g　谷芽 15g　大枣 12g

连服 6 剂，诸症悉除，恢复常态。

1980 年 3 月 10 日追访：除时有惊悸、胸闷不舒外，一切如常，仍按上述方法加减调治，以善其后。

【按语】本病外不伤轮廓，内不损瞳神，元气大虚之后，倏然盲而不见，证属暴盲，主要是肾水不能涵木，以致肝阴亏损不能上注于目使然。故治以滋养肝肾为主而收功。

二、养阴清肺为主治愈咳喘一例

邓某，女，68 岁。

主诉及病史：咳喘反复 16 年，每年秋冬寒冷季节咳喘加重。1 周来咳嗽气喘，痰黄稠，不能平卧，咽干口渴，气短难续，溲黄短量少，大便干结，胃纳甚少。胸透见两肺纹理增粗，化验白细胞增高，曾使用抗生素治疗，症无明显改善。

诊查：诊见面色萎黄，唇干而暗，舌质深红，苔黄干，脉细数。

辨证：此属久病伤阴，气阴亏损，复感燥邪。

治法：治宜养阴清肺化痰定喘为主。方选沙参麦冬汤加减。

处方：沙参 9g　麦门冬 12g　甘草 6g　百部 12g　冬瓜仁 15g　前胡 12g　天花粉 15g　瓜蒌壳 9g　川贝母 9g

水煎，每天 1 剂，分 2 次服。

服药 3 剂，咳喘减轻，夜能平卧，精神好转，舌红、苔黄，脉细略数。仍守原方加桑白皮 9g，继服 3 剂。药后口干减轻，溲已变清，痰已变白，症状进一步缓解。嘱按原方加百合 18g，服药 2 周，咳喘缓解。

【按语】本例患者病程较长，正气已虚，复感时邪，症状加重，临床表现以肺阴虚为主，故以养阴清肺、止咳平喘而使病情缓解。

三、养阴补肾法治愈骨痹一例

王某，男，20岁。

主诉及病史：双大腿疼痛，左侧为重，行走不便四肢沉重难举，有麻木感，病已延5年。到某医院拍片检查拟诊为“关节退行性变”，治疗无明显好转。

诊查：诊见形体消瘦，舌质淡红，苔薄白，脉细数。

辨证：此属骨痹。

治法：应以养阴补肾，强筋壮骨为主，方选五兽饮加减。

处方：怀牛膝12g　金毛狗脊12g　白芍药9g　锁阳15g　楮实子15g　桑寄生12g　生甘草6g

每天1剂，水煎分2次服。

服药7剂，疼痛减轻。诊见舌质偏红，脉仍细数。脉证合参似有热象，原方加赤芍9g，丹皮9g，灵仙9g，以增强清热凉血之力。

服药2周，下肢疼痛进一步改善，惟用力弯曲时觉腰痛。舌脉无明显变化。原方加川牛膝9g、山萸肉9g，以增强滋养肝肾之力。服上方药月余，症状消失。

【按语】骨痹的病名出自《素问·痹论》，系指气血不足、寒湿之邪伤于骨髓的病证，临床表现为骨痛、身重、有麻木感、四肢沉重难举等。本例患者病已多年，风湿浸淫，气血不足，肝肾亏损，故治以养阴补肾、强筋壮骨而获效。

四、滋阴降火法治愈咽痛一例

陈某，男，52岁。

主诉及病史：咽喉疼痛反复3年余，症状加重3天，伴腰酸痛，下肢乏力，声音嘶哑，牙齿松动，夜寐多梦，口干欲饮，溲短而黄。

诊查：诊见舌红，苔黄干，咽喉红肿，脉细数。

辨证：此属阴虚火旺，虚火上炎所致之咽痛证。

治法：治宜滋阴降火之法，方选知柏地黄汤加味。

处方：盐知母9g　盐黄柏9g　熟地黄15g　怀山药12g　山萸肉9g　茯苓9g　丹皮6g　泽泻9g　盐牛膝15g　马槟榔9g

水煎服，每天1剂，分3次服。

服药3剂，咽痛减轻，声音复常，溲已转清，大便稍干。仍以原方加肉苁蓉12g。服药1周，症状消失，病告痊愈。

【按语】慢性咽痛一证，临床可分肺阴虚及肾阴虚两种，肾阴虚者多伴腰酸腿软，虚烦失眠等。治疗多以滋阴降火为主，本例患者乃阴虚火旺、虚火上炎所致，故以知柏地黄汤为主，滋阴降火而收功。

五、养阴益胃为主治愈胃脘痛一例

钟某，男，45岁。

主诉及病史：因饮食不节，起居失常，胃脘疼痛反复多年，伴口干而渴，溲短黄，大便结，夜不安寐，日渐消瘦，胃纳大减。曾到某院作胃镜检查，拟诊为“慢性萎缩性胃炎”，屡治未效，忧虑甚重。

诊查：诊见形体羸困，舌红苔黄偏干，脉弦细而数。

辨证：此乃胃阴不足，久病入络之胃痛重症。

治法：治宜养阴益胃，通络止痛，仿养胃汤合丹参饮方意。

处方：沙参 12g　麦门冬 12g　白芍药 15g　玉竹 15g　百合 15g　丹参 15g　甘草 6g　红枣 15g　谷芽 15g

服上方药月余，胃痛大减，时觉腹胀，仍以原方加香橼片 9g，以其理气而不伤阴。调治 3 个月余，疼痛消失，饮食如常，体重增加。

【按语】本例患者乃胃阴亏损，久痛入络，故治以养阴益胃、化瘀通络止痛而获效。陈老治疗慢性胃痛属胃阴不足者，多主张以养胃阴为主，认为“有一分阴液，便有一分生机”，故治宜养阴为要。

六、小活络丹为主治愈小儿中风一例

赵某，女，8 岁。

初诊：1980 年 12 月 13 日。

主诉及病史：1979 年冬突然发病，跌仆神昏，口眼㖞斜，左侧肢体瘫痪，某医院拟诊为“病毒性脑炎”，经治疗后好转出院。但左侧肢体仍瘫痪，手不能持物，足不能履步。

诊查：诊见履步艰难，口唇偏向右歪，伸舌偏右，舌质红，苔白滑，脉沉滑。

辨证：此乃痰湿阻滞经络所致。

治法：治宜祛痰除湿，疏通经络，方用小活络丹加减。

处方：乳香 9g　制川乌 3g　钩藤 9g　川芎 6g　地龙 6g　没药 9g　川牛膝 9g　胆南星 6g　白芥子 9g　甘草 6g

水煎服，每日 1 剂，分 3 次服，连服 3 剂。

二诊：症状稍减，履步稍有进步，舌淡红，苔白，脉滑。效不更方，原方加威灵仙 9g，以加强除湿通络之力。

三诊：服上方药 1 个多月，症状大减，左侧肢体活动自如，惟左手作细小动作尚欠灵活，仍以化痰通络之法以巩固疗效。

处方：川牛膝 9g　威灵仙 9g　胆南星 4.5g　乳香 6g　没药 6g　制川乌 4.5g　白芍 12g　地龙 6g　北黄芪 30g　3 剂

1981 年春随访，病已告愈。

【按语】中风一证以成人为多见，但儿童亦有发生，临床以猝然昏仆、不省人事，或突然发生口眼㖞斜、半身不遂、语言不利为主要症状，有中脏腑和中经络之别。本患儿由于饮食不节，脾失健运，聚湿生痰，痰湿流注经络而发病，痰湿之邪，重浊粘腻，久而不化，故经久不愈。《灵枢·刺节真邪》指出：“虚邪偏客于身半，其入深，内居营卫，营卫稍衰，则真气去，邪气独留，发为偏枯”。此乃正虚邪实、痰瘀为患，故投以化痰通络、活血化瘀之小活络丹加减调治而收功。

七、自拟贯众散治愈崩漏一例

梁某，女，28 岁。

初诊：1979年春。

主诉及病史：阴道流血淋漓不止3个多月。血色晦暗夹有瘀块，伴小腹疼通而拒按，曾到某医院作病理检查，诊为“子宫肌瘤”，建议手术切除，患者不愿手术，要求服中药治疗。

诊查：诊见其舌暗红，苔薄黄，脉象沉涩。

辨证：脉证合参，此乃瘀血内停，阻滞经脉，血不能循经之崩漏证也。

治法：治宜祛瘀止血，佐以清热调经，自拟方贯众散主之。

处方：贯众炭9g　茜根炭9g　芥穗炭9g　地榆炭9g　当归6g　赤芍药12g　熟地炭15g　白蔹9g　青天葵12g　甘草6g

每天1剂，水煎分2次服。

以本方为主，连服药40余剂，崩漏停止，月经复常。继以健脾养血之逍遥散加减调治月余而痊愈。

1980年5月随访，经治疗后复查子宫肌瘤已消失，崩漏未见再发，并已孕育一男孩。

【按语】本例患者乃因瘀血阻滞经脉，瘀热互结，血不循经所致，故投以活血化瘀、佐以清热调经之法，调治40多天而收功。方中贯众有清热散瘀止血的功效，经炒炭后可加强其止血之功；茜草炭、地榆炭有凉血止血的作用，常用于治疗崩漏；芥穗炒炭后有行瘀止血的作用；熟地炭有滋肾养阴、补血、调经之效；赤芍药能散瘀活血，消瘀止痛；当归补血活血祛瘀生新，是理血的要药；白蔹能散结解毒，泻火生肌；青天葵清热凉血，诸药合用，功能祛瘀止血，消癥散结，清热调经。故用于治疗瘀热型的崩漏，每每收效。崩漏止后瘀去新生。虑其气血不足，继以健脾养血之逍遥散加减而善其后。

八、大补元气为主治愈昏厥一例

庞某，男，10岁。

初诊：1981年3月7日。

主诉及病史：头昏跌仆反复发作已月余，严重时突然昏倒，不省人事，四肢厥冷，时而震颤，面色苍白，汗出肤凉，目陷口张，呼之不应，呼吸微弱，长则10余分钟，少则几分钟即逐渐苏醒；醒后觉头昏肢麻，疲乏无力，胃纳不振，溲清便溏。

诊查：诊见神清乏力，面色㿠白，形体瘦弱，气短懒言，呼吸微弱，唇舌色淡，脉虚细无力。

辨证：此乃元气素虚、中气不足、清阳不升所致之昏厥也。

治法：治宜大补元气，佐以健脾养血为主，方选独参汤合当归补血汤加味。

处方：党参12g　北黄芪12g　当归6g　白术9g　红枣15g　北五味子6g

每天1剂，水煎分3次服，连服3剂。

二诊：3月20日。药后头昏减轻，食欲增进，未再昏厥，舌质淡红，脉虚。药已中病，效不更方，原方药再进3剂。

三诊：3月27日。服药6剂，诸症大减，但仍觉气力不足，夜寐多梦，溲清而长。舌质淡红，苔白，脉虚而缓。继以补气益血，滋养肝肾之法以善其后。

处方：党参12g　北黄芪12g　首乌12g　当归6g　熟地12g　枸杞子9g　茯苓9g　北五味子6g　大枣15g

嘱服药3剂，并忌服寒凉生冷及萝卜、芥菜之类食物。

【按语】些例患儿素体虚弱，气血不足，脾肾两虚，以致精清不升，浊阴不降，上扰清窍故突然昏仆，四肢厥冷，目陷口张，脉虚细无力。因此必须以大补元气之独参汤，合补气益血之当归补血汤以补气生血，使元气充足能载血上行，精升浊降，佐以健脾之白术、红枣以健脾养血，使气血生化有源，故服药6剂而获效。继以补气益血，滋养肝肾之法以竟全功。

九、先化顽痰、后调脾胃法治愈痫证一例

梁某，男，13岁。

初诊：1974年春。

主诉及病史：痫证反复发作已4年余，经某医学院诊断为"原发性癫痫"；近月来又频频发作。发时似猪羊惊叫，昏仆着地，不省人事，眼睛上视，四肢抽搐，口吐涎沫，小便自遗，片刻即醒，醒后头昏脑胀，困倦乏力。

诊查：诊其脉滑而数。

辨证：此属顽痰作祟，蒙阻清窍之候。

治法：治以荡涤顽痰之法，使从大便而解，方投礞石滚痰丸加味。

处方：礞石15g　黄芩12g　大黄9g　牛膝12g　白芥子9g　正南沉香3g

每日1剂，水煎分2次服。

按上方加减连续调治3个月余，痫证发作次数明显减少，由原来数日一发减为数月一发。继以调理脾胃，健脾化痰之法调治。

处方：怀山药12g　扁豆12g　茯苓12g　谷芽15g　苡仁18g　红枣15g　白芥子9g

守上方加减服药半年多，病已不发，精神好转，已能上学念书。随访至今，未见复发。

【按语】痫证发作时以痰涎壅盛为多见，故治疗应以荡涤顽痰为主，病情好转后着重调理脾胃，杜绝顽痰复聚而善其后。

盖脾为生痰之源，肺为贮痰之器，脾胃健旺、运化有权，则痰无所生，故调理脾胃是治本之法。本例初投荡涤顽痰之峻剂礞石滚痰丸，加牛膝以引药下行，加白芥子搜脏腑经络之痰。病情好转后改用轻清甜淡之怀山药、苡仁、谷芽、茯苓之类调理脾胃，收效良好。

十、疏风宣肺为主治愈失音一例

罗某，女，28岁。

初诊：1980年4月11日。

主诉及病史：初病感冒发热，头痛、咳嗽、咽痛，继而声音嘶哑，渐至完全失音。咽喉干燥，呼气灼热，小便赤涩，大便干结。

诊查：咽粘膜焮红，扁桃腺Ⅰ度肿大，舌质深红，苔黄干，脉象浮数。

辨证：此属风热犯肺，肺气不宣，气机闭塞，热邪化火，上蒸咽喉所致。

治法：治宜疏风宣肺，清热解毒。

处方：桔梗12g　牛蒡子9g　蝉蜕6g　银花12g　连翘9g　蒲公英12g　青天葵9g　生硼砂4.5g　玄参15g　麦冬12g　参叶9g　甘草6g

3剂，每日1剂。

二诊：4月15日。服药3剂，语音已出，发热已退，头痛、咳嗽减轻，咽干转润，呼气清爽，其他症状均有好转。药已中病，仍守原方继服药3剂。

三诊:4月19日。语音恢复正常,上述诸症消失而告愈。

【按语】本例失音是因风热犯肺,壅塞气道,肺气失宣,热郁化火,上蒸咽喉、会厌变病以致声音全失。方中以桔梗、甘草、牛蒡子、蝉蜕疏风清热,宣肺利咽;用蒲公英、银花、连翘、青天葵、生硼砂等苦甘咸寒之品以清热解毒;此《内经》"热淫于内,治以咸寒,以甘缓之"之谓也。然火热之邪最易伤阴耗液,故又以玄参、麦冬、参叶清热生津润肺。诸药合用,共奏疏风清热、宣肺利咽之功,使声道通畅,咽喉清利而告愈。

十一、疏肝理气解郁法治愈经前头痛一例

王某,女,33岁。

初诊:1983年8月5日。

主诉及病史:3年来,每次经前3～5天即出现头痛且逐步加重,经潮后则头痛递减,至经净痛止。头痛时常伴胸胁胀闷、乳房胀痛、口干欲吐、心烦失眠、梦多等症。平素月经愆期,先后不定,经量多而色紫暗有块。

诊查:舌质红,苔薄黄,脉弦紧。

辨证:此属肝郁气滞。

治法:治当以疏肝理气解郁为法。

处方:柴胡9g　郁金9g　青皮6g　川楝子9g　当归9g　赤芍12g　丹参15g　川芎3g　山栀9g　甘草3g

3剂,每日1剂,水煎分2次服。

二诊:8月8日。服药3剂,月经虽未来潮,但头痛减轻。照原方再进2剂。

三诊:8月11日。服药2剂后,月经适来,头痛、胸胁胀闷、乳房胀痛等症比过去大为减轻,但经色仍紫暗,夹有血块,小腹疼痛。舌质红,苔薄黄,脉弦紧。胸胁及乳房胀减是气滞得疏;经色紫暗,夹有血块,小腹疼痛乃血瘀之证。现月经既至,见血当以调血,故治宜补血活血为主,佐以疏肝理气。方用四物汤加丹参15g、柴胡9g、香附6g、泽兰9g、益母草9g。

连服上方药4剂经净,头痛得止。嘱其下次经前按上法调治。患者遵嘱取药3个月经周期,诸症自愈。随访2年,未见复发。

【按语】头痛为临床常见疾患,其原因比较复杂。本例头痛特点出现于月经来潮之前,且月经干净后不药而愈。按其病机,此属肝气郁滞、经脉瘀滞所致。肝主疏泄,性喜条达,其经脉"布胁肋……与督脉会于巅"。肝气郁结,经气失于条达,故见头痛、胸胁胀闷、乳房胀痛;气郁日久,必致血瘀,故见经色紫暗有块,小腹疼痛,舌边瘀斑。治当疏肝解郁、活血通络。方中柴胡、郁金、青皮、川楝子、香附疏肝理气解郁;当归、赤芍、丹参、川芎、泽兰、益母草活血化瘀通络。栀子泻三焦之火而利心胸,导郁火下行从小便而解;甘草调和诸药,合而用之,使肝郁得达,气机通调,血行流畅。故头痛、胸胁胀闷、乳房胀痛等症得以消除。

十二、益气养阴法治愈肺痨大汗一例

李某,女,38岁。

初诊:1983年8月初。

主诉及病史:于1983年1月经某医院X线胸片检查,确诊为肺结核,即用西药抗痨治疗,

服药6个月后，昼夜汗出不止，常伴恶风，心悸，干咳少痰，五心烦热，失眠多梦，大便干结，小便量少。后兼服中药治疗月余，亦未见好转。于1983年8月延余诊治。

诊查：症见形体消瘦，面色萎黄，舌质红干无苔，脉象细数无力。

辨证：此为肺痨，证属气阴两虚。

治法：治当以益气养阴之法。

处方：党参20g　北黄芪30g　熟枣仁9g　柏子仁9g　麦冬9g　北五味子6g　白芍15g　红枣12g　炙甘草9g

3剂，每日1剂，水煎分2次服。

二诊：9月2日。服药3剂，汗止过半，上述诸症悉减。嘱照方连服药10剂，除仍有微咳外，诸症告愈。

【按语】本例因患肺痨日久，耗气伤阳，阳损及阴，进而导致阴阳两虚。阴虚不能内守，阳虚卫外不固，因而昼夜汗出不止，自汗溢汗并见；兼见心悸，五心烦热，失眠梦多，干咳少痰，大便干结，小便量少，舌质红干无苔，脉象细数无力等心肺阴津亏虚之象。正如《灵枢·决气》所说："津脱者，腠理开，汗大泄。"方中用大剂量参芪以益气固表，使卫外固密而汗自止。以熟枣仁、柏子仁、麦冬养心安神，使心悸、失眠、梦多之症可除；更以北五味子、白芍、红枣、炙草等酸甘合用，具有"酸甘化阴"之意。诸药合用，使卫表得固，心肺之阴得复，则自汗、盗汗得以治愈。

十三、疏肝解郁为主治愈黄疸一例

钟某，女，33岁。

初诊：1979年2月1日。

主诉及病史：自1978年元月份始现尿黄，右胁疼病，遍身发黄，黄如橘子色；经某医院查肝功能：谷丙转氨酶452单位，麝浊10单位，锌浊15单位，黄疸指数20单位。伴疲乏无力，胃纳不振，嗜睡等症，曾服保肝类西药及补液，症无改善，要求中医治疗。

诊查：诊见皮肤巩膜发黄，舌暗红，苔黄稍腻，脉弦略数。

辨证：此属肝胆郁热，湿滞血瘀之象。

治法：投以疏肝解郁，佐以化湿祛瘀之法。

处方：柴胡12g　白芍12g　茵陈15g　败酱草18g　丹参15g　麦芽15g　甘草3g　郁金9g

每天1剂，水煎分3次服。

二诊：服药1周，症状改善，黄疸稍退，右胁仍胀痛，时有鼻衄。舌脉无明显改变。仍以原方加生苡仁24g、白茅根15g，败酱草加至24g。

三诊：服药4周，症状改善。复查肝功能：谷丙转氨酶正常，麝浊5单位，锌浊12单位，黄疸指数6单位。嘱原方去白茅根、败酱草，加豆芽15g。服药2周以巩固疗效。

【按语】本例患者病已年余，但临床仍以肝胆郁热、湿滞血瘀为主，故以疏肝解郁、清热化湿祛瘀之法而收效。

十四、斑龙丸加减治愈不育症一例

田某，男，28岁。

初诊:1979年12月14日。

主诉及病史:婚后3年余未育,女方多次经妇科检查正常。查精液常规:精子计数250万/ml,活动力20%。伴腰痛、头晕、小便夜多。

诊查:舌质淡红,苔白,脉沉。

辨证:此乃肾精亏损所致之不育症。

治法:投以补肾填精之斑龙丸加减治疗。

处方:熟地黄18g 鹿角胶12g 枸杞子12g 柏子仁9g 菟丝子12g 怀牛膝12g 锁阳15g 仙茅12g 淫羊藿叶9g

水煎日服1剂,分3次服。

二诊:服药月余,复查精液常规:精子计数:1000万/ml,活动力65%,腰痛减轻。继以原方加楮实子15g、肉苁蓉18g,增强补肾填精之力。

守上方服药3个月余,复查精液常规已正常。次年女方怀孕,顺产一女孩。

【按语】男性不育,临床并不少见,多因肾阴亏损、肾精不足所致。陈老治疗此症,多以补肾填精之法而获效,选方多以斑龙丸为主。本例患者已有精不足的数据,又有肾虚的表现,故用之而获效。

十五、补中益气为主治愈石淋一例

陈某,男,38岁。

初诊:1968年秋。

主诉及病史:右侧腰腹疼痛已2天,痛苦呻吟,辗转不安,夜不能寐,小便滴沥不畅,时而中断;伴头昏疲乏,气短懒言,胃纳不振,大便溏烂。

诊查:诊见面色少华,舌淡红,苔白,脉虚无力。尿检有红白细胞,经X线作腹部平片,诊断为“尿道结石”。

辨证:症脉合参,证乃中气不足,无力输送,致使结石不能排出。

治法:治以补中益气、排石通淋之法,方选补中益气汤加减。

处方:党参15g 炙甘草9g 白术9g 当归6g 陈皮3g 北芪18g 升麻6g 石韦15g 冬葵子15g 金钱草30g

水煎,日服3次。

服药1剂,当晚排出蚕豆大之结石1粒,症状消失。

【按语】石淋一病,南方较为多见,其病因多责之于湿热内蕴,尿液煎熬日久,日积月累,尿中杂质结为砂石。治疗多以排石通淋为主。本例患者,中气不足,致使无力排出砂石,故投以补中益气,佐以排石通淋之法。中气得以补充,故结石能从尿道排出。

(以上由陈国瑶、桂祥林、庞志红整理)

【编者评注】石淋一证,临床多以涤除砂石、通淋利尿为主要治法;若属虚证,则当益肾消石为治。陈老先生治疗本例患者,详审脉证,断为中气不足,而投补中益气汤取效,实为意料之外,但又在意料之中也。《内经》曾曰:“中气不足,溲尿为之变”。当以为参。

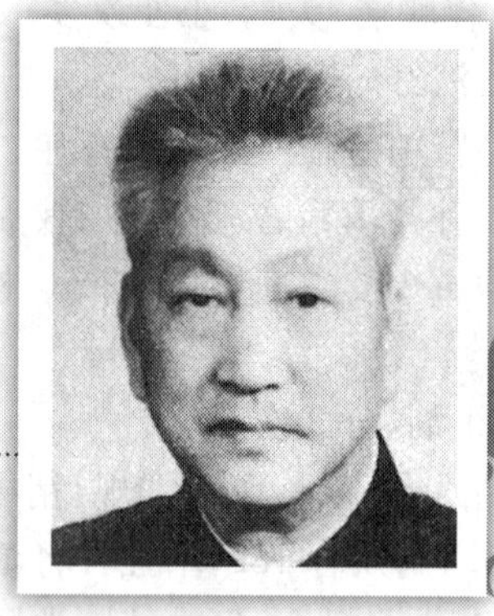

蒋日兴医案

【生平传略】

蒋日兴，字星，1919年生，主任中医师。广西桂林市人。出身于中医世家。幼承庭训，家学渊源，复参师访友，集各家之所长一炉而治，对中医经典著作及基础理论融会贯通，施于临床，得心应手，经验丰富。22岁起开业于桂林市，从事中医工作近50年。1956年后，历任桂林市卫生局中医科长、市中医院内科主任。对桂林市联合诊所以及市中医院筹组工作都作出一定的贡献。

主编《桂林市药物志》、《验方集锦》、《桂林市固有成方集》以及论文多篇。曾任中华全国中医学会广西分会理事、桂林市中医院学术委员会顾问，桂林市中医学会副会长，还当选为桂林市科协委员，桂林市象山区人大常委、桂林市人大代表、中国农工民主党桂林市委顾问。

一、温经通阳法治愈胸痹一例

邓某，女，47岁。

初诊：1981年8月12日。

主诉及病史：1979年以来，经常突然胸闷、心悸，伴呼吸困难及窒息感，有时昏厥不醒。心电图检查诊断为“心脏左束支完全性房室传导阻滞”，经中西医多方治疗鲜效。此次因劳累发病，突然胸闷，继则短气，稍动则上下气不得自续，夜间不能平卧；不咳、无寒热，二便自调。

诊查：其脉结。

辨证：属胸痹。

治法：治宜温经通阳。方用瓜蒌薤白汤合复脉汤加减。

处方：薤白15g　蒌壳12g　党参12g　玉桂5g　麦冬10g　生地12g　火麻仁12g　归尾12g　阿胶6g(烊化)　柴胡12g　川芎12g　田七5g(研末、冲服)　白芥子12g

二诊：8月14日。服上方药2剂后，症状减轻，但睡眠差。因余公休，某医师代为诊治。

处方：桃仁10g　红花6g　熟地20g　白芍15g　当归15g　川芎10g　枣仁15g　远志10g　大枣15g　合欢皮15g　甘草10g　党参20g　五味子10g

三诊:8月16日。服上方药后胸闷加剧,气喘,活动后尤甚。脉仍结,心悸不宁。易方治之。

处方:煅龙骨20g(先煎) 煅牡蛎20g(先煎) 甘草6g 党参12g 麦冬10g 生地15g 火麻仁12g 五味子15g 远志6g 归尾10g 丹参20g 桂枝6g

四诊:8月19日。胸闷减轻,气喘缓解,已能平卧,心悸发作已少。脉细微涩、脉结已解,舌质红,边有紫暗。

处方:丹参25g 党参15g 五味子15g 麦冬6g 田七5g(研末、冲服) 薤白10g 当归12g 川芎10g 红花6g 降香10g 桃仁6g 煅龙牡各20g(先煎)

五诊:8月24日。服药后已完全不喘,胸闷甚微,脉象平和。继服上方药4剂。

患者共服中药11剂(未用任何西药),症状消除,恢复工作。

【按语】完全性房室传导阻滞,根据其脉象变化及临床表现,属于中医学胸痹的范畴。《金匮》说:"胸痹之病,喘息咳唾,胸背痛,短气,寸口脉沉而迟,关上小紧数,瓜蒌薤白白酒汤主之"。事实上喘息咳唾同时出现者所见不多,总以温经通阳为主。另《伤寒论》中指出:"伤寒脉结代,心动悸,炙甘草汤主之"。本例初按胸痹治疗,方拟瓜蒌薤白汤合复脉汤加味,即奏初效;以后一直按温经通阳、活血祛瘀法治疗,随诊加用丹参、降香、田七等品,临床症状进一步改善,至今未见复发。

二、针药并施治愈多骨疽一例

张某,男,65岁。

初诊:1946年秋。

主诉及病史:大热病后,左下腭臼齿部突然长出横牙1颗,其利如锋,直插舌底,口舌俱肿,饮食维艰。屡经牙医治疗,或自行折断,但不越旬日即复出如故。曾在某医学院牙科就诊,拟行手术治疗。临手术时方知患者系伪广西民政厅长张某之兄,惟恐手术失败而遭横祸,遂不敢手术,嘱患者另请高明。

诊查:诊见左下腭臼齿部牙床连及舌根部肿硬疼痛,张口困难,自诉有一牙片穿入舌底,致舌体不能转动自如、吐字亦甚含糊;同时患者出示其本人用手折断之标本与余观之,长约五六分,状如小刀,纯骨也。询其病情,知其眠差易惊,心悸不宁,夜间咽干,但不欲饮,大便尚可。每溺时必发晕厥,必须平卧片刻将其溺分数次排出而方可免。脉虚大,重按无力,两尺尤甚,舌质稍淡,舌苔嫩黄。

辨证:此罕见之症也。余细度之,《内经》云"肾主骨","肾为先天之本,司二便";又云"齿为骨之余"。今肾元不固、虚火上炎而齿牙松动,或生多骨,在下则小便失禁,或溺时晕厥。

治法:法当温固肾阳,引火归元,宜汤药针灸并用。方选金匮肾气丸方加味。

处方:乌附片15g 上肉桂6g 熟地20g 丹皮6g 怀山药12g 茯苓10g 枣皮10g 怀牛膝12g 泽泻6g

针合谷、肾俞。灸气海、关元、三阴交、女膝(经外奇穴,位于足后跟部正中白肉际)。

患者久病知医,往昔群医皆投以大剂石膏清热之品,而今见余以附桂投之,大为色变,不欲服之。

遂退而告之:"可将此药含于口中,倘无不适则咽之;如有变则吐之"。患者将信将疑,果将汤药含于口中,徐徐呷服。次日自觉横牙不复锋利如前,且能少许进食。继服上方药10余剂,并针灸如前法以竟全功。此后横牙自消，不复长出矣。

【按语】此病例极为罕见，但治愈之理犹未尽解。中医学认为，肾气虚弱，或因生疮日久，或失治、复遭寒邪侵入，与脓毒凝结，借人之气血化成多骨。多见于腮、腭、牙床、眼胞、颏下等部位。患者溺时晕厥，其脉虚大，重按无力，两尺尤甚，且年逾花甲，说明肾气已虚；虽证见患处肿硬疼痛，张口困难，亦非实热，实乃肾元不固、虚火上炎之故也。群医不辨，投以石膏清凉之剂，实为假热之象所蒙蔽。吾以温固肾阳、引火归元法治之而奏全功。

三、五苓散加味治愈水逆一例

胡某，女，28岁。

初诊：1981年9月3日。

主诉及病史：于9月1日傍晚起即感少腹胀痛，左侧为甚，并伴同侧腰胀，继而尿频、小便短赤涩痛。4天前曾患感冒，发热38.4℃，微恶寒汗出，口渴，不咳，呕吐2次，吐出胃内容物。

诊查：脉浮微数，舌质红、苔薄白。查尿蛋白(＋)，红细胞(＋＋)，白细胞(＋＋＋)。

辨证：辨为热淋。

治法：治宜清热泻火，利水通淋。

处方：海金沙15g(冲服)　滑石粉15g　萹蓄10g　乌药10g　瞿麦10g　石韦12g　地龙6g　萆薢12g　怀牛膝18g　木通15g　车前子12g　大黄10g

二诊：9月4日。回家后反复呕吐，先将食物吐出，继则将所饮之水及药汁亦尽吐出。复饮复吐，呻吟不已，痛苦万般，由其夫搀扶来诊。自诉仍感小便涩痛，少腹胀痛不减，口渴，昨日呕吐达10余次之多，脉舌依然。吾细度之，忽悟前方与证不符，非热淋而实为太阳蓄水重症，遂改法度，并嘱趁热徐徐与服。

处方：桂枝6g　白术12g　泽泄10g　猪苓10g　茯苓10g　竹茹1团　乌药12g　法半夏12g　代赭石20g(先煎)

三诊：9月6日。服上方药后已不呕吐，至夜则知饥索食，水食均已得下，腹痛渐减，小便因之通利。现除排尿时微感灼热外已无不适。继用前方去赭石、法夏，加地龙6g、滑石粉15g。

继服上方药2剂后痊愈，尿检恢复正常。

【按语】《伤寒论》曰："中风、发热六七日不解而烦，有表里证，渴欲饮水，水入则吐者，名曰水逆，五苓散主之。"此证初诊时但见小便不利、短赤涩痛，认为是"热淋"，方拟八正散加味不效；次日见水入即吐，且病初有发热等症，始悟此乃太阳蓄水重症，即《伤寒论》中所谓"水逆"是也。故易方为五苓散加味。方中桂枝解表化气，白术健脾胜湿，泽泻及二苓甘淡渗湿，俾气机化而水道利，中焦复其输转之能，则诸症自愈。加用乌药，旨在温通下元而缓解膀胱之窘迫；再加赭石、法夏，则可增强降逆止呕之功。

四、犀角地黄汤加味治愈逆经一例

贲某，女，36岁。

初诊：1982年3月8日。

主诉及病史：4天前突然鼻腔活动性出血，量多。急至某医院五官科就诊，经检查谓：除鼻粘膜充血外，未发现明显器质性病变。用麻黄素纱条填塞以及内服、注射其他多种西药，只能暂时止血,数小时后又再次出血如故。查血色素 10.4g%,血小板 24 万/mm^3,出凝血时间均在正常范围。今晨出血较多,由其夫背来就诊。

诊查:诊见急性病容,痛苦呻吟,面色稍赤,体壮,口渴欲饮,心烦胸胀。鼻腔内因已填塞纱条未见明显出血。脉弦,舌苔薄黄。既往健康,月经平素正常,每 29～30 日来潮 1 次,此次鼻出血开始之时,应是月经来潮之日,但月经愆期不至。

辨证:此乃血热妄行,血不为经所致,亦即逆经使然。

治法:治宜清热凉血,兼调和肝脾,方拟犀角地黄汤加味。

处方:生地 15g　玄参 12g　广犀角 6g(先煎)　麦冬 10g　柴胡 6g　田七 5g(先煎)　仙鹤草 10g　茜草 10g　当归 10g　黄芩 6g　紫草 5g

服上方药 2 剂后,鼻已不再出血,且于当晚月经来潮,量稍少而色稍黑,略带瘀块,伴腰背酸胀、口苦。投以丹栀逍遥散加味数剂。药后经行通畅,至今未再见鼻衄。

【按语】患者反复鼻出血 4 日,经西医多方处理鲜效,乃转中医治疗。根据胸满胁胀、脉弦口苦,月经愆期等情况,辨为"逆经",以清热凉血、调和肝脾之法为治,终于在未用任何西药的情况下热退血止,且于服药之当晚月经来潮,血既为经,故鼻不复出血矣。

五、小柴胡汤加味治愈瘰疬一例

黄某,男,40 岁。

初诊:1983 年夏。

主诉及病史:患者从胸至胁肋部遍生瘰疬达数十枚之多,大者如指头,小者如黄豆,时已半载,不痒不痛,按之坚实,推之能动,状如串珠。

诊查:脉弦,苔薄黄腻。

辨证:两胁为少阳经所过,湿痰阻滞经络,遂生瘰疬。

治法:治宜和解少阳,化痰软坚。方用小柴胡汤加减。

处方:柴胡 24g　黄芩 9g　甘草 5g　炮甲珠 6g　花粉 9g　生姜 3 片　生牡蛎 20g(先煎)　皂角刺 6g　夏枯草 9g

浓煎,每日 1 剂,分 3 次服。

连服药 10 余剂后瘰疬全消。

【按语】患者长期从事邮递员工作,日行数十里,长年累月,"久行伤筋"。肝主筋,久行伤筋,病当责之于肝。肝阴亏损,虚火内动,炼液为痰,痰结为瘰疬;而足厥阴肝经属肝络胆,上贯膈,布胁肋,故湿痰阻于肝之经络而在胁肋部生瘰疬。小柴胡汤为和解少阳之主方,原方主治胁下痞硬。本例用此方去大枣加生牡蛎以化痰软坚;加甲珠、皂刺等味以清肝火散热结。全方共奏和解少阳、化痰软坚之功。使用古方贵在灵活运用,只要增减适宜,异病亦可同治。

六、仙方活命饮加减治愈多发性疖肿一例

竹某,男,35 岁。

初诊:1965 年夏。

主诉及病史:患者于 1952 年开始患疖肿,每经溃破排脓后即收口而愈,但随即又在他处复生,10 余年来此伏彼起缠绵不愈。屡用抗生素类药物,均未能根治。经细菌培养,证实为"金

黄色葡萄球菌”感染所致。

诊查：诊见患者身强体壮，颐、肩、背部生疖肿10余处，大者如手指头，小者如黄豆。

辨证：此乃热毒壅结，气血凝滞。

治法：治宜清热解毒，理气活血。方投仙方活命饮加减。

处方：金银花20g　连翘10g　花粉9g　陈皮5g　制乳没各9g(布包)　防风9g　甘草5g　赤当9g　皂角刺6g　白芷9g　土茯苓15g　归尾5g　炮甲珠6g　浙贝母9g

服上方药3剂后，患者因转入农村工作，煎药不便，遂以银花20g、甘草5g，每日泡开水代茶饮。连服1个月后，10余年痼疾终获痊愈。追访至今未见复发。

【按语】痈疮肿毒，多因热毒壅结、气血凝滞而成。患者多发性疖肿反复不愈10余年，病邪虽盛而体尚壮实，仙方活命饮有“疡门开手攻毒第一方”之称，力能清热解毒，消肿散结。随方加入土茯苓，旨在增强其解毒功能。继以银花、甘草泡开水代茶常服，亦具有清热解毒、消散疮肿作用。笔者数十年来，每于夏秋疖肿多发之季，常用此法治疗儿童痈疮肿毒，颇为得心应手，患者亦乐于服用。此例虽壮年之体、病程绵长，但连服月余，积年痼疾亦告痊愈，足以说明此法具有简、易、便、廉之效。

七、清热利湿通淋法治愈膀胱湿热一例

李某，男，20岁。

初诊：1980年夏。

主诉及病史：患者因肾绞痛发作，经某医院拍X片检查，在左侧输尿管位于第5腰椎处发现1.5cm×1cm大小之致密阴影，拟诊为输尿管结石，患者要求中医治疗。

诊查：诊其左少腹压痛并放射至同侧腰部，小便时有频数，色淡红。尿检红细胞(++++)，余无他症。

辨证：证属膀胱湿热。

治法：治宜清热利湿通淋。

处方：生地15g　滑石粉20g　小蓟15g　木通9g　海金沙20g　茅根12g　竹叶5g　乌药9g　茜草6g　甘草梢5g　车前子9g　金钱草30g

服上方药3剂后，排出1枚如花生米大的结石，尔后诸症悉除。X片复查，原输尿管结石阴影已消失，至今未见复发。

【按语】临床应用利尿剂最虑伤阴耗津，故本方取导赤散加味，以生地凉血保津，加乌药化气止痛。又根据“滑可去着”之说，选用滑石粉、海金沙等品。而金钱草则是排石的要药，用量独重。其余均为利尿止血之品。本人曾以此法治疗多例本病患者，效果良好。

八、疏肝养阴法治愈阴枯一例

李某，女，36岁。

初诊：1978年9月。

主诉及病史：连续刮宫3次，近年来因惟恐再孕，以致性欲淡薄，同房时阴道干涩疼痛，不能完成性交，影响夫妻感情，至为苦恼。曾经西医治疗，用过求偶素、黄体酮及其他多种药物，但无效。

诊查:诊见面容华泽,语言宏亮,形体壮健如常人。因夜班频繁,常感口苦咽干,心烦多梦,目眩,但仍能坚持工作。平日胸闷胁胀,月经周期正常,每逢经来必少腹隐痛及腰胀,平素亦感阴道干枯。此次经来2天,量少不畅,兼有少许瘀块。脉稍滑数,舌苔薄黄。

辨证:辨为肝郁气滞所致。

治法:治宜疏肝养阴。方用丹栀逍遥散加味。

处方:柴胡5g　白芍9g　香附9g　薄荷2g(后下)　当归9g　茯苓9g　元胡9g　白术6g　川牛膝12g　甘草5g

连服药3剂后,同房时阴道已无干涩疼痛,双方均感满意。继服上方药10余剂,诸症消失。追访至今,性生活正常。

【按语】本例以阴道干涩为主,伴见心烦多梦,咽干口苦,少腹隐痛,脉象弦滑等一系列肝郁气滞症状,故病当责之于肝。前贤治疗女科有"中年治肝"之说。盖反复胎产之后,有伤于血,血伤则肝失所养,故方选丹栀逍遥散疏肝养肝、健脾和胃。药证合拍,故能速效。

九、十枣汤为主治愈臌胀一例

文某之妻,40岁。

初诊:1942年冬。

主诉及病史:已连生7胎,此次产后全身水肿已半年,多方医治无效。

诊查:诊见腹大如鼓,并现青筋,全身水肿,形体消瘦,色淡神疲,食思不振,口唾痰涎,溺少便溏,舌苔薄白,脉软绵无力。

治法:乃投以扶脾化滞、温阳行水之剂。

药后腹胀稍减,渐思饮食,但病终不除。

二诊:某夜,患者闻家人夜宵声,闻其腊味甚香,强索食之,并连进稀粥两大碗,食后不能运化,至黎明时延余急诊。视之腹胀难忍,坐卧不宁,欲吐不得,欲便不能,喘息抬肩,呼吸困难,痛苦万般。其脉滑数,苔白腻。此乃水饮内停,复因暴饮暴食,损伤脾胃所致。非急下得水不可解,乃投以十枣汤。

处方:大戟、甘遂、芫花各等份,醋炒研细末,以大枣10枚煎汤冲服1.5g。

予2包,每包1.5g,嘱其先服1包,如不泻,半日后再服1包。其夫嫌病重药轻,竟2包顿与服之。1时许泻下如注,不能自约,家人惊恐万状,急复求治。事已至此,余嘱其平卧,置便桶于臀下,慎勿搬动,并以大剂参、芪浓煎频服,泻下污物约一便桶,水肿渐消,以调理脾胃之剂收功。

【按语】此例患者因其体虚,初以健脾行水之剂以图缓效,病终不除。照理虽不宜贸然峻下,但因复伤于暴饮暴食,非急下泻水而不可解,故断然以十枣汤投之,但当谨慎从事。不料其家人急于求成,顿投倍量之药,几酿大祸。可见医者与病家之间务需相互合作,以期严遵医嘱,免出差错,特别是使用峻猛之剂尤当如此。

十、疏肝和脾法为主治愈经行夜游一例

陈某,女,30岁。

初诊:1946年秋。

主诉及病史:家境贫寒,内外操劳,终日心情抑郁不舒。每次月经期间,烦躁不安,白日尚

能照常工作，入夜则神志不清，四处奔走，高歌达旦，至翌晨则苏醒如常人，问其夜间事茫然不知，唯诉倦甚。月经干净后则无此表现。反复如此已达数月，经多方医治无效。

诊查：诊见形体消瘦，舌淡神疲，平日睡眠欠佳，心烦多梦，饮食乏味，经来腹胀；白带增多，大便微溏，脉弦细，苔薄黄。

辨证：此乃肝气郁滞，木火相煽之证。

治法：治宜疏肝和脾，化滞解郁。

处方：白芍 9g　柴胡 5g　石菖蒲 6g　当归 9g　茯苓 9g　郁金 9g　白术 9g　青皮 6g　香附 9g　炙甘草 5g　法半夏 6g　薄荷 3g(后下)

服上方药当晚，高歌减少，夜不外出，已能安睡二三小时；再服药 1 剂能安静入睡。嘱连服药 10 剂。

药后经期再无此症出现，身体康复。事隔 16 年之后，其人来桂找我，诉该症 10 余年来未再复发。因近日丧子，心情忧郁，其症始又发作如故。余仍投以前方药，又获痊愈。

【按语】此症临床较罕见。患者平素肝气郁结不舒，月经期间经水亏耗，血室空虚，气滞益盛，虚火上炎，木火相煽，以致心烦多梦、神志不清，其病之根源即在于肝气郁结，故用逍遥散疏肝解郁而取效。

十一、活血化瘀法治愈肠痈一例

杨某，女，13 岁。

初诊：1943 年。

主诉及病史：右下腹疼痛不解已 10 余日，经多方医治无效，延余往诊。

诊查：诊见其腹大如鼓，疼痛拒按、不可转侧，日夜呻吟不止。壮热烦渴，大便旬日未解，小便短赤，舌苔黄燥，脉洪数。右下腹近腹股沟处可扪及一方寸大小之囊性肿块，焮热赤痛，按之有波动感。右大腿亦肿胀，右下肢蜷缩不能伸直。

辨证：脉证合参，证属肠痈。

治法：治宜活血化瘀，破结行滞。方选大黄牡丹皮汤合排脓散加减。

处方：丹皮 9g　酒大黄 12g　赤芍 9g　枳实 12g　生冬瓜仁 60g　元明粉 15g(冲服)　桃仁 15g　生乳香 9g　生没药 9g(布包煎)　桔梗 6g　生丝瓜皮 60g　生冬瓜皮 60g　金银花 30g

并当即用蟾酥适量，以桂林三花酒化开，外搽右下腹部。

服上方药 2 剂后，大便畅泻，并下脓血 2 块如皮蛋样，下后腹痛缓解。次日右下腹部肿胀处竟自行溃破，流出脓血碗余之多。后以一般拔毒生肌收口之剂外敷，内服清热解毒之剂而收功。

【按语】本例所投方剂为《金匮》大黄牡丹皮汤合排脓散加味，《金匮》中记载："肠痈者，少腹肿痞，按时即痛如淋，小便自调、时时发热，自汗出，复恶寒，其脉迟紧者，脓未成，可下之，当有血。脉洪数者，脓已成，不可下也。"但此例腹胀如鼓，大便旬日未解，此乃热毒壅滞肠道为甚，非下法不足以取效。观近人曹颖甫《经方实验录》肠痈案中，亦多以大黄牡丹皮汤下之而取效。曹氏认为"历代注家对于脓已成，不可下也一语，殆无异辞，甚至以此为大黄牡丹皮汤与薏苡附子败酱散主治之分野，此殆不思之过也"。又云："故窃于不可下三字大起疑惑，即使的系仲圣遗文，犹当具事实以改正之。当作急下之也。"曹氏之言，诚属有胆有识，本案亦可为其佐证也。

本人临床应用大黄牡丹皮汤治肠痈时，常加用生冬瓜皮、生丝瓜皮，其清热解毒之功效更强。此外，将蟾酥以桂林三花酒化开，兑入少量开水(可缓解其挥发)外搽患部，系祖传秘方，功能拔毒消肿止痛。涂药时必须从外向内涂搽，如有脓头者，其中心可留孔不搽药。

近年来中药治疗肠痈屡有报道，但在成脓期佐以外治之法，使其痈脓自溃，则报道尚少，故特出此案供临床参考，亦足见中医内外合治之妙用也。

十二、丹栀逍遥散加减治愈经前乳房胀痛一例

林某，女，40岁。

初诊：1960年夏。

主诉及病史：月经先后无定期，每次经前必先乳房胀痛，经净则缓解。此次经来时胀痛尤甚，甚至穿件线衣均感摩擦压痛不堪忍受。

诊查：诊见形体壮健，脉弦稍数，两乳房肿胀疼痛拒按，呻吟不已，口苦，舌红，苔薄黄，烦躁无暂安时，饮食少进，小便短黄，大便如常，腰腹微觉胀痛。经来2天，经行不畅，白带多。

治法：拟丹栀逍遥散加减治之。

处方：白芍 9g　当归 9g　白术 6g　甘草 5g　柴胡 9g　茯苓 9g　丹皮 9g　栀仁 9g　香附 9g　郁金 9g　青皮 8g　生牡蛎 20g(先煎)　薄荷 3g(后下)

服药2剂后症状若失。嘱每月经前如感不适即照方服药2剂，以后未见复发。

【按语】乳房为肝之经络所过，肝主疏泄，肝郁气滞，故经行不畅而腰、腹、乳房胀痛。治以丹栀逍遥散疏肝解郁，加生牡蛎软坚散结，郁金、香附、青皮增强其解郁化滞而收效。

十三、泻肺化痰为主治愈哮喘一例

林某，女，35岁。

初诊：1968年春。

主诉及病史：哮喘近20年，每在经前发作，曾赴各地大医院就诊，未获根治。此次月经来潮已2日，经前2日即发作哮喘，昼夜端坐呼吸，张口抬肩，气逆不能自续，如稍入睡则惊跳不能自主。发作时患者自行注射肾上腺素，稍可缓解，但需1日注射10余次。其他药物如激素、氨茶碱、麻黄素、喘息定等均无效。

诊查：诊见形体消瘦，面色晦暗，无寒热，口唇指甲发绀，喉间痰鸣，咽燥，痰结不易咯出，呼吸困难，便结溺黄，食欲不振。此次经来2日，量少不畅，腰腹稍有酸胀。脉滑数，舌红苔黄，舌心裂纹。

辨证：此乃肺阴不足，火热烁津所致之肺热壅盛证。

治法：急当泻肺降气，润燥化痰为主，兼以疏肝解郁、调经镇痉。

处方：炙桑皮 15g　葶苈子 15g(布包煎)　柴胡 6g　炙旋覆花 9g(布包煎)　北杏仁 9g　莱菔子 15g　橘红 9g　桔梗 5g　浙贝 9g　郁金 9g　炙麻黄 9g　地龙 9g　芦根 15g　香附 9g　炙枇杷叶 9g

并嘱以生萝卜捣汁加蜜糖冲开水代茶频服。

服上方药3剂后经行已畅、哮喘减轻。前方去柴胡、郁金，加玉竹 12g、蒌壳 12g，再服3剂。

1周后痊愈出院，带下方药3剂以善其后。

处方：玄参9g　甘草3g　钗石斛9g　桔梗3g　苡仁15g　生地9g　花粉6g

患者住院期间，未用任何西药，20余年痼疾速获痊愈。追访至今已17年未见复发。

【按语】 此例乃肺热壅盛所致之哮喘，根据舌红苔黄、舌心裂纹、咽燥痰结等脉症，此乃肺阴不足、肺热壅盛、火热烁津所致，法当泻肺平喘、清燥化痰；而每逢经期发作者，乃肝气内郁、木反侮金，导致肺热壅滞愈甚，哮喘更剧故也；故药用柴胡、郁金、香附等疏肝解郁之品。药后经行通畅，哮喘亦随之而减，出院时以玄麦甘桔汤加味，养阴润燥、清热化痰以巩固疗效。

以莱菔治疗哮喘病，所见报导尚少。本人在临床实践中体会，生莱菔捣汁兑蜜糖频服，可以化燥痰而行滞气，方法简便，药味平和，如辨证得当，用之屡验。但肺气虚弱、或肾不纳气等其他原因致喘者，自非所宜，不可孟浪投之。

（以上由蒋建成整理）

【编者评注】 从本例哮喘医案可见蒋老先生临床经验之一斑。其治哮喘，除汤剂外，尚选用生萝卜汁单方服之。临床上，对某些疑难重症，常规辨证论治取效不佳，而服用单方、验方却可痊愈。可见后学者不仅要知其常法，对一些民间流传的单方、验方亦应巧妙地加以应用。这同样也是振兴中医科学的重要内容之一。

甘肃名医医案

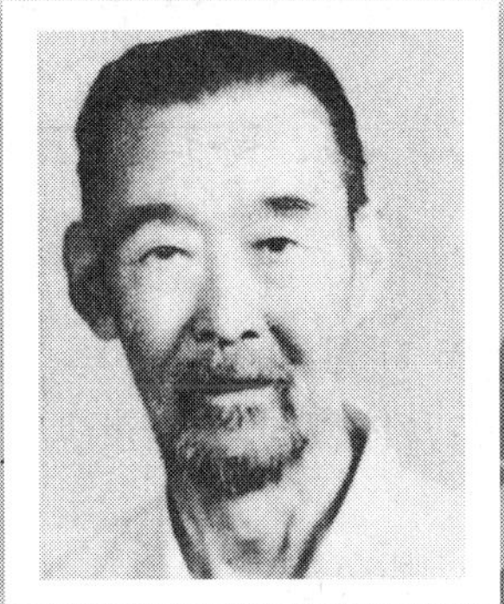

张之亮医案

【生平传略】

张之亮，字维熙，1904年生，甘肃省秦安县人。主任中医师。幼入私塾，后曾务农，当过学徒，做过店员。1928年甘肃大旱，只身逃荒至古城西安，后拜西安光华国医学校蒋成郃先生为师，习医5年。1935年冬开业于兰州，对常见病、多发病的诊治有独到之处，加之当时面向底层，奉行“穷人免费，赤贫赠药”的宗旨，深受劳动群众赞誉。1943年就读于国立西北大学历史系，毕业后应聘任兰州工校史地教员兼校医；1952年调任兰州女师教员，兼兰州第二联合诊所医生；1956年调甘肃省中医进修学校（现甘肃省中医学校）工作，曾先后讲授《伤寒论》、《金匮要略》、《中国医学史》和《中医妇科》等课程。张氏行医50年，教学30余载，桃李遍陇中，是甘肃省德高望重的名老中医。

曾任甘肃省中医学校主任中医师，中华全国中医学会甘肃分会顾问。主要著作有《新编中医入门》（与他人合作）等书，并在期刊上发表学术论文多篇。

一、制酸止痛法治愈胃脘痛一例

蔡某，男，42岁。

初诊：1970年5月14日。

主诉及病史：饭后胃部疼痛，食量少，反酸水。

诊查：苔白，面色发青。食后胃部即痛，且有反酸现象。

辨证：胃部有溃疡面。

治法：制酸止痛，调理消化功能。

处方：当归 50g　杭芍 50g　乳香 30g　没药 30g　茯苓 30g　三七粉 25g　白及 20g　赤石脂 30g　川贝母 30g　海螵蛸 30g　诃子 10g　蒲黄炭 20g　五灵脂 30g

以上诸药除三七粉另包外均焙制，碾成细末再与三七粉混合拌匀，装小号胶囊，每日饭后 1 小时服用，每次 6～10 丸。

上方药连服 2 个月，症状逐渐消失，病痊愈。

【按语】大凡治胃之法，以“通”为要。实者祛邪为通，虚者以补为通。取其“通则不痛”之理。本案胃病日久，气病及血，故治疗上止酸、化瘀并用，酸止痛消而病除。

二、苓桂术甘汤合二陈汤治愈寒咳一例

张某，男，65 岁。

初诊：1973 年 11 月 12 日。

主诉及病史：身体瘦弱，纳食量少，气候温和咳嗽较轻，气候渐寒则咳嗽逐渐加剧，心跳，气短，胸闷，多稀痰。

诊查：脉弱，舌质色淡。

辨证：脾阳虚，不能化气行水。

治法：宣肺健脾，平嗽却痰。方选苓桂术甘二陈汤合剂，加桔梗、紫菀、全瓜蒌。

处方：茯苓 15g　桂枝 12g　白术 12g　制半夏 10g　陈皮 6g　全瓜蒌 12g　桔梗 10g　紫菀 12g　炙草 4g

二诊：服药 3 剂后，咳嗽减轻，痰少，气平。上方制半夏改用法夏，去紫菀。

又服药 3 剂后，症状基本消除。

【按语】本例为脾阳不足、水湿停肺、宣降失职而致寒饮咳嗽，以咳喘痰稀、纳差、脉弱为主要见症，因而治疗时以健脾化痰之二陈汤合温阳化水之苓桂术甘汤加止咳化痰之品，脾肺双调而获全效。

三、清燥救肺汤治愈燥咳一例

周某，女，50 岁。

初诊：1978 年 10 月 9 日。

主诉及病史：干咳，入夜尤甚，咳时无痰，胸中闷胀。

诊查：唇舌及咽喉灼干，声音略带嘶哑，心烦，食欲减退，无苔，脉数无力。

辨证：燥热伤津，心火刑金。

治法：清火生津润肺。方选清燥救肺汤，加知母、贝母。

处方：霜桑叶 10g　生石膏 10g　党参 10g　生草 5g　胡麻仁(捣细)8g　阿胶 10g　麦冬 15g　杏仁 10g　枇杷叶 6g　贝母 10g　知母 10g

二诊：服药 3 剂后，咳嗽减轻，胸闷、心烦、声哑等症虽也相继减轻，但未全除。咽喉仍有干燥之感，脉数亦无力。应以甘寒生津清养肺胃为主，兼用止咳宁嗽之品。

处方：沙参 15g　霜桑叶 10g　生扁豆 12g　玉竹 12g　天花粉 12g　净杷叶 6g　贝母 10g

服上方药 3 剂后，食欲增加，脉象缓和，咽喉干燥、口渴、胸闷、心烦、嘶哑等症全部消除而痊愈。

【按语】本例燥咳为肺胃阴亏之证。虚热内灼，肺失濡润则干咳少痰；久伤胃阴，不滋清窍，故见咽干、音哑。先治以清燥救肺汤滋阴润肺而止咳，续进甘寒生津以润燥。药到病除，效如桴鼓。

四、逍遥散加味治愈肝气郁滞一例

张某，男，58岁。

初诊：1978年12月5日。

主诉及病史：肝区胀闷，时有微热，肝体微大，有压痛感，胃部饱胀，噫气，食欲不佳，厌油腻。

诊查：舌苔薄而黄，全身酸软无力，脉微弦。

辨证：肝气郁滞，脾胃失和。

治法：疏肝和胃。以逍遥散加减。

处方：党参10g　白芍12g　陈皮10g　柴胡15g　白术10g　板蓝根12g　竹茹10g　丹皮10g　焦栀子10g　丹参15g　甘草5g

二诊：服药5剂后症状渐减，食量增加。效不更方，守方再服药5剂。

三诊：上方药又服5剂后，症状均已消失。

【按语】本例为木郁克土，肝胃同病之证。逍遥散乃调和肝胃(脾)之主方，因而治疗上，以丹栀逍遥散为基本方，疏肝解郁，加用党参、陈皮增加健脾和中之力，以达疏肝和胃之目的。

五、厚朴三物汤为主治愈呕吐胁痛一例

马某，50岁。

初诊：1986年4月15日。

主诉及病史：身体瘦弱，呕吐，吐物带黄色，上腹及右胁下部剧痛，按之有物，反复发作数年。

诊查：苔白，便秘，脉弦。

辨证：胃气上逆，肝胆不和。吐物带黄色，判断有胆石。

治法：疏肝解郁，利胆排石。用厚朴三物汤排石止痛。

处方：厚朴12g　酒军10g　枳实6g　鸡内金(生)6g　石韦12g　党参15g　乳香5g　没药5g　甘草6g

二诊：服药2剂后，呕吐加剧，随即吐出蚕豆大胆石1枚，腹痛顿减，呕吐停止。病有转机，再以补气血、助消化为法，方用八珍汤加减。

处方：党参16g　茯苓10g　炒白术12g　当归15g　川芎10g　白芍15g　焦山楂6g　炒麦芽9g　炙草5g

三诊：服上方药2剂后，症状全部消失，病痊愈。

【按语】排石止痛为治疗结石之常法。本案特点即在治疗上选用厚朴三物汤为基本方，取其理气导滞通腑之意，配以乳香、没药化瘀，鸡内金石韦消石，2剂则结石出、呕吐止。最后以补气血、助消化而收功。

六、牵正散治愈口眼歪斜一例

陈某，女，28岁。

初诊：1982年7月5日。

主诉及病史：产后20天突然口眼向右歪斜，左边上下唇麻痹，吃物或吐物均无感觉，大小便正常。

诊查：舌苔薄，脉缓。

辨证：风邪入侵阳明经之中风。

治法：祛风止痉。方选牵正散加味。

处方：全蝎6g　蜈蚣3条　僵蚕5g　钩藤10g　白附子10g　生草5g

二诊：每日服药1剂，3剂后症状减轻。守原方续服药3剂。病痊愈。

注：全蝎应用活蝎效果最佳。制法：将活蝎放入锅内焙干，碾成细粉。服法：用黄酒冲服，每服1.5～3g，日服3次。

【按语】口眼歪斜为中风常见症状之一，或与半身不遂并见，或单见之，治疗不外祛风通络以止痉。牵正散的传统的主治之方，加用钩藤、蜈蚣以增祛风止痉之功效。

七、天麻钩藤汤治愈癫痫一例

高某，女，7岁。

初诊：1986年8月20日。

主诉及病史：表情呆滞，话少，反应差，1981年时曾患癫痫病，经医院治疗病愈。几年没发作，自1985年6月起两三个月发作1次，以后发作次数逐渐频繁，最近1个月内即发作2次。发作时症见口吐白沫，抽搐，两手紧捏，头向一侧偏，然后不省人事，约七八分钟后慢慢缓和清醒，醒后自觉特别疲倦，食量少。

诊查：苔白，脉芤。

辨证：此为癫痫复发。

治法：祛风、除痰、安神。方选天麻钩藤汤加味。

处方：当归10g　党参10g　龙骨6g　磁石10g　朱砂(另包)1g　竹沥10g　代赭石10g　天竺黄3g　僵蚕6g　全蝎6g　天麻10g　生草3g

二诊：服药3剂后食量增加，精神好转，守方续进。上方去竹沥，加钩藤15g。

三诊：服药3剂后，发作间隔时间延长，20余天始发作1次，发作昏迷时间亦减至四五分钟。

上方药续进，全蝎量减至3g。

四诊：服药3剂后，症状续减，能上学，用原方改丸药缓图。

处方：当归30g　党参20g　龙骨15g　赭石9g　磁石(另包)20g　朱砂(另包)2g　僵蚕15g　全蝎20g　钩藤40g　天麻20g　天竺黄6g　生草10g

以上诸药碾成细粉，制成小蜜丸，每日3次，每次3g。

【按语】癫痫一病，多为禀赋不足，风阳痰浊，闭蒙清窍，阻滞经络而成。治疗上依“急则治标，缓则治本”的原则，发作时采用化痰熄风、开窍定痫之法，而缓解时则以固本为要。本案先用天麻钩藤汤祛风化痰安神以定痫止搐，后改丸剂加以巩固。

八、四物汤加减治愈不孕症三例

例一 王某，女，30岁。

初诊：1979年5月17日。

主诉及病史：长期月经多，经期乱，色深粘稠，经行腰痛。

诊查：口干苔白，脉大无力。

辨证：宫虚血热，胞脉失调。

治法：宜补宜清。方选四物汤去川芎，加黄芩、麦冬。

处方：当归15g　白芍12g　地黄12g　黄芩10g　麦冬15g　生草5g

月经前1周服3剂(隔日服1剂)。

二诊：依上法连服药2个月，经期已趋正常，腰痛减轻。守原方加地骨皮、五味子再进。

处方：当归15g　白芍12g　地黄12g　黄芩10g　麦冬15g　地骨皮15g　五味子6g　生甘草5g

月经前1周服药3～5剂(隔日1剂)。

数月后来访说，月经正常，已经怀孕。

例二 徐某，女，31岁。

初诊：1980年3月12日。

主诉及病史：体弱，经期经常紊乱，量少色淡，腹痛。

辨证：宫寒血虚。

治法：宜补宜温。方选四物汤加桂枝、干姜。

处方：当归15g　白芍12g　生地黄12g　川芎12g　桂枝12g　干姜6g　炙草5g

月经前1周服3剂(隔日1剂)。

二诊：3个月以后月经期趋于稳定，量也增多，腹痛减轻。效不变法，守原方，加党参18g，当归加至20g。

行经前服药3剂(隔日服1剂)，连服2个月。

三诊：症无大变化，需加强补肾之力。

处方：当归20g　白芍12g　地黄12g　川芎12g　桂枝12g　党参18g　菟丝子15g　枸杞30g　干姜6g　炙草5g

月经前1周服药3剂(隔日服1剂)。

服药数月后怀孕。

例三 华某，女，28岁。

初诊：1980年12月5日。

主诉及病史：身体衰弱，易感冒，月经错后，量少，色淡。

辨证：气血两虚。

治法：宜补血益气。以八珍汤主之。

处方：当归15g　川芎10g　白芍10g　地黄12g　党参15g　白术12g　茯苓12g　炙草5g

月经前1周服药3剂(隔日服1剂)，服2个月。

二诊：月经量增多，色转红，食量增加。

照原方继续服药，每月 3～5 剂。

数月后，月经停止而怀孕。

【按语】女性不孕，症状虽复杂多样，但亦有共同特征，即均有不同程度的虚象及月经不调的症状。而四物汤正是补血调经的基本方剂。余根据不同症状，以四物汤为基础，灵活变方，从调理月经入手，辨证论治，曾治愈多例不孕症。

【编者评注】女性不孕，症状复杂多样，但其共同特征是均有不同程度之虚证及月经不调之候。四物汤乃补血调经之良方，张老先生取本方化裁，从调理月经入手，辨证治疗不孕症，每获良效，确有独到之体会。

人民解放军系统名医医案

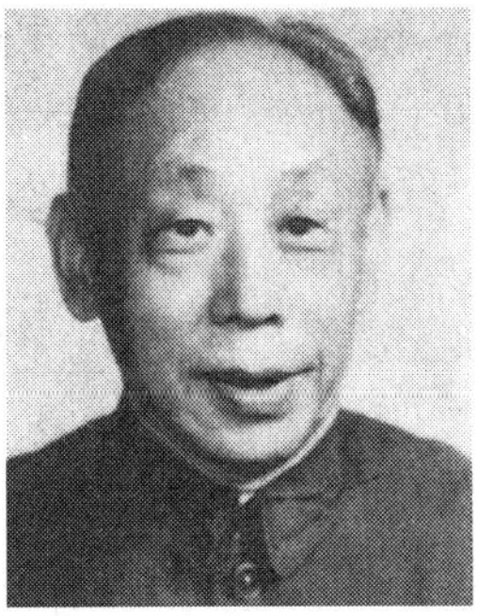

张志雄医案

【生平传略】

张志雄，1916年生，上海市人。中医教授。出身于岐黄世家，幼读诗书，长而习医，18岁毕业于孟河丁季范先生主办的上海中医学院，为第1届毕业生。行医50余载，曾先后担任中国人民解放军第二军医大学长征医院中医科副主任、主任、中医教研室副教授，上海市中医学会常务理事、内科学会主任委员，总后勤部卫生部医学科学技术委员会委员，《上海中医杂志》编委，上海市科学技术学会常务理事，上海中医学院专家委员会委员等职。

临床擅长内科杂病，学术思想上既强调补肾涵以充实先天之本，又主张健运中州以调理后天之本，常取标本兼施、扶正祛邪并举之法。

主要著作有《张志雄医案选》、《医海消聚》、《中药协定处方手册》等。

一、凉营清热法治愈鼻衄一例

周某，男，16岁。

初诊：1978年7月18日。

主诉及病史：患者于1978年7月10日上午10时左右，不明原因左鼻出血，量中等，反复不已。经我院检查，出凝血时间正常，血小板20.5万/mm^3。经止血及各种对症处理后，左鼻仍渗血不止，并从口腔中流出血液，观察3天，病情无好转，于7月12日收入五官科病房。

患者入院后体温逐渐升高达40.5℃，给静滴林格氏液、葡萄糖以及对羧基苄胺等止血剂，并反复多次更换后鼻腔填塞物，但出血仍然不止，血从口中涌出，血色素由原来的12.8g%下降至4.7g%。曾请内科会诊，未发现血液病及其他出血性内科疾病。7月18日因出血不止，继发严重贫血，伴有发热，病情危重而邀中医科会诊。

诊查：询知病前曾游泳，加之暑邪入侵，蕴于肺胃，以致鼻衄妄行，形寒身热，无汗，烦躁，脉弦数，舌不出关，苔面薄腻质淡。

辨证：血去阴伤，暑邪内伏。

治法：原则上当以透泄，因“夺血者不可汗”，只能以凉营清热，导热下行为出路。

处方：鲜生地 30g　鲜金斛 30g　鲜茅根 90g　焦山栀 1.5g　白薇 15g　桑白皮 15g　藕节炭 3g　茜草炭 15g　水牛角粉 9g(冲)　丹皮 15g　甘露消毒丹 15g

二诊：7月19日。投清营泄热之剂1剂，鼻衄已止，能进流汁饮食，精神略振；唯面色皖白，舌质淡，下肢欠温，脉数未净。当防再衄，原方再进1剂。

三诊：7月20日。两天来鼻衄未再出现，精神转佳，能进半流汁饮食。舌质淡，脉数虽静而气血两耗，当予原意佐以双调。

处方：鲜生地 30g　鲜金斛 15g　白茅根 60g　焦山栀 9g　太子参 15g　丹皮 9g　藕节炭 9g　茜草炭 15g　生白芍 9g　何首乌 9g　水牛角粉 15g　2剂

四诊：7月21日。气血两虚未复，伴低热，面色苍白，脉细带数，拟予益气养血为主。

处方：太子参 15g　鲜生地 15g　鲜石斛 15g　白茅根 30g　仙鹤草 30g　紫丹参 9g　女贞子 9g　旱莲草 15g　大枣7个　炙甘草 3g　茯苓 9g　3剂

患者病情平稳，血色素上升至 6g%，食欲增，精神好，于7月26日出院。

【按语】本例为急性大量鼻衄，来势急，病势重，出血量多，临床较罕见，经反复局部填塞及西药止血剂而血仍不能止，血色素急剧下降，先后输血 600ml。张老详询病史，结合暑邪当令分析病因病机，认为暑邪外侵，热毒蕴于肺胃，太阴、阳明脉络受伤(鼻为肺之窍)所致。暑温治当清透泄热，以取表解，但张老严守“夺血者不可汗”之古训，不用汗法；同时又不拘泥于“血脱益气”，妄投大剂独参固摄之法；而是选用凉营清热之犀角地黄汤加减，以水牛角代犀角，加入“三鲜”、白薇、山栀以清养结合，甘露消毒丹化浊利湿、导热下行，方中仅用藕节炭、茜草炭2味止血药，投1剂而血即止。案中理法方药丝丝入扣，取得显著疗效。

二、芋艿丸合夏枯草膏治愈瘰疬一例

瞿某，女，5岁。

初诊：1975年9月15日。

主诉及病史：反复发烧、咳嗽半年，经西药治愈。颈项瘰疬，两侧项痛已2个月余，西医诊断为颈淋巴结结核。

诊查：脉濡，苔白。

辨证：先天不足，肺肾阴亏，水亏火旺，肺津不能输布，灼津为痰，痰火凝结颈项发为瘰疬。

治法：治拟清热化痰，软坚散结。

处方：芋艿丸，日服2次，每次 6g(吞服)。夏枯草膏，日服2次，每次1汤匙(冲服)。

服药半月，淋巴结疼痛消失，质变软。再服药半月，共服药35天淋巴结消失。

【按语】临床实践证明，芋艿丸合夏枯草膏，对没有溃破的淋巴结结核确有疗效，而且药源丰富，价廉易得，便于服用。

三、攻补兼施法治愈臌胀一例

沈某，女，35岁。

主诉及病史：腹满膨胀，叩之如鼓，腹筋起，脐突，腹围94cm，小便量少，大便干燥，面色萎黄，精神不振，不思纳食，每餐只能进1～2两米饭，食后感饱胀。血液生化检查：白蛋白2.2g%，球蛋白4.2g%，白球蛋白比例倒置。食管钡餐检查提示食管静脉曲张。以往中西医使用峻剂利尿逐水，腹水未退。

诊查：苔白腻，舌质淡胖，脉来沉细稍弦。

辨证：脉证合参，本虚标实，虚显于实，气血两亏。

治法：治拟益气养血，健脾利湿，攻补兼施。

处方：炒党参15g　炙黄芪9g　白归身15g　大熟地15g　川断15g　泽泻　12g　车前子30g　腹水草15g　半枝莲30g　陈皮3g　大枣10枚　河车大造丸9g(吞服)　14剂

二诊：药后小便明显增多，每天约1500～2000ml，腹围缩小至72cm。胃纳增加，每餐3～4两米饭；口干，便艰；脉来弦细，苔白腻。仍守前意，原方去腹水草、车前子、陈皮、川断，加菟丝子9g、脱力草30g、黄精12g、玉竹12g、青宁丸12g(吞)，14剂。

三诊：头晕乏力，腰酸失眠，汗多便艰。苔薄尖红刺，脉细弦。邪去正虚，脾失健运，治拟健脾益肾，气血双调。

处方：党参9g　熟地15g　当归15g　黄精15g　玉竹15g　车前子30g　生军9g(后下)　枳壳6g　川断15g

投药14剂，腹水消退，余症皆平，遂转外科做门腔静脉分流术。术后再予中药调理2个月，精神饱满，胃纳增加，每餐可食米饭半斤左右，体重增加6kg。

【按语】本例血吸虫病性肝硬化腹水，属中医学臌胀范围。以往曾使用中西峻剂利尿逐水法3个月余，邪未攻逐，水势更盛，此乃至虚有盛候，反泻含冤。肝、脾、肾皆亏，气血不足是本，腹水邪实为标。治病必求于本，故予攻补兼施、扶正达邪。药证相符，病势渐退，为外科手术创造有利条件。术后再用中药调理，痊愈出院。

四、宣痹化瘀法治愈胸痹一例

杨某，男，56岁。

会诊：1975年11月23日。

主诉及病史：头晕，胸痛频作，胸闷憋气，血压偏高(178/98mmHg)。

诊查：脉来如鱼翔，来明去暗，脉搏60次/分，舌苔白腻。

辨证：证属心气不足，气滞血瘀，痰浊痹阻。

治法：治拟宣痹化浊，活血化瘀。

处方：川桂枝12g　竹沥半夏6g　菖蒲9g　郁金9g　生地15g　罗布麻叶9g　黄精12g　玉竹9g　制香附6g　陈皮6g　大枣10个

冠心苏合丸日服2次，每次1粒(吞)，7剂。

二诊：诸症未罢，脉舌同前，按原方续进药7剂。

三诊：药后胸痛未发作，胸闷憋气尚存。苔薄脉弦缓，仍守原意。

处方：川桂枝12g　竹沥半夏9g　菖蒲9g　郁金6g　生地15g　丹参12g　黄精9g　川芎6g　赤芍9g　葛根9g　大枣10个

四诊：连进药7剂，胸闷渐减，脉来弦缓有力，苔薄腻。仍宗前意出入。

处方：川桂枝12g　生地15g　菖蒲9g　竹沥半夏6g　南沙参12g　麦冬9g　北五味

3g　郁金 6g　川芎 6g　赤芍 9g　丹参 15g　大枣 10 个

药进 14 剂，症状明显好转，出院。

【按语】 本例为高血压心脏病，入院前胸痛频频发作，胸闷憋气；脉来如鱼翔，来明去暗。《濒湖脉学》有“虾游鱼翔，命脉将绝”之说。此乃脾肾阴阳两虚，平衡失调。脾失健运，肾失蒸化，湿浊停聚中焦。心气不足，气滞血瘀，痰浊痹阻，不通则痛。先拟宣痹化浊、活血化瘀，继则增入益血养阴之品，平衡阴阳，药中病机，诸症缓解。

五、宣肺利湿健脾法治愈水肿一例

方某，男，21 岁。

初诊：1975 年 11 月 3 日。

主诉及病史：半个月前形寒发热，继则面脸浮肿，入暮两足跗亦肿，头痛身重，咳嗽痰少，咽痛喉肿，溲赤量少。小便常规检查：红细胞（＋＋＋）。

诊查：苔腻舌质红起刺，脉浮数。

辨证：证属阳水。

治法：治拟清热化湿，利水消肿。

处方：板蓝根 9g　苍白术各 9g　黄精 9g　玉竹 9g　赤苓 12g　车前子 30g（包煎）　金钱草 12g　冬瓜子 12g　焦米仁 9g

另：鲜茅根 150g、冬瓜子 300g，煎汤代茶。7 剂。

二诊：药后肿退，尿量增多，每天 2000ml 左右，余症亦减；但又发热，脉细数，苔薄腻。风在表，湿郁里，治拟宣肺解表，化湿利水。

处方：前胡 9g　桑白皮 9g　防风 6g　牛蒡子 9g　苍术 6g　赤苓 12g　车前子 30g（包煎）　郁金 6g　建曲 9g（包煎）　甘露消毒丹 12g（包煎）

另：鲜茅根 150g、冬瓜子 300g，煎汤代茶。7 剂。

三诊：药后热退，咽喉肿痛消失，咳嗽亦除，小便量已增多。苔薄腻，脉细滑。原方药续进 7 剂。

四诊：小溲已转淡黄色，全身乏力，尚有微肿。苔薄，脉细。表解里未和，伏湿不化；标实本虚，治拟兼顾。

处方：党参 9g　熟地 12g　白芍 6g　苍白术各 6g　川朴 3g　陈皮 3g　赤猪苓各 9g　焦米仁 9g　泽泻 12g　车前子 12g（包煎）　怀牛膝 9g　大枣 5 个　7 剂

五诊：药后小便常规检查：红细胞（±），肿退溲清，余症亦平，胃纳增加。苔薄，脉细。当予调治，以善其后。

处方：党参 12g　熟地 12g　白芍 6g　全当归 12g　川芎 6g　益母草 30g　怀牛膝 9g　泽泻 12g　车前子 30g（包煎）　川朴 3g　陈皮 3g　大枣 10 个

【按语】 本例急性肾炎，属于中医学水肿病的阳水范畴。由于风热之邪外袭，肺气不宣，失于通调；水湿内盛，脾为湿困，而失转输；三焦气化失宣，决渎失司；更因肾气不充、开阖不利，膀胱气化不行。风水相搏，湿热内蕴，水液停聚，溢于肌肤，本在脾、肺、肾，标在湿与肿。根据“急则治其标，缓则治其本”的原则，祛邪扶正，抓住主要矛盾，随证加减，取效显著。

六、清热健脾益胃法治愈热淋一例

张某，男，54 岁。

会诊：1975 年 11 月 15 日。

主诉及病史：肾盂肾炎反复发作已 4 次，本次因疲劳过度、抵抗力减弱引起复发。曾在某医院使用抗生素治疗，效果不佳，尿培养为大肠杆菌生长。

诊查：症见尿频，尿急、尿痛，腰痛如折，少腹胀，脉细数，苔黄腻舌尖红。

辨证：证属湿热下注。

治法：治拟清热，利湿，通淋。

处方：瞿麦 15g　萹蓄 15g　石韦 9g　黄芩 6g　粉萆薢 12g　焦米仁 9g　赤苓 9g　桑叶 6g　生草梢 9g　7 剂

二诊：药后尿痛、尿急有好转，尿频尚有，畏寒神疲，腰酸足肿，胃纳不馨。苔薄白，舌质胖嫩，脉虚细。脾肾两虚，余湿未清。治拟益肾健脾而利湿。

处方：炙黄芪 9g　党参 9g　脱力草 9g　熟地 9g　怀山药 9g　赤苓 9g　泽泻 12g　苍术 9g　青陈皮各 3g　焦谷麦芽各 9g　清炙草 6g　7 剂

三诊：睑浮足肿，神疲畏寒。苔白腻质胖嫩，脉虚细。正气已虚，湿邪留恋。治拟扶正达邪。

处方：熟附块 12g　党参 9g　炙黄芪 9g　怀山药 9g　狗脊 9g　川断 9g　金樱子 9g　桑螵蛸 9g　姜半夏 9g　炙甘草 9g　7 剂

四诊：浮肿消退，尿培养阴性，余症明显好转。原方药续进 7 剂，以资巩固。

【按语】本例肾盂肾炎，属于中医学淋证范围。本病在急性发作期，大多由于湿热下注蓄于膀胱，水道不利，为热淋之证。先予八正散化裁，清热、利湿、通淋。药后果然尿路刺激症状缓解。慢性期则多由于脾肾两虚，余湿未清，出现眼睑及下肢浮肿，投以益肾健脾、扶正达邪之剂，浮肿消退。抓住寒热虚实之病机转化，随证施治，故使尿培养转为阴性，诸症缓解而愈。

七、清热利湿、化石通淋法治愈石淋一例

鲁某，女，38 岁。

初诊：1976 年 2 月 18 日。

主诉及病史：右腰部阵发性绞痛，痛时尿中带血，反复发作已有半年余。X 线摄片发现右侧第 4 腰椎旁 0.8cm×0.6cm 阴影，西医诊断为右侧输尿管结石。

诊查：苔薄腻，脉弦细数。

辨证：证属湿热蕴结。

治法：治拟清热化湿，通淋消石。

处方：金钱草 30g　炙鸡金 9g　白金丸 6g(吞)　夏枯草 9g　黄芪 6g　木通 3g　瞿麦 12g　木贼草 9g　苍术 9g　槟榔 9g

二诊：服上方药 10 剂后，右腰突然剧烈绞痛，肌注杜冷丁后才缓解。伴有血尿，尿常规检查：红细胞满视野。头昏乏力，胃纳不馨，脉来弦细数，苔薄腻。仍守原意出入。

处方：白金丸 6g(吞)　金钱草 30g　炙鸡金 9g　黄芩 6g　大小蓟各 9g　虎杖 13g　滑

石 9g　木通 3g　焦米仁 9g　竹茹 6g　木贼草 9g

三诊：7 剂药后诸症缓解，X 线复查：右侧输尿管结石阴影消失，在膀胱三角处发现结石沉着。原方药续进 7 剂。

【按语】本例输尿管结石，按中医辨证结合西医辨病，可归属于“石淋”范围，由于湿热久蕴，尿受煎熬，杂质停滞，日积月累，结为砂石。在投以金钱草等清热化湿药的同时，使用白金丸（白矾、郁金）、鸡内金等消石通淋。服药 10 剂，结石移动，产生右腰剧烈绞痛和血尿，后经 X 线检查证实输尿管结石已下移膀胱。辨证结合辨病，清热化湿结合消石通淋，值得进一步研究。

八、塞因塞用治愈气淋一例

杨某，男，66 岁。

初诊：1976 年 2 月 23 日。

主诉及病史：尿频，溺后余沥不尽，少腹坠胀，腰酸膝软，神疲乏力，纳呆失眠，病起已有半年。

诊查：脉虚大无力，苔薄白质胖。

辨证：证属中气不足。

治法：治拟调补中气，升清降浊。

处方：炙黄芪 9g　党参 9g　炙升麻 9g　乌药 9g　桑螵蛸 6g　怀山药 9g　防己 9g　川断 12g　大枣 10 个　滋肾通关丸 9g（吞）　14 剂

二诊：药后纳香睡安，小便次数减少，少腹坠胀亦减，余症如前，脉舌同前。原方加夏枯草 9g，再服药 14 剂

三诊：投药 28 剂，诸症明显好转。苔薄，脉濡。仍守前意，改用丸剂，以善其后。

处方：补中益气丸 120g，日服 3 次，每次 6g（吞服）。滋肾通关丸 90g，日服 2 次，每次 6g（吞服）。

【按语】本例曾在外科做前列腺按摩，前列腺液镜检脓细胞 40～50/HP，西医诊断为前列腺肥大，慢性前列腺炎，属中医“气淋”范畴。气淋多因厥少两经气化失宣，膀胱气滞不利而致。而本例则因年迈久病，中气不足，气虚下陷，故久治无效。张老审其证而明其因，不从厥少而从太阴，不一味通淋而重在益气，此乃“塞因塞用”之反治法。

九、益肾化浊法治愈膏淋一例

朱某，男，58 岁。

初诊：1975 年 9 月 26 日。

主诉及病史：膏淋 2 年，小便如米泔，尿道有灼热感，溺后余沥不尽，时有腰酸痛，久治不愈。

诊查：脉滑细，苔白腻质红。

辨证：证属湿热下注。

治法：治拟益肾化气，分清泌浊，拟萆薢分清饮化裁。

处方：粉萆薢 12g　茵陈 9g　车前子 9g（包）　泽泻 9g　乌药 9g　茯苓 9g　细生地 12g

丹皮 6g　黄芩 6g　焦米仁 9g　滋肾通关丸 6g(包煎)　7 剂

二诊:排尿畅通,灼热感减;小溲混浊,后段尤为明显,如米泔水样。脉舌同前。湿热未尽,原方去茵陈,加黄柏 9g。7 剂。

三诊:服药 14 剂,小便已清;腰酸,动则汗出。脉细弦,苔薄,舌质红润。病势大减,久淋肾虚,拟补肾固摄为治。

处方:龙骨 15g(先煎)　牡蛎 15g(先煎)　菟丝子 9g　覆盆子 9g　粉萆薢 12g　车前子 15g　泽泻 9g　黄芩 6g　生地 12g　生草 3g　五味子 3g　7 剂

【按语】患者 2 年前曾患血丝虫病,经用西药海群生等治疗,而后小便常见乳白色,有滑腻之物,尿道灼热疼痛,经西医检查诊断为乳糜尿,属于中医学的膏淋证。经使用萆薢分清饮化裁治疗,分清泌浊,随证加减,始终以益肾为主,从根本着手,从而取得较好的效果。

十、益气养血补髓法治愈虚损证一例

刘某,男,32 岁。

初诊:1976 年 2 月 13 日。

主诉及病史:头昏心悸,神疲乏力,腰酸膝软,失眠纳呆,大便溏薄,白细胞总数 2100/mm^3,中性 36%,淋巴 62%,单核 2%西医诊断为白细胞减少症。

诊查:脉细弱,苔薄白舌质淡。

辨证:证属气血内虚,肺卫不固。

治法:治拟扶正固表。

处方:党参 9g　鹿角片 9g　女贞子 15g　丹参 9g　鸡血藤 12g　穿山甲 12g　龙葵 30g　珍珠母 12g(先煎)　清炙草 9g　大枣 10 枚　14 剂

二诊:药后胃纳转佳,睡眠欠安,大便成形,余症同前。苔薄舌质转淡红,脉细。仍守前意。

处方:党参 15g　鹿角胶 9g　阿胶 12g(二胶烊冲)　女贞子 30g　丹参 15g　鸡血藤 12g　穿山甲 15g　龙葵 30g　黄精 12g　清炙草 9g　大枣 10 个　14 剂

三诊:投药 28 剂,诸症悉平。复查血象:白细胞总数 4300/mm^3,中性 62%,淋巴 44%,单核 4%。原方药续服 14 剂以巩固疗效。

药后 2 个月来院复查:白细胞总数 9400/mm^3,中性 66%。虽恢复日常工作亦不觉疲劳。

【按语】本例白细胞减少症,中医认为是气血两虚、肺失卫外之职、外邪得以乘虚而入所致,治拟扶正固表、益气健脾、养血柔肝、滋肾填髓之剂。投药 28 剂白细胞明显提高,诸恙悉愈。方中女贞子、龙葵、穿山甲、鸡血藤、鹿角片五味药物,中国科学院药物研究所通过动物实验证实,对白细胞减少有提升作用,通过本例临床验证,确有疗效。

十一、滋肾养胃、益气生津法治愈消渴一例

徐某,女,46 岁。

初诊:1976 年 1 月 6 日。

主诉及病史:多饮、多尿、多食善饥已 10 余年。腰酸乏力,脘腹作痛。

诊查:脉弦细,苔薄腻。尿糖(+++),空腹血糖 280mg%。

辨证:证属消渴。

治法：治宜滋肾养胃，益气生津。

处方：熟地 12g　蚕茧 6g　葛根 30g　天花粉 30g　黄芪 12g　党参 12g　白术 9g　生山楂 12g

7 剂。嘱每日主食量应控制在 6 两以内。

二诊：药后尿糖(++)，腰酸乏力、脘腹痛减轻；大便干燥；脉弦细，苔白腻；小溲量多，饮一溲一。肾虚摄纳不固，约束无权，当滋阴固肾。

处方：熟地 15g　玄参 9g　天麦冬各 9g　鲜石斛 12g　黄精 9g　玉竹 9g　女贞子 12g　金樱子 9g　蚕茧 6g　桑螵蛸 6g　益智仁 9g　青宁丸 6g(吞)

14 剂。仍嘱控制饮食，每日主食量在 6 两以内。

三诊：尿糖微量，空腹血糖 186mg%，小溲量有减少；头昏乏力，夜睡不佳，偶有心悸；脘腹痛已消失；脉弦细带数，苔薄尖红。心肾失调，治拟兼顾。

处方：熟地 15g　沙参 12g　石斛 9g　白芍 9g　黄精 12g　玉竹 9g　川连 0.9g　肉桂 0.3g　五味子 9g　酸枣仁 9g　女贞子 9g　墨旱莲 9g　知母 9g　黄柏 6g　蚕茧 3g　14 剂

饮食仍控制如前。

服药后尿糖阴性，空腹血糖正常，余症均有明显改善。

【按语】消渴病在《内经》上已有记载，所谓"二阳结谓之消"，"五脏皆柔弱者，善病消瘅"，"胃热则消谷，谷消则善饥"等。以后历代文献对本病论述颇多，如《卫生宝鉴》说："夫消渴者……小便频数，其色如浓油，上有浮膜，味甘甜如蜜"。此时已认识到消渴病的主症是糖尿症。后世各家又将消渴分为上、中、下三消，以口渴引饮为上消，多食善饥为中消，多尿如脂者为下消。本例患者则三消症均具。

历来治消渴者，有投竹叶石膏或白虎汤者，有投缩泉丸之类者，多忽略"五脏柔弱"尤其肾元衰惫才有肺胃之热之理。以滋肾养胃法为主，注意节制膏粱厚味，才可收到疗效。张老秉承前贤之意，佐以益气生津之品，不用寒凉之剂，使消渴症即，血糖正常，病情得以控制。

十二、灌肠与内服中药相结合治愈慢性腹泻一例

高某，男，54 岁。

入院日期：1976 年 12 月 24 日。

主诉及病史：反复发作性脓血便一年。患者于 1976 年元月起无明显诱因解脓血便，每日 1～4 次，质软成形，一般每天第一次大便尚可，而后几次大便则混脓混血，附于大便表面，偶伴腹痛隐隐，曾服黄连素、痢特灵、土霉素、新霉素等西药及中药治疗，病情反复不已。近 2 年来常有食管异物感，偶有气急，体重下降 5kg 左右。1977 年 2 月 25 日纤维结肠镜检查报告：纤维肠镜顺利到达回盲部，在乙状结肠处有多个绿豆大小息肉，充血，有粘液。

西医诊断为乙状结肠息肉，乙状结肠炎。1977 年 3 月 7 日病理检验报告为："乙状结肠腺瘤样息肉，有间变"。

治法：自 1977 年 3 月 8 日开始，用以下处方治疗：

处方一(灌肠)：乌梅 12g　五倍子 9g　五味子 9g　紫草 15g　贯众 15g　夏枯草 30g　煅牡蛎 30g　海浮石 12g　白花蛇舌草 30g

浓煎，深部保留灌肠，每天一次，15 天为一疗程。

处方二(内服):当归 12g　丹参 12g　留行子 30g　木莲 15g　片姜 12g　白术 24g　鳖甲片 12g　皂角刺 9g

每日 1 剂,水煎服。

治疗过程中,结合辨证,还间用补中益气、健脾温肾等方药,共治疗三个疗程,大便由原来红细胞 15～20/HP、白细胞 2～6/HP、粘液(＋＋),逐渐转为阴性。自觉症状逐渐消失,身体徐徐康复。于 1977 年 6 月 14 日又行纤维肠镜复查,报告为:纤维肠镜伸入 60cm,达乙状结肠与降结肠交界处,结肠粘膜光滑无息肉,有轻度充血。

【按语】本例系多发性乙状结肠腺瘤样息肉,并有间变。以活血化瘀,软坚散结、清热解毒、厚肠固涩为主,采用局部用药和全身用药相结合的方法,并根据张老自己临床经验体会,按照"宗气不足,溲便为之变"的理论,佐以补中益气、健脾温肾,随证加减,取得显著疗效。

(以上由门人整理)

【编者评注】慢性腹泻原因较多,较难治愈,本例西医诊断为乙状结肠息肉,结合病史及西医检查,张老先生考虑久病脾肾不足,内有瘀血,治疗内服以益气补肾为主,外用灌肠以化瘀软坚散结为主,收到良好的效果。可见中医辨证借助西医检查,是取长补短之良策。

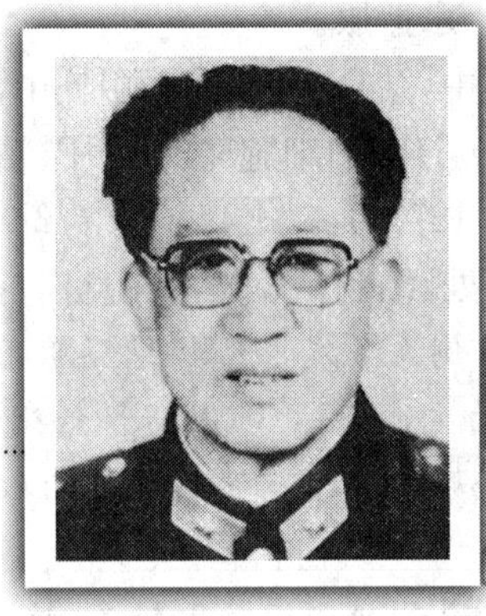

陈树森医案

【生平传略】

陈树森，1918年生，江苏省海安县人。主任中医师。1934年从学于上海名老中医马寿民先生，1937年学成后在沪开业。1941年因日寇侵占上海返回故乡行医，抗日胜利后于1947年又回上海开业。1952年入上海第一中医进修班学习，1953年创办上海市普陀区第四联合诊所并任所长，1957年调普陀区中心医院任中医科负责医师，兼中医夜校教师。1959年调中央卫生部中医司工作，1960年调解放军总医院任中医师，1964年后任该院中医科副主任、主任。曾任总后勤部科委会中医中西医结合专业组副组长、《人民军医》编委、解放军总医院科委会常委、解放军进修学院学报编委会常委、中华全国中医学会理事、常务理事等职。

从事中医临床近50年，积累了丰富的经验，尤其擅长内科杂症的治疗。曾在期刊杂志上发表论文30余篇。

一、涤痰开窍、平肝化瘀法治愈癫痫一例

张某，男，43岁。

初诊：1979年10月21日。

主诉及病史：1969年2月，因车祸昏迷，经抢救后脱险，遗留左侧上下肢偏瘫、失语；常有发作性意识丧失，发作时两目上视，口吐泡沫，牙关紧闭，四肢抽搐，严重时面唇发紫，皮肤发凉，每次10余分钟缓解，醒后如常人。历经中西药、针灸治疗均无显效。1971年经上海某医院诊断为颅底骨折，颅内感染后遗症，癫痫。多年来虽经多方求治，仍不见效，故来京就诊。

诊查：诊见癫痫发作频繁，每隔7～8天发作一次，甚至2～3天一次，经常头晕头痛，左半身不遂，需人搀扶，言謇语涩，二便失禁，形体肥胖，涎多频吐不已。舌体胖质淡暗，苔白根腻，脉沉细而滑。

辨证：证属脑受震伤，瘀夹痰浊内阻清窍，引动肝风，内扰神明，外闭经络，发为痫证。

治法：活血化瘀，涤痰开窍，平肝熄风。

处方（汤药）：丹参30g　赤芍15g　川芎15g　莪术15g　郁金15g　九节菖蒲15g

天竺黄 10g　胆南星 10g　天麻 10g　钩藤 15g　生石决明 30g　全虫 10g　蜈蚣 10g

处方(丸药):真牛黄 30g　天麻 100g　全虫 100g　蜈蚣 100g　海藻 200g　莪术 100g　胆南星 100g　丹参 200g　川芎 100g　赤芍 200g　天竺黄 100g　羚羊角 50g

上药共为细末,水泛为丸,如绿豆大,每次服 6g,日 3 次。

二诊:12 月 10 日。服汤剂 20 余剂,丸药 1 料,至今 2 个月余未发痫证,余症皆有明显好转,唯频吐白色涎沫,白色粘痰较前增多。舌苔薄白,脉细滑。上法既已获效,故仍以原方加清半夏 200g,再配丸药 1 料,服法同前,以资巩固。

三诊:1980 年 2 月 6 日。近 3 个月来痫证未再发作,左半身动作较前灵活,可自己扶杖行走,言语亦利,二便已能控制,吐涎沫及粘痰明显减少,舌脉如前。效不更方,仍以原丸药方续配一料投之,以善其后。

【按语】本例患者系车撞骨折,脑受严重外伤,瘀夹痰浊阻于清窍,鼓动风阳上扰神明而发为痫证,故用化瘀涤痰、平肝熄风之法以治之。方中天麻、钩藤、石决明、全虫、蜈蚣、羚羊角平肝潜阳,镇痉熄风;天竺黄、胆南星、真牛黄、九节菖蒲化痰开窍;郁金、莪术、海藻、丹参、赤芍、川芎以活血化瘀。瘀去痰化,则窍络通畅,风阳自平,故痫发得止,诸症渐解,是乃辨证论治,治病求本之法,不同于一般对症治疗之方。

二、温中理气法治愈单腹胀一例

李某,男,63 岁。

初诊:1972 年 9 月 25 日。

主诉及病史:自 1970 年 8 月始上腹发胀,夜间明显,矢气频多;1971 年六七月份逐渐加剧,腹胀如鼓,伴有胀痛,影响工作;食欲减退,体重减轻,大便每日一次为软便。新疆某部队医院初诊为“结核性腹膜炎”,经服中西药症状未见好转,故来京诊治;因病情逐渐加重,尚待确诊,故收入院。西医诊查,一般情况好,腹隆如鼓,有揉面感,腹围 103cm,全腹均有压痛,叩之为鼓音。超声波检查未见异常。诊断为肠功能紊乱。1972 年 9 月 25 日请中医会诊。

诊查:腹胀如鼓,按之不坚,腹皮绷急,叩之空空,脘腹胀痛,矢气则舒,食后则著,且有凉感,纳少便干,苔薄白,脉弦细。

辨证:经言“脏寒生满病”,“浊气在上则生䐜胀”,证属寒凝气滞,中焦失运而成单腹胀。

治法:温中理气消胀。

处方:制川朴 9g　炒枳壳 9g　广木香 6g　莪术 9g　炒莱菔子 9g　砂仁 6g　大腹皮 9g　云苓 15g　干姜 9g

二诊:10 月 1 日。药后症不减,矢气不畅,脘腹凉感仍甚,舌脉如故,仍予原法出入。

处方:肉桂 9g　干姜 9g　制川朴 9g　广木香 6g　紫苏 9g　槟榔 15g

三诊:10 月 9 日。腹胀消减、纳增,但脘腹凉感如前,苔薄脉弱。当擂鼓再进,原方加附子 12g、陈皮 9g、茯苓 9g。

四诊:10 月 15 日。腹胀再减,腹围由 103cm 减至 96cm;大便稍溏,苔净脉缓。前方有效,再加槟榔 15g。

六诊:11 月 2 日。腹胀十减八九,大便日 2 次成形;脱肛。再以健脾理气升提法。

处方:制苍术 9g　制川朴 9g　陈皮 9g　枳壳 9g　生三仙各 9g　紫苏叶 9g　升麻 9g　柴胡 9g　鸡内金 9g

七诊：11月11日。腹胀全消，食增神健，大便已调，腹围为93cm，病愈出院，带方继服药以资巩固。

随访：出院后身体一直较好，至今已7年余未反复。

【按语】本例腹胀两年，曾在门诊服用中西药物疗效不显，近年来逐渐加重，腹胀如鼓，审证求因乃寒凝气滞所引起，故始按温中理气论治，始见成效；中以行气除满之厚朴三物汤连进10余剂而获显效；后以健脾理气升提剂以收全功。共治疗近2个月，诸症皆除，腹围减去10cm，痊愈出院。

《灵枢·胀论》曰："厥气在下，营卫留止，寒气逆上，真邪相攻，两气相搏，乃合为胀也。""其于胀也，必审其脉，当泻则泻，当补则补。"故大凡治胀病，必须识别脏腑所属、邪之盛衰，明辨寒热虚实，以制定相应之治则；寒者温之，热者清之，虚者补之，实者泻之，灵活运用，才能获得满意疗效。

三、利胆通腑法治愈蛔厥一例

徐某，女，45岁。

初诊：1976年12月16日。

主诉及病史：患者昨日中午吃凉肉包子3两，约10分钟后出现上腹疼痛，阵发性加重，牵引两侧腰痛，呕吐1次，未见咖啡样物，无腹泻。用654-2 10mg肌注后缓解，现呈隐痛，进食后阵发性加重，一天来进食很少，无寒战发烧。

今年8月份以来，因阵发性上腹痛，曾先后在我院住院2次。第一次诊为胆道蛔虫症，急性胃炎，经用青链霉素，解痉药治疗缓解。11月第二次住院诊为急性胃炎，胃痉挛。经对症治疗缓解，出院后上腹仍时有隐痛。

查体：腹平软，上腹部压痛明显，无肌紧张，莫菲氏征阴性，肝脾未触及，肠鸣音正常。大便检查：蛔虫卵0～2。初予青链霉素抗感染，654-2及痛痉平解痉止痛，病情不见减轻。故于12月16日请中医会诊。

诊查：证如前述。诊见舌质红，苔薄黄，脉滑数无力。

辨证：证属肝胆湿热。

治法：予清利湿热、理气止痛法。

上法治疗无效。于12月22日静脉胆道造影15分钟、30分钟，胆道显影清楚，胆道内可见一条状密度减低区，部分肝管显影，胆囊未显示，未见具体阳性结石影。意见：胆道蛔虫症。普外科会诊认为胆道蛔虫症，蛔虫死于总胆管内，病延较久，服药排出可能性很小，需转外科手术治疗。因患者不愿手术故未转。再次请中医会诊。

二诊：12月24日。诊为蛔厥症，用利胆驱虫法。

处方：乌梅15g　川连6g　川椒3g　楝根皮30g　鹧鸪果30g　乌药10g　茵陈60g　大黄3g

另用：番泻叶6g，开水泡饮之；雷丸粉10g，早晚空腹时各服1次，连服3天。

三诊：12月28日。服药4剂，排出蛔虫1条，上腹痛缓解。继服原方药。

四诊：1977年1月4日。患者未再排出蛔虫，阵发性上腹痛未再发作，胃纳增加，偶有右上腹轻度隐痛，估计蛔虫已经排出，乃胆经湿热未清，再予清利湿热，佐以理气法。

处方：柴胡10g　白芍15g　白术10g　枳实10g　公英15g　黄芩15g　川连6g　广

郁金 15g 广木香 10g

1977 年 1 月 27 日再次作胆囊造影。胆囊胆道均显影，部分肝管有造影剂，胆囊较大，位置均好，边缘光滑，未见充盈缺损；胆道显示大小正常，无具体条状密度减低区。根据临床及 X 线检查，胆道蛔虫已排出，胆囊仍有慢性炎症，再予清胆理气法调理之。

处方：柴胡 10g 黄芩 15g 茵陈 20g 广郁金 15g 广木香 10g 山栀 10g 公英 15g

药后自觉无不适，右上腹隐痛已解，胃纳、精神均佳，于 2 月 2 日痊愈出院。

【按语】胆道蛔虫症并不罕见，本例难在蛔虫已死于总胆管内，久治不愈，外科认为必须手术治疗。经采用利胆驱虫法，排出蛔虫而获治愈。于此可见中医临证如辨证准确，处方合宜，常有显著疗效。

中医认为胆为“中精之府”，藏胆汁，喜通降，蛔虫上扰阻塞胆道，有碍通降，不通则痛。蛔扰则痛起，蛔安则痛止，故“发作有时，须臾复止”也。夹湿热郁结，胆府失宣，则右胁时有隐痛，恶心纳差。本“治病必求其本”之旨，应予驱虫法；但因蛔虫已死，驱虫药已不起作用，恐不易排出，故予利胆驱虫法。《医宗金鉴》曰：“蛔得酸则止，得苦则安，得甘则动于上，得辛则伏于下也。”故方中用乌梅、川连、川椒等酸苦辛之剂，使蛔得安伏；楝根皮、鹧鸪果驱虫，乌药理气止痛，茵陈、大黄利胆通便，使蛔虫随胆汁下行而排出，如大便不畅行则加番泻叶助大黄以通便排虫，另用雷丸粉以化虫。结果共服药 4 剂，排出蛔虫，阵发性上腹痛缓解。继予清利湿热之剂善后收功。

本方妙在用茵陈、大黄、番泻叶，因蛔虫已死于总胆管内，驱虫药很难起作用，以上三药功能利胆攻下，可促使胆汁大量排出而将蛔虫冲下，故能获效。设想一般胆道蛔虫症，如能用此，则疗效可能更好。

四、养阴清热、化痰熄风法治愈暑痫一例

马某，男，7 岁。

初诊：1969 年 11 月 10 日。

主诉及病史：患儿于 1969 年 9 月 18 日因高热住唐山某院治疗，诊断为“乙型脑炎”。经用抗生素和中药治疗，现可以吃东西，但不会说话，时有抽搐发热，故收入院。

诊查：患儿不能言语，四肢经脉拘急，项强，角弓反张，形瘦骨立，大小便失禁，痰多发热，舌绛无苔，脉细而数。

辨证：余热未清，阴伤痰阻，筋脉失养，虚风内动。

治法：养阴清热，化痰熄风。

处方：元参 9g 生地 15g 麦冬 9g 石斛 9g 生甘草 6g 银花 9g 板蓝根 15g 陈胆星 6g 九节菖蒲 3g 金勾尖 15g(后下)

二诊：11 月 25 日。患儿较前有好转，可回答简单字，如“来”、“不”等，并有不协调的翻身动作，左手五指已能伸开，原方药再进。

三诊：12 月 2 日。症情稳步见轻，发烧已退，舌脉如前。治宗原方去双花、板蓝根，加五味子 9g。

四诊：12 月 9 日。患儿已会作伸舌、摇头、伸腿及咀嚼动作，语言恢复较慢。舌光剥已转为厚腻苔，脉细而数。体重增加 1kg。证情日趋明显进步，原方去石斛，加川朴 6g。

五诊：12 月 16 日。左侧上下肢仍拘挛不能伸直，但比前有很大进步；神清且能说简单的

语言，如“爸爸”、“阿姨”等；精神食欲好；厚腻苔趋脱，脉同前。上法尚合病机，药后已获显效，效不更方，原方药续进。

六诊：12月22日。病情大有好转，舌脉如上，前方去陈胆星，加党参9g、白术6g。

七诊：12月29日。精神转振，食纳亦增，说话、智力渐恢复，能起床自坐，体力日渐好转，左侧上下肢仍不能伸直，但活动比前进步。原方去九节菖蒲，加木瓜4.5g、苡仁15g。

八诊：1970年1月6日。进养阴清热、化痰熄风之剂40余剂，并辅以激素、维生素类西药，继予耳针、电针治疗，病情逐渐好转，体重由15kg增至19.5kg。现已能讲简单语言、唱歌、可扶着下地行走，大小便自理。病基本痊愈，出院。

【按语】“乙脑”一病，多属中医“暑温”、“暑痫”、“暑风”的范畴，由本病所产生的后遗症，中医认为多因发病期间热毒炽盛、或治疗不当、津液受灼、营阴不足，致心、肝、肾三脏之阴精大伤，瘀阻经络，筋脉失养；或余热未清，痰浊留阻所致。故治以养阴清热、化痰熄风，方中增液汤、石斛重在养阴，银花、板蓝根、生甘草清热解毒，陈胆星、九节菖蒲化痰开窍，钩藤平肝熄风。治疗月余，症情即明显好转，后增入补气健脾，舒筋活络之品，而获痊愈。

五、温中益气、健脾降逆法治愈反胃一例

孟某，女，17岁。

初诊：1977年8月12日。

主诉及病史：自1972年起食后即吐，吐后即舒，须餐后胸膝位在床上爬半小时至一小时方可缓解。经本院反复X线摄片检查诊断为“肠系膜上动脉压迫综合征。”近年来，病情逐渐加重，朝食暮吐，暮食朝吐。伴见神疲乏力，面黄体瘦，时有畏寒，纳少，大便略稀日2～3次，月经自13岁初潮后至今未行。经西药治疗症减不显，故转中医门诊治疗。

诊查：舌质暗苔薄白，脉沉细无力。

辨证：脉证合参、诊为寒凝中州，脾阳不振，不能运化水湿，脾气主升，胃气主降，清阳不升，浊阴不降故朝食暮吐、暮食朝吐。

治法：治当温中健脾，和胃止呕。

处方：法半夏15g　陈皮10g　茯苓15g　川朴10g　丁香3g　柿蒂6g　鲜生姜9g　灶心土45g

灶心土另包先煎代水。

二诊：8月17日。药后症情好转，呕吐已减，并思纳食，能进食稀粥等易消化之品。舌脉如前，守原方续进药。

三诊：8月30日。呕吐时减时增，大便已调，纳食显增；但气短仍甚，动则易汗。苔薄脉弱。此病程久延，呕吐频繁，中气大伤，治以补中益气、健脾和胃法。

处方：炙黄芪15g　党参12g　炒白术12g　陈皮10g　炙甘草9g　茯苓12g　当归10g　升麻3g　柴胡4.5g　半夏15g　鲜生姜9g

四诊：9月15日。呕吐明显减轻，食后不需在床上俯卧，精神较振，体力有增，纳食可，面色渐转红润，唯月事仍未行。舌苔薄，脉沉细略弦。治以原法增活血之剂，原方加生山楂15g、红花9g。

五诊：9月24日。药后经行3天，量少色淡，自无不适，呕吐未发，精神体力渐增，苔薄脉弱。治宗原方调理2个月。病情趋愈，呕吐已止，纳佳便调，精神体力恢复正常，月事按月而

至，量可色正，自无所苦。

【按语】肠系膜上动脉压迫综合征是一种临床少见病，根据其临床见证属中医的"反胃"一证。胃以降为和，无论何种原因，只要导致胃气上逆，都能引起呕吐。结合本案，脉证合参，初为寒凝中州、脾升胃降功能失调，治宗古人"食入反出，是无火也。"拟方温中健脾、和胃止呕，予丁香柿蒂汤、小半夏汤、半夏厚朴汤出入。药后证情虽见好转，但呕吐仍未能控制。治病求本，患者病延五载，久病正虚，呕吐频繁，伤及中气，予补中益气汤合六君子汤以补中益气、健脾和胃而获效。后遵原方加活血之剂而通经。治疗三月余，诸证皆除，身体转佳，病愈恢复工作。

六、益气健脾、清热利胆法治愈胁痛一例

齐某，男，64 岁。

初诊：1981 年 10 月 24 日。

主诉及病史：患者于 1974 年春节前因进食肉类特多而突然出现右上腹剧烈疼痛，不能忍受，坐卧不安，持续 10 多个小时。经用止痛针，疼痛逐渐缓解，诊断为"急性胆囊炎"，"胆石症"。而后曾复发 2 次。此次发作于昨晚 1 点左右，突感右上腹剧烈绞痛，从睡眠中痛醒，坐卧不安，不能忍受。伴有恶心、呕吐，经肌注 654-2 1 支，不见减轻，今日上午来院急诊入院。

经检查，诊断为慢性胆囊炎、胆囊结石急性发作，手术后取出结石 5 块。术后 2 周余，于 1981 年 10 月 24 日请中医会诊。

诊查：证见纳呆乏力，自汗，气短懒言，口干而苦，二便尚调，舌质淡暗，苔厚腻，脉细弱。

辨证：综合证情，系术后气血未复，脾胃功能未健。

治法：拟益气健脾和胃，佐以利胆，予五味异功散加味。

处方：党参 10g　苍术 10g　茯苓 10g　炙甘草 6g　陈皮 9g　藿香 10g　生三仙各 10g　茵陈 15g　蒲公英 15g

二诊：11 月 8 日。药后精神尚好，体力有增，胃纳少，仍嗳气腹胀，肠鸣，大便调，舌脉同前。再以益气健脾、理气和中为治。

处方：党参 10g　苍术 10g　茯苓 10g　川朴 10g　陈皮 9g　法夏 10g　藿香 10g　炙甘草 3g　生三仙各 10g

三诊：12 月 2 日。进健脾和中之剂，胃纳、精神均好，腹胀嗳气亦解；自昨日起突然高热，体温升至 39.2℃，体寒战；右胁痛，肝功能检查：转氨酶 500 单位，胆红质 2.3mg%。大便 3 日未解，经胆道造影，证实为"胆管炎"。是诊巩膜黄染，舌苔黄腻，脉弱而数。此为湿热蕴结肝胆，失其疏泄之职，拟清热利胆，佐以益气。

处方：茵陈 15g　山栀 10g　生大黄 5g（开水泡饮）　金钱草 30g　蒲公英 15g　广郁金 15g　党参 15g　生三仙各 15g

四诊：12 月 15 日。予上方药 1 剂后，8 小时内大便 5 次，每次量不多，为成形燥屎；黄疸趋退，时感胸痞嗳气，苔腻脉弱。腑以通为顺，再以攻法进退。

处方：茵陈 15g　山栀 10g　金钱草 30g　柴胡 12g　蒲公英 15g　广郁金 15g　黄芩 15g　槟榔 9g　枳壳 9g　制半夏 10g　党参 15g

五诊：1982 年 1 月 10 日。迭进清热利胆、理气健脾之剂，精神、胃纳、体力均有好转。唯感腹胀、嗳气，右胁不适，口干而苦。继以健脾胃、利肝胆，平胃散合小柴胡汤出入。

处方：苍术 10g　川朴 10g　陈皮 10g　甘草 6g　枳壳 10g　槟榔 10g　党参 10g　炒

三仙各10g　金钱草20g　蒲公英15g　半夏10g　柴胡9g

六诊：2月24日。宗原方治疗月余，精神、胃纳、体力均恢复正常，诸症见解，临床治愈出院。

【按语】中医虽无胆囊炎、胆石症之病名，从临床表现来看，当属于“黄疸”、“胁痛”等证，如《灵枢·胀论》载有“胆胀者，胁下胀痛，口苦，善太息”，似与本病相符。

本案患者年逾6旬，病延7载，反复发作。本次发作起病急、疼痛剧烈，恶心呕吐，体征明显，急诊手术取出结石5块，术后气血两伤，脾胃失和，投以健脾和胃、佐以利胆之剂，胃纳可，精神较振，嗳气腹胀亦消。后无明显诱因，突然高烧，胁痛；大便干结，3日未行；舌苔黄腻，脉弱而数；脉证合参，证为湿热蕴结肝胆，失其疏泄之职；根据“胆为中清之腑”、“六腑以通为顺”的理论，以清热利湿为主，佐以益气，用茵陈蒿汤加味，服药3剂，便通热降，黄疸亦退。终以健脾和胃、疏肝利胆之平胃散合小柴胡汤出入而收功。

七、补肾益精法治愈痿证一例

李某，男，38岁。

初诊：1968年6月29日。

主诉及病史：10日来四肢软、力弱，甚至持扫帚均感吃力。曾因下肢力弱而倾倒，渐而右手力弱不能持筷进食。四肢力弱的特点是：远端比近端重，上肢比下肢重，右侧比左侧著。以“四肢力弱待查”入院。

检查：颅神经及感觉系统均正常；双下肢力弱，远端著，近端轻，肌张力不高；双上肢活动范围正常，稍力弱，肌力2～4级；双手握拳不紧，十指半屈曲，不能主动伸直，右著，双腕下垂。双下肢能支持体重，但步态有拖曳感，肌腱反射低，左著，双膝腱反射活跃，跟腱反射未引出，病理反射（－）。血钾：4.0mmol/L；脑脊液：糖96mg%，蛋白45mg%，氢化物742mg%；梅毒血清反应阴性；胶体金试验正常。诊断为格林巴利综合征，于1968年6月29日应邀会诊。

诊查：病起月余，四肢痿软无力，腰酸肢冷，神疲，苔薄脉弱。

辨证：证为精血亏耗，筋脉失养，病在肝肾。

治法：治以补肝肾、益精髓、壮筋骨，金刚丸出入主之。

处方：川萆薢9g　木瓜9g　怀牛膝9g　菟丝子9g　肉苁蓉9g　狗脊9g　苍术9g

另：制马钱子粉0.15g×24，每服0.15g，日3次。

二诊：7月6日。药后肌力稍增，步履有力，较前明显好转，治宗原方再进药。

三诊：7月13日。患者下肢肌力恢复明显，手腕肌力恢复慢，舌脉如前。仍予原方药续进。

四诊：7月19日。手腕肌力较前有进步，余无不适。原方药隔日1剂，分2次服。

制马钱子粉0.15g，日2次。

五诊：7月26日。病症十去七八，尤以上肢恢复明显，肌力增强，可完成对指和叉指动作。苔薄脉弱。拟停汤剂，继服制马钱子粉0.15g，日3次，缓缓调治。

六诊：8月6日。经上述治疗，目前病情日趋好转，双手指能对指、叉指，拿筷进食，一般生活可自理。检查：四肢肌力均有明显恢复，下肢恢复较满意。经治疗近3个月，病情基本痊愈，乃出院疗养，加强功能锻炼。

【按语】痿证是指肢体软弱无力、日久肌肉萎缩的一种病证，古有“痿躄”之称。《素问·痿论》有皮痿、脉痿、肉痿、筋痿、骨痿之分，后世医家在临床实践中又不断有所阐发，如《景岳全书》认为主要由于“元气败伤，则精虚不能灌溉，血虚不能营养”，以致筋骨痿废不用。本案腰酸畏寒，四肢痿软无力，神疲，苔薄脉弱，属肝肾两虚、精血亏损之证；盖肝肾为藏血藏精之所，精血不能灌溉肢体，血虚不能营养筋骨，筋骨经脉失去濡养而成痿证。故用金刚丸出入，以补益肝肾、壮筋骨，佐以舒筋活络之剂而获显效，病情基本治愈而出院。

方中马钱子，性苦寒，入肝脾二经，功能通经络、消结肿、治瘫痪，有强壮及兴奋作用，治疗痿证有一定效果，本案用之获得满意疗效。但由于此药有毒副作用，需经炮制才能应用，且用量要慎之又慎，量过少无济于事，量过多又易引起中毒。故在临证应用时，必须辨证明确，根据个体差异，酌情选量，严密观察，以防意外。

八、平肝泻火、化痰祛瘀法治愈头风一例

白某，女，41岁。

初诊：1972年5月20日。

主诉及病史：患者于1975年1月份发生头晕，看书后加重，休息时减轻。2月6日出现右唇麻木，渐扩展到右面部，时重时轻，范围时大时小。经济南军区某医院检查，发现两侧视乳头边界不清，左侧乳头外下方有斑块状出血，右侧点状出血。复经超声波脑电图、颅底X片、脑室引流和造影等检查，均无阳性发现，唯脑脊液压力增高，为520mmH_2O。因诊断不清于1972年3月29日转入我院。诊断为脑蛛网膜炎，经脑室引流、双氢克尿塞、乌洛托品等治疗，1月后头晕有好转，但复查脑脊液压力仍高，为450mmH_2O，于1972年5月20日请中医会诊。

诊查：脑压高，头痛头晕，以痛为甚，恶心呕吐，项强不利，右侧面部发麻，食欲欠佳，苔薄脉弦。

辨证：风阳暴盛，夹痰瘀上阻清窍。

治法：平肝泻火，化痰祛瘀。

处方：夏枯草15g　葛根30g　板蓝根30g　泽泻15g　猪苓15g　赤芍15g　元明粉9g(分两次冲服)

二诊：6月11日。服上方药后，面部发麻、恶心呕吐均有减轻，颈较灵活，尿量增多；双下肢浮肿，大便每日2～3次略稀；两足紫暗色，触及疼痛。舌脉如前。原方加红花9g、当归9g。

三诊：6月24日。颈部活动自如，头晕痛已解，恶心呕吐未现，有时面部发麻，下肢浮肿趋消，眼底检查双视乳头水肿较前好转；复查脑脊液压力为350mmH_2O，有明显好转；效不更方，以冀巩固。

四诊：8月12日。浮肿已消，体重下降2.5kg，食欲精神好，可下地行走，时感午后颈项不适，面部稍麻。苔薄、脉细弱。原方增损，继服药。

处方：葛根30g　贯众15g　夏枯草15g　当归12g　赤芍15g　豨莶草15g　板蓝根30g　元明粉9g(分2次冲服)

【按语】本案为风阳暴盛、夹痰瘀上阻清窍，以致头晕、头痛剧烈、项强面麻、恶心呕吐。治疗根据病情变化而增减出入，但始终以平肝泻火、清化痰瘀为主。方中夏枯草、豨莶草平肝潜阳；板蓝根、贯众、元明粉清热泻火通便；当归、红花、葛根活血化瘀；泽泻、猪苓利水渗湿。经治疗观察4个月余，诸症近愈，眼底乳头水肿减轻，视力由0.6提高到1.5，脑脊液压力由520mm

H_2O降到350mm H_2O，亦可下地行走，病情已渐步佳境，诊断已明确，后回本单位医院继续治疗。

九、消积导滞法治愈果积一例

边某，男，57岁。

初诊：1970年12月2日。

主诉及病史：1个月前吃新鲜黑枣40～50个、柿子2个，食后感上腹部持续性疼痛，饱胀不适，近半个月来加重。纳差，便秘，1周来仅大便一次。经门诊X线钡餐检查，胃有3块拳头至核桃大小的充盈缺损，密度不均匀，可移动，小弯切迹处有一龛影。诊断为胃黑枣结石，并发胃小弯溃疡。乃收住院，于12月2日请中医会诊。

诊查：患者消瘦，呈慢性病容。舌质淡红、苔薄白，脉弱。腹肌松软，剑突下可触及一块约7cm×4cm大的包块，质硬、轻压痛、可移动。

辨证：过食黑枣与柿，停滞于胃，不能消化，结聚成积。

治法：治以消积导滞，佐以健脾和胃。

处方：生山楂15g　制川朴9g　枳实9g　生大黄9g　元明粉12g(冲服)　莱菔子15g　槟榔15g　生麦芽15g

4剂，每日1剂、煎2次、日3次分服。

二诊：12月8日。药后大便略溏，一日1次；上腹痛胀大减；大便时排出核桃大黑便4块及小黑块甚多。原方有效，继进药4剂。

三诊：12月14日。12月10日又解出核桃大黑便3块。上腹胀痛已解，胃纳增加，原方去元明粉，改攻下为消导，缓缓调治。6剂。

四诊：12月19日。服药期间总共排出核桃大块状物10多块，白果大者甚多。近日每天大便一次，未再排出异物。上腹无不适，估计果积已排尽，治予原方去大黄，以善其后。6剂。

12月30日钡餐检查，结石消失，溃疡未愈合，改用溃疡丸(白及0.6g、诃子3.5g、元胡1.3g、天仙子0.1g)治疗半个月余，溃疡愈合，痊愈出院。

本例患者共服药20剂，历时月余，积块全消，溃疡愈合。在此期间曾经外科会诊，怀疑胃小弯溃疡有恶变，须手术治疗，因病人不同意手术，仍以中药治疗。于1971年1月18日钡餐复查，溃疡愈合。

【按语】本病又称“果积”，多发于秋末冬初黑枣初熟时期，食之不当，容易发病。

治疗本《内经》“坚者削之，留者攻之，结者散之，客者除之”的原则。用山楂、麦芽消食，枳实除痞，厚朴散满，槟榔、莱菔子消积导滞，元明粉、大黄软坚攻下，共成消积导滞攻下之功。多年来，曾以此法治疗7例，5例治愈。

十、清热解毒、活血化瘀法治愈消渴并发脱疽一例

胡某，女，70岁。

初诊：1984年2月15日。

主诉及病史：1983年2月开始，双下肢麻木伴阵发性疼痛，头晕眼花。6月份右脚踇趾瘀暗，继之溃破，就诊于北京某中医院，辨证为血瘀阻络、湿困肢体，治以活血化瘀、祛湿健脾，治

疗3个月余，不见好转。于1984年2月15日转诊于我院。

诊查：四肢末端麻木、疼痛，双下肢末端为甚；右脚踇趾瘀暗、溃破、化脓，有黄色渗出液。尚有易饥、口干之症，即嘱其作糖尿病常规检查，空腹血糖380mm%，尿糖（+++），酮体弱阳性，提示糖尿病。

辨证：肾阴不足，肺胃炽热，血瘀阻络。

治法：滋肾阴，清肺胃之热，活血化瘀。

处方：黄芪15g　生石膏（先煎）30g　马尾连10g　元参15g　麦冬10g　葛根15g　赤芍15g　桃仁10g　红花10g　川芎10g

每天1剂，日3次，饭前半小时服。另口服654-2片，每次5mg，日3次。嘱其保持精神愉快，餐后散步，控制饮食，定时定量，忌服糖类食品、重糖类水果。

二诊：2月28日。服药12剂，诸症大减，四肢末端麻木减轻，双下肢疼痛消失，右脚踇趾渗出液消失，瘀暗程度减轻，口干易饥亦减轻，舌红苔少，脉弦滑。

处方：蒲公英15g　生地15g　黄芪15g　元参15g　麦冬10g　葛根15g　生石膏（先煎）30g　马尾连15g　知母10g　赤芍15g　桃仁10g　红花10g　川芎10g

三诊：3月10日。自觉症状全部消失，血压稳定，空腹血糖105mg%，尿糖（—），酮体消失。右脚踇趾色泽恢复正常。嘱其继服原方药数剂，以后病情一直稳定。

【按语】 糖尿病伴脉管炎是一种比较严重的症情，严重时可危及生命。本例患者由于年事已高，病程日久，肾阴不足造成血瘀阻络，故而气滞血凝；又因病久元气损伤，阴血亏耗，体质日衰，阴寒湿邪郁久化为热毒，致使右脚踇趾瘀暗、溃破化脓、有黄色渗出液。陈老治此病，除对糖尿病进行辨证施治外，尚佐以活血化瘀、清热解毒之法。方中用黄芪补气托毒，生石膏清肺胃之热，马尾连清热解毒，元参、麦冬、葛根滋肾生津止渴，赤芍、桃仁、红花、川芎活血化瘀，故能使气血通行，经脉得通，毒气外出，溃疡自愈，消渴消失。尤妙在每遇脉管炎诸症，加用一味天仙子，每奏奇效。

（以上由吴整军整理）

十一、犀角散、清宫汤合安宫牛黄丸治愈黄疸重症一例

田某，男，20岁。

初诊：1961年5月9日。

主诉及病史：全身乏力、食欲不振已有2周，双眼巩膜发黄4天。全身皮肤有明显黄染，无皮疹及蜘蛛痣。肝于肋下可触及边缘，无压痛及叩击痛。黄疸指数161单位，胆红质定量160mg%，脑絮（+++）、麝絮（—）、麝浊6马氏单位，谷丙转氨酶4600单位。西医诊断为"黄疸型传染性肝炎"，予以保肝治疗。5月8日病情恶化而收入住院。入院时，症见神志不清，呕吐，谵语，肝臭味明显，黄疸加深，血氨137.7μg%。遂请中医会诊。

诊查：患者神志不清，时有谵语。舌质红，苔薄黄，脉弦滑。

治法：予千金犀角散、清宫汤加减，加安宫牛黄丸。

处方：犀角粉3g（分冲）　升麻10g　茵陈30g　山栀10g　连翘15g　莲子心6g　竹叶心10g　元参15g　麦冬15g　甘草10g

安宫牛黄丸，1丸，日2次。

二诊：5月10日。神志昏迷，肝上界于第5肋间，肝下界在第10肋间，仍予原方加广郁金

15g，石菖蒲 15g，益元散 10g（包煎）。

三诊：5 月 11 日。患者神志已清醒。舌红苔灰黑而润，脉数无力。效不更方。

四诊：5 月 12 日。神志完全清醒，且能说话，仍宗原方。

五诊：5 月 18 日。大便溏泄。舌质暗红无苔而润，脉弱而数。再予茵陈四苓散加升麻，停服安宫牛黄丸。

处方：茵陈 30g　猪苓 20g　茯苓 20g　泽泻 15g　白术 15g　升麻 10g

至 6 月份复查肝功已正常，脑絮（+），麝浊 3 马氏单位，麝絮（一），谷丙转氨酶 127 单位，黄疸指数 17 单位。

查体：体重原为 55kg，现为 64.5kg，一般情况良好，巩膜轻度黄染，肝于肋下可触及，质软，有轻度压痛，无叩击痛，脾（一）。

【按语】本病属于中医急黄范畴，系由于时行疫毒内陷，湿热熏蒸，上蒙心包，神机失运而发生烦躁神昏。因此，治疗法则当以解毒清利湿热、清心宣窍为主。故予千金犀角散、清宫汤及安宫牛黄丸等加减。其中犀角、升麻解毒治时疫为君，茵陈、山栀、连翘清利湿热为臣，莲子心、竹叶心清心除烦，元参、麦冬滋水为佐，甘草清火调和诸药为使，辅以安宫牛黄丸清热解毒、宣窍安神，共奏解毒撤热利湿、清心宣窍安神之功，希疫毒解而湿热下行，则窍宣而神安矣。

急性黄色肝萎缩，为传染性肝炎最凶险之并发症，大都预后不良，本病例经中西医综合治疗，获得痊愈，为今后治疗本病开辟了新的途径。

清宫汤、安宫牛黄丸治疗本病已屡有报导，值得注意的是千金犀角散，尤其是升麻，很少有人用于治疗此病。考升麻甘苦平、微寒，近代有人认为它有净血解毒作用。《中国药学大辞典》说：“解百毒……辟瘟疫瘴气……时气毒疠。”因此，该药是否对肝脏有解毒作用或对病毒有抑制作用是值得进一步研究的。

（以上由王雄整理）

【编者评注】急黄为危重急症之一。陈老先生治疗本例使用传统的中医辨证论治方法，以汤、丸共进为急救措施，使昏迷患者得到急救，获得良好的效果，可见中医药虽不及西药剂型多样、给药途径多，但辨证论治决定其治疗的灵活多样性，体现了因人制宜的特点，故也能收到速效。因此，临证遇到凶险急症时，只要临危不乱，坚持辨证论治，提高辨证准确性，必定会获得好的效果。

靳士英医案

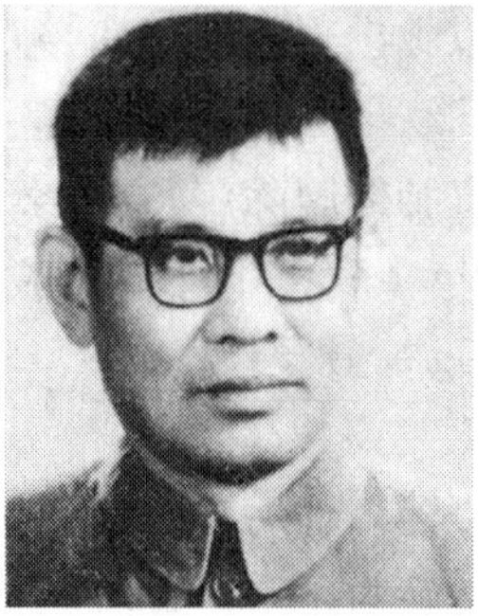

【生平传略】

靳士英，1927年生，吉林省长春市人。主任中医师。少年时代即对中医中药产生浓厚兴趣，曾从父亲研习中医典籍。及长，就学于长春大学医学院，1948年毕业后参军；1962年又毕业于广州中医学院，长期师事名医邓铁涛教授，学术上受其影响颇深。

历任主任、院长、校长、专家组长等职。治学严谨，重视仲景经方和东垣脾胃论学说，临证强调扶正固本，调动机体本身的抗病能力。20世纪70年代曾深入两广、湖南山区广泛采集民间草药经验和研究针灸疗法；80年代潜心研究中国医学史，专攻中日医学交流史、中医诊断史。在157医院任院长期间，积极开展中医和中西医结合，1970年曾被周恩来总理接见。1978年曾作为中国军医代表团团员和中医专家访问英国和法国。曾任中华全国中医学会常务理事、理事，人民解放军中医、中西医结合专业组组长。

主要著作有《针灸穴位挂图》、《新编中医学概要》、《实用中草药手册》、《新医疗法》等书，并在国内外期刊杂志上发表论文50余篇。

一、宣肺化痰、益气健脾法佐以捏脊治愈咳嗽一例

刘某，9岁，男。

初诊：1985年6月20日。

主诉及病史：2个月前感冒发热，始有出汗恶风、头痛、鼻塞、流涕等症；随即出现咳嗽，痰稠而黄，咯出不爽；诊断为上呼吸道感染，投以感冒敏、痰易净及抗生素来治疗，症状一时减轻，痰由黄转白，由多变少。数日后又复发热，咳嗽加剧；痰量不少，白而粘稠，难于咯出。时见频频阵咳，剧烈时干咳欲呕，满头大汗，痛苦不堪，以致无法上学。医疑并发感染，先后投以红霉素、麦迪霉素、庆大霉素等未见明显疗效，反而食思不振，日渐消瘦，乃转中医治疗。

诊查：见患者面色㿠白少泽，山根发青，精神困倦，少气懒言，时自汗出。诊察中剧咳阵作数次，咳出少量白色粘液痰后始见缓解。自诉不思饮食，胃纳甚少。因咳嗽频频而夜睡不宁，小便清长，大便微溏。舌质淡红，舌苔白而稍腻，脉濡而数。

胸部放射线照片发现两肺纹理增粗，尤以两肺门为甚，听诊偶有干性啰音，西医诊断为支气管炎，排除儿童结核。

辨证：予思此证起于外感，风热之邪客于肺中，理应轻清宣肺，疏邪外出，惜因过用寒凉，损伤卫阳与脾胃，以致出现正虚邪恋、缠绵不愈之势。据各项检查可以排除肺虚劳嗽与百日咳。辨证当为脾虚痰咳。

治法：治以宣肺健脾除湿，方用桑菊饮与参苓白术散加减，停用抗生素。

处方：党参 9g　茯苓 12g　白术 6g　黄芪 12g　桑叶 6g　菊花 9g　银花 9g　黄芩 6g　前胡 6g　桔梗 6g　甘草 3g

3 剂，水煎服。

二诊：患儿服药 3 剂后，低热已退，咳嗽明显减轻，痰易咳出，精神睡眠转好。渐有食思，阳虚自汗减轻，大便转为正常。舌质淡，苔薄白，腻苔已退，脉濡缓。续服前方药 3 剂，辅以捏脊治疗。

三诊：患儿服药 3 剂后，咳嗽已止，阳虚自汗已被控制。面色转佳，精神渐趋活泼，食思增加，大便成条。舌质淡，苔薄白，脉缓有力。考虑患儿近 3 个月来连续用西中药物较多，乃停服中药，继续捏脊，每日 1 次，1 周后痊愈上学。

四诊：患儿 2 周后又复感冒，发热 38°C，咳嗽不止，予以麦迪霉素等不效。心电图又发现有阵发性窦性心动过速，急来诊治。

见患儿面色微红，咳嗽不止，痰白量少，又有自汗，时而有心悸发作。食思不振，胃纳锐减，舌质微红，苔白稍腻，脉滑而数，每分钟达 116 次。考虑患儿体质素弱，又复感冒，引起阵发心悸。辨证为风热外感，治以辛凉解表，宁心安神，方用桑菊饮加减。

处方：桑叶 6g　菊花 9g　银花 12g　连翘 9g　陈皮 6g　前胡 6g　桔梗 6g　远志 9g　黄芪 12g　黄芩 9g　党参 9g　甘草 3g

3 剂，水煎服。

五诊：患儿服药 3 剂后，咳嗽停止，脉静身凉，自汗明显减少，窦性心动过速消失，食思好转。乃去前胡、桔梗，续服 3 剂，继续以捏脊善后治疗而愈。

【按语】 外感风邪咳嗽本非大病，但今日多因患家要求过急，每欲药到病除，以致杂药乱投，欲速而不达也。本例患者早期过用抗生药物，寒凉过甚，外伤卫阳，内损脾胃。虽然患儿渐近年长，终属稚阴稚阳之体，易虚易实，易寒易热，治疗失当，难免病情迁延。本例治法扶正与祛邪并举，祛邪以桑菊银翘辈轻宣肺气，扶正以参芪苓术等健脾益气、除湿化痰。脾气健旺则卫气自然充盛，咳嗽自除，此仲景“脾旺不受邪”之治则也。

药物不论中西，当做“两刃刀”来看待，正如虞抟所说：“药性各有能毒”，能者乃药物之治疗作用，毒者乃药物之毒副作用也。医者的任务就在于发挥药物之能，限制、消减药物之毒，不可滥用，宜中病即止。《经》言：“无使过之，伤其正也”，实为千古之训。

本例患者以捏脊治疗为善后治疗的办法、调理脾胃的手段。以予之经验，患儿多乐于接受，实乃验便廉之方法。一般每日捏脊一次，每次由尾骶部迄大椎止，反复提捏皮肤 5 次，然后封肾俞 3 次，手法轻重可根据体质决定，以 5 天为一疗程，休息 2 天再开始第二疗程。经捏脊两三次后，常见患儿食欲增进，精神转佳，睡眠好转，其机理实际是通过捏脊刺激督脉而起到强壮全身之作用。

二、辨证治愈虚损汗证两例

例一 鲁某，50岁，女。

初诊：1961年4月6日。

主诉及病史：患者于1个月前偶感风寒，冒雨着凉，患大叶性肺炎，病情严重，经抢救转危为安，历时一月始得痊愈。但出院后身体未能完全复原。自觉虚弱无力，疲乏倦怠。经常口淡无味，脘胀腹闷，食思不振，食纳甚少。且自汗不止，动则汗多，往往衣衾濡湿。虽服药调治，增强营养，未见显效。

诊查：见患者面色㿠白少华，周身皮肤粗糙，搔之落屑，全身消瘦，少气懒言，口干喜饮，唇干咽燥，手足心热，大便秘结。舌质红，舌苔少甚少津液。脉弦，双尺无力。

辨证：为病后脾胃虚弱，气阴两虚，腠理不固。

治法：法用养阴生津，益气敛汗，方用生脉散加减。

处方：人参12g　麦冬9g　五味子6g　北沙参12g　石斛9g

二诊：服药4剂后，自觉气力有增，咽干口燥有所好转，自汗减少。唯仍食不甘味，胃纳甚少，舌脉同前。嘱再服前方药8剂，饮食营养宜清淡滋润，缓缓增加，勿使脾胃负担过重。

三诊：自汗明显减少，只在活动多时出汗，食思亦有好转，胃纳仍少。舌质已由红绛转为淡红，舌苔已转薄白，脉弦而缓。大病之后热伤胃阴，应以甘寒柔润之品养之。

处方：党参12g　白扁豆9g　玉竹9g　北沙参12g　麦冬12g　石斛6g

四诊：服药4剂后，食思增进，胃纳有佳。舌质淡红，舌苔薄白，脉弦有力。续服药4剂，继续调理。

例二 严某，59岁，男性。

初诊：1961年9月5日。

主诉及病史：患者今春因大网膜与肠管粘连而手术。手术虽称顺利，但术后恢复欠佳。经常自觉腹部胀满，上脘痞塞不舒，口干喜饮。有时手术部位隐隐作痛，肠鸣、矢气较多。食思不振，胃纳不佳，体重明显下降。大便溏薄，日二三行，自行调理未见效果。

诊查：见患者面色苍白无泽，精神委靡不振，少气懒言，自汗较多。唇淡，舌质淡，苔薄白而滑，脉缓无力。

辨证：为病后脾胃气虚。

治法：治以调补脾胃，升阳益气，方用补中益气汤加减。

处方：黄芪15g　党参12g　白术9g　当归6g　升麻3g　柴胡6g　陈皮3g　炙草9g　防风6g　木香3g

二诊：服药4剂后，自汗明显减少，食欲略增，唯胃纳不多，大便稀溏未见好转。舌脉同前。嘱续服前方药4剂，饮食宜清淡易消化富营养之食品，不能过量或过腻。

三诊：自觉自汗已止，食思好转明显，胃纳略有增加。唯阳虚之象愈趋明显，畏寒肢凉，大便溏薄，小便清长。乃用温中祛寒之法，以理中丸加减。

处方：黄芪15g　党参12g　白术9g　干姜9g　陈皮6g　甘草6g

四诊：服药4剂后，畏寒肢凉症状减轻，食欲增进，胃纳好转，大便成形。嘱再服药4剂，以理中丸善后。

【按语】大病之后往往元气大伤，脾胃生发之气受损，因而引起一系列脾胃症状，时见胃不能纳、脾不能运、变症丛生，故病后不可不注意调理脾胃也。在辨证中应仔细作脾胃阴阳之辨。本组两例患者，同因于大病之后，同有脾胃症状，同有自汗，但辨证各有不同。一为热病之后，灼伤肺胃，气阴两虚，故治宜益气养阴，常用甘寒柔润之品。一为素有内伤，术后损伤脾胃，以致脾阳不振，中气不足，故治宜培补脾胃，升阳益气；如见脾胃虚寒，又宜温中祛寒，常用温阳益气之品。这是因为脾胃的生理病理特点所决定，不可不明辨之。

三、分利湿热法治愈泄泻一例

葛某，男，58岁。

初诊：1985年9月7日。

主诉及病史：患者8月下旬探家，旅途劳顿，复又外感，遂发热腹泻。每日早凉暮热，畏风有汗，胸部翳闷，周身疼痛，肢体困乏，但口不渴。每日腹泻五六行，便前微感腹痛，时有肠鸣矢气。大便溏薄糊状，色褐绿，量时少时多，未有里急后重粘液脓血。查血白细胞 $11800/mm^3$，中性81%。大便仅有白细胞未有脓球、红细胞。西医诊断为急性肠炎，曾先后应用感冒敏、新诺明、四环素、庆大霉素未见明显效果。今晨开始发热38℃，微有汗出，持续不降。

诊查：见面目浮虚，精神委靡，舌质淡红，舌苔白腻，脉象濡数。

辨证：予思此证当是湿泻。湿泻之为病，脉象濡缓而数，大便泻水或溏薄而少有腹痛，口不作渴。

治法：法当分利水道，但当前又有表证，应表里兼治，解表利湿，乃以银翘、五苓化裁。

处方：银花 12g　连翘 9g　葛根 9g　茯苓 12g　泽泻 9g　木通 6g　滑石 6g　苍术 3g　桔梗 3g　车前草 30g

二诊：服药2剂后通身见汗，微汗而已。至夜半热退脉静身凉。次日腹泻虽未停止，已减至二三行。乃去解表之药，专以渗湿利水。

处方：茯苓 12g　泽泻 9g　木通 6g　滑石 9g　白术 9g　葛根 9g　陈皮 3g　砂仁 3g　车前草 30g

三诊：服药3剂，热退泻止，但觉虚乏，虚汗不止，口干少津。舌质淡，苔薄白，脉濡缓。乃以补中益气，养胃生津之品善后。

处方：黄芪 15g　党参 9g　白术 9g　茯苓 12g　麦冬 6g　沙参 9g　苡米 12g　荷叶 6g

【按语】泄泻之原因甚多，需细加辨证，才不致误治。本例为突发之急性泄泻，属典型之湿泻。《经》言湿胜则濡泻，指出湿与泻的关系至为密切。分利水道，为治泻之一大法。此法肇源于仲景，他首先提出“下利者当利其小便”。其后又代有发展，丹溪进一步将之理论化，谓：“世俗用涩药治泻，若泻而虚者可用之，若初得者必然变证为祸，殊不知泻多因湿，惟分利小水最为上策”。张景岳对此法推求甚详，指出“泄泻之病，多见小水不利，水谷分则泄泻自止，故曰治泻不利小水非其治也”。强调本法适用于新病、实邪、体质壮实之患者；而久泻，体质虚弱之患者不宜用此法。中医以利尿方药治疗泄泻在医学上实是一创举，至今已有近两千年的经验积累，只要对证，是不难取效的。西医至20世纪70年代才有利用利尿药治疗氯分泌异常亢进所致腹泻的研究。因此，深入发掘中医学分利水道治疗泄泻这一独特治法是十分必要的。

四、半夏白术天麻汤加减治愈眩晕一例

荆某,42岁,男。

初诊:1970年3月10日。

主诉及病史:患者素来身体健康,唯近来每隔2~3月出现突然眩晕一次。其诱因不自知,偶与体位变动有关。每发目不敢开,卧不敢动,不欲言语,如在天旋地转风云之中;继之出现恶心呕吐,始为痰涎唾液、食物,直至胃内容物全部吐尽,最后甚至呕出胆汁。此时患者面色苍白,通身冷汗,四肢冰冷。三五日始见好转恢复。曾诊断为慢性胃炎,又曾诊断为美尼尔病,经治均未能取得明显效果。

追溯其病史,知患者于1969年遇车祸外伤,损伤头部、脊椎。颈椎及腰椎有小关节骨折,颈椎有挥鞭性损伤,头部有轻度脑震荡。伤后很快恢复。因伤情不重,患者未予介意,亦未以为与眩晕呕吐有关。

诊查:见患者面苍神疲,因恶心呕吐而通身出汗,蜷卧不敢转侧,不敢开目,动则欲呕,眼球瞤动,微呈水平震颤,稍有耳鸣。小便短少而大便溏薄,舌质淡而胖,苔白而滑,脉沉而缓。

辨证:予思此证与东垣"痰厥头痛"之典型描述几乎完全相当,辨证当为痰湿内阻所作之眩晕也。其病因可能来自脑脊椎损伤。

治法:宗东垣法,治以祛湿、豁痰、利水,方用白术半夏天麻汤加减。

处方:法夏9g　白术9g　大麻6g　茯苓15g　泽泻12g　党参9g　黄芪15g　陈皮6g　神曲9g　黄柏6g　干姜3g　麦芽9g　鲜茅根30g

取4剂,煎2次,日1剂频饮。

二诊:患者服药后未再呕吐,眩晕耳鸣明显减轻,已能起床活动。舌脉同前。乃在前方中去黄柏、干姜,续服药4剂。

三诊:患者已完全恢复健康,诸症消退,体力如常。为求巩固疗效,乃将前方简化,用半夏六君加减。

处方:法夏9g　白术9g　茯苓12g　党参12g　泽泻12g　天麻6g　白茅根24g

续服药3个月,以求巩固。

【按语】眩晕一证,原因至为复杂,不可不具体分析。《灵枢·口问》谓:"上气不足,脑为之不满,耳为之苦鸣,头为之苦倾,目为之眩"。多从上虚下实论治。后世医家进一步发展又提出了上实下虚之病机,从痰、从火、从瘀论者不少。故辨证不可不细也。本例有外伤史,为颅脑损伤后之综合征,但又并非均因瘀血所作,亦有痰湿内阻、阴虚、阳亢、瘀血阻络等等之不同。治疗上颇为棘手,非综合治疗难于收功。一般猝然惊恐、扰乱神明、痰湿上扰者,治以豁痰祛湿利水为先;肾精暗耗、肝失条达、阴虚阳亢者,当以滋阴潜阳为要;髓海血络损伤、瘀血内停、血脉受阻者,当以养血活血通络为主。

五、归脾汤加减治愈高年不寐一例

孙某,86岁,女。

初诊:1984年12月8日。

主诉及病史:近年来由于操心烦劳,思虑过多,以致睡眠欠佳,几整夜难寐。其特点是睡眠

甚浅,且睡中噩梦多,无法熟睡。以致次日终日困乏,疲惫不堪。另外周身有位置不定之疼痛或热气游走,忽起忽灭。因此经常服用安定、安眠酮、祛痛片等药物。

诊查:见患者步履尚称矫健,精神略有不振,面色不华,唇淡,舌质淡,苔薄白,脉浮大无力。

辨证:为心脾两虚。

治法:治以补脾养心,方用归脾丸加减。并劝止服催眠药和止痛药。

处方:黄芪 18g　白术 9g　茯神 12g　远志 6g　酸枣仁 9g　枸杞子 9g　当归 6g　龙眼肉 12g　陈皮 6g　炙甘草 6g

二诊:服药 4 剂后,自觉睡眠渐深,噩梦减少,疲劳感减轻,不服安眠酮亦能入睡。舌脉同前。嘱续服前方药 4 剂。

三诊:睡眠情况虽有明显改进,但周身疼痛出现,左右手四、五指发麻,痛引肩臂,时轻时重,大便秘结,手足心热。舌脉同前。乃在前方基础上加减。

处方:黄芪 18g　首乌 12g　当归 6g　枸杞子 9g　酸枣仁 9g　老桑枝 9g　怀牛膝 12g　威灵仙 9g　银花藤 9g　瓜蒌仁 9g

四诊:服药 4 剂后,睡眠较好,夜梦已减,大便通畅,肢痛减轻。嘱再服药 4 剂。

五诊:诸症好转,食欲有增。为今后计,嘱服归脾丸。

【按语】老人不寐多属虚证,因于实邪者不多。盖因年老体衰,精血内耗,忧思较多之故。其表现或为入睡困难,或为觉醒过早,或为睡眠过浅,或为夜梦过多不能熟睡,或为中间觉醒再难入睡等等。其病机总与心脾肝肾有关。

本例因于操劳过度,忧虑思念,有伤心脾,营血内耗,血不养心,遂致失眠多梦,故以补养心脾,益气宁神之剂收功。

老人因脑力衰退,髓海空虚,维持白日之正常觉醒与夜晚之正常睡眠能力下降,故见白日之瞌睡多,饭后常昏昏欲睡,夜晚之熟睡少,常见入睡困难多梦早醒,此乃衰老之一般规律。因此对老年不寐,应作具体分析,往往单靠药物难于取得长期效果,要在指导患者养生之道。如合理安排生活,消除忧虑恐惧心理,增加睡眠信心,学习太极拳、气功等等。使患者血脉周流,脑力活动白日有加,精神有所寄托,不寐之恶性循环始能改变。

六、清热利湿、双补脾肾法治愈淋证一例

左某,35 岁,女。

初诊:1984 年 9 月 10 日。

主诉及病史:5 年前妊娠期患急性肾盂肾炎。分娩后每遇过劳或发烧感冒即感腰部坠痛,夜尿渐多,尿检不正常,经治时好时坏,但未根除,演变为慢性肾盂肾炎。

数日来腰部酸痛略有加重,微有尿频尿急,无发热畏寒及尿痛。自觉头昏乏力,胃纳欠佳,中段尿培养两次均有大肠杆菌生长,计数每毫升达 10 万个,尿沉渣红细胞(3～4),红细胞(1～2),上皮细胞(—),蛋白(±)。

诊查:见患者面色㿠白少华,少气懒言,血压不高,足部略有浮肿。舌质淡红胖嫩,舌尖边红,舌苔白腻,脉弦细微数,两尺虚而无力。

辨证:为淋证,湿热下注。

治法:治以清利湿热,通利水道,方用八正散加减。

处方:瞿麦 18g　萹蓄 18g　茅根 18g　萆薢 18g　车前草 24g　牛膝 12g　生地 18g

泽泻 12g　茯苓 15g　党参 12g　白术 9g　生甘草 6g

4 剂，煎 2 次，分服。

二诊：服药后，尿量增加，排尿顺畅，尿频尿急明显减轻；唯全身疲乏无力，食思不振，腰酸坠痛尚未好转。舌质淡红胖嫩，苔转薄白，脉弦细无力。辨证为脾肾两虚，余湿未尽。方用济生肾气丸加减。

处方：黄芪 18g　党参 12g　熟地 18g　怀山药 9g　山萸肉 9g　白芍 9g　泽泻 12g　茯苓 12g　丹皮 9g　牛膝 12g　车前草 15g

8 剂，煎 2 次，分服。

三诊：诸症好转，浮肿消退，尿培养大肠杆菌计数每毫升在 1 万以下，尿中仍有微量蛋白。舌脉同前。乃在前方基础上加重补阳药物。

处方：熟地 20g　怀山药 9g　枸杞子 9g　山萸肉 9g　泽泻 12g　茯苓 15g　车前子 9g　牛膝 12g　制附子 9g　肉桂 3g　丹皮 9g

连服药 1 个月。

四诊：患者自觉体力增强，精神有加，腰痛消失，食欲转好，除尿中仍有微量蛋白外，尿无异常。嘱注意生活卫生，续服肾气丸 2 个月。

【按语】慢性肾盂肾炎一病多见于妇女，属中医淋证、腰痛等证范围，常久治不愈，用多种抗菌药物无法根治而反复发作，实为一棘手之疾病。中医治疗之要，在于急则治标，缓则治本。即在急性发作期，常有湿热下注、蓄结膀胱，水道不利引起的腰痛、尿频、尿急、尿痛等症，当以治标为先，应及时清利湿热、通调水道、控制发作，诸症缓解后则脾肾虚象明显，此时当以治本为主，治宜补肾健脾，扶正固本，始能收功。

本证经治疗后，虽然诸症消失，尿培养阴性，尿常规正常，但仍有复发之可能。特别是过度疲劳、外感以及经期、性生活、妊娠之不洁均可成为诱发之原因，因此指导患者如何预防、如何讲究卫生非常重要。应用中医中药扶正固本，提高机体免疫功能，转变患者体质实有非常重要的意义，因此需要耐心调治。

七、益气养血、活血消积法治愈腹癥一例

余某，女，23 岁，未婚。

初诊：1961 年 10 月 27 日。

主诉及病史：素来健康，今年 4 月以来渐感身体困乏，头晕倦怠，并偶见心悸气短。发病后经期不准而量多，一般大潮 $\frac{8}{30\sim40}$ 天，大潮之间又增一次小潮，常持续 4～5 天，量少，血色淡。大潮血色红，量多且有血块，并伴腰酸背痛。某院检查脾在肋缘下 2.5cm，肝可触及，血细胞减少，骨髓呈增生象，以“血液空虚，骨髓饱满”诊断为班替综合征第一期，建议作脾摘除。由于患家不愿开刀，乃住中医医院治疗。经补气养血，活血软坚之剂治疗 2 个月，先后服药 45 剂，于 10 月初出院。当时患者一般情况良好，体重增加 2.5kg。白细胞 6100/mm^3，红细胞 400 万/mm^3，血小板 11 万/mm^3，血红素 8.7g%。白蛋白 3.01g/L，球蛋白 2.58g/L。

患者出院后，复因过劳，前症又作而来求诊。

诊查：自诉身体困乏，腰酸腿软，四肢乏力，头晕眼花，夜睡不宁，多梦。食思尚可，二便正常。本次月经于 10 月 26 日来潮，量多且有血块，伴腹胀腰酸。面色皖白少华，唇淡，舌质淡，

苔少，脉弦滑略沉。脾在肋缘下 2cm，肝可触及边缘，质尚软。

辨证：为气血亏虚，兼有腹癥。

治法：治以益气养血，宁心化积，方用人参养荣汤合枳术丸加减。

处方：吉林参 9g　黄芪 24g　白术 12g　茯苓 9g　当归 9g　陈皮 6g　熟地 12g　阿胶 9g　杭芍 9g　内金 9g　丹参 9g　生牡蛎 24g　枳壳 6g

5 剂，煎 2 次日服 1 剂。

二诊：患者服药后，月经已渐干净，血量减少。症状大致同前，面色苍白，微有浮肿，舌脉同前。查血白细胞 $4300/mm^3$，红细胞 270 万$/mm^3$，血小板 $75000/mm^3$，血红素 10.1g%。嘱续服前方药 10 剂。

三诊：患者自诉月经又将来潮，自觉面部浮胀，头微眩，腹部发胀，食思尚好，二便正常。舌质淡红，苔薄白，脉弦滑无力。根据患者气血双亏情况，当加强扶正药物，乃去牡蛎，黄芪量加至 30g，当归加至 12g。嘱续服前方 10 剂。

四诊：患者经近月之调治，自感诸症减轻，体力好转，面容渐有血色，食欲转好。舌脉同前。乃在上方中加三棱、莪术、鳖甲，以加强活血化瘀软坚之力。嘱连服药 10 剂。

五诊：患者自觉症状日趋好转，精神愉快，体力增加，面色、唇色转趋红润。舌质淡红，苔薄白，脉弦微滑。查血红细胞 400 万$/mm^3$，血红素 10.6g%，血小板 132 万$/mm^3$，白细胞 $6350/mm^3$。乃调整方剂。

处方：党参 12g　黄芪 24g　白术 9g　当归 12g　白芍 6g　熟地 12g　枳实 6g　三棱 9g　莪术 9g　生内金 9g　鳖甲 9g　茜草 9g

嘱服药 10 剂。

六诊：患者自觉病情明显好转，气力有增，食欲增进，体重有所增加。舌脉同前。嘱续服前方药 10 剂。

12 月 29 日查血：红细胞 430 万$/mm^3$，血红素 11.8g%，血小板 172 万$/mm^3$，白细胞 $6300/mm^3$。左胁下痞块略有缩小。

见患者病情稳定，乃守补气养血、活血去瘀之大法，坚持内服中药半年有余，血象长期保持正常范围之下限，左胁痞块长期保持在肋缘下 1cm 左右，能坚持正常工作。两年后结婚，婚后生一男一女，随访 20 年未见恶化。

【按语】腹部痞块，在辨证中首宜区分癥瘕。由渐而成，有形而坚硬不移者为癥，其病多在血分；随触随发，时来时往，或胀或痛，无形而动者为瘕，其病多在气分。本证痞块在左胁下，状如旋盘推之不移，当为腹癥，病情初起，又为早期。治疗主要在知攻补之宜，盖因此病实为虚实夹杂之证，既有气血两亏之虚，又有癥痞所积之实。医者往往投鼠忌器，攻补两难，虚中夹实，难求速效。治疗中注意攻邪不伤正，扶正不碍胃，适时根据辨证调整药味。在攻邪中，应合理择用攻削消散、通瘀软坚诸法；在补虚中，应充分考虑气血阴阳通补之辨证关系。一般癥积势缓，攻补两有不便者，当先调理脾胃，常用洁古枳术丸；血瘀所作者，宜养血活血、祛瘀化癥，常用清任之血府逐瘀、膈下逐瘀等方；痞块坚硬难消者，又应辅以消导软坚之法。总之，治癥之要在于：攻之宜缓宜曲，补之忌涩忌呆。叶天士有谓："攻坚过急，药先入胃，徒致后天之气乏，胀病必致矣。俗有痞散成蛊之说，可为治此病之戒律"。信是斯语，真经验之谈也。

八、玉女煎治愈足跟痛二例

例一　张某，60 岁，女。

初诊:1961年10月24日。

主诉及病史:患者于年初开始自觉左手发麻,每晚两脚有热感,并未介意,生活如常。后来病情发展,两足跟践地即有疼痛,苦于步行。有时两足交替作痛,时重时轻,治疗不见明显效果。

诊查:见患者体态丰盛,面色红润,时有头眩,血压不高。食欲良好,二便正常。下肢脂肪丰满而肌肉瘦削,两足运动如常,足根部微有发红,仅有触痛而已,趺阳脉双侧均佳,搏动如常。舌质淡红,舌尖边红,苔白而腻,脉弦滑而数,两尺重按乏力。

辨证:予思此症既有阴虚火旺为本,又有湿热侵扰为标。

治法:治当滋阴降火,清热除湿,方用一贯煎加减。

处方:生地18g　当归9g　川楝子9g　麦冬12g　生黄芪15g　桑枝12g　川木瓜9g　鸡血藤9g　桃仁9g　苡米12g

二诊:服药4剂,足跟热痛不见减轻,夜晚痛如针刺,不能入睡,局部但有轻微之红肿热痛,压之微痛而已。腰膝酸软重着,身倦易疲。舌红苔白而腻。X光照片,两足跟跟骨有轻度之骨质增生。乃加重滋阴清火之药味,方用景岳玉女煎加减。

处方:生地18g　牛膝18g　石膏18g　知母9g　黄柏9g　赤白芍各9g　苡米12g　没药6g　陈皮3g　甘草3g

三诊:服药4剂后,足跟痛减,但夜间仍有跳痛和热感,有时两足交替出现。舌脉同前。续以前方加减。

处方:生地18g　牛膝12g　知母9g　麦冬12g　忍冬藤15g　鸡血藤12g　赤芍9g　连翘9g　生甘草3g

四诊:服药4剂后,足跟痛明显减轻,足跟部之红肿热痛殆全部消失,触之不痛,已能践地行走,唯留有不适感,左轻右重。

续服前方药4剂,诸症消失,行走自如。嘱再服药4剂,以防复发。

例二　段某,56岁,男。

初诊:1965年12月25日。

主诉及病史:患者身体素健,脾胃旺盛,胃纳甚佳,肥胖体重,嗜酒烟,血压偏高,十几年来处在波动期,除自觉时有头痛头晕外,无其他不适。六年前发现有隐性糖尿病,控制饮食,未用药物,并无大碍,只感略有口干喜饮。今年下半年以来,常发足跟疼痛,不耐久立、久行。行后双足酸痛,尤以足跟为重,休息后始可缓解。

诊查:见患者颜面红润,体丰而肥。舌质红,苔薄而少津,脉弦数,两尺无力。查双足皮肤不泽,足跟不红不肿,唯两趺阳脉略微弱而已。

辨证:予思此证当属肝肾阴亏,肝阳上亢,营液暗耗,气血痹阻,血脉不足荣养筋骨,以致足跟作痛。

治法:治用滋肾养肝,养血通络,以玉女煎加减缓缓调之。

处方:牛膝24g　生地24g　玄参24g　当归24g　丹参24g

连服药20剂,诸症缓解,嘱戒烟酒。

【按语】足跟痛为中医家最早注意的老年病之一,首见于《诸病源候论》,称之为"脚跟颓",《丹溪心法》称为"足跟痛"。亦有人称之为脚跟痛,足跟践地痛,皆属同类,为一种难治之疾患。其病机多以肾精亏损、营液久耗不能滋润筋络肌骨为主。常见者有两证:一为夹有湿热内扰,症见足跟部疼痛,局部或有红肿热感及压痛,均不严重,法当滋补肝肾,清利湿热。此证多系跟部软组织发炎或伴有跟骨骨质增生，内服中药可以缓解。二为脉络瘀阻，症见足跟作痛，不耐久立久走，久走必痛，休息后缓解，足跟不红不肿，常遇冷而痛发。一般继发于肝阳上亢与消渴患者，前贤屡屡告诫，此足三阴亏损，谨防患疽。治法当以滋阴潜阳，调补肝肾，活血通络为主。此型常见于动脉硬化或闭塞性动脉硬化症之早期，辨证论治不可掉以轻心，须细心观察趺阳脉的搏动，以防发为脱疽。

要之，此证非数剂可以收功，常常曲折反复，必需耐心为治。

九、温补脾肾法治愈肢端冰冷一例

岑某，37岁，男。

初诊：1973年12月1日。

主诉及病史：素体阳虚，常自觉肢冷怕凉，每至冬季，虽南方气温常在10℃以上，畏寒之感仍很严重，即在室内亦觉四肢不温，以点温计测定较常人一般低1～1.5℃左右。因此每届天寒必着棉衣棉鞋及手套始能免于冻伤。平时肢倦易疲，饮食不多，小便清长，夜间尿频尿多，大便微溏。

诊查：见患者手足皮肤不泽，肢端苍白冰冷，微有发青，手掌及足蹠微有汗湿，手背及足背干燥而粗，一般均无痛感。唯寒冷过度，时微有疼痛。舌质淡红，苔薄白而润，脉沉而缓，两尺无力。

辨证：予思此四末凉冷之证，源于脾肾虚寒，阳气不足，不能温四肢之故。

治法：法当以温补脾肾为先，方用附桂理中丸加减。

处方：熟附子9g　吉林参12g　干姜9g　炙甘草9g　桂枝6g

二诊：服药4剂后，自觉精神有加，疲劳感减轻，食欲好转，胃纳增加，畏寒已减；唯肢冷尚不见明显改进。舌脉同前。乃加重前方剂量再服。

处方：熟附子15g　吉林参15g　干姜9g　炙甘草9g　桂枝9g

三诊：服药4剂后，诸症明显好转，为巩固疗效，再服前方药8剂。然后服自拟之甘泉片，以脏补脏，每日15片，日3次分服。先后坚持服药1年，体重增加，食欲明显改善，睡眠良好，精神倍增，夜尿减少，四末冰冷基本消失，冬日不再冻伤。

【按语】肢端冰冷，以冷为主，色多苍白很少见紫蓝也，一般疼痛甚微，中医认为主要因于脾肾阳气不足，所以温补脾肾之剂长期服用常可收功。近年来此证已引起国际上之重视，日本汉方医家称之为"冷症"，与我国虚寒实为一证也。冷感可见于全身各部位，或一处或五六处不等。发病的原因与体质关系密切，环境因素亦为重要原因。特别是近年来生活模式的改变，如空调冷气的广泛应用，电冰箱的普及，冷饮、冷食、冰凉水果等使此证骤然增多。山木巖氏认为此证形成缓慢，主要是自主神经功能失调引起毛细血管痉挛，热中枢受到抑制所致。治疗宜辨证用方，常见有气滞痰郁、气滞血瘀、脾肾阳虚、心肾阳虚等型，常用当归芍药散、当归四逆汤加吴萸生姜汤、苓桂术甘汤、真武汤、理中汤、附子理中汤、桂枝人参汤等剂治疗。

十、半夏白术天麻汤加味治愈偏头风一例

谭某，女，33岁。

初诊：1984年12月5日。

主诉及病史:10余年前始发左侧偏头痛,一般多与月经来潮相一致。每次发作前日先有头沉头胀、精神郁闷不舒,继之左侧眼眶、太阳穴则见剧烈之头痛,并逐渐向全头部扩散,胀痛欲裂,痛苦不堪。常同时伴有眩晕、恶心、呕吐,用麦角胺咖啡因始见缓解。此次发作,系在分娩之后,因加工毛衣,每每劳动至深夜2点而诱发。

诊查:见患者颜面发青,口懒言而且慵张,头眩晕而体蜷卧,兀兀欲吐,不敢转侧。口唇与上肢发麻,左眼眶及太阳穴胀痛剧烈,舌质淡红而胖,苔白而腻,脉弦而数。

辨证:为偏头风。考虑为风痰阻络所致。

治法:治以化痰熄风,方用半夏白术天麻汤加减。

处方:制半夏9g　天麻9g　茯苓12g　陈皮3g　白术9g　甘草3g　大黄9g

二诊:患者服药1剂即泻下三四行,立觉胸膈宽松,情志舒展,头痛大减。服药2剂头痛顿止。予思"足太阴痰厥头痛,非半夏不能疗;眼黑头旋,虚风内作,非天麻不能除",然患者此病由来已久,且又周期性反复发作,非加搜风通络之药不足以取效也,乃修改前方,继服善后。

处方:半夏9g　天麻9g　川芎9g　白芷9g　细辛3g　地龙9g　僵蚕9g　茯苓12g　白术9g　蔓荆子9g　陈皮3g

【按语】偏头痛中医称为偏头风,其病机为邪气流连、阻遏经络、气血壅滞、血脉痹阻,发为头痛;其病因或为痰湿,或为风火,或为气郁。其治法当以祛风通络为主,并以除痰化湿、清热熄风、疏肝解郁等法作针对病因之治疗。在临床治疗中,古今医家均重视与头风害目之鉴别,以其误诊误治易致眼盲也。张戴人治一妇头偏痛五七年,寻至失明,投大承气始得缓解。傅仁宇《审视瑶函》专立有左右偏头风症一章,指出"左右偏头风,发则各不同,左发则左坏,右发则右坏,人多不为虑,致使失光明"。近代何拯华有头风害目之病案,何廉臣释作脑充血,以为新发明之病理。均以偏头风与头风害目为一病也。实则不然,盖偏头风即今之偏头痛,头风害目指今之青光眼而绿风内障。两病症状类似,病理迥然不同。《眼科龙木论》指出绿风内障"初患头旋偏头痛,额角相牵是绿风,眼眶连鼻时时痛,闷涩生花黑白红"。眼内生花黑白红实讲的是如虹之视。即是说绿风内障之初起虽有偏头痛,必有视蒙、眼痛、虹视,且为常见症状。如辅以测眼压等专科检查,庶几可免误诊。

【编者评注】偏头风反复发作,十分痛苦,目前尚无特效办法。中医辨证论治有一定效果。靳氏医治本例,诊为风痰上扰,此为偏头风的常见病机,辨证准确,用药恰当,特别是在半夏白术天麻汤中加入大黄,泻逐痰浊,因而显著地提高了疗效。

病名病证索引

B

白疕　89,322
白喉　343,455
白血病　440
白血病发热　293
百合病　301,511
百日咳　33
斑秃　42
胞宫内痈　467
胞系了戾　214
暴盲　165,607
暴怒伤肝崩下　239
奔豚证　359
崩漏　103,253,258,470,610
鼻衄　222,631
鼻衄肢烧　226
鼻渊　232,603
闭经　102,118
闭经发狂　100
痹痛　81
痹证　21,98,416
便血　124
表实里热证　559
不寐　87,509
不射精　79,106
不育证　303
不育症　614
不孕　106,116,467
不孕症　263,595,629

C

嘈杂　379
缠腰火丹　418
产后败血发狂　485
产后膀胱湿热　116
产后暴瘖　139
产后发热　105,487
产后发热合并癃闭　542
产后发热三十日不解　1
产后肝厥　262
产后感冒　462
产后痉证　486
产后癃闭　263
产后尿潴留　29
产后乳痈并发肠结　556
产后身痛　466
产后误服银翘汗出不止　3
颤抖　197
颤抖证　281
颤证　431
长期盗汗　596
长期低热　598
长期腹痛　522
长期胃病　310
肠癌术后腹胀便秘　204
肠结　79
肠澼　78
肠痈　38,596,622
陈旧性双肩关节喙突下脱位　185
陈旧性左肘关节后外脱位　184
痴呆　27
持续低热　12
齿衄　564
抽搐　515
喘咳、水肿　72
春温夹湿　48
唇疳　319

D

大衄　482

大实若羸状 351
大头瘟 250,446
带下 107
带下症 43
单腹胀 641
胆胀 393
胆胀病 552
低热 505
低热郁久 123
癫狂 55,458,548
癫痫 203,329,470,628,640
癫证 155
跌仆而狂 127
跌仆痿躄 599
疔疮 267
冬温 257
冬温肺肾阴伤 373
冬温夹湿 372
对口疮 311
顿咳 495
多发性疖肿 619
多骨疽 617

E

呃逆 73
恶寒灼热 230
恶露不净 104
恶露不已 252
噩梦 35

F

发际疮 313
发热 23
发秃 282
反胃 644
肥胖病 173
肺癌 403
肺痹并发心痹 338
肺金失养脾虚久咳 6
肺痨 181,202,215,545
肺痨大汗 613
肺痨咳血 146
肺虚久嗽 233
肺炎喘嗽 423
肺炎痰喘 424
肺痈 152,232,281,544,564
肺胀 303
风毒肿 315
风痱 128
风寒犯肺 391
风热喘咳 216
风湿痹证 196
风水 295
风水浮肿 135
风温 305,418,584,601
风温发疹 365
风温犯肺证 566
风温入营 62
风泻 129
风癣 320
风中经络 543
伏暑 49,144,367
伏暑入营 65
妇科病 245
腹痛 121,382,453
腹痛长期不愈 595
腹痛腰酸腿痛 225
腹泻伴肝风内动 218
腹泻危症 441
腹胀重症 442
腹癥 657

G

肝癌 401,402
肝胆湿热 132
肝风内动 44,98
肝风头痛 254
肝昏迷 158
肝积 553
肝气郁滞 627
肝热 227
肝胃气痛证 7
肝阳上亢 129
肝阳上亢头痛 61
肝郁气滞咳嗽 7

疳疾　149
感冒误治　551
高年不寐　655
高热神昏　70
睾丸肿痛　396
膏淋　78,170,238,636
膏石淋　548
跟骨骨折　537
更年期综合征　115,157
肱骨内上髁三度骨折合并尺神经损伤　187
股骨下段短斜骨折　188
股膝痛痹　477
骨痹　169,609
骨疽　240
骨蒸潮热　522
臌胀　14,75,83,150,177,210,331,493,530,621,632
臌胀呕血　15
痼寒　457
瓜藤缠　321
关格　172
关节痛　218
龟头溃烂　204
果积　648

H

寒闭(误服蚕沙酒引发危证)　577
寒痹　194
寒咳　626
寒热不解　473
寒疝　309
寒湿困脾　64
寒束失音　140
寒邪包热壅肺咳嗽　3
寒饮表邪　563
汗出偏沮　359
喉痧　346
后颈部抽痛　194
狐惑　557
狐惑并发肠痈　554
花翳白陷　13
滑胎　465,498,524
滑泻　518
黄疸　126,288,308,460,543,614
黄疸痞满　280
黄疸、水臌　74
黄疸重症　649
蛔厥　11,171,368,459,642
哕极昏厥　307
昏厥　611
火逆呕吐　363
霍乱　445

J

肌痹　91,405
急黄　59,329
急黄发斑　212
急性癃闭　279
结聚　153
截瘫　68
浸淫疮　315
经闭　464
经期头痛　526
经前乳房胀痛　623
经前头痛　613
经前胸乳胀痛　108
经行不止　395
经行昏厥　265
经行口糜　112
经行口糜阴溃　119
经行头痛　113
经行吐衄　111,259
经行夜游　621
惊风　138
惊厥　310
惊梦自遗　600
精神分裂症　361
痉证　149
久病无脉　92
久痢　13
久泄久汗　352
久泻　581
久泻经闭　291
酒渣鼻　454
厥热胜复　421
厥心痛　498

厥阴证 491,573

K

咳喘 389,413,480,608
咳嗽 651
咳血 307,481
克山病 205
口僻 430
口腔糜烂 131
口眼歪斜 628
狂乱 176
狂躁 97
狂证 139,155,203,509

L

烂喉痧 93
劳淋 525,553
痨嗽喉痞 73
痨瘵 20
老年精血不足便秘 4
肋疽 276
黧黑鼾黯 320
历节风 546
痢疾 394
痢疾虚极 137
淋证 656
流火顽证 313
咯血 71,371
癃闭 50,237,400,589,603
癃秘 150
颅底骨折、脑损伤 189
绿风内障 161
瘰疬 82,122,619,632

M

麻木 508
麻疹内陷 80
慢性腹泻 638
慢性菌痢 359
猫眼疮 317
梅核气 369
梦交 118
面皰 319
目赤肿痛 194

N

内伤发热 460
逆经 618
溺血 565
尿血 256
衄血 458

O

呕吐 287,513
呕吐不止 2
呕吐顽症 93
呕吐胁痛 627
呕血 72,451

P

膀胱湿热 620
砒中毒 212
皮痹 314
皮水 294
皮下虫症 441
脾胃虚弱 392
脾胃阴虚水肿 296
脾虚气陷长期尿血 279
脾约证 363
痞积 256
痞块 219,327
痞满 380,552
偏枯 280
偏头风 660
频吐大量唾液 42
破伤风 80

Q

奇恒痢 449
奇痒 442
脐腹胀痛 383

气淋 400,636
气瘤 37
气虚 404
气血瘀滞食管 175
气阴两竭 398
气阴两虚肠痨 234
气阴双虚 228
气郁发癫 478
荨麻疹 195,359
青盲 164

R

热病 434
热病发狂 474
热病伤胎 475
热极阳衰 374
热结于里 562
热厥证 362
热淋 635
热入血室 541
热哮昏冒 476
妊娠恶阻 465,524
妊娠恶阻并胎漏 108
妊娠黄疸 109
妊娠水肿 260
妊娠子肿 148
日晒疮 318
乳大 41
乳腺炎术后败血症 363
乳腺炎术后高热 362
乳痈 105,576

S

伤寒 501
伤寒病少阴寒化证 571
伤寒病少阴阴极似阳证 578
伤寒发厥 473
伤寒发衄 472
伤寒夹食 143
伤寒血虚寒厥 209
伤暑 22
上焦浮热 226
少阳证 560
少阴兼表证 560
少阴伤寒 140
舌疔 88
舌强不语 154
舌肿 168
神经性呕吐 10
神强失寐 477
神志病 255
肾囊硬痛及腹痛 29
肾阴亏损热伤血络 241
失眠重证 9
失音 496,612
湿毒 22
湿遏热伏 422,504
湿热兼感 290
湿热困脾 326
湿热证 601
湿痰咳嗽 6
湿温 63,145,243,306,357,492,563,602
湿温下血 585
湿温致痉 30
湿滞发热 141
石淋 283,284,615,635
时发热自汗出 358
食后作呕 223
视瞻昏渺 162,488
暑温 43,366,409
暑温动风 63
暑温神昏 584
暑痫 367
暑月发热不解 9
暑瘵(吐血) 31
双髋关节后上脱位 184
水毒证 555
水悸 361
水逆 618
水气凌心 298
水痫 364
水饮气痞 361
水肿 95,202,288,415,450,502,527,579,634
水肿痿躄 354
水肿心悸 295
四弯风 316

粟疮　316

T

胎滑骨蒸　462
胎气上冲　443
太少合病　540
痰厥　254
痰厥齿痛　141
痰热扰心　425
痰食积滞　224
痰壅喘咳　136
天疱疮　321
童子痨　575
瞳神紧小症　159
痛经　101,114,252
头风　77,647
头风痛重证　4
头痛　370,432,440
头痛高热昏迷　71
吐血便血　210
脱发　89
脱肛欲溃　142
脱疽　31,312
脱疽重症　274

W

外伤头痛　180,604
外阴肿痒　27
顽痹　170
顽固丕寐　440
顽固胃脘痛　529
顽固性便秘　86
顽固性呃逆　125
顽固性呕吐　74
顽固性头痛　339
顽痰　520
卫阳不振　156
胃癌术后转移肝癌　355
胃痛　126,414
胃痛呃逆　216
胃痛肝旺　217
胃痛吞酸　378
胃脘痛　12,170,180,199,286,330,335,376,386,461,521,609,625
胃脘痛伴癥块　53
痿躄　417,605
痿证　191,432,512,646
温病　541
温病误汗竭阴　483
温病误汗热入营血　484
温病误汗亡阳　489
温毒发斑夹肾虚寒厥　208
温疟　368
温热痉厥　84
温热误表　562
温热证　561
瘟黄　447
瘟疫病误治阳极似阴证　569
无脉症　56
午后灼热　443
误药变证　478

X

习惯性流产　157
下痢　222
下肢弛痿　171
先兆子痫　260
痫证　155,612
消渴　87,255,299,496,545,637
消渴并发脱疽　648
消渴合并闭经　117
消渴兼掉眩　97
小便不利　396
小便不通　8
小便失禁　5
小儿低热　505
小儿风痉　499
小儿风温　299
小儿高热　420
小儿急惊风　567
小儿慢惊风　568
小儿慢脾风重症　582
小儿伤寒病并肠出血危证　572
小儿时疫痢　570
小儿吐泻垂危症　530

小儿痿证 582
小儿哮喘 428
小儿中风 300,610
哮喘 39,333,454,480,494,592,623
哮证 413
协热利 360
胁痛 25,99,130,228,278,336,381,415,645
泄泻 200,383,394,654
心悸 297,350,397,452,459,514
心悸汗多 426
心悸兼癥块 51
心脑受损神志失常 238
心阳虚脱 427
新生儿胆道闭锁 45
胸痹 128,192,201,235,307,340,412,517,593,616,633
胸痹心痛 588
胸膈堵满 227
胸痞 531
胸痛 147,391
虚滑痢疾 137
虚劳 67,211,335
虚劳血证 469
虚羸痰喘 590
虚人外感 291
虚损 529
虚损汗证 653
虚损证 637
蓄血发狂 474
痃瘕 76
悬饮 178
眩晕 18,154,179,193,337,384,388,411,514,655
眩晕耳聋 594
血崩 96,148,444
血分实热 555
血风疮 317
血厥 565
血淋 16,24,236
血瘀心悸 426

Y

牙疳 353
牙痛 90
牙痛证 8
牙宣 28
咽喉肿痛 197
咽痛 609
羊羔风 27
羊痫风 130
阳黄 324
阳强 595
阳脱证 523
阳痿 355,500
腰背冷痛 171
腰痛 194
腰腿痛 604
摇头风 371
咬牙症 283
噎膈 205,234
噎膈呕吐 73
噎膈悬饮 51
夜半抽搐 26
夜游症 510
噫气 288
遗精 23
遗尿 17,370,417
颐毒睾肿 475
疫毒痢 549
溢饮证 360
因狂致痉 468
阴瘴证 574
阴黄 325
阴疽流注 213
阴枯 620
阴伤热炽 375
阴盛格阳 561
阴水 66
阴虚 286
阴虚盗汗 132
阴虚低热 327
阴虚梦交 36
阴痒 114,443
阴中生息肉 239
婴儿便血 530
婴儿腹泻 23
婴儿臌胀 55
婴儿黄疸臌胀 583

婴儿胎黄腹泻鹅口疮 587
瘿瘤 86,122
痈肿重症 93
油风(全秃) 318
疣子 82
右侧多发性肋骨骨折 534
右侧肩锁关节全脱位 533
右侧三踝骨折合并胫距关节半脱位 535
右肱骨外科颈外展型骨折 532
右肱骨外髁翻转骨折 186
右肩关节脱位合并肱骨外科颈骨折 187
右髋关节前下脱位、左髋关节后上脱位 188
右髋关节上脱位合并右股骨中上段骨折 186
右眉独落 599
右肘关节后脱位合并肱骨内上髁粉碎性骨折 538
瘀血成积证 282
瘀血发热 36
瘀血流注 174
鱼胆中毒 172
月经不调 309
云雾移睛 54
孕妇流乳 32

Z

脏躁 174,385
燥咳 626
燥实咳嗽 2
痄腮 287
真寒假热 555
真心痛 200,292,593
真中风 231,517
疹后高热汗出 362
疹后滞热 439
震颤 193
癥积 24,328
癥瘕 169,272,484
癥瘕出血 65
癥瘕积聚 264
正水浮肿 136
肢端冰冷 660
肢麻抽搐 393
直肠息肉 14
瘈疭 229
中风 34,60,85,146,340,410,435,516
中风后遗症 302,504
中风脱证 410
中焦风热 224
肿满 156
重症消渴 133
疰夏 182
爪甲菲薄 396
转筋 364
子烦 251
子痫浮肿 261
子痈 273
紫斑 31
自身胁痛 452
足跟痛 658
左侧多发肋骨骨折合并皮下气肿 183
左侧胫腓骨螺旋型骨折 534
左尺骨上段骨折并桡骨头脱位 538
左距骨外侧全脱位 185
左桡骨下段骨折并下桡尺关节脱位 535
左手第1掌骨基底部骨折并掌腕关节脱位 536